Patología de la VOZ

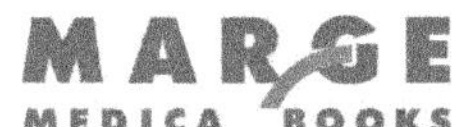

Patología de la VOZ

Coordinadores:
Ignacio Cobeta
Faustino Núñez
Secundino Fernández

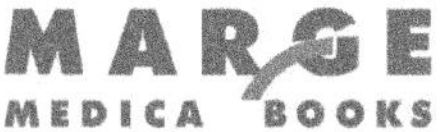

PATOLOGÍA DE LA VOZ
Coordinadores: Ignacio Cobeta, Faustino Núñez, Secundino Fernández
1.ª edición, 2013
2.ª edición, 2014

Edita: Marge Médica Books
València, 558 – 08026 Barcelona
Tel. 931 429 486 – marge@margebooks.com
www.margebooks.com

Director editorial: Hèctor Soler
Gestión editorial: Ana Soto, Laura Martínez
Edición: Natalia Echezuría, David Soler, Rosa Serra
Colaboración editorial: Carmen Company
Compaginación: Mercedes Lara
Impresión: Prodigitalk, SL (Martorell, Barcelona)

ISBN: 978-84-15340-86-7
Depósito Legal: B-22.069-2013

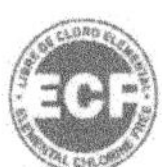

El papel empleado en este libro no ha sido blanqueado con cloro elemental (CI_2).

Patología de la VOZ

Coordinadores:
Ignacio Cobeta
Faustino Núñez
Secundino Fernández

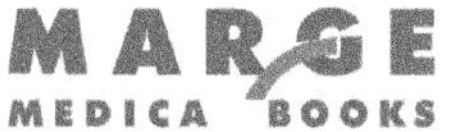

Patología de la voz
Coordinadores: Ignacio Cobeta, Faustino Núñez, Secundino Fernández
1.ª edición, 2013
2.ª edición, 2014

© 2013, 2014, Ignacio Cobeta Marco, Faustino Núñez Batalla, Secundino Fernández González
© de esta edición: ICG Marge, SL
© de la imagen de la cubierta: Sebastian Kaulitzki

Edita: Marge Médica Books
València, 558 – 08026 Barcelona
Tel. 931 429 486 – marge@margebooks.com
www.margebooks.com

Director editorial: Hèctor Soler
Gestión editorial: Ana Soto, Laura Martínez
Edición: Natalia Echezuría, David Soler, Rosa Serra
Colaboración editorial: Carmen Company
Compaginación: Mercedes Lara
Impresión: Prodigitalk, SL (Martorell, Barcelona)

ISBN: 978-84-15340-86-7
Depósito Legal: B-22.069-2013

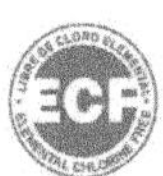 El papel empleado en este libro no ha sido blanqueado con cloro elemental (CI_2).

Con la colaboración de:

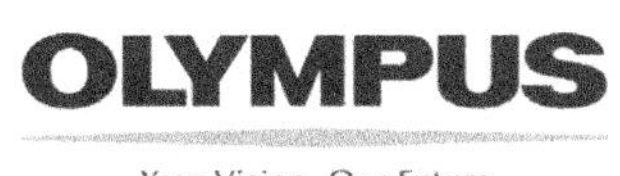

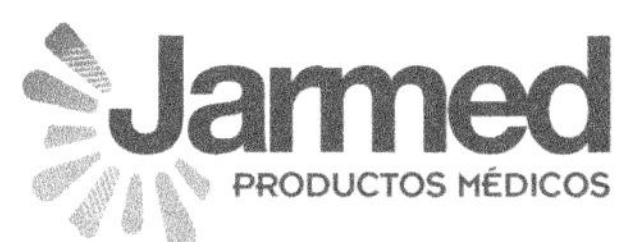

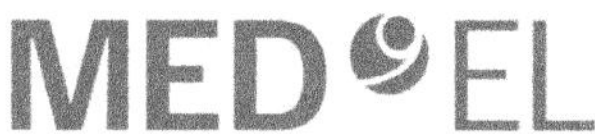

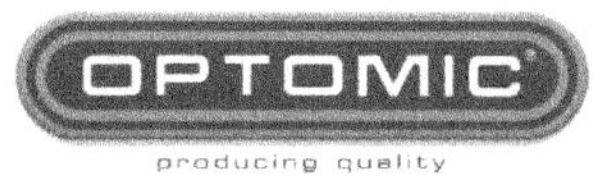

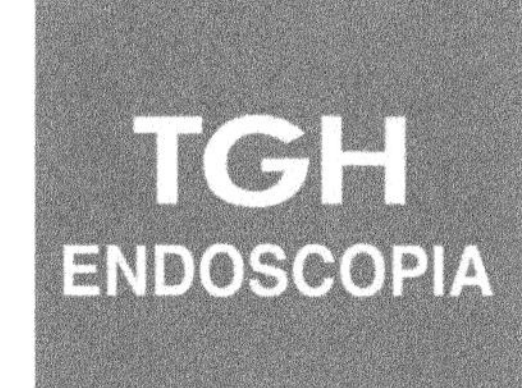

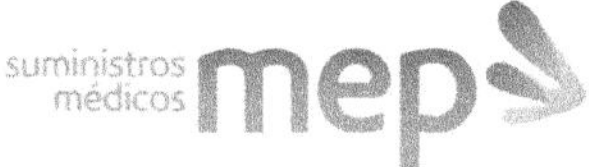

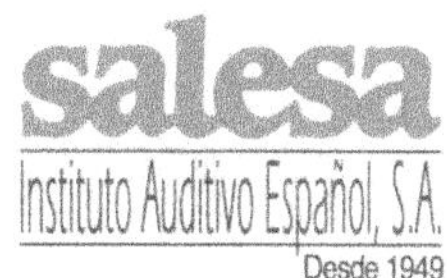

Índice

Patología de la voz

Tratamiento de la patología de la voz

Autores

Felipe Ahumada Alarcón
Servicios de Otorrinolaringología
Fundación Jiménez Díaz
Grupo Capio Sanidad
Madrid

Cesar Álvarez Marcos
Servicio de Otorrinolaringología
Hospital Universitario Central de Asturias
Universidad de Oviedo
Oviedo
alvarezmarcos@telefonica.net

Encarnación Ávalos Serrano
Unidad Clínica de Otorrinolaringología
Hospital Universitario Puerta del Mar
Cádiz

Alfonso Borragán Torre
Médico foniatra
Grupo Fonoquirúrgico CELF
Hospital San Juan de Dios
Santander

Guillermo Campos
Instituto de Laringología
Asociación Médica de los Andes
Departamento de Cirugía y Clínica de Reflujo
Hospital Universitario Fundación Santa Fe
Bogotá (Colombia)
gcamposmd@gmail.com

Enrique Cantillo Baños
Unidad de Gestión Clínica
    de Otorrinolaringología
Hospital Universitario Reina Sofía
Córdoba
ecantillo@telefonica.net

Pilar Carro Fernández
Servicio de Otorrinolaringología
Hospital Universitario Central de Asturias
Oviedo
pilar.carro@hotmail.com

Juan Carlos Casado Morente
Servicio de Otorrinolaringología
Hospital Quirón de Marbella
Marbella, Málaga
jccasadom@hotmail.com

Cori Casanova Barberá
Escuela Superior de Música de Catalunya
Barcelona
Blanquerna-Universitat Ramon Llull
Barcelona
29646mcb@comb.es

Francisco Javier Cervera Paz
Departamento de Otorrinolaringología
Clínica Universidad de Navarra
Pamplona, Navarra
jcervera@unav.es

Ignacio Cobeta Marco
Servicio de Otorrinolaringología
Hospital Universitario Ramón y Cajal
Madrid
Cátedra de Otorrinolaringología
Universidad de Alcalá
Madrid
ignaciocobeta@gmail.com

Roxana Coll
Centro RVAlfa
Madrid
Universidad de Alcalá
Madrid
roxycoll@hotmail.com

Esther de Antonio Sanz
Servicio de Radiodiagnóstico
Hospital Universitario Ramón y Cajal
Madrid

Miguel de Mier Morales
Unidad Clínica de Otorrinolaringología
Hospital Universitario Puerta del Mar
Cádiz
migueldemier@evidencehealthapp.com

Manuel Díaz Gómez
Ex-miembro Grupo Fonoquirúrgico CELF
Hospital San Juan de Dios
Santander

Patricia Farías
Servicio de Otorrinolaringología
Hospital Británico de Buenos Aires
Buenos Aires (Argentina)
Licenciatura en Fonoaudiología
Universidad del Museo Social
    Argentino (UMSA)
Buenos Aires (Argentina)
patfarias@hotmail.com

Secundino Fernández González
Laboratorio de Voz
Departamento de Otorrinolaringología
Clínica Universidad de Navarra
Facultad de Medicina
Universidad de Navarra
Pamplona, Navarra
sfgonzalez@unav.es

Ferrán Ferrán Vilá
Servicio de Otorrinolaringología
Hospital General de Catalunya
Sant Cugat del Vallès, Barcelona
ferranferranvila@me.com

Susanne Fleischer
Departamento de Voz, Habla
    y Trastornos de la Audición
Centro Médico Universitario
    de Hamburgo-Eppendorf
Hamburgo (Alemania)

Gerhard Friedrich
Servicio de Otorrinolaringología
Departamento de Foniatría,
    Habla y Deglución
Hospital Universitario
    de la Universidad de Graz
Graz (Austria)
gerhard.friedrich@meduni-graz.at

Pedro García Ruiz-Espiga
Servicio de Neurología
Fundación Jiménez Díaz
Grupo Capio Sanidad
Madrid

Rafael García-Tapia Urrutia
In Memoriam

Juan Ignacio Godino Llorente
Cátedra de Teoría de la Señal
    y Comunicaciones
Universidad Politécnica de Madrid
Madrid
igodino@ics.upm.es

Pedro Gómez Vilda
Cátedra de Arquitectura y Tecnología
    de Computadores
Universidad Politécnica de Madrid
Madrid

Aurelio González de Riancho Colongues
Grupo Fonoquirúrgico CELF
Hospital San Juan de Dios
Santander
aurelioriancho@gmail.com

Carmen Górriz Gil
Servicio de Otorrinolaringología
Hospital Universitario Puerta de Hierro
Majadahonda, Madrid
carmengorriz@yahoo.co.uk

Markus Gugatschka
Servicio de Otorrinolaringología
Departamento de Foniatría,
    Habla y Deglución
Hospital Universitario
    de la Universidad de Graz
Graz (Austria)

José Gutiérrez Jódar
Unidad de Gestión Clínica
    de Otorrinolaringología
Hospital Universitario Reina Sofía
Córdoba

Markus Hess
Departmento de Voz, Habla
    y Trastornos de la Audición
Centro Médico Universitario
    de Hamburgo-Eppendorf
Hamburgo (Alemania)
hess@uke.uni-hamburg.de

Mª Cristina Jackson-Menaldi
Departamento de Otorrinolaringología
Facultad de Medicina
Wayne State University
Detroit, Michigan (EEUU)
Centro de la Voz Profesional
Centro de Oído, Nariz y Garganta
    de Lakeshore
St. Clair Shores, Michigan (EEUU)
JMenaldi@aol.com

Alfredo Jurado Ramos
Unidad de Gestión Clínica
    de Otorrinolaringología
Hospital Universitario Reina Sofía
Córdoba

Xavier León Vintró
Servicio de Otorrinolaringología
Hospital de la Santa Creu i Sant Pau
Universidad Autónoma de Barcelona
Barcelona

José Luis Llorente Pendas
Servicio de Otorrinolaringología
Hospital Universitario Central
    de Asturias
Oviedo
Cátedra de Otorrinolaringología
Universidad de Oviedo
Oviedo

Eva Maranillo Alcaide
Departamento de Anatomía
    y Embriología Humana I
Universidad Complutense
Madrid

Antonio Martín Mateos
Unidad Clínica de Otorrinolaringología
Hospital Universitario Puerta del Mar
Cádiz
martin.orl@comcadiz.es

Francisco Martínez Pérez
Servicio de Neurofisiología Clínica
Hospital Universitario Puerta de Hierro
Majadahonda, Madrid

Juan Martínez-San Millán
Servicio de Radiodiagnóstico
Hospital Universitario Ramón y Cajal
Madrid
jsamami@hotmail.com

Sara Matarranz Sanz
Soprano
Escuela Superior de Canto de Madrid
Madrid
saramatarranz@yohoo.es

Mª Ángeles Mate Bayón
Servicio de Otorrinolaringología
Hospital Universitario Fundación Alcorcón
Alcorcón, Madrid

Elena Mora Rivas
Unidad de Voz y Laringe Funcional
Servicio de Otorrinolaringología
Hospital Universitario Ramón y Cajal
Madrid
elenamorarivas@gmail.com

Marta Morato Galán
Servicio de Otorrinolaringología
Hospital Universitario Central de Asturias
Oviedo

Adriana Moreno Méndez
Centro Profesional de la Voz
Bogotá (Colombia)

Faustino Núñez Batalla
Servicio de Otorrinolaringología
Hospital Universitario Central de Asturias
Oviedo
fnunezb@telefonica.net

Agustín Pérez Izquierdo
Servicio de Otorrinolaringología
Hospital de Basurto
Bilbao

Carlos Ramírez Calvo
Servicio de Otorrinolaringología
Hospital del Henares
Madrid
cramirezorl@gmail.com

Marc Remacle
Departamento de Otorrinolaringología
    y Cirugía de Cabeza y Cuello
Hospital Universitario de Mont-Godinne
Universidad de Lovaina
Lovaina (Bélgica)
remacle@orlo.ucl.ac.be

Jaime Sanabria Brassart
Servicios de Otorrinolaringología
Fundación Jiménez Díaz
Grupo Capio Sanidad
Madrid
JSanabria@fjd.es

José Ramón Sañudo Tejero
Cátedra de Anatomía
Universidad Complutense
Madrid
jrsanudo@med.ucm.es

Bartolomé Scola Yurrita
Servicio de Otorrinolaringología
Hospital General Universitario
    Gregorio Marañón
Madrid

Miguel Vaca González
Servicio de Otorrinolaringología
Hospital Universitario Ramón y Cajal
Madrid
miguel.vaca.gonzalez@gmail.com

Presentación

Presentar un libro de esta calidad es una labor grata y reconfortante. El presentador puede emplear todos los calificativos sin temor a penetrar en un terreno melifluo similar al de la adulación hagiográfica.

La Ponencia *Patología de la voz* es una publicación necesaria. Entre un 5 % y un 10 % de la población de los países desarrollados sufre algún trastorno de la voz. Aunque la mayor prevalencia de las alteraciones vocales ocurre entre los 25 y los 45 años de edad, en todos los grupos de edad son frecuentes y trascendentes. La disfonía infantil es a menudo el comienzo de la evolución natural de un problema crónico. La presbifonía y la disfonía en pacientes de riesgo pueden ser llamadas de alarma para la detección precoz de enfermedades neurológicas, degenerativas u oncológicas. Por ello, éste es un texto imprescindible, que no debe faltar en la biblioteca ni en el ordenador de todos los interesados en la voz y sus trastornos.

Patología de la voz es un libro eficaz, con la virtud de lograr el efecto que se propone:

- Ilusiona al neófito: el profesional adherido recientemente a la ambición de conocer en profundidad la patología de la voz, el diagnóstico de sus anomalías y las posibilidades terapéuticas en cada una de sus enfermedades, con el estudio de sus capítulos va a penetrar con base firme en esta parte fundamental de la medicina.
- Ilustra a profesionales de distintos ámbitos: otorrinolaringólogos y foniatras, médicos de otras especialidades, logopedas, profesores de canto y otros trabajadores de la salud, se beneficiarán de los conocimientos adquiridos con su lectura.
- Facilita la consulta diaria: el ya experto en estas alteraciones va a encontrar respuesta rápida, clara y concreta a las dudas que puedan surgirle respecto al diagnóstico, el tratamiento y el seguimiento de sus pacientes.

Cuando se pretende presentar un libro hay que considerar inicialmente y en profundidad el índice; es lo que hice cuando me solicitaron este encargo y es lo que aconsejo a los estudiosos de este volumen, que no sólo lo lean, sino que estudien detenidamente el índice, pues seguro que les ocurrirá lo que a este modesto introductor y percibirán de inmediato la categoría del libro. Estamos ante una obra completa, llena, acabada, que no precisa nada más, no necesita complemento alguno. Ignacio Cobeta Marco, Faustino Núñez Batalla y Secundino Fernández González han hecho un trabajo insuperable, lo cual no me asombra, ya que conozco desde hace muchos años su seriedad, profesionalidad y capacidad de trabajo. Han tenido la fortuna de poder contar, para la elaboración de los 30 capítulos, con la ayuda de autores nacionales y extranjeros que son la élite del panorama internacional en todo lo que concierne a la voz normal y patológica.

Las Ponencias anuales de la Sociedad Española de Otorrinolaringología y Patología Cérvico-Facial (SEORL PCF) gozan del máximo prestigio. Han llenado la segunda mitad del siglo xx y estos años del xxi con temas de actualidad, puestas al día, difusión de nuevas técnicas y reconsideraciones de doctrinas clásicas; han sido piedra angular de la formación continuada, obligación fundamental de nuestra Sociedad. Conozco bien el esfuerzo que supone completar una Ponencia, pues he tenido el honor de publicar una como autor único y he participado en varias; es un trabajo ímprobo que exige meticulosidad, conocimiento y muchas horas de trabajo. Con la dedicación y el saber hacer de Ignacio Cobeta Marco, Faustino Núñez Batalla y Secundino Fernández González, y de todos los colaboradores que han participado en los distintos capítulos, se ha logrado una obra magistral. ¡Mi más efusiva enhorabuena!

Luis María Gil-Carcedo

Catedrático de ORL y PCF
Universidad de Valladolid
Jefe del Servicio de ORL y PCF
Hospital Universitario Río Hortega
Presidente de la Sociedad Española de Otorrinolaringología y Patología Cérvico-Facial

Introducción

En 1996 se publicó la Ponencia de la Sociedad Española de Otorrinolaringología (SEORL) titulada *Diagnóstico y tratamiento de los trastornos de la voz,* que supuso un notable acercamiento al campo de la patología vocal. Eran años en los que había surgido una catarata de conocimiento y actividad sobre la patología vocal, porque previamente hubo unos descubrimientos tecnológicos que modificaron notablemente la situación: la estroboscopia alcanzó una magnífica iluminación y sincronización, la imágenes podían ser grabadas y archivadas, y los ordenadores permitían el análisis acústico casi en tiempo real; también se conoció mejor la estructura de la cuerda vocal y ese conocimiento se aplicó a la cirugía con microscopio y a la cirugía de los cartílagos. Había nacido la fonocirugía. Lo que en años previos era tedioso, intuitivo y casi reservado a unos pocos y esforzados titanes, tomó carta de naturaleza y se abrió un nuevo horizonte para la otorrinolaringología. Aquel libro se publicó en el momento adecuado gracias a la generosidad de la SEORL y de algunas personas, entre las que no debemos olvidar al Dr. Pedro Quesada, que convenció a la audiencia que votó en el Congreso de Cádiz (1993) para que la Ponencia se publicase aunque había perdido la votación por un voto de diferencia. Lo que en años anteriores sólo habían mantenido personas como el Dr. Jorge Perelló o el Dr. Rafael García-Tapia pudo generalizarse, y el libro finalmente cumplió los objetivos para los que fue escrito y resultó útil para otorrinolaringólogos, foniatras, logopedas, profesores de canto y en general para todos los profesionales que de una forma u otra (cuidados o uso) tenían relación con la voz. Por problemas editoriales no pudo hacerse una segunda edición, y aunque hubo algún intento de traducirlo al inglés, lo cierto es que el libro perdió las posibilidades de difusión y se convirtió en pieza de deseo por parte de los posteriores estudiosos de la voz.

Hace tres años, los autores que firmamos esta Ponencia entendimos que había llegado el momento de intentar presentar lo que podría haber sido aquella segunda edición, que nunca tuvo lugar. Pero diecisiete años son más que suficientes para que las cosas hayan cambiado tanto que nos permitan decir que estamos ante una obra que, si bien no es totalmente nueva, es bastante diferente. La generosidad de la SEORL y la voluntad de sus socios, nuestros colegas, nos autorizaron a afrontar este riesgo. Desde entonces, el interés por la patología vocal ha seguido creciendo en España al igual que en el resto de Europa y del mundo. Los firmantes de este libro queremos dejar constancia del agradecimiento que les debemos a quienes nos iniciaron o ayudaron a orientar nuestro entusiasmo juvenil; en este sentido, debemos nombrar a Harm Schutte, Peak Woo y Ronald Baken. A lo largo de nuestras carreras profesionales hemos manifestado el interés por la patología vocal mediante publicaciones, cursos, congresos, responsabilidad en estudios universitarios reglados, etc., permitiendo el acceso a la patología vocal a los más jóvenes, que ya empiezan a ser conocidos en este campo.

Y nos pareció que con esa experiencia y la ayuda de otros colegas españoles y extranjeros era el momento de volver a hacer una reflexión y dejar constancia del estado actual del tema.

El paso de estos diecisiete años sugirió que había que llevar a cabo modificaciones importantes en algunos capítulos, porque las pruebas diagnósticas y los tratamientos de entonces han sufrido cambios en las expectativas que les otorgábamos. En las ciencias básicas contamos con un reconocido grupo anatómico que nos presenta la morfología desde una novedosa perspectiva. Si bien el análisis acústico ha alcanzado una velocidad de crucero, cediendo terreno a las pruebas de imagen que han ganado definición y certeza, hemos querido mostrar sus profundas bases, que están bien representadas por la opinión de dos ingenieros de telecomunicaciones expertos en las cuestiones de la voz. También deseábamos dejar constancia del auge que está teniendo Internet en los nuevos enfoques de la medicina, en los cuales la patología vocal no es una excepción. Igualmente presentamos patologías que han surgido con fuerza en los últimos años, como la enfermedad por reflujo faringolaríngeo. Los extremos de la vida siempre despiertan mucho interés, y en este libro hemos dedicado sendos capítulos a la voz del niño y a la del anciano, siendo que este último no existía en la Ponencia. También hemos reflexionado sobre la disfonía funcional y la voz en el cambio de género, como nuevos campos de interés. Lo que resulta diferente en el apartado del tratamiento es la mayor información sobre la actividad quirúrgica más frecuente que realiza el otorrinolaringólogo: cirugía sobre el epitelio, sobre la lámina propia, sobre el esqueleto laríngeo, cirugía láser y técnicas de inyección vocal. Como novedades hemos incorporado la cirugía en la consulta y la cirugía mediante fibroscopio de canal, que cada vez se realiza más por cuestiones de coste-efectividad. Mención especial requiere el nuevo capítulo dedicado a la cicatriz vocal, situación frustrante tanto para el paciente como para el fonocirujano, bien sea el causante indirecto o el receptor del caso. En el apartado de tratamiento quirúrgico, el lector va a encontrar una amplia gama de técnicas y métodos que le ayudarán a tratar a sus pacientes. Pero lo anterior no tendría sentido si no participasen, aportando todo su potencial, médicos foniatras y logopedas, que mediante sus diagnósticos y sus formas de rehabilitación vocal hacen posible que los pacientes tengan una doble posibilidad de curación. Hemos intentado, y creo que lo hemos conseguido, presentar en un plano de igualdad las diferentes formas de tratamiento de la patología de la voz. También hemos dedicado un apartado a la voz profesional, por lo que de distinto y trascendente puede tener para el grupo más selecto de los usuarios vocales. Y finalmente hemos incluido un glosario que permite una consulta rápida de los términos con los cuales no estemos tan familiarizados.

Pretendemos que esta obra sea de utilidad al mayor número posible de profesionales que tratan o usan la voz: que sea útil a la inmensa mayoría. Hemos pensado en los médicos especialistas en otorrinolaringología y en los médicos foniatras, sin olvidarnos de los residentes de otorrinolaringología y de rehabilitación, así como en los estudiantes del grado de logopedia y en quienes amplían conocimientos mediante estudios de posgrado. Creemos que también puede beneficiar a los profesores de canto y de voz artística porque ampliará su perspectiva y cimentará sus conocimientos sobre los temas que en ocasiones explican de una manera intuitiva. Para tratar de conseguir estos objetivos hemos pensado en los mejores autores, tanto nacionales como extranjeros. Para los lectores menos habituados al campo de la patología vocal, queremos hacer una breve presentación de los autores extranjeros.

El Dr. Guillermo Campos ejerce en Bogotá (Colombia), en el Hospital Universitario Fundación Santa Fe. Se formó en EEUU con el Dr. Ford y es una autoridad en fonocirugía (*sulcus* y cicatrices) y en métodos diagnósticos en laringología (estroboscopia, laringoscopia de alta velocidad, videoquimografía, laringoscopia de alta resolución). Ha sido presidente de la International Association of Phonosurgery (IAP).

La logopeda Patricia Farías es doctora en fonoaudiología, profesora adscrita de la Universidad de Buenos Aires y tiene actividad formativa también en Chile y Colombia. Es autora de dos libros: *Ejercicios que restauran la función vocal. Observaciones clínicas* y *La disfonía ocupacional*.

El Prof. Gerhard Friedrich es jefe del servicio de otorrinolaringología y del departamento de foniatría, habla y deglución de la Universidad de Graz (Austria). Es un brillante profesional y conferenciante dedicado especialmente al diagnóstico y el tratamiento de los trastornos vocales con nuevas y avanzadas técnicas fonoquirúrgicas (ha diseñado la prótesis con perfil de titanio para la tiroplastia de tipo I).

El Prof. Markus Hess es director del departamento de voz, habla y trastornos de la audición en el Centro Médico Universitario de Hamburgo-Eppendorf (Alemania). Entre sus valiosas aportaciones destaca la cirugía indirecta sin anestesia general en la consulta. Ha trabajado en el Massachussetts Institute of Technology (MIT) y ha recibido el prestigioso premio alemán Hufeland-Award.

La logopeda Cristina Jackson Menaldi es una líder en la comunidad de la voz profesional. Es doctora por la Universidad de Buenos Aires y *postdoc* en fonética por la Sorbona (París). Ha sido profesora en el Conservatorio de Buenos Aires y actualmente lo es en el departamento de otorrinolaringología de la Wayne State University School of Medicine (EEUU). Ha escrito numerosos artículos científicos y libros de referencia para todos nosotros, como *La voz patológica* y *La voz normal*.

El Prof. Marc Remacle es jefe del departamento de otorrinolaringología y cirugía de cabeza y cuello en el Hospital Universitario de Mont-Godinne, en Lovaina (Bélgica), y profesor de la Facultad de Medicina de la Universidad de Lovaina. Ha presentado numerosas comunicaciones y publicado artículos y libros, especialmente sobre microcirugía laríngea con láser y fonomicrocirugía. Fue miembro fundador y secretario general de la European Laryngological Society (ELS). Es uno de los miembros más activos y respetados de la comunidad laringológica europea.

El lector minucioso puede encontrar alguna falta de coincidencia entre afirmaciones realizadas sobre el mismo tema en capítulos diferentes; no debe darle más valor que el enfoque desde perspectivas diferentes sobre temas aún en desarrollo. Nosotros creemos que esa falta de coincidencia es enriquecedora.

I. Cobeta, F. Núñez, S. Fernández

Como primer firmante de la obra (IC), quiero dejar constancia de dos hechos que han tenido su peso durante el proceso de elaboración. Por un lado, la crisis económica general que vivimos, y la del mundo sanitario en particular, nos ha obligado a pensar en fórmulas que ayudaran a los socios de la SEORL a disponer del texto sin coste alguno, y eso sólo podía ser mediante la incorporación de la obra en formato electrónico en el sitio web de la SEORL. Los socios que la deseen en soporte papel pueden solicitarla a precio reducido. Por otro lado, y finalmente, no quisiera terminar sin agradecer al Dr. Faustino Núñez la actitud tan positiva y generosa que ha tenido durante el proceso final de elaboración.

Prólogo

Es un placer y un honor escribir el prólogo de esta Ponencia. No tengo duda de que el presente trabajo es una gran contribución a la difusión y la enseñanza de la ciencia vocal. Realmente, lo que han conseguido los autores (Ignacio Cobeta, Faustino Núñez y Secundino Fernández) es un libro de texto que estaré dichoso de tener en mi biblioteca.

La laringe es un órgano complejo. Respirar, deglutir, hacer esfuerzos físicos y naturalmente hablar, no pueden llevarse a cabo correctamente sin ella. La voz transmite no sólo lo que tenemos que decir, sino también nuestras emociones. Para ayudarnos a entender este mecanismo maravilloso han contribuido grandes autores no sólo de España, sino también de otros países de Europa e Iberoamérica. Me siento más que feliz por haber participado en ello.

Al presentar esta Ponencia, la Sociedad Española de Otorrinolaringología y Patología Cérvico-Facial entiende y reconoce lo importante que es la voz en el mundo actual, donde la comunicación verbal es cada vez más y más necesaria. Los profesionales de la voz incluyen no sólo a cantantes famosos, abogados o políticos, sino a toda la gente que depende de ella para desarrollar su actividad laboral: dependientes, teleoperadores, vendedores…

Las alteraciones vocales son frecuentes en este grupo de población que no tiene una preparación vocal. Sorprendentemente, hasta los profesores que dan cursos a otros profesores sobre cómo abordar la enseñanza a los estudiantes, incluso en aspectos psicológicos, no reciben ninguna información acerca de los cuidados de la voz ni de la higiene vocal. Algunos profesionales de la voz no pueden desarrollar su actividad a causa de problemas vocales. También, actualmente, la gente vive más y necesitan la voz para su actividad diaria.

Esta Ponencia es exhaustiva y realmente constituye una puesta al día sobre la voz, su anatomía, fisiología, exploración y patología (desde alteraciones funcionales hasta el cáncer incipiente), y por supuesto sobre los diversos tratamientos. En esta obra se recuerda al Dr. Rafael García-Tapia, el notable laringólogo, a quien tuve la oportunidad de conocer.

Además de las cirugías más habituales (abierta o transoral), se enfatiza el desarrollo de la cirugía realizada en la consulta. También se habla de retos actuales en el tratamiento, como son la cicatriz vocal y la feminización de la voz. Tampoco se olvida la utilidad de la rehabilitación vocal. Los problemas específicos de los profesionales de la voz se tratan en un capítulo aparte.

El libro está bien presentado y se lee con facilidad. Al principio de cada capítulo se destacan los aspectos más importantes. Las ilustraciones son claras y las imágenes son de calidad. La bibliografía se presenta específicamente, capítulo por capítulo, al final de la obra.

Éste es, definitivamente, un libro que debería tener toda persona hispanoparlante interesada en el cuidado de la voz.

Prof. Marc Remacle

Profesor de Otorrinolaringología
Universidad de Lovaina
Lovaina (Bélgica)

Antecedentes históricos

R. García-Tapia, S. Fernández

Los fenómenos dinámicos que participan en la generación de la voz humana, que fue definida por Platón «como un impacto del aire que llega por los oídos al alma», y en particular en la producción de la voz cantada, han sido objeto de profundos y numerosos trabajos de investigación a lo largo de toda la historia. Un ejemplo de este interés lo podemos encontrar en *Étude Expérimentale sur la Phonation,* trabajo realizado por Marcel Lermoyez en 1886 como memoria de tesis para obtener el grado de doctor en medicina, donde recoge más de 300 referencias relacionadas con la investigación sobre la función vocal.[1]

Si retrocedemos en el tiempo, podemos hallar referencias importantes en relación con los órganos vocales y la voz en la ingente obra de Galeno (siglo II d.C.), que sentó las bases del conocimiento médico de los siglos posteriores, aunque algunos de sus principios se basaran en conceptos o datos erróneos. Los extensos y excepcionales trabajos realizados sobre laringes humanas por Leonardo da Vinci (1452-1519) en sus estudios de anatomía humana (en concreto de la laringe, 1490), y por Andrés Vesalio (1514-1564) en su magna obra *De humani corporis fabrica* (1543), permitieron conocer con detalle las características anatómicas y morfológicas de la laringe humana, y demostrar claramente que las descripciones realizadas por Galeno correspondían a disecciones realizadas en monos y no en el ser humano. Ambroise Paré (1510-1592) atribuye en sus trabajos una función importante en la génesis de la voz a la epiglotis y a los cartílagos aritenoides, pero no es consciente del papel que tienen las cuerdas vocales en la fonación.[2] En el siglo XVII surge, con Girolano Fabricius d'Aquapendente (1537-1619), la necesidad de comprender la fisiología laríngea. Cada vez se requiere más conocer las bases fisiológicas y la capacidad de la laringe para producir no sólo la voz y el habla, sino también la expresividad y la belleza de la voz cantada. Sus obras más importantes son *De laryngis vocis instrumento* (1660), *De locutione et ejus instrumentis* (1601) y *De brotorum loquela* (1603).[1,3]

Fabricius d'Aquapendente no disiente, en lo que se refiere a la física, de lo propuesto por su maestro Aristóteles. De forma sutil, por el respeto que siente por el genio de aquél, le contradice solamente en cuanto a la producción sonora, manteniendo que no es imprescindible la reunión de dos cuerpos sólidos para producir un sonido, ya que los cuerpos blandos también los producen al paso de un flujo aéreo. Considera al aire como la materia que genera el sonido y le da forma. Para él, el sonido no es otra cosa que una alteración del estado del aire, de una vibración, como consecuencia de una compresión. Fabricius es el primero que reconoce como constituyentes de la laringe cuatro cartílagos, y señala que los aritenoides son dos piezas independientes que sirven de punto de apoyo a otras partes a las cuales dotan de movilidad. Lo que sus predecesores llamaron «cartílago innominado» fue denominado por Fabricius «cartílago cricoides», porque se parece al anillo de marfil que los turcos ponen en su dedo pulgar para lanzar flechas.[2] De los músculos internos de la laringe hace una descripción completa, atribuyéndoles la misión de abrir y cerrar la glotis. Establece que todos los esfuerzos deben dirigirse hacia el orificio de la glotis para que el efecto del aire sólo pueda tener lugar a través de una abertura estrecha. Para él, es en la glotis cerrada, por la acción muscular, donde se forma la voz gracias a una aspiración violenta. Considera que la laringe funciona como un tubo de órgano, pero más perfecto, puesto que puede modificar sus dimensiones y contribuir así a la formación de los tonos.

Martin Mersenne (1588-1648), en su *Traité d'harmonie universelle* (1627), describe las bases de la fisiología de la articulación de la palabra.[4,5] También realizaron aportaciones importantes Géraud de Cordemoy (1626-1684), reflejadas en su *Discours physique de la parole* (1666), y el orador Bernard Lamy (1640-1715), al intuir el funcionamiento de las cuerdas vocales en su obra *La réthorique ou l'art de parler* (1675).[3,6-8]

El siguiente precedente histórico digno de mencionar es *Du bruit (et) De la musique des anciens,* publicado en 1680 por Claude Perrault (1613-1688). Este autor divide los sistemas sonoros en dos categorías, instrumentos de percusión e instrumentos por verberación, y entre estos últimos sitúa al órgano productor de la voz. Considera la voz como un ruido producido por la salida violenta del aire, que en su paso hacia el exterior frota las dos membranas que configuran la glotis. Explica la generación de las distintas tonalidades de la voz humana por las variaciones de longitud y de tensión de los pliegues vocales. Ambas conclusiones fueron realmente acertadas, como se ha demostrado en la era moderna. Perrault plantea, siguiendo a Fabricius d'Aquapendente, una discusión que continuará hasta muy avanzado el siglo XIX, basada en la pretensión de identificar el funcionamiento laríngeo con el de los instrumentos sonoros de propiedades y leyes físicas axiomáticas.

Denis Dodart (1634-1707), alumno de Perrault, continúa los estudios en la línea de su maestro. En 1700 presenta una memoria a la Real Academia de Ciencias de París sobre la producción de la voz por el hombre y su regulación tonal: *Memoire sur les causes de la voix de l'homme et de ses différents tons.* Destaca la definición del ligamento vocal, al que califica de estructura indispensable para la regulación de la tensión del pliegue vocal. Entre otras precisiones, determina como hecho fundamental que los pliegues vocales se elongan a medida que aumenta la frecuencia, y que cuanto más se elongan más se aproximan sus bordes. Esta propiedad le lleva a identificar a la laringe con los instrumentos de lengüeta.[1,8-10]

En 1741, Antoine Ferrein (1693-1769) (figura 1), cirujano y profesor de anatomía en Marsella y París, distinguido como profesor del Colegio de Francia y miembro de la Academia Real de las Ciencias, presentó ante ésta los resultados de sus experiencias realizadas sobre laringes aisladas, humanas y de animales *(Sur l'organe immédiat de la voix et de ses différens tons).* Se le considera el iniciador de la fisiología experimental de la laringe. En su comunicación describe la forma en que, aproximando entre sí los labios que forman la glotis y soplando fuertemente a través de la tráquea, la laringe produjo un sonido, una voz real, más placentera a su oído que el mejor de los conciertos.[11] El sonido desaparecía al tocar las estructuras vibrantes. Cuando comprimía parcialmente el segmento anterior o posterior de la glotis, acortando así la longitud del repliegue vocal, la frecuencia de vibración ascendía y se producía un tono más agudo, de manera similar a lo que ocurre cuando se acorta una cuerda en un instrumento musical.[12,13]

Sus experiencias le llevaron a apreciar una gran analogía entre el órgano vocal y los instrumentos de cuerda, lo que le llevó a decir: «Esas bandas que denominaré por tanto cuerdas vocales, pueden ser comparadas a las cuerdas dobles del clavicordio»; la denominación ha permanecido vigente hasta nuestros días y es muy difícil desterrarla del léxico laringológico. Coincide con Dodart en que el ascenso del tono se consigue parcialmente por el aumento de la tensión y la

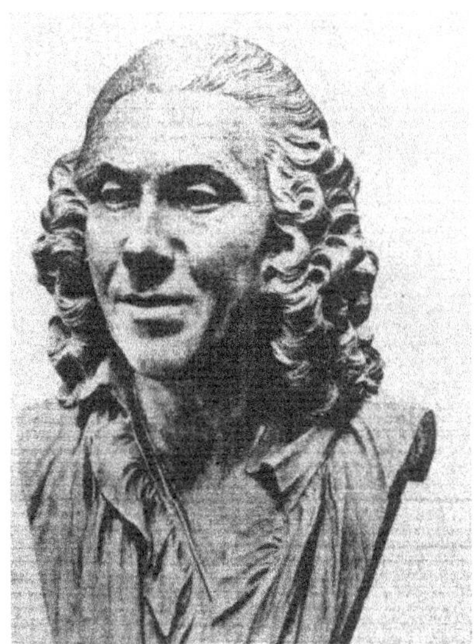

Figura 1
Antoine Ferrein (1693-1769), profesor de
anatomía de la Universidad de Montpellier.

elongación de las cuerdas vocales, y en que la aproximación entre los cartílagos tiroides y cricoides influye de manera notable en la producción de ambos efectos: elongación y ascensión del tono.

Al comienzo del siglo xix, Henri Dutrochet (1776-1874), en su obra *Nouvelle théorie de la voix* (1800), y Françoise Magendie (1783-1855) señalan la gran importancia del músculo tiroaritenoideo en la modificación del tono, y comparan la laringe con las boquillas vibrantes de los instrumentos de viento. Magendie experimenta sobre los cambios que se producen al seccionar los nervios laríngeos, y concluye que el cierre de la glotis depende del nervio laríngeo superior y su apertura del nervio laríngeo inferior.[14-16]

En 1825, Félix Savart (1791-1867) publica en los Anales de Física y Química Franceses, bajo el título *Mémoire sur la voix humaine,* sus experiencias sobre los sonidos producidos por los tubos de paredes membranosas y húmedas. Compara la laringe con el reclamo de los pajareros: un pequeño tubo de sección cuadrangular que colocado entre dientes y labios genera con la aspiración del aire sonidos similares a los que produce la laringe humana. Estas experiencias llevaron a Savart a concluir que los repliegues vocales regulan el flujo aéreo, y que éste penetra en los ventrículos en su ascenso hacia fuera, reflejándose en el borde libre de la banda ventricular que, aunque redondeada, cumple la misma función que el bisel de los tubos del órgano.[1,2,5,17,18]

A finales del siglo xix, inexplicablemente continúa la polémica sobre la posible semejanza de la laringe a un instrumento musical en su sistema de producción sonora. Galeno la comparaba con una flauta, Despiner con un trombón, Diday con un cuerno de caza, Savart con un señuelo para llamar a los pájaros, Biot con un tubo de órgano y Ferrein con una viola. El desconcierto es grande, lo que lleva a Lenox Brown, en 1893, a decir que «la voz humana, a pesar de la acción fundamental e inicial que desempeñan los ligamentos vocales, no es en su totalidad comparable a un instrumento de membrana, tubo de órgano, de lengüeta o de cuerda. La voz humana es tan superior a todos los instrumentos realizados por la mano del hombre, que toda tentativa por definir su naturaleza será necesariamente incompleta». Al referirnos a esta situación como inexplicable, lo hacemos por considerar que mucho antes de finales del siglo xix hay dos momentos que se consideran cumbres en la experimentación sobre la fisiología de la producción vocal.

En 1837, Johannes Müller (1801-1858) (figura 2), profesor de fisiología en Berlín, presenta el resultado de sus experiencias, primero sobre lengüetas membranosas elásticas y luego sobre laringes aisladas obtenidas de animales y de cadáveres humanos.[17,19] En los esquemas del aparato denominado *Compresorium* (figura 3), que se denomina así porque su misión básicamente es regular la compresión medial de las cuerdas vocales, se reflejan la brillantez

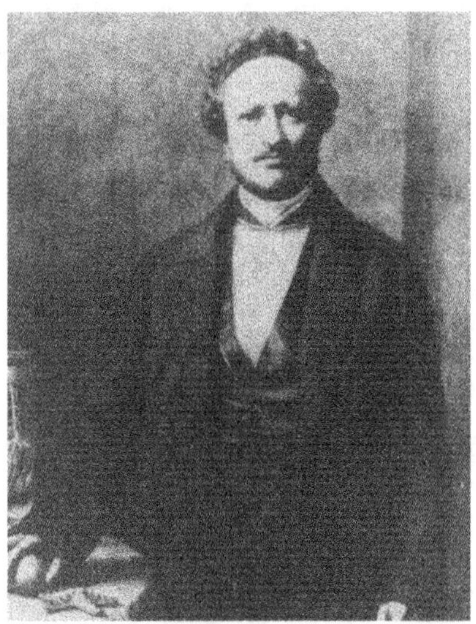

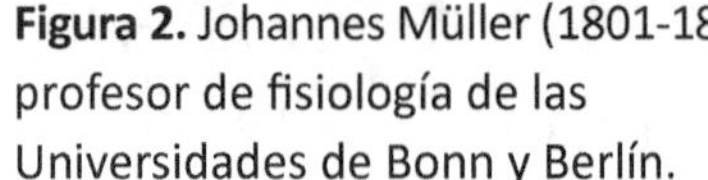

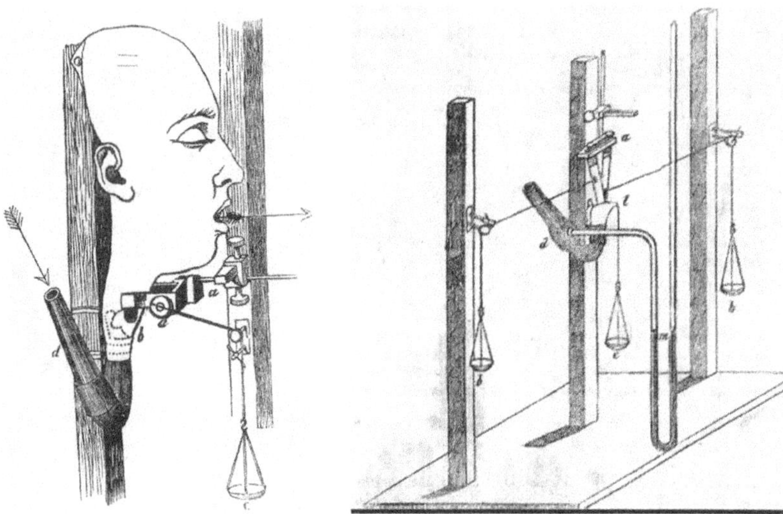

Figura 2. Johannes Müller (1801-1858), profesor de fisiología de las Universidades de Bonn y Berlín.

Figura 3. Soporte *(Compresorium)* de J. Müller para la experimentación laríngea.

intelectual y el ingenio de Müller. Sus experimentos aportan datos concretos que pueden resumirse en los puntos siguientes:[1]

- Las cuerdas vocales aducidas en contacto una con otra vibran al paso del aire, produciendo el sonido denominado «voz».
- La ausencia en la preparación anatómica de epiglotis y bandas ventriculares reduce el volumen del sonido emitido.
- El tono asciende cuando aumenta la tensión de las cuerdas vocales.
- Cuando la tensión de las cuerdas vocales se mantiene, un aumento de la presión del aire significa un ascenso del tono equivalente a una quinta.
- Valora las diferencias existentes entre el registro de pecho y el de falsete.

Los estudios de Müller no se limitaron al comportamiento del área glótica, sino que los amplió con las experiencias relacionadas con el efecto de las cavidades de resonancia sobre el timbre y el refuerzo de la voz. Las investigaciones de Müller dieron lugar a la teoría mioelástica de la fonación, completada y difundida por Janwillem van den Berg en 1958.

Las bases de estas teorías siguen siendo plenamente vigentes y han permitido el desarrollo de la teoría muco-ondulatoria, enunciada por Jorge Perelló (figura 4) en 1962[5] para explicar el comportamiento «vibrador-ondulatorio» de las cuerdas vocales y completar el conocimiento de la fisiología de la fonación con la teoría y el concepto complejo-cuerpo-cobertura propuesto por Minoru Hirano (figura 5) en 1975.

A pesar de basarse en rigurosos estudios y de ser extremadamente convincente, la teoría de Müller no fue admitida del todo por sus coetáneos y durante el siglo xix persistió la idea que establecía una comparación entre la laringe y un instrumento de viento de diversos tipos.

Los procedimientos de experimentación de los siglos xvi y xix se realizaron con laringes de cadáveres y laringes artificiales. No cabe duda de que el procedimiento que más información real puede proporcionarnos es la visión de cualquier fenómeno en su situación fisiológica normal. Esta posibilidad la hizo realidad Manuel García (figura 6) con la invención del espejito laringoscópico (figura 7), que dio lugar al inicio de la laringología como especialidad.[1,20-22]

Manuel Patricio García, comúnmente conocido por Manuel García, nació el 17 de marzo de 1805 en Madrid y murió en Londres en 1906. Tuvo una vida larga y muy fruc-

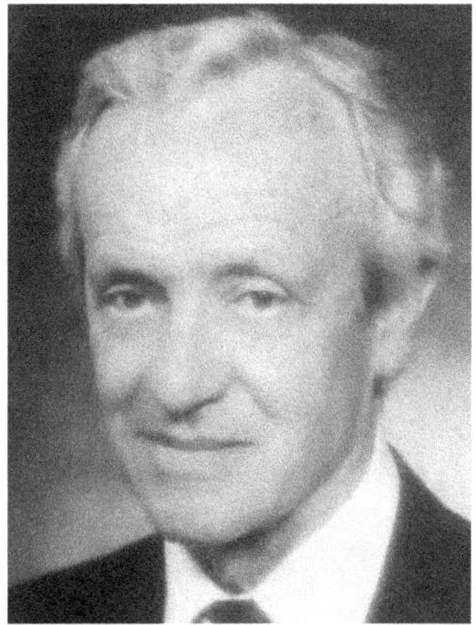

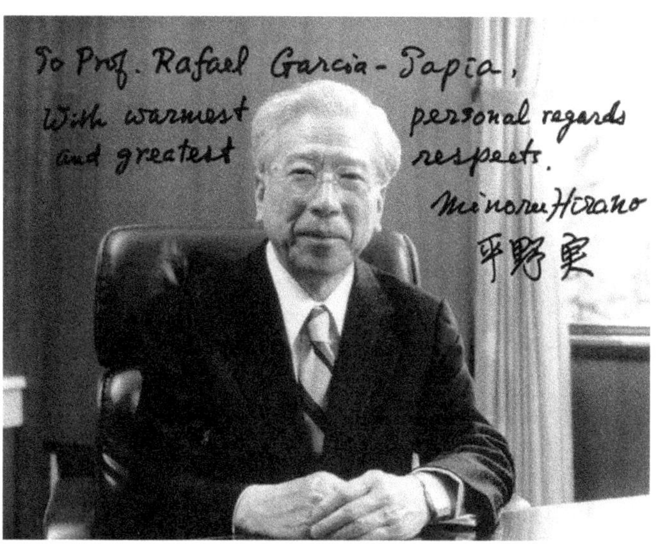

Figura 4. Doctor Jorge Perelló Gilberga (1918-1999), médico y foniatra de Barcelona.

Figura 5. Profesor Minoru Hirano (1935), rector de la Universidad de Kurume.

tífera. Fue cantante, profesor de canto, el primer científico de la voz y el primer vocólogo.[23-25] Para muchos es un personaje desconocido; para otros, un artista y profesor de canto excepcional; para algunos, un investigador y el primer científico de la voz. Por diversos motivos, Manuel García no se sintió inclinado a seguir una carrera profesional como cantante y abandonó el escenario, para dedicarse a la docencia del canto y la medicina. Trabajó en el Hospital Militar de París, asistido por Larrey y el Dr. Segond. Allí empezó a interesarse, cada vez más, por los mecanismos que producen la voz humana. Tuvo la oportunidad de explorar a pacientes que habían sufrido lesiones traumáticas o infecciosas en el cuello y la laringe, buscó las bases anatómicas y fisiológicas de la producción de la voz humana, y asistió a disecciones llevadas a cabo por sus amigos médicos. Por todo ello consiguió un conocimiento profundo de la anatomía y de los órganos vocales, a la

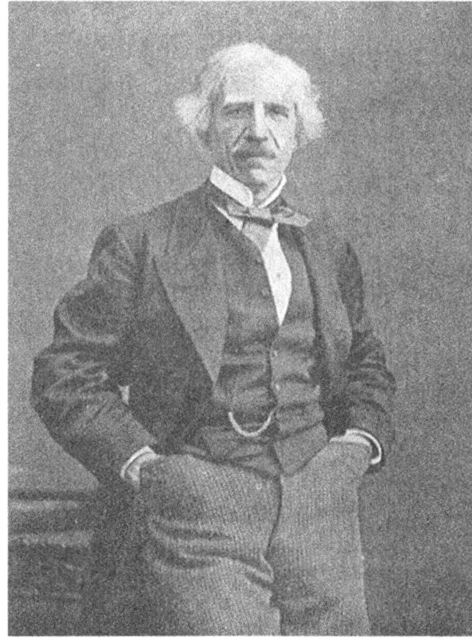

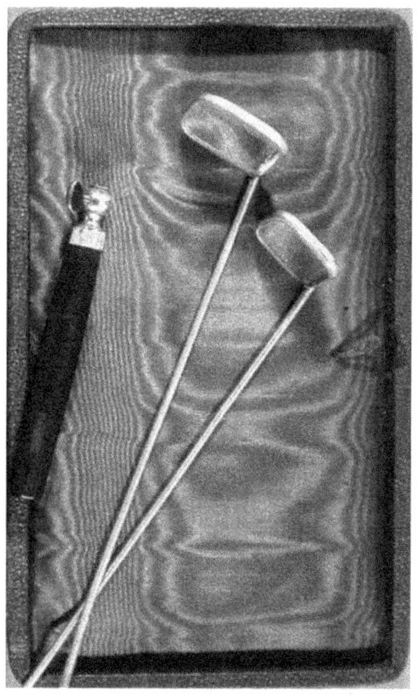

Figura 6. Manuel Patricio García (1805-1906).

Figura 7. Espejito laríngeo de Manuel Patricio García.

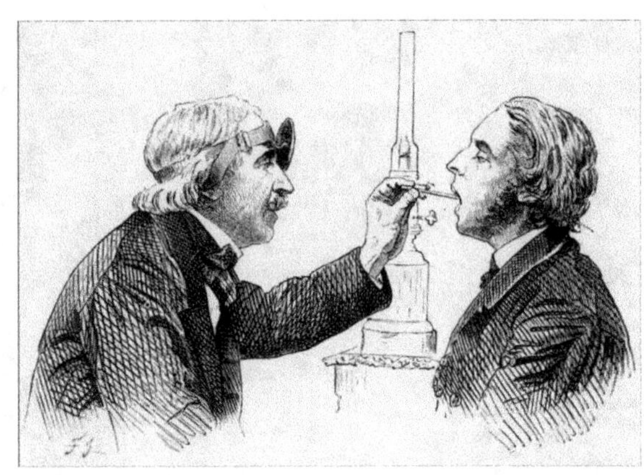

Figura 8
Manuel Patricio García realizando una laringoscopia indirecta con el espejito.

vez que se dedicó por entero a la docencia del canto. En 1831 empezó a trabajar como profesor de canto.

En 1840 alcanzó la cátedra del conservatorio de París y presentó, en La Academia de Ciencias de Francia, su *Memoria sobre la voz humana (Memoire sur la voix humaine),* con la que obtuvo un espectacular reconocimiento en el ámbito médico y científico de la época. En 1847 publicó *Tratado completo del arte del canto,* que supuso una auténtica revolución e innovación en la docencia del canto y cuyos métodos se siguen empleando hoy día.[26]

Durante todos esos años no dejó de pensar ni un momento en cómo podría observarse el órgano vocal en funcionamiento. Fue en septiembre de 1854, durante un viaje a París, mientras se encontraba paseando por las proximidades del Palacio Real, cuando tuvo la repentina visión del espejito laríngeo, que supondría la herramienta con la que nacería una nueva especialidad médica: la laringología.[6] Con este sencillo instrumento pudo visualizar por primera vez las cuerdas vocales durante la fonación (figura 8), y comprobó las distintas teorías que sobre los mecanismos del canto él mismo había elaborado en su *Tratado* y en la *Memoria sobre la voz humana.*[27]

Durante un año se dedicó al estudio de dichos fenómenos, constatando algunas de sus teorías como ciertas y adquiriendo nuevos conocimientos. Este descubrimiento, de enorme trascendencia, hubiera pasado desapercibido si este genial científico no lo hubiera comunicado al Royal College of Medicine el 22 de marzo de 1855, y sobre todo si no se hubiera publicado en los Proceedings de la Royal Society of London.[24,25,28,29] Su trabajo fue recogido por el prestigioso otorrinolaringólogo vienés Ludwing Türck y por Johann N. Czermak, quienes validaron y aplicaron a la clínica los descubrimientos de Manuel García, en concreto a la patología faringolaríngea, dando lugar así al nacimiento de la laringología.

Manuel García hizo aportaciones muy importantes al canto y a la enseñanza del canto: definió los registros; separó por primera vez los conceptos de «calidad del registro» y «calidad del timbre»; estableció los conceptos de «voz cerrada», «voz oscura», «voz abierta» y «voz clara»; y enseñó a mantener la posición baja de la laringe y el «tono cubierto» durante el canto. Fue una persona inquieta, extraordinariamente activa, que ejerció como profesor de canto hasta los 90 años de edad.[24,25,27] Maestro del canto único, gran amigo de sus amigos, profesor todos los días, políglota y el primer científico de la voz, recibió numerosos honores en vida, pero sobre todo le recordamos por el espejito laríngeo, gracias al cual tantos y tantos pacientes han podido ser diagnosticados y tratados de innumerables dolencias.

Consulte la bibliografía de este capítulo en la página 565.

Capítulo 1

Anatomía del sistema fonatorio

J.R. Sañudo, E. Maranillo, X. León

Máximas y consejos

- La producción de la voz o fonación es una función sobreañadida a las dos funciones biológicamente primarias de la laringe: la respiratoria y la esfinteriana.
- Los pliegues vocales están compuestos por tres capas sucesivas: *1)* capa mucosa o superficial, *2)* capa intermedia o ligamento vocal, y *3)* capa profunda o músculo vocal.
- El ángulo que forman entre sí las dos láminas tiroideas muestra un dimorfismo sexual: más cerrado en el sexo masculino ($\leq 90°$) que en el femenino ($\geq 120°$).
- Las articulaciones laríngeas son morfológicamente de tipo sinovial, y desde el punto de vista funcional son articulaciones denominadas móviles o diartrosis.
- La función de la *pars* recta del músculo cricotiroideo es la de actuar como una báscula anterior que aumenta la distancia entre el ángulo entrante del cartílago tiroides y el aritenoides, y aumentar la tensión de los ligamentos y pliegues vocales.
- La inervación de la laringe la realizan los nervios laríngeos superiores (ramos interno y externo) e inferiores o recurrentes, ambos procedentes del vago.
- Cada músculo laríngeo puede recibir más de un colateral para su inervación, todo ello en una forma variable, lo que apunta a la dificultad de obtener una reinervación selectiva de la laringe, libre de fenómenos de sinquinesis o inervación aberrante.
- Dada la escasez de nódulos linfáticos glóticos, puede considerarse que hay una división horizontal que independiza las regiones supraglótica e infraglótica.

Introducción

La posición y las dimensiones (longitud y calibre) de la laringe son variables según la edad, la constitución y el sexo.[1]

La laringe aparece en los peces pulmonados a partir del tubo digestivo, como una adaptación evolutiva para permitir la conquista del hábitat terrestre. Su inicial morfología, a modo de saco aéreo regulado por un esfínter, se hace cada vez más compleja en los anfibios, los reptiles y los humanos con la incorporación de láminas de cartílago y la fragmentación del esfínter en diversos músculos.[2] Por tanto, la función inicial de la laringe es la de vía de conducción, al tiempo que protectora al impedir la entrada de cuerpos extraños hacia los pulmones. La producción de la voz o fonación es una función sobreañadida a las dos funciones biológicamente primarias: la respiratoria y la esfinteriana. Otras funciones de la laringe son favorecer el levantamiento de peso y el incremento de la presión intraabdominal, tan necesaria para la micción, la defecación y el parto. Estas funciones las realiza de forma indirecta, al retener a voluntad la columna de aire espirado, con el consiguiente aumento de la estabilidad de la cintura escapular y del tórax que permite una mejor acción de los músculos que allí se originan.[3]

1 Morfología interna de la laringe

La cavidad laríngea tiene forma de reloj de arena en sus secciones frontales (coronales), debido a la presencia en su interior de dos pares de pliegues. Los pliegues superiores, de color rosado, se denominan pliegues vestibulares, y los inferiores, de color blanco nacarado, son los pliegues vocales (figura 1). En el espacio limitado entre ambos pares de pliegues se sitúan los ventrículos laríngeos (figura 1). Aunque estos ventrículos son conocidos con el nombre de Morgagni (1682-1771), ya fueron mencionados por Galeno (siglo II a.C.).

La presencia de los pliegues vocales ha servido para diferenciar, en la cavidad laríngea, tres regiones o pisos: *1)* la glotis, que está representada por el espacio limitado entre los pliegues vocales; *2)* la supraglotis, que comunica con la faringe e incluye en su constitución a los ventrículos y al vestíbulo laríngeo, y *3)* la infraglotis o subglotis, que se continúa con la tráquea (figura 1). En la infraglotis se diferencian dos porciones: una superior, porción membranosa, limitada por el cono elástico, y otra inferior, porción cartilaginosa, limitada por el arco cricoideo (figura 1).

En ocasiones, la denominación de los pliegues vocales o vestibulares se ha sustituido por «cuerdas vocales verdaderas y falsas». Estos términos deberían ser abandonados, no sólo porque no se ajustan al consenso terminológico internacional sino por no responder con rigor a la verdadera naturaleza de estas estructuras. Por ejemplo, los pliegues vocales están

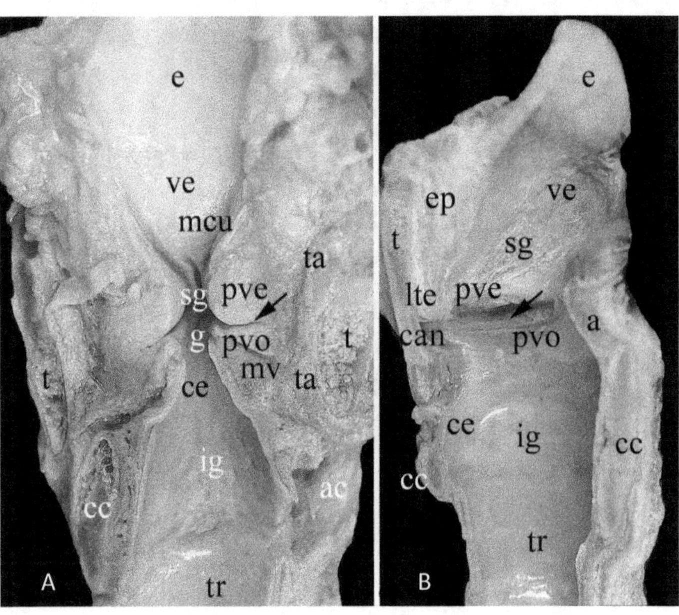

Figura 1

A) Sección coronal de la laringe, segmento anterior. B) Sección sagital de la laringe, segmento izquierdo. a, músculo aritenoides; can, comisura anterior; cc, cartílago cricoides; ce, cono elástico; e, epiglotis; ep, espacio preepiglótico; g, glotis; ig, infraglotis; lte, ligamento tiroepiglótico; mcu, membrana cuadrangular; mv, músculo vocal; pve, pliegues vestibulares; pvo, pliegues vocales; sg, supraglotis; t, cartílago tiroides; ta, músculo tiroaritenoideo; tr, tráquea; ve, vestíbulo laríngeo. Flecha, ventrículo laríngeo.

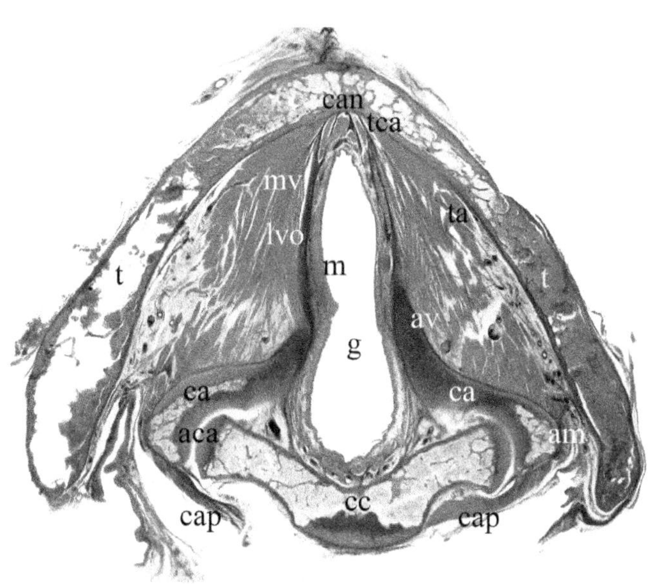

Figura 2
Sección transversal de la laringe a nivel de los pliegues vocales (hematoxilina-eosina). aca, articulación cricoaritenoidea; am, apófisis muscular; av, apófisis vocal; ca, cartílago aritenoides; can, comisura anterior; cap, músculo cricoaritenoideo posterior; cc, cartílago cricoides; g, glotis; lvo, ligamento vocal; m, mucosa; mv, músculo vocal; t, cartílago tiroides; ta, músculo tiroaritenoideo; tca, tendón de la comisura anterior.

compuestos por tres capas sucesivas: *1)* capa mucosa o superficial, *2)* capa intermedia o ligamento vocal, y *3)* capa profunda o músculo vocal (figura 2); sólo la capa del ligamento podría considerarse como una cuerda, no las otras dos.

1.1 Capa superficial o mucosa del pliegue vocal

Está formada por un epitelio plano poliestratificado que le da el brillo y una apariencia blanquecina. Su lámina basal la componen fibras elásticas dispuestas de forma desorganizada, que permiten a la mucosa desplazarse (ondular) y recuperar su posición de partida tras el cese del estímulo. En estas propiedades se basa la teoría mucoondulatoria de la fonación (figuras 2 y 3).

1.2 Capa intermedia o ligamento vocal

Dota a los pliegues vocales del soporte y la rigidez necesarios. Está compuesta por el estrato intermedio de la lámina propia, constituido por fibras elásticas, y por su estrato profundo,

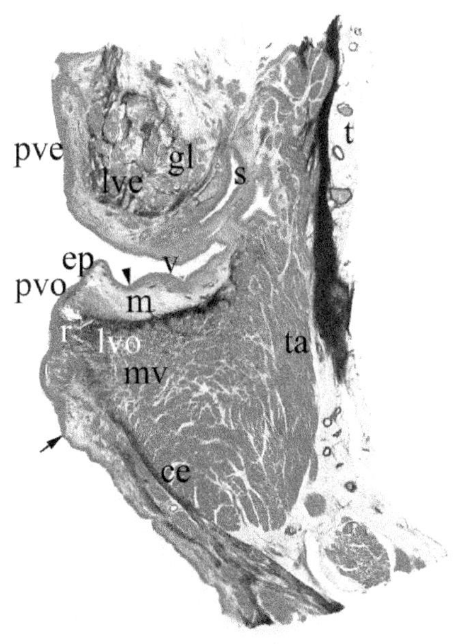

Figura 3
Sección coronal de la laringe a nivel de la glotis (hematoxilina-eosina). ce, cono elástico; ep, epitelio; gl, glándulas seromucosas; lve, ligamento vestibular; lvo, ligamento vocal; m, mucosa; mv, músculo vocal; pve, pliegue vestibular; pvo, pliegue vocal; r, espacio de Reinke; s, sáculo; t, cartílago tiroides; ta, músculo tiroaritenoideo; v, ventrículo. Punta de flecha, línea arqueada superior; flecha, línea arqueada inferior.

formado por fibras colágenas. Ambos estratos tienen sus fibras orientadas en sentido anteroposterior. Las fibras elásticas permiten un cierto grado de elasticidad al ligamento, mientras que las fibras colágenas resisten su distensibilidad (figuras 2 y 3).

1.3 Capa profunda o músculo vocal

Está formada por el músculo vocal, que tiene sus fibras orientadas en paralelo al ligamento vocal. En estas propiedades se basa la teoría mioelástica de la fonación (figuras 2 y 3).

1.4 Espacio de Reinke del pliegue vocal

Este espacio se encuentra por debajo del epitelio plano estratificado y está separado de la supraglotis y de la infraglotis por las líneas arqueadas superior e inferior, que definen la transición entre el epitelio plano estratificado de la glotis y el epitelio respiratorio de la supraglotis y la infraglotis (figura 3).

El espacio de Reinke es en realidad un espacio virtual limitado ventralmente por la adhesión íntima entre el epitelio y el tendón de la comisura anterior (término clínico utilizado para definir la inserción en el cartílago tiroides del ligamento y del músculo vocal), y dorsalmente por la adhesión del epitelio a la apófisis vocal del aritenoides. Según la adhesión epitelial en la comisura anterior, podemos hablar de la existencia de dos espacios de Reinke independientes: derecho e izquierdo (figura 2).

La laxitud de este espacio permite que, al pasar el aire entre los pliegues vocales en el momento de la espiración fonada del aire, el epitelio pueda ondear como una bandera y facilitar el tono fundamental de nuestra voz (teoría mucoondulatoria). En ciertas afecciones inflamatorias puede producirse una efusión de líquido (edema) que al depositarse en esta área aumentará el volumen y la tensión del pliegue, produciendo una disfonía. En casos graves puede producirse un edema agudo de glotis que obstruya por completo el paso del aire y, por tanto, sin tratamiento médico adecuado o una traqueotomía la muerte puede ser una fatal consecuencia.

2 Esqueleto laríngeo

La descripción de los detalles anatómicos de los diferentes cartílagos de la laringe se realizará sin mencionar sus valores métricos, que están perfectamente recogidos en otros lugares.[4]

2.1 Cricoides

Se encuentra en la parte inferior de la laringe, en continuidad con la tráquea (figura 4). Constituye la base o soporte sobre el cual reposan el resto de los elementos cartilaginosos de la laringe. El cartílago cricoides es la única porción de las vías respiratorias constituida por un elemento esquelético circunferencial completo, y se corresponde con la mínima sección del paso aéreo.

Tiene forma de anillo de sello, con un segmento anterior más estrecho, el arco cricoideo, y un segmento posterior más ancho, la lámina cricoidea (figura 4). El borde superior del cartílago está dispuesto en un plano oblicuo hacia abajo y adelante, donde se localiza la superficie para la articulación cricoaritenoidea.

Las superficies para la articulación cricotiroidea se localizan en la transición entre la lámina y el arco cricoideo. Las superficies superiores o aritenoideas tienen forma de semicilindro macizo, orientadas hacia abajo y adelante (figura 4); las laterales o tiroideas son planas y de forma ovalada (figura 4).

2.2 Aritenoides

Tiene forma de pirámide triangular de base inferior. Por su base se articula con el cartílago cricoides, y se prolonga hacia delante por el proceso vocal y hacia fuera por el proceso muscular. En el proceso vocal se inserta el ligamento vocal, mientras que en el proceso muscular se inserta el único músculo respiratorio, el músculo cricoaritenoideo posterior (figuras 2 y 5). Ambos procesos son de tejido fibrocartilaginoso.

En su cuerpo se distinguen tres caras; anterolateral, posterior y medial. En las caras anterolateral y posterior se encuentran importantes inserciones musculares. En su cara medial está cubierto por la mucosa que reviste la luz laríngea.

Por su vértice se articula con los cartílagos corniculados (Santorini), con forma de gorro frigio, los cuales se unen a la epiglotis por los ligamentos aritenoepiglóticos, en cuyo espesor se condrifican los cartílagos cuneiformes (Wrisberg) (figura 4 C).

2.3 Tiroides

Es el mayor de los cartílagos laríngeos. Tiene forma de escudo o de libro entreabierto con su concavidad mirando hacia atrás, para proteger la cavidad laríngea (figura 2).

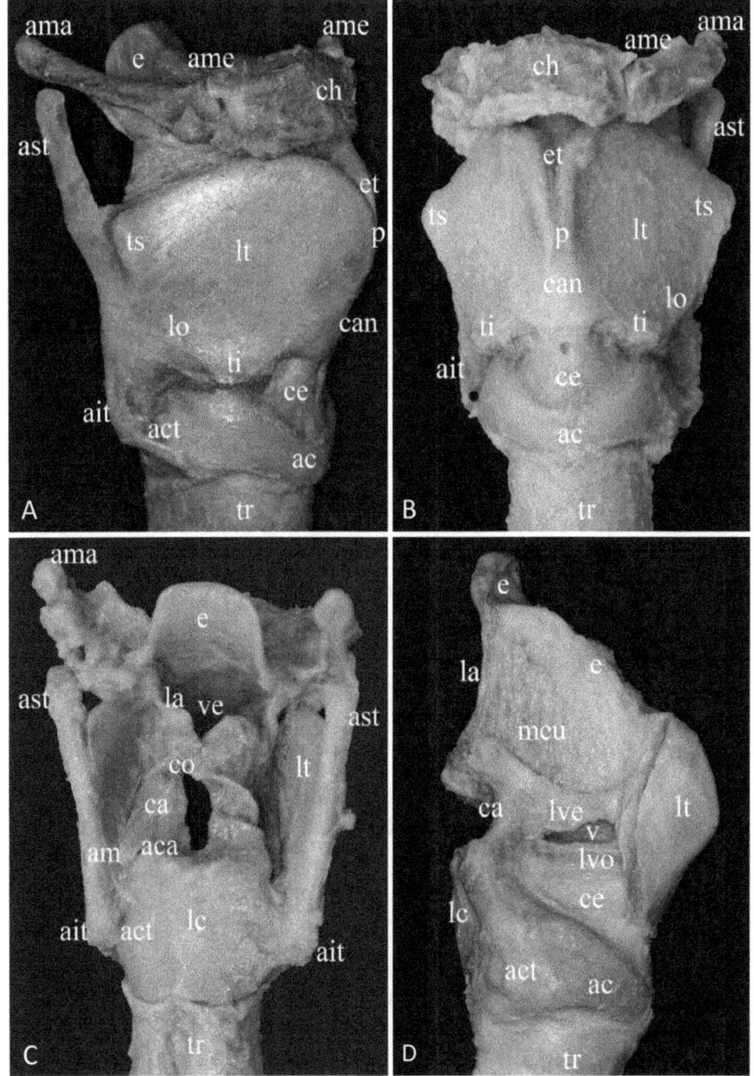

Figura 4
Cartílagos y medios de unión de la laringe previa eliminación de la musculatura intrínseca y extrínseca. A) Visión lateral derecha. B) Visión anterior. C) Visión posterior. D) Visión lateral izquierda donde la lámina del cartílago tiroides ha sido seccionada. ac, arco cricoideo; aca, articulación cricoaritenoidea; act, articulación cricotiroidea; am, apófisis muscular del cartílago aritenoides; ama, asta mayor del hueso hioides; ame, asta menor del hueso hioides; ait, asta inferior del cartílago tiroides; ast, asta superior del cartílago tiroides; ca, cartílago aritenoides; can, comisura anterior; ce, cono elástico; ch, cuerpo del hueso hioides; co, cartílagos corniculados; e, epiglotis; et, escotadura tiroidea; la, ligamento aritenoepiglótico; lc, lámina del cartílago cricoides; lo, línea oblicua; lt, lámina tiroidea; lve, ligamento vestibular; lvo, ligamento vocal; mcu, membrana cuadrangular; p, prominencia laríngea; ti, tubérculo tiroideo inferior; tr, tráquea; ts, tubérculo tiroideo superior; v, ventrículo; ve, vestíbulo laríngeo.

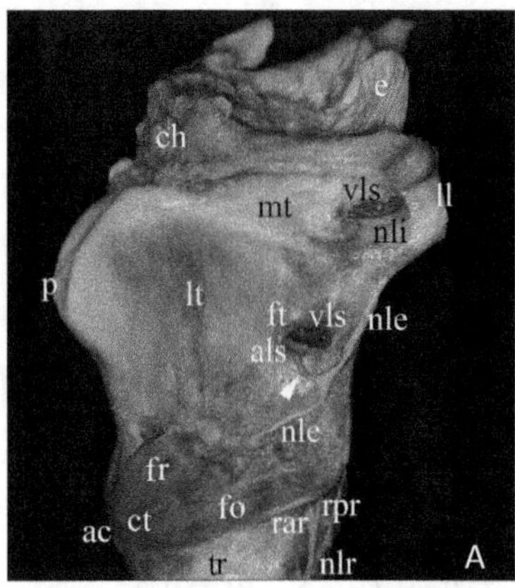 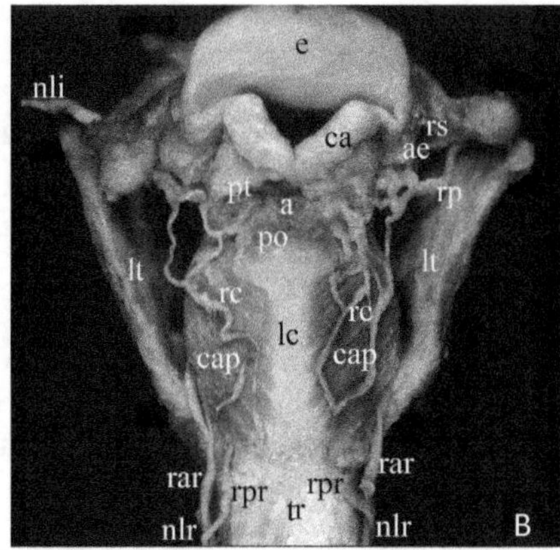 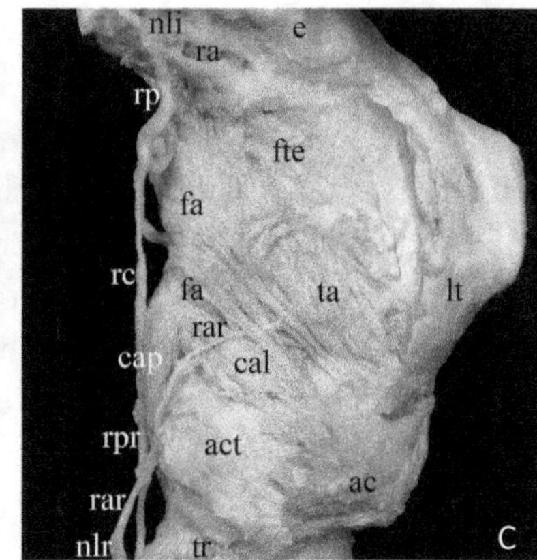

Figura 5. Musculatura intrínseca de la laringe y nervios laríngeos. A) Visión lateral izquierda. B) Visión posterior. C) Visión lateral derecha previa sección y eliminación de la lámina del cartílago tiroides conjuntamente con el músculo cricotiroideo. a, músculo aritenoideo; ac, arco cricoideo; act, articulación cricotiroidea; ae, músculo aritenoepiglótico; als, arteria laríngea superior; ca, cartílago aritenoides; cal, músculo cricoaritenoideo lateral; cap, músculo cricoaritenoideo posterior; ch, cuerpo del hioides; ct; músculo cricotiroideo; e, epiglotis; fa, fascículo aricricotiroideo; fo, fascículo oblicuo del músculo cricotiroideo; fr, fascículo recto del músculo cricotiroideo; ft, foramen tiroideo; fte, fascículo tiroepiglótico; lc, lámina cricoidea; ll, ligamento tirohioideo lateral; lt, lámina tiroidea; mt, membrana tirohioidea; po, porción oblicua del músculo aritenoideo; pt, porción transversa del músculo aritenoideo; nli, nervio laríngeo interno; nle, nervio laríngeo externo; nlr, nervio laríngeo inferior recurrente; ra, ramo anterior del nervio laríngeo interno; rar, ramo anterior del nervio laríngeo recurrente; rc, ramo comunicante (asa de Galeno); rp, ramo posterior del nervio laríngeo interno; rpr, ramo posterior del nervio laríngeo recurrente; rs, ramo superior del nervio laríngeo interno; ta, músculo tiroaritenoideo; tr, tráquea; vls, vena laríngea superior. Punta de flecha, conexión entre los nervios laríngeos externo e interno.

Está formado por dos láminas laterales que se unen entre sí en la línea media, constituyendo la prominencia laríngea, nuez o bocado de Adán. El ángulo que forman las dos láminas tiroideas muestra un dimorfismo sexual: más cerrado en el sexo masculino (≤ 90°) que en el femenino (≥ 120°). Esta diferencia sexual permite comprender el porqué de la mayor proyección anterior del cartílago tiroides en el cuello de los hombres, así como el mayor diámetro anteroposterior de la glotis en comparación con las mujeres (voces más graves y más agudas, respectivamente).

En la cara externa de las láminas tiroideas se encuentran los tubérculos tiroideos superior e inferior, unidos por una línea o cresta oblicua donde se insertan diversos músculos extrínsecos de la laringe (figura 4 A y B).

En el borde superior está la escotadura tiroidea. Los bordes posteriores de las láminas tiroideas se continúan en sentido craneal y caudal con los denominados cuernos superiores e inferiores. En la cara interna de estos últimos se encuentran las carillas articulares para el cartílago cricoides (figura 4).

En un 31 % de los casos, en el cuadrante posterosuperior de las láminas tiroideas puede observarse un orificio denominando foramen tiroideo, dispuesto a uno o ambos lados[5] (figura 5 A). A través de este agujero pasan los vasos laríngeos superiores junto al ramo nervioso que conecta los nervios laríngeos interno y externo en el 73 % de los sujetos (figura 6 A), la arteria laríngea superior (7 %) o la conexión nerviosa (20 %). La presencia del foramen tiroideo se debe a que, antes de que ocurra su condrificación, está atravesado por todos o alguno de los elementos vasculonerviosos mencionados, de forma que al finalizar el proceso quedan atrapados en su interior y formado el foramen para su paso.[5]

Otro aspecto no menos importante en la morfología del cartílago tiroides es la comisura anterior, que a lo largo de la vida sufre un proceso de envejecimiento con posibles implicacio-

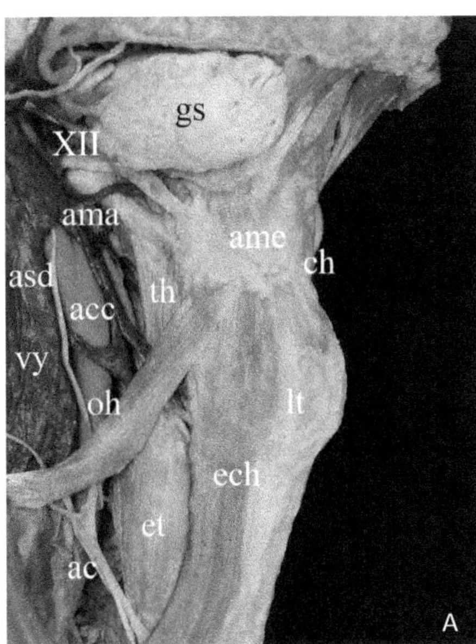

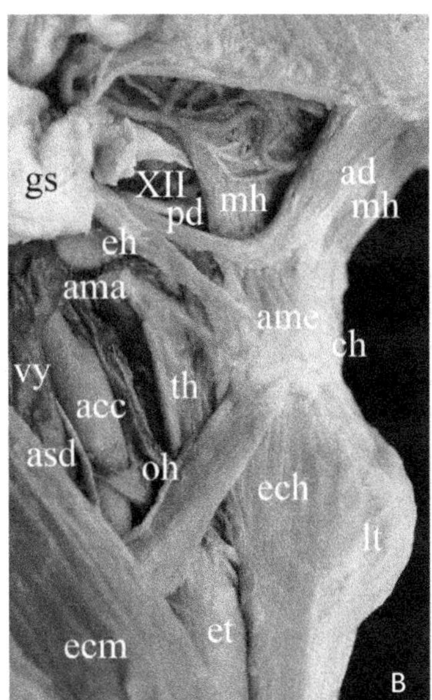

Figura 6. Musculatura extrínseca de la laringe. A) Visión lateral derecha del cuello. El músculo esternocleidomastoideo ha sido ligeramente reclinado. B) Visión lateral derecha del cuello. La glándula submandibular ha sido rebatida hacia atrás. ac, asa cervical; acc, arteria carótida común; ad, vientre anterior del músculo digástrico; ama, asta mayor del hueso hioides; ame, asta menor del hueso hioides; asd, asa descendente; ch, cuerpo del hueso hioides; ech, músculo esternocleidohioideo; ecm, músculo esternocleidomastoideo; eh, músculo estilohioideo; et, músculo esternotiroideo; gs, glándula submandibular; lt, lámina del cartílago tiroides; mh, músculo milohioideo; oh, músculo omohioideo; pd, vientre posterior del músculo digástrico; th, músculo tirohioideo; vy, vena yugular interna. XII, nervio hipogloso.

nes clínicas y funcionales.[6] La referencia macroscópica para localizar la comisura anterior es una pequeña zona deprimida en la prominencia del cartílago tiroides, situada en su superficie externa (figura 4 B). Sin embargo, se han descrito otras referencias para localizar el tendón de la comisura anterior, como la entrada de una pequeña arteriola en el borde anterior del cartílago.

2.4 Epiglotis

A diferencia del resto de los cartílagos, es una estructura fibrocartilaginosa con forma de pétalo de flor o sillín de bicicleta (figura 4). Su vértice o raíz se inserta en el ángulo entrante que forman las láminas tiroideas (figura 1 B). Su cara posterior es cóncava en la porción de epiglotis que se proyecta por detrás y por encima del hueso hioides (epiglotis suprahioidea), en tanto que es convexa en la porción más estrecha de la epiglotis, que se corresponde con el cartílago tiroides (epiglotis infrahioidea) (figura 4).

El cartílago epiglótico está perforado por numerosos orificios donde se alojan acúmulos glandulares y por los que transitan elementos vasculonerviosos. Estos agujeros o fenestraciones de la epiglotis tienen una gran importancia clínica, pues pueden ser vías de diseminación de tumores supraglóticos al espacio preepiglótico (figura 1 B).

2.5 Hioides

La mayoría de los autores no reconocen este hueso como un componente de la laringe, pero su unión con los cartílagos laríngeos y la musculatura extrínseca de la laringe justifican su explicación en este apartado.

El hioides es un hueso impar y medio, con forma de herradura de concavidad dorsal, situado justo superior al cartílago tiroides y por delante de la epiglotis (figura 4). Está formado por un cuerpo central del cual se desprenden dos pares de prolongaciones, los cuernos o astas hioideas mayores y menores. El conducto tirogloso, en su descenso cervical, se encuentra por delante, por debajo y por detrás del cuerpo hioideo. Así, en los quistes tiroglosos es necesario extirpar el cuerpo para garantizar la eliminación de vestigios del conducto.

Los cuernos o astas mayores se continúan en sentido lateral y dorsal con el cuerpo, y los cuernos o astas menores se desprenden cranealmente desde la unión del cuerpo y las astas mayores (figura 4).

El hioides está suspendido entre el cráneo y el tórax por los denominados músculos suprahioideos e infrahioideos, y por elementos ligamentosos que le permiten un movimiento vertical (figuras 6 y 12). La laringe, unida al hueso hioides, experimentará de forma pasiva estos desplazamientos en sentido craneocaudal, básicos en el proceso de la deglución y en la producción de sonidos agudos (ascenso) o graves (descenso).

2.6 Osificación

La estructura histológica de los cartílagos tiroides, cricoides y aritenoides es de tipo hialina, similar a la de los cartílagos traqueales, mientras que la epiglotis, el proceso vocal y el vértice del aritenoides, y los cartílagos accesorios, están formados por cartílago de tipo fibroelástico.

Los cartílagos de constitución hialina, a diferencia de los elásticos, sufren una progresiva osificación, de manera que en los adultos, especialmente en los hombres, las estructuras cartilaginosas se verán sustituidas por hueso, en el que se diferencian una capa cortical y una capa esponjosa con médula ósea grasa. Por eso, a partir de la edad adulta sería más propio hablar de huesos tiroides, cricoides y aritenoides.[7]

En condiciones normales, los fenómenos de osificación de los cartílagos siguen patrones definidos, guardando una marcada simetría. Parece ser que esta metaplasia ósea se inicia en las porciones que están sometidas a una mayor solicitación mecánica por inserciones musculares o ligamentosas. En el cartílago tiroides la osificación se inicia en el borde posterior, en el cartílago cricoides en el borde superior y en los cartílagos aritenoides en el proceso muscular.[14]

3 Medios de unión. Membranas y ligamentos

Las diferentes estructuras esqueléticas de la laringe se encuentran unidas por una serie de ligamentos y membranas. Las que conectan los cartílagos entre sí se conocen como ligamentos intrínsecos, y las que conectan a los cartílagos laríngeos con el hioides o la tráquea como membranas o ligamentos extrínsecos.

Las membranas intrínsecas más importantes desde el punto de vista clínico y funcional son la membrana cuadrangular y el cono elástico.

3.1 Membrana cuadrangular

La membrana cuadrangular se extiende desde los bordes laterales de la epiglotis hasta el borde anterior y el vértice de los cartílagos aritenoides. Sus bordes superior e inferior son libres y se encuentran engrosados, formando respectivamente los ligamentos aritenoepiglóticos y vestibulares (figura 4 D).

3.2 Cono elástico

El cono elástico se inserta en el borde superior del arco cricoideo, en las apófisis vocales de los aritenoides y en el ángulo entrante del cartílago tiroides. Por tanto, sus márgenes superiores son libres, y aquellos comprendidos entre el ángulo entrante del cartílago tiroides y los procesos vocales de los aritenoides forman lo que conocemos como los ligamentos vocales, que prestan soporte a las diferentes capas que forman los pliegues vocales; a este ligamento sí podríamos llamarle cuerda vocal (figura 4 D).

El cono elástico está reforzado en su región anterior, especialmente en la línea media. Allí aparece perforado por al menos tres orificios vasculares (figura 4 B).

3.3 Ligamento tiroepiglótico

El ligamento tiroepiglótico une la raíz de la epiglotis al ángulo entrante del cartílago tiroides (figura 1 B).

3.4 Membrana tirohioidea

Es una membrana que se extiende entre los márgenes enfrentados del hueso hioides y del cartílago tiroides. Esta reforzada en sus partes medial y lateral por los ligamentos tirohioideos, medio y laterales (figura 5 A). En los ligamentos laterales puede encontrarse un nódulo cartilaginoso: el cartílago tritíceo. La membrana está perforada por el paso de los vasos laríngeos superiores y el ramo interno del nervio laríngeo superior (figura 5 A).

4 Articulaciones

Las articulaciones laríngeas son morfológicamente de tipo sinovial y desde el punto de vista funcional son articulaciones móviles (diartrosis). Tienen, por tanto, superficies articulares recubiertas de cartílago hialino, cápsula, refuerzos o ligamentos, membrana sinovial y líquido sinovial que les permite el movimiento. Al igual que cualquier otra articulación móvil del cuerpo humano, sufren afecciones propias como luxaciones, esguinces, derrames, procesos degenerativos, infecciones, etc.

4.1 Articulación cricoaritenoidea

Es una articulación cilíndrica o trocoide con su eje orientado hacia abajo, afuera y adelante. Las superficies articulares están unidas por una cápsula relativamente laxa que sólo está reforzada por un ligamento posterior (figuras 2 y 4).

La configuración de las superficies articulares permite que el aritenoides pueda realizar dos tipos de movimiento: deslizamiento y báscula. Sin embargo, la laxitud de la cápsula articular permite un tercer tipo de movimiento: rotación (figura 7). Los deslizamientos sobre el margen superior del cartílago cricoides pueden ser hacia fuera, lo que provocará la separación o abducción de los ligamentos vocales y por consiguiente de los pliegues vocales, abriendo la glotis, o hacia dentro y provocar la aproximación o aducción de los ligamentos vocales y por consiguiente de los pliegues vocales, y con ello el cierre de la glotis (figura 7). El primer movimiento está al servicio de la respiración y el segundo al de la protección o fonación.

La basculación puede ser hacia delante (anterior), disminuyendo la tensión del ligamento vocal y los pliegues vocales, y hacia atrás (posterior), tensando los ligamentos vocales y los

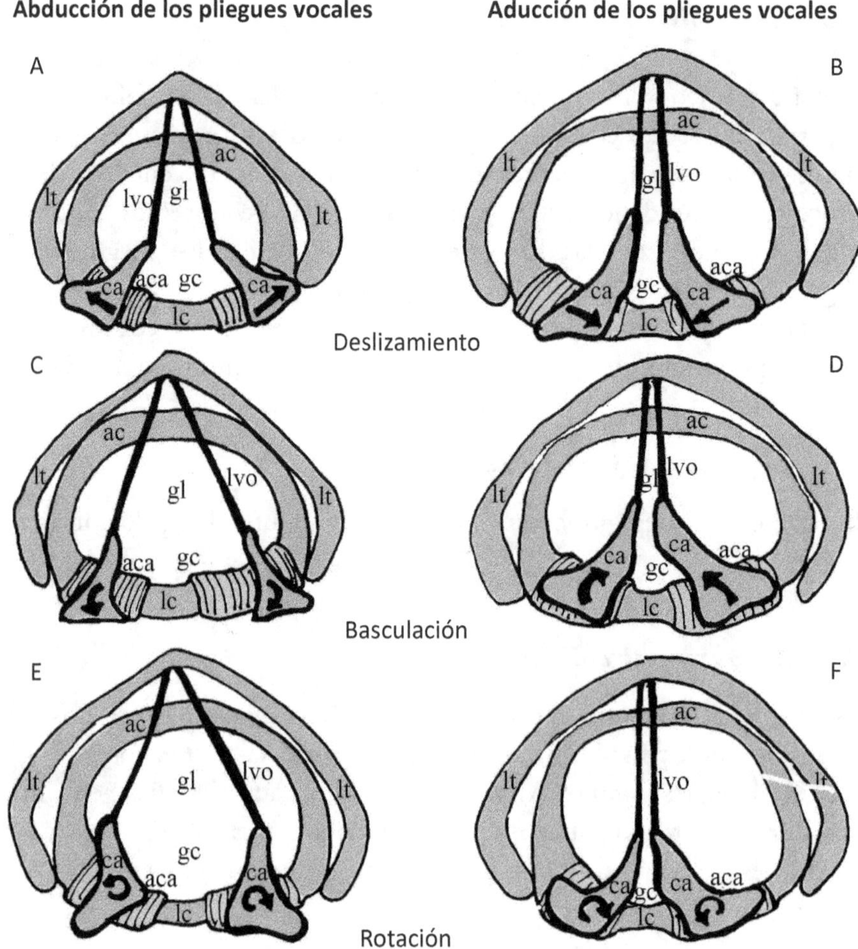

Figura 7
Visión cenital de los cartílagos laríngeos y de la articulación cricoaritenoidea, destacando la posición de las dos porciones de la glotis (membranosa y cartilaginosa) y las flechas indicando la dirección de los movimientos. A y B) Movimientos de deslizamiento. C y D) Movimientos de basculación. E y F) Movimientos de rotación. ac, arco cricoideo; aca, articulación cricoaritenoidea; ca, cartílago aritenoides; gc, glotis cartilaginosa; gl, glotis ligamentosa; lc, lámina cricoidea; lt, lámina tiroidea; lvo, ligamento vocal.

pliegues vocales. Además, en el primer caso se producirá un cierre de la glotis y en el segundo su apertura (figura 7).

Los movimientos de rotación se han considerado de poca importancia e incluso algunos autores los niegan. Con la rotación externa se separan los ligamentos y pliegues vocales, y por tanto se abre la glotis. Con la rotación interna se aproximan los pliegues, y por tanto se cierra la glotis membranosa o ligamentosa, mientras que su porción cartilaginosa permanece abierta (figura 7). Es una combinación de fonación (susurro) con respiración por el espacio posterior de la glotis.

Como consecuencia de intubaciones traqueales se ha descrito la luxación o subluxación de la articulación cricoaritenoidea.[8]

4.2 Articulación cricotiroidea

Es una artrodia entre las superficies articulares situadas en las astas inferiores del cartílago tiroides y en las caras laterales del cricoides (figuras 4 y 5). La cápsula articular está reforzada por los ligamentos cricotiroideo anterior y posterior. Desde un punto de vista funcional, ambas articulaciones (derecha e izquierda) trabajan conjuntamente a través de un eje transversal que permite dos tipos de movimiento (figura 8): de báscula o giro, que aumentan o disminuyen la tensión de los ligamentos y de los pliegues vocales, y de deslizamiento o subluxación anterior, que permiten el incremento de la tensión del ligamento vocal y del pliegue vocal (figura 8).

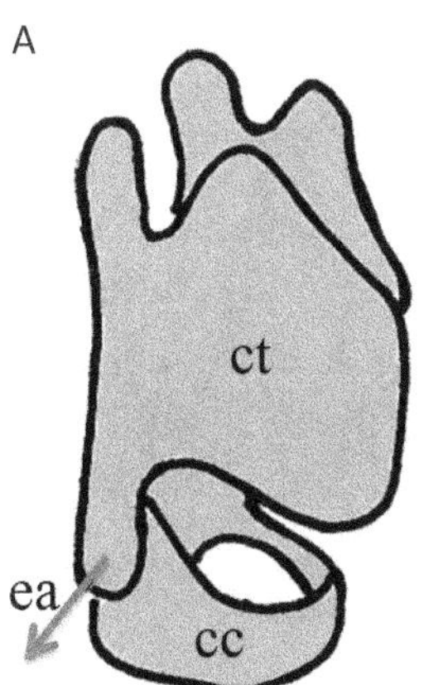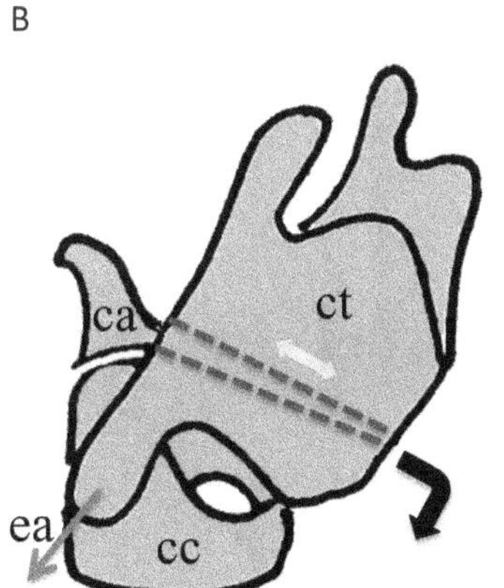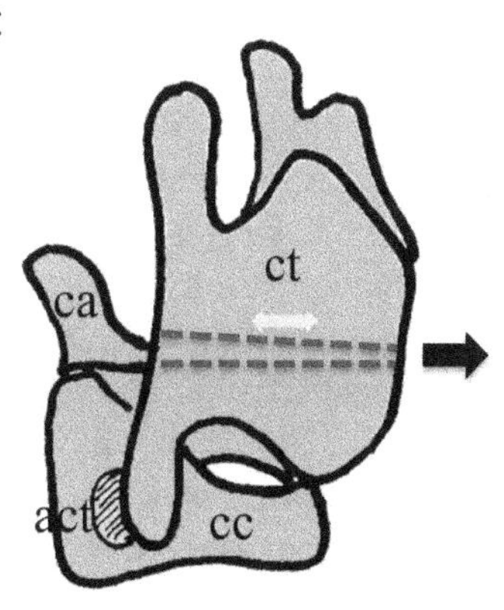

Figura 8. Visión lateral derecha de los cartílagos laríngeos y de los movimientos de la articulación cricotiroidea. A) Posición de reposo. B) Basculación anterior. C) Deslizamiento anterior. act, articulación cricotiroidea; ca, cartílago aritenoides; cc, cartílago cricoides; ct, cartílago tiroides; ea, eje articular. Líneas discontinuas, ligamentos vocales; flechas negras, dirección del movimiento; flechas amarillas, tensión de los ligamentos vocales.

5 Musculatura de la laringe

Los músculos laríngeos se clasifican en dos grupos según su origen e inserción. Cuando el origen y la inserción se encuentran entre los propios cartílagos laríngeos se habla de musculatura intrínseca; si están entre los cartílagos de la laringe y las estructuras esqueléticas vecinas, se denominan musculatura extrínseca.

La musculatura intrínseca actúa específicamente sobre las articulaciones cricoaritenoideas y cricotiroideas, modificando no sólo la posición y la tensión de los pliegues vocales sino también la del vestíbulo laríngeo, función necesaria cuando se trata de realizar grandes esfuerzos (tos, levantar peso, parto, defecación, etc.).

Los músculos intrínsecos de la laringe pueden clasificarse en aductores de los pliegues vocales (aproximadores, esfinterianos o fonadores) y aductores de los pliegues vocales (separadores o respiratorios), aunque estos últimos tienen un solo representante, el músculo cricoaritenoideo posterior.

5.1 *Músculo cricoaritenoideo posterior*

Es un músculo bilateral de forma triangular que se origina en la cara posterior de la lámina cricoidea, a ambos lados de la línea media, y que se inserta en la apófisis muscular del aritenoides (figuras 2 y 5 B). Clásicamente se le ha considerado como el único músculo respiratorio de la laringe al provocar la rotación externa de los aritenoides y, por tanto, la abducción o separación de los pliegues vocales y consecuentemente la apertura de la glotis (figura 9). Sin embargo, se ha demostrado que su acción respiratoria requiere la ayuda del músculo cricoaritenoideo lateral para estabilizar la articulación cricoaritenoidea.[3]

5.2 *Músculo cricotiroideo*

Es un músculo bilateral de forma triangular que se extiende entre el arco cricoideo y el borde inferior de las láminas y el cuerno inferior del cartílago tiroides (figura 5 A). En él se diferencian dos partes o fascículos según la orientación de sus fibras: el fascículo interno o *pars* recta, de disposición casi vertical, y el fascículo externo o *pars* oblicua, de disposición casi horizontal (figura 5 A).

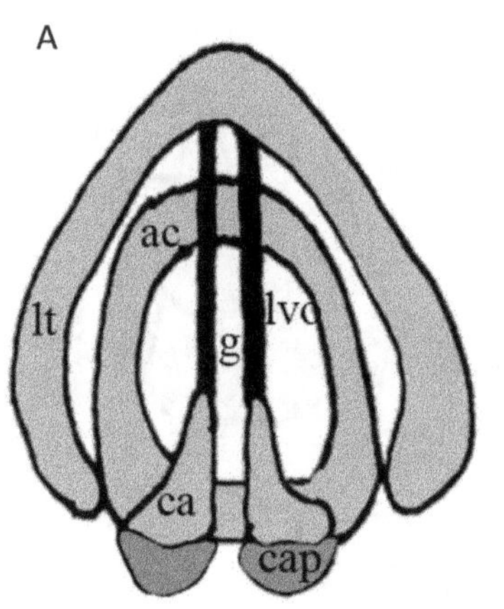
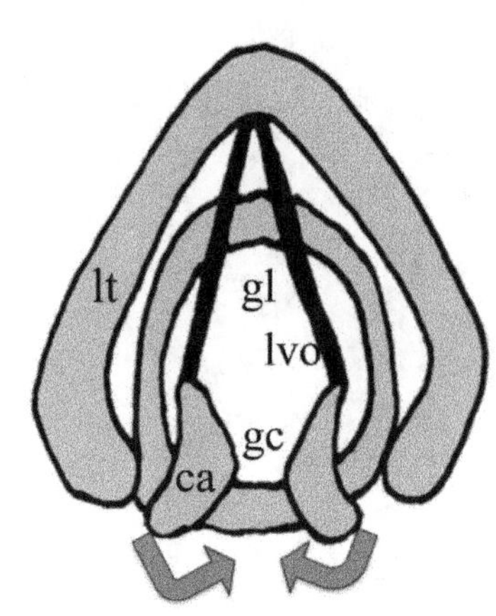

Figura 9
Visión cenital de la acción del músculo cricoaritenoideo posterior. A) Localización del músculo. B) Acción del músculo representada por las flechas. ac, arco cricoideo; ca, cartílago aritenoides; cap, músculo cricoaritenoideo posterior; g, glotis; gc, glotis cartilaginosa; gl, glotis ligamentosa; lt, lámina tiroidea; lvo, ligamento vocal.

La función de la *pars* recta del músculo es provocar la báscula anterior, aumentando así la distancia entre el ángulo entrante del cartílago tiroides y el aritenoides, y en consecuencia la tensión de los ligamentos y pliegues vocales (figura 10). La *pars* oblicua realiza una subluxación anterior del cartílago tiroides, incrementando igualmente la tensión del pliegue vocal (figura 10). En conjunto, su contracción aumenta la tensión del pliegue vocal.[3]

5.3 *Músculo cricoaritenoideo lateral*

Se origina en el margen superior de las porciones laterales del arco cricoideo y se inserta en la apófisis muscular del aritenoides (figura 5 C). Clásicamente se ha considerado como el músculo del susurro, el único músculo laríngeo capaz de provocar la rotación interna de los aritenoides con aducción o aproximación de los pliegues vocales y separación de la porción cartilaginosa de la glotis (figura 11).

Como ya se ha explicado (véase «Articulación cricoaritenoidea»), se sabe que el componente de rotación de los aritenoides en el movimiento de los pliegues vocales es mínimo, y que estos cartílagos se desplazan principalmente por movimientos de deslizamiento y báscula.[3]

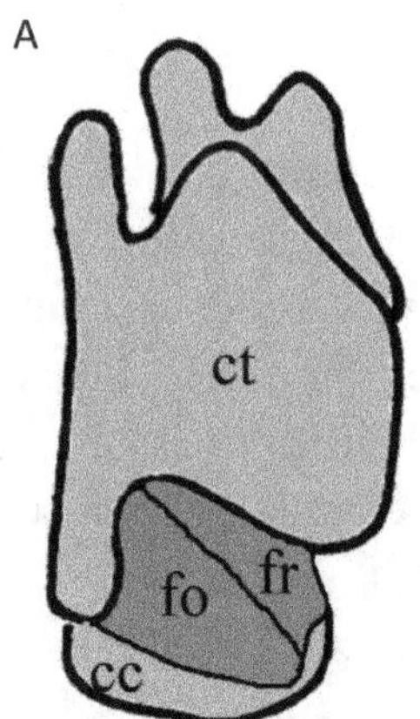
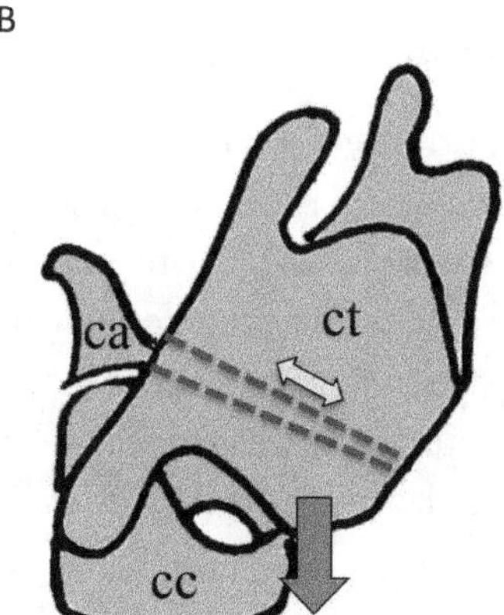
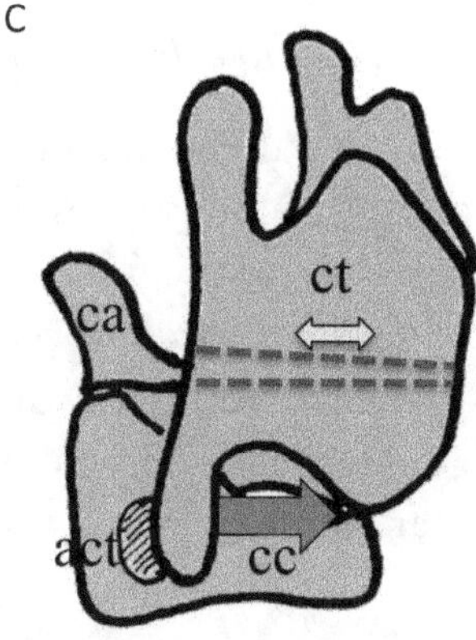

Figura 10. Visión lateral derecha de la acción del músculo cricotiroideo. A) Localización del músculo. B) Acción del fascículo recto. C) Acción del fascículo oblicuo. act, articulación cricotiroidea; ca, cartílago aritenoides; cc, cartílago cricoides; ct, cartílago tiroides; fo, fascículo oblicuo; fr, fascículo recto. Líneas discontinuas, ligamentos vocales; flechas rojas, dirección del movimiento; flechas amarillas, tensión de los ligamentos vocales.

En la actualidad se considera que el músculo cricoaritenoideo lateral actúa en la fase inspiratoria de la respiración, y no en la fonatoria. Esta acción respiratoria del músculo necesita la participación simultánea del músculo cricoaritenoideo posterior, de modo que el músculo cricoaritenoideo lateral actúa como fijador y estabilizador del aritenoides, mientras que el músculo cricoaritenoideo posterior, por su contracción, provoca el deslizamiento hacia fuera, abajo y adelante del cartílago aritenoides, provocando la abducción o separación de los pliegues vocales y con ello la apertura de la glotis.[3] La recuperación de la posición inicial del aritenoides en la fase espiratoria de la respiración se realiza de forma pasiva, al igual que un muelle al que se deja de aplicar una fuerza de distensión, al liberarse estos dos músculos de la energía elástica acumulada durante su contracción en la fase inspiratoria.[3]

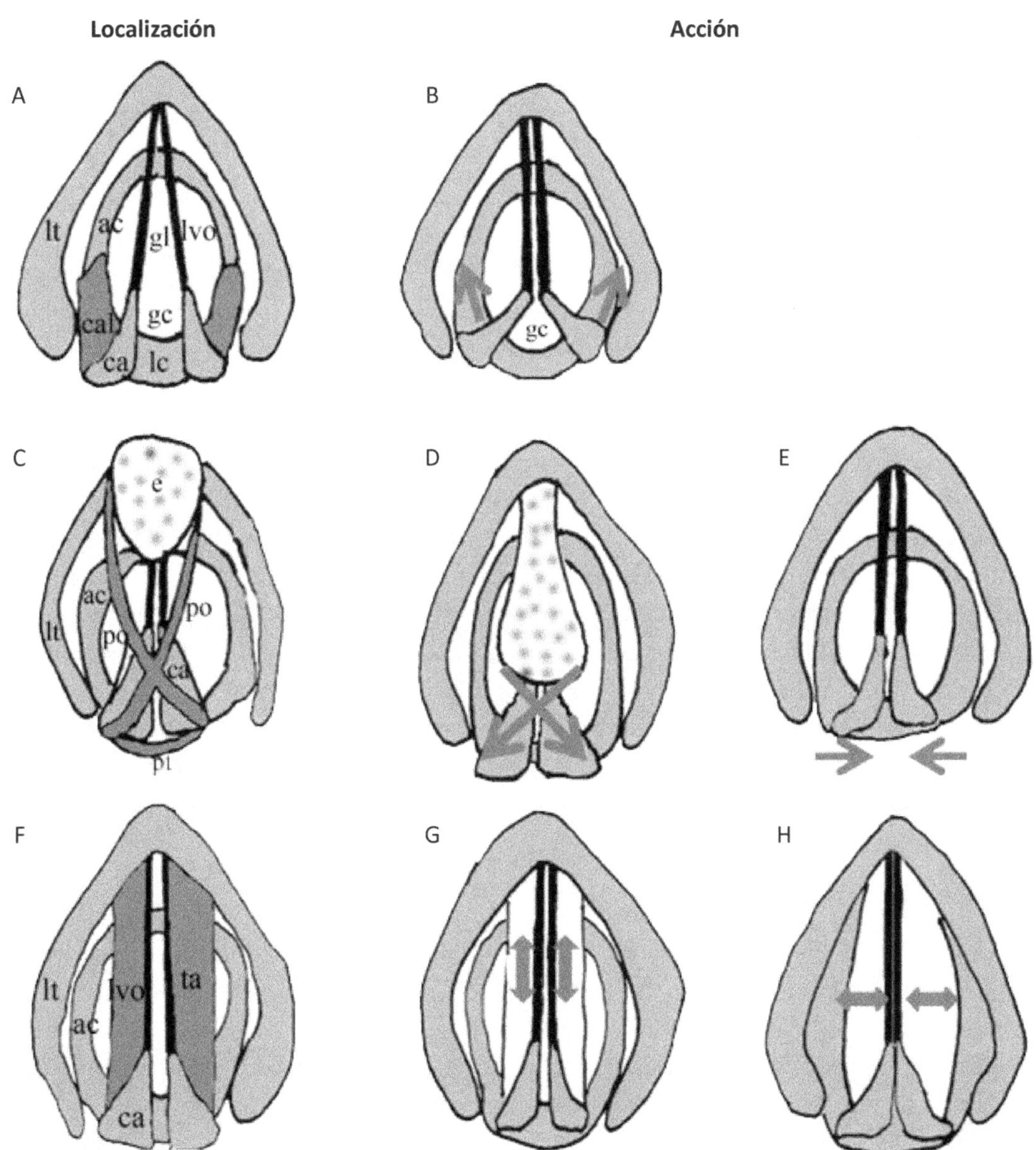

Figura 11. Visión cenital de los músculos cricoaritenoideo lateral (A y B), aritenoideo (C y D) y tiroaritenoideo (F y H), donde se representa su localización y acción. ac, arco cricoideo; ca, cartílago aritenoides; cal, músculo cricoaritenoideo lateral; e, epiglotis; gc, glotis cartilaginosa; gl, glotis ligamentosa; lc, lámina cricoidea; lt, lámina tiroidea; lvo, ligamento vocal; po, porción oblicua; pt, porción transversa; ta, músculo tiroaritenoideo. Flechas, dirección del movimiento.

5.4 Músculo aritenoideo

Es el único músculo impar y se le considera dividido en dos porciones: transversa y oblicua (figura 5 B). La porción transversa es profunda y representa el único fascículo realmente impar de los músculos intrínsecos de la laringe, que se extiende entre las caras posteriores de los cartílagos aritenoides. La porción oblicua, situada superficialmente sobre la porción transversa, está formada por dos fascículos que se extienden a modo de cruz de San Andrés o X desde la apófisis muscular de un aritenoides al ápex del aritenoides contralateral. Algunas de las fibras de la porción oblicua se continúan en el interior del repliegue aritenoepiglótico, llegando a alcanzar el margen lateral de la epiglotis para formar lo que se conoce como músculo aritenoepiglótico (figura 5 B).

La porción transversa del músculo aritenoideo provoca la aducción de los pliegues vocales, mientras que la porción oblicua cierra el vestíbulo laríngeo al realizar una basculación dorsal de la epiglotis y una cierta aducción de los repliegues aritenoepiglóticos (figura 11). Este músculo, por tanto, tiene una clara acción esfinteriana tanto en la glotis (porción transversal) como supraglótica (porción oblicua), muy útil e importante en procesos como la tos o la realización de grandes esfuerzos.

5.5 Músculo tiroaritenoideo

El músculo tiroaritenoideo se encuentra lateral al cono elástico y a la membrana cuadrangular (figura 1 A y 5 C). Está compuesto por dos fascículos: profundo (músculo tiroaritenoideo interno o vocal) y superficial (músculo tiroaritenoideo externo) (figuras 1, 2 y 5 C). Sin embargo, hay quien ha visto en él un número importante de fascículos.

El músculo tiroaritenoideo interno se origina en la apófisis vocal del aritenoides y la zona adyacente de la base del cartílago aritenoides, desde donde se dirige hacia delante, siguiendo un trayecto paralelo al ligamento vocal, para insertarse en el tercio inferior del ángulo entrante del cartílago tiroides (figura 2). Estas fibras musculares confieren volumen a los pliegues vocales, y de ahí su nombre de músculo vocal. No todas las fibras de este músculo se han descrito con una disposición anteroposterior pura, con origen e inserción cartilaginosos, sino que hay algunas descripciones que consideran que este músculo está formado por fibras de disposición oblicua que, originándose en el aritenoides o el tiroides, se insertan en el ligamento vocal, fascículos tirovocalis y arivocalis.[9] Estos últimos fascículos, no confirmados por muchos autores, se han utilizado como base morfológica para la teoría neurocronáxica de la fonación.[10] La acción neta del músculo es la de tensar los pliegues vocales y aproximarlos, tal como se describe en la teoría mioelástica (figura 11).

5.6 Variaciones musculares

Aunque no hay muchos trabajos dedicados al estudio de las variaciones de la musculatura laríngea, los que se han realizado describen un abundante número de ellas, como los fascículos tiroepiglótico (figura 5 C) y tiromembranoso del músculo tiroaritenoideo externo.[11] Aquí destacaremos otras dos, el músculo ceratocricoideo y el fascículo aritirocricoideo, por considerar que pueden tener interés clínico o funcional.

5.6.1 El músculo ceratocricoideo

Es un pequeño fascículo muscular, descrito con una incidencia del 4 % al 20 %, que cubre la entrada del nervio recurrente en la laringe y se extiende entre el cuerno inferior del cartílago tiroides y la lámina cricoidea.[12]

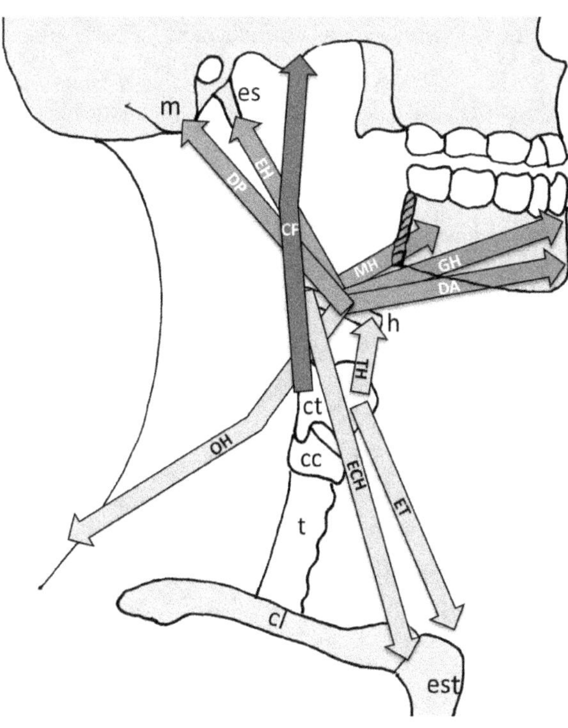

Figura 12
Visión lateral derecha de la musculatura extrínseca de la laringe. Los músculos infrahioideos se han representado en un color más claro que el de los músculos suprahioideos. cc, cartílago cricoides; CF, músculos constrictores de la laringe; cl, clavícula; ct, cartílago tiroides; DA, vientre anterior del músculo digástrico; DP, vientre posterior del músculo digástrico; ECH, músculo esternocleidohioideo; EH, músculo estilohioideo; es, apófisis estiloides; est, esternón; ET, músculo esternotiroideo; GH, músculo geniohioideo; m, apófisis mastoides; MH, músculo milohioideo; OH, músculo omohioideo; t, tráquea; TH, músculo tirohioideo.

5.6.2 El fascículo aritirocricoideo

Como su nombre indica, está constituido por fibras del propio músculo aritenoideo que se continúan con fibras del cricoaritenoideo lateral o con el tiroaritenoideo, o con ambos, delimitando un hemiesfínter o un esfínter completo, en caso de ser bilateral, en torno a la glotis-supraglotis (figura 5 C). Nosotros hemos observado este tipo de fascículo en un 96,7 % de los casos, y de él destacaríamos que tiene inervación bilateral (recurrentes derecho e izquierdo) y que, por tanto, puede tener un papel importante en la variabilidad de la posición observada en los casos de parálisis recurrenciales.[13]

6 Musculatura extrínseca

La musculatura extrínseca conecta la laringe, de manera directa o indirecta a través del hueso hioides, con el cráneo o la cintura escapular, facilitando así su fijación o sus movimientos de ascenso o descenso (figura 12). La acción conjunta de los músculos elevadores y depresores, así como la actividad de los músculos constrictores de la faringe, consigue fijar a ésta en una posición estable, lo cual es importante cuando debe ejercer una función esfinteriana, como durante la maniobra de Valsalva (espiración forzada de aire contra el cierre glótico).

Estos músculos, sea actuando directamente sobre la laringe o sobre el hueso hioides, consiguen un ascenso neto de la laringe durante la deglución, la espiración y la emisión de sonidos agudos, o bien un descenso asociado a la deglución, la inspiración y la producción de sonidos graves (figura 12).

- *Músculo genihioideo,* dispuesto entre las apófisis geni inferiores de la mandíbula y el cuerpo del hioides.
- *Músculo digástrico,* formado por un vientre posterior que se origina en la ranura digástrica del hueso temporal y que se continúa por un tendón intermedio fijado al hioides por

el músculo estilohioideo mediante un vientre anterior que se inserta en la fosa digástrica de la mandíbula (figura 6 B).

- *Músculo estilohioideo,* entre la apófisis estiloides del hueso temporal y el asta menor del hioides (figura 6 B).
- *Músculo milohioideo,* entre la línea oblicua o milohioidea de la cara interna de la mandíbula y el cuerpo y las astas mayores del hioides (figura 6 B).
- *Músculo estilofaríngeo,* con origen en la apófisis estiloides, mediante algunas de sus fibras, tras pasar por el hiato existente entre los músculos constrictores superior y medio, se inserta en el ángulo posterosuperior de la lámina tiroidea.
- *Músculo tirohioideo,* entre la línea oblicua del cartílago tiroides y el hioides (figura 6 A y B).
- *Músculo esternotiroideo,* entre la escotadura esternal y la línea oblicua del cartílago tiroides (figura 6 A y B).
- *Músculo esternocleidohioideo,* situado superficial al anterior, se extiende entre la escotadura esternal y el extremo proximal de la clavícula hasta el hioides (figura 6 A y B).
- *Músculo omohioideo,* entre el borde superior de la escápula y el asta mayor del hioides (figura 6 A y B).

7 Inervación

La inervación de la laringe se realiza por los nervios laríngeos superiores (ramos interno y externo) e inferiores o recurrentes, ambos procedentes del vago (figura 5). Sin embargo, hay que tener en cuenta que, en el 1 % de los casos, el nervio laríngeo inferior es no recurrente.[15] La laringe también recibe inervación simpática, perteneciente al sistema nervioso autónomo, por vía de los plexos periarteriales tiroideos o por conexiones directas con los propios nervios laríngeos.

Los nervios de la laringe se distribuyen por la mucosa y la musculatura siguiendo patrones muy complejos, que han llevado a compararlos con los plexos nerviosos de otras regiones del cuerpo humano, como por ejemplo el tracto digestivo.[14]

El dogma de la neuroanatomía laríngea sostiene que el nervio recurrente inerva todos los músculos intrínsecos de la laringe excepto el músculo cricotiroideo, que está inervado por el nervio laríngeo externo (figura 5 A). Sin embargo, estudios anatómicos y experimentales o electrofisiológicos, específicamente realizados en humanos, sugieren que el nervio laríngeo externo, además de inervar el músculo cricotiroideo, inerva a un contingente de fibras del músculo tiroaritenoideo por una conexión con el nervio recurrente a través del músculo cricotiroideo.[16-18] Se han descrito hasta seis conexiones diferentes más entre los nervios laríngeos.[16]

Otro aspecto que merece la pena destacar es que cada músculo puede recibir más de un colateral para su inervación (figura 6), todo ello de forma variable, lo que apunta a la dificultad de obtener una reinervación selectiva de la laringe, libre de fenómenos de sinquinesis o inervación aberrante.[19,20]

En la mucosa laríngea se ha descrito la expresión de diferentes péptidos implicados en el control y la regulación de la secreción glandular y del diámetro vascular.[21] Sin embargo, la regulación del diámetro de la luz de la glotis se ha relacionado con la existencia de los denominados paraganglios laríngeos. Se han descrito un par de paraganglios superiores y otro par de paraganglios inferiores, asociados respectivamente a los nervios laríngeo interno y recurrente.[22] A estos paraganglios se les ha atribuido el papel de quimiorreceptores, con una función similar a la del glomus carotídeo, es decir, regular la apertura de la glotis por reflejos locales en función del análisis que establezcan sus células principales (tipo I) de los valores de oxigenación de la sangre que pasa por el interior de sus capilares.[22]

8 Vascularización

De la vascularización de la laringe es importante destacar que presenta numerosas anastomosis homolaterales y contralaterales, que la hacen muy resistente a fenómenos isquémicos y por tanto fácil de revascularizar por tan sólo uno de los seis pedículos que posee: superior, inferior o posteroinferior y anterior o anteroinferior.

Las arterias laríngeas posteroinferiores acompañan al nervio recurrente y se originan de las arterias tiroideas inferiores. Las arterias laríngeas anteroinferiores entran en la laringe perforando el cono elástico. Provienen de las arterias cricotiroideas, ramas a su vez de las arterias tiroideas superiores. Las arterias laríngeas superiores se originan de las arterias tiroideas superiores en un 82 % de los casos (figura 5 A). Por tanto, es importante recordar que en el 18 % restante las arterias laríngeas superiores pueden originarse del eje carotídeo directamente, con un calibre que puede confundirse con el de la propia arteria tiroidea superior.[23]

A aquellos interesados en una descripción más detallada de las anastomosis intralaríngeas y extralaríngeas, así como en los patrones de distribución muscular o cartilaginoso, les invitamos a leer las importantes contribuciones que en este campo han realizado otros autores.[23,24]

9 Linfáticos

Los linfáticos de la laringe tienen su origen en dos profusas redes mucosas localizadas en las regiones supraglótica e infraglótica, mientras que en la mucosa glótica son muy pobres.[25] Los vasos linfáticos de la supraglotis y de la glotis acompañan al pedículo laríngeo superior y tienen como primera estación los nódulos superiores del sistema linfático cervical profundo (áreas II y III). Los linfáticos de la región infraglótica drenan de forma preferente a los nódulos medios e inferiores del sistema linfático cervical profundo (áreas III y IV), manteniendo conexiones a través de las cadenas recurrenciales con los nódulos paratraqueales y traqueobronquiales.[25] No debemos olvidar que los linfáticos infraglóticos pueden drenar en los nódulos cervicales profundos a través de un grupo de nódulos prelaríngeo o pretraqueal que recibe la linfa de los vasos que perforan el cono elástico.[25]

Aunque la conducta de los vasos linfáticos es muy variable, podríamos decir que, desde un punto de vista funcional, no es posible hablar de una división vertical de la laringe, ya que tanto en la supraglotis como en la infraglotis hay una amplia conexión entre los lados derecho e izquierdo. Por el contrario, dada la escasez de linfáticos a nivel de la glotis, cabría considerar que existe una división horizontal en dicho plano que independiza las regiones supraglótica e infraglótica.[25]

10 Espacios intralaríngeos

Otra posible visión sobre la constitución de la laringe nos permite considerarla como formada por tres capas concéntricas: *1)* interna o mucosa, *2)* intermedia o fibroelástica, y *3)* externa o musculoesquelética (figura 13). Entre estas tres capas se encuentran una serie de espacios, los espacios intralaríngeos, que han sido objeto de numerosas investigaciones por su interés como vías de propagación o barreras de contención tumoral.[26]

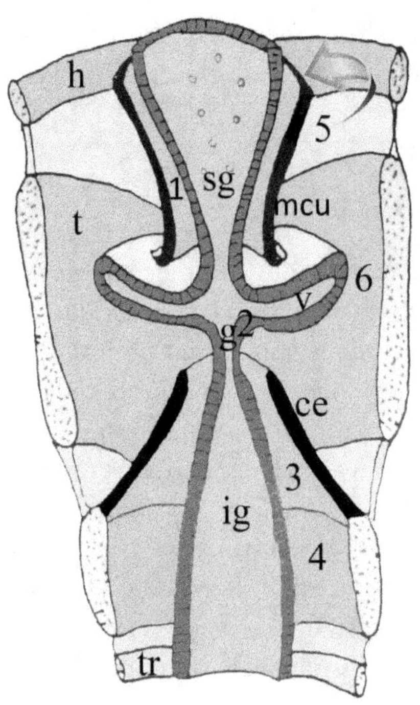

Figura 13
Esquema de una sección coronal de la laringe vista por detrás, donde se muestran los espacios laríngeos superficiales (1-4) y profundos (5-6). 1, espacio supraglótico; 2, espacio glótico; 3, espacio infraglótico; 4, espacio cricoideo; 5, espacio preepiglótico; 6, espacio paraglótico; ce, cono elástico; g, glotis; h, hueso hioides; mcu, membrana cuadrangular; sg, supraglotis; t, cartílago tiroides; tr, tráquea; v, ventrículo.

Entre las capas epitelial y fibroelástica se encuentran los denominados espacios superficiales: supraglótico, glótico o de Reinke, cricoideo, periventricular y subglótico. Entre las capas fibroelástica y musculoesquelética se hallan los espacios profundos: paraglóticos y preepiglótico[26] (figuras 2 B y 13).

Agradecimientos

A Joaquín Burgués, que nos enseñó que la voz es el soporte logístico del habla, que a su vez representa el soporte logístico del lenguaje, y que éste a su vez representa el soporte logístico del pensamiento. A Miquel Quer, por su calidad profesional y personal de la que tan orgulloso me siento como amigo. A Avelina Hidalgo e Isabel Casado, por la asistencia técnica en la realización de alguna de las disecciones que aparecen en el artículo. Y finalmente, a Teresa Vázquez, la revisión y su contribución en la mejora del estilo y de la calidad del artículo.

Las preparaciones histológicas que aparecen en las figuras 2 y 3 pertenecen al Departamento de Anatomía y Embriología Humana I de la Facultad de Medicina de la Universidad Complutense de Madrid, y fueron realizadas por la Dra. Margaret Rhode.

Consulte la bibliografía de este capítulo en la página 566.

Capítulo 2

Estructura histológica de la cuerda vocal

J. Cervera, F. Núñez

Máximas y consejos

- El epitelio de la cuerda vocal tiene una estructura y una disposición que lo hacen ideal para que la cuerda vibre, esté protegida y mantenga la forma que le confieren los músculos intralaríngeos.
- La capa mucociliar de la cuerda vocal ayuda a protegerla del estrés de la vibración y a favorecer la vibración al lubricarla.
- La lámina propia y la matriz extracelular son partes importantes de la cuerda vocal que influyen en su viscosidad y en su elasticidad.
- La matriz extracelular pierde, con la edad, parte de su viscosidad y elasticidad, por la menor renovación de las proteínas.
- Existe un cierto grado de inflamación en determinadas cuerdas vocales normales que incluso mostrándose sanas pueden sufrir algunas lesiones.
- La salud celular es importante para la salud vocal.

Introducción

Casi todos los trastornos vocales pueden relacionarse con una alteración o un cambio tisular, o bien con el uso subóptimo o funcionalmente inapropiado de los tejidos vocales. El proceso diagnóstico de una disfonía ha de aclarar si la causa es la presencia de un tejido enfermo o que se está utilizando de forma inadecuada, o ambas, por las implicaciones terapéuticas que conlleva.[1]

La función vocal ha sido ampliamente estudiada e investigada, dando lugar a un gran volumen de conocimientos en los campos del procesado de la señal y el análisis acústico de la voz normal y patológica, aprovechando las posibilidades que ofrecen la informática y la investigación integrada, como ocurre en el campo neuromotor. Sin embargo, la investigación de la voz en sus aspectos celular y molecular no se ha desarrollado con el mismo grado. Por ello, se espera que este capítulo ayude al clínico a entender las bases biológicas y tisulares de la salud de la voz y su patología.

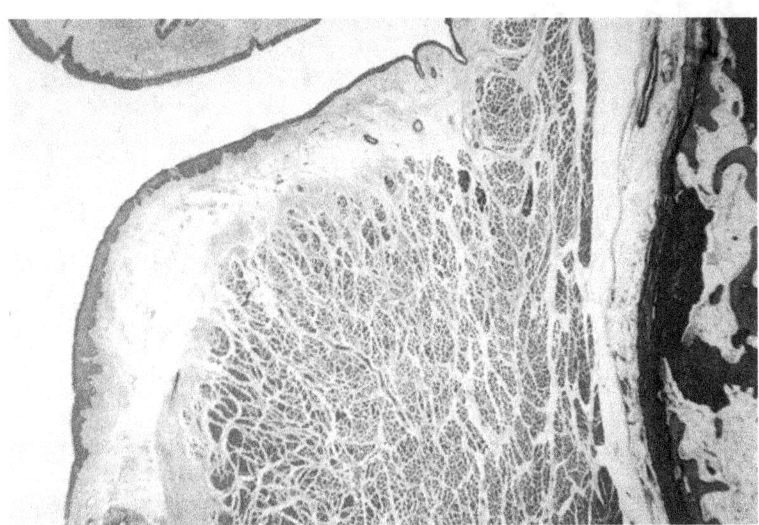

Figura 1
Corte frontal de la laringe, centrado en la cuerda vocal, donde puede verse en la parte superior el ventrículo laríngeo. En la propia cuerda se aprecian la disposición del epitelio, el espacio de Reinke, el ligamento, el músculo vocal y el cartílago tiroides. (Tricrómico ×20.)

La laringe se divide cráneo-caudalmente en tres regiones: supraglotis, glotis y subglotis. En la glotis se distinguen dos porciones, una anterior o glotis membranosa y otra posterior o glotis cartilaginosa, que representan el 60 % y el 40 % de su longitud, respectivamente; la línea que divide la glotis en anterior y posterior pasa por el extremo anterior de las apófisis vocales del aritenoides. Existen diferencias según el sexo en las dimensiones absolutas y relativas de la glotis; las diferencias de longitud son estadísticamente significativas y son la causa de la diferente frecuencia fundamental del hombre y la mujer.

La cara luminal de la laringe se encuentra recubierta por una mucosa de aproximadamente 1 mm de espesor.[2] La cuerda vocal está constituida por las siguientes estructuras: epitelio, lámina propia y músculo vocal (figura 1). El epitelio está en relación inmediata con la luz aérea y con la membrana basal, que lo separa de la lámina propia. Todas estas estructuras están presentes desde el nacimiento y tienen una composición celular y bioquímica característica.

1 Epitelio de la cuerda vocal

El epitelio de la cuerda vocal sirve de cubierta protectora que permite dar forma y consistencia a la lámina propia. Se fija a ésta gracias a la zona de la membrana basal.[1] El epitelio que recubre el borde libre de la cuerda vocal es un epitelio plano poliestratificado, no que-

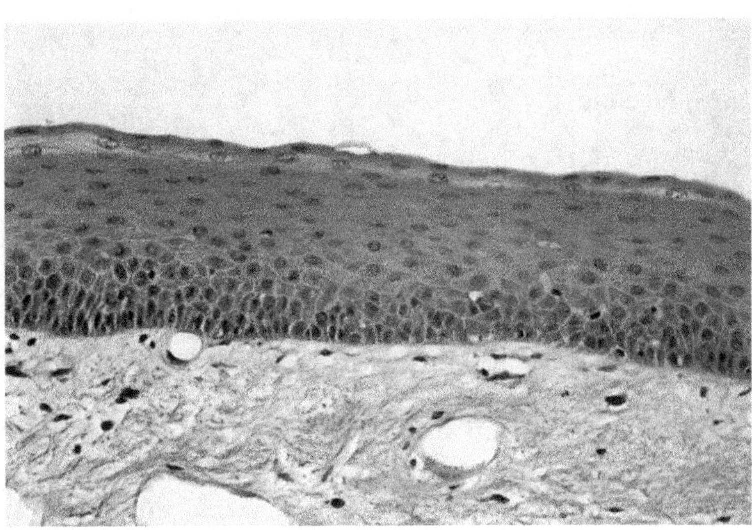

Figura 2
Epitelio plano poliestratificado no queratinizado del borde vibratorio de la cuerda vocal normal. Obsérvese la maduración normal de las células epiteliales. (H-E ×100.)

ratinizado y aglandular, de unas 50 µ de espesor (figura 2). El resto de la cuerda vocal está cubierto por un epitelio de tipo respiratorio (figura 3). En el borde vibratorio del epitelio no hay glándulas, que se localizan en las caras superior e inferior de la cuerda vocal.[3] El área de transición entre el epitelio cilíndrico pseudoestratificado de la región supraglótica y el epitelio plano poliestratificado de la glotis se denomina línea *arcuata* superior. El área de transición entre el epitelio plano estratificado de la glotis y el epitelio cilíndrico pseudoestratificado de la región subglótica se denomina línea *arcuata* inferior. Estas áreas de transición tienen una extensión variable, desde varias células hasta 1 o 2 mm. La zona de epitelio plano poliestratificado comprendida entre las dos líneas (el borde libre vibratorio de la cuerda vocal) tiene unos 2 a 3 mm de extensión. La transición entre los epitelios cilíndrico y plano puede hacerse de modo progresivo o, con menor frecuencia, de manera más o menos brusca.

El epitelio de la cuerda vocal está constituido por una capa basal de células pequeñas y de forma cuboidal, cuyos núcleos son ricos en cromatina, tienen forma ovoide y se disponen a la misma altura, con el eje mayor perpendicular a la membrana basal. Sólo en esta capa basal se observan mitosis. En estudios inmunohistoquímicos y de microscopia electrónica se ha descrito la presencia de células de Langerhans distribuidas en el estrato basal del epitelio laríngeo patológico y normal.[4] Las células de Langerhans tienen como principal función la presentación de antígenos a los linfocitos T. Las células de la zona media del epitelio son poliédricas, su eje mayor se dispone paralelo a la superficie, tienen un citoplasma eosinófilo y su núcleo es redondeado y más vesicular. Las células más superficiales son planas y presentan un núcleo pequeño y denso. En situaciones de exposición crónica a irritantes, como por ejemplo el humo del tabaco, aparecen focos de paraqueratosis.

Sobre el epitelio se observa una cubierta de moco que tiene dos capas: una mucinosa y otra serosa.[5] La capa mucinosa, que es la más superficial, sirve para prevenir la deshidratación de la capa serosa y de los cilios y células que recubre. Las moléculas de la capa mucinosa están diseñadas para proteger las estructuras subyacentes. La capa serosa es la que está en contacto directo con los cilios y tiene mucho mayor porcentaje de agua. Los cilios pueden moverse en este medio mejor que en contacto con el más viscoso y espeso de la capa mucinosa. La capa mucociliar se propele hacia las partes superiores de la tráquea en forma circular por el movimiento ciliar que bate en dirección postero-superior. Una vez que la capa alcanza la porción posterior de la tráquea se dirige hacia arriba atravesando la glotis posterior, desde donde llega al epitelio escamoso no queratinizado de la cuerda y de ahí pasa hacia atrás y arriba para ser deglutida. En condiciones normales, la capa mucociliar viaja a una velocidad

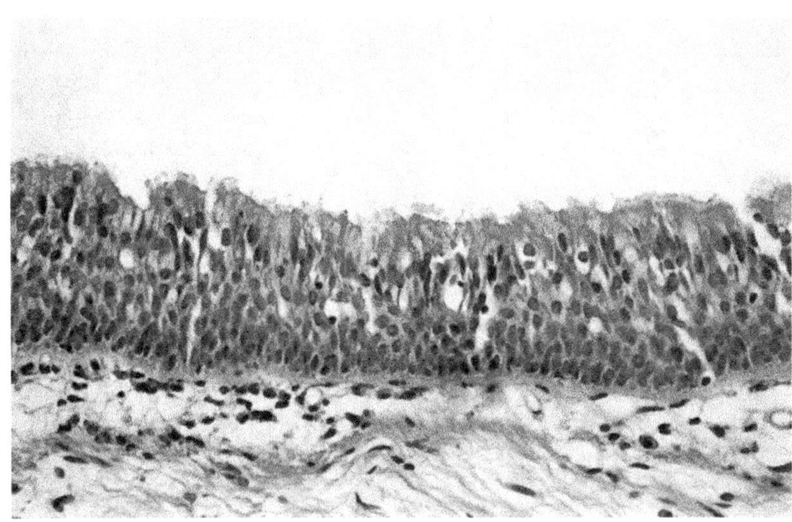

Figura 3
Epitelio cilíndrico ciliado de tipo respiratorio de la porción no vibratoria de la cuerda vocal normal. (H-E ×100.)

de 4 a 21 mm por minuto, garantizando la humedad que las cuerdas vocales precisan para su normal funcionamiento. Muchas circunstancias, como el humo del tabaco, el alcohol, la sequedad ambiental excesiva y el frío intenso, pueden deshidratar esta capa mucociliar y hacer que el movimiento ciliar se lentifique o incluso cese.[1]

1.1   Ultraestructura del epitelio

Las organelas celulares no presentan peculiaridades con respecto a las de otras células epiteliales del organismo. Se observan numerosos nexos de tipo desmosómico entre las células. Las uniones intercelulares desaparecen progresivamente conforme las células migran hacia la superficie luminal del epitelio; esto permite la exfoliación fisiológica de las células. Igualmente se observa una progresiva desaparición de las organelas intracelulares conforme se avanza hacia la superficie.

2   Membrana basal

Entre el epitelio y la lámina propia de la cuerda vocal se extiende la membrana basal, una fina capa que se tiñe intensamente con PAS *(periodic acid-schiff),* metenamina argéntica o azul alcián. La membrana basal actúa como un andamio estructural que proporciona soporte físico al epitelio; entre otras funciones asegura la correcta regeneración y polarización de las células epiteliales, y funciona como una barrera semipermeable.[6,7] Su composición le confiere una resistencia tensil considerable y al mismo tiempo la hace flexible para soportar estiramientos y retracciones. Los componentes de la membrana basal se sintetizan a partir de las células básales del epitelio y en menor medida de los fibroblastos de la lámina propia.[8] Estudios realizados en muestras de cuerda vocal sugieren la existencia de proteoglicanos específicos de la membrana basal.[9]

Se conoce como zona de la membrana basal al área constituida por la membrana citoplasmática de las células epiteliales basales, la lámina lúcida o rara, la lámina densa y la sublámina densa o lámina fibrorreticular, situada ésta en el estrato más profundo (figura 4).[10] La membrana citoplasmática participa en el anclaje por medio de especializaciones de membrana denominadas hemidesmosomas. La lámina lúcida es una capa electrotransparente localizada justo por debajo de la membrana celular, y al igual que la lámina densa subyacente mide entre 40 y 60 nm. La sublámina densa, o lámina fibrorreticular, es una zona mal definida compuesta principalmente por colágeno de tipo VII, constituyente principal de las fibrillas de anclaje.[11]

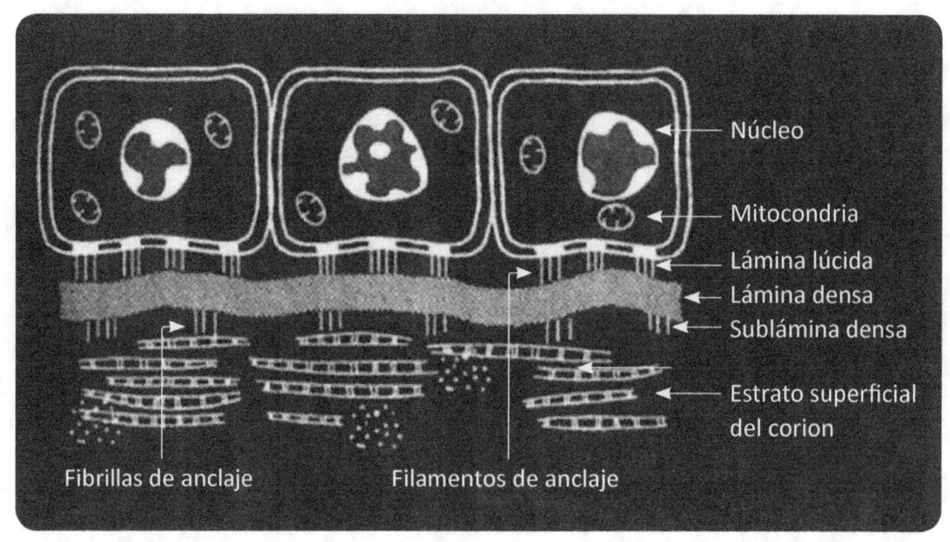

Figura 4
Representación esquemática de la cuerda vocal normal al microscopio electrónico. Obsérvese la disposición de los componentes de la zona de la membrana basal.

Las fibrillas de anclaje son estructuras de gran importancia para la sujeción del epitelio al corion (lámina propia). Nacen en la lámina densa, alcanzan el corion y regresan a la lámina densa, disponiéndose espacialmente como un asa de concavidad dirigida hacia la célula epitelial. A través de la concavidad formada por las fibrillas de anclaje cruzan fibras de colágeno de tipo III del corion, que aseguran la fijación del epitelio. Aconsejamos consultar los trabajos de Gray *et al.*,[1,12] cuya iconografía ayudará a comprender mejor la estructura tridimensional descrita. Existen otras estructuras filamentosas que unen la lámina densa a la membrana celular epitelial, sobre todo a los hemidesmosomas, que se denominan filamentos de anclaje.

Como ya se ha mencionado, la composición bioquímica de la membrana basal es compleja: distintos tipos de colágeno (IV y VII principalmente), glucoproteínas (como la laminina y la fibronectina) y glucosaminoglicanos (como el heparán sulfato y el dermatán sulfato). Algunas proteínas de la membrana basal, en concreto el colágeno de tipo VII, se ha visto que están influenciadas por la genética.[13] El número de fibras de anclaje de la membrana basal se determina genéticamente, y hay personas con una forma recesiva del gen que presentan un menor número de ellas por unidad de área, mientras que las personas homocigotas no tienen fibras. Este hallazgo induce a pensar que puede haber una predisposición genética a padecer ciertos trastornos vocales.

3   Corion de la cuerda vocal (lámina propia)

El corion está formado por un entramado a modo de red de fibras colágenas (fundamentalmente colágeno de tipo III), fibras elásticas y sustancia fundamental. Presenta una celularidad variable, con distinta cantidad de fibroblastos según el estrato considerado. Es en el corion donde se encuentran las estructuras vasculares y nerviosas de la cuerda vocal. Los vasos son de pequeño calibre y se disponen en paralelo al borde libre de la cuerda; hay pocos capilares perforantes desde el músculo vocal.[12]

Histológicamente, la lámina propia de la cuerda vocal puede dividirse en tres estratos o capas (figura 5) diferenciables según sus características:[14]

- Lámina propia superficial, también denominada espacio de Reinke, que es rica en fibras colágenas y en sustancia fundamental, pero pobre en fibroblastos.
- Lámina propia intermedia, que es rica en fibras elásticas, dispuestas paralelas al eje longitudinal de la cuerda vocal, y en fibroblastos.

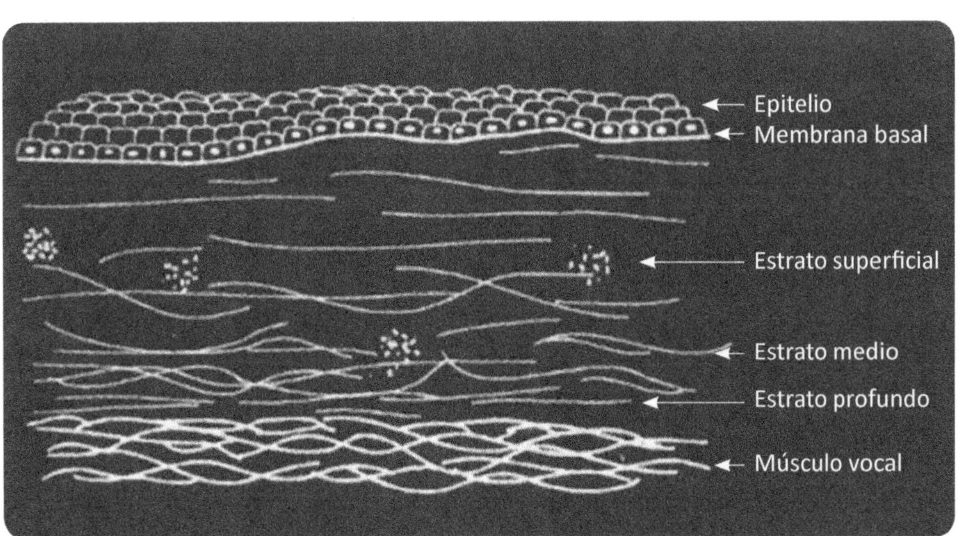

Figura 5
Representación esquemática de la cuerda vocal normal al microscopio óptico. Obsérvense sus distintos estratos.

- Lámina propia profunda, que también es rica en fibras colágenas, con una mayor densidad que la capa anterior e igualmente dispuestas; hay más fibroblastos.

Considerados en conjunto, los estratos medio y profundo reciben el nombre de ligamento vocal, que básicamente consiste en una condensación del cono elástico. En ambos extremos del ligamento vocal se encuentran la mácula flava anterior y la mácula flava posterior, que son engrosamientos ovales del estroma de aproximadamente 1 × 1,5 mm, ricos en fibroblastos y fibras elásticas. El espacio de Reinke se distingue sólo en la porción de la cuerda vocal comprendida entre ambas máculas. Éstas desarrollan dos funciones principales: desde el punto de vista mecánico, actúan como áreas de transición de la rigidez de la cuerda vocal,[15] y desde el punto de vista de la función tisular controlan la síntesis de los componentes fibrosos del ligamento vocal.[16]

La mácula flava anterior se continúa por delante con el cartílago tiroides, a través del tendón de la comisura anterior o ligamento de Broyles, constituido principalmente por fibras colágenas, sin participación del pericondrio (figura 6). Se produce así un aumento de la rigidez de la cuerda vocal, que progresa desde su parte membranosa, la mácula flava, hasta llegar al cartílago. Lateralmente, la mácula flava anterior se conecta al ligamento tiroglótico, y en sentido caudal al cono elástico. La mácula flava posterior se continúa por detrás con una zona de transición más rígida, que la une a la apófisis vocal del cartílago aritenoides. La apófisis vocal es un cartílago elástico menos rígido que el cuerpo principal del aritenoides, que es cartílago hialino, y del mismo modo se observa un aumento de la rigidez de la cuerda vocal en la parte posterior de la glotis.

Otra categorización de la lámina propia muy útil es la de sus componentes biológicos: celulares y extracelulares (en biología las moléculas no celulares se denominan extracelulares, término opuesto a intracelular). En el campo de la biología extracelular, el término aplicado a la matriz de moléculas que se encuentran entre las células es «matriz extracelular». Por tanto, en la lámina propia de las cuerdas vocales, el tejido puede ser dividido en células de las cuerdas vocales y en matriz extracelular.[17] Esta división es útil porque el contenido de la matriz extracelular va a influir en las propiedades de la oscilación tisular.

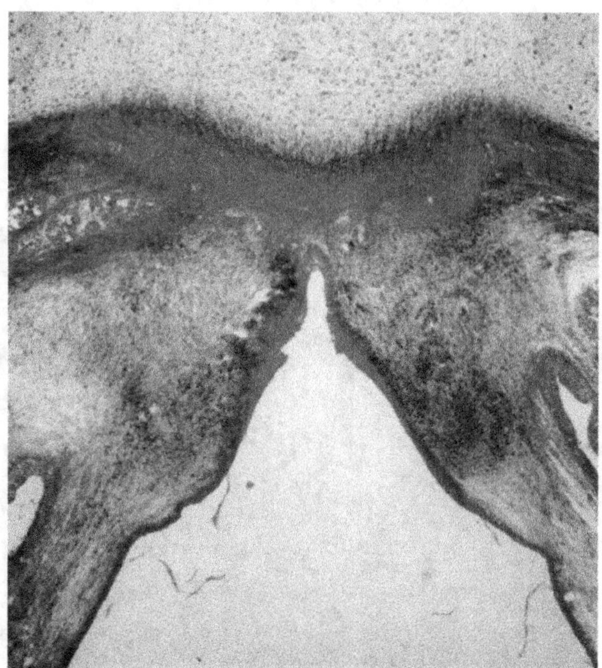

Figura 6
Corte axial de la cuerda vocal a nivel de la comisura anterior. Se observa la disposición de las máculas flavas en relación con el cartílago tiroides.

Entre las células importantes de la lámina propia se encuentran los fibroblastos, los miofibroblastos y los macrófagos. Hasta en un tercio de los humanos se encuentra una moderada concentración de macrófagos justo debajo de la membrana basal, con una posible función de combatir agentes inflamatorios que atraviesen el epitelio, tales como bacterias, virus o inhalantes ambientales. Los fibroblastos son las células que mantienen la lámina propia, remplazan a las proteínas viejas por nuevas, y se encuentran en proporciones similares en todas las capas de la cuerda vocal. Los miofibroblastos son fibroblastos que se han diferenciado en células de reparación; sólo se encuentran cuando hay un daño tisular, para reparar la matriz extracelular, pero están presentes en la mayoría de las cuerdas vocales normales. Su proporción es mayor en las capas superficiales, y su presencia en casi todas las personas orienta a que en las cuerdas vocales normales existe de manera constante un pequeño grado de lesión tisular, lo que indica que las cuerdas vocales son extremadamente competentes en la reparación eficiente de las lesiones microscópicas, sin gran afectación del tejido vocal normal. Cuando la lesión alcanza características macroscópicas o a las cuerdas no se les permite su reparación espontánea, se pasa a un estado patológico. Clínicamente, la mayoría de las lesiones microscópicas parece que se resuelven de manera espontánea con rapidez, en 36 a 48 horas. Los actores o cantantes que realizan un gran esfuerzo vocal durante una función mencionan a menudo que en dos o tres días la voz se recupera. Estas referencias anecdóticas concuerdan con los conocimientos que se han adquirido investigando las lesiones y la reparación de la membrana basal. En caso de que se produzca una herida de manera constante y diaria, las cuerdas no serán capaces de repararse adecuadamente para prevenir la aparición de patología.[1]

3.1 *Composición de la matriz extracelular*

En la lámina propia, las moléculas que están presentes son proteínas fibrilares, proteínas intersticiales y otras moléculas intersticiales como hidratos de carbono y lípidos.[18] Las proteínas fibrilares y las proteínas intersticiales tienen varias funciones en la matriz extracelular. Los colágenos dan fuerza y soporte estructural al tejido, y son útiles para resistir el estrés y la deformación cuando se aplica una fuerza. Las fibras de elastina dan elasticidad al tejido y habilidad para recobrar su forma original tras ser deformado. La elasticidad es esencial para el adecuado funcionamiento de las cuerdas. Las proteínas intersticiales, por otro lado, afectan a la viscosidad, que es la facilidad con que una sustancia fluye. Estas proteínas afectan y controlan la viscosidad de las cuerdas vocales y dan al tejido propiedades de absorción de impactos. En particular, la molécula de ácido hialurónico, un componente importante del líquido sinovial de las articulaciones, afecta a la viscosidad y confiere a los tejidos propiedades de amortiguación o absorción de impactos.[19]

La distribución de las proteínas intersticiales y fibrilares depende de la edad y el sexo, y se mantiene por los fibroblastos. Las proteínas viejas o deterioradas son destruidas enzimáticamente o fagocitadas, y se producen nuevas moléculas. Este proceso de destrucción y producción se denomina regulación o renovación de la matriz extracelular.[1] En circunstancias patológicas, las alteraciones que se observan en las cuerdas vocales son resultado de los cambios en el tejido, en el cual las células crean y mantienen un estado que no es el normal. Los nódulos, los pólipos y el edema de Reinke son los ejemplos de los cambios tisulares que resultan en una disfonía. Generalmente estas afecciones se limitan a la capa superficial de la lámina propia, y en ocasiones a la intermedia.

Los nódulos vocales parecen deberse a una lesión en la capa superficial y en la membrana basal causada por una vibración excesiva que destruye tejido. Los nódulos presentan una membrana basal desorganizada. La fibronectina y el colágeno de tipo IV se encuentran algo más concentrados que en la cuerda normal. Estos hallazgos histológicos son coherentes con la presencia de una lesión crónica y repetida de esta capa tisular, que resulta en una curación aberrante caracterizada por un excesivo depósito de colágeno de tipo IV y de fibronectina. Los cambios polipoideos del edema de Reinke se han relacionado con lagos vasculares, aumento de los depósitos de fibrina y reducción en la concentración de fibronectina. El mecanismo exacto de la lesión no está tan claro como en el caso de los nódulos. Se ha propuesto que estos cambios pueden ser el resultado de una lesión vocal aguda, mientras que es improbable que una sola lesión aguda cause los nódulos. Los irritantes ambientales, como el tabaco, pueden estar implicados en el desarrollo de esta patología.

4   Linfáticos de la cuerda vocal

Forman una red subepitelial que se extiende a lo largo de la cuerda, incluido el borde libre. Los linfáticos son difíciles de ver al microscopio óptico ordinario, porque se colapsan durante el proceso de fijación. Sin embargo, pueden identificarse bien mediante técnicas inmunohistoquímicas gracias a la actividad 5-nucleotidasa que se encuentra en las células endoteliales de los capilares y los linfáticos, y no en los vasos sanguíneos. También son fáciles de identificar mediante técnicas de inyección de celoidina y posterior corrosión con ácido clorhídrico,[20] así como al microscopio electrónico en cortes finos (incluso los linfáticos de luz muy pequeña). Los linfáticos se disponen paralelos al eje longitudinal de la cuerda vocal, son más numerosos en su región aritenoidea y disminuyen en número a medida que nos acercamos a la comisura anterior.

5   Cuerda vocal del niño

La cuerda vocal del recién nacido, en comparación con la del adulto, es de menor tamaño y presenta algunas peculiaridades: el grosor de la mucosa con respecto a la longitud de la cuerda vocal es proporcionalmente mayor que en el adulto (5/10 en el niño y 1/10 en el adulto). El epitelio no presenta importantes diferencias con el del adulto joven. Por la inmadurez de las estructuras en la infancia, la lámina propia no presenta la estratificación que la caracteriza y el ligamento vocal es indistinguible. Aunque las máculas flavas se encuentran presentes a partir de la semana 24 de gestación, son inmaduras y ricamente celulares.[21] La lámina propia presenta, en definitiva, una mayor celularidad y un menor componente fibrilar que en el adulto.

6   Cuerda vocal del anciano

En el epitelio prácticamente no ocurren cambios, pero sí los hay, y muy llamativos, en la lámina propia, sobre todo en el hombre. En la lámina propia superficial se aprecia una disminución de la celularidad y del componente fibrilar, así como un engrosamiento por edematización; en la lámina propia intermedia escasean las fibras elásticas y se observa un grado de atrofia que puede ser importante. El estrato profundo presenta un engrosamiento con fibrosis por aumento del grosor y de la densidad de las fibras colágenas. Aunque el tamaño de las máculas no varía en relación al del adulto joven, en ellas se observa una disminución del número de fibroblastos y una menor actividad de éstos.[22] A su vez, el músculo vocal presenta una atrofia variable, que puede llegar a ser importante.

Consulte la bibliografía de este capítulo en la página 567.

Capítulo 3

Fisiología de la fonación

F. Núñez

Máximas y consejos

- Durante la fonación, las cuerdas vocales actúan como un transductor que convierte la energía aerodinámica, generada por el aparato respiratorio, en energía acústica radiada a los labios, que percibimos como voz.
- Lo más sobresaliente de la estructura de la cuerda vocal es que hay un cambio gradual en la densidad de sus componentes, pasando de una muy flexible capa superficial a la notable densidad del músculo vocal.
- Las cuerdas vocales vibran por una serie de fuerzas que se explican por el principio de Bernoulli.
- La frecuencia fundamental de la vibración vocal viene determinada por tres factores: la masa de las cuerdas, la viscoelasticidad de las cuerdas y la presión subglótica.
- La vibración de las cuerdas vocales tiene una apariencia visual de ondas que atraviesan la superficie mucosa de abajo arriba en ciclos regulares, lo que se conoce como «onda mucosa».
- Dos importantes propiedades de las cuerdas vocales sanas son la homogeneidad a lo largo de su eje longitudinal, lo que se traduce en que no hay diferencias de fase en la vibración a través de la cuerda, y la simetría en el movimiento vibratorio, que indica idénticas propiedades mecánicas en las dos cuerdas.
- Durante la fonación se produce un continuo ajuste del flujo aéreo por la interacción de las estructuras subglóticas, glóticas y supraglóticas, creando una serie de variables que controlan la conversión de la energía aerodinámica en energía acústica: la presión subglótica, las propiedades biomecánicas de las cuerdas vocales, la resistencia supraglótica y la resonancia.

Introducción

En 1746, Ferrein, el primer fisiólogo que estudió la laringe de forma experimental, se anticipó en 200 años a las teorías que sobre la fonación están vigentes en la actualidad, escribiendo: «Quiero presentar un nuevo instrumento desconocido tanto para los anatomistas como para los músicos. Existen instrumentos de cuerda, como el violín y el arpa; otros –instrumentos de viento– como la flauta y el órgano. Pero no conocemos ninguno que sea al mismo tiempo instrumento de cuerda y de viento. Este instrumento… lo he encontrado en el cuerpo humano, descubrimiento basado en los experimentos que he hecho».[1]

1 Estructura de las cuerdas vocales

Comprender la vibración vocal es esencial para una correcta valoración de los trastornos de la voz, y especialmente importante para interpretar las imágenes que se obtienen mediante videoestroboscopia. El reconocimiento de los patrones vibratorios permite al clínico apreciar las características individuales de las cuerdas vocales en funcionamiento. Familiarizarse con los patrones normales sirve para reconocer e identificar las características de la voz patológica, y para diagnosticarla y tratarla de manera adecuada. La valoración del comportamiento vibratorio de las cuerdas vocales comienza con una perfecta comprensión de su estructura.[2]

Durante la fonación, las cuerdas vocales actúan como un transductor que convierte la energía aerodinámica, generada por el aparato respiratorio, en energía acústica radiada a los labios, que percibimos como voz. La transducción de la energía, clave de este proceso, ocurre en la glotis mediante la vibración de las cuerdas vocales, modulada por las variables subglóticas y supraglóticas.

El conocimiento de la composición estructural de las cuerdas no sólo es clave para comprender la vibración, sino que también hace que se entienda que una leve alteración en ella implica la aparición de perturbaciones en su comportamiento vibratorio.

La zona de la cuerda vocal que muestra un movimiento más acentuado durante la fonación es el borde libre. Desde un punto de vista histológico, la cuerda está constituida por diferentes capas (figura 1):

- *Epitelio de la mucosa:* desde un punto de vista mecánico, el epitelio debe contemplarse como un fino estuche con la función de mantener la forma de la cuerda vocal.[2] Las cuerdas vocales membranosas están cubiertas en toda su extensión por epitelio escamoso estratificado; otras partes de la laringe lo están por un epitelio ciliado pseudoestratificado, sobre todo la glotis posterior y una pequeña franja en la comisura anterior. Las células que componen el epitelio escamoso son metabólicamente activas hasta que se descaman, para ser repuestas desde los estratos basales. Una capa de moco, el manto mucociliar, cubre el epitelio. Consta de dos capas: una mucinosa y otra serosa. La capa mucinosa, más superficial, protege las estructuras subyacentes e impide la deshidratación de la capa serosa y de las células. La capa serosa contacta directamente con los cilios y tiene un porcentaje de agua mucho mayor, que facilita el movimiento de los cilios y hace viajar a la capa mucociliar en sentido posterior y ascendente a una velocidad de 4 a 21 mm por minuto en las personas normales para mantener las cuerdas adecuadamente humidificadas. La epidermis sirve de cubierta protectora, conservando la forma y dando consistencia a la lámina propia, a la cual se ancla por medio de la membrana basal. Esta membrana

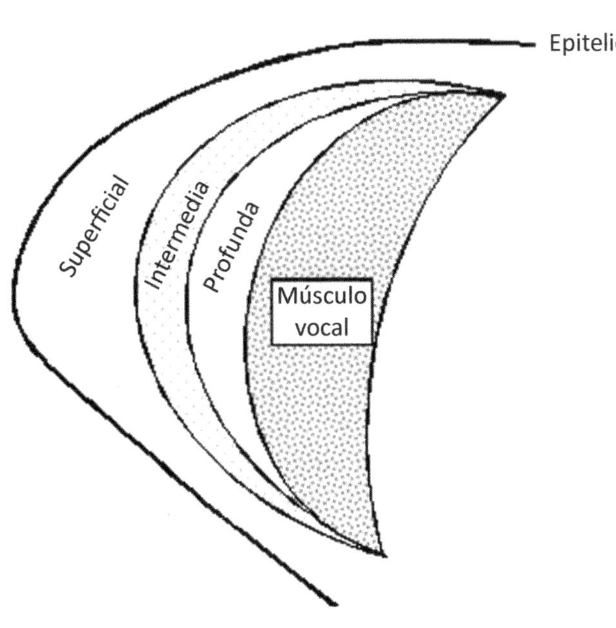

Figura 1
Esquema de la estructura en capas de la cuerda vocal. De superficie a profundidad se encuentra el epitelio, la lámina propia (con sus capas superficial, intermedia y profunda) y por último el músculo vocal o tiroaritenoideo.

basal es una suma de estructuras proteicas y no proteicas que permiten a las células del estrato basal relacionarse con la lámina propia, que está formada por una masa amorfa de proteínas.[3]

- *Lámina propia:* tradicionalmente se divide en tres capas basándose en su composición histológica de elastina y fibras de colágeno. La capa superficial tiene menos fibras de elastina que las que le siguen en profundidad. La capa intermedia es la que más fibras de elastina tiene, y en la profunda predominan las fibras de colágeno. Aunque estas capas no pueden diferenciarse individualmente, su división tiene importancia descriptiva y funcional. Juntas, la capa intermedia y la profunda constituyen el ligamento vocal, que es una zona de la lámina propia que soporta estrés longitudinal y por tanto tiene una condensación más densa de fibras colágenas en la porción más craneal del cono elástico.[3]

  - Capa superficial de la lámina propia: también denominada espacio de Reinke, mecánicamente es muy flexible y puede compararse con una masa de gelatina suave.[2] Está formada por una matriz extracelular con escasa densidad de fibras.
  - Capa intermedia de la lámina propia: desde el punto de vista mecánico puede compararse con un mazo de tiras de goma elástica.[2] Está formada principalmente por fibras elásticas.
  - Capa profunda de la lámina propia: mecánicamente es menos flexible y se comporta como un mazo de hilos de algodón.[2] En su composición predominan las fibras de colágeno, que corren casi paralelas al borde libre de la cuerda vocal.

- *Músculo vocal:* constituye el cuerpo principal de la cuerda y su rigidez cambia en función de la contracción muscular.[2]

Hay un claro límite entre el epitelio y la lámina propia, así como entre la capa superficial y la intermedia de dicha lámina, cosa que no ocurre entre las capas intermedia y profunda. A medida que se aproxima al músculo, se observa una disminución de las fibras elásticas y un aumento de las de colágeno, sin que pueda delimitarse una clara separación entre músculo y lámina propia, e incluso algunas fibras de colágeno se insertan en la profundidad del músculo.

La suma de las capas intermedia y profunda de la lámina propia forma el ligamento vocal, que es la porción más craneal del cono elástico.

Lo más sobresaliente de esta estructura es el cambio gradual en la densidad de sus componentes, pasando de una muy flexible capa superficial a la notable densidad del músculo vocal. Puesto que los distintos grados de densidad determinan diferentes propiedades mecánicas, y las diferentes propiedades mecánicas tienen distintas características vibratorias, es importante contemplar esta estructura estratificada desde un punto de vista mecánico. Las cinco capas pueden agruparse en tres secciones: la cubierta, consistente en el epitelio y la capa superficial de la lámina propia; la transición, consistente en el ligamento vocal; y el cuerpo, formado por el músculo vocal. Las propiedades mecánicas de la cubierta y la transición están controladas pasivamente por los músculos laríngeos, mientras que el cuerpo se controla de forma activa por el propio músculo tiroaritenoideo y pasiva por los demás músculos laríngeos.[2]

En general, la cuerda vocal es homogénea en toda su longitud, con alguna variación. En la comisura anterior hay una masa de fibras de colágeno que forma el tendón de la comisura anterior, o tendón de Broyles, que es continuación del pericondrio interno del cartílago tiroides. Más atrás hay otra masa, la mácula flava anterior, formada principalmente por fibras elásticas y fibroblastos. Es una continuación de la capa intermedia de la lámina propia. Así, los cambios en la densidad son graduales desde el rígido cartílago tiroides hasta la flexible mucosa de la cuerda vocal. En el extremo posterior de la cuerda se encuentra otra masa, la mácula flava posterior, formada por fibras elásticas y fibroblastos. Es una variación de la capa intermedia de la lámina propia que se inserta en la apófisis vocal del aritenoides por medio de una estructura transicional. Aquí también se observa el cambio gradual de densidad entre la mucosa de la cuerda y la rigidez del cartílago. Estas variaciones de la estructura en ambos extremos de la cuerda son importantes para protegerla del daño mecánico que puede causar la vibración.[2]

La estructura de la cuerda vocal cambia en función de la edad. En el recién nacido no hay ligamento vocal, por lo que la lámina propia parece homogénea. El cono elástico no alcanza el borde de la cuerda para formar el ligamento. En los extremos de la cuerda hay agrupaciones de fibras que forman inmaduras máculas flavas. Desde un punto de vista mecánico se comporta como una estructura vibrátil de dos capas: la cubierta, formada por toda la mucosa, y el cuerpo, formado por el músculo vocal. El desarrollo de la estructura estratificada se alcanza al final de la adolescencia.

En la estructura de capas, la última, situada por fuera de la cuerda, es una capa de moco que lubrica la superficie y que sin ella no se generaría la vibración vocal. El moco no se crea en el borde libre, al no haber glándulas, sino por la secreción de glándulas situadas alrededor.

2 Biomecánica laríngea

La laringe y el hueso hioides están suspendidos en el cuello por medio de ligamentos y de los músculos laríngeos extrínsecos. Esos músculos y ligamentos determinan los movimientos y los límites de la movilidad del hueso hioides y de la laringe como un todo. Están suspendidos superiormente por el ligamento estilohioideo, que se inserta en la apófisis estiloides y en el hueso hioides. Desde el hioides, el cartílago tiroides se suspende por medio de los ligamentos tirohioideos medio y laterales. El cartílago cricoides se suspende del tiroides mediante los ligamentos cricotiroideos. Estos ligamentos son elásticos, por lo que pueden elongarse cuando el hioides y la laringe se mueven en distintas direcciones por acción de la musculatura, y retornar a su posición original por la propia elasticidad una vez que cesa la contracción muscular.[4]

De la dirección de las fibras de los músculos extrínsecos pueden deducirse los siguientes efectos: *1)* el hueso hioides se mueve hacia arriba por la acción de los músculos estilohioideo, vientre posterior del digástrico y constrictor faríngeo medio; *2)* el hueso hioides se mueve hacia arriba y adelante por acción del genihioideo, el geniogloso, el milohioideo y el vientre anterior del digástrico; *3)* el hueso hioides se desplaza hacia abajo (caudalmente) por el tirohioideo, el esternohioideo y el omohioideo; *4)* la laringe asciende por la contracción del tirohioideo, y *5)* la laringe desciende por la contracción del esternotiroideo.[4]

Los ligamentos capsulares de las articulaciones del cricoides y del aritenoides pueden elongarse, permitiendo a los músculos laríngeos intrínsecos rotar y deslizar esos cartílagos entre sí.[4]

2.1   Movimientos entre los cartílagos cricoides y tiroides

- *Rotación:* los cartílagos cricoides y tiroides rotan alrededor de un eje horizontal que pasa a través de las articulaciones cricotiroideas. El arco del cartílago cricoides puede rotar unos 15° cranealmente, aproximándose al cartílago tiroides. Este movimiento se lleva a cabo por la contracción de la *pars* recta del músculo cricotiroideo. Su efecto es mover los cartílagos aritenoides, asentados sobre el cartílago cricoides, en una dirección posterior. Como un extremo del músculo tiroaritenoideo (músculo vocal) se inserta en la apófisis vocal del aritenoides y el otro en el ángulo del cartílago tiroides, ese movimiento rotatorio estira las cuerdas vocales. En otras palabras, el músculo cricotiroideo es el tensor del ligamento vocal y de las cuerdas vocales, alargándolas.

- *Deslizamiento:* el cartílago tiroides puede deslizarse en sentido anterior, subluxando la articulación entre su cuerno inferior y la carilla articular del cricoides. La acción de deslizamiento se produce por la contracción de la *pars* oblicua del músculo cricotiroideo.

2.2   Movimientos entre los cartílagos aritenoides y cricoides

- *Deslizamiento:* los cartílagos aritenoides pueden deslizarse en sentido anterior sobre la articulación cricoaritenoidea unos 2 mm, por la contracción del músculo tiroaritenoideo. El efecto de tal contracción es un acortamiento de las cuerdas vocales.

- *Balanceo:* los cartílagos aritenoides pueden balancearse hacia delante en un radio de unos 30° por efecto de la contracción del músculo tiroaritenoideo. Los aritenoides pueden balancearse medialmente por el músculo cricoaritenoideo anterior, ayudado por la contracción del interaritenoideo transverso y oblicuo, produciendo aducción vocal. Los cartílagos también pueden balancearse lateralmente por contracción de los músculos cricoaritenoideos posteriores, produciendo abducción vocal.

2.3   Movimientos entre la epiglotis y el resto de la laringe

La epiglotis puede descender sobre el vestíbulo laríngeo por efecto de los músculos ariepiglóticos.

3 Mecanismos de la fonación

Ferrein, Liskovius y Lehfeldt fueron los primeros que publicaron estudios sistemáticos sobre fisiología vocal basados en laringes extirpadas.[5] Ferrein (1746) fue pionero en investigación experimental sobre fisiología vocal y publicó sus resultados conforme al método científico, demostrando que la vibración vocal es la que produce la voz y anticipándose a la teoría mioelástica-aerodinámica en 200 años.[4] Helmholtz (1863) ofreció una explicación más ajustada al mostrar que la fonación es el resultado de soplos de aire emitidos a través de la glotis; ese fue el germen para saber que la voz se produce por un flujo aéreo estable desde los pulmones, segmentado en la laringe en una serie de pulsos de aire por segundo (frecuencia fundamental) que generan armónicos con frecuencias más agudas al pasar por las cavidades de las vías aéreas altas. Las frecuencias de los armónicos se determinan por la configuración de las cavidades supralaríngeas, con una atenuación mínima. Los armónicos se concentran en zonas de mayor energía acústica, denominadas «frecuencias formánticas», debidas a la resonancia de dichas cavidades. Como Lieberman (1967) propuso después, la relación entre la frecuencia fundamental del sonido producido por la apertura y el cierre de las cuerdas vocales y la configuración de las cavidades supraglóticas es independiente, de manera que la frecuencia fundamental puede variar manteniendo los mismos formantes vocálicos, y a la inversa, la frecuencia fundamental puede permanecer invariable cambiando los formantes vocálicos al cambiar la configuración de las cavidades supraglóticas.[4]

El modo en que la laringe produce el sonido se ha explicado con dos teorías diferentes, pero la primera fue desechada y la segunda es la que actualmente se acepta.

3.1 *Teoría neurocronáxica*

Según esta errónea teoría de Husson (1953), las cuerdas vocales vibrarían debido a contracciones rítmicas de la porción vocal de los músculos tiroaritenoideos. Estas contracciones tendrían la misma frecuencia que la frecuencia fundamental. La teoría se rechazó por los siguientes motivos: el músculo tiroaritenoideo no tiene función abductora, la voz presenta frecuencias fundamentales superiores a la tasa de impulsos que los nervios recurrentes son capaces de transmitir, las cuerdas vocales de una laringe cadavérica son capaces de producir voz al aplicarles flujo aéreo subglótico, y finalmente las cuerdas vocales paralizadas, de manera unilateral o bilateral, son capaces de producir sonido vocal.

3.2 *Teorías mioelástica-aerodinámica de Van den Berg (1958)[6] y mucoondulatoria de Perelló (1962)[7]*

Estas teorías, que aparecen en contraposición a la teoría neurocronáxica, proponen dos principios básicos para explicar la producción de la voz. Primero, sugieren que la frecuencia fundamental de la vibración vocal viene determinada por tres factores: la masa de las cuerdas, la viscoelasticidad de las cuerdas y la presión subglótica; segundo, que las cuerdas vocales vibran por una serie de fuerzas que se explican por el principio de Bernoulli.

El aspecto mioelástico del control de la fonación se refiere al control neuromuscular de la tensión y la elasticidad de las cuerdas vocales. De acuerdo con esta teoría, las cuerdas se aproximan, se contraen y se tensan durante la fonación para regular su elasticidad. La coordinación de la presión subglótica y de la elasticidad vocal se cree que es clave para regular la voz. Además de regular la tensión vocal y la elasticidad, el control neuromuscular también ajusta la configuración de la apertura glótica. El perfil dinámico tridimensional de la glotis determina la diferencia entre las presiones subglótica y supraglótica, con lo cual la configuración de la apertura glótica es un componente importante de la fuerza aerodinámica motora de la fonación.[8]

El aspecto aerodinámico explica el papel de la dinámica de fluidos en el inicio de la vibración de las cuerdas una vez aproximadas. Los tres principios aerodinámicos cruciales para la vibración vocal son: *1)* el aire fluye desde una zona de más presión a otra de menos presión; *2)* la presión de un fluido incompresible disminuye conforme aumenta la velocidad de sus moléculas, de acuerdo con la ley de conservación de la energía de los fluidos o principio de Bernoulli, y *3)* la velocidad de las moléculas de un fluido incompresible confinado en un conducto aumenta en función del estrechamiento del área de la sección de éste, según la ecuación de continuidad. Así, para iniciar la voz, las cuerdas vocales deben aproximarse para formar un canal estrecho o ligeramente cerrado que separa la subglotis de la supraglotis. Una vez que la glotis está cerrada o casi cerrada, comienza la espiración de aire desde los pulmones, con lo que aumenta la presión entre las cuerdas y se produce un empuje en contra de su elasticidad. Cuando la presión del aire es lo bastante alta como para poder separar los tejidos de las cuerdas (estando los aritenoides unidos), el aire fluye a través de la apertura glótica generada. La diferencia entre la presión subglótica y la supraglótica (atmosférica) produce una presión positiva que insufla aire desde la tráquea hacia la superficie medial de las cuerdas vocales. En cuanto el flujo aéreo pasa a través del estrechamiento del conducto que determina la glotis, la velocidad de sus moléculas aumenta, determinando una reducción de la presión transglótica que produce una presión negativa. Una vez que el aire fluye por la ahora abierta glotis, varias fuerzas se combinan para cerrarla de nuevo. Hay tres fuerzas principales que intervienen en el cierre de la glotis: el efecto Bernoulli del flujo aéreo a través de un estrechamiento del conducto crea una fuerza negativa que tracciona de la cuerda medialmente; la elasticidad o retroceso pasivo de las cuerdas vocales hace que éstas recobren su forma original antes de haber sido deformadas por la presión transglótica; y el aire escapando a través de la glotis desde la región subglótica hace que caiga la presión subglótica y descienda la fuerza que mantiene apartados los tejidos de las cuerdas vocales. Todos estos factores llevan a que las cuerdas se cierren hacia su posición de aproximación, para obstruir nuevamente el flujo aéreo e incrementar otra vez la presión subglótica hasta que pueda deformar los tejidos de las cuerdas e iniciar otro ciclo de la fase abierta. Este ciclo de vibración se denomina «ciclo glótico». Los ciclos vibratorios suceden con una frecuencia media de 110 por segundo en la voz masculina y de 200 por segundo en la femenina. El intervalo de frecuencias (de más grave a más agudo) es de unas dos octavas, aproximadamente.[9]

3.2.1 *Teoría cuerpo-cubierta*

La masa y la tensión de las cuerdas vocales, según la teoría mioelástica-aerodinámica, son los factores más importantes que determinan la frecuencia fundamental de la fonación. La estructura de las cuerdas vocales interviene en el control de su tensión; mecánicamente, las cuerdas están conformadas en dos capas: *1)* la cubierta, formada por el epitelio y las capas superficial e intermedia de la lámina propia, y *2)* el cuerpo, constituido por la capa profunda de la lámina propia y el músculo vocal. La cubierta es flexible, elástica y no contráctil, mientras que el cuerpo es más rígido y tiene propiedades contráctiles activas que permiten ajustar la rigidez y concentrar la masa. La tensión global de las cuerdas depende del acoplamiento de la cubierta al cuerpo, que varía su rigidez en función de la contracción muscular. Durante la contracción aislada del músculo tiroaritenoideo, el cuerpo de la cuerda aumenta su rigidez por el acortamiento del músculo, mientras que la cubierta se torna más laxa y flexible.

Esta diferencia de tensión entre ambas capas de la cuerda, la combinación del estiramiento longitudinal y la contracción de la masa muscular, determina la amplitud de la onda mucosa. El modelo cuerpo-cubierta es útil para explicar la interacción del músculo cricotiroideo, principal control del tono, y de las contracciones del músculo tiroaritenoideo en la regulación de la frecuencia fundamental.[9,10]

3.2.2   Dinámica de las cuerdas vocales

La vibración de las cuerdas vocales tiene una apariencia visual de ondas que atraviesan la superficie mucosa de abajo arriba en ciclos regulares. La propagación del movimiento vibratorio de la mucosa se ordena en una secuencia de movimientos medial de cierre y lateral de apertura a lo largo del borde libre de las cuerdas vocales, desde su parte inferior hasta su parte más alta. Como este movimiento se asemeja a las ondas que se propagan en la superficie de un líquido, se denomina «onda mucosa». La velocidad de la onda varía en función de las condiciones de la cuerda, y viaja más rápido cuando las cuerdas se someten a una fuerza de estiramiento, cuando hay mayor presión subglótica, cuando hay más flujo espiratorio y en presencia de una contracción muscular laríngea asociada con la fonación de frecuencias altas. Los estudios mediante estroboscopia y cinematografía ultrarrápida apoyan la hipótesis de la teoría mioelástica-aerodinámica de que la transformación de la energía aerodinámica en acústica es controlada por la combinación de un ajuste activo de las propiedades elásticas de las cuerdas vocales y la respuesta pasiva de éstas al paso de la corriente aérea.[9]

3.2.3   Física de la teoría mioelástica-aerodinámica

En 1968, Lieberman[11] detalló los fenómenos físicos que suceden durante la vibración vocal, recordando que sobre las cuerdas actúan dos fuerzas: aerodinámicas que desplazan las cuerdas hacia lateral, y titulares que hacen que las cuerdas recuperen su posición central. En la figura 2 se representa la presión subglótica como F_{AS}; cuando las cuerdas se encuentran cerradas, esta fuerza las desplaza lateralmente. La fuerza de Bernoulli, representada como F_{AB}, es la presión negativa en la región glótica creada por la alta velocidad del flujo aéreo en ese punto. La tensión de los ligamentos vocales que restauran la posición neutra de las cuerdas se representa como F_{TO} y F_{TC}. La interacción de estas fuerzas es como sigue: la fuerza aerodinámica F_{AS}, resultado de la presión subglótica contra las cuerdas en aducción, es máxima al inicio del ciclo vocal; el efecto Bernoulli, que explica la fuerza F_{AB}, es un ejemplo del principio de la conservación de la energía por cuanto la velocidad de un gas o líquido se incrementa al pasar por un punto de mayor amplitud a otro de menor amplitud y su presión desciende. Asumiendo que la constricción glótica contiene un flujo uniforme sin fricción de un fluido incompresible (figura 3), el flujo en A_1 es igual a $A_1 V_1 p$, donde p es la densidad del fluido, A_1 es el área de la sección traqueal y V_1 es la velocidad del fluido. Si la corriente aérea es constante, la misma masa debe viajar por unidad de tiempo a través de la parte menos amplia del tubo, de manera que $A_1 V_1 p = A_2 V_2 p$, donde $A_2 V_2$ es el área de sección por la velocidad de las partículas en la constricción glótica. Dado que p es constante, $A_1 V_1 = A_2 V_2$. La velocidad de las partículas en la glotis es, por tanto, mayor que la velocidad de las partículas en la tráquea, porque

$$V_2 = \frac{A_1 V_1}{A_2},$$

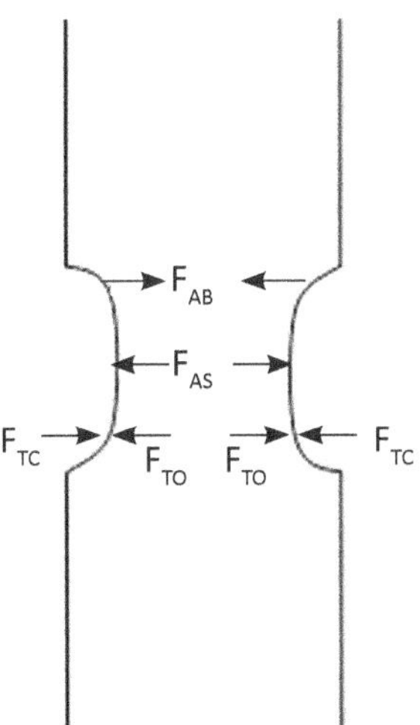

Figura 2. F_{AS}, presión subglótica; F_{AB}, fuerza de Bernoulli; F_{TO} y F_{TC}, tensión de los ligamentos vocales.

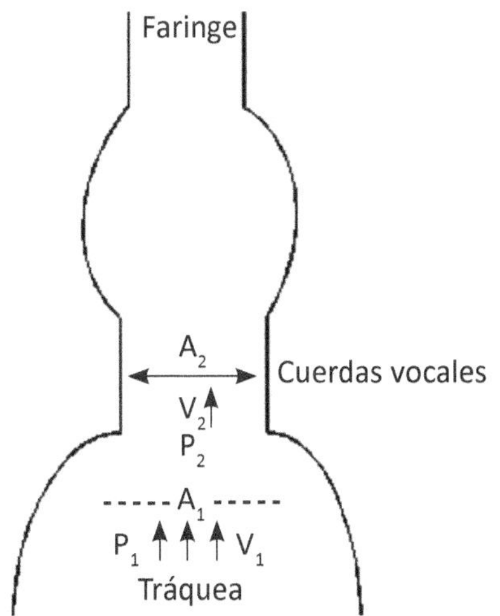

Figura 3. A_1 es el área de la sección traqueal;
V_1, es la velocidad del fluido;
A_2, es el área en la zona de constricción glótica;
V_2, es la velocidad del fluido en ese punto.

donde A_2 es el área de sección de la constricción. La energía cinética del fluido en la constricción,

$$1/2p = \left(\frac{A_1 V_1}{A_2}\right)^2,$$

será mayor en el punto de menor sección del tubo. La energía potencial debe disminuir en tanto que la energía cinética aumenta, pues la suma de las energías cinética y potencial permanece constante. Físicamente esto significa que la presión en el punto de constricción del tubo, P_2, disminuye y lo hace por debajo de la presión atmosférica, momento en que las cuerdas vocales comienzan a juntarse de nuevo en la línea media al ser succionadas por la presión diferencial entre P_2 y la atmosférica[4].

Timcke *et al.*[12] analizaron de la vibración vocal estudiando fotografías ultrarrápidas que mostraban la apertura y el cierre de la glotis durante cada ciclo vocal. En la figura 4 se muestra un gráfico de un ciclo vocal normal, en el cual la anchura glótica se representa en el eje vertical y la duración del ciclo en el horizontal. Cada ciclo se divide en una fase de apertura, una fase de cierre y una fase de aproximación. En una voz normal, las cuerdas se separan a mayor velocidad de la que se aproximan. La ecuación que relaciona ambas velocidades se denomina *speed quotient* (SQ):

$$SQ = \frac{\text{Duración separación}}{\text{Duración aproximación}}.$$

En una voz normal, el SQ siempre es menor de 1,0, pero a medida que la intensidad vocal aumenta el SQ también aumenta, por la mayor duración de la fase de apertura.

Una segunda medida del comportamiento de las cuerdas durante el ciclo vocal es el cociente de la duración del periodo abierto de las cuerdas respecto a la duración total del ciclo, denominado *open quotient* (OQ):

$$OQ = \frac{\text{Duración apertura}}{\text{Duración total ciclo}}.$$

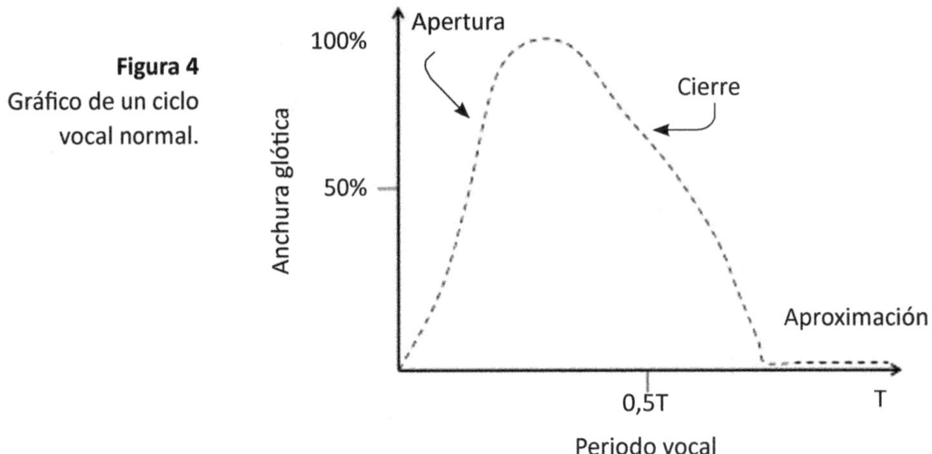

Figura 4
Gráfico de un ciclo
vocal normal.

En la voz normal, el OQ va de 0,6 a 0,8, y aumenta con la intensidad vocal. La importancia de estas medidas y el perfil de la curva es que cambian radicalmente cuando la voz es disfónica.

3.2.4 *Parámetros de la vibración vocal*

Con el fin de interpretar los patrones vibratorios visibles mediante la videoestroboscopia es necesario conocer los hechos y conceptos que en conjunto caracterizan la voz. El primero es la frecuencia fundamental, frecuencia básica de la voz que se encuentra relacionada con el periodo vocal, o tiempo que dura un ciclo completo de vibración vocal según la fórmula $F \times P = 1$.

Otro hecho importante para describir la vibración vocal es el desplazamiento horizontal del borde libre de la cuerda. El término «borde libre» se refiere a la parte observable de la cuerda localizada más medial. Durante la vibración, el borde no es una parte fija de la cuerda, sino que varía ciclo a ciclo. El borde sirve para fijar una referencia desde la cual se realizan observaciones tales como la amplitud o el cierre glótico. El desplazamiento latero-medial del borde libre se denomina «amplitud», y la distancia entre los bordes libres de ambas cuerdas se conoce como «anchura glótica». La zona que delimitan los bordes libres de las cuerdas es el área glótica.

Cada ciclo vibratorio se divide en dos fases: abierta y cerrada. La fase abierta ocupa la mayor parte del ciclo, y se divide a su vez en una fase de apertura y otra de cierre (figura 5). En ciertos momentos del ciclo pueden observarse dos labios, uno superior y otro inferior, cerca del borde libre. Se ven mejor justo después de la apertura máxima de las cuerdas, al aparecer el labio inferior, reflejo de la fuerza de succión originada por el principio de Bernoulli y punto por donde se inicia el cierre de las cuerdas. Ambos labios no son porciones fijas de la cuerda vocal, pues varían en cada ciclo vocal. La fase abierta, con sus dos partes, apertura y cierre, se utiliza para medir parámetros del ciclo vocal como el OQ y el SQ.

La onda mucosa es otro componente importante de la vibración vocal. Para que se origine es imprescindible contar con una capa superficial de la lámina propia suave y flexible. Es una onda que viaja por el borde libre de la cuerda, de abajo arriba, visible durante la vibración de la cuerda, excepto en el falsete. Su velocidad es de 0,5 a 1 m/s.

Por último, otras dos importantes propiedades de las cuerdas vocales sanas son la homogeneidad a lo largo de su eje longitudinal, lo que se traduce en que no hay diferencias de fase en la vibración a lo largo de la cuerda (a excepción de una ligera mayor amplitud en su porción media), y la simetría en el movimiento vibratorio, que indica idénticas propiedades mecánicas en las dos cuerdas.[2]

4   Bases fisiológicas de la fonación

Durante la fonación se produce un continuo ajuste del flujo aéreo por la interacción de las estructuras subglóticas, glóticas y supraglóticas, creando una serie de variables que son las que controlan la conversión de la energía aerodinámica en energía acústica: la presión subglótica, las propiedades biomecánicas de las cuerdas vocales y la resistencia supraglótica, y la resonancia.

4.1   Presión subglótica

La energía aerodinámica de entrada al aparato fonador se genera en las vías respiratorias bajas. Durante la espiración se establece un flujo aéreo desde los pulmones hacia la glotis, gracias a que la presión intratorácica excede la atmosférica. La presión subglótica se regula de forma compleja por las dimensiones y la forma de las vías aéreas bajas, que durante la espiración se determinan por las propiedades elásticas de retroceso de las vías aéreas, por las propiedades elásticas de la pared torácica y por la contracción muscular activa del tórax (diafragma y músculos abdominales).

Durante el habla, las dimensiones y la forma de las vías respiratorias altas y de la propia laringe cambian constantemente, afectando a la presión subglótica. Los cambios en la geometría de la glotis y las propiedades viscoelásticas de las cuerdas que se asocian a los movimientos articulatorios de éstas pueden alterar el umbral de la presión subglótica necesaria para mantener la vibración vocal, lo que se conoce como «presión umbral de fonación».

Esos factores también influyen sobre la presión subglótica necesaria para mantener una determinada energía de conversión en la laringe, o resistencia glótica. Dado que estas inter-

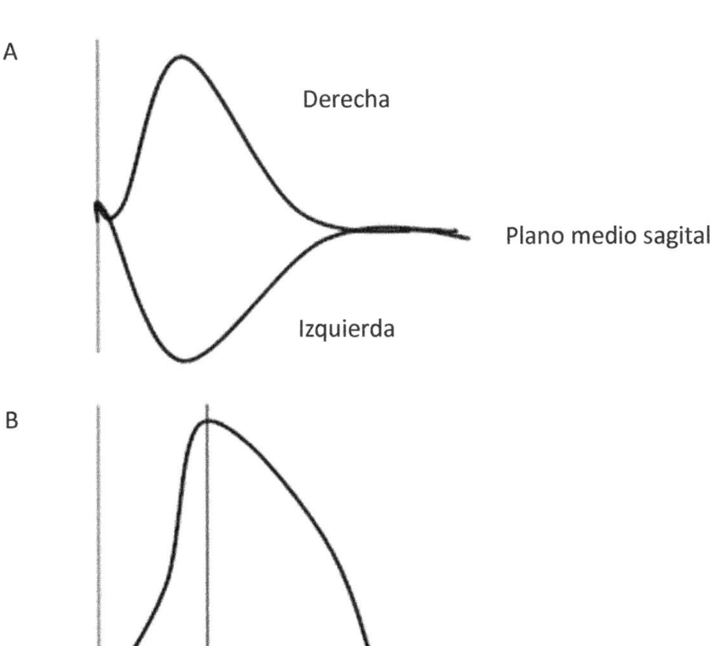

Figura 5
Fases de un ciclo vibratorio.
A) Desplazamiento horizontal
de las cuerdas. B) Area glótica.

acciones tienen lugar durante la fonación, se deduce que los mecanismos que permiten la adaptación de la fonación de una manera suave a esas variables deben contar con un análisis y una retroalimentación instantáneos por parte de varios sistemas sensoriales. Se cree que existen sensores de presión, propioceptivos, de tensión y estiramiento muscular, y auditivos, que ayudan a controlar la presión subglótica necesaria para comenzar y mantener la producción de la voz.[9]

La configuración de la apertura glótica y la viscoelasticidad de las cuerdas vocales varían considerablemente durante la fonación asociada con el habla. Ambos factores afectan la presión diferencial entre la subglotis y la supraglotis, por lo que debe haber un ajuste activo de la presión subglótica para iniciar y mantener la vibración vocal.

La presión umbral de fonación se define como la presión subglótica mínima requerida para llevar a las cuerdas vocales a su vibración. Un umbral de fonación bajo precisa un menor esfuerzo respiratorio para iniciar y mantener la fonación. Mediante estudios teóricos y mediciones en laringes de cadáver e in vivo, se sabe que la presión aérea necesaria para mantener la vibración vocal, una vez que las cuerdas han iniciado su oscilación, es menor que la que se requiere para iniciarla. Este tipo de comportamiento se conoce como «histéresis», o tendencia de un material a conservar una de sus propiedades en ausencia del estímulo que la ha generado, lo cual se observa en muchos fenómenos físicos y biológicos.[13,14]

La presión umbral de fonación se ve afectada por numerosos factores: la deshidratación y la presencia de una masa en la superficie de la cuerda la incrementan, así como la enfermedad de Parkinson por la alteración de la rigidez muscular y la descoordinación entre músculos antagonistas. La generación de la presión subglótica requiere que la apertura de la glotis oponga una resistencia al paso del aire. La aducción vocal y el incremento de la rigidez de las cuerdas determinan la resistencia al paso de la corriente aérea por la glotis. Esta fuerza de resistencia es una variable que se refleja en la medida de la resistencia glótica. La resistencia glótica se define como la relación de la presión transglótica con el flujo transglótico.

Las mediciones de la presión glótica demuestran que, teniendo una presión subglótica constante, el aumento de la apertura glótica permite el paso de un flujo aéreo mayor y por tanto disminuye la resistencia glótica. También hay que tener en cuenta otros factores: al aumentar el área glótica, la velocidad de un volumen determinado de aire que circula a través de la glotis disminuye. Esta disminución de la velocidad podría ocasionar un mayor diferencial en la presión transglótica, con lo que se precisaría una mayor presión subglótica para iniciar la vibración de las cuerdas. Así, la resistencia glótica no se correlaciona directamente con el tamaño de la apertura glótica ni con la presión subglótica, sino que refleja el efecto combinado de ambas variables.

4.2 *Propiedades biomecánicas de las cuerdas vocales*

La configuración de la glotis antes de comenzar la fonación se determina por el grado de aducción de las cuerdas y la viscoelasticidad de los tejidos que las forman. Esta configuración será la causa de que las cuerdas vibren en fase, y de la pérdida de energía durante la conversión de la energía aerodinámica en acústica.

Las propiedades físicas básicas de las cuerdas vocales relacionadas con sus características biomecánicas son tres: masa, rigidez y viscosidad.

La frecuencia fundamental de la vibración es inversamente proporcional a la masa del cuerpo que vibra. De esta forma se explica que el estiramiento longitudinal de las cuerdas que hace disminuir su masa determine la producción de sonidos agudos al aumentar la frecuencia fundamental. Este estiramiento se produce cuando se contrae el músculo cricotiroideo rotando el cartílago tiroides. El fenómeno inverso sucede cuando se contrae el músculo tiroaritenoideo, que determina una concentración de masa en las cuerdas, descendiendo la frecuencia fundamental. Ambos fenómenos, de disminución y concentración de masa, están en constante equilibrio en la laringe por efecto de la contracción de los músculos intrínsecos y extrínsecos, formando pares de músculos agonistas-antagonistas, para el control de la frecuencia fundamental. Las variaciones de la longitud y el grosor de las cuerdas causadas por la contracción de los músculos afectan a la concentración de la masa, la distribución de la tensión en los tejidos y la geometría de la glotis. Los cambios en el equilibrio de estos factores afectarán a la mecánica de la vibración de las cuerdas. La relativa predominancia de las variables masa, elasticidad, flujo y presión determina el patrón vibratorio o modo de vibración de la cuerda.

La tensión de la cuerda vocal es una variable importante en el control de la frecuencia fundamental desde un punto de vista mecánico. La capacidad de cambiar la longitud de las cuerdas por medio de la contracción de los músculos cricotiroideos permite controlar su tensión de estiramiento; este estiramiento pasivo se modula por la contracción de los músculos tiroaritenoideos al oponerse al cambio en la longitud e incrementar la rigidez y la masa de las cuerdas. De esta manera, la tensión de las cuerdas vocales se determina por las fuerzas contráctiles de la musculatura intrínseca y las características tisulares del cuerpo, la cubierta y la estructura fibroconectiva de las cuerdas vocales. La teoría cuerpo-cubierta tiene en cuenta estas interacciones: la tensión de la cubierta de las cuerdas se afecta por la tensión longitudinal que ejercen las estructuras adyacentes sobre ella, y la fuerza contráctil interna y la tensión pasiva longitudinal determinan la tensión del cuerpo. En estado de reposo, las cuerdas pueden ser estiradas para incrementar la tensión elástica por medio de la contracción del músculo cricotiroideo. Sin embargo, cuando el músculo vocal actúa aparece una contracción isométrica que permite un cambio en la tensión muscular sin variar su longitud. Cuando se igualan las tensiones entre la cubierta y el cuerpo de las cuerdas se crea la situación óptima para la conversión de la energía aerodinámica en acústica.[9]

La viscosidad de los tejidos de las cuerdas vocales es la propiedad que determina la resistencia a la deformación tisular. La viscosidad es inversamente proporcional a la facilidad con que las capas de tejidos se deslizan unas sobre otras en respuesta a una fuerza de corte o esfuerzo de cizallamiento, que es una fuerza paralela a la superficie del objeto sobre el que actúa. Una mayor viscosidad de los tejidos de la cuerda ocasiona una mayor fricción interna con una mayor pérdida de energía en forma de calor, y hace que se necesite una mayor presión subglótica para mantener las mismas características vibratorias. La hidratación de las cuerdas vocales determina una mejor calidad vocal y facilidad de producción vocal, por la disminución de la viscosidad en ellas. La viscosidad no es independiente de la masa y la tensión: aplicando una tensión longitudinal a la cuerda se incrementa la viscosidad, y la concentración de masa en la cuerda, con su consiguiente engrosamiento, reduce la fricción interna por la relación inversamente proporcional entre el grosor de la capa que se desliza y la fuerza viscosa.

4.3 *Resistencia supraglótica y resonancia*

Los efectos de filtrado del tracto supraglótico o tracto vocal influyen de manera significativa en la voz. La configuración y las presiones generadas dentro de él probablemente afectan también a la vibración de las cuerdas y a la regulación de la potencia acústica de la voz. Es importante conocer con detalle los fenómenos que acontecen en el tracto supraglótico, en

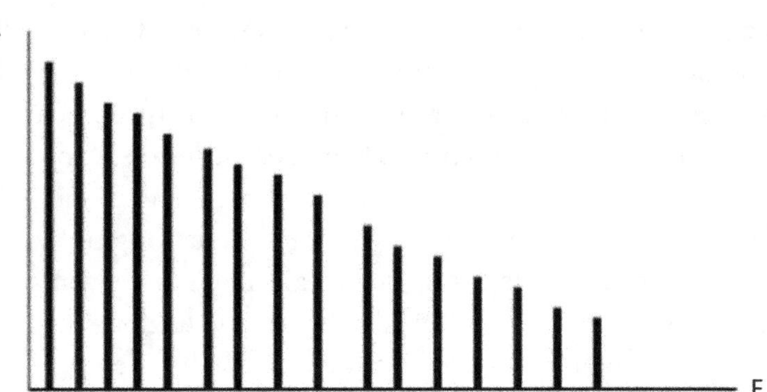

Figura 6
Espectro a nivel de la laringe. Por cada octava que aumenta la frecuencia se produce una pérdida de 12 dB.

especial en relación a la resonancia, proceso que transforma el sonido vocal primario producido por la vibración de las cuerdas vocales en habla.

Los resonadores no generan energía sonora, sólo responden a la energía que reciben. La teoría que explica estos procesos es la teoría fuente-filtro:[15] las vocales son sonidos producidos por la vibración laríngea, que representa la fuente de energía, y por un tracto vocal relativamente abierto, cuya configuración determina un patrón de resonancia particular, lo que representa el filtro o sistema de transmisión selectivo de frecuencias.[16] La energía acústica recogida a nivel de los labios es el producto de la energía de la fuente laríngea y de la resonancia del tracto vocal supraglótico.

La vibración de las cuerdas vocales produce una onda compleja periódica con un espectro discreto constituido por líneas que representan los armónicos, y que se encuentran separadas de la anterior y la siguiente por el valor de la frecuencia fundamental. La intensidad de estas líneas o armónicos decrece aproximadamente en 12 dB por octava (figura 6). Así, el espectro de la fuente glotal es un sonido vocal primario que psicoacústicamente es imposible de identificar como una vocal determinada.

Para llegar a los labios, este sonido debe viajar por el tracto supraglótico, donde sufrirá una serie de cambios por la resonancia. Estos cambios consisten en la atenuación o la amplificación de determinados grupos de armónicos para definir unos máximos relativos de amplitud dentro del espectro, que se denominan «formantes». Una vez dotado de estructura formántica el sonido vocal primario, podrán distinguirse psicoacústicamente las distintas vocales, cada una con un patrón formántico distinto. Para explicar la resonancia del tracto vocal supraglótico se recurre a un modelo que consiste en un tubo con uno de sus extremos cerrado con una membrana de goma que vibra y el otro extremo abierto (figura 7). La membrana es una fuente de energía acústica, y ésta viaja a lo largo del tubo. El tubo se comporta como un resonador con un número infinito de resonancias, localizadas en frecuencias determinadas por su relación con la longitud de onda:

$$F_n = \frac{(2n-1)c}{4l},$$

donde n es un entero, c es la velocidad del sonido (35.000 cm/s) y l es la longitud del tubo. Esta fórmula define las frecuencias de resonancia del tubo, o lo que es lo mismo: un tubo resonará con la máxima amplitud ante un sonido cuya longitud de onda sea cuatro veces la longitud del tubo. De hecho, las resonancias ocurren en c/4l, 3c/4l, 5c/4l, 7c/4l, etc. Suponiendo que el tubo tiene una longitud de 17,5 cm, la primera resonancia tendrá una frecuencia F1 = c/4l = 35.000 cm/s/(4 × 17,5 cm) = 500 1/s (500 Hz), y la segunda resonancia será F2 = 3c/4l = 35.000 cm/s/(4 × 17,5 cm) = 1.500 1/s (1.500 Hz). Las resonancias más altas pueden calcularse aplicando la fórmula, y como resultado se obtienen las siguientes frecuencias de resonancia: 500, 1.500, 2.500, 3.500, 4.500 Hz, etc; cada frecuencia se separa de la siguiente por un intervalo de 1.000 Hz. Para que este ejemplo ilustre lo que ocurre en el tracto vocal hay que tener en cuenta dos hechos: *1)* su longitud media en el hombre es de 17,5 cm, y *2)* tiene aproximadamente las mismas frecuencias de resonancia que un tubo recto de la misma longitud y diámetro. Así, el tubo representado en la figura es un modelo de lo que aproximadamente sucede al producir una determinada vocal.[16] Si se cambia la longitud del tubo, cambian las frecuencias de resonancia de acuerdo con la fórmula, de manera que si la longitud aumenta tomarán valores más bajos, mientras que si es más corta los valores serán más altos. Por ello, los tractos vocales más largos se asocian con tonos graves y los cortos con tonos agudos, lo que explica los cambios en las frecuencias de resonancia en el crecimiento de niño a adulto. En el niño, la longitud del tracto vocal es aproximadamente la mitad del adulto y tiene unas frecuencias más agudas.

La relación entre el resonador y la fuente de energía es de independencia. Es un hecho importante que explica por qué una persona puede producir una vocal grave /i/ o una vocal aguda /i/ sin perder la distinción fonética de dicha vocal. El tono vocal se determina casi por entero por la frecuencia de vibración de las cuerdas vocales. A menor frecuencia de vibración, menor tono. Pero la frecuencia de vibración de las cuerdas no afecta a las propiedades del resonador. Las frecuencias de resonancia de un resonador en forma de tubo se determinan por dos factores: su longitud y su diámetro. Cambiando la frecuencia de la fuente de energía no se cambian las frecuencias de resonancia del tubo que recibe la energía acústica.[16]

Los principios hasta aquí explicados se resumen en el concepto de la teoría fuente-filtro, que aplicada a la producción vocal establece que la energía de salida o señal de habla radiada es el producto de la energía de la fuente y el resonador. Las cuerdas vocales, con su vibración, generan un espectro (figura 6) en el cual la energía se localiza en frecuencias discretas determinadas por la frecuencia de vibración. El resultado es un espectro lineal o un espectro en el que la distribución de la energía toma la forma de líneas. El espectro de la energía vocal puede idealizarse como un espectro lineal en el cual las líneas individuales se sitúan sobre múltiplos enteros de la frecuencia fundamental. Por ejemplo, si la frecuencia fundamental de una emisión vocal es de 130 Hz, la energía del espectro lineal tomará la forma de líneas situadas en las frecuencias 130, 260, 390, 510 y siguientes. Los cambios que sobre la frecuencia fundamental puedan introducirse para generar una voz más aguda o más grave sólo modificarán la percepción del tono, y en cambio no tendrán efecto sobre el resonador o filtro. También la amplitud de la vibración vocal podrá cambiarse sin que el resonador sufra ninguna modificación. Esta relativa independencia de la fuente y el filtro permite producir habla inteligible con una gran variedad de fuentes de energía, incluyendo voces agudas y graves, susurro y otras variaciones fonatorias.[16]

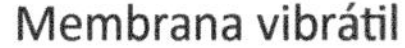

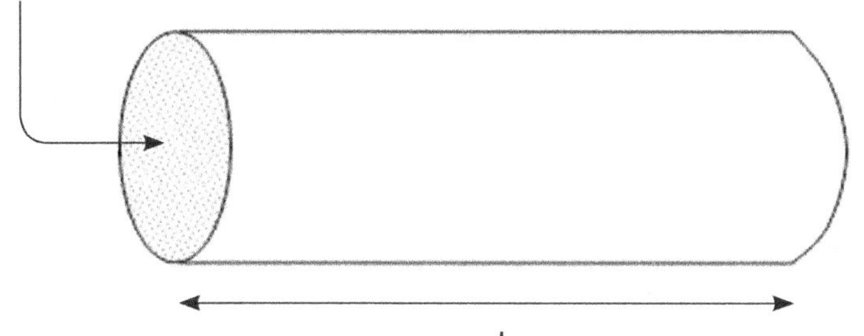

Figura 7
Modelo para explicar la resonancia del tracto vocal supraglótico.

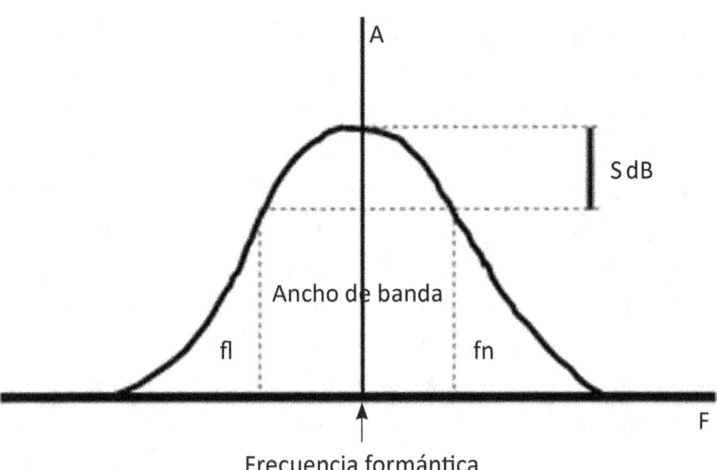

Figura 8
Curva de resonancia que modifica el espectro según su forma, creando un máximo relativo de intensidad o formante. El ancho de banda se refiere a las frecuencias que se amplifican (S dB). fl, frecuencias graves; fn, frecuencias agudas. A las frecuencias que están fuera del ancho de banda se les reduce su amplitud.

Extendiendo el modelo de la fuente-filtro a la producción de todas las vocales, es preciso cambiar la terminología. Primero, la fuente de energía se denomina espectro laríngeo, que puede idealizarse como un espectro lineal en el cual, como ya se ha mencionado, la energía de sus componentes armónicos decrece hacia las regiones agudas del espectro. La tasa de pérdida de energía es de 12 dB por octava. El segundo cambio de terminología se refiere al filtro: en lugar de resonancias, se prefiere el término «formante». Un formante es un modo de vibración natural del tracto vocal. Los formantes se identifican con un número (F1, F2, F3 y F4), en sucesión desde el formante con menor frecuencia.

Cada formante se describe por dos características: su frecuencia central o frecuencia formántica, y su ancho de banda o la medida del ancho de la energía en el dominio frecuencial (figura 8). Tomados en conjunto, los formantes constituyen la función de transferencia del tracto vocal, que relaciona la energía de entrada y la de salida, que sirve para describir el fenómeno de filtro a que se somete el sonido vocal primario o espectro laríngeo.

Puesto que cada formante se asocia con un pico en la función de transferencia (figura 9), potencialmente se asocia con un pico en el espectro de salida, espectro radiado, o simplemente vocal recogida en los labios. El último cambio de terminología que debe introducirse es la radiación característica, que se refiere al efecto de filtrado que se produce cuando el aire escapa desde la boca para radiar en el espacio. El sonido se dispersa en todas las direcciones en cuanto sale de la boca, y esta clase de radiación actúa como un filtro pasa-altos que reduce más la energía en las bajas frecuencias del espectro que en las altas. Por este efecto el sonido aumenta 6 dB por octava, lo cual, combinado con la amortiguación de 12 dB por octava en el espectro laríngeo, resulta en 6 dB por octava. La teoría de la fuente-filtro aplicada a la producción de vocales se resume en la siguiente ecuación:

$$P(f) = U(f)T(f)R(f),$$

donde P(f) es la presión sonora radiada del espectro del habla, U(f) es la velocidad del volumen de los pulsos aéreos de las cuerdas vocales, T(f) representa la función de transferencia y R(f) es la radiación característica. La presión sonora radiada del habla es el producto del espectro laríngeo, la función de transferencia del tracto vocal y la radiación característica. Los términos U(F) y R(f) son constantes, por lo que las distintas vocales se producen por los cambios en T(f) (función de transferencia) y P(f) (espectro radiado). Como T(f) es lo mismo que los formantes de las vocales, debe explicarse que hay distintos patrones formánticos para las diferentes vocales.[16]

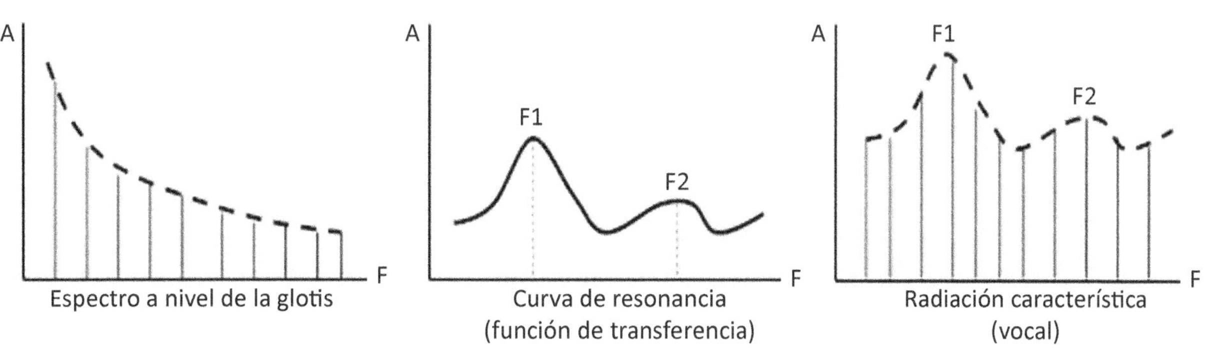

Figura 9. Efecto de la curva de resonancia particular del tracto vocal sobre el espectro formado a nivel de la glotis, que da lugar a la radiación característica, o vocal, que se oye a nivel de los labios. Cada vocal tiene su propia curva de resonancia.

Cada vocal se produce como resultado de las diversas configuraciones que adopta el tracto vocal al crearse, en ciertos puntos de él, constricciones o expansiones de su calibre. Por ejemplo, para la vocal /i/ se requiere una constricción cerca de los labios y una expansión cerca de la laringe. En cambio, la vocal /a/ presenta una constricción en la faringe y una expansión cerca de los labios. De esta manera, todas las vocales se producen por la exposición del espectro laríngeo a la función de transferencia particular de cada configuración del tracto vocal (figura 10).

5 Acústica de la fonación

El resultado acústico del sistema de fonación se encuentra regulado por el control fonatorio, que se refleja en aspectos como la intensidad, la frecuencia fundamental, el modo de fonación y la resistencia del sistema fonatorio para el mantenimiento de las características de la voz.

5.1 *Intensidad*

El volumen relativo de la voz puede determinarse como el valor de la presión sonora (intensidad) de la señal acústica medida en la boca. La intensidad vocal es un importante factor en la comunicación y se encuentra regulado en los tres niveles: subglótico, glótico y supraglótico.

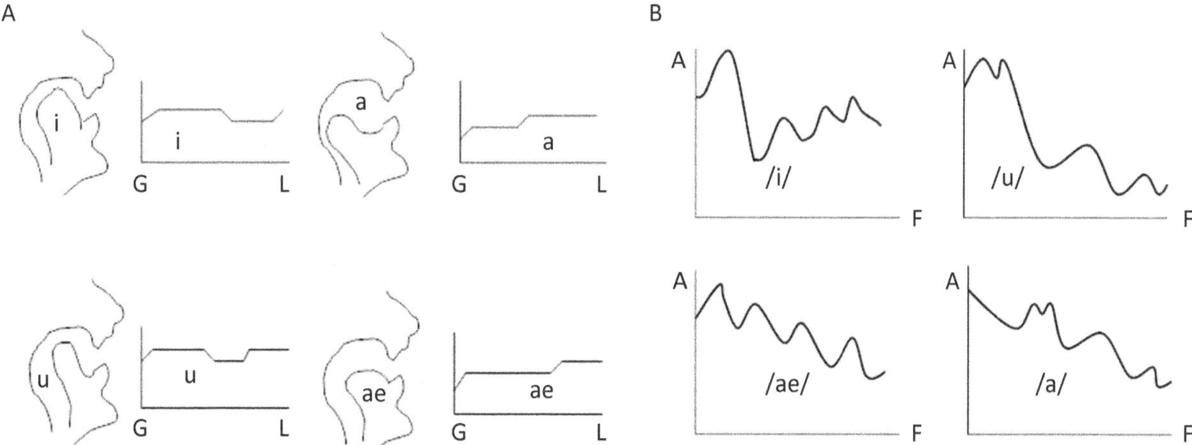

Figura 10. A) Distintas configuraciones del tracto vocal. G, glotis; L, labios. B) Curvas de resonancia creadas en cada configuración particular.

En el nivel subglótico, la energía aerodinámica de entrada es el producto de la presión subglótica y el flujo aéreo traqueal.[17] Ambos factores están determinados por la frecuencia fundamental de la señal. La presión subglótica ejerce su efecto máximo a bajas frecuencias, mientras que el flujo traqueal es más importante con frecuencias altas.

A nivel glótico, la amplitud del desplazamiento del borde libre de la cuerda es directamente proporcional a la presión transglótica. Con una presión glótica constante, cuanto menor sea la presión transglótica mayor será la diferencia de presiones que fuerza el paso del aire a través de la glotis. Si la apertura glótica se reduce a expensas de un incremento en la tensión vocal, ésta se acompaña de un aumento en la viscosidad de las cuerdas que da lugar a una mayor fricción tisular, que afecta de manera negativa a la conversión de la energía aerodinámica en acústica y empeora la eficiencia. Para maximizar la intensidad acústica, la tensión vocal teóricamente óptima podría cerrar la glotis manteniendo la viscosidad de las cuerdas en el mínimo.

En el nivel supraglótico, la resonancia del tracto vocal tiene importantes efectos en la distribución espectral de la energía acústica. Este efecto es utilizado por los cantantes para aumentar la intensidad del canto sin requerir un esfuerzo respiratorio ni vocal importante, al ajustar los formantes por medio del cambio de la forma y la rigidez del tracto supraglótico. Las observaciones empíricas de los maestros de canto del ajuste de los formantes tienen una base acústica y fisiológica.

5.2 *Frecuencia fundamental*

El tono de una voz se relaciona con la frecuencia fundamental de la vibración vocal, medida en hercios (ciclos por segundo), que se correlaciona con cambios en la tensión vocal y con la presión subglótica.

La contracción de los músculos cricotiroideos determina un aumento de la tensión vocal, hecho que gobierna la frecuencia fundamental, especialmente en las frecuencias altas.[18] La contracción de los músculos tiroaritenoideos, sin embargo, puede incrementar o disminuir la tensión de la cubierta y el cuerpo de las cuerdas. De esta forma, la contracción del músculo tiroaritenoideo también afecta a la frecuencia fundamental de la vibración vocal. La contracción de este músculo ocasiona un acortamiento del cuerpo de las cuerdas, con lo que se induce una disminución de la tensión de su cubierta. Además del acortamiento del cuerpo, tal contracción origina un aumento de su masa y rigidez, lo que induce a pensar que el equilibrio de la tensión entre la cubierta y el cuerpo también afecta a la frecuencia fundamental.

En altas frecuencias, cuando la actividad del cricotiroideo es alta y los patrones de vibración de las cuerdas no dependen del movimiento vibratorio de los tejidos musculares profundos, la contracción del tiroaritenoideo tiende a disminuir la frecuencia fundamental.[19] Aparte del control neuromuscular de la tensión vocal, la presión subglótica también determina un aumento de la frecuencia fundamental.[9]

5.3 *Registros vocales y variantes de ataque glótico*

Por «modo de fonación» se conoce a las características perceptualmente distintas que se asocian con un tipo de patrón vibratorio de las cuerdas. Los modos de fonación se controlan por medio de la contracción muscular laríngea en combinación con la presión subglótica y la resonancia supraglótica.

Los tres principales modos de fonación son: *1)* en el extremo grave, el vocal fry; *2)* en el centro, el modal, y *3)* en el extremo agudo, el falsete.[20] La correlación fisiológica de los modos de fonación es la duración relativa del cierre glótico, que en el vocal fry es prolongado y en el falsete es muy corto o incluso no llega a producirse.

Además de estos modos de fonación, también existe una variedad de ataques glóticos, que se refieren a la forma en que se inicia la fonación. Así, la fonación puede comenzar con un ataque glótico duro, suave y aéreo, dependiendo de la fuerza de la contracción del músculo tiroaritenoideo, antes y durante el inicio de la fonación, y del grado de aducción del aritenoides. La dinámica del área glótica parece variar con los diferentes modos de fonación: una fase cerrada prolongada con respecto a la fase abierta refleja un incremento en la mioelasticidad vocal y produce una fonación constreñida; en cambio, una fase cerrada acortada con respecto a la fase abierta da lugar a una voz aérea.[9]

5.4   *Eficiencia y resistencia*

La eficiencia vocal se define como la relación de la intensidad del producto acústico de la fonación con la energía aerodinámica de entrada. Dado que es muy difícil medir la energía aerodinámica, se proponen otros métodos para estimar la eficiencia vocal, como el índice s/a (cociente entre el tiempo máximo de producción de la fricativa áfona /s/ y el tiempo máximo de fonación de la vocal /a/). La eficiencia de la producción vocal, sin embargo, depende tanto de la capacidad de conversión de la energía como de la resistencia del sistema para conservar una calidad vocal determinada. El aumento de la aducción vocal probablemente es más eficiente que el incremento del flujo aéreo para aumentar la energía acústica.

Este mecanismo, sin embargo, probablemente no sea el ideal para conseguir una potente energía acústica a largo plazo. La producción vocal a largo plazo se afecta por el estrés mecánico sobre los tejidos vocales durante la colisión de las cuerdas vocales entre sí, y por las fuerzas de cizallamiento relacionadas con los fenómenos aerodinámicos de la fonación.[9]

6   Cambios en la voz a lo largo de la vida

Durante la vida se observan una serie de cambios en la voz debido al crecimiento, especialmente en longitud, de las cuerdas vocales; al desarrollo de los músculos cricotiroideo y tiroaritenoideo; a los cambios en la estructura de los tejidos de las cuerdas vocales y a la osificación de los cartílagos de la laringe.

Durante la niñez, los cambios más importantes en la voz son resultado del rápido crecimiento de la laringe, de las cuerdas y de los tejidos vecinos. Al nacimiento, la longitud de la parte membranosa de las cuerdas, que es la parte que realmente vibra, es de alrededor de 2 mm en ambos sexos. En la figura 11 se muestra la relación entre la parte

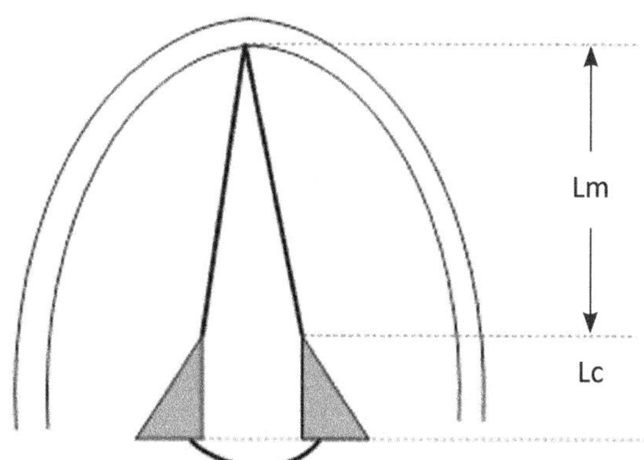

Figura 11
Relación entre la parte membranosa y cartilaginosa de las cuerdas.

membranosa y cartilaginosa de las cuerdas. Durante los primeros 20 años de vida crece a un ritmo de 0,7 mm por año en los niños y 0,4 mm en las niñas, lo que conduce a una longitud máxima en el adulto de 16 mm en el hombre y 10 mm en la mujer. Este crecimiento de las cuerdas vocales se acompaña de una caída en la frecuencia fundamental, como predice la ecuación

$$FO = \left(\frac{1}{2L}\right)\sqrt{\frac{\sigma}{\rho}},$$

donde F0 es la frecuencia fundamental, L la longitud de las cuerdas vocales, σ la tensión longitudinal y ρ la densidad tisular. Como en la infancia los pulmones y las cuerdas vocales son de menor tamaño, cabría esperar la producción de una voz con menor intensidad, pero en realidad los niños y las niñas son capaces de emitir sonidos vocales a intensidades aún mayores que los adultos. Esto se consigue porque las frecuencias fundamentales agudas se acompañan de un aumento en la intensidad, y porque la presión pulmonar durante la fonación de los niños es un 50 % a un 60 % mayor que la de los adultos.[21]

En la adolescencia suceden grandes cambios, en especial en el hombre. La testosterona, hormona masculina, genera un crecimiento acelerado de la laringe que condiciona un aumento en el tamaño y el grosor de las cuerdas vocales. El aumento de la longitud hace descender la frecuencia fundamental, y el aumento del grosor determina un cambio en la calidad o timbre vocal.

Durante los cambios que se producen en la voz entre los 12-13 años y los 15-18 años de edad se observa que las mayores transformaciones tienden a completarse en un periodo de 12 meses, y que la voz es más estable cuando produce tonos bajos que cuando produce sonidos agudos.

En el sexo femenino los cambios vocales son menos evidentes que en el masculino. No hay diferencias entre las voces masculina y femenina hasta la pubertad, momento en que se producen cambios en el tono, que continúan a lo largo de toda la adolescencia.

La frecuencia fundamental de la voz femenina cae 2,4 semitonos entre los 7 y los 15 años de edad, mientras que en la masculina cae en torno a una octava, para situarse por término medio en 207 Hz y 137 Hz, respectivamente, a la edad de 18 años. Los componentes fisiológicos que explican estos cambios son el desarrollo facial (que afecta a la resonancia vocal), el descenso de posición de la laringe (que causa un aumento de longitud del tracto vocal) y la mayor capacidad pulmonar.

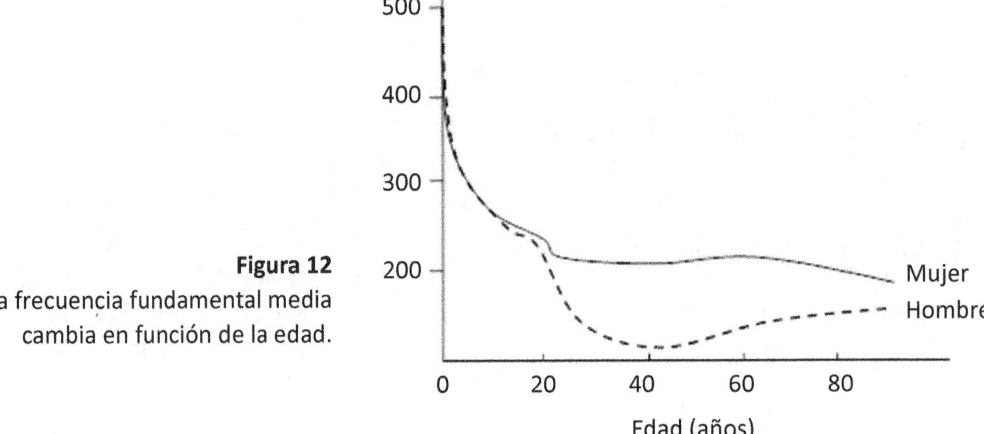

Figura 12
La frecuencia fundamental media cambia en función de la edad.

Una vez que la voz madura, alrededor de los 20 años de edad, tiende a permanecer estable hasta los 60 años, siempre que la persona se mantenga sana y cuide su dieta y haga ejercicio. La frecuencia fundamental media cambia en función de la edad (figura 12). Se observa que aunque la voz permanece estable en sí misma, en las décadas medias de la vida ocurren cambios fisiológicos, en especial por la osificación de los cartílagos laríngeos, que aumentan su rigidez. De hecho, en algunos individuos estos cambios pueden mejorar la voz cantada, debido al mejor soporte de la tensión de las cuerdas por el esqueleto laríngeo. Sin embargo, se observan otros cambios en las décadas medias de la vida que son menos beneficiosos para la voz, y que se manifestarán plenamente en edades avanzadas: atrofia o degeneración de las cuerdas vocales que, sobre todo por la afectación del músculo tiroaritenoideo, afectan adversamente al rendimiento vocal; cambios distróficos en las células musculares que pueden suponer un impedimento para la correcta recepción del impulso nervioso, con lo que la voz se torna débil o temblorosa; y aparición de edema en la cubierta de las cuerdas vocales, que produce una interferencia con su normal vibración y causa un descenso de la frecuencia fundamental y aspereza vocal.[21]

Consulte la bibliografía de este capítulo en la página 567.

Capítulo 4

Notas sobre acústica vocal

J.I. Godino, P. Gómez-Vilda

Máximas y consejos

- Un muestreo de calidad de la señal de voz humana para realizar un análisis acústico requiere frecuencias de muestreo superiores a 20 kHz.
- En cuanto a la distancia entre la boca y el micrófono, contando con un equipamiento de buena calidad, es habitual considerar unos 30 cm cuando se usan micrófonos de sobremesa y 5 cm para micrófonos de diadema.
- El desarrollo en serie de Fourier permite descomponer cualquier señal periódica mediante una combinación lineal o suma ponderada de funciones de tipo senoidal que tienen valores de frecuencias múltiplos enteros de la frecuencia fundamental de la señal original que se quiere descomponer, y que se denominan componentes armónicos.
- Suele hablarse de dos tipos de espectrogramas, conocidos como de banda ancha y de banda estrecha: son espectrogramas obtenidos con ventanas temporales de corta o larga duración, de manera que los primeros tienen buena resolución espectral y los segundos buena resolución temporal.
- La teoría fuente-filtro considera sólo tres elementos en la producción de la voz: la excitación (el flujo glótico modulado por la vibración de las cuerdas vocales), la transmisión (condicionada por la configuración y la resonancia del tracto vocal supraglótico: cavidades faríngea y oral) y la radiación (debida a la configuración de la apertura de la boca por la posición de los labios).
- El sonido vocal que sensorialmente percibimos tiene tres propiedades fundamentales: frecuencia, intensidad y timbre.
- La herramienta más adecuada para visualizar los formantes es el espectrograma de banda ancha.
- El modelo fuente-filtro también permite recuperar la señal de excitación glotal a partir de la señal de voz. Este proceso se conoce como filtrado inverso.

Introducción

Dada la compleja naturaleza de la voz, y la cantidad de información redundante que aparece embebida en la forma de onda, el objetivo último del experto en voz es realizar un proceso de parametrización de la señal que permita un análisis pormenorizado de los fenómenos de interés. Estos procesos suelen referenciarse como tareas de extracción de características, y el objetivo no es otro que el de reducir la cantidad de información existente a un conjunto de rasgos que modelen determinadas especificidades o características presentes en la señal. Para facilitar la labor del experto, los parámetros utilizados deben ser suficientemente significativos y representativos, y poseer una buena capacidad de modelización del fenómeno en estudio. En esta línea, es habitual que el profesional de la voz trabaje con espectrogramas, medidas de perturbación de amplitud, de frecuencia, medidas de ruido, de complejidad, etc.

Ahora bien, para entender los mecanismos de parametrización acústica resulta absolutamente necesario comprender los fenómenos acústicos subyacentes en los que se apoya su definición, así como los modelos de producción de la voz que los sustentan. Del mismo modo, para poder extraer la información necesaria es de capital importancia realizar una buena adquisición de la señal. De lo contrario, los parámetros extraídos podrían cobrar un sentido distinto al esperado, al verse afectada la señal por determinadas interferencias.

Este capítulo presenta una introducción a las cuestiones básicas relacionadas con la adquisición y el procesado de la señal, prestando especial atención a aquellos aspectos que condicionan el proceso posterior de evaluación de la voz desde el punto de vista de la acústica vocal. Se entiende que el lector está familiarizado con los conceptos más básicos de la teoría de ondas y de la transformada de Fourier; de no ser así, recomendamos la lectura previa de otras fuentes.[1,2]

1 Aspectos que deben considerarse al adquirir la señal

El proceso de digitalización de una señal analógica consta de tres etapas: muestreo, cuantificación y codificación. Durante el proceso de muestreo, se convierte la señal analógica s(t) continua en amplitud y en el tiempo (figura 1 A), en una secuencia de muestras s(n) que habitualmente se denomina «secuencia discreta» (figura 1 C). La variable temporal continua, t,

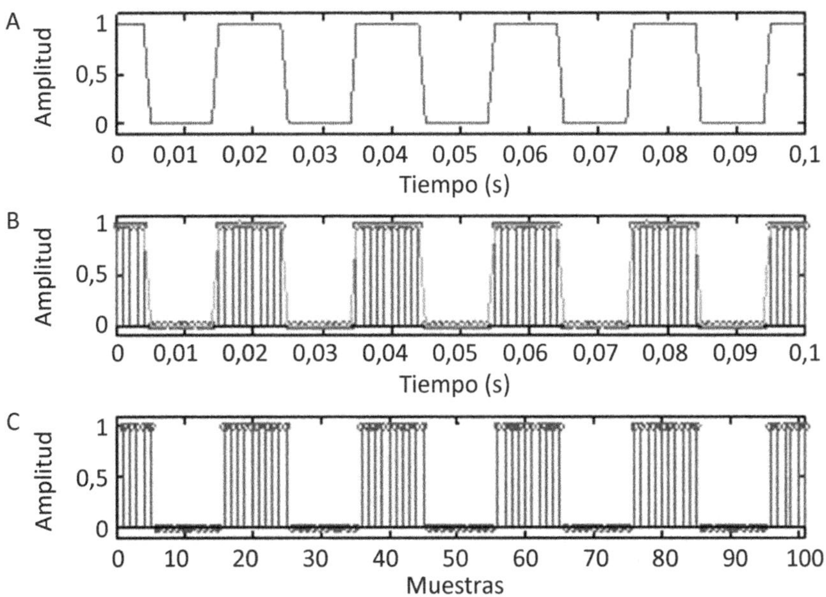

Figura 1
A) Representación de una señal continua. B) Señal muestreada. C) Señal discreta.

pasa a ser una variable discreta, n, que únicamente toma valores enteros. Este proceso se realiza tomando muestras de la señal original en los instantes de tiempo $t = n\Delta t$ (siendo Δt el intervalo de muestreo). Posteriormente, en el proceso de cuantificación, los valores de amplitud de $s(n\Delta t)$ (figura 1 B) son discretizados a un subconjunto limitado de valores que, como luego veremos, dependen de la resolución del conversor analógico/digital utilizado. Por último, la señal cuantificada se codifica digitalmente para su almacenamiento o transmisión.

Cabe entonces plantearse qué intervalo de muestreo hemos de escoger para representar la señal correctamente, sin pérdida de información. El criterio de Nyquist, o teorema del muestreo,[1,2] establece que, desde un punto de vista frecuencial, una señal de banda limitada a ΔB Hz (sin contenido en el dominio de la frecuencia por encima de ΔB Hz) queda determinada unívocamente por sus valores extraídos en instantes de tiempo con una separación uniforme menor de $\Delta t = 1/2\Delta B$ s. En la práctica esto significa que si en el proceso de digitalización muestreamos una señal con una frecuencia de muestreo $f_s = 2 \times \Delta B$ Hz*, sólo se podrán estudiar las componentes frecuenciales $\leq f_s/2$. A modo de ejemplo, si el conversor analógico/digital utiliza una $f_s = 44$ kHz, esto implica que sólo podrán estudiarse aquellas frecuencias de la señal digitalizada ≤ 22 kHz. La única restricción que impone el citado teorema es la de considerar la señal de banda limitada, lo que queda garantizado por la electrónica que comúnmente se utiliza para realizar una grabación, ya que ésta siempre incorpora a la entrada un filtro que anula, si las hay, todas las componentes por encima de $f_s/2$. En cualquier caso, para la señal de voz, la aproximación de banda limitada es más que razonable, ya que la amplitud del espectro tiende a decaer de manera significativa por encima de los 4 kHz para los sonidos sonoros, y por encima de los 8 kHz para los sonidos sordos. Habida cuenta de lo comentado, un muestreo de calidad de la señal de la voz humana para realizar un análisis acústico requiere frecuencias de muestreo superiores a 20 kHz, si bien en la práctica no se obtienen mejoras apreciables por encima de 44 kHz, ya que el ruido inherente a la grabación tendría un nivel superior a la amplitud del espectro residual que estaríamos caracterizando.

Sin embargo, una vez determinada la frecuencia de muestreo adecuada a nuestro problema en estudio, hemos de prestar especial atención a la elección de los dispositivos y a su configuración para minimizar tanto el ruido añadido como la distorsión introducida en el proceso de grabación. El primer paso es identificar correctamente la elección del transductor de medida. A la hora de elegir el micrófono debe considerarse su comportamiento en frecuencia, en especial su distorsión frecuencial.[3] Por su respuesta prácticamente constante para todas las frecuencias dentro del intervalo de interés, los micrófonos capacitivos ofrecen muy buenos resultados y aportan una distorsión prácticamente nula.[4,5] Resulta también importante garantizar que el ancho de banda del micrófono sea $\geq f_s/2$ de la tarjeta digitalizadora. La importancia de la elección del micrófono, y más en concreto de la distorsión que introduce, queda reflejada en la literatura, que muestra una variabilidad en las medidas de calidad de la voz y estima que el error, si no se compensa el efecto de la distorsión espectral, está comprendido entre el 0,7 % y el 5 %.[5] En general resulta posible utilizar micrófonos capacitivos sin necesidad de compensar dichos efectos.

No obstante, aunque escojamos correctamente la frecuencia de muestreo y podamos despreciar la distorsión introducida por el micrófono, el proceso de grabación no está exento de incorporar ruido de diferentes orígenes. Consideraremos como fuentes principales de ruido el conversor analógico/digital (A/D), el propio del micrófono (diferente a la distorsión que podría generar) y el ruido ambiental.[3]

---

* En este contexto, la unidad Hz equivale a muestras por segundo.

El primero de los efectos de ruido a tener en cuenta es el ruido de cuantificación.[3,6] Es importante recordar que para almacenar la señal muestreada en un ordenador, y posteriormente procesarla, debe hacerse un proceso de cuantificación de la amplitud de las muestras obtenidas a partir de la señal original. Esto es así porque las muestras de la señal analógica filtradas paso bajo y muestreadas tienen una precisión infinita, esto es, pueden tomar cualquier valor de amplitud entre un conjunto acotado, que está definido por el rango dinámico del conversor A/D. El proceso de cuantificación consiste en aproximar el valor de amplitud de las muestras al valor más cercano de los existentes en un conjunto de niveles discretos predefinidos (figura 2), cuyo número depende de los bits (b) de cuantificación utilizados por el conversor A/D. Al contrario que en el proceso de muestreo, el error inducido en este proceso, llamado «ruido de cuantificación», produce una pérdida de información irrecuperable. Sin embargo, el error cometido en esta etapa suele ser insignificante si la tarjeta digitalizadora está correctamente escogida y si el resto de las etapas de la grabación están bien seleccionadas.

Siguiendo con el ruido introducido en la etapa de cuantificación, durante el proceso de grabación resulta crucial evitar la sobrecarga del conversor A/D, que da lugar a lo que se conoce como «distorsión de sobrecarga», que se produce cuando la señal de entrada tiene una amplitud por encima del margen dinámico de entrada del cuantificador, produciéndose un error que no está acotado y, de nuevo, resulta irreversible.

Puede demostrarse[7] que, para un cuantificador uniforme, la relación señal a ruido de cuantificación, $qSNR_{dB}$, viene dada por la expresión:

$$qSNR_{dB} = 6.02B + 10\log 3 - 10\log \left(\frac{x_{ma}}{\sigma_x} \right)^2,$$

donde b es el número de bits de cuantificación, x_{max} el valor máximo de amplitud que admite el cuantificador y σ_x la desviación típica de los valores de amplitud de la señal de entrada. A la vista de la ecuación, resulta evidente que $qSNR_{dB}$ puede mejorarse aumentando el número de niveles de cuantificación, y obtener una calidad aceptable utilizando tan sólo 256, lo que equivaldría a b = 8 bits.

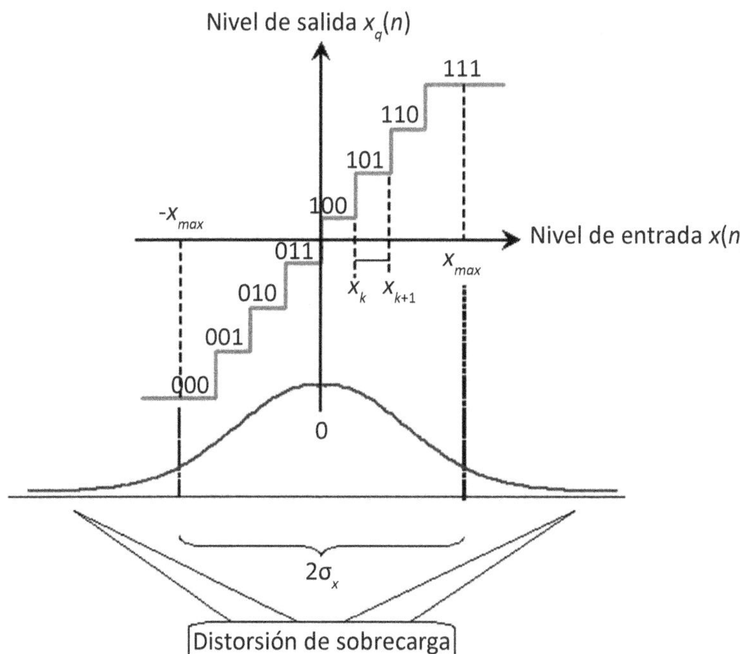

Figura 2
Esquema de funcionamiento
de un cuantificador uniforme.

La figura 2 muestra algunos aspectos del funcionamiento de la etapa de cuantificación antes comentados. En el eje de abscisas se representa la amplitud de la señal de entrada, y en el eje de ordenadas los valores discretos asignados por el cuantificador. Desde el punto de vista estadístico, la amplitud de la señal de entrada podemos considerar que tiene una distribución más o menos gaussiana, similar a la que queda representada en la parte inferior de la figura. Cuando la amplitud de la señal supera x_{max}, los valores de salida entregados por el cuantificador son siempre los mismos, dando lugar a la distorsión por sobrecarga.

Ahora bien, el ruido de cuantificación no es la única fuente de ruido que debe tenerse en cuenta. Cuando se realiza la grabación, el ambiente tiene unas características de ruido de fondo que, de nuevo, son difícilmente evitables. Este ruido podemos compensarlo introduciendo una señal de amplitud lo bastante grande como para que, en comparación, podamos considerarlo poco significativo, lo que nos lleva a una nueva definición de relación señal a ruido que llamaremos SNR_{dB}:

$$SNR_{dB} = S_{dB} - N_{dB},$$

donde S_{dB} representa la presión sonora de la señal deseada y N_{dB} la presión sonora del ruido de fondo. Ambos valores pueden estimarse con el instrumental adecuado, un sonómetro, o utilizando el equipo de análisis acústico de que dispongamos, siempre y cuando haya sido previamente calibrado. Si no disponemos de una sala o cabina acústicamente preparada, es habitual encontrar N_{dB} de unos 40-45 dB.

Algunos autores[8] recomiendan una $SNR_{dB} > 25$ dB, aunque otros[9] son más estrictos e indican que debe de ser de al menos 30 dB, a la vez que recomiendan un nivel de 42 dB y atención especial para evitar los ruidos no estacionarios.

Una tercera fuente de ruido se encuentra en el propio micrófono. El nivel de ruido propio del micrófono* se mide en dB de presión sonora, y representa la señal mínima necesaria para que el micrófono responda a una excitación acústica, de manera que con excitaciones de amplitud por debajo de dicho nivel, el dispositivo entregaría siempre la misma respuesta, siendo ésta equivalente a la definida por dicho umbral. Un nivel de ruido propio aceptable para un micrófono está en torno a los 40 dB, un buen nivel de ruido sería 30 dB, y un nivel de presión sonora de ruido excelente sería cualquiera menor de 20 dB. Así pues, puede calcularse una nueva relación señal a ruido para el propio micrófono, $mSNR_{dB}$, que vendrá dada por:

$$mSNR_{dB} = S_{dB} - mN_{dB},$$

donde el nivel de referencia es la máxima presión sonora que el micrófono es capaz de soportar sin producir saturación, S_{dB}, y el ruido propio viene dado por mN_{dB}. Cuanto mayor sea $mSNR_{dB}$, mejor se registrará la señal, de manera que una $mSNR_{dB}$ aceptable tendrá un valor en torno a los 64 dB, buena en torno a los 74 dB y excelente si supera los 84 dB.

Así pues, para garantizar que cubrimos todo el rango dinámico de la señal que se quiere grabar sin que el micrófono y el cuantificador introduzcan ruido adicional, debe cumplirse que

---

* El nivel de ruido del micrófono está íntimamente relacionado con su sensibilidad, de manera que, por ejemplo para un micrófono con una sensibilidad equivalente de 2 mV medida para una señal acústica de presión sonora normalizada de 94 dB, que entregara a su salida en circuito abierto y sin excitación sonora un ruido de 0,00026 mV, la relación señal-ruido se obtiene dividiendo la sensibilidad entre el ruido, que expresada en dB equivale a 20 log (2/0,00026) = 77 dB. Así pues, la relación señal-ruido obtenida sería de 77 dB, con un nivel equivalente de ruido propio de 94 − 77 = 17 dB.

$qSNR_{dB} > mSNR_{dB} > SNR_{dB}$. Si $mSNR_{dB} < SNR_{dB}$, nos encontraremos con una distorsión por saturación del micrófono, y si $qSNR_{dB} < SNR_{dB}$ tendremos distorsión por sobrecarga.

Para evitar los efectos perniciosos de los problemas de saturación y de distorsión por sobrecarga, resulta tentador disminuir significativamente los niveles de amplitud de la señal durante el proceso de la grabación, lo que puede lograrse alejando el micrófono, disminuyendo la intensidad de la fonación o reduciendo la ganancia del preamplificador, si lo hubiera. Sin embargo, si disminuimos mucho la amplitud de la señal de entrada también disminuye el valor de SNR_{dB}. Asimismo, también hemos visto que $qSNR_{dB}$ decrece si la señal de entrada no aprovecha todo el rango dinámico del cuantificador (si $\sigma_x < x_{max}$).* Por tanto, es necesario realizar las grabaciones recogiendo la máxima amplitud de la señal posible, pero evitando superar el umbral de saturación del micrófono, y escogiendo la tarjeta digitalizadora de modo que $mSNR_{dB} > qSNR_{dB}$, garantizando así que no se produce distorsión de sobrecarga.

Todas las consideraciones realizadas para el micrófono en cuanto a ruido propio y saturación son similares a las que podríamos hacer con un preamplificador en la etapa de grabación.

A la vista de todo lo anterior, podemos decir que una cuantificación de 16 bits permite un máximo teórico para $qSNR_{dB}$ de 98,09 dB, y para 20 bits de 122,17 dB, valor muy cercano al límite real que permite el ruido térmico de los mejores convertidores A/D actuales. En la práctica, el límite de una señal analógica para poder ser cuantificada sin merma dinámica es de aproximadamente el 90 % del límite teórico. Por lo tanto, el límite que debe tener la señal directa del micrófono para ser cuantificada con seguridad con sólo 14 bits es de unos $mSNR_{dB} = 78$ dB, aun cuando el teórico es, en este caso, 86,05 dB.

Una vez que somos capaces de garantizar que la $qSNR_{dB}$ excede la $mSNR_{dB}$, y ésta a su vez excede la SNR_{dB}, de nada sirve aumentar el número de bits de cuantificación. A modo de ejemplo, con una $qSNR_{dB}$ de 90 dB (una relación práctica que permiten sobradamente los 16 bits por muestra de un CD-audio) y una $mSNR_{dB}$ de 85 dB es suficiente para cuantificar cualquier grabación de voz, cuya intensidad sonora puede ir, en el mejor de los casos, desde los 30 dB de presión sonora del ruido de fondo de una sala acústicamente preparada hasta los 115 dB, casi el umbral del dolor de la audición humana.

El número de bits de cuantificación necesario se determina, por tanto, a partir de la relación $mSNR_{dB}$ y de la SNR_{dB}. Aumentar por encima de lo necesario el tamaño de las muestras sólo es un desperdicio de ancho de banda, lo que redundará en más espacio ocupado en el disco duro del ordenador. No supone mejora alguna, ni siquiera mensurable, ya que sólo serviría para registrar el ruido con más bits. De modo parecido, un recipiente de capacidad mayor a la del líquido que se pretende depositar en él no mejora nada la calidad ni la cantidad de dicho líquido respecto al uso de un recipiente de menor capacidad, siempre que ésta sea aún suficiente para el volumen del líquido. Dicho de otro modo, al contrario de lo que es una creencia errónea muy extendida, el tamaño de las muestras a emplear en una cuantificación depende del micrófono y del material sonoro que se pretende cuantificar, y nada tiene que ver la fidelidad de la reconstrucción en la reproducción o los límites psicoacústicos humanos (por la percepción de dicha fidelidad) con esta determinación. Si un material sonoro a digitalizar «cabe» en 10 bits por muestra, cuantificar a 14 bits (o 20) no hace más fiel su reconstrucción posterior ni, consecuentemente, es posible percibir diferencias subjetivas que no resulten de la sugestión.

---

* Para minimizar el error de cuantificación para valores de amplitud pequeños, habitualmente se realiza una cuantificación de tipo no uniforme con mayor densidad de niveles para las bajas amplitudes.

Sobre la distancia del micrófono a la boca se ha discutido mucho en la literatura. Dado que la presión sonora decrece con la distancia de la fuente, esta última puede ser un parámetro de ajuste para cubrir todo el rango dinámico del equipo de medida y evitar la saturación. Así pues, la distancia correcta dependerá de las características del micrófono, de manera que, cumpliéndose las premisas antes comentadas, lo que realmente debe garantizarse es que el locutor pueda fonar cómodamente a la vez que la máxima amplitud de la señal generada cubre todo el rango dinámico del equipo de grabación. Para un equipamiento de buena calidad, es habitual considerar unos 30 cm cuando se usan micrófonos de sobremesa, y 5 cm para los de diadema.[3]

En relación al diagrama polar del micrófono, nótese que refleja la sensibilidad con que éste es capaz de captar un sonido según el ángulo con que le incida. Como la sensibilidad está íntimamente relacionada con el propio ruido, se impone orientarlo de acuerdo con la dirección de máxima sensibilidad, para lo cual habrá que consultar el manual del fabricante. Se recomiendan micrófonos con un diagrama polar omnidireccional.[3]

2   Conceptos básicos sobre la teoría de Fourier

2.1   *Aproximación al dominio de Fourier*

El desarrollo en serie de Fourier permite descomponer cualquier señal periódica mediante una combinación lineal o suma ponderada de funciones de tipo senoidal que tienen valores de frecuencias múltiplos enteros de la frecuencia fundamental de la señal original que quiere descomponerse, que se denominan componentes armónicas.[1,2] La dificultad estriba en identificar, por un lado, los coeficientes de ponderación, a_k, asociados a cada una de estas

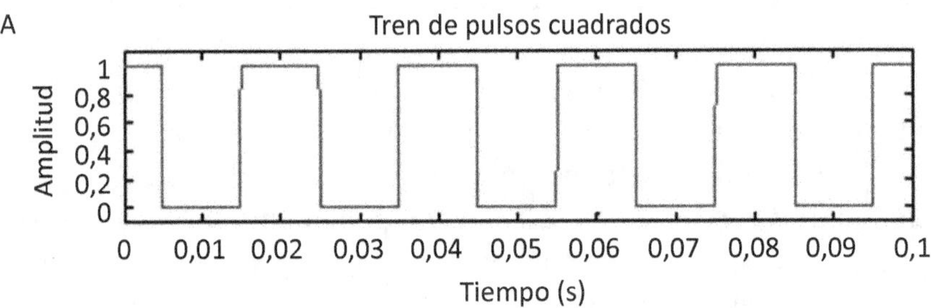

Figura 3

Representación de la serie de Fourier de un tren de pulsos rectangulares y aproximación de la señal original mediante los armónicos correspondientes a los diez primeros coeficientes del desarrollo en serie de Fourier.

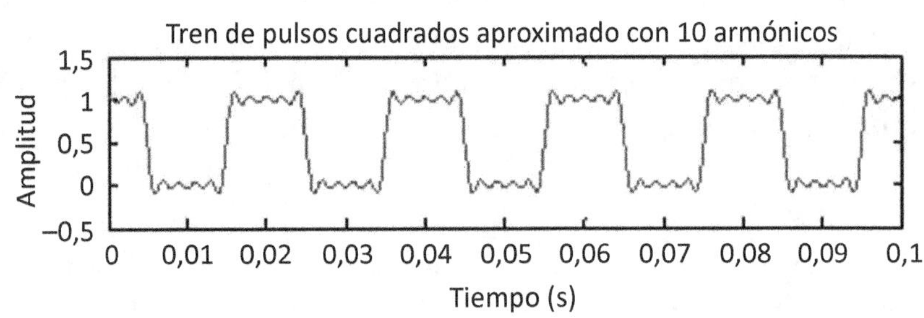

sinusoides, y por otro el desfase que hay que aplicarles antes de realizar la suma ponderada para que coincidan la señal original y la aproximación.

Así pues, cada uno de estos coeficientes, a_k, está relacionado íntimamente con la amplitud de la componente espectral k-ésima de la señal en el dominio de la frecuencia, y si representamos estos coeficientes con respecto a la frecuencia de la sinusoide que caracterizan, obtenemos una representación del desarrollo en serie de Fourier de la señal en estudio (figura 3 B).[1,2] Por tanto, podemos decir que toda señal periódica representada en el dominio de Fourier tiene un espectro compuesto por líneas paralelas equiespaciadas exactamente un valor igual al de la frecuencia fundamental de la señal original, cuyas amplitudes están relacionadas de manera directa con los coeficientes a_k.

Para ilustrar esta idea pensemos en un tren de pulsos cuadrados como el de la figura 3 A. Dicha señal tiene una amplitud equivalente a 1 V y una frecuencia de 50 Hz. Podríamos realizar una aproximación un tanto burda mediante la suma de una componente continua y una función sinusoidal de la misma frecuencia, si bien las diferencias resultarían evidentes. Pero podemos realizar una segunda aproximación añadiendo una nueva señal sinusoidal de frecuencia 100 Hz, justo el doble. La nueva señal resultante seguiría teniendo la frecuencia fundamental de la señal que pretendemos aproximar (50 Hz), y si elegimos correctamente la amplitud de la componente continua y la de estas dos sinusoides, así como su desfase, la función resultante empezará a parecerse a la original. Podemos repetir el proceso añadiendo una tercera, una cuarta, una quinta sinusoide… Y así hasta el infinito, de manera que la mejor aproximación la construiríamos sumando infinitas sinusoides todas ellas de frecuencias múltiplo entero de 50 Hz. No obstante, en la práctica, con un número finito suele ser suficiente para representar la mayoría de las señales periódicas. Esta idea queda representada en la figura 4, donde en los gráficos de la izquierda aparecen las distintas componentes que se extraen del desarrollo en serie de Fourier de la figura 3 B, mientras que en la parte de la derecha se visualiza la suma acumulada de las componentes representadas en la parte izquierda. A la vista de la figura se observa que combinando un número finito de armónicos obtenemos una representación bastante aproximada de la señal original. Sin embargo, nótese que, desde el punto de vista teórico, para representar una onda cuadrada necesitaríamos combinar infinitas funciones sinusoidales de frecuencias múltiplo de la fundamental, lo que equivale a tener un espectro de longitud infinita (un ancho de banda infinito). Esto es así porque se considera que las transiciones de duración nula que hacen que la amplitud de la señal pase de 0 a 1 están generadas por componentes de muy alta frecuencia (o frecuencia infinita). Afortunadamente, esto no suele ocurrir con las señales que encontramos en aplicaciones prácticas.

Extrapolando lo anterior al contexto del habla, durante la fonación sostenida de las vocales se producirá una vibración periódica de las cuerdas, que en la glotis dará lugar a una señal de excitación que también es periódica, de lo cual se deduce que este tipo de fonemas podrán analizarse en los términos que antes hemos comentado, ya que su espectro también estará compuesto por un conjunto de líneas paralelas. Lo mismo ocurrirá para la señal de la voz, que si bien tiene una forma de onda diferente a la de la excitación en la glotis, también mantiene las características de periodicidad, por lo que su espectro estará igualmente compuesto por un conjunto de líneas paralelas equiespaciadas una cantidad equivalente al tono fundamental.

Con independencia de sus características de periodicidad, en el contexto del análisis computarizado, la transformación al dominio espectral de una señal, $s(n)$, suele realizarse mediante un algoritmo llamado «transformada rápida de Fourier»[10] (FFT, *fast fourier transform)*, obteniendo una función en el dominio transformado que llamaremos $S(f)$. Como si se tratase de un proceso de muestreo, este tipo de algoritmos proporcionan una versión discreta del espectro, de manera que, realizando una FFT de N_{FFT} puntos, se obtiene un espectro con

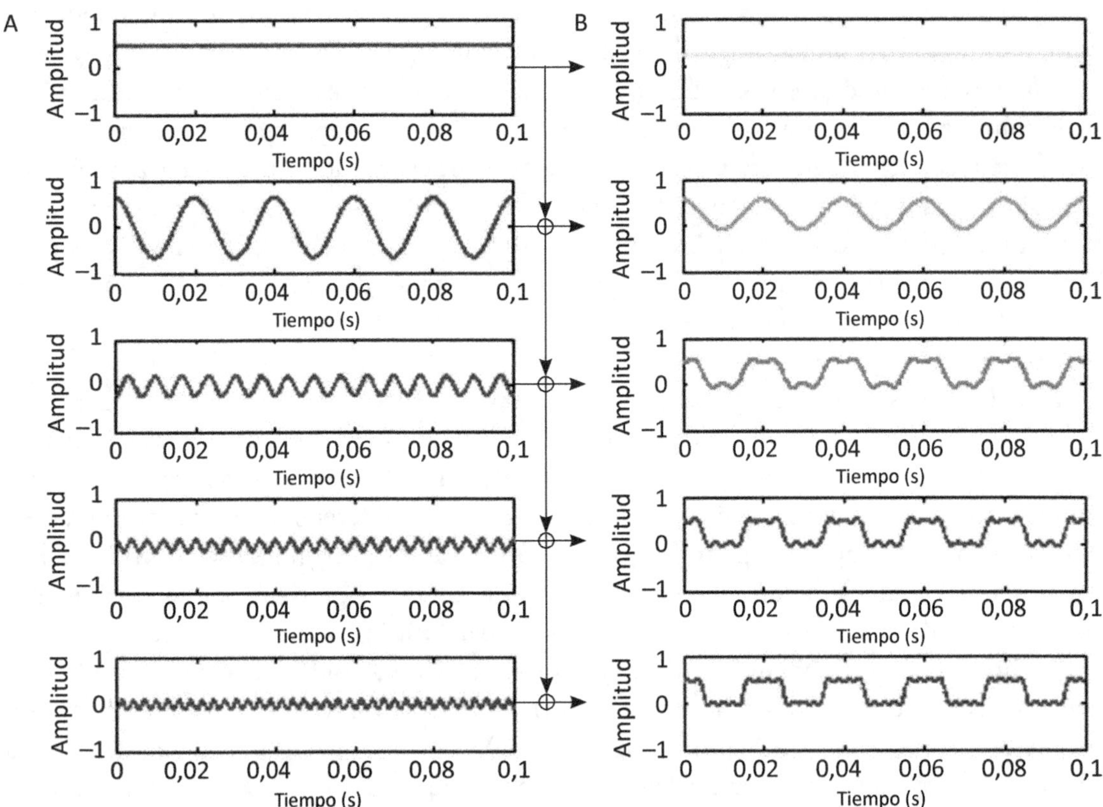

Figura 4. A) Descomposición de un tren de pulsos rectangulares a partir de un conjunto de señales sinusoidales de frecuencia múltiplo entero de la fundamental. B) Aproximación mediante la suma acumulada de las mismas componentes.

$N_{FFT}/2$ líneas espectrales equiespaciadas de 0 a $f_s/2$ Hz (mitad de la frecuencia de muestreo). En la práctica suele tomarse N_{FFT} igual a una potencia de dos (1024, 512, 256 o 128), dado que los algoritmos de cálculo FFT están optimizados para estos valores.[11] La máxima resolución teórica para la función S(f) se consigue cuando N_{FFT} es igual o superior al número de muestras de la señal analizada, de manera que aumentando el número de puntos no ganamos resolución espectral.

3 Preprocesado de la señal

Antes de entrar de lleno en las técnicas de análisis de la señal, comentaremos dos de las técnicas de preproceso más utilizadas en tecnología de voz: el preénfasis y el enventanado. Su objetivo es adecuar la señal para su posterior procesado, produciendo unos efectos sobre la información espectral cuyo estudio resulta importante para entender otros aspectos.

3.1 Filtrado de preénfasis

Para conseguir un espectro más o menos plano y hacer la señal menos sensible a los efectos de precisión finita en posteriores procesados, es muy común realizar un proceso de preénfasis sobre la señal s(n).

El filtro de preénfasis en el dominio del tiempo se expresa por:

$$\tilde{s}(n) = s(n) - a\, s(n-1).$$

Así, el valor de la señal en la muestra correspondiente al instante n actual* se calcula a partir del valor de la señal en este instante, restándole el valor de la señal en el inmediatamente anterior, n – 1, multiplicado por una constante. La constante a se fija de antemano o se calcula de manera adaptativa en función de las condiciones de ruido o de la señal.[12,13] Un valor típico de esta constante es 0,95.

La finalidad última de esta etapa de preprocesado es compensar el efecto global de atenuación de –6 dB/octava del espectro de la señal de voz, fruto de la combinación de –12 dB/octava debidos al espectro de la señal glótica con los +6 dB/octava de la radiación de los labios en bajas frecuencias, lo que se logra utilizando un filtro de paso alto como el representado en la figura 5. Con ello se consigue que el espectro tenga un rango dinámico similar en toda la banda de frecuencias.

3.2 Troceado y enventanado de la señal

La señal de voz no es estacionaria, de modo que para procesar largos segmentos es necesario un método por el cual el registro se divida en una secuencia de segmentos cortos. Esto es lo que comúnmente se conoce como troceado *(frame blocking)* de la señal de voz. Para poder realizarlo se asume un comportamiento estacionario en el periodo de duración de cada segmento, que típicamente es de 20 a 40 ms. Si suponemos que cada uno de los bloques o marcos tiene una longitud de N muestras,** es práctica habitual tomar nuevos bloques separados por M, siendo $M = (1/3) \times N$ o $M = (1/2) \times N$. De esta manera, los bloques se superponen unos con otros (en N – M muestras). El objetivo último es realizar un análisis para cada bloque de la señal, por lo que el solapamiento generará información redundante y, por tanto, habrá una correlación entre los datos de bloques adyacentes. Si el solapamiento es notable tendremos una gran cantidad de bloques, y la variación de los parámetros extraídos de un bloque al adyacente será muy pequeña. No obstante, el solapamiento tiene gran importancia, pues garantiza la correlación entre marcos adyacentes y minimiza la varianza espectral entre ellos. Además, como el mecanismo de producción de la voz cambia poco con el tiempo, las representaciones que podamos realizar de segmentos consecutivos mostrarán un alto grado de correlación.

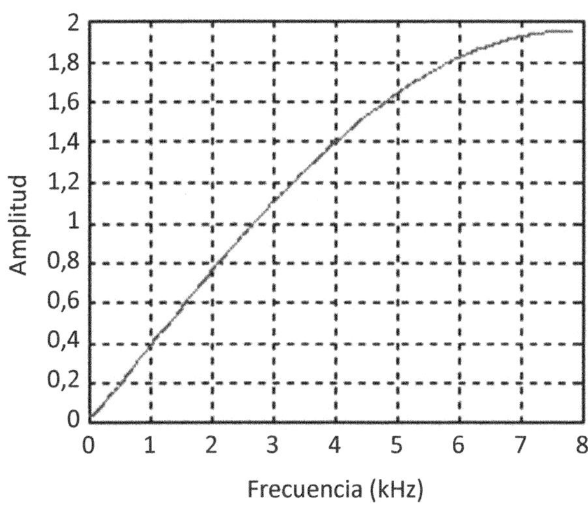

Figura 5
Respuesta en frecuencia de la red de preénfasis. Se observa una amplificación de las componentes espectrales de alta frecuencia. Se compensa una atenuación de la pendiente del espectro debido al efecto de radiación en los labios, y amplifica áreas del espectro por encima de 1 kHz.

---

* Al haber muestreado la señal original, la variable temporal n se ha convertido en una variable discreta, y por tanto toma valores sobre el cuerpo de los números enteros.

** El número de muestras N equivale a la duración dividido por la frecuencia de muestreo, f_s.

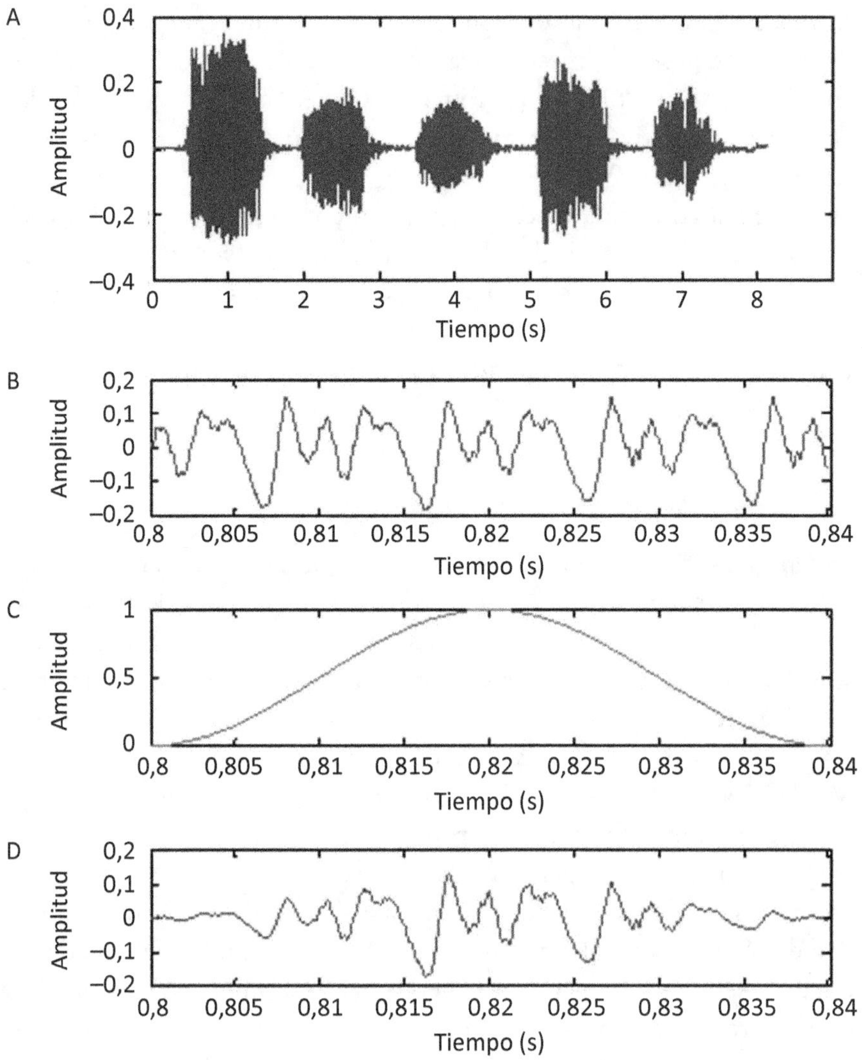

Figura 6
A) Forma de onda correspondiente a un tramo de voz completo. B) Bloque de 40 ms de la señal original con enventanado rectangular (arriba), función de ventana Hanning (centro) y forma de onda de la señal enventanada (abajo).

Por otro lado, el proceso de segmentación en bloques (figura 6 B) producirá desviaciones en el espectro de la señal.[11] El efecto de discontinuidad, motivado por el corte de la señal al inicio y al final de los tramos, conlleva la presencia de componentes no deseadas en el espectro. Para evitarlo, es habitual multiplicar cada bloque por una función que cambia suavemente desde valores cercanos a 0 a un valor máximo, y retrocede nuevamente a un valor cercano a 0 (figura 6 C). Este proceso se conoce como «enventanado» *(windowing)*. Desde un punto de vista práctico, en el procesado de voz, se utilizan ventanas de tipo *Hamming,* o *Hanning,* representadas en la figura 7 y definidas respectivamente por las siguientes ecuaciones:

$$w(n) = 0,54 - 0,46 \cos\left(\frac{2\pi n}{N-1}\right), \quad 0 \leq n \leq N-1$$

$$w(n) = 0,5 - 0,5 \cos\left(\frac{2\pi n}{N-1}\right), \quad 0 \leq n \leq N-1$$

siendo N el número de muestras de la ventana.

El resultado de aplicar la ventana w(n) sobre una señal s(n) se expresa en el dominio del tiempo por:

$$\tilde{s}(n) = s(n)w(n).$$

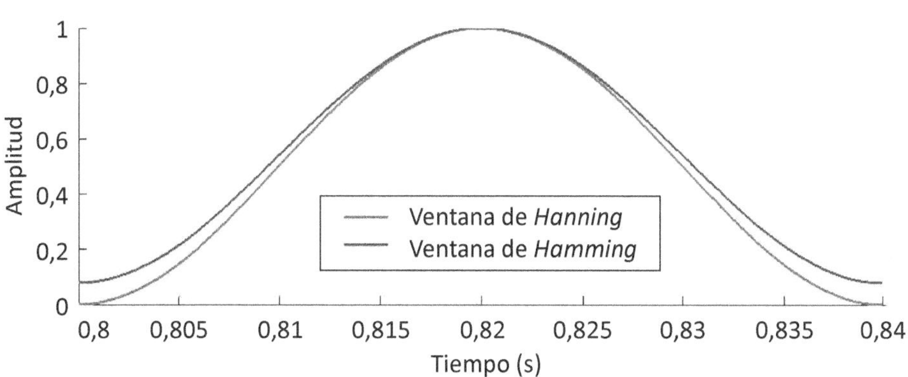

Figura 7
Ejemplos de ventanas *Hamming* y *Hanning* en el dominio del tiempo. Si bien es verdad que la función ventana se define en el tiempo discreto, por simplicidad se representa como si se tratara de tiempo continuo.

Nótese que el ejemplo de la figura 6 B sería equivalente a multiplicar por una función ventana de valor 1 en todos sus puntos, por lo que es habitual referirse al proceso de troceado como de enventanado con ventana rectangular.

El efecto del enventanado sobre la señal en el dominio del tiempo resulta evidente. Sin embargo, para entender lo que ocurre desde el punto de vista de la frecuencia hemos de plantearnos el comportamiento de las funciones ventana en el dominio transformado. La figura 8 muestra el espectro de tres ejemplos distintos de ventanas. Se observa que todas ellas tienen una característica similar a la de un filtro de paso bajo, que atenuaría significativamente todas las componentes de frecuencia superior a aquella que define el lóbulo principal del espectro. Se observan también unos lóbulos secundarios, que se atenúan conforme aumenta la frecuencia. La anchura del principal y la atenuación de los secundarios son dos características que condicionan de manera importante los resultados obtenidos. A la vista de la figura 8, donde se muestran los espectros de ventanas de duración 20 y 40 ms, puede intuirse que la anchura

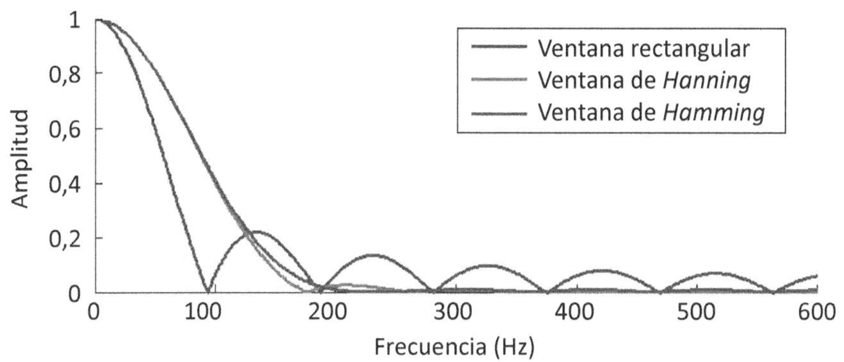

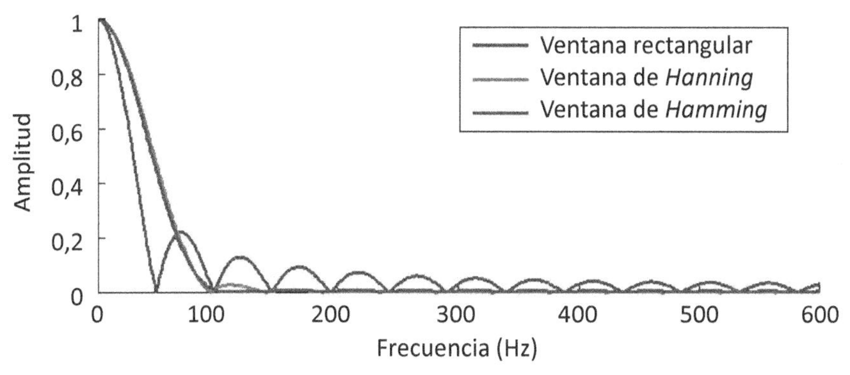

Figura 8
Espectro de distintos tipos de ventanas. En la parte superior, ventanas de duración 20 ms, y en la parte inferior de 40 ms. Se observa que la anchura del lóbulo principal es inversamente proporcional a la duración de la ventana.

del lóbulo principal va a depender de la longitud, N, o lo que es lo mismo, de su duración; en cambio, la atenuación de los lóbulos secundarios vendrá dada por el tipo de ventana utilizada, sin depender de N. Buscamos minimizar la anchura del lóbulo principal y atenuar al máximo los lóbulos secundarios, pero tal y como se desprende de la figura, mejorar uno de estos dos aspectos implica empeorar el otro.

Para entender el efecto del enventanado en el dominio de la frecuencia pensemos en una señal sinusoidal. Es bien sabido que el espectro de este tipo de señales está compuesto por una única línea espectral; sin embargo, tras el proceso de enventanado aparecerá suavizado, de manera que cuanto menor sea la duración de la ventana más ancha será la línea espectral que obtengamos (lo que está íntimamente relacionado con la anchura del lóbulo principal del espectro de la función ventana), apareciendo nuevas componentes alrededor de la principal. Este fenómeno se denomina «fuga espectral», y es congruente con el simple hecho de que el espectro ideal, compuesto por una única línea espectral, en realidad se corresponde con el de una señal sinusoidal de duración infinita.[1] Así pues, podemos decir que, para una señal sinusoidal, el efecto de enventanado introduce un conjunto de componentes espectrales alrededor del tono fundamental, perdiendo resolución.

Para ilustrar el efecto de las fugas espectrales pensemos en la señal de la figura 9 A, en la cual se observa la forma de onda de una señal sintética compuesta a partir de la suma de dos sinusoides de frecuencias 10 y 12,5 Hz de igual amplitud. Como ya hemos comentado, el espectro resultante debería estar compuesto únicamente por dos componentes localizadas en sendas frecuencias características. Sin embargo, en la figura 9 A vemos que el troceado con ventana rectangular hace que perdamos resolución, observándose un espectro suavizado que resulta de posicionar* el de la ventana rectangular, representado en la figura 8, sobre las líneas espectrales de la señal en 10 y 12,5 Hz, alejándonos del caso ideal.** Por otro lado, podemos comprobar que si tomamos una ventana de análisis de mayor duración (figura 9 C) el espectro gana resolución, acercándonos al ideal. Algo similar ocurre cuando realizamos un enventanado de tipo *Hamming* (figura 9 B): se observa una pérdida de resolución acompañada de una disminución de la amplitud de las componentes espectrales. Asimismo, si utilizamos una ventana *Hamming* de mayor duración (figura 9 D), el espectro gana resolución, de nuevo asemejándose algo más al caso ideal. Por otra parte, al estar los lóbulos secundarios del espectro de la ventana de *Hamming* más atenuados con respecto al lóbulo principal, se observa que se produce una menor distorsión en las componentes frecuenciales adyacentes a 10 y 12,5 Hz, aunque a costa de ensanchar el espectro alrededor de la componente principal.

A la vista del ejemplo se comprueba que las nuevas componentes que aparecen en el espectro dependen del tipo de ventana utilizada. Dado que las ventanas de *Hamming* o *Hanning* realizan una ponderación temporal de las muestras dentro del segmento, esto se traduce en un suavizado del espectro algo mayor que cuando se utilizan ventanas rectangulares. Esto se debe a que, como apreciábamos en la figura 8, el lóbulo principal del espectro de dicha ventana es más ancho que el de la ventana rectangular. Por otra parte, al estar los lóbulos secundarios del espectro de la ventana de *Hamming* o *Hanning* más atenuados con respecto al lóbulo principal de la ventana rectangular, también producirán una distorsión menor en las componentes frecuenciales adyacentes.

En la figura 9 B se muestra otro efecto importante del proceso de enventanado. En ella puede verse cómo la pérdida de resolución introducida por el proceso de enventanado puede

---

* En realidad es el resultado de posicionar el espectro de la ventana mostrado en la figura 8 junto con su reflexión especular con respecto al eje de ordenadas.

** Este proceso se conoce con el nombre de «convolución».[1,2]

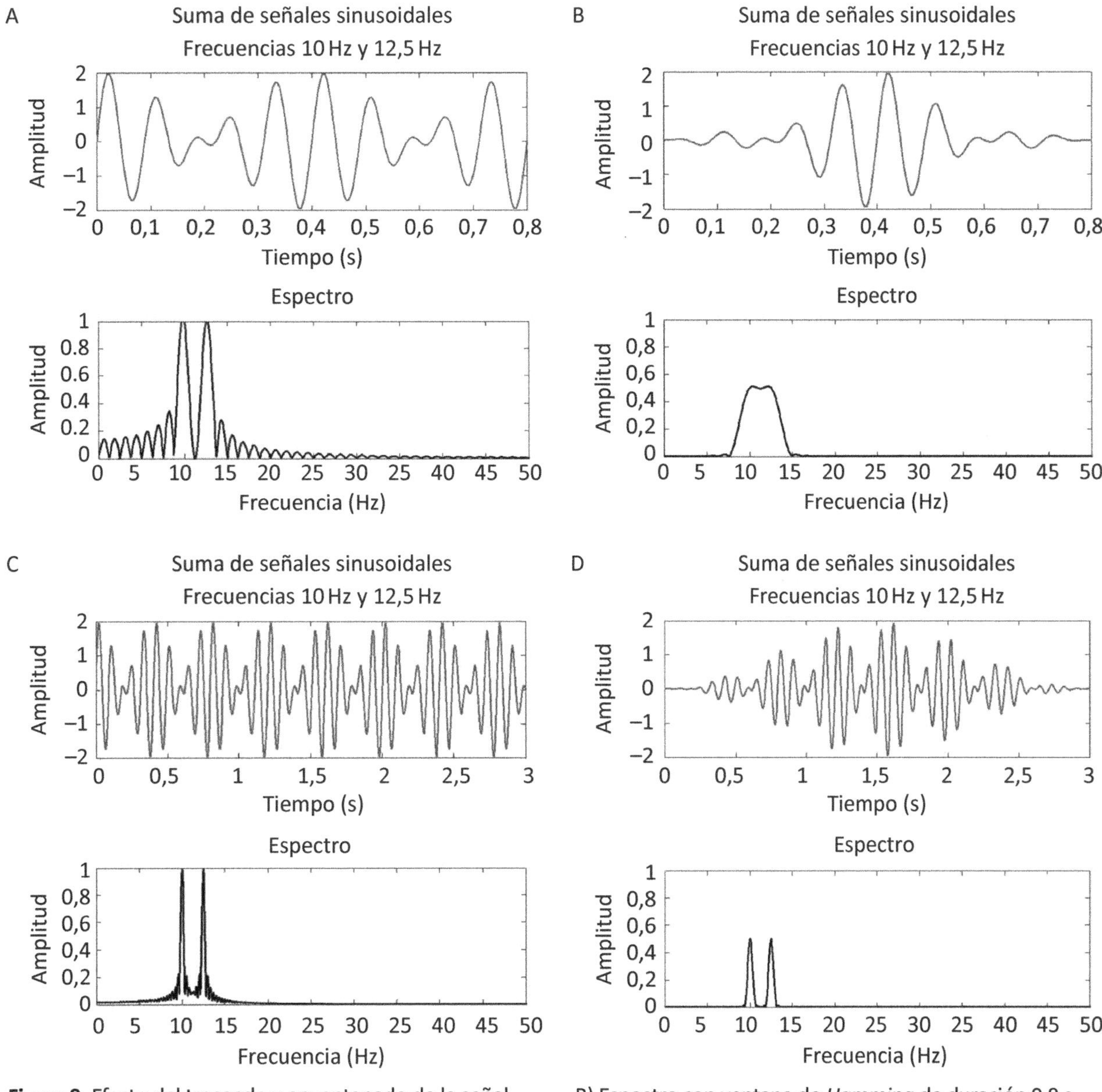

Figura 9. Efecto del troceado y enventanado de la señal sobre una señal compuesta por la suma de dos sinusoides. A) Espectro con ventana rectangular de duración 0,8 s.

B) Espectro con ventana de *Hamming* de duración 0,8 s.
C) Espectro con ventana rectangular de duración 3 s.
D) Espectro con ventana de *Hamming* de duración 3 s.

llegar a desvirtuar la información frecuencial. En este caso, las dos componentes espectrales de la señal original no se identifican fácilmente debido al suavizado introducido por el proceso. Si disminuyésemos aún más el tamaño de la ventana, el efecto sería todavía más evidente, lo que nos hace pensar en la importancia de una correcta selección de la duración y del tipo de ventana.

Considerando los resultados, podemos concluir que la resolución temporal y la resolución espectral se rigen por el principio de incertidumbre de Heisemberg.*[14] Esta propiedad supo-

---

* Aunque el principio de incertidumbre fue desarrollado por Heisemberg para modelar la imposibilidad de determinar la posición y el momento de una partícula en mecánica cuántica, en general se toma el mismo nombre para describir fenómenos en los cuales aparecen dos variables relacionadas entre sí cuando existe alguna propiedad que no puede cumplirse al mismo tiempo para ambas, y de manera que un efecto de mejora en una de ellas supone forzosamente un empeoramiento en la segunda.

ne una restricción importante, ya que limita la posibilidad de obtener resultados totalmente satisfactorios tanto en el dominio temporal como en el espectral, lo que supone una de las principales limitaciones de este tipo de análisis.

4 Espectrograma

El espectrograma es la parametrización más común de la señal de voz, si bien su interpretación queda en manos del experto y está condicionada por una buena elección de los parámetros de cálculo subyacentes. Su utilidad principal es para analizar la evolución del espectro de una señal con respecto al tiempo.

El paso previo para llevar a cabo un espectrograma es realizar un tipo de análisis que se conoce como transformada de Fourier a corto plazo[15] (STFT, *short time fourier transform*). Podemos entender esta operación como un conjunto de FFT evaluadas en segmentos o bloques temporales consecutivos.

El espectrograma[14] es simplemente una representación tridimensional de la STFT, en la cual el eje de abscisas equivale a la frecuencia (variando ésta entre 0 y la mitad de la frecuencia de muestreo), el de ordenadas al tiempo (con saltos dependientes del tamaño de la ventana y del solapamiento de éstas), y el tercer eje al cuadrado del módulo de la amplitud del espectro, o lo que es lo mismo, a la densidad de potencia de la señal. Esta representación tridimensional habitualmente se sustituye por una representación bidimensional, en la que, como si se tratara de una imagen, la amplitud del espectro se codifica a partir de una correspondencia sobre una paleta de la escala de grises, o bien sobre una paleta de gradación de color (figura 10).

Para poder interpretar la información representada en un espectrograma recordemos que el espectro de una señal periódica está compuesto por un conjunto de líneas paralelas equiespaciadas localizadas en múltiplos enteros de la pulsación fundamental. Recordemos también que el proceso de enventanado hace que las líneas espectrales aparezcan engrosadas con respecto al espectro que podríamos considerar ideal. Puesto que el espectrograma representa la evolución temporal del espectro para cada una de las ventanas de análisis, si la señal en estudio es periódica, o casi periódica, podemos considerar que su espectro variará relativamente poco a lo largo del tiempo, lo que quiere decir que, en una representación tridimensional, obtendremos un gráfico compuesto por montañas y valles, donde los valles

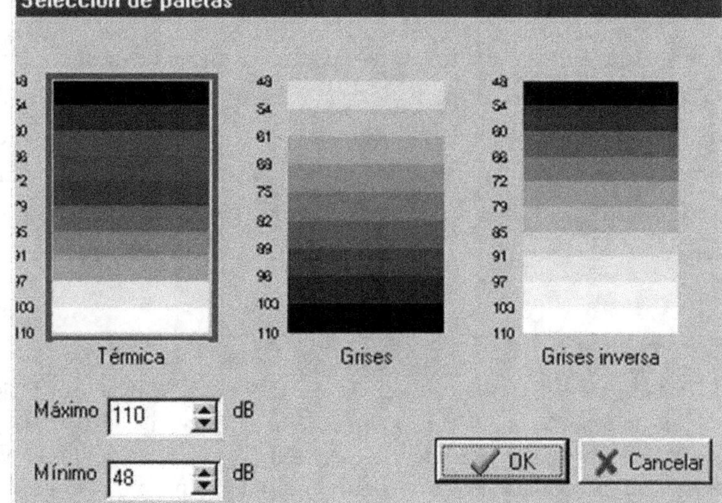

Figura 10
Ejemplos de paleta de colores y de escalas de grises para la representación de espectrogramas.

y las cuerdas de las montañas evolucionan de forma paralela con respecto al tiempo. La representación en tres dimensiones puede resultar algo compleja de imaginar, pero, tal como hemos comentado, si proyectamos la amplitud de la densidad espectral de potencia a un plano de dos dimensiones, en el cual la amplitud aparece codificada con tonos de gris proporcionales a la propia amplitud, lo que obtenemos es una imagen que visualiza un conjunto de líneas paralelas, de manera que las más oscuras se corresponderían con la amplitud de los armónicos y las más claras con los valles entre ellos. En definitiva, dado que el espectro tiene esa forma característica de peine, el espectrograma de una señal periódica se corresponderá con una imagen similar al patrón que observaríamos si lo arrastrásemos por la arena, representando la evolución a lo largo del tiempo de cada una de las púas del peine (las componentes armónicas).

Ahora bien, la representación y la interpretación de un espectrograma deben hacerse de manera cuidadosa, ya que está íntimamente relacionado con los problemas antes comentados para el troceado y el enventanado. Así pues, dependiendo del tamaño y del tipo de ventana de análisis se obtendrán representaciones que variarán significativamente.

Suponiendo que estamos visualizando el espectrograma de una señal periódica, es de esperar una imagen en la cual se diferencie una línea paralela al eje del tiempo, correspondiente a la frecuencia fundamental, y un conjunto de líneas, también paralelas, relacionadas con sus componentes armónicas. Sin embargo, desde el punto de vista práctico, el proceso de enventanado y el tipo de ventana utilizada hacen que el espectro pierda resolución para convertirse en un conjunto de líneas con una anchura no despreciable, de manera que cuanta menor duración tenga la ventana de análisis peor será la resolución de las líneas armónicas, y viceversa. Así pues, el proceso de enventanado (la longitud y el tipo de la ventana) debe hacerse asegurando que el suavizado introducido no sea tal que se produzca un empastado de las componentes armónicas de la señal. Si, por el contrario, lo que se pretende es observar la envolvente del espectro, nos interesarán ventanas temporales de corta duración y con lóbulos en su espectro lo más ancho posible (figura 8), de modo que el suavizado borre las líneas espectrales dejando a la vista únicamente la envolvente del espectro.

Para abordar este problema suele hablarse de dos tipos de espectrogramas, conocidos como de banda ancha y de banda estrecha,[12,16] que no son, ni más ni menos, que espectrogramas obtenidos con ventanas temporales de corta o larga duración, de manera que los primeros tienen una buena resolución espectral y los segundos una buena resolución temporal.

Los espectrogramas de banda estrecha proporcionan muy buena resolución en el eje de frecuencia y, por lo tanto, permitirán observar las componentes armónicas de la señal, si las hubiera, o los detalles finos del espectro. La buena resolución en frecuencia se obtiene a costa de una mala resolución en el tiempo (ventanas temporales de gran longitud proporcionan buena resolución espectral).

Por el contrario, los espectrogramas de banda ancha pierden toda la información armónica de la señal, pero son un buen estimador de la envolvente del espectro analizado (ventanas temporales de pequeña longitud proporcionan mala resolución espectral) con una buena resolución temporal.

Nótese que el concepto de «banda ancha» o «banda estrecha» no es un concepto absoluto, sino que depende enormemente de las características de la señal a analizar (una configuración de banda estrecha puede ser de banda ancha para otra señal con características diferentes), y sobre todo de la frecuencia fundamental de la señal a analizar. En el contexto de la señal de voz, es habitual hablar de ventanas de unos 5 ms para los espectros de banda ancha, y de 30-40 ms para los de banda estrecha.

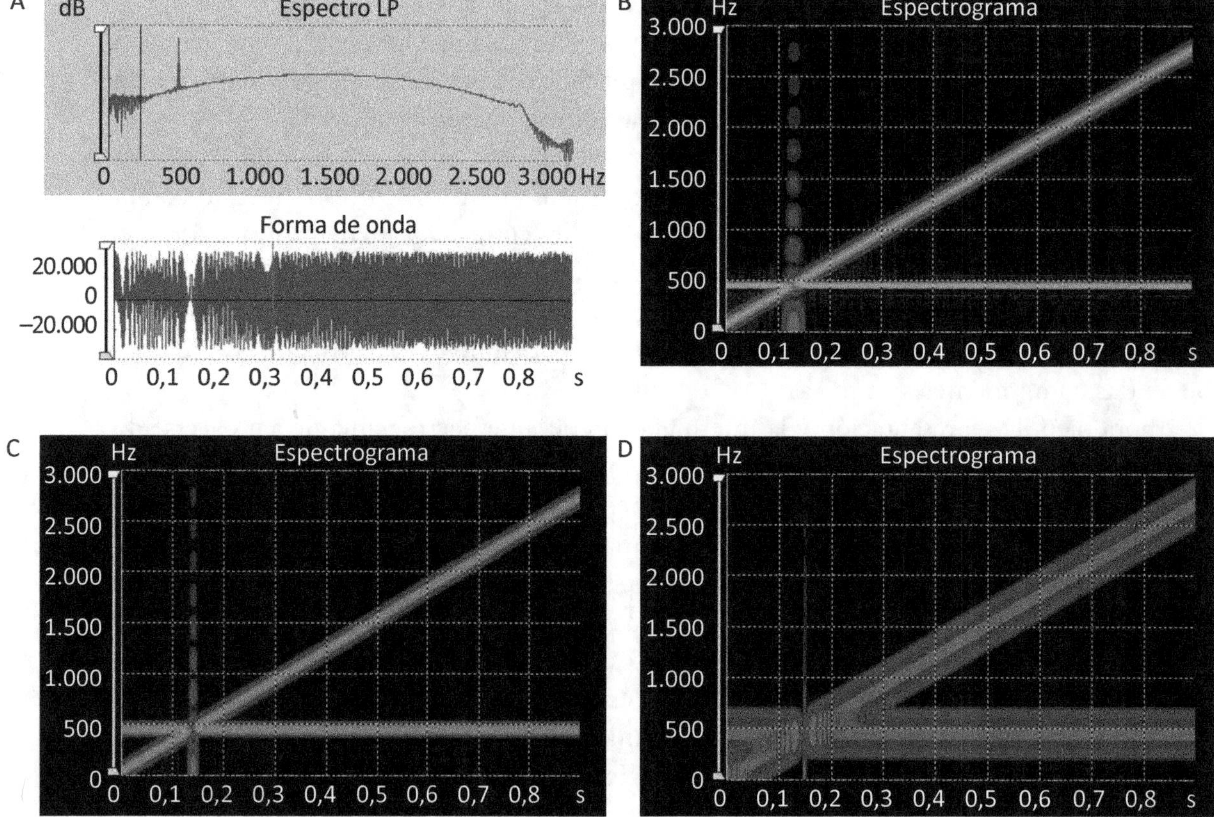

Figura 11. Una señal, su transformada de Fourier y su STFT con ventanas de diferentes duraciones. A) La señal está compuesta por una función sinusoidal (450 Hz), una función *chirp* (comenzando en tiempo 0 con 1 Hz y finalizando en 1 s con 3 kHz) y un impulso de corta duración (que comienza a los 0,15 s). B) Espectrograma de banda estrecha. C) Espectrograma de banda intermedia. D) Espectrograma de banda ancha.

Esta idea queda ejemplificada en la figura 11, donde se representa una señal consistente en la suma de una función sinusoidal de frecuencia 35 Hz, una función *chirp** (que comienza en el tiempo 0 con 25 Hz y finaliza en 1 s con una frecuencia de 140 Hz) y un impulso de corta duración que comienza a los 0,3 s. Asimismo, la figura muestra el espectrograma realizado con ventanas de larga (figura 11 B), media (figura 11 C) y corta duración (figura 11 D). En el espectrograma de banda estrecha (figura 11 B) se observan perfectamente la señal de frecuencia constante y la señal *chirp*; sin embargo, el pulso aparece difuminado. Por otro lado, en el espectrograma de banda ancha (figura 11 D) hay una buena resolución en el tiempo y se observa muy bien el pulso, pero la información sobre la frecuencia aparece difuminada.

Considerando todo lo anterior, podemos interpretar el comportamiento en frecuencia de la ventana de análisis como si se tratara de un filtro de paso bajo que suaviza las transiciones bruscas del espectro, de manera que la máxima resolución espectral que podamos obtener vendrá dada por la anchura del lóbulo principal del espectro de la ventana de análisis. Por ello, en vez de hablar de la longitud de la ventana utilizada es habitual referirse a ésta mediante el ancho de banda que define la anchura de su lóbulo principal (figura 8) en el espectro, ya que está inversamente relacionado con la duración de aquella. Así pues, cuando hablamos de espectrograma de banda ancha para el análisis de la señal de voz nos estamos refiriendo a ventanas cuya duración

---

* Una señal *chirp* tiene una variación similar a la de una sinusoide cuya frecuencia aumenta con el transcurso del tiempo.

implica un lóbulo principal en su espectro de anchura de alrededor de 300 Hz, y cuando hablamos de banda estrecha nos referimos a anchuras del lóbulo principal de alrededor de 40 Hz.

Otra variable a tener en cuenta a la hora de diseñar y representar espectrogramas es la paleta de colores utilizada. Es necesario establecer una correspondencia entre los valores de la amplitud y una cierta gama de colores o de tonalidades de gris. Esta correspondencia puede hacerse como se desee, siempre y cuando su representación permita al ojo humano distinguir las características interesantes de la señal. Es habitual modificar los valores del rango dinámico de representación para ajustarlos a la señal en estudio. De la misma manera, como la respuesta del ojo humano es de tipo logarítmico, el diseño de paletas para la representación de espectrogramas suele hacerse a partir de una gradación logarítmica en la amplitud de los valores de la escala de grises (figura 10).

Por defecto, lo habitual es mapear todo el rango dinámico del espectro de la señal sobre la paleta completa de colores o de tonalidades de gris, y trabajar en escala de amplitudes del espectro logarítmica. Si deseamos mayor contraste en una u otra zona del espectro, puede conseguirse variando la correspondencia entre los valores de amplitud y los colores de la paleta.

5   Acústica vocal

Para el análisis acústico de la voz y con el fin de adecuar el propósito del estudio a la complejidad natural del fenómeno fonatorio, en física del sonido se ha elaborado un modelo llamado «modelo lineal» de producción de la voz. Este modelo se basa en la teoría de Fant (1960) del tracto vocal, denominada fuente-filtro.[12,13,15,16] Esta teoría, en su intento de simplificación, considera sólo tres elementos en la producción de la voz: la excitación (el flujo glótico modulado por la vibración de las cuerdas vocales), la transmisión (condicionada por la configuración y la resonancia del tracto vocal supraglótico: cavidades faríngea y oral) y la radiación (debida a la configuración de la apertura de la boca por la posición de los labios). El modelo asume el comportamiento lineal del sistema y la no variación en el tiempo del tracto vocal. Estas dos asunciones básicas permiten considerar de forma independiente la excitación, la cavidad de resonancia y el efecto de radiación de los labios, permitiendo su análisis acústico y la extracción de los parámetros que posibilitan una aproximación al fenómeno fonatorio con suficiente fiabilidad.

Según el modelo fuente-filtro, el sistema de producción de la señal de voz admite un modelado muy sencillo. Se introduce un oscilador que genera un tren de impulsos de frecuencia controlada (equivalente a la frecuencia fundamental de la voz), junto con un generador de ruido blanco (figura 12). Un conmutador permite seleccionar uno u otro tipo de

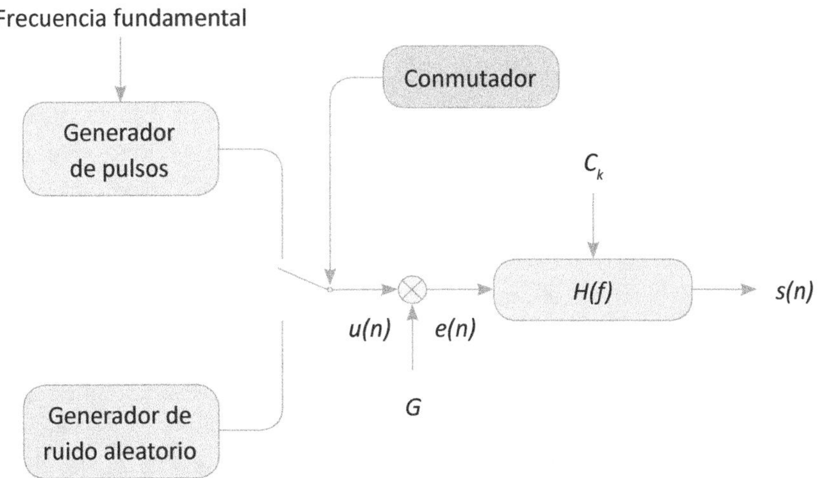

Figura 12
Síntesis de voz mediante el modelo LPC *(Linear Prediction Coding)*.

señal, y con un sistema puede controlarse la ganancia o amplificación del proceso. Estos osciladores, junto con el conmutador, modelan el funcionamiento de la glotis en el ser humano. En este esquema, el tracto vocal se modela mediante un filtro resonante, cuya respuesta se controla a voluntad variando un conjunto de parámetros, c_k, que gobiernan el comportamiento del filtro.

Con un modelo tan sencillo puede generarse una gran cantidad de sonidos, correspondiendo la excitación periódica a los sonidos sonoros y la aperiódica, caracterizada por un ruido blanco, a los sonidos sordos.

5.1 *La fuente de excitación*

En cuanto a la fuente sonora, pueden identificarse tres mecanismos generales en la excitación del tracto vocal:

1) La vibración de las cuerdas vocales, que modulan el flujo de aire expelido por los pulmones conformando un conjunto de pulsos casi periódicos.

2) Las turbulencias generadas por el flujo de aire expelido por los pulmones al pasar por una constricción en el tracto vocal, que generan una señal de ruido de banda ancha.

3) La rápida liberación de la presión generada por el flujo de aire en un punto de oclusión total en el tracto vocal, que causa una excitación de tipo plosivo y de carácter transitorio.

Cuando la fuente de la excitación son las cuerdas vocales, la forma de onda de los pulsos generados por los cambios de presión debidos a las constricciones y rarefacciones del flujo de aire expelido por los pulmones puede representarse aproximadamente como una onda triangular (figura 13 A). La frecuencia de esta onda de vibración, F_0, conocida como frecuencia fundamental de la voz, varía entre 80 y 190 Hz para los locutores hombres, entre 170 y 280 Hz para las mujeres, y puede superar los 300 Hz en los niños. Los valores de esta vibración a nivel glótico se modifican de manera voluntaria y son los que dan lugar a la frecuencia fundamental característica de cada locutor. Esta vibración puede medirse con el instrumental adecuado (laringógrafo o electroglotógrafo), aunque también es posible determinarla con técnicas de filtrado inverso a partir de la señal obtenida con una máscara de medida de la presión o del flujo de aire, e incluso a partir de la propia señal de voz.[16]

5.2 *Modelo del tracto*

El tracto vocal puede asemejarse a un tubo acústico no uniforme (figura 14), en uno de cuyos extremos se encuentra la glotis y en el otro los labios. En un hombre adulto suele tener unos 17 cm de longitud y un área transversal que varía de 0 a unos 20 cm².[15] Esta concepción nos lleva a poder modelar el tracto vocal de manera simple como una cavidad resonante*

---

* La onda sonora que entra en un tubo con el extremo cerrado se refleja en la pared distal, y cuando la onda que entra y la reflejada coinciden en fase, el sonido se refuerza, a la vez que la amplitud se anula cuando están en contrafase, produciéndose así una onda estacionaria en el interior del tubo como la representada en la parte derecha de la figura 14. Este fenómeno ocurre para aquellas frecuencias que cumplen F=340/4L y las de sus armónicos impares. De forma similar, los tubos abiertos entran en resonancia con los sonidos de frecuencias F=340/2L y las de sus armónicos.

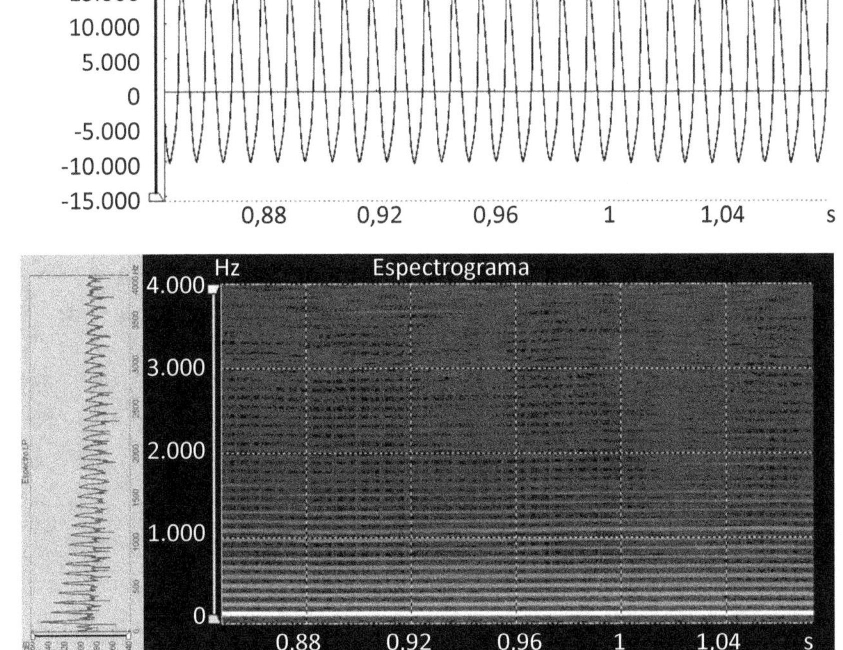

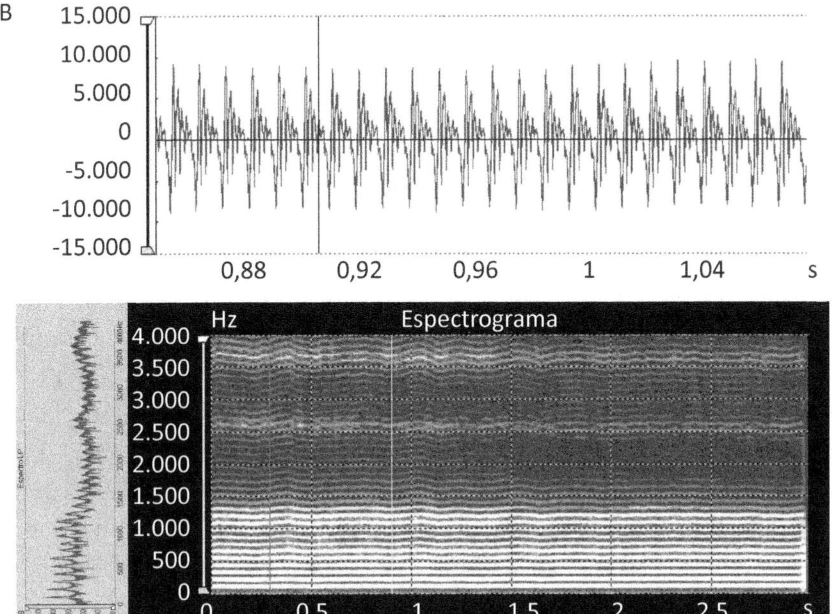

Figura 13
Formas de onda y espectrogramas de banda estrecha. A la izquierda del espectrograma se ha representado el espectro promediado en el tiempo. A) Excitación glotal. B) Señal de voz a la salida del tracto vocal.

cilíndrica y uniforme, de longitud L, con la fuente de excitación en un extremo, simulando la glotis, y el otro extremo abierto simulando la boca* (figura 14). La cavidad resonante puede generar una gran amplitud de vibración para ciertas frecuencias de excitación, llamadas frecuencias propias o formantes. Se demuestra fácilmente (suponiendo que no hay pérdidas en las paredes del tubo, que la viscosidad del gas es nula y que el área es constante) que un tubo

---

* En realidad, esta aproximación es válida para un único tipo de sonido vocálico. La producción de otras vocales puede simularse mediante la combinación de dos tubos uniformes de diferente diámetro y distintas condiciones de contorno (terminaciones cerradas o abiertas de los segmentos del tubo).[13,15]

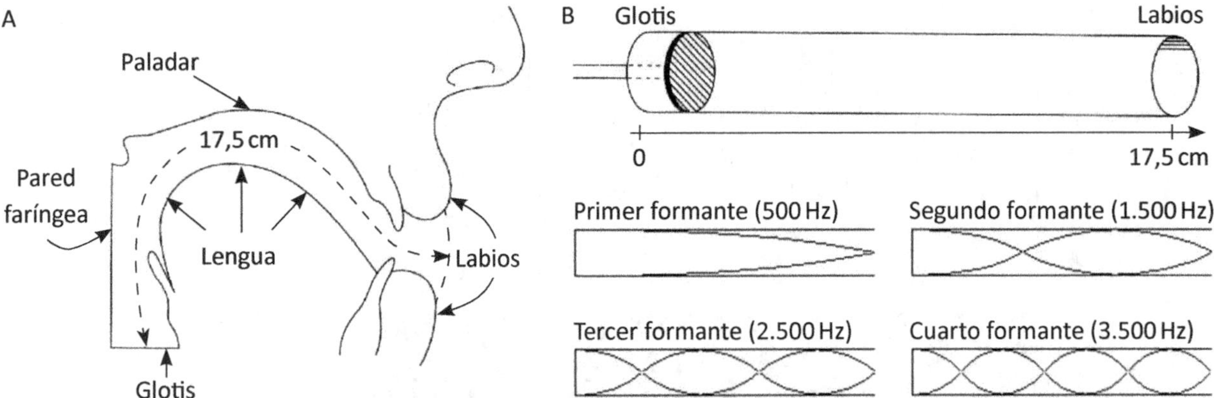

Figura 14. A) Tracto vocal y su modelo simplificado de tubo (adaptada de ref. 15). En esta aproximación no se tiene en cuenta la influencia del tracto nasal.

B) Ondas estacionarias en un tubo de 17 cm. El máximo de presión corresponde al extremo más cerrado y el mínimo al más abierto.

como el descrito* tiene como formantes los armónicos impares de la frecuencia de resonancia fundamental $F_1=340/4L$, es decir, F_1, $3 \cdot F_1$, $5 \cdot F_1$, etc.[15] Los formantes suelen identificarse con la letra F y se numeran a partir del 1. Estas frecuencias, al igual que la frecuencia fundamental, F_0, dependen en gran medida de la persona y pueden variar en un margen muy amplio. Las resonancias originadas en el tracto hacen que la energía se concentre, en mayor o menor grado, alrededor de los formantes.

En el caso real de la fonación, el tracto vocal varía en longitud y forma debido a las diferentes posiciones de los articuladores, y con ello cambia la posición de las frecuencias de resonancia.

Como en todo intento de modelar un fenómeno natural, éste es una simplificación de la realidad al considerar que el tubo acústico es uniforme, por lo que su grado de validez dependerá del sonido que se esté emitiendo. Este modelo en particular simula bastante bien el tracto cuando la vocal emitida es neutra.

Asimismo, el tracto nasal también puede equipararse con un tubo acústico no uniforme de área y longitud fija, de unos 12 cm en un hombre adulto.[12,15] El acoplamiento acústico entre el tracto vocal y el tracto nasal se controla mediante el velo del paladar, situado en el extremo posterior del tracto nasal. En la producción de sonidos nasales, el velo del paladar desciende y la parte delantera del tracto vocal se mantiene cerrada, por lo que hay una única vía de transmisión del sonido a través del tracto nasal, con salida al exterior por su extremo delantero: las fosas nasales. Por el contrario, durante la generación de sonidos no nasalizados, el velo cierra por completo ambos conductos, aislándolos acústicamente, y el sonido se transmite por el tracto vocal hasta los labios. Por último nos quedan los sonidos nasalizados, en los que junto con el descenso del velo del paladar se mantiene abierta la boca, sirviendo así, junto con las fosas nasales, como puerta de salida del sonido. Este recurso de hacer descender el velo del paladar y bajar la mandíbula lo utilizan los cantantes profesionales para producir un sonido de mayor calidad, más nítido, sobre todo para el canto de notas agudas.

Por otro lado, el tracto vocal puede mantener una configuración relativamente abierta y actuar como modulador de la excitación glotal, o estrechar e incluso cerrar el paso de la corriente de aire en una zona específica. El tracto actúa así como un filtro acústico cuya configuración es variable en el tiempo, y puede modificar sus parámetros de manera continua.

---

* La configuración del tubo de sección constante se correspondería con la posición del tracto vocal durante la fonación sostenida de la vocal /a/.

5.3   Modelo fuente-filtro del sistema global

Centrándonos en el modelo simplificado de fuente y filtro, podemos desarrollar esta idea desde un punto de vista más formal. Partimos de la fuente de sonido, e(n), que representa la perturbación acústica periódica generada por la corriente de aire proveniente de los pulmones. Esta señal se ve influenciada por su paso a través del tracto vocal y nasal, modificando su espectro, E(f), de manera que a su salida la señal cambiará sustancialmente su forma de onda y se obtendrá una nueva señal s(n), cuyo espectro, S(f), está conformado por las mismas componentes frecuenciales, pero con amplitudes moduladas por el filtro correspondiente al tracto. Así, trabajando en el dominio de la frecuencia y suponiendo linealidad, si llamamos H(f) a la función de transferencia del filtro que representa el tracto para una posición concreta de éste, y E(f) al espectro de la fuente de excitación, la salida vendría dada por el producto de ambas funciones:

$$S(f) = H(f)E(f).$$

Esta idea queda representada en la figura 13, donde se observa tanto la forma de onda, e(n), como el espectro de la señal de excitación glotal, E(f), que tras pasar por el filtro resonante, H(f), entrega a su salida una nueva señal, s(n), cuyo espectro es S(f).

Considerando el espectro de la señal e(n) podemos suponer que, implícitamente, en la figura 15 se ha supuesto un tipo de excitación periódica, pero tal como hemos visto en la figura 12, el modelo sigue siendo válido si suponemos una excitación con ruido de banda ancha generado por turbulencias provocadas por el flujo de aire expelido por los pulmones al pasar por una constricción en el tracto vocal.

A veces se agrega a este modelo la función de transferencia L(f), que representa el fenómeno de radiación a la salida de los labios.

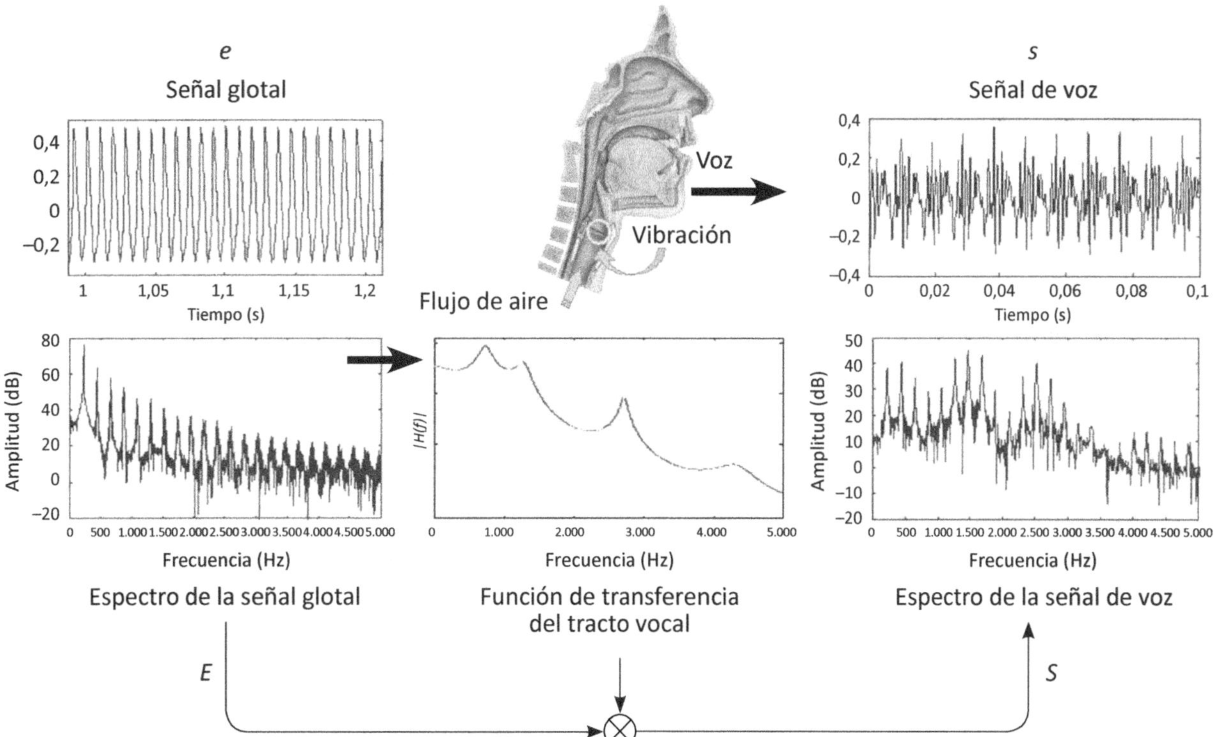

Figura 15. En la parte superior, forma de onda de la fuente glótica y señal de voz. En la parte inferior, espectro de la señal glotal, contribución del tracto y espectro de la señal de voz.

Así pues, podemos decir que la influencia debida a la función H(f) está relacionada con la envolvente espectral de la función S(f), mientras que la debida a la función E(f) está íntimamente relacionada con la excitación.

Como hemos dicho, las funciones H(f) y E(f) no son ni mucho menos fijas, sino que varían con el tiempo para modelar los distintos sonidos que conforman el habla. De este modo, distintas configuraciones del tracto y diferentes excitaciones dan lugar a diversas manifestaciones acústicas. Esta idea queda plasmada en la figura 16, en la que se representan las formas de onda y el espectro de segmentos acústicos para distintas configuraciones del tracto vocal. A pesar de las diferencias en su traza acústica, todas tienen el denominador común de haber sido generadas por la misma fuente de excitación, diferenciándose por las resonancias o picos espectrales de la envolvente del espectro representado en la parte derecha de la figura 16.

Como ya hemos comentado, este modelo es una simplificación del proceso de fonación real y en él se asumen ciertos hechos que no son del todo ciertos, como que la fuente y el filtro son linealmente separables y que no hay interacción entre ellos. En realidad, la vibración de las cuerdas vocales se ve afectada por la presión del aire dentro del tracto vocal, y también hay un acoplamiento entre el tracto vocal y los pulmones durante el tiempo en que la glotis se encuentra abierta, modificando la característica del filtro en cada ciclo de la excitación. Por ello, la forma de onda generada no es por completo periódica, aunque puede considerarse que sí lo es en intervalos de tiempo suficientemente pequeños. Además, el procedimiento de separar los sonidos en sordos y sonoros no es del todo preciso, pues en sonidos como los fricativos sonoros hay una correlación entre el ruido y los picos de la señal glótica.

Con el objetivo de diferenciar entre la frecuencia de los formantes y la frecuencia fundamental, en la figura 17 se representa el espectro correspondiente a la fonación de una /a/, junto con su envolvente espectral, y se aprecian claramente los picos resonantes correspondientes a los distintos formantes, así como las líneas espectrales correspondientes a las com-

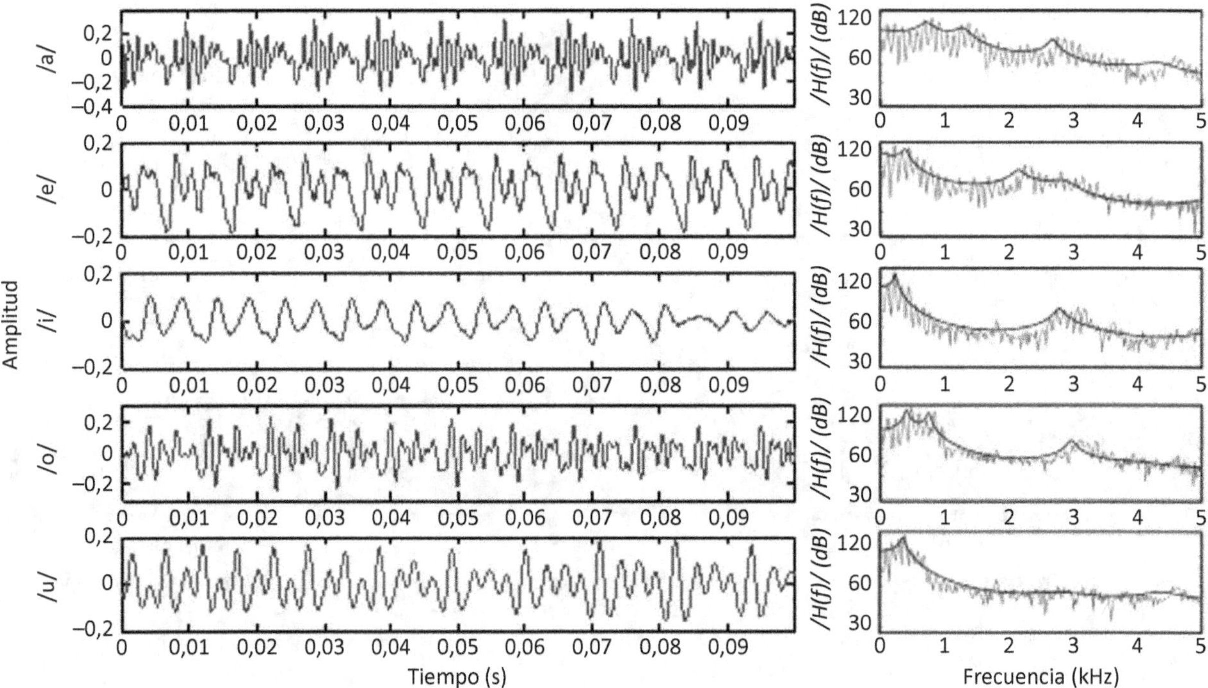

Figura 16. Forma de onda (izquierda) y espectros (derecha) de las vocales del español pronunciadas de manera sostenida por un hablante masculino nativo. A pesar de la similitud de algunas de sus formas de onda temporales, es posible discriminarlas a partir de las resonancias o picos espectrales.

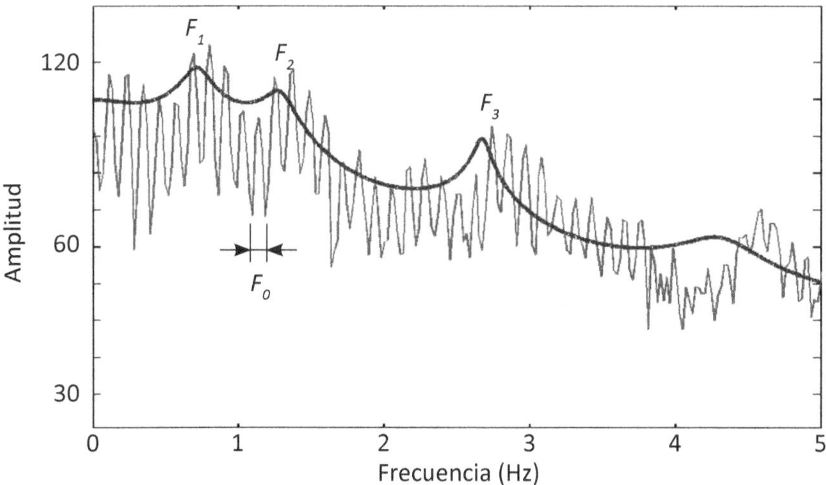

Figura 17
Espectro de una vocal /a/ sostenida y su envolvente, donde destacan los formantes (F_1, F_2 F_3) y la frecuencia fundamental (F_0).

Ciencias básicas y voz

ponentes armónicas de la excitación glotal equiespaciadas en una cantidad equivalente a la frecuencia fundamental F_0. No hay que confundir la frecuencia de vibración glotal *(pitch)** y sus armónicos correspondientes con las frecuencias de resonancia, pues en general no tienen por qué coincidir.

5.4 Características acústicas generales de la voz

El sonido vocal que sensorialmente percibimos es lo que conocemos como «tono». Para caracterizarlo, se definen unas propiedades fundamentales: frecuencia, intensidad, extensión y timbre.

La variación de la frecuencia se consigue mediante el ajuste que realiza el sistema nervioso central y periférico, tanto en la región glótica como en la cavidad de resonancia. En la glotis, la frecuencia fundamental de oscilación de las cuerdas vocales puede controlarse mediante los cambios de longitud, masa y elasticidad de los planos que forman las cuerdas vocales ante la acción muscular. Cuando la frecuencia fundamental es alta, la mucosa se encuentra estirada y tensa, por lo que la ondulación es mínima y de muy limitado desplazamiento. A simple vista diríamos que se trata de una vibración más que de un movimiento ondulatorio. El efecto contrario, es decir, un acortamiento de la cuerda vocal y una disminución de la tensión, se traduce en un descenso de la frecuencia fundamental de vibración o *pitch*. Un armónico constituyente del sonido generado en la glotis próximo a un formante del tracto vocal se verá intensificado, mientras que un armónico situado entre dos formantes se verá atenuado.

El control del volumen, o intensidad, está íntimamente relacionado con el flujo de aire y la presión con que éste se expulsa, es decir, con la potencia aerodinámica que se invierta en el proceso. Cuanto más intensa sea la fuerza, mayor es la presión subglótica y la resistencia de la válvula glótica al paso del aire, y con ello la intensidad. En términos cuantitativos, la intensidad de fonación es proporcional al cuadrado de la presión subglótica. Por otro lado, la sintonización entre armónico y formante, comentada en el párrafo anterior, también influye

---

* A menudo se emplean indistintamente los términos «frecuencia fundamental» y *pitch*. En sentido estricto, este último se refiere a la frecuencia fundamental percibida por el oyente, con independencia de que ese sonido esté realmente presente en la señal de voz. Por ejemplo, la voz que se transmite por un canal telefónico convencional está limitada en banda entre 300 y 3.400 Hz. Una persona que hable con una frecuencia fundamental de 110 Hz será percibida a través del teléfono con un *pitch* de 110 Hz, aunque la frecuencia fundamental en la forma de onda de la señal será de 330 Hz.

en la intensidad de la voz, particularmente en la voz cantada. En la voz hablada este fenómeno carece de importancia, pues los armónicos, como corresponde a bajas frecuencias, no se encuentran muy separados. Sin embargo, en altas frecuencias, la coincidencia del primer formante con la frecuencia fundamental implica un notable aumento de la intensidad.

Al conjunto de frecuencias que pueden ser emitidas por la laringe se le denomina «extensión» de la voz. En condiciones normales, la extensión es algo superior a tres octavas, concretamente 38 semitonos para los hombres y 37 para las mujeres, con un rango de frecuencias que oscilan entre 80 y 700 Hz para las voces masculinas y entre 140 y 1.110 Hz para las femeninas.

El timbre es la propiedad de la voz que nos permite distinguir entre dos notas de igual frecuencia e intensidad emitidas por instrumentos musicales distintos, o diferenciar dos voces pertenecientes a personas distintas. El timbre depende de los formantes y de las dimensiones físicas del tracto vocal, de la frecuencia fundamental y de la intensidad. Además, esta propiedad varía de unas regiones a otras de la extensión vocal, y pueden distinguirse áreas concretas denominadas «registros vocales». Si se alteran las amplitudes relativas de los armónicos de un sonido y sus fases con relación al tono fundamental, varía el timbre del sonido sin cambiar su tono.

6 Tipología de los sonidos vocales

El hecho de que un sonido esté caracterizado por el tipo de excitación y la configuración del tracto vocal nos lleva a definir las unidades lingüísticas básicas del habla, llamadas «fonemas». En realidad los fonemas son modelos de los sonidos que pueden diferir luego en su expresión acústica, dando lugar a lo que se conoce como «alófonos». Se les puede definir como el conjunto mínimo de unidades que permite construir cualquier palabra en un idioma determinado. Así pues, grosso modo, dos fonemas son distintos si el cambio de uno por otro cambia la palabra. En la tabla 1 se muestra una posible clasificación de los fonemas atendiendo al modo de articulación, si bien pueden categorizarse atendiendo al punto de articulación, la sonoridad, la nasalidad, etc.[17]

Si nos atenemos a las configuraciones del tracto y a la fuente de excitación que corresponden a cada fonema, otra posible clasificación, más simple, los agrupa en vocálicos y consonánticos. Esta división se sustenta tanto en las características acústicas como en los gestos articulatorios que dan lugar a cada tipo de sonido.

Los sonidos consonánticos se producen con una configuración relativamente cerrada del tracto vocal. El cierre o estrechamiento del canal se realiza en zonas específicas del tracto por acción de partes concretas de las estructuras articulatorias. Entre los factores que determinan el sonido resultante deben distinguirse la participación o no de la fuente glótica, la naturaleza del cierre o estrechamiento, y la transmisión a través de la cavidad oral, nasal o ambas.

Por constituir el caso de mayor interés para el estudio de la patología orgánica de la voz, a continuación analizaremos con más detalle los sonidos vocálicos desde el punto de vista de la fonética acústica.

En la articulación de sonidos vocálicos, el tracto muestra una configuración relativamente abierta y la fuente de excitación es siempre glótica. Las propiedades de estos sonidos persisten por un tiempo apreciable o cambian muy lentamente mientras se mantenga la configuración del tracto.

Para este tipo de sonidos, los pulsos glóticos estimulan el tracto vocal que actúa como sistema resonador. Éste puede modificar su configuración y con ello sus frecuencias de resonancia, como si se tratara de un filtro acústico adaptativo. Esta posibilidad de variación es

Rasgo		Órganos	Ejemplos
Vocálicas		Las cuerdas vocales vibran al paso del aire sin oclusión completa del tracto vocal en ningún punto	/a/, /e/, /i/, /o/, /u/
Consonánticas	Oclusivas	El aire se retiene y se expulsa de golpe. Se producen por el cierre momentáneo total o parcial del tracto vocal seguido de una liberación más o menos abrupta del aire retenido. Por ejemplo las totales /p/, /t/, /k/ o las parciales /b/, /d/, /g/. Estas últimas son sonoras	/p/, /b/, /t/, /d/, /k/, /g/,
	Fricativas	El aire sale lentamente a través de una pequeña abertura de la boca. Se caracterizan por ser ruidos aleatorios generados por la turbulencia que produce el flujo de aire al pasar por un estrechamiento del tracto. Pueden ser sonoros como /y/ si hay componente glótica, o sordos como /f/, /s/ o /j/ (también /z/ en otras versiones del español)	/f/, /z/, /j/, /s/
	Africadas	El aire se retiene y después se expulsa a través de una pequeña abertura. Si los fonemas comienzan como oclusivos y la liberación del aire es fricativa, se denominan africados. La oclusión y la constricción se producen en el mismo punto de articulación	/ch/
	Líquidas — Vibrantes	La lengua obstaculiza parcialmente el canal. El aire sale por los lados de la boca. Son producidos al pasar el aire por la punta de la lengua y producir su vibración. Tienen componente glótica	/r/, /rr/
	Líquidas — Laterales	La lengua estrecha el canal al rozar con el paladar y produce una o más vibraciones. Se producen cuando se hace pasar la señal sonora glótica por los costados de la lengua	/l/, /ll/

Tabla 1. Categorías de los fonemas atendiendo al modo de articulación.

la que permite al hablante producir diferentes sonidos vocálicos. La forma del tracto en la producción de las vocales está controlada principalmente por la posición de la lengua, de la mandíbula y de los labios. Así pues, los sonidos vocálicos pueden clasificarse por sus distintas características acústicas:

- *Zonas de estrechamiento:* los estudios radiográficos identifican tres zonas principales de producción de la constricción que son dependientes de la posición de la lengua, los labios y la boca. De esta manera, los sonidos vocálicos se agrupan en anteriores (/i/, /e/), medios (/a/) y posteriores (/o/, /u/) según la posición de la constricción.
- *Abertura de la boca:* está determinada por la acción de los labios y del maxilar inferior, y da lugar a importantes diferenciaciones acústicas y fonéticas: las vocales abiertas (/a/), medias (/e/, /o/) y cerradas (/i/, /u/).
- *Grado de estrechamiento:* según el grado de estrechamiento en la región de menor área o constricción máxima se diferencian sonidos vocálicos estrechos (/i/, /u/, /o/) y amplios (/e/, /a/).
- *Longitud del tracto:* la longitud del tracto se modifica redondeando los labios y subiendo y bajando la posición de la laringe. Así se tienen las vocales labializadas (/o/, /u/) y deslabializadas (/a/).

Retomando el gráfico de la figura 16, en el que se observaban las formas de onda de las vocales del español pronunciadas de forma sostenida y aislada junto con sus respectivos espectros, en los espectros de los sonidos vocálicos aparecen claramente identificadas las resonancias del tracto. Estas resonancias se ven como picos en el espectro y se corresponden con los ya comentados formantes, cuyas características más representativas son sus frecuencias de resonancia (tabla 2), además de las amplitudes relativas entre unos y otros. Los formantes se clasifican en orden, según la frecuencia a la cual aparezcan, siendo los primeros los que se encuentran a frecuencias más bajas. Se habla habitualmente de un primer formante F_1, y se considera que los demás aparecen a frecuencias que son los armónicos de la frecuencia del primero, con una atenuación aproximada con respecto a aquél de 12 dB/octava. La relación entre formantes y sonidos está bastante clara en el caso de los sonidos vocálicos, que pueden ser fácilmente clasificados por el número, la separación relativa y la energía asociada de los formantes. Sin embargo, en los sonidos consonánticos esta relación no está nada clara, y aparecen rápidas variaciones espectrales que enlazan las vocales anterior y posterior a la consonante correspondiente. En este caso es la forma de variación la que identifica los sonidos. Puede decirse que el modo de establecer una relación clara entre la variación de la concentración de la energía en la frecuencia y los sonidos consonánticos es un problema abierto, para el que no se han encontrado soluciones totalmente satisfactorias.

Tabla 2
Frecuencias medias de los formantes de las vocales españolas para un hombre.

Símbolo vocal	Ejemplo	F_1 (Hz)	F_2 (Hz)
/a/	Paz	730	1.090
/e/	Sed	530	1.840
/i/	Pila	390	1.990
/o/	Solo	570	870
/u/	Luna	300	840

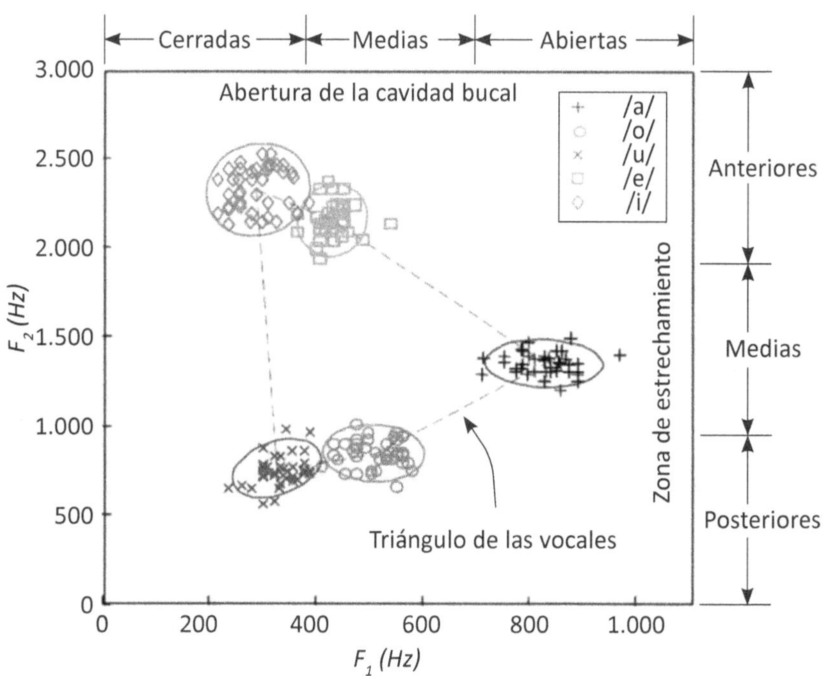

Figura 18

Espectrograma de banda ancha de una secuencia de voz correspondiente a la fonación de las cuatro vocales del español: /a/, /e/, /i/, /o/, /u/. Se observan con nitidez los formantes de cada una de las vocales.

Cabe decir que, en la práctica, para los sonidos sonoros sólo es necesario considerar hasta el tercer o cuarto formante (de 100 Hz a unos 3,5 kHz). Esto se debe a que la característica en frecuencia de la fuente tiene una pendiente de –12 dB/octava, y por ello atenúa casi por completo las frecuencias superiores a estos formantes.

Nótese que la existencia de periodicidad en los segmentos sonoros representados, junto con los valores de las frecuencias correspondientes a los formantes, principalmente F_1 y F_2, constituyen un medio para caracterizar a las vocales.

Por otro lado, la figura 18 muestra un gráfico de la distribución de las vocales del español en función de F_1 y F_2, en lo que se conoce como «triángulo vocálico». En el gráfico se muestra también la relación del valor de los formantes con los atributos articulatorios antes comentados. El parecido que se observa en las figuras 16 y 19 entre /o/ y /u/, y entre /e/ y /i/, queda patente a la vista de la estructura del triángulo vocálico.

A modo de ejemplo, los espectrogramas de la figura 20 resumen gran parte de lo comentado hasta ahora. En la parte superior se muestra un espectrograma de banda ancha para una traza de voz correspondiente a una vocal sostenida /a/. A su izquierda se muestra el promedio de la envolvente del espectro, y puede verse la coincidencia entre los formantes identificados a partir del espectrograma y los identificados a partir de la envolvente del espec-

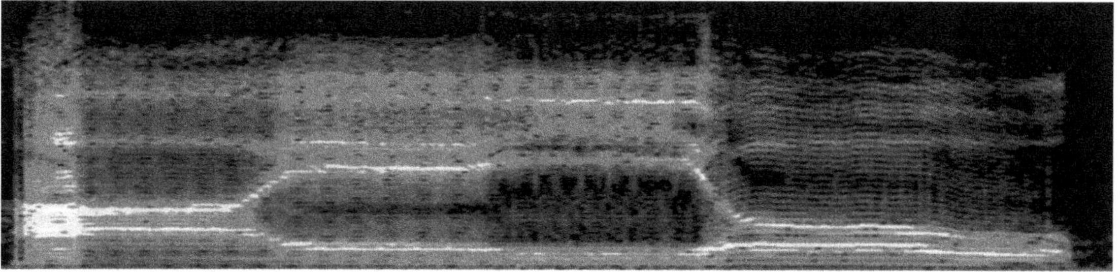

Figura 19. Espectrograma de banda ancha de una secuencia de voz correspondiente a la fonación de las cuatro vocales del español: /a/, /e/, /i/, /o/, /u/. Se observan con nitidez los formantes de cada una de las vocales.

tro. Debajo, en la misma figura, se muestra un espectrograma de banda estrecha, donde se aprecian perfectamente las líneas paralelas que se corresponden con los armónicos de la frecuencia fundamental. Junto con el espectrograma de banda estrecha se ha representado, a su izquierda, el espectro promedio del tramo de voz, en el cual se observan los picos espectrales correspondientes a los armónicos.

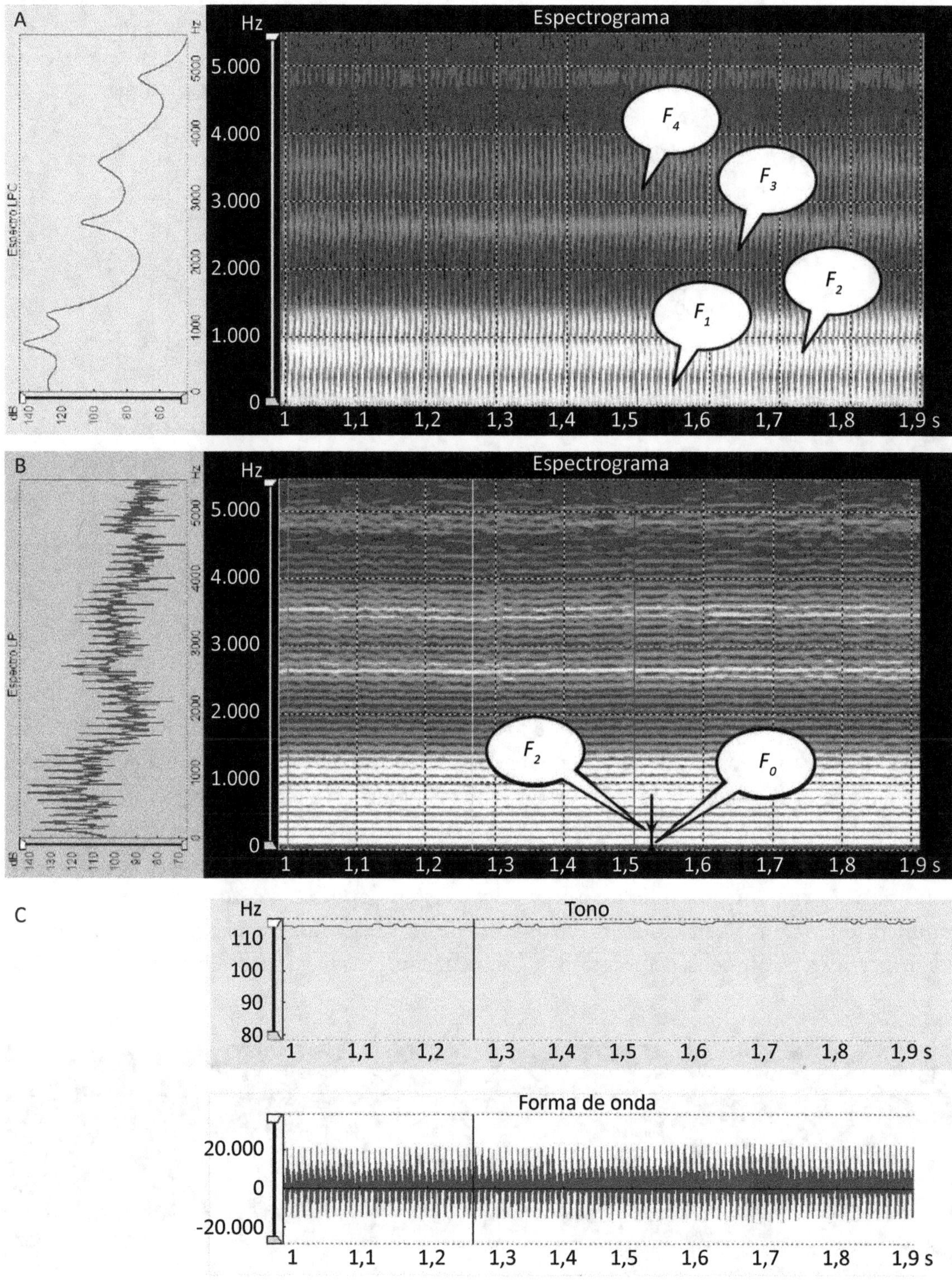

Figura 20. A) Espectrograma de banda ancha. B) Espectrograma de banda estrecha. C) Contorno de tono y traza de voz. Los espectrogramas de banda ancha y estrecha se han representado conjuntamente con la envolvente del espectro y el espectro promediado a largo plazo.

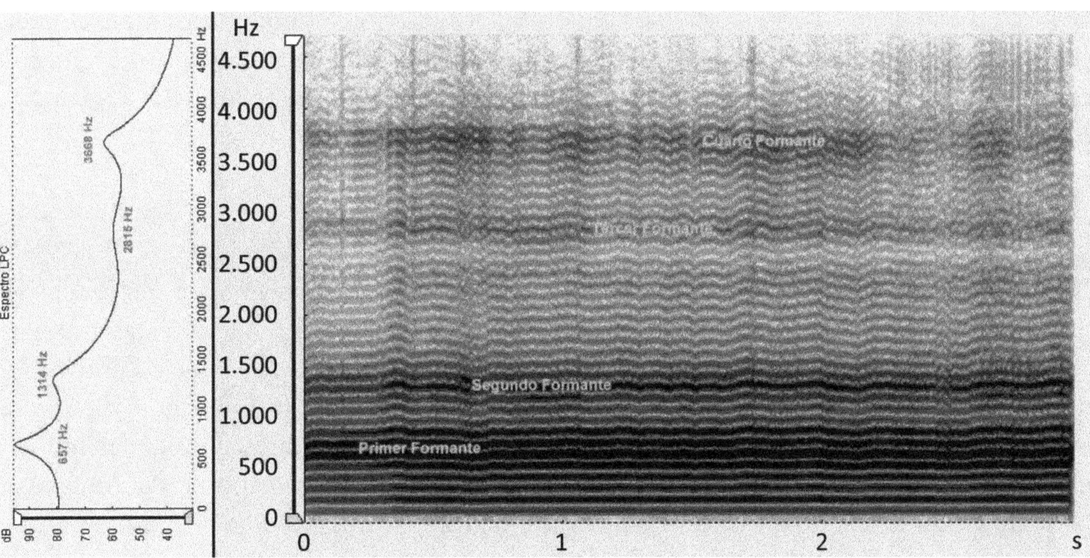

Figura 21. Espectrograma de banda estrecha utilizando una paleta de grises. Sobre él se han señalado los formantes.

Si bien la herramienta más adecuada para visualizar los formantes es el espectrograma de banda ancha, en realidad, tal como se muestra en la figura 21, los formantes también pueden apreciarse en el espectrograma de banda estrecha. En este ejemplo se presenta un espectrograma de banda estrecha (filtro de 45 Hz y FFT de 1.024 puntos) en el que se identifican perfectamente los armónicos, y sobre él se han localizado los cuatro primeros formantes, que concuerdan con los que muestra la envolvente del espectro representada a su izquierda.

La estructura de los formantes de las vocales del español se aprecia con detalle en el espectrograma de banda ancha de la figura 19, correspondiente a la fonación sostenida de las vocales /a/, /e/, /i/, /o/ y /u/ por un locutor masculino y sin realizar pausas intermedias. En el mismo gráfico pueden verse las transiciones de los formantes de una a otra vocal como efecto de la evolución de la articulación entre una y otra posición.

Con la idea de apreciar el detalle temporal y abundar en el ya comentado principio de incertidumbre, la figura 22 muestra una porción de un espectrograma de banda ancha (filtro

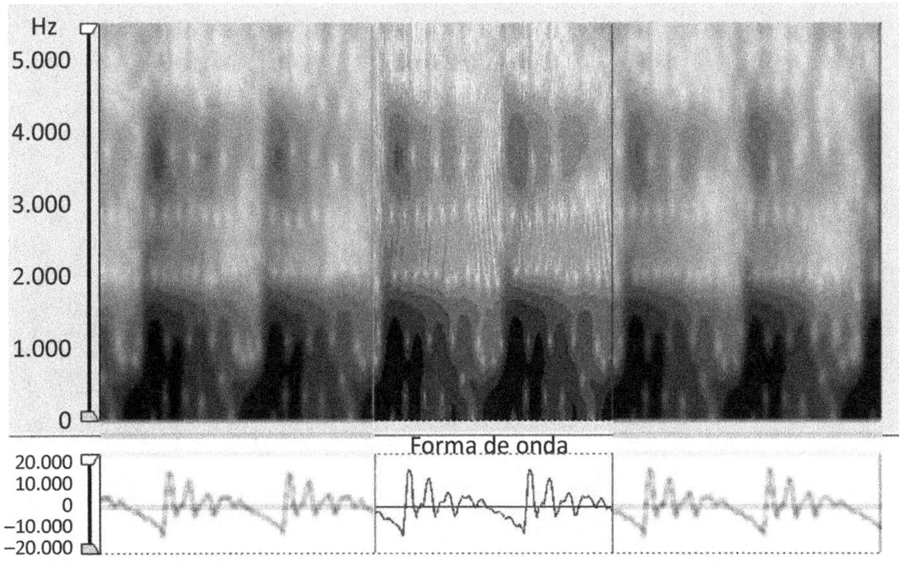

Figura 22
Detalle de un espectrograma de banda ancha. Se ha realizado un importante aumento del eje temporal para visualizar los pulsos glóticos.

de 450 Hz y FFT de 1.024 puntos) en el que se ha realizado una importante ampliación del eje de tiempos, de manera que se aprecian perfectamente los pulsos glóticos, coincidentes con los apreciados en la forma de la onda. La resolución temporal es muy buena, pero no podemos apreciar los armónicos al haber perdido definición la frecuencia.

7 Necesidad de parametrización de la señal de voz

La señal de voz es una medida de los cambios de presión que se transmiten a través del aire. Su evolución temporal no es imprevisible a corto plazo; los instantes pasados dan una idea aproximada del futuro, debido a que su evolución no es abrupta sino suave (aunque sea más o menos rápida). Hay, pues, una dependencia entre pasado y futuro. Ahora bien, toda información predecible es redundante. Según el teorema de la información de Shannon,[19] cuanto más predecible sea un suceso menor cantidad de información aporta. Por otra parte, podemos realizar aproximaciones al patrón original sin que por ello se pierda la información subyacente que nos permita realizar la evaluación. ¿Para qué caracterizar algo con una cantidad P de datos si para el problema en estudio podemos mantener rasgos identificativos con menos volumen de información? Por tanto, la finalidad de la parametrización debe ser eliminar toda redundancia informativa, manteniendo las características y rasgos de la señal original que permitan una evaluación con el mínimo número de parámetros.

En el caso de la señal de voz, se pretende que los mecanismos de parametrización permitan cuantificar el comportamiento de las voces patológicas, diferenciándolas de las voces normales.

7.1 Extracción de rasgos

Los segmentos, o bloques, son procesados individualmente para obtener una nueva representación en forma de secuencia de vectores, uno por segmento. En general sus valores se llaman rasgos, coeficientes o parámetros. Cada vector contiene un número fijo de coeficientes, que dependerá tanto de la frecuencia de muestreo como del tipo de parámetro utilizado. En la figura 23 se muestra el esquema general de un proceso de extracción de parámetros.

Hay una gran variedad de algoritmos de extracción de rasgos, y cada uno intenta reflejar de manera conveniente las características de la señal. Los coeficientes extraídos sólo deben preservar la información necesaria para el problema en estudio, y desechar la información producida por otras fuentes de variabilidad. Tomando tramos cortos, los parámetros pueden extraerse mediante técnicas de tratamiento de señal, bien en el dominio del tiempo, bien en un dominio transformado (frecuencia, cepstrum...).

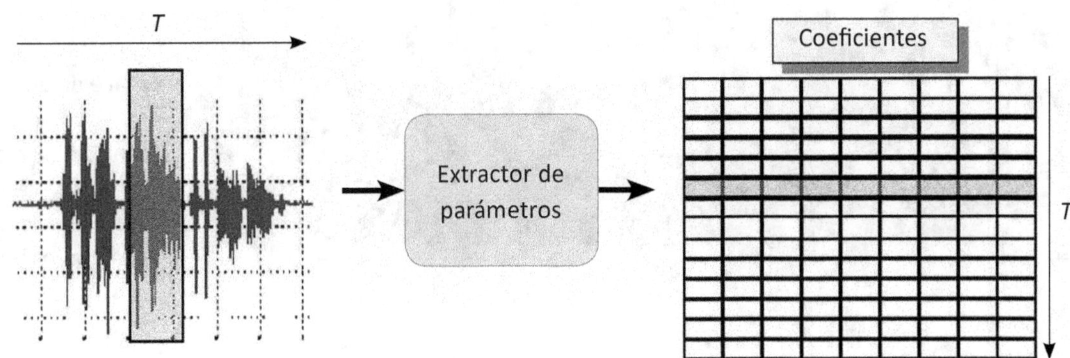

Figura 23. Representación gráfica de la extracción paramétrica.

En este apartado revisaremos una de las técnicas más utilizadas para caracterizar los segmentos de voz: el análisis de predicción lineal, que nos permite calcular la envolvente espectral y los coeficientes LPC *(linear prediction coding)*. Se utiliza para la extracción de rasgos y es la base de la mayoría de los sistemas de codificación de voz. Su popularidad se debe en gran parte a su sencilla formulación, facilidad de implementación y baja demanda de cálculos en comparación con otras técnicas.

7.2 *Análisis de predicción lineal (LPC)*

La base matemática de este método ha sido profusamente investigada y se ha utilizado en gran número de aplicaciones dentro del procesado de voz, pues permite estimar, de manera precisa y relativamente rápida, parámetros como el espectro, los formantes, la frecuencia fundamental o la morfología del pulso glótico.

Se trata de una técnica que opera directamente sobre la señal de voz en el dominio del tiempo. La idea básica de partida, de la cual toma su nombre, es la de aproximar o predecir las muestras de la señal de voz, s(n), mediante una combinación lineal de p muestras de voz anteriores, s(n − k), k = {1, 2, … p}. Matemáticamente podemos expresarlo como:

$$\hat{s}(n) = a_1 s(n-1) + a_2 s(n-2) + ... + a_p s(n-p) = \sum_{k=1}^{p} c_k s(n-k),$$

donde $\hat{s}(n)$ es la muestra predicha en el instante n y {$c_1, c_2, .., c_k, .., c_p$} son los p coeficientes de predicción, que permanecen constantes en el tramo de voz que se está analizando. Al hacer esta aproximación cometemos un error de predicción e(n):

$$e_{rr}(n) = s(n) - \hat{s}(n).$$

Nuestro objetivo es buscar un conjunto de coeficientes de predicción que nos permitan obtener una buena estimación de los parámetros espectrales. Para ello se dispone de algoritmos que facilitan su estimación, como el método de la autocorrelación y el método de la covarianza.[12,13,15]

Como la señal que tratamos no es estacional, el conjunto de coeficientes hallados sólo será válido en un intervalo de tiempo corto, y será necesario recalcularlos en cada ventana de análisis.

7.2.1 *Envolvente LPC*

Como veíamos en la figura 12, el modelo fuente-filtro obtiene la señal de voz s(n) como resultado de introducir una señal e(n) = G × u(n) a la entrada del filtro que modela el tracto vocal, donde u(n) es una excitación normalizada (diferente según se trate de un segmento sordo o sonoro) y G es la ganancia de la excitación.

Lo interesante del modelo es que, una vez conocidos los coeficientes de predicción, puede estimarse una única función de transferencia del tracto vocal a partir de la expresión del error de predicción, que viene dado por:

$$e_{rr}(n) = s(n) - \sum_{k=1}^{p} c_k s(n-k).$$

Partiendo de esta ecuación y transformando al dominio de Fourier cada uno de sus términos se obtiene:

$$E_{rr}(f) = s(f)\left[1 - \sum_{k=1}^{p} c_k e^{-jk2\pi Tf}\right], \quad 0 < f < \frac{f_2}{2}$$

y operando se deduce una nueva ecuación en la cual la salida puede calcularse a partir de la señal de error $E_{rr}(f)$ multiplicada por una función, a la que llamaremos $H(f)$:

$$s(f) = E_{rr}(f) / \left[1 - \sum_{k=1}^{p} c_k e^{-jk2\pi Tf}\right] = E_{rr}(f) \cdot H(f), \quad 0 < f < \frac{f_2}{2}.$$

Así podemos identificar $H(f)$ con la función de respuesta en frecuencia del filtro que modela el tracto vocal:

$$H(f) = \frac{1}{1 - \sum_{k=1}^{p} c_k e^{-jk2\pi Tf}}, \quad 0 < f < \frac{f_2}{2},$$

siendo T el periodo de muestreo. De igual modo, como la salida puede calcularse mediante el producto de una función $E_{rr}(f)$ por la respuesta en frecuencia del sistema, $H(f)$, podemos decir que la señal de error $e_{rr}(t)$ se corresponde con la entrada al sistema del modelo fuente-filtro antes visto, $e(t)$.

Así pues, la respuesta en frecuencia del filtro estará caracterizada únicamente por los coeficientes de predicción lineal, c_k, y puesto que se trata de una función compleja de variable real, para obtener una estimación de la envolvente espectral del tracto vocal sólo tendríamos que calcular el módulo de la función obtenida.

7.2.2 Número de coeficientes LPC

El número de coeficientes LPC determina la resolución de la envolvente. En general, el espectro de voz tiene una densidad media de 2 polos (1 polo complejo) por kHz, por lo que se necesitan $f_s/1000$ polos para representar la contribución del tracto vocal al espectro de voz, donde f_s es la frecuencia de muestreo. Además, son necesarios 3 o 4 polos más para representar adecuadamente el espectro de la fuente excitadora y de la radiación. Por tanto, una buena elección es tomar $p = (f_s/1000) + 3$.[13] Con este valor de p se obtiene una versión suavizada del espectro que sigue las variaciones globales de la respuesta en frecuencia.

El error cuadrático medio disminuye al aumentar p, hasta alcanzar el valor de p óptimo, y a partir de entonces empieza a disminuir muy lentamente. Con un número mayor de coeficientes aparecen picos en el espectro que no corresponden a ningún formante y que no contribuyen a disminuir el error de predicción. Por el contrario, con valores de p pequeños, el error de predicción es mayor y la envolvente obtenida es una aproximación más burda de la respuesta en frecuencia.

7.2.3 Filtrado inverso

El modelo fuente-filtro también permite recuperar la señal de excitación glotal a partir de la señal de voz. Este proceso se conoce comúnmente como «filtrado inverso».

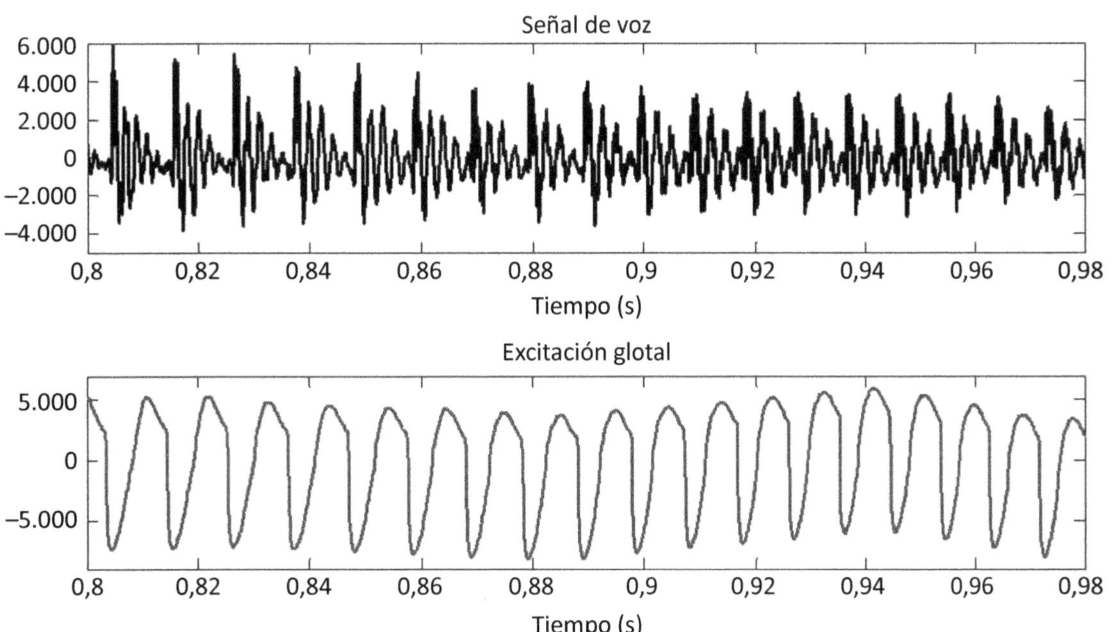

Figura 24. Filtrado inverso de la señal de voz.

Los métodos de filtrado inverso cancelan el efecto de los formantes para recuperar la excitación glotal a partir de la señal de voz. El procedimiento más habitual consiste en calcular, para cada ventana de análisis de duración equivalente a un periodo de *pitch*, un filtro, H(f), que modele el tracto vocal, y luego hacer pasar el segmento de voz por su filtro inverso, 1/H(f), obteniendo así la excitación (o pulso glotal derivado). Integrando la excitación se anula el efecto de radiación de los labios y se obtiene el pulso glotal. La figura 24 muestra un segmento de voz y el resultado de aplicar un proceso de filtrado inverso.

La dificultad del método estriba en detectar los instantes de cierre glotal para marcar los instantes de comienzo y fin para el análisis. Para solventar este problema, en la literatura se proponen distintas aproximaciones para el cálculo,[20] que en algunos casos no requieren la identificación previa de los periodos de *pitch*.[21]

Una vez obtenida la fuente glótica, la literatura establece distintas líneas de estudio y evaluación. Así, a partir del perfil de la onda glótica y del correlato de onda mucosa (MWC, *mucosal wave correlate),* que puede derivarse de la primera, es posible identificar los puntos característicos de apertura y cierre del ciclo de fonación, por lo que este estudio es muy útil para identificar patología vocal. Asimismo, pueden determinarse singularidades en el espectro de densidad de energía del correlato de onda mucosa que caracterizan el tipo de fonación.[22] También puede extraerse de la fuente glótica un conjunto de parámetros acústicos y biomecánicos[23] que permiten clasificar la voz en función del grado de patología.

Consulte la bibliografía de este capítulo en la página 568.

Capítulo 5

Historia clínica y valoración subjetiva de la voz (calidad de vida en relación con la voz)

F. Núñez, M.A. Mate

Máximas y consejos

- Es esencial que la exploración laringoscópica se apoye en una cuidadosa revisión de los antecedentes personales del paciente y de su historia vocal.
- La profesión del paciente puede ser la principal causa de su afección vocal, por lo que siempre debe reflejarse en la historia clínica.
- Los fármacos también tienen efectos adversos sobre la voz, sea de manera directa o indirecta: la lista de medicamentos que toma el paciente debe recogerse con detalle.
- En la actualidad no hay un método que haya demostrado ser mejor que los demás para medir la calidad vocal percibida: los dos más empleados que proporcionan un protocolo estándar son el método GRABS y el CAPE-V.
- La calidad de vida relacionada con la salud de un paciente depende de las percepciones que tiene acerca del impacto de la enfermedad y su tratamiento sobre su función física, psíquica y social.
- El *Voice Handicap Index* (VHI) es un cuestionario de 30 preguntas divididas en tres dominios (funcional, físico y emocional), diseñado para cuantificar la calidad de vida relacionada con la voz.

1 Historia clínica

1.1 Introducción

Muchos de los procesos que dan lugar a disfonía afectan a las cuerdas vocales de manera sutil. En la exploración física no siempre puede evidenciarse la patología vocal, aun disponiendo de instrumentos diagnósticos sofisticados, por lo que es esencial que la exploración laringoscópica se apoye en una cuidadosa revisión de los antecedentes personales del paciente y de su historia vocal.[1] Hay que evitar la tentación de acortar la anamnesis médica y vocal y de comenzar rápidamente con la exploración.[2] La información derivada de los antecedentes nos permitirá interpretar mejor los hallazgos de la exploración.[3]

Está muy extendido el uso de entregar antes de la consulta un detallado cuestionario que recoja la información referente a la disfonía, lo cual aporta varias ventajas: el paciente puede reflejar con más precisión los síntomas que percibe y puede ordenarlos en el tiempo, simplificando así la entrevista con el médico.[4] Pero este cuestionario, aunque pueda resultar muy útil, no sustituye al interrogatorio directo. El clásico formato de «enfermedad actual, antecedentes médicos y quirúrgicos, medicación que toma y antecedentes sociolaborales» sigue siendo el mejor para realizar una historia clínica y vocal detallada, y permitir así diagnosticar y tratar la disfonía.[5]

1.2 Enfermedad actual

Los pacientes utilizan el término «ronquera» para describir una variedad de síntomas vocales, como por ejemplo la pérdida de los registros altos, la inestabilidad del tono, la dificultad para el cambio de registro de los cantantes, la fatiga vocal o la voz aérea.[6] Sin embargo, cada uno de estos síntomas puede tener distintas implicaciones. También es importante determinar si hubo factores desencadenantes de la disfonía. Uno de los que con más frecuencia está involucrado en el inicio de los trastornos vocales son los procesos catarrales de vías altas, sobre todo la laringitis viral. Si esto sucede en pacientes con un importante abuso vocal, puede dar lugar a lesiones en las cuerdas vocales. En otras ocasiones, la enfermedad viral herpética puede preceder a la aparición de una parálisis vocal.[7] Muchas parálisis descritas como idiopáticas se consideran ahora de origen viral. Un proceso catarral de vías altas también puede cursar con tos grave e incoercible que puede favorecer la aparición de lesiones en las cuerdas vocales, como los granulomas.[8]

La intubación endotraqueal puede también ocasionar disfonía, porque se haya realizado de forma traumática o por haber estado intubado durante largo tiempo.[9] Otras veces se refiere como factor desencadenante de una disfonía la vivencia de una experiencia traumática, como por ejemplo en la disfonía espasmódica y la disfonía funcional. Determinar la duración del trastorno vocal distinguirá si estamos ante una disfunción crónica o aguda. El inicio súbito de una ronquera (en segundos o minutos) es el síntoma de presentación más común de la hemorragia de cuerdas vocales.[10]

1.3 Antecedentes médicos

- Enfermedades pulmonares o respiratorias: las enfermedades respiratorias más frecuentemente implicadas son el asma y la enfermedad pulmonar obstructiva crónica. El uso continuado de inhaladores pulmonares de corticosteroides también produce una disfonía típica por miopatía local, pero es reversible al retirar el tratamiento.[11] Otras enfermedades pulmonares, como las neoplasias malignas, también pueden causar de manera secundaria disfonía por parálisis del nervio laríngeo recurrente, en especial las que se localizan en el hemitórax izquierdo.

- Enfermedades gastrointestinales: se estima que aproximadamente la mitad de los pacientes con alteraciones vocales padecen reflujo faringolaríngeo como primera causa o como factor etiológico importante. Suele ser un reflujo silente, y a menudo se presenta asociado a manifestaciones atípicas. Otros síntomas relacionados con el reflujo faringolaríngeo son el laringoespasmo paroxístico y la tos crónica.[12]

- Enfermedades neurológicas: las enfermedades que afectan al sistema nervioso pueden ser causa de disfonía. Algunas de ellas se caracterizan por presentar un determinado patrón.[13,14]

- Enfermedades autoinmunitarias: algunos trastornos autoinmunitarios también pueden originar disfonía. La artritis reumatoide puede producirla por causar una anquilosis en la articulación cricoaritenoidea, o bien por la aparición de los llamados «nódulos de bambú» en las cuerdas vocales.[15] El lupus eritematoso sistémico se ha relacionado con la disfonía por la presencia de ulceraciones y nódulos reumatoides en las cuerdas vocales,[16,17] y la obstrucción de las vías aéreas por la aparición de una vasculitis necrotizante.[18] La enfermedad de Sjögren, caracterizada por sequedad de piel y mucosas, puede producir una alteración vocal por afectación de la mucosa de las cuerdas vocales.

- Enfermedades endocrinas: clásicamente se ha considerado al hipotiroidismo como un trastorno endocrino causante de disfunción vocal. El fundamento fisiopatológico reside en un aumento de mucopolisacáridos en la lámina propia, lo que ocasiona edema en el espacio de Reinke.[19] Clínicamente el paciente refiere disfonía, fatiga vocal, voz apagada y pérdida de los tonos agudos.[20]

  Algunas mujeres detectan cambios en la voz con el ciclo menstrual, sobre todo en la fase premenstrual. Esta afección, conocida como «laringopatía premenstrual», se caracteriza por disfonía leve, fatiga vocal y pérdida de las frecuencias altas. Es especialmente importante en las cantantes, ya que hasta un tercio de ellas lo refieren.[21] También se ha visto aumentada la incidencia de hemorragia submucosa en las mujeres que tienen ectasias vasculares en las cuerdas vocales, ya que aumentan de tamaño antes y durante la menstruación.

- Radioterapia: la radioterapia sobre la cabeza y el cuello afecta a las glándulas salivales de las vías respiratorias y digestivas altas, lo cual produce una gran sequedad y la aparición de secreciones espesas sobre las cuerdas vocales, con la consiguiente disfonía. La disminución del bicarbonato salival también puede potenciar los efectos del reflujo faringolaríngeo, por la menor capacidad para neutralizar el ácido.

1.4 *Antecedentes quirúrgicos*

Cualquier intervención bajo anestesia general, con la consiguiente necesidad de una intubación orotraqueal, por breve que sea, debe incluirse en la historia clínica. La segunda causa más frecuente de parálisis del nervio laríngeo recurrente es la iatrogénica.

1.5 *Antecedentes sociales y laborales*

Dentro de los antecedentes sociales hay que destacar el consumo de tabaco y alcohol. Algunos hábitos dietéticos, como las comidas grasas o muy condimentadas, y el abuso del café, favorecen la aparición de reflujo faringolaríngeo, sobre todo en la última comida del día y próximos a la hora de acostarse. Una escasa ingesta de líquido se asocia a la aparición de secreciones espesas en el tracto faringolaríngeo, favorecidas también por el abuso de la cafeína, que además tiene un efecto diurético.

La profesión del paciente puede ser la principal causa de su afección vocal, por lo que siempre debe reflejarse en la historia clínica vocal. El uso excesivo de la voz en profesiones que requieren un tiempo prolongado al teléfono, ambientes ruidosos o el contacto con sustancias químicas, pueden contribuir al trastorno y afectar al resultado del tratamiento. Es importante valorar también si el paciente usa de forma profesional la voz. Se dice que es una «voz profesional» cuando los ingresos de una persona dependen de ella.[22]

Exploración de la voz

1.6 Medicación actual

Los fármacos también tienen efectos adversos sobre la voz, de manera directa o indirecta. Es importante detallar todos los medicamentos que toma el paciente para poder realizar una evaluación completa de la disfonía. En la tabla 1 se mencionan los fármacos que más se relacionan con disfonía.[23,24]

2 Valoración subjetiva de la voz

2.1 Valoración perceptual de la disfonía. Metodología

El continuo que existe entre la voz normal y la patológica se relaciona estrechamente con la salud vocal. Se han descrito varios métodos para realizar esta evaluación perceptiva de la

Clase de medicamento	Efecto secundario
Antihistamínicos (loratadina, difenhidramina)	Deshidratación
Descongestivos (pseudoefedrina)	Deshidratación
Anticinetósicos (meclizina)	Deshidratación
Diuréticos (furosemida, espironolactona)	Deshidratación
Alfa-adrenérgicos (antihipertensivos)	Secreciones espesas
Antitusígenos	Deshidratación
Antidepresivos tricíclicos (amitriptilina)	Deshidratación
Inhibidores de la recaptación de serotonina (fluoxetina)	Deshidratación
Fenotiacinas (clorpromazina)	Deshidratación
Antiparkinsonianos (L-Dopa)	Deshidratación
Quimioterapia (vincristina)	Parálisis de las cuerdas vocales
Inhaladores bronquiales de corticosteroides esteroideos (beclometasona)	Laringitis, micosis faríngea, hiato glótico, deshidratación
Vitamina C	Deshidratación
Derivados del ácido retinoico (isotretinoína)	Deshidratación
Andrógenos (danazol)	Disminuyen la frecuencia vocal
Ácido acetilsalicílico y otros antiinflamatorios no esteroideos	Predisponen a hemorragia en las cuerdas vocales

Tabla 1. Fármacos que más se relacionan con la disfonía.

voz de manera congruente y clínicamente útil. Conceptualmente, el método ideal sería el que cumpliera tres condiciones: *1)* distinguir de un modo fiable las voces normales de las patológicas, y ser útil para monitorizar los cambios en la calidad vocal del paciente a lo largo del tiempo, *2)* correlacionarse con la fisiopatología y los parámetros acústicos objetivos, y *3)* tener bien establecido el tipo y la cuantía del entrenamiento requerido por el usuario y si se precisan patrones para el aprendizaje del método.

La mayoría de los estudios sobre la percepción humana de la voz se han centrado en el tono y la intensidad; en cambio, se ha realizado menor esfuerzo en el estudio de la percepción de la calidad vocal, principalmente por su naturaleza multidimensional y por la dificultad de cuantificar este fenómeno relacionado con el timbre. En la actualidad no hay un método que haya demostrado ser mejor que los demás para medir la calidad vocal percibida, pero sí hay acuerdo en los siguientes principios orientadores: *1)* las dimensiones perceptuales deberían reflejar un conjunto mínimo de parámetros con significado clínico; *2)* los procedimientos y los resultados deberían ser fáciles de obtener; *3)* los procedimientos y los resultados deberían ser aplicables a una amplia variedad de afecciones vocales y situaciones clínicas; *4)* las puntuaciones deberían presentar fiabilidad intraobservador e interobservador en los ulteriores estudios de validación, y *5)* deberían seleccionarse voces con el fin de considerar su futuro uso como patrones y posible entrenamiento.

Los dos métodos más empleados que proporcionan un protocolo estándar son el método GRABS y el CAPE-V. El primero es el que se está empleando de manera generalizada y fue diseñado por la Sociedad Japonesa de Logopedas y Foniatras, divulgado por Hirano en su libro *Clinical Examination of the Voice.*[25] Esta escala puntúa cinco parámetros o ítems que se recogen en el acrónimo de su denominación: el grado *(grade)* califica la calidad vocal global, integrando todos los componentes alterados; la ronquera o aspereza *(roughness)* es la impresión audible de pulsos glóticos irregulares, fluctuaciones anormales en la F0 o impulsos percibidos por separado, e incluye la diplofonía y las roturas de voz; el escape aéreo, o voz aérea o soplada *(breathiness),* es la impresión audible de la pérdida de aire turbulento a través de una glotis insuficientemente cerrada, e incluye cortos momentos áfonos; y la astenia *(asthenicity)* y la tensión *(strain)* describen el comportamiento vocal, pero en la actualidad se les considera menos fiables. La calificación se realiza escuchando el habla conversacional corriente o leyendo un pasaje, y se puntúa con un 0 si el parámetro se juzga como normal, con un 1 si se considera levemente afectado, con un 2 si es moderado y con un 3 si hay una importante desviación de la normalidad. Los parámetros que han mostrado tener fiabilidad en los estudios de análisis de componentes principales[26] son el B y el R, que presentan una suficiente fiabilidad (reproducibilidad intraobservador e interobservador) como para ser usados en clínica. Puesto que los parámetros de comportamiento (A y S) tienen menos fiabilidad, se elaboró una escala simplificada, la GRB, que es similar a la RBH *(rauhigkeit* para aspereza, *behauchteit* para escape aéreo y *heiserkeit* para la ronquera) usada en los países germánicos.[27]

El CAPE-V es un método de evaluación perceptual de la voz por parte del clínico muy similar al GRABS, pero se ha estructurado perfectamente en un protocolo metodológico que describe con detalle los pasos a seguir para llevarlo a cabo. Este protocolo ha sido consensuado por un panel de expertos[28] y posteriormente validado.[29] En el consenso se describe con detalle el método, definiendo los atributos vocales a calificar (severidad global, ronquera, escape aéreo, tensión, tono e intensidad), explicando cómo ha de grabarse la voz y con qué tareas (vocales sostenidas, frases diseñadas para que aparezcan todas las vocales, con ataque vocal suave y duro, sonidos nasales y consonantes plosivas sordas, y finalmente habla espontánea) y detallando los procedimientos de puntuación recomendados.

2.2 Valoración subjetiva de los trastornos vocales por parte del paciente. Valoración de la calidad de vida en relación con la voz

La salud se define como un concepto multidimensional que incorpora los estados físico, mental y social.[30] Sin embargo, la concepción médica tradicional tiende a dar más importancia a la condición física, subestimando con frecuencia los estados mental y social. En el caso de los pacientes con disfonía, la mayoría de los profesionales enfocan el tratamiento hacia los aspectos físicos de la voz, por lo que es importante no olvidar que el grado de satisfacción de los pacientes es uno de los más importantes parámetros que definen el éxito de una intervención, quizá más que cualquier medida objetiva.[31] No obstante, la disfunción vocal se manifiesta de manera distinta según los pacientes, en función de las demandas vocales en su vida cotidiana (amas de casa, locutores, profesores...).[32]

La calidad de vida relacionada con la salud depende de las percepciones que se tienen acerca del impacto de la enfermedad y su tratamiento sobre la función física, psíquica y social. Puede distinguirse una calidad de vida relacionada con los trastornos vocales que valora la limitación de la actividad de la persona debido a una alteración de su voz. Los instrumentos que evalúan la calidad de vida relacionada con la salud y la calidad de vida relacionada con las alteraciones vocales (en lo sucesivo HRQOL, por *Health-Related Quality of Life*, y VDQOL por *Voice-Disordered Quality of Life*, respectivamente) pueden utilizarse para medir los cambios evolutivos tras una intervención.

La calidad de vida se valora desde un punto de vista general (HRQOL) con instrumentos genéricos que pueden no ser sensibles a problemas o defectos particulares, o desde un punto de vista específico (VDQOL) centrándose en la voz. Estas dos opciones no son mutuamente excluyentes. Con independencia del enfoque elegido, los instrumentos deben cumplir una serie de condiciones para ser útiles en clínica: ser apropiados, ser interpretables, tener fiabilidad, validez y sensibilidad, y además contar con cualidades como la sencillez, que sea rápido completarlos, que sea fácil puntuarlos y que produzcan datos relevantes. La HRQOL y la VDQOL pueden utilizarse para evaluar el éxito de una terapia vocal, y son importantes para interpretar las discrepancias que en ocasiones se observan entre la percepción del problema vocal por parte del paciente y los parámetros objetivos del análisis acústico de la voz.[33]

El instrumento más utilizado para evaluar la HRQOL es el *Short-Form-36v2* (SF-36).[34] Es un cuestionario de 36 preguntas que da información cuantitativa acerca de la salud funcional, el bienestar, la salud física y la salud mental. Se ha empleado como herramienta de evaluación de resultados en los trastornos vocales, y se ha hallado que las puntuaciones de los pacientes disfónicos son peores que las de las personas asintomáticas, y que además mejoran tras un tratamiento exitoso, de la misma manera que lo hacen pacientes con otras dolencias crónicas.[35] Aunque el SF-36 ha sido estandarizado en personas con problemas vocales, no contiene preguntas específicas sobre la disfonía y las limitaciones de actividad y participación que conlleva; de hecho, otros autores han constatado que el SF-36 no es sensible a los problemas vocales benignos.[36] Por ello, este cuestionario puede no ser particularmente sensible a los trastornos vocales, y entonces es necesario recurrir a instrumentos que midan la VDQOL, para lo cual se dispone de numerosas herramientas (tabla 2).[37] El uso de una u otra se basa en las preferencias personales del clínico y en la dinámica de la práctica diaria:

- Voice Handicap Index *(VHI):* descrito por Jacobson *et al.*,[38] es un cuestionario de 30 preguntas divididas en tres dominios (funcional, físico y emocional) que se puntúan usando una escala de 5 puntos, por lo que una puntuación de 120 es la más grave afectación vocal y una de 10 se considera normal. Ha sido traducido y validado al español con el

Instrumento y acrónimo	Autores
Voice Handicap Index (VHI)	Jacobson *et al.*[38]
Voice Handicap Index-10 (VHI-10)	Rosen *et al.*[39]
Voice Handicap Index-Partner (VHI-P)	Zraick *et al.*[40]
Pediatric Voice Handicap Index (pVHI)	Zur *et al.*[41]
Singing Voice Handicap Index (SVHI)	Cohen *et al.*[42]
Vocal Performance Questionnaire (VPQ)	Carding *et al.*[43]
Voice Symptom Scale (VoiSS)	Deary *et al.*[44]
Voice Activity and Participation Profile (VAPP)	Ma y Yiu[45]
Voice-Related Quality of Life (V-RQOL)	Hogikyan y Sethuraman[46]
Pediatric Voice-Related Quality of Life (PVRQOL)	Boseley *et al.*[47]
Voice Outcomes Survey (VOS)	Glicklich *et al.*[48]
Pediatric Voice Outcomes Survey (PVOS)	Hartnick[49]

Tabla 2
Escalas y cuestionarios para valorar los trastornos de la voz y la calidad de vida.

nombre de *Índice de incapacidad vocal.*[50] También se ha traducido y validado para otros muchos idiomas, lo que da idea de su amplia difusión internacional y de su uso generalizado.

- Voice Handicap Index-10 *(VHI-10):* es una representación abreviada del VHI conteniendo sus ítems estadísticamente más robustos.[39] Los estudios realizados demuestran que no hay diferencias significativas entre el VHI y el VHI-10 en cuanto a sus propiedades psicométricas, lo que permite un considerable ahorro de tiempo.

- Voice Handicap Index-Partner *(VHI-P):* es un cuestionario en el que las preguntas del VHI se han reformulado desde el punto de vista de la persona que convive con el paciente disfónico, con una fuerte concordancia con las puntuaciones del VHI.[40]

- Pediatric Voice Handicap Index *(pVHI):* es una modificación y extensión del VHI de 23 preguntas para que sean constestadas por los padres de los niños con alteraciones vocales.[41] Se han demostrado su validez, consistencia interna y fiabilidad test-retest para su uso en la edad pediátrica.

- Singing Voice Handicap Index *(SVHI):* fue desarrollado por Cohen *et al.*[42] para valorar los aspectos físicos, emocionales, sociales y económicos que son relevantes en la población de cantantes, en quienes se observan mayores puntuaciones en autovaloración y mayor incapacidad vocal que en la población general. Es un cuestionario de 36 preguntas que ha sido adaptado y validado para el español.[51]

- Vocal Performance Questionnaire *(VPQ):* se ha empleado para la valoración de los resultados vocales con la peculiaridad de que permite a los pacientes considerar aspectos de su propia función vocal, puntuando la gravedad de su afectación en relación con el uso cotidiano que hacen de la voz. Contiene 12 ítems que se califican de 1 a 5.[43] Se han demostrado sus propiedades psicométricas comparándolas con el VHI-10, y aparenta valorar los mismos constructos.[52]

- Voice Symptom Scale *(VoiSS):* se desarrolló sobre amplias series de 800 pacientes y consta de 30 preguntas que exploran tres áreas: incapacidad, emoción y síntomas físicos relacionados.[44] Tiene una estructura de contenidos más válida que el VHI, por lo que ha llegado a ser considerado como la herramienta de autovaloración de la voz psicométricamente más robusta.[53]

- Voice Activity and Participation Profile *(VAPP):* es un cuestionario de 28 ítems que evalúa la percepción de la alteración vocal, la limitación de la actividad y la restricción en la participación,[45] utilizando el concepto de la Organización Mundial de la Salud de *Clasificación de Deficiencia, Discapacidad y Minusvalía.*[54]

- Voice-Related Quality Of Life *(V-RQOL):* contiene 10 ítems que valoran la calidad de vida con respecto al problema vocal, con aceptables fiabilidad, validez y sensibilidad.[46] Ha sido traducido a otros idiomas y presenta una alta correlación con el VHI.[50]

- Pediatric Voice-Related Quality-Of-Life *(PVRQOL):* es la adaptación del V-RQOL a la población infantil,[47] con el fin de administrarlo a los padres más que a los niños.

- Voice Outcome Survey *(VOS):* es un breve cuestionario de cinco preguntas que es válido, fiable y muy sensible en los pacientes con parálisis vocal unilateral,[48] y se correlaciona bien con el SF-36 y con ciertos parámetros acústicos. Sin embargo, Jacobson *et al.*[38] han cuestionado su fiabilidad y su limitada aplicabilidad.

- Pediatric Voice Outcomes Survey *(PVOS):* es una adaptación de la VOS para ser cumplimentada por los padres de los niños disfónicos.[49]

Consulte la bibliografía de este capítulo en la página 569.

Capítulo 6

Valoración de la eficiencia vocal (tiempo de fonación, índice s/e, volúmenes, escalas, fonetograma)

M.C. JACKSON-MENALDI, F. NÚÑEZ

Máximas y consejos

- La espirometría se utiliza para detectar anormalidades pulmonares que se expresan con patrones obstructivos y restrictivos, o con una combinación de ambos.
- Las medidas aerodinámicas nos dan información específica sobre la eficiencia del cierre laríngeo, hecho particularmente pertinente en los problemas de movilidad de los pliegues vocales y de apoyo respiratorio.
- El tiempo máximo de fonación nos informa del control de la función respiratoria, la eficiencia glótica y el control laríngeo.
- El cociente fonatorio consiste en simular el flujo medio del aire sin requerir el uso del neumotacógrafo.
- El índice s/e, también conocido como índice o cociente fonorrespiratorio clínico, es el cociente entre el tiempo máximo de fonación para la /s/ y para la /e/.
- El fonetograma es la representación gráfica de la capacidad fonatoria de la laringe, lo que supone medir la intensidad o volumen en decibelios, tanto máximo como mínimo, que una persona es capaz de emitir y mantener al menos durante dos segundos en un tono determinado.

1 Evaluación del componente respiratorio

El aparato respiratorio tiene una importancia fundamental en la producción de la voz. Muchos de los problemas de voz se deben a hábitos respiratorios incorrectos y a problemas anatómicos o funcionales a distintas alturas del aparato respiratorio. La voz necesita que la respiración tenga una serie de movimientos coordinados para regular el paso de aire a través de la glotis. Los especialistas de la voz han de estar familiarizados con las anormalidades más comunes del aparato respiratorio. Para ello debe realizarse una evaluación sistemática con el fin de descartar problemas orgánicos o funcionales que puedan afectar la voz.[1,2]

El aire que contiene el oxígeno entra a través de la nariz y la boca, atraviesa la faringe y alcanza la tráquea. Ésta se divide en dos bronquios, que llegan a los pulmones derecho e izquierdo. Los bronquios se subdividen o ramifican formando bronquios más pequeños, los cuales a su vez vuelven a ramificarse para formar los bronquiolos. Estos bronquios y bronquiolos se denominan «árbol bronquial», tienen alrededor de 23 divisiones y terminan en los conductos alveolares; al final de cada conducto alveolar se encuentran los sacos alveolares. El oxígeno transportado a través del sistema respiratorio llega a la sangre en los alvéolos. El intercambio gaseoso se produce a través de esta membrana alveolar-capilar cuando el oxígeno se desplaza hacia dentro y el dióxido hacia fuera del torrente sanguíneo. La capacidad de difusión mide la facilidad con que se lleva a cabo el intercambio gaseoso entre los alvéolos y los capilares. Ciertas enfermedades pulmonares que afectan a los alvéolos y a la pared de los capilares pueden interferir con la difusión y reducir la cantidad de oxígeno que entra en el torrente sanguíneo.

Las etapas de la respiración son: *1)* intercambio de aire entre la atmósfera y los alvéolos pulmonares, lo que se conoce como «ventilación»; *2)* intercambio de O_2 y CO_2 entre el aire del alvéolo y la sangre; *3)* transporte de gases en la sangre (circulación pulmonar y sistémica), y *4)* intercambio de O_2 y CO_2 entre la sangre y las células.

Las funciones del sistema respiratorio son la distribución del aire, el intercambio de gases (O_2 y CO_2), filtrar, calentar y humidificar el aire que respiramos, regular el pH (reteniendo o eliminando CO_2) y la temperatura (por pérdida de agua), la conversión y la secreción de hormonas en el pulmón, y la producción del sonido vocal.

Debe recordarse que una persona en reposo respira alrededor de 6 litros de aire por minuto, y que esta cantidad aumenta hasta cerca de 75 litros por minuto[3] durante el ejercicio intenso. En un periodo de trabajo de 8 horas, con actividad moderada, la cantidad de aire respirado puede estar alrededor de los 8,5 m^3.

La ventilación pulmonar es el movimiento de aire que provocan los pulmones, y depende del volumen que entra en cada inspiración y de la frecuencia respiratoria. Los músculos respiratorios son los inspiratorios (el diafragma y los intercostales externos, escalenos y esternocleidomastoideo) y los espiratorios (intercostales internos y la pared abdominal). Recordando estos conceptos básicos de la dinámica respiratoria vamos a comentar la espirometría, que es una de las pruebas fundamentales para entender el concepto de la producción de la voz, y luego las pruebas de presión subglótica.[1]

1.1 Espirometría

La espirometría se utiliza para detectar anormalidades pulmonares que se expresan con patrones obstructivos y restrictivos, o con una combinación de ambos.

Si bien la evaluación básica de la función pulmonar no ha cambiado en lo fundamental, en la actualidad se dispone de equipos digitales que pueden usarse en la consulta y en los laboratorios de voz. Sea cual sea el equipo, la competencia del profesional que evalúa al paciente tiene una importancia fundamental, por lo que hay que estar familiarizado con la técnica para obtener unos resultados fiables.

La evaluación de la función ventilatoria pulmonar es un procedimiento no invasivo que puede hacerse con equipos relativamente simples, siempre que la realice un profesional bien entrenado y supervisado por un médico, de modo que los resultados sean fidedignos y reproducibles con mínimas variaciones. Los valores más usados son la capacidad vital, los volúmenes espiratorios en uno, dos y tres segundos, y la relación de éstos con la capacidad vital. Estas curvas también permiten calcular flujos promedio entre el 25 % y el 75 % de la capacidad vital.

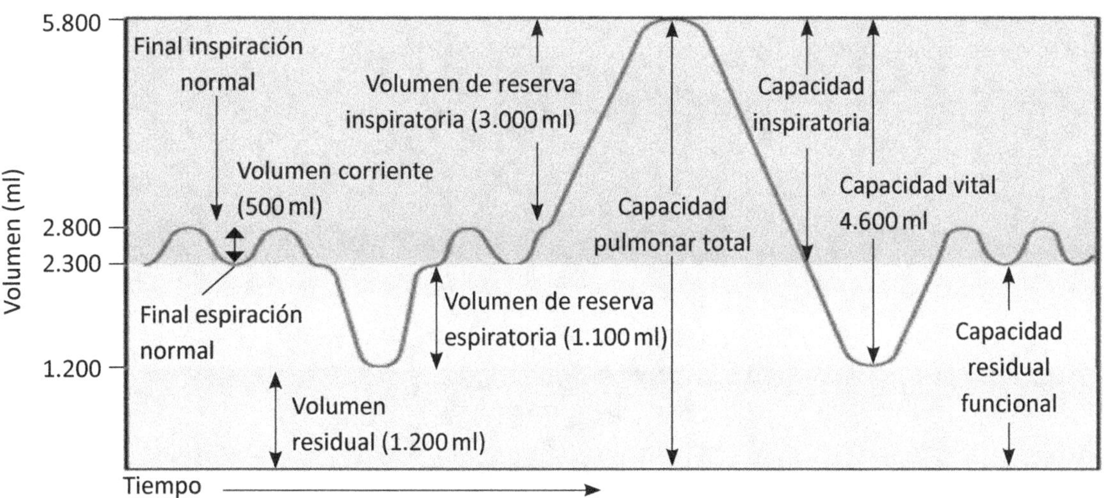

Figura 1. Volúmenes y capacidades pulmonares.

La evaluación espirométrica permite al fonoaudiólogo/foniatra visualizar o corroborar los problemas paradójicos de los pliegues vocales.[2-5] En la figura 1 se muestran las curvas de volumen y tiempo (tiempo en abcisas y volumen en ordenadas).

Una buena anamnesis, junto con la espirometría y una exploración meticulosa del paciente, permitirán descartar una patología que sea lo bastante grave como para alterar el proceso normal de la fonación. Si los estudios iniciales se desvían de los valores esperados, será necesaria una evaluación médica especializada.

Se recomienda que en los laboratorios de voz se realicen pruebas funcionales respiratorias básicas, y que se apliquen los resultados para la toma de decisiones clínicas. En la práctica de la otorrinolaringología, la foniatría y la logopedia (rehabilitación vocal), la realización de estas pruebas ayuda a detectar problemas de asma, alergias, diagnósticos de respiración paradójica de los pliegues vocales y patologías de restricción, obstrucción o combinadas.

1.1.1 Espirómetros

Los espirómetros miden el volumen y el flujo del aire pulmonar, para lo cual deben estar adecuadamente calibrados (a diario o semanalmente) (véase la figura 2). Si los resultados son dudosos hay que repetir la prueba, y por ello se recomienda hacer más de tres maniobras por prueba con el fin de evitar resultados erróneos, teniendo en cuenta los dos tipos de factores que pueden provocarlos: unos dependientes del clínico que efectúa la prueba y otros dependientes del paciente. Los que dependen del clínico son su familiaridad con el equipo, la calibración de éste o que no se expliquen adecuadamente las instrucciones al paciente; del paciente dependen la mala postura, una insuficiente inspiración o espiración, vacilar antes de la espiración, no entender las instrucciones del técnico, toser o hablar, y el cierre glótico (como sucede en los movimientos paradójicos de los pliegues vocales).

Los objetivos de la espirometría pueden ser médicos o para una evaluación foniátrica.[6] Las indicaciones médicas son medir el efecto de la enfermedad sobre la función pulmonar, diagnosticar enfermedad pulmonar obstructiva crónica (EPOC) y otros problemas pulmonares, evaluar la respuesta al tratamiento médico, monitorizar el progreso de la enfermedad en el tiempo, evaluar el estado del paciente antes de comenzar una actividad física, evaluar el riesgo preoperatorio del paciente y establecer un pronóstico y otras implicaciones médico-legales.

Figura 2
Espirómetro.

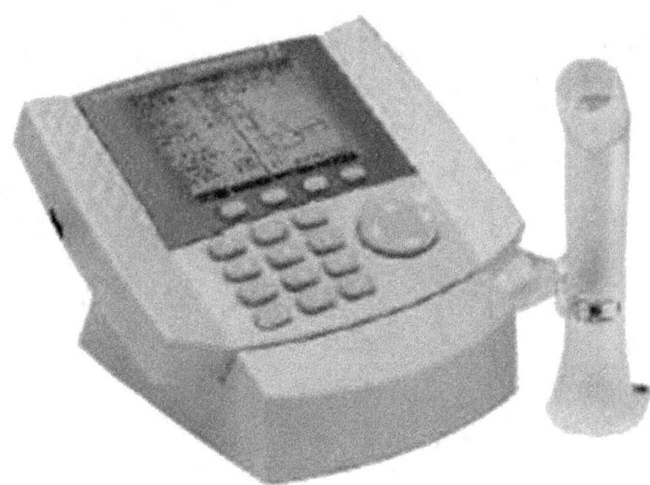

Por su parte, las indicaciones foniátricas de la espirometría son el estudio de los problemas pulmonares que afectan a la fonación, evaluar si hay problemas de técnica respiratoria, calcular el cociente fonatorio, observar el flujo de aire inspiratorio y espiratorio, y determinar el efecto que sobre la respiración tienen distintas afecciones, como la parálisis vocal o del diafragma y la estenosis de la vía respiratoria.

1.1.2 Interpretación de las curvas respiratorias

En la figura 3 se ilustran los distintos volúmenes que pueden hallarse en la espirometría:

- *Volumen corriente (volumen tidal, VT):* volumen que se moviliza durante la inspiración o la espiración durante la respiración normal.
- *Volumen de reserva espiratoria:* máxima cantidad de aire que es exhalada de manera forzada después de una inspiración normal y una espiración normal.
- *Volumen de reserva inspiratoria:* máxima cantidad de aire que puede ser inhalada de manera forzada después de una inhalación normal.
- *Volumen residual:* cantidad de aire que permanece en los pulmones después de la espiración máxima.
- *Capacidad vital (CV):* máxima cantidad de aire que puede ser exhalada después de una inhalación máxima. La CV es la suma del volumen corriente, del volumen de reserva inspiratorio y del volumen de reserva espiratorio. La cantidad de aire que puede ser exhalada con un esfuerzo máximo después de una inhalación máxima se denomina capacidad vital forzada.
- *Capacidad pulmonar total:* es la suma de la CV y del volumen residual.

Es útil conocer los volúmenes y las capacidades pulmonares, ya que en condiciones patológicas ocurren cambios que definen ciertos diagnósticos. Estas anormalidades pueden medirse en el laboratorio con equipos más o menos sofisticados, pero incluso con los más simples podemos conocer de forma aceptable si hay alteraciones de cierta magnitud.

1.1.3 Valores normales estimados

Los resultados tendrían poco valor si no se comparasen con datos de referencia de poblaciones normales. Las cifras que se encuentren entre un 80 % y un 120 % del valor estándar se

Caso 1. Curva normal

Hombre de 30 años

CVF 5,10 l

VEF 1,00 = 4,3 l

$$VEF\ 1{,}0/CVF\% = \frac{4{,}3 \times 100}{5{,}10} = 84\%$$

Interpretación: normal

Caso 2. Curva obstructiva

Hombre de 44 años

CVF 5,40 l

VEF 1,00 = 3,3 l

$$VEF\ 1{,}0/CVF\% = \frac{3{,}3 \times 100}{5{,}40} = 61\%$$

Interpretación: defecto obstructivo de leve a moderado

Caso 3. Curva obstructiva/restrictiva

Hombre de 60 años

CVF 2,8 l

VEF 1,00 = 1,2 l

$$VEF\ 1{,}0/CVF\% = \frac{1{,}2 \times 100}{2{,}80} = 42\%$$

Interpretación: defecto obstructivo de la capacidad vital (atrapamiento de aire o defecto restrictivo concomitante)

Caso 4. Curva restrictiva

Hombre de 33 años

CVF 1,6 l

VEF 1,00 = 1,5 l

$$VEF\ 1{,}0/CVF\% = \frac{1{,}5 \times 100}{1{,}6} = 93\%$$

Interpretación: defecto restrictivo grave

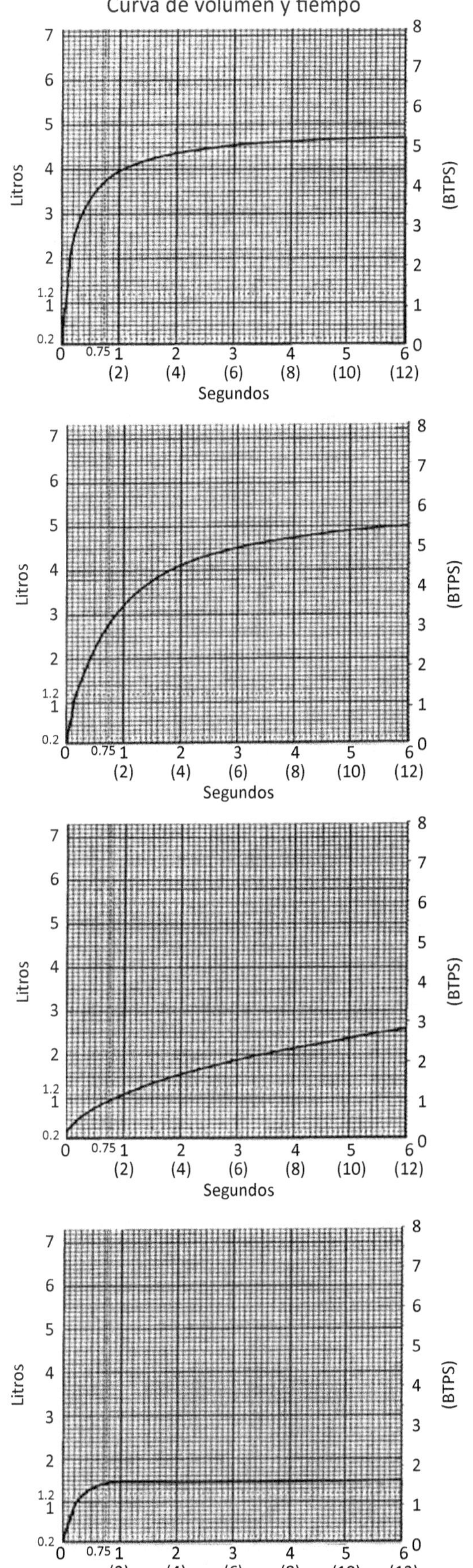

Figura 3. Curvas normal, obstructiva/restrictiva, obstructiva y restrictiva.

consideran normales. Por debajo del 80 %, el grado de anormalidad puede definirse como leve (61-80 %), moderado (50-60 %) o grave (< 50 %). Así puede determinarse el grado de alteración de la función ventilatoria cuando el paciente se evalúa por primera vez, y seguir la evolución de la enfermedad. También se usan para verificar los resultados de ciertos tratamientos, como los broncodilatadores.

1.1.4 Anormalidades de la función ventilatoria

Según las anormalidades de la función ventilatoria, las enfermedades pueden agruparse en obstructivas, restrictivas y combinadas.

Las curvas de flujo/volumen representadas en la figura 4 indican variaciones en el esfuerzo respiratorio del individuo en estudio. Las enfermedades que afectan a los bronquios de mayor tamaño, con limitación de los flujos espiratorios, presentan una reducción de éstos al principio de la curva (asma bronquial). Inversamente, cuando la patología se encuentra en bronquios de menor tamaño, la limitación de los flujos estará en la parte media de la capacidad vital (curva cóncava) y cerca del volumen residual (enfisema pulmonar). Esto tiene valor en el diagnóstico inicial de ciertos procesos pulmonares, como puede verse en fumadores que empiezan a tener síntomas.

- *Enfermedades restrictivas:* estos procesos, de variadas causas, presentan cambios en la función ventiladora con reducción de los volúmenes pulmonares que no se acompaña de un componente obstructivo importante. Las enfermedades restrictivas suelen ocurrir por trastornos inflamatorios que, en medida variable, remplazan el tejido pulmonar normal y pueden dar lugar a alteraciones funcionales muy graves. Entre ellas se encuentran la fibrosis pulmonar, las enfermedades ocupacionales y las producidas por efectos tóxicos de ciertos medicamentos. El fenómeno restrictivo puede presentarse también en enfermedades neuromusculares (miastenia grave, síndrome de Guillain-Barré), insuficiencia cardiaca, derrames pleurales, obesidad, parálisis del diafragma y otras menos frecuentes. La asbestosis y la silicosis están causadas por cambios en el tejido fibroso que reducen la capacidad de expandirse del pulmón, pero que no necesariamente afectan al flujo del aire. Los trastornos que alteran el funcionamiento neuromuscular de la pared torácica pueden producir también un patrón restrictivo.

- *Enfermedades obstructivas:* ciertos trastornos de la tráquea y de los bronquios mayores pueden producir cambios en el flujo aéreo que alteran la función ventiladora de manera importante. Pueden ser resultado de traumatismos, fibrosis o granulomas en una traqueotomía, tumores o compresión exterior debida a patología del cuello y del tórax (depende de que la alteración sea continua o intermitente, y de que esté localizada en el cuello o en el tórax). El flujo espiratorio es lento, prolongando la espiración. Las enfermedades más características son la bronquitis crónica, el enfisema obstructivo, el asma bronquial y la EPOC. Se produce un aumento en la resistencia del flujo del aire debido al broncoespasmo, el edema de la mucosa o el aumento en la producción de secreciones. El enfisema es una forma particular de enfermedad obstructiva.[7] Cuando los individuos con enfisema espiran (sobre todo si lo hacen de manera forzada) se produce un mayor estrechamiento de la vía aérea o incluso un colapso. El asma y la bronquitis crónica son enfermedades obstructivas frecuentes. Otras, como la neumonía, pueden mostrar tanto patrones obstructivos como restrictivos.[8]

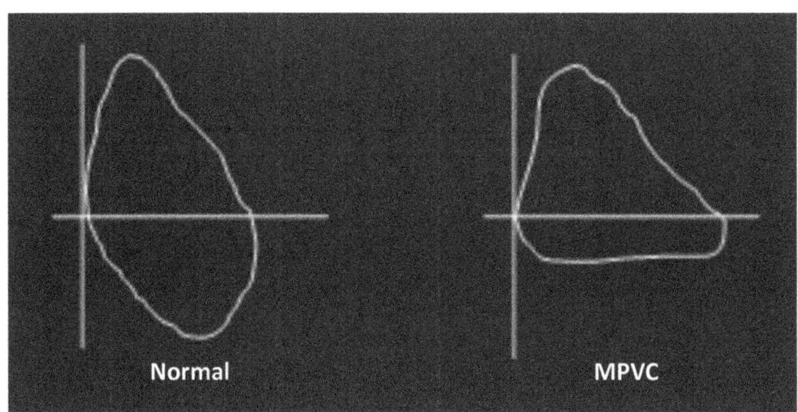

Figura 4
Gráficos espirométricos normal y un caso típico de movimiento paradójico de las cuerdas vocales.

1.2   Otras formas de evaluación respiratoria

La información obtenida con la espirometría no siempre resuelve los problemas diagnósticos que se presentan en la clínica, y con frecuencia son necesarios otros procedimientos más especializados y complejos. Entre ellos debemos mencionar estudios radiológicos y de imagen (tomografía computarizada, angiografía pulmonar), así como estudios con radioisótopos y exploraciones endoscópicas como la laringoscopia y la broncoscopia.

Es importante estudiar el sistema respiratorio en diferentes situaciones fonatorias para poder evaluar los problemas relacionados con la voz. La evaluación de la respiración nos permite analizar la habilidad del paciente para controlar la respiración durante el habla y durante las funciones vegetativas. Lo importante es saber si el paciente tiene suficiente aire y control neuromuscular del mecanismo respiratorio para que haya una comunicación efectiva. Para ello, aparte de realizar las pruebas respiratorios ya mencionadas, hay que contar con otras pruebas de valoración aerodinámica con aplicación en la fonación.[9]

2   Valoración aerodinámica con aplicación a la fonación

La interacción del mecanismo valvular de la laringe y el flujo aéreo pulmonar es decisiva en el mantenimiento de la fonación durante periodos lo suficientemente prolongados como para poder hablar sin interrupciones con el fin de tomar aire. Una laringe que no cierre con la suficiente firmeza sus cuerdas, dejará un ojal glótico por donde se perderá cierta cantidad de aire, lo que dará lugar a un acortamiento de la fonación que el sujeto es capaz de realizar con cada inspiración. Las pruebas que exploran la coordinación fonorrespiratoria son simples y no necesitan instrumentos especiales.[10]

2.1   Tiempo máximo de fonación

El tiempo máximo de fonación (TMF) es el tiempo que una persona es capaz de mantener una fonación sostenida de una vocal.[11-13] Nos da información acerca del control de la función respiratoria, la eficiencia glótica y el control laríngeo.

Cuando la función respiratoria no es normal, la cantidad de aire que se emplea para mantener la fonación está disminuida o la fuerza que se ejerce sobre la laringe es menor (presión subglótica).

Si el problema se sitúa en la glotis, la eficiencia glótica estará disminuida porque el aire se pierde debido a un defecto del cierre (aire vocal no productivo) o porque la fuerza de las hemilaringes al cerrarse está aumentada y el aire se pierde de manera explosiva al abrir la glotis. El control motor laríngeo produce una fuerza armónica de cierre que determina la mayor eficiencia glótica, en general alterada en las enfermedades neurológicas que afectan a la fonación.

El paciente debe emitir la vocal /a/ en un tono y una intensidad cómodos, entendiendo por comodidad la emisión de la voz a su tono habitual (ni muy agudo ni muy grave), procurando no hacer ningún gesto laríngeo que aumente el esfuerzo. La intensidad cómoda se refiere a un volumen que sea escuchado (sin sensación de esfuerzo) a unos dos metros en un entorno silencioso, lo que viene a representar unos 45-55 dB. El paciente, de pie y con el tronco bien erguido, después de una inspiración profunda emite la vocal y se mide la duración con un cronómetro. Se recomienda realizar la prueba dos o tres veces, y tomar el mayor tiempo como la medida a registrar.

Los hombres tienen un TMF medio de 25-35 segundos y las mujeres de 15-25 segundos.[14] Clínicamente, unos valores por debajo de 10 segundos deben considerarse patológicos. Las variaciones según la edad y el sexo han sido estudiadas por Kent[15] y se resumen en la tabla 1.

La mayoría de las disfonías presentan una reducción del TMF, en especial las producidas por incompetencia del cierre glótico. Si sabemos que un paciente no tiene problemas pulmonares y está emitiendo a un volumen cómodo, toda disminución del TMF debemos achacarla, en principio, a una pérdida de la eficacia glótica. Cuando alguna lesión impide el cierre de las cuerdas (masa, atrofia o rigidez), parte del aire se escapa sin producir vibración. Este aire crea turbulencias que producen un sonido no armónico (ruido) característico de la disfonía. Así, podemos asociar la disfonía a una disminución del TMF. La excepción a esta regla son ciertos tipos de disfonía por hiperfonación cuando el flujo aéreo es bajo y el paciente es capaz de producir habitualmente tiempos de fonación muy largos.

Los valores de TMF bajos tienen mayor significación patológica que los prolongados. Un valor reducido puede deberse a dos causas principales: la existencia de una enfermedad respiratoria que curse con volúmenes pulmonares bajos o una incompetencia de la glotis que deje escapar excesivo volumen de aire durante la fonación.

Es posible realizar una estimación del TMF mediante las fórmulas TMF = 0,67 × CV / 110 para los hombres y TMF = 0,59 × CV / 110 para las mujeres, donde CV es la capacidad vital medida por espirometría.

Tabla 1
Variaciones del tiempo máximo de fonación según la edad y el sexo.[15]

Hombres	Media
3-4 años	8,9 ± 2,1 s
5-12 años	17,7 ± 4,1 s
Adultos	25,9 ± 7,4 s
Ancianos	14,7 ± 6,2 s
Mujeres	Media
3-4 años	7,5 ± 1,8 s
5-12 años	14,9 ± 3,8 s
Adultas	21,3 ± 5,6 s
Ancianas	13,5 ± 5,7 s

2.2 Cociente fonatorio

El cociente fonatorio (CF) es una estimación del flujo medio de aire sin utilizar un neumotacógrafo. Fácil de calcular, es la medida básica del control respiratorio y de la eficiencia del cierre glótico. Resulta de dividir la capacidad vital entre el tiempo máximo de fonación: CF = CV / TMF.

Los instrumentos que se requieren son un espirómetro y un cronómetro. La capacidad vital se obtiene de la manera habitual con un espirómetro: se comienza con una inspiración lenta y lo más profunda posible, seguida de una espiración mantenida a través de la pieza bucal durante todo el tiempo que se pueda. Esta maniobra se repite tres veces y se usa el valor más alto. El TMF se obtiene como ya se ha explicado, y tras aplicar la fórmula correspondiente se comparan los resultados con los valores estándar de 145 ml/s para los hombres y 137 ml/s para las mujeres. Medidas de CF por debajo de 69 ml/s o por encima de 307 ml/s para los hombres, y menores de 78 ml/s o mayores de 241 ml/s para las mujeres, deben ser consideradas anormales. Al realizar estos estudios es importante dilucidar si hay ruidos respiratorios que puedan indicar enfermedades del aparato respiratorio y requerir una evaluación médica especializada. Los problemas más habituales son el enfisema, el asma, obstrucciones nasales, neoplasias laríngeas, sinequias laríngeas, paresias o parálisis de los pliegues vocales.

2.3 Índice s/e

El índice s/e también se conoce como índice o cociente fonorrespiratorio clínico. Es el cociente entre el TMF para la /s/ y el TMF para la /e/. El primero se halla pidiendo al paciente que diga la letra /s/, como si mandase callar, todo el tiempo que pueda después de una inspiración profunda. La /s/ se pronuncia haciendo pasar el aire entre los dientes anteriores (arcadas dentales separadas 2-3 mm) y modulándolo con la punta de la lengua. La intensidad debe ser baja y el control de la espiración máximo. De esta forma tratamos de conseguir un TMF /s/ mayor o igual que el TMF /e/.

El índice s/e tiene como finalidad relacionar las funciones pulmonar y laríngea. Un TMF /e/ corto puede tener un sentido engañoso, pues significa tanto una capacidad pulmonar pobre como una incompetencia glótica. Eckel y Boone[16] introdujeron el índice s/z considerando que los individuos normales deberían ser capaces de mantener la vocalización (/z/, en nuestro caso /e/) durante un periodo de tiempo igual o ligeramente menor al mantenido durante la espiración controlada sin vocalización (/s/). Este cociente debería ser de aproximadamente 1.

El razonamiento de la prueba es que si el sistema respiratorio está afectado y la laringe es normal, debería haber una reducción semejante en el tiempo del aire espirado sin fonación (/s/) que con fonación (/e/), lo que nos seguiría dando un índice en torno a 1. Sin embargo, en caso de estar reducida la eficiencia glótica se pierde aire (aire no productivo vocal), con la consiguiente disminución de la capacidad para mantener la fonación, pero sin una menor duración de la espiración (/s/, que es el numerador del índice). Si el numerador permanece igual y el denominador disminuye (/e/), obtendremos un índice anormalmente alto. En nuestra experiencia, el límite de la normalidad se encuentra en 1,3.

Esta prueba es sencilla de realizar y tiene utilidad, pero debemos ser cautos tanto en su realización como en su interpretación. Al hacerla hemos de enseñar al paciente que controle muy bien el sonido /s/ para que dure el mayor tiempo posible; para ello debe repetirse la prueba dos o tres veces, animándole a que lo haga más duradero. Los resultados inferiores a 1 no tienen una clara significación patológica y son más bien defectos de realización de la prueba. Los valores mayores de 1,3 se relacionan con defectos del cierre por incompetencia glótica o por lesiones del borde libre.

El índice s/e debe determinarse siempre, pero teniendo en cuenta que el diagnóstico de una lesión glótica no debe basarse sólo en esta prueba. También es de gran utilidad para llamar la atención del clínico sobre una lesión que ocupa el espacio glótico.

En España se utiliza la relación de /s/ y /a/ por la dificultad que tienen algunos pacientes en pronunciar la /z/ y reemplazarla por vocal /a/ o /e/.[17] Los valores de normalidad del índice s/z se encuentran entre 0,95 y 1,1.

2.4 Flujo aéreo

El flujo aéreo o velocidad del volumen es una medida expresada en cm^3/s que refleja la rapidez con que el aire pasa a través de la glotis. Esta velocidad es similar en los niños y en los adultos, y en ella influye el registro en el cual se está fonando.

El flujo medio puede calcularse midiendo directamente con un espirómetro el volumen de aire usado durante la fonación y dividiéndolo por el tiempo que ésta haya durado. Es un parámetro útil para valorar la evolución tras una fonocirugía, en especial en los casos de parálisis recurrencial y *sulcus vocalis,* cuando los valores del flujo aéreo preoperatorios son excesivamente altos.[18,19]

Los pacientes con una disfonía hiperfuncional generalmente tienen unos valores de flujo bajos, que van aumentando según desaparece la hiperfunción con el tratamiento. El límite para una población normal es de 40 a 200 ml/s.

2.5 Presión subglótica

Las medidas aerodinámicas nos dan información específica sobre la eficiencia del cierre laríngeo, hecho particularmente pertinente en los problemas de movilidad de los pliegues vocales y de apoyo respiratorio. Las medidas que con más frecuencia se utilizan son el flujo de aire promedio, el volumen de aire, la presión subglótica, la resistencia de la vía aérea laríngea y, por último, la presión umbral de fonación.

La presión subglótica no está contemplada en el protocolo de la voz, pero consideramos importante su análisis si se tienen los elementos necesarios. La presión subglótica representa la energía que crea la señal acústica que es percibida como voz, y nos demuestra que la presión, la resistencia y el flujo de aire tienen una importante función en la producción de la voz. Por ello, las medidas aerodinámicas de la fonación permiten entender o interpretar la estructura, la configuración y la oscilación de los pliegues vocales, y reconocer una función vocal normal o alterada (figura 5).

Es muy importante que los niveles de presión sean apropiados. Una presión subglótica inadecuada puede producir problemas en el habla, con cambios de intensidad y de frecuencia fundamental (F0).[20,21] La variación de la presión subglótica puede deberse a diversos problemas de tipo neuromuscular, como en las parálisis de las cuerdas vocales, o a una incompetencia grave de tipo ventilatorio, como sucede en el enfisema. Por ello, la medida de la presión subglótica es importante para el diagnóstico y el tratamiento de los problemas de la voz y el habla. Esto requiere conocimientos profundos del sistema respiratorio y de cómo evaluarlo en función del problema.

En la mayoría de los casos, la presión subglótica durante la fonación es de 5 a $10\,cmH_2O$. Varía directamente con la intensidad vocal, aunque la relación no es lineal y depende del individuo. Isshiki[22] demostró que la presión subglótica medida a través de la tráquea

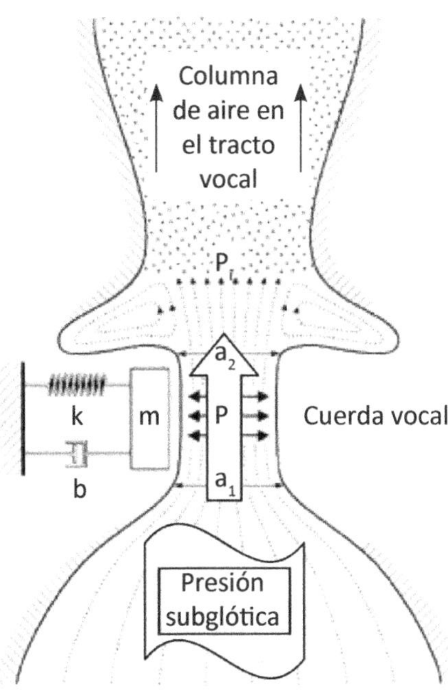

Figura 5. Modelo mecánico de la producción de la voz.

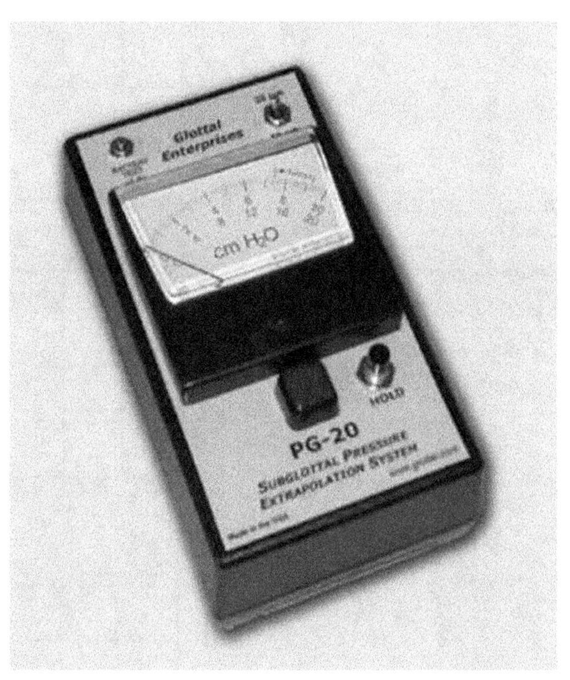

Figura 6. Medidor de presión glótica en tiempo real.

variaba de 3 a 25 cmH$_2$O, mientras que la intensidad aumentaba de 65 a 95 dB SPL *(sound pressure level)*.

La voz empieza a producirse cuando hay una presión subglótica mínima proveniente de los pulmones que se encuentra con la resistencia de los pliegues vocales al contactar en la línea media. Esta interacción activa la vibración, que genera la energía acústica. Por lo tanto, el volumen y la presión del aire, la resistencia y el flujo desempeñan un papel muy importante en la producción de la voz. Una medida derivada de la presión subglótica es la presión umbral de fonación, que es la presión subglótica mínima necesaria para que los pliegues vocales entren en vibración. La resistencia laríngea es una medida derivada que combina la presión subglótica y el flujo. Se calcula dividiendo la presión subglótica por el promedio de la velocidad del flujo.[23-25]

El análisis de la presión subglótica es de gran valor, pues permite el cálculo de la presión mínima necesaria para iniciar la fonación, que junto con el flujo aéreo y la intensidad nos permiten estimar su eficiencia.[26-28] Para analizar estas mediciones se necesitan equipos específicos, como los desarrollados por Glottal Enterprises y KayPENTAX. Los medidores portátiles de Glottal Enterprise estiman la presión pulmonar (presión subglótica) utilizando la técnica de interpolación desarrollada por Rothenberg,[29] que también se utiliza en el sistema Aeroview. Existen dos modelos, el PG-20 (figura 6), que analiza las presiones pulmonares hasta 20 cmH$_2$O, y el PG-100, que las analiza hasta 100 cmH$_2$O (en los cantantes).

El sistema Aeroview para el análisis aerodinámico mide la resistencia media del flujo glótico durante la producción vocal, utilizando un sistema automatizado.

La casa KayPENTAX comercializa un sistema aerodinámico fonatorio *(Phonatory Aerodynamic System, PAS)* para la medición del flujo de aire, la presión y otros parámetros relacionados con la producción del habla y la voz.

3   Fonetograma

Descrito por Calvet en 1953, el fonetograma es la representación gráfica de la capacidad fonatoria de la laringe, lo que supone medir la intensidad o volumen en decibelios, tanto

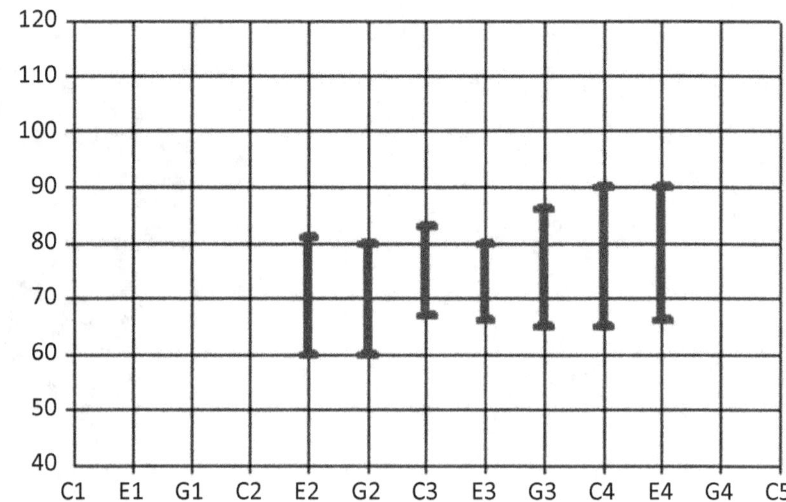

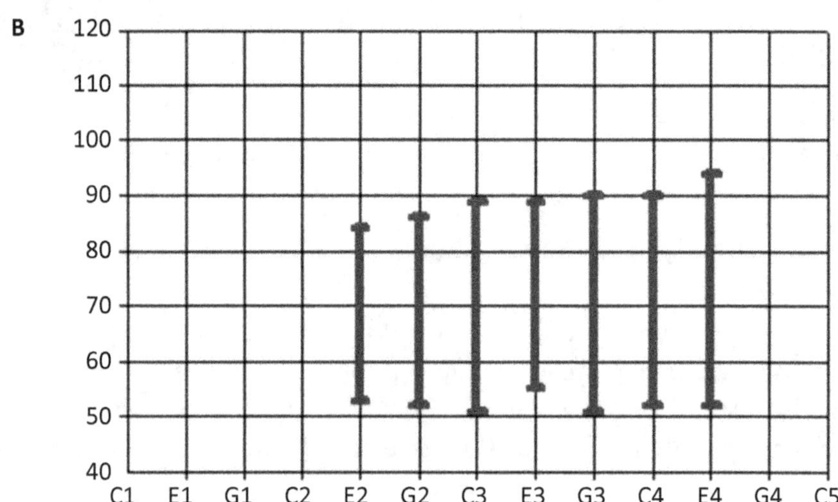

Figura 7
Fonetograma antes (A) y después (B) de corregir el defecto de cierre glótico mediante la realización de una tiroplastia con *Goretex®* y terapia vocal.

máximo como mínimo, que una persona es capaz de emitir y mantener al menos durante dos segundos en un tono determinado.[23,24] Esta medida se realiza en todo el espectro de tonos que el paciente es capaz de producir, desde el más grave hasta el más agudo, pronunciando siempre una misma vocal, que puede ser la /a/, la /i/ o la /u/. También se conoce como «perfil del rango vocal».

Durante muchos años se ha utilizado como estándar de la foniatría y la logopedia en Europa. La información que se va obteniendo se anota sobre un diagrama cartesiano (figura 7), en cuyo eje de abscisas se reconocen frecuencias desde 32,7 hasta 2.096 Hz, con sus correspondientes notas musicales equivalentes, comprendiendo un total de seis octavas divididas en 72 semitonos; en ordenadas se representan los decibelios o nivel de presión sonora, desde 40 hasta 120 dB.

El perfil del rango vocal es un indicador sensible de la función vocal. El fonetograma está recomendado desde 1994 por el National Center for Voice and Speech de Estados Unidos, y se emplea como parte de la evaluación acústica y fonatoria de la voz patológica. Se empieza pidiendo al paciente que emita una vocal, en general la /a/ o la /e/ en su frecuencia fundamental, es decir, la que espontáneamente le sale. Debe emitirla al menor volumen posible y luego al mayor, pero sin salirse de la nota (de la frecuencia). Si el explorador no tiene un oído musical bien educado, es muy útil un analizador de frecuencias. Por lo general, hay una tendencia a dar una nota más aguda cuando se aumenta el volumen. Así, se van obteniendo dos puntos para cada nota explorada. Suelen explorarse cuatro notas por octava, lo que hace que en general un fonetograma venga determinado por alrededor de doce puntos en la línea inferior y otros tantos en la superior.

El intervalo entre la nota más grave y la más aguda se conoce como «rango vocal», que debe ser de al menos octava y media, y el intervalo entre el menor y el mayor volumen se conoce como «rango dinámico». Este último no es el mismo en todas las notas, pues es mayor en las frecuencias próximas a la fundamental y menor en los extremos. El grado de entrenamiento, la comprensión de las instrucciones y la motivación de la persona explorada pueden influir en los resultados.

Hirano[23] distingue entre la extensión de la voz desde el punto de vista fisiológico y el musical, que es más importante para el análisis de la voz del cantante. El fonetograma es una buena exploración para mostrar la ganancia fonatoria de los alumnos de canto. La forma más habitual de realizarlo es con un teclado. Se elige una nota cómoda y con ella se canta una vocal en forma ascendente y descendente. De esta manera se obtienen las frecuencias más grave y más aguda que es capaz de emitir el cantante. Los resultados pueden obtenerse en cantidad de notas o semitonos, y transformarlos en frecuencias (Hz) (tabla 2). Por lo general los cantantes tienen fonetogramas más amplios (campos vocales mayores) que las personas no entrenadas; asimismo, la morfología de los límites no muestra los pasos del registro modal al registro de cabeza o falsete, lo que evidencia que controlan bien la contracción del músculo cricotiroideo, lo que hace que artísticamente el paso del sonido hacia los agudos sea bello.

Exploración de la voz

Octava central del piano								
Octavas	**0**	**1**	**2**	**3**	**4**	**5**	**6**	**7**	**8**
C DO	32.7	65,4	130,8	262	523	1.046	2.093	4.186	8.372
C' DO#	34,6	69,3	138,6	277	554	1.109	2.217	4.435	8.870
D RE	36,7	73,4	146,8	294	588	1.175	2.349	4.699	9.397
D' RE#	38,9	77,8	155,6	311	622	1.244	2.489	4.978	9.956
E MI	41,2	82,4	164,8	330	659	1.318	2.637	5.274	10.546
F FA	43,6	87,3	174,6	349	698	1.397	2.793	5.588	11.175
F' FA#	46,2	92,5	185	370	740	1.480	2.960	5.920	11.840
G SOL	49	98	196	392	784	1.568	3.136	6.272	12.544
G' SOL#	51,9	103,8	207,6	415	831	1.661	3.322	6.645	13.290
A LA	55	110	220	440	880	1.760	3.520	7.040	14.080
A' LA#	58,3	116,5	233	466	932	1.865	3.729	7.459	14.917
B SI	61,7	123,5	246,9	494	988	1.976	3.951	7.902	15.804

Tabla 2. Tabla de frecuencias en Hertz. Escala temperada LA3 = 440 Hz.

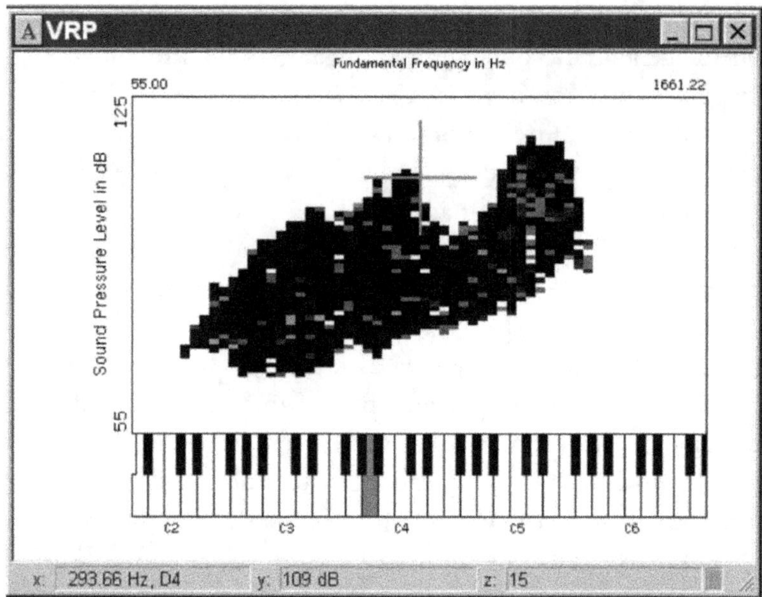

Figura 8
Fonetograma KayPENTAX.

El fonetograma se representa en un gráfico utilizando la frecuencia y la intensidad, y se ha dicho que tiene la misma utilidad para la emisión vocal que el audiograma para la audición.[24] Puede hacerse de manera manual, utilizando un sonómetro y un piano: se pide al paciente que produzca una frecuencia dada por el terapeuta con la vocal /a/ a la mínima intensidad y luego a la máxima, manteniendo la misma distancia al sonómetro, o utilizando programas automáticos (figura 8). Esto permite representar gráficamente el rango vocal de cada paciente antes y después de una actuación terapéutica (cirugía y logopedia), ayudando a identificar los límites de la función vocal. Se dispone de diversos programas informáticos automáticos comercializados y desarrollados en diferentes países para analizar el rango vocal. Tambien hay programas de igual valor profesional, desarrollados en el ámbito académico y difundidos sin interés comercial, que puede utilizar sin demasiada inversión el profesional que trabaja en la voz (figura 9).

Los principales inconvenientes del fonetograma son que ocupa bastante tiempo a una persona entrenada (por término medio unos 20 minutos) y que hay ligeras variaciones en los resultados dependiendo del explorador y del paciente. Los valores normales dependen de las

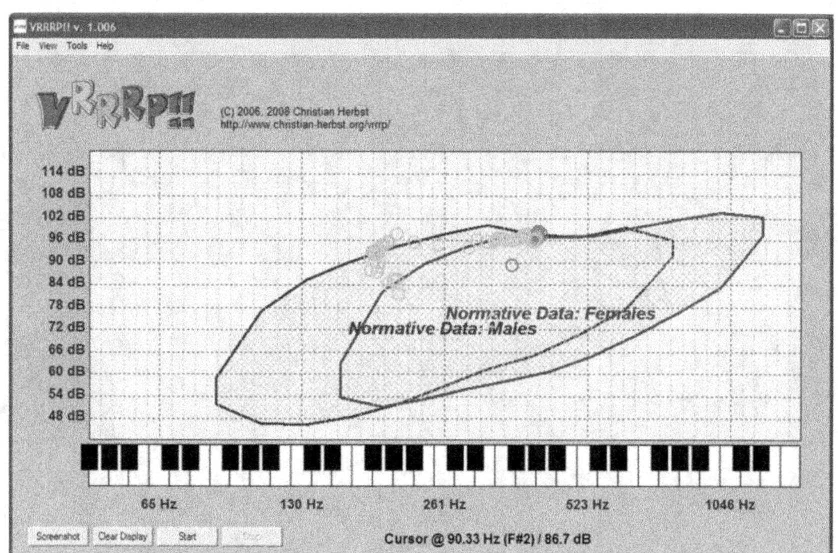

Figura 9
Glissando con la vocal /a/
(VRRPP Freeware).

características del individuo, pero puede afirmarse que tanto en el hombre como en la mujer oscila de dos a cuatro octavas. El margen de intensidad varía con la frecuencia fundamental. La intensidad es más alta en las frecuencias medias y disminuye en las graves, y algo menos en las agudas. En general, en el fonetograma observamos un estrechamiento del rango dinámico en las frecuencias extremas, lo que refleja la dificultad de la laringe para modular la intensidad de una nota cuando se emite en los extremos del rango vocal. Así, para las frecuencias bajas las cuerdas vocales han de estar muy laxas. Esto significa que las presiones pulmonares no podrán ser muy altas, pues de otro modo las vibraciones serían caóticas. En las frecuencias altas las cuerdas vocales están muy tensas, y por lo general las presiones pulmonares son insuficientes para lograr una vibración amplia. Ambos fenómenos explican por qué los rangos dinámicos mayores se obtienen en la región de las frecuencias intermedias.

Es importante señalar que el mínimo y el máximo de intensidad de una vocal sostenida nos da elementos de valor diagnóstico de patología vocal. Stone y Krause[22] confirmaron que el efecto mínimo de presión sonora tenía una relación directa lineal con el incremento de la F0, observando que aumentaba de 7,5 a 12 dB por octava.

En general, cualquier patología laríngea, orgánica o funcional, produce restricciones en los rangos vocales y dinámicos, y por lo tanto en el campo vocal. No podemos establecer patrones característicos de fonetograma atribuibles a una determinada afección. El fonetograma documenta la gravedad de la disfunción, pero no establece diagnósticos etiológicos. Con el fonetograma podemos:

- Comprobar la existencia de un campo vocal normal en los sujetos sanos.
- Corroborar anomalías en el campo vocal de pacientes con disfonía no orgánica (funcional).
- Determinar la gravedad de la disfonía en pacientes con patología vocal orgánica.
- Demostrar la mejoría de la disfonía tras el tratamiento logopédico, médico o quirúrgico.
- Valorar el papel del entrenamiento en el aumento del campo vocal.
- Analizar el potencial vocal de cantantes y profesionales de la voz para adscribirlos a la cuerda que les corresponde, y conocer sus posibilidades y limitaciones.

3.1 Orientación musical basada en el fonetograma

La clasificación vocal tiene como objetivo orientar al cantante y guiarle en la elección del repertorio de acuerdo con sus posibilidades anatomofisiológicas. Además, la clasificación de la voz ayuda al logopeda a encontrar la frecuencia fundamental de la voz hablada que corresponde a cada individuo (tabla 3). En un plano más subjetivo, la frecuencia fundamental de la voz puede asociarse con el nivel óptimo de la altura, que es aquel en el cual la voz se emite de forma eficiente sin esfuerzo.

Recordemos que «extensión de la voz» es el ámbito que la voz puede cubrir desde la nota más grave hasta la más aguda, y puede llegar a cuatro octavas en los cantantes bien entrenados. La «tesitura» es el conjunto de notas que una persona puede emitir de manera confortable. El «registro» es la extensión vocal sobre la cual el timbre se mantiene más o menos homogéneo. El «pasaje» es el término que se refiere a las notas donde se efectúa el cambio de registro.[1,9,10]

El especialista de la voz debe tener conocimientos básicos musicales para comprender y entender el cambio de octava. En la escala temperada propuesta por J.S. Bach para evitar las dificultades de transposición, el intervalo de una octava está constituido por cinco tonos iguales (T) y dos semitonos (T/2). El semitono temperado es, por lo tanto, el intervalo 1 que multiplicado 12 veces por sí mismo da como resultado el intervalo de octava: $I^{12} = 2$, donde $\log I = 0,025$. El medio tono temperado es, consecuentemente, igual a 25 savarts.

Voz	F0	Extensión	Tesitura
Soprano	244-262 Hz	G2-E5, Sol2-Mi5 (196-1.175 Hz)	G3-F4, Sol3-Fa4 (392-698 Hz)
Mezzo-soprano	210-226 Hz	E2-A4, Mi2-La4 (165-880 Hz)	D3-C4, Re3-Do4 (294-523 Hz)
Contralto	196-226 Hz	C2-G4, Do2-Sol4 (131-784 Hz)	C3-C4, Do3-Si3 (262-494 Hz)
Tenor	147-165 Hz	G1-C4, Sol1-Do4 (98-523 Hz)	F2-E3, Fa2-Mi3 (174-330 Hz)
Barítono	117-133 Hz	E1-A3, Mi1-La3 (83-440 Hz)	D2-C3, Re2-Do3 (147-262 Hz)
Bajo	98-110 Hz	C1-F3, Do1-Fa3 (65-349 Hz)	A1-G2, La1-Sol2 (110-196 Hz)

Tabla 3. Clasificación de las voces en mujeres y hombres con sus correspondientes frecuencias fundamentales.

Hay siete notas de origen, denominadas do, re, mi, fa, sol, la, si en los países latinos y por letras en las notaciones inglesa y alemana (tabla 2). La afinación pura o natural sigue las proposiciones interválicas naturales. La afinación temperada divide matemáticamente a la octava en 12 distancias de $^{12}\sqrt{1,059663}$.

El profesional que trabaja en la voz debe tener formación musical para poder comprender y analizar a un cantante; de lo contrario, debe derivarlo al profesional idóneo, ya sea un logoterapeuta, un otorrinolaringólogo o un foniatra.

Consulte la bibliografía de este capítulo en la página 571.

Capítulo 7

Valoración logopédica del paciente disfónico

R. Coll

Máximas y consejos

- La evaluación funcional de la voz es indispensable para plantear un tratamiento de rehabilitación que se adapte a las necesidades del sujeto, que determine la gravedad del trastorno vocal y especifique qué puede conseguirse con la rehabilitación.
- La evaluación de una disfonía requiere un diagnóstico médico otorrinolaringológico y una evaluación fonoaudiólogica.
- Para describir la fonación deben evaluarse los parámetros vocales y la postura, e identificar los comportamientos vocales negativos.

Introducción

Antes de comenzar la rehabilitación vocal es necesaria una evaluación funcional de la respiración y de la voz para completar el diagnóstico y poder planificar mejor nuestra intervención. Esta evaluación tiene como objetivo describir el comportamiento vocal del paciente, analizar aspectos anatomofisiológicos, conocer su comportamiento vocal, qué errores técnicos realiza o qué vicios vocales tiene, describir el timbre vocal, determinar la gravedad y establecer un pronóstico del caso.

El estudio de la voz debe incorporar una anamnesis detallada, una evaluación clínica de la voz y de la respiración, un análisis perceptivo auditivo, una exploración corporal y un análisis acústico de la voz.

El análisis subjetivo de la voz es de primordial importancia, y si se realiza correctamente por un terapeuta entrenado será enriquecedor. No se puede ni se debe suplir por ningún análisis de ordenador; deben complementarse, pero no sustituirse. Un buen terapeuta debe afinar el oído y la vista, aprender a escuchar y a ver al paciente, para obtener la máxima información clínica.

1 Valoración logopédica del paciente disfónico

La voz es el vehículo de nuestros pensamientos, conocimientos y sentimientos, es el elemento de comunicación interpersonal más importante, la expresión de nuestro interior, transmite una imagen de quien habla y refleja lo que verdaderamente somos. La voz se ve influenciada por numerosos factores (culturales, educativos, emocionales, físicos, profesionales, estéticos…) que pueden generar patología, mantenerla o agravarla. Determinar la normalidad o la patología de una voz es tarea complicada. Estudiar y analizar una voz requiere tiempo, experiencia, y saber observar y escuchar. Marina Quiroga dice que «estudiar una voz equivale a armar, descubrir, construir, investigar, develar la lógica muscular e interna que posee cada voz constituida por procesos respiratorios, resonanciales, emisores, auditivos, emocionales, endocrinos y nerviosos, que deja traslucir necesidades, pensamientos, sensaciones del ser que muestra; es decir, la totalidad del ser humano».

La evaluación funcional de la voz es el instrumento con que cuenta el rehabilitador para describir la voz del paciente, analizar aspectos anatomofisiológicos, conocer su comportamiento vocal, qué errores técnicos realiza o qué vicios vocales tiene. Es el proceso para valorar los parámetros vocales, indispensables para poder plantear un tratamiento de rehabilitación que se adapte a las necesidades del sujeto, determine la gravedad del trastorno vocal y especifique qué puede conseguirse con la rehabilitación.

Aunque el otorrinolaringólogo haya realizado el diagnóstico vocal mediante la anamnesis, la evaluación funcional, el examen estroboscópico y el análisis acústico, el rehabilitador vocal debe comenzar su trabajo haciendo una valoración fonoaudiológica para observar el perfil vocal del sujeto y describir la emisión de la voz. La base será la evaluación perceptiva-auditiva, es decir, la descripción y el análisis auditivo del timbre vocal. Sin embargo, también se utilizan la observación y la palpación. A pesar de ser subjetivas, si se hacen correctamente nos aportan datos que no pueden obtenerse de otra manera y que nos ayudarán a entender el problema del paciente y planificar el tratamiento. Debemos observar y escuchar al paciente; el oído y la experiencia son los mejores instrumentos con que contamos para evaluar una voz. El análisis acústico, utilizado actualmente en la clínica diaria mediante programas de ordenador, nos aporta medidas objetivas para cuantificar la señal sonora y analizar la función vocal, pero nunca remplaza a una evaluación realizada por un terapeuta experto; sólo la complementa.

Para la valoración logopédica del paciente disfónico debemos describir sus características vocales, sus hábitos de higiene vocal, la relación entre cuerpo y voz, y el trabajo muscular realizado por el tracto vocal. Hay que analizar y comprender el mecanismo vocal utilizado por el sujeto e intentar modificar las características negativas para conseguir una voz lo más eficaz y sana posible.

Haskell señala como principales objetivos de la evaluación describir la función vocal, esclarecer el origen de la disfonía, determinar la gravedad y el pronóstico, y educar al paciente. Y a ellos podemos agregar conocer y detallar los aspectos vocales negativos, elaborar un plan de tratamiento, valorar el grado de discapacidad y cómo afecta al paciente en su vida diaria, y recomendar medidas preventivas.

La evaluación de una disfonía requiere un diagnóstico médico otorrinolaringológico y una evaluación fonoaudiológica que debe constar de los siguientes apartados:

- Anamnesis, para obtener información acerca de la dolencia del paciente.
- Análisis perceptivo-auditivo del timbre vocal.

- Evaluación funcional de la respiración y de la voz.
- Tipo y modo respiratorio, coordinación fonorrespiratoria.
- Medidas fonatorias: tiempo máximo de fonación (TMF) con vocal, relación s/e, habla continua.
- Parámetros de emisión, resonancia y articulación.
- Postura y comportamiento vocal global.

2 Anamnesis

La anamnesis es una serie de preguntas que nos permiten recabar información acerca del problema que presenta el paciente, la historia cronológica de su disfonía y la situación actual, sus necesidades vocales y sus dificultades, y cómo vive su problema. Pero también es la primera toma de contacto, el momento en que establecemos las bases de una relación de respeto y confianza para crear el vínculo adecuado sobre el cual basar nuestra intervención. Solicitamos información básica sobre los datos de filiación, antecedentes personales y familiares, historia médica, diagnóstico otorrinolaringológico, situación actual, descripción del problema vocal y de la repercusión en su vida diaria, etc.

2.1 *Identificación personal*

En el apartado de identificación personal debemos anotar la profesión o las actividades en que utilice la voz y las demandas vocales.

2.2 *Motivo de consulta*

El motivo de consulta suele ser la propia sintomatología, es decir, la disfonía, la fatiga vocal o la merma en las posibilidades del aparato fonador. Es importante saber si acude a la consulta sólo porque se lo indica el otorrinolaringólogo o si realmente cree que puede ser positivo para su voz.

2.3 *Síntomas*

Se considerarán los síntomas referentes a cambios del timbre vocal, fatiga, alteraciones en la frecuencia o la intensidad, dolor, pérdida de extensión vocal, etc. Se trata de conocer todo lo que el paciente siente y percibe de su voz.

2.4 *Cronología de la disfonía, día vocal*

Debe preguntarse sobre el momento de aparición de los síntomas, las fluctuaciones diarias, semanales y a largo plazo, para valorar su relación con el esfuerzo vocal. A veces la aparición de la disfonía se relaciona con situaciones de sobresfuerzo concreto (grito, etc.), que pueden producir lesiones como hemorragias, edemas, pólipos, etc. Otras veces, en los cuadros funcionales, la alteración vocal fluctúa, presenta mejorías relacionadas con el reposo del habla y la voz es peor al final del día (nódulos, edemas, etc.).

En los casos de uso inadecuado, la instalación de la disfonía generalmente es lenta. En cambio, es abrupta en las disfonías psicógenas y muy gradual en los trastornos neurológicos progresivos. Es importante conocer tanto la constancia como la duración del problema de voz.

2.5 Hábitos inadecuados y antecedentes de abuso vocal

Se investiga si el paciente sigue o no determinadas pautas de cuidado vocal y qué hábitos nocivos para su voz tiene, como consumo de tabaco o alcohol, o uso indiscriminado de medicamentos. También se pregunta sobre los antecedentes de mal uso o abuso vocal, cuáles son sus demandas vocales, en qué ambiente habla, el número de horas que habla o canta, los comportamientos fonotraumáticos, etc. Morrison destaca como antecedentes de abuso vocal el exceso de habla, canto o gritos, hablar con ruido de fondo, tos y carraspeo habitual, dar clases o charlas con una amplificación inadecuada, voz áfona, imitación de voces y abuso de risa o llanto.

2.6 Antecedentes familiares

Entre los antecedentes familiares podemos encontrar alteraciones estructurales como *sulcus,* hipoacusias y ambientes ruidosos cotidianos que actúan también como factores de riesgo, factores imitativos, etc.

2.7 Otras alteraciones que influyen sobre el aparato fonador

Se indaga sobre alteraciones que puedan influir de manera negativamente sobre la voz. Principalmente investigamos problemas alérgicos, digestivos, bucales, respiratorios, hormonales, otorrinolaringológicos (nasales y faríngeos), uso de medicamentos que puedan provocar sequedad y situaciones de esfuerzo en posición de cierre glótico, como la tos y el deporte.

2.8 Tratamientos anteriores

Debe preguntarse sobre tratamientos anteriores y sus resultados, sean médicos, de rehabilitación o quirúrgicos. Es importante saber si el paciente ha realizado rehabilitación con anterioridad, si ha logrado resultados positivos, qué le han enseñado y si ha logrado generalizarlo.

3 Evaluación funcional

La valoración inicial de la voz la realizamos escuchando la producción verbal del paciente durante la anamnesis y observando su comportamiento vocal. Así podremos conocer los mecanismos fisiopatológicos que han originado la disfonía. Debemos evaluar la voz en todas sus modalidades: coloquial, proyectada, de llamada y cantada.

Nuestro objetivo básico es describir la fonación, y para ello hay que valorar:

- Los parámetros vocales: tipo de voz, resonancia, frecuencia, intensidad y medidas fonatorias.
- Postura: verticalidad, posición de la laringe en el cuello, grado de abertura de la boca y zonas específicas de tensión muscular.
- Identificación de comportamientos vocales negativos: descripción de hábitos vocales, comportamiento global vocal.

4 Análisis de la cualidad (timbre) vocal

Es la descripción de cómo es y cómo se oye una voz, el conjunto de características que identifican a una voz. Consiste en la apreciación subjetiva de las características acústicas de la voz del paciente por parte del explorador, la calidad de la emisión, y comienza en el mismo momento en que se realiza la anamnesis.

Ya hemos explicado la dificultad que supone definir una voz normal debido a las numerosas variables que influyen sobre ella, y aunque no existe un concepto de «voz normal» en términos absolutos, sí hay características generales que debe tener una voz para considerarla normal en un determinado entorno social y cultural. Una voz normal es aquella que presenta un máximo rendimiento con un mínimo esfuerzo, aceptación estética para el oyente, y nivel adecuado de volumen, tono y flexibilidad acordes con la edad y el sexo. Voz normal es la que se percibe como una voz sana.

La descripción de la cualidad de una voz es algo subjetiva y podemos ponerle muchos adjetivos. Belhau y Pontes diferencian los siguientes tipos de voz: ronca, áspera, soplada, susurrada, fluida, gutural, comprimida, tensa-estrangulada, bitonal, diplofónica, polifónica, monótona, trémula, pastosa, blanca, crepitante, infantilizada, feminizada, virilizada, presbifónica, hipernasal, hiponasal y con nasalidad mixta.

5 Parámetros de resonancia, emisión y articulación

5.1 Resonancia

La resonancia es un fenómeno físico que consiste en el refuerzo de determinadas frecuencias del espectro de un sonido y la amortiguación de otras. Se trata de agregar armónicos al tono fundamental laríngeo, consiguiendo así un sonido pleno y amplificado. El sistema resonancial, formado por la laringofaringe, la boca y la nariz, debe trabajar adecuadamente sin un exceso de energía en ninguna de sus partes. Cuando es así y hay equilibrio entre ellas, el resultado es una voz de cualidad difusa; en cambio, el uso excesivo de una de estas regiones genera un desequilibrio en el sistema.

El uso excesivo de la laringofaringe produce una emisión tensa y un foco de resonancia bajo; la voz parece estar apretada en la garganta y no tiene riqueza de armónicos ni adecuada proyección, generalmente acompañada de una característica metálica de voz por la rigidez de las estructuras.

Si la energía se concentra en la boca, la voz es sobrearticulada. Debe haber un grado adecuado de resonancia oral, que en los pacientes disfónicos muchas veces se ve limitada por la escasa apertura de la boca durante el habla, lo cual obstaculiza el paso del sonido y limita la proyección y el volumen de la voz. También es muy importante observar si hay retracción lingual, que crea tensión en la lengua y cambia el espacio en el tracto vocal, pues acerca la parte posterior de la lengua a la faringe y ello altera la resonancia. Puede evaluarse emitiendo una /a/ prolongada.

El uso excesivo o insuficiente de la nariz produce un foco resonancial alto, en general por alteraciones anatomofisiológicas del paladar blando, tales como fisura palatina o incompetencia velofaríngea. Para evaluarlo se pide al paciente que emita una /i/ y se le ocluye la nariz intermitentemente; si durante la maniobra no se percibe ninguna modificación auditiva estamos frente a un cuadro de hiponasalidad, y si la vocal se modifica se trata de una hipernasalidad. Se conoce como «rinofonía abierta» el exceso de paso de aire por las fosas nasales, y como «rinofonía cerrada» el caso contrario. La nasalidad también puede utilizarse como mecanismo compensatorio en casos de resonancia laringofaríngea para aliviar la tensión muscular y mejorar la proyección.

La resonancia puede evaluarse pidiendo al paciente que lea párrafos seleccionados con determinados fonemas.

- *Prueba de Cutzmann:* se pide al paciente que pronuncie de forma repetida las vocales /a/ e /i/, y el terapeuta le cierra las narinas cuando pronuncia la /i/. Si el velo no cierra adecuadamente la nasofaringe se evidencia la diferencia entre la /a/ hiperrinolálica y la /i/ apagada. En caso de rinolalia cerrada y en los sujetos normales no se observa cambio de timbre entre ambas vocales.
- *Colocación de la voz:* la voz colocada posee un acoplamiento óptimo entre los resonadores y el generador glótico. Si el proceso de conversión de energía en la glotis es eficiente y se transmite la energía de las cuerdas vocales de manera adecuada a los labios, las vibraciones se distribuirán por todo el tracto vocal, por todo el resonador. En cambio, si este proceso es pobre, las vibraciones se quedan en la laringe.
- *Color de la voz:* acústicamente depende del grupo de armónicos más amplificados. La voz puede ser oscura, clara o media.

5.2 Características de la emisión

La emisión tiene tres partes: ataque, cuerpo, y final o filatura.

- *Ataque vocal:* es la forma de iniciar el sonido y está relacionado con la manera en que se aproximan las cuerdas vocales, el grado de tensión muscular y la presión del aire espirado sobre las cuerdas vocales. Puede ser normal, brusco o soplado. El ataque brusco desequilibra la coordinación fonorrespiratoria y produce fatiga vocal; se percibe auditivamente como un «golpe de glotis» al inicio de la emisión y refleja un sobresfuerzo muscular en la glotis que hace que las cuerdas se aduzcan bruscamente. Por el contrario, en el ataque soplado se escucha aire antes de la emisión. Se evalúa por observación y escucha en la propia conversación y en la emisión de vocales sostenidas.
- *Cuerpo:* es el mantenimiento de la nota. Puede ser sostenido, tembloroso o acortado.
- *Final o filatura:* es el final de la emisión y puede ser normal o truncado. El cuerpo y la filatura se evalúan en la emisión de vocales sostenidas y dependen en gran parte del uso adecuado del aire.

5.2.1 Tiempo máximo fonatorio

Para que la comunicación sea eficiente, el sujeto debe poder movilizar una cantidad de aire adecuada y mantener la fonación durante un tiempo suficientemente largo. El TMF es el tiempo máximo que un sujeto puede mantener la fonación durante una sola respiración.

Otra medida del TMF es la emisión de fricativa sorda /s/ y sonora /z/, y la relación entre ellas. Es una comparación rápida de la habilidad del paciente para controlar la espiración ante la presencia o ausencia de sonido, y es un indicador de la eficiencia laríngea. No nos detendremos en este punto porque se trata en extenso en otro capítulo.

También podemos obtener el índice fonorrespiratorio, que se refiere a la coordinación entre la fonación y la respiración. Es el valor resultante de dividir el TMF con /s/ entre el TMF con /a/ o /e/.

Una variante del TMF con vocales es el TMF con habla encadenada, en general una enumeración. Debe hacerse después de una inspiración profunda y con altura, intensidad, cualidad y velocidad habitual. Esta evaluación nos ofrece datos sobre la eficiencia del individuo para controlar la respiración y la fonación en el proceso del habla encadenada. Se evalúan los segundos que mantiene la enumeración y a qué dígito llega. Generalmente el tiempo máximo de emisión es tres segundos mayor que la media de las tres vocales, y si pasa de cuatro segundos indica tensión en el mecanismo del habla.

5.2.2 Estabilidad de la emisión

El mantenimiento de la emisión de una vocal prolongada sin variaciones de frecuencia ni intensidad, sin quiebros, sin cambios de cualidad y sin uso de aire residual, nos permite evaluar la relación de las fuerzas aerodinámicas pulmonares con las fuerzas mioelásticas de la laringe. Para una adecuada estabilidad de la emisión se requiere un buen control del sistema nervioso central. Cuando esta prueba da resultado negativo puede indicar falta de entrenamiento vocal, alteraciones emocionales o un trastorno neurológico.

5.2.3 Determinación de la frecuencia fundamental

Debemos determinar el tono en que habla el paciente, es decir, el tono más utilizado en una conversación espontánea. Puede obtenerse con programas de ordenador o con un teclado, pidiendo al paciente que enumere y ubique el tono que ha emitido. Esto es de gran importancia no sólo para saber si el tono es adecuado a su edad y sexo, o si está agravado o agudizado, sino para saber de dónde tenemos que partir para el trabajo vocal, ya que utilizaremos la voz cantada para reeducar la voz hablada y deberemos comenzar desde el tono que trae. También puede determinarse pidiendo al paciente que tosa y prolongue una /e/.

5.2.4 Gama tonal

La gama tonal del habla es el número de notas (generalmente alrededor de cinco semitonos) usadas durante el habla encadenada. Puede ser normal (expresiva de acuerdo al contexto comunicativo), monótona (poca variación), excesiva (con variaciones extremas) y repetida (con el mismo patrón de entonación sin tener en cuenta la intención del discurso). Se evalúa en lectura y en conversación.

5.2.5 Tesitura de la voz hablada

La tesitura son los tonos que se utilizan en la conversación sin generar fatiga vocal. En general, es un tercio de la gama potencial que puede emitir una persona.

5.3 Articulación

Articular significa pronunciar distintivamente las consonantes, ya que éstas son las que dan inteligibilidad al habla, mientras que las vocales confieren el timbre, el color, a la voz.

Una articulación adecuada indica control de los órganos fonoarticulatorios (lengua, labios, velo, mandíbula y dientes), proporciona inteligibilidad al mensaje y ésta garantiza el interés del interlocutor. La articulación está íntimamente vinculada a la resonancia; si se articula de manera correcta se crea un adecuado espacio en el tracto vocal que favorece la proyección de la voz.

Articulación y resonancia utilizan los mismos órganos y el mismo espacio: la boca. La tensión o la hiperfunción de los órganos fonoarticulatorios puede producir alteraciones en la resonancia o mecanismos compensatorios no deseables.

Puede evaluarse por lectura o repetición de una lista de palabras con todos los fonemas. Debe observarse si el tipo articulatorio es normal, preciso, desdibujado o exagerado. También hay que evaluar la existencia de dislalias.

5.4 Prosodia

La prosodia es la melodía del habla, las variaciones de tono que se realizan en una conversación espontánea, y aporta expresividad e intencionalidad al discurso.

Los principales aspectos prosódicos son el ritmo, la velocidad del habla, las pausas, las inflexiones y la entonación. El ritmo y la velocidad son dos parámetros conectados con la articulación y representan mecanismos de control neural muy refinados. En las disfonías neurológicas son habituales las alteraciones del ritmo y de la velocidad.

Una velocidad exagerada impide la correcta inteligibilidad del mensaje, genera un sobresfuerzo en todo el aparato fonador y es un comportamiento de abuso vocal.

5.5 Resistencia vocal

Es la habilidad de utilizar el habla intensamente durante un determinado periodo de tiempo sin mostrar signos de fatiga y sin variar el timbre vocal.

La fatiga vocal se refiere a la disminución de la capacidad vocal como consecuencia de la fonación durante un tiempo prolongado o excesivo, que en condiciones normales suele sobrepasar hora y media o dos horas de habla continuada. Puede pedirse al paciente que cuente del uno al cien, o al doscientos, y observar si mantiene el timbre vocal, el ritmo, la modulación y la coordinación fonorrespiratoria, la frecuencia y la intensidad. La resistencia se ve muy alterada en enfermedades como el Parkinson y la miastenia grave.

6 Evaluación de la respiración

La dinámica respiratoria varía según las necesidades fisiológicas, la respiración vital, la comunicación, la actitud postural y el medio en que se respira. En reposo, la inspiración es activa porque hay trabajo muscular, principalmente del diafragma; la espiración no forzada es pasiva, no hay trabajo muscular, el diafragma vuelve a su posición inicial y las costillas son solidarias con el movimiento pulmonar y se retraen. A medida que el sujeto aumenta su actividad física se ponen en juego más músculos inspiratorios para incrementar el volumen de aire inspirado, y los músculos espiratorios empiezan a actuar para expulsar el aire con más rapidez.

El habla coloquial con emisiones cortas y de volumen normal necesita bajas presiones de aire, por lo que el patrón respiratorio se asemeja al de reposo y la espiración es pasiva. A medida que se requieren frases más largas se necesitan mayores presiones aéreas, actúan los músculos espiratorios y el soplo fonatorio es más largo y potente.

Debemos evaluar el tipo y el modo respiratorio, y la coordinación fonorrespiratoria.

En la respiración en reposo, la inspiración es prácticamente igual en tiempo que la espiración. Durante la fonación necesitamos una espiración más larga y lenta para construir frases.

La vía de entrada del aire debe ser nasal para la respiración fisiológica y mixta para el habla. Se evalúa mediante observación. La inspiración exclusivamente nasal se observa en general en sujetos a quienes se ha enseñado de manera errónea a hacerlo así. La espiración, esencial para la fonación, es un proceso pasivo resultante de la relajación del diafragma y de la elasticidad de las paredes musculares de la caja torácica, que provocan la expulsión del aire. Para una fonación normal es esencial que las fuerzas aerodinámicas estén equilibradas

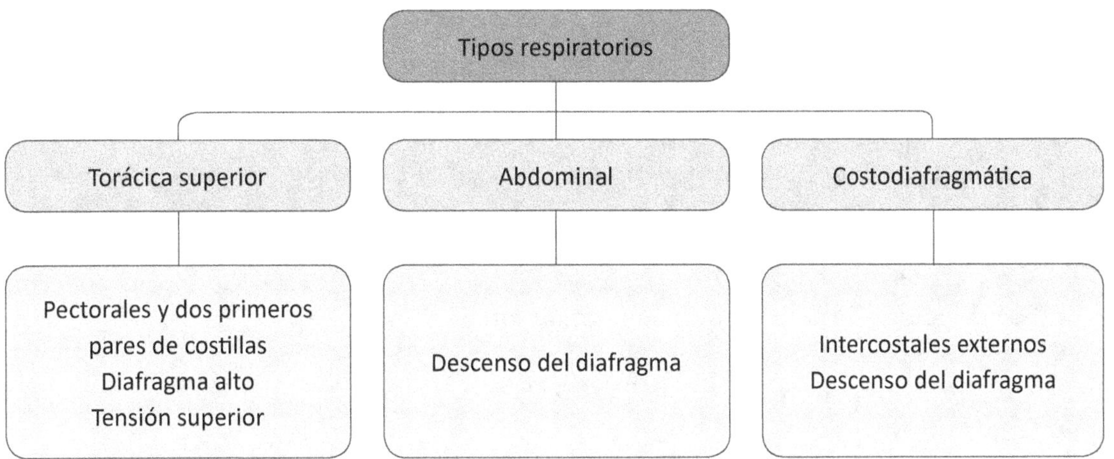

Figura 1. Tipos de respiración.

con las fuerzas mioelásticas de la laringe, con lo cual el resultado no será una fonación muy aérea ni muy tensa.

En cuanto al tipo de respiración, puede ser superior o torácica, abdominal y costodiafragmática, y se evalúa por observación (figura 1). La respiración superior es ineficaz para el habla, pues genera tensión en la musculatura del cuello (auxiliar de la respiración). La respiración costodiafragmática es la mejor para la voz hablada, ya que produce un equilibrio del uso de los músculos inspiratorios y espiratorios.

Debe evaluarse si la inspiración es audible y si la espiración es forzada.

6.1 Coordinación fonorrespiratoria

La coordinación fonorrespiratoria resulta del equilibrio entre las fuerzas espiratoria, fonatoria y articulatoria. Se vincula con la administración y el control del aire al hablar. Una coordinación fonorrespiratoria adecuada produce un sonido estable y dominio de la fonación. La administración adecuada del aire espirado al hablar sólo se logra manteniendo la presión aérea, o sea, el flujo de aire que pasa entre las cuerdas vocales durante la fonación, y es uno de los factores de los que depende el volumen de la voz.

Puede evaluarse con la prueba de Snider, que mide la potencia del aire espirado. El sujeto debe apagar una cerilla situada a 15 cm soplando con la boca completamente abierta.

Cuando esta coordinación no se realiza de una manera armónica puede haber predominio de uno de los tres aspectos: respiratorio, fonatorio o articulatorio. La incoordinación fonorrespiratoria puede ser leve, moderada o extrema. Para evaluarla se pide al paciente que lea un párrafo; también se observa durante la conversación. Debemos fijarnos en si las frases son demasiado cortas o largas, si desciende los finales de frase, si se queda sin aire y si las pausas son adecuadas.

7 Evaluación de la intensidad

El volumen es el grado de fuerza con que se emite una voz, y se mide en decibelios. El soplo fonatorio debe adaptarse a las diferentes modalidades vocales (coloquial, proyectada, de llamada), y para evaluarlo utilizamos un sonómetro. Se pide al paciente que diga series automáticas o que lea con diferentes intensidades. Para la voz proyectada se le indica que enumere como si estuviese dando órdenes. La voz de llamada se observa solicitándole que haga el gesto de llamar a alguien que está lejos («¡eh!»). Debe observarse si la intensidad se asocia con compensaciones musculares inadecuadas y esfuerzo fonatorio, si se produce tensión en la musculatura del cuello, si hay protracción mentoniana, si modifica la postura, si modifica el tono, si hay ingurgitación yugular y si cambian las características acústicas.

La intensidad normal para las distintas voces es:

- Voz cuchicheada: 20-30 dB.
- Voz confidencial: 40-50 dB.
- Voz coloquial: 50-60 dB a un metro de distancia.
- Voz proyectada: 60-70 dB.
- Voz de apremio, de exclamación: 70-90 dB.
- Grito: 100 dB.
- Gran ópera: 120 dB.

Debe evaluarse también la dinámica vocal, es decir, las variaciones de intensidad que se producen durante el habla espontánea, en general asociadas a fines expresivos.

8 Estructuras fonoarticulatorias

Los órganos que intervienen en la articulación de la palabra (labios, mandíbula, lengua, velo del paladar, paladar duro, articulación temporomandibular) deben evaluarse para ver si hay alguna alteración en su forma o tonicidad que pueda interferir en el habla al provocar ajustes motores compensatorios inadecuados, produciendo una fonación con sobresfuerzo. Deben evaluarse en reposo y durante el habla.

9 Evaluación corporal

La voz no depende sólo de la laringe y de las cuerdas vocales, es el resultado de un sistema complejo que involucra prácticamente a todo el cuerpo. Para que la comunicación sea efectiva debe haber una integración cuerpo-voz en una unidad funcional. La voz se producirá adecuadamente si hay verticalidad entre la cabeza, el cuello y la columna vertebral. Así se facilita la libertad de movimiento de la laringe y la proyección vocal. Si la postura es incorrecta, pueden generarse compensaciones musculares inadecuadas que afecten a la eficiencia fonatoria.

Debe observarse la postura tanto estática como dinámica. El cuerpo ha de estar libre, sin rigidez y sin movimientos excesivos. Se evalúa la postura corporal durante el habla, observando las regiones de tensión (cuello, cintura escapular, cara, mandíbula). La tensión muscular tiene un efecto contraproducente sobre la voz, pues causa fatiga, dolor y esfuerzo. Es fundamental determinar esas zonas de tensión para romper los patrones musculares inadecuados y promover los correctos.

Las principales alteraciones son:

- Elevación de los hombros.
- Contracción de los esternocleidomastoideos.
- Tensión en la cintura escapular.
- Ingurgitación venosa en la fonación.
- Laringe en posición alta en el cuello.
- Cabeza hiperextendida.
- Contracción de mandíbula, dientes apretados.
- Hipertonía de la musculatura suprahioidea.

9.1 Identificación de hipertensión vocal

La musculatura intrínseca y extrínseca de la laringe es sensible al estrés, que es muy común en las disfonías hipertónicas. Para saber si hay tensión laríngea debe observarse si la laringe, el hueso hioides y la lengua están elevados. Asimismo son síntomas de tensión laríngea la tensión excesiva de los músculos del cuello y de la cara (puede observarse por palpación), el dolor en la laringe, los ataques bruscos y un timbre de voz forzado.

Peyrone propone el perfil de uso vocal para aportar mayor información a la valoración de la voz, pues establece los factores preponderantes del mal uso vocal: conducta de esfuerzo muscular, hablar gritando, tiempo de uso vocal, velocidad del habla, cansancio vocal, cuidados de la voz y educación vocal.

10 Análisis acústico

El análisis acústico nos permite:

- Monitorizar la eficacia de un tratamiento y comparar resultados vocales de diferentes procedimientos terapéuticos.
- Comparar sus resultados con los obtenidos en el examen perceptivo auditivo subjetivo.

Debe realizarse después del examen perceptivo auditivo, y complementarlo para no contaminarse con los datos obtenidos.

Una vez terminada la evaluación fonoaudiológica estaremos en condiciones de saber qué elementos o comportamientos debemos corregir o eliminar para ayudar al paciente, e intentar solucionar el trastorno vocal.

Consulte la bibliografía de este capítulo en la página 572.

8.1   Estroboscopia

I. Cobeta, F. Núñez, S. Fernández

Máximas y consejos

- La exploración con estroboscopia es la prueba instrumental más importante que puede hacerse en una consulta de voz.
- Es necesario establecer protocolos adecuados y sistemáticos en las exploraciones estroboscópicas. Se intentará disponer de un gestor de archivos para comparar las exploraciones.
- La calidad de los equipos se mide por la intensidad de la fuente de luz y por la rapidez y la capacidad de sincronía. No son aceptables los que no permiten visualizar y monitorizar la vascularización transversa de las cuerdas vocales.
- Deben comprobarse la correcta posición del micrófono de contacto, la orientación de la cámara y el foco. Evitar el vaho y las secreciones en la lente.
- Si se realiza con óptica flexible, para ver las cuerdas hay que acercarse lo más posible a ellas, guardando el equilibrio entre una perfecta visión y la no alteración de la emisión.
- Si se realiza con óptica rígida, tirar suavemente de la lengua y mantener centrada la imagen.
- Hay afecciones muy difíciles o casi imposibles de diagnosticar sin estroboscopia, como las cicatrices vocales, el *sulcus vocalis,* la leucoplasia-carcinoma *in situ,* algunos nódulos, quistes, funcionales...
- Incluso en las lesiones glóticas que se diagnostican correctamente con luz continua puede hacerse un mejor diagnóstico funcional con la luz estroboscópica.

Introducción

Cuando al emitir un sonido vocal el aire procedente de los pulmones pasa a través de la glotis aducida, se produce una ondulación de la mucosa de las cuerdas vocales. Al ondular aparece un movimiento de separación y aproximación (ciclo vocal) que genera el sonido. La sucesión de ciclos produce una señal sonora cuya frecuencia vendrá dada por la frecuencia de los contactos, y la intensidad por la fuerza con que se produzca el contacto entre la superficie de las cuerdas vocales (figura 1).

La frecuencia de estos ciclos vocales puede variar según se trate de la voz de un hombre (100-150 ciclos/s), de una mujer (200-270 ciclos/s), de un niño (220-280 ciclos/s), de una voz cantada, etc. Sin embargo, el ciclo vocal es un fenómeno demasiado rápido para que pueda verlo el ojo humano, que sólo percibe fenómenos dinámicos de hasta cinco o seis imágenes por segundo (si no, lo ve borroso), o para ser recogido por los sistemas habituales de filmación (25-30 imágenes/s). Para poder ver los movimientos ondulatorios de la mucosa de las cuerdas vocales es necesario un sistema de filmación de alta velocidad (2.000-4.000 imágenes/s). Después de filmarlo a esa velocidad se reproduce a la velocidad habitual (25-30 imágenes/s) y se ve a cámara lenta. Estos sistemas de filmación ultrarrápida son muy caros y requieren unas condiciones de luz extremas y unas exigencias técnicas que hacen que no sean utilizables como método de exploración habitual. El movimiento de las cuerdas vocales puede enlentecerse aparentemente, e incluso detenerse, mediante la ilusión óptica de la estroboscopia.

1 Principios básicos

Cuando una imagen incide en la retina permanece en ella durante 0,2 segundos (ley de Talbot). Gracias a este fenómeno podemos ver con continuidad los fotogramas de una película.[1,2] Imaginemos que un fenómeno tan rápido como el de la apertura y cierre de la glotis tiene lugar en la oscuridad, que ocurre a 100 ciclos/s y que todos los ciclos son exactamente iguales.[3,4] Imaginemos ahora que esas cuerdas vocales en movimiento se iluminan con un breve destello de luz intensa de 0,01 segundos. Al observar esto con nuestros ojos o mediante una cámara, veremos una imagen precisa de lo que ocurre en ese instante. Debido a la brevedad de la duración del destello de luz o *flash,* la imagen que tendremos de las cuerdas vocales será nítida y no estará afectada por el movimiento. Gracias a la propiedad de la persistencia de las imágenes en la retina, la imagen permanecerá en nuestros ojos aproximadamente 0,2 segundos.[5,6] Por último, imaginemos que se repiten una serie de destellos o *flashes* de manera sincrónica a la frecuencia del cierre y la apertura de las cuerdas vocales, es decir, a 100 *flashes*/s. Como la frecuencia de los *flashes* y la de los ciclos vocales coinciden, y los ciclos vocales son iguales, cada *flash* ilumina las cuerdas vocales

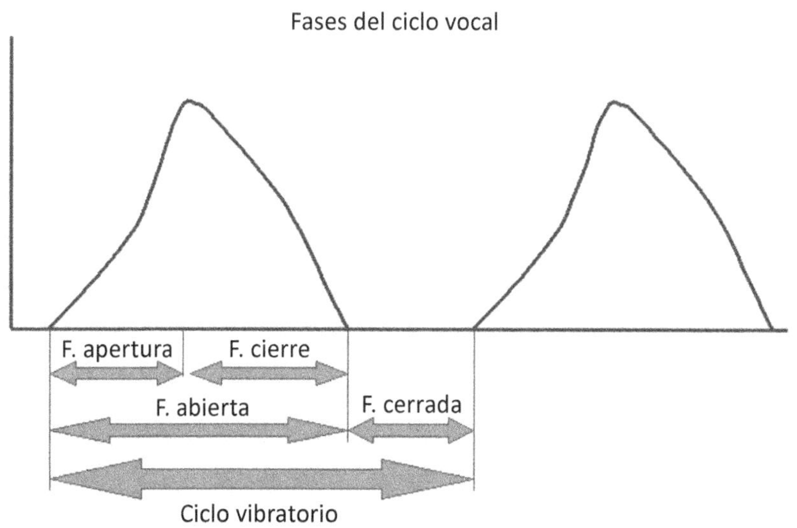

Figura 1

Fases del ciclo vocal. Hay una fase abierta y una fase cerrada. Durante la fase abierta, las cuerdas están abriéndose y cerrándose, con un punto de máxima apertura; en la fase cerrada, las cuerdas también están activas aunque no lo percibimos.

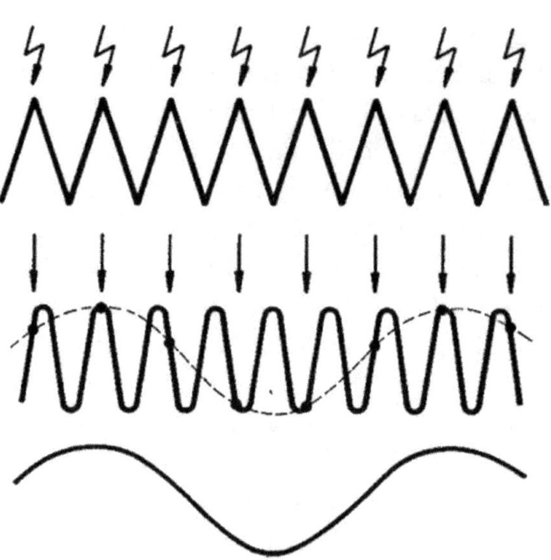

Figura 2
Cuando existe un pequeño desfase entre el ciclo vocal y el destello del estroboscopio se ven fragmentos más adelantados de dicho ciclo, que aparecerá a nuestros ojos como un movimiento enlentecido. En realidad, lo que en la parte inferior del esquema ocurre ocho veces lo vemos como si fuera una sola vez.

en el mismo instante del ciclo vocal (figura 2, arriba). La imagen será la de unas cuerdas que se han parado en una posición del ciclo vocal, aunque como es lógico persisten los fenómenos dinámicos durante la fonación.[3,7]

Continuando con el ejemplo anterior, si en lugar de repetir los destellos o *flashes* a una frecuencia de 100 ciclos/s cambiamos a una frecuencia de 99 *flashes*/s, ya no estarán sincronizadas las frecuencias de los ciclos vocales. Por un lado tendríamos la frecuencia de las cuerdas vocales o ciclos vocales (100 ciclos/s, 1/100 = 0,01), y por otro la frecuencia de fuente de iluminación o *flash* (99 *flashes*/s, 1/99 = 0,0101). Esta desincronización en un ciclo supone que cada *flash* iluminará un instante de un ciclo vocal con un ligero retraso con respecto al ciclo vocal anterior. Así se incrementa progresivamente el desfase entre la frecuencia del *flash* y la de los ciclos vocales, de manera que la posición que se observa con el primer *flash* no se repite otra vez hasta que no tiene lugar el *flash* número 101. Hasta entonces se han iluminado 100 posiciones de las cuerdas vocales, que permiten reconstruir un ciclo y visualizarlo a cámara lenta (figura 2, abajo).

La estroboscopia se ha convertido en uno de los métodos más útiles de los disponibles para el diagnóstico de los trastornos de la voz, al permitirnos observar con gran precisión y detalle las alteraciones de la ondulación de la mucosa y la situación del borde libre de la cuerda vocal.[8,9] A diferencia de la filmación a alta velocidad y su reproducción a 25 imágenes por segundo, lo que vemos en realidad con la estroboscopia es una suma de fragmentos del ciclo vibratorio que difieren ligeramente entre sí y que, presentados de manera consecutiva, generan la impresión visual de un ciclo completo (figura 3).[5,6]

2   Antecedentes históricos

Joseph Antoine Ferdinand Plateau (1801-1883), físico belga, construyó un aparato que denominó *phenakistiscope* o *phantoscope,* con el que realizó un primer trabajo experimental. Simon Ritter von Stampfer (1792-1864), matemático vienés, describió el principio estroboscópico en otros términos y construyó lo que denominó *stroboscope (strobos* = turbulencia) o *circular turning viewer.* Posteriormente, William George Horne perfeccionó los aparatos de Plateau y Stampfer, y llamó a su sistema *zoetrope, life turner* o *wonder drum.*[10] En 1878, Max Joseph Oertel, médico muniqués, introdujo la estroboscopia en el campo de la laringología humana, y en 1921 Miroslav Seeman lo hizo en la patología de la voz. Leo A. Kallen y H.S. Polin desarrollaron el primer estroboscopio electrónico en 1932. En 1956, Elimar Schönhärl publicó

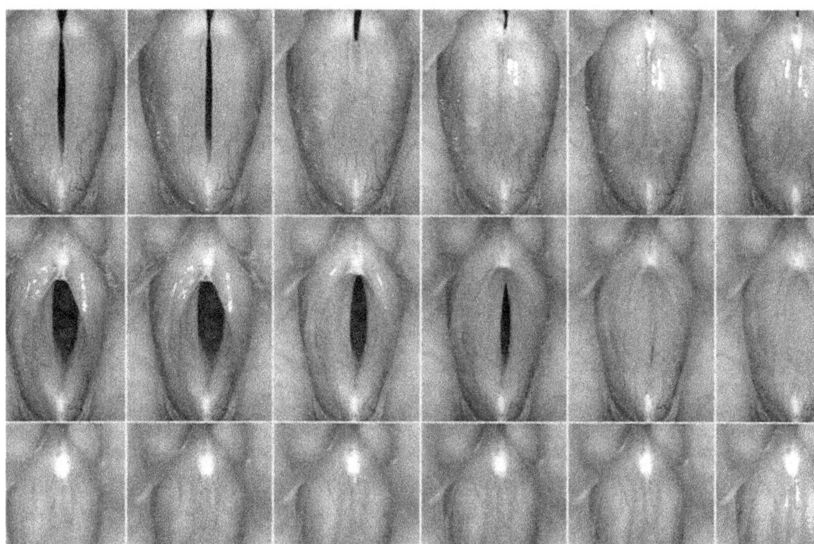

Figura 3
Ciclo vocal normal. Serie de imágenes de un ciclo vocal extraídas de una exploración con luz estroboscópica.

su famosa monografía *La estroboscopia en la laringología práctica*.[8] Minoru Hirano y Diane M. Bless, en 1993, publicaron *El examen videostroboscópico laríngeo*,[7] y en 2010 Peak Woo publicó *Stroboscopy*.[11] Desde Oertel, la estroboscopia tuvo una escasa aplicación clínica hasta hace algunos años. Su incorporación como método habitual de diagnóstico se ha producido gracias al desarrollo de la videoendoscopia.[12]

3 Equipo

Los equipos de estroboscopia actuales constan de una fuente de luz halógena, una fuente de luz estroboscópica (habitualmente una lámpara de xenón o de cristal de cuarzo), un micrófono o un micrófono de contacto, un sistema de amplificación y de filtrado acústico, y un pedal o mando manual que regula la frecuencia y el desfase del disparo del *flash* con respecto a la frecuencia de la fonación (figura 4). Con frecuencia se asocia un electroglotógrafo, que puede sustituir al micrófono para registrar la frecuencia fundamental de la fonación.[13,14] La señal de la frecuencia fundamental recogida por el micrófono o por el electroglotógrafo se convierte en una señal eléctrica que regula la cadencia del destello. Mediante el pedal o el mando manual se regula el movimiento en cámara lenta o se fija la imagen (estática). La conexión del estroboscopio a un sistema computarizado que permita digitalizar las imágenes obtenidas hace posible su análisis detallado.[15,16] La variedad y la oferta de estroboscopios es muy amplia, desde sencillos aparatos clínicos a equipos computarizados que permiten digitalizar las imágenes y archivarlas en un disco, con lo cual pueden localizarse rápidamente y compararlas con otras.

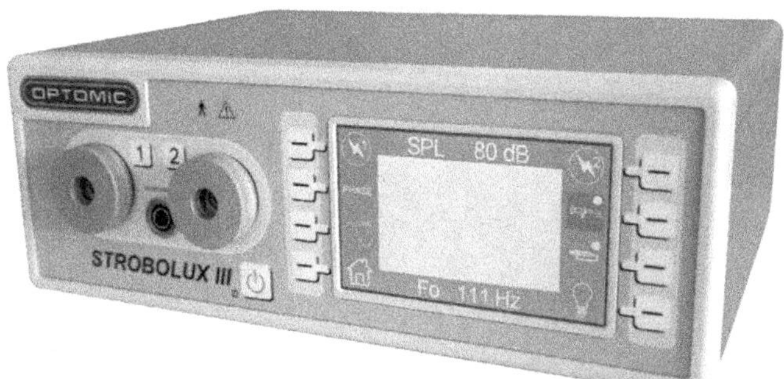

Figura 4
Estroboscopio clínico con análisis vocal incorporado.

4 Aplicación

De acuerdo con el principio físico de la estroboscopia, su aplicación se limita al estudio de fenómenos periódicos o casi periódicos, pues no permite una valoración fiable de fenómenos aperiódicos o caóticos. Otra de sus limitaciones es la necesidad de disponer de un mínimo de emisión vocal estable de tres segundos para sincronizar la frecuencia de disparo del *flash* con la frecuencia fundamental. No es posible, por tanto, visualizar el inicio de la fonación ni patrones fonatorios que supongan cambios rápidos en la frecuencia de la fonación, como los que pueden aparecer en la conversación o durante el canto. En los casos en que sea difícil mantener una frecuencia fonatoria estable o el trastorno de la voz sea importante, las imágenes deben interpretarse con sumo cuidado porque la estroboscopia puede ser engañosa y no válida.[12,17]

Las indicaciones para su uso como procedimiento diagnóstico son muy amplias. Es el método de elección para valorar la mayor parte de la patología de las cuerdas vocales, y en un 20 % a un 25 % de los casos de los trastornos de la voz es el método de diagnóstico definitivo.[18,19] La videoestroboscopia es especialmente útil cuando no se aprecian alteraciones orgánicas evidentes ni se identifica con claridad la causa de la disfunción.

5 Estudio estroboscópico

El esquema de estudio estroboscópico que se utiliza habitualmente se basa en el diseñado por Hirano (1981), que luego fue ampliado por el mismo Hirano y por Bless (1993):[4,7]

- Frecuencia fundamental.
- Periodicidad.
- Análisis de los movimientos verticales y horizontales.
- Cierre glótico.
- Simetría de los movimientos bilaterales.
- Regularidad de las vibraciones.
- Características y grado de la ondulación de la mucosa.

La frecuencia fundamental se registra en la pantalla del estroboscopio. Inicialmente, la observación debe realizarse con una frecuencia fundamental y una intensidad cómodas.[13,20] Estas características se utilizan como referencia de normalidad. La exploración debe continuar con la valoración durante la emisión de frecuencias altas y bajas, para comprobar si el patrón vibratorio coincide con las características normales. En los agudos (falsete) debemos considerar como normales un cierre incompleto de glotis, una amplitud muy reducida y una ondulación mínima o ausente.[12,21,22] En la voz grave (de pecho), la fase de cierre es muy prolongada y la ondulación muy evidente. Es preciso tener en cuenta las diferentes características de los distintos tipos de fonación, así como la influencia de la intensidad sobre el patrón vibratorio, para evitar errores de interpretación.[21] En el Apéndice, al final del capítulo, presentamos el protocolo de la valoración estroboscópica que se sigue habitualmente.[23]

6 Principios de interpretación

6.1 *Cierre glótico*

El grado de cierre glótico puede ser incompleto o completo, y permanente o intermitente. Cuando el defecto de cierre se debe a un defecto mayor de aducción, puede valorarse sin necesidad de la estroboscopia; cuando es por otras causas, como irregularidad, ausencia o rigidez de la mucosa en el borde libre de una o ambas cuerdas, atrofia muscular o masa que impida el cierre, la estroboscopia es obligada.

6.2 Amplitud

El grado de desplazamiento de la onda mucosa con respecto a la línea media de la glotis y el punto de su extinción en el plano horizontal indican la amplitud del desplazamiento lateral. El desplazamiento en cada cuerda con respecto a la línea media debe valorarse de manera independiente para determinar si hay asimetría en la amplitud, lo que indicaría una diferencia en las propiedades mecánicas entre ambas cuerdas vocales.[7,24] Está relacionada con la intensidad y la frecuencia, de manera que la amplitud aumenta al aumentar la intensidad y disminuye al aumentar la frecuencia. Se considera normal cuando el desplazamiento se extiende aproximadamente entre un tercio y la mitad de la anchura de la cuerda vocal durante una fonación con intensidad y frecuencia modales.[16] Está afectada siempre que se alteren la masa o la elasticidad de la cuerda vocal (nódulos, pólipos, quistes, cicatrices, atrofias, etc.).

6.3 Asimetría de la fase

Se interpreta que hay asimetría en la fase cuando los bordes libres se sitúan en la línea media o en el punto de máxima amplitud de forma asincrónica. Cuando no coinciden en la línea media y una cuerda se adelanta o retrasa con respecto a la otra, se considera que concurre una asimetría de la fase. La asimetría puede ser constante o intermitente a lo largo de varios ciclos vibratorios, y se verá afectada en caso de alteraciones en la masa de la cuerda vocal, tanto subepiteliales como epiteliales, parálisis, etc.

6.4 Ondulación de la mucosa

El grado de ondulación de la mucosa se calcula por la extensión de la onda mucosa desde el borde interno (libre) de la cuerda vocal hasta su desaparición en la vertiente superior externa (lateral).[4,21] Lo que se aprecia es la ondulación de la mucosa a partir del momento en que se produce su separación hacia fuera en cada ciclo vocal, es decir, el desplazamiento horizontal de la mucosa que comienza después de la acuminación que se observa al terminar la fase vertical en la línea media.[7,22] El grado de ondulación depende de la rigidez de la mucosa. Cuando está tensa por una elongación intensa de la cuerda vocal, o cuando hay una pérdida de elasticidad por inflamación, infiltración, fibrosis o sequedad, el movimiento ondulatorio se reduce en gran medida. La ondulación de la mucosa puede ser mayor cuando la superficie de la cobertura epitelial está aumentada, como puede ocurrir en el edema de Reinke o en la degeneración polipoidea.

6.5 Ausencia de ondulación

Puede afectar a una cuerda vocal o a ambas, a toda su longitud o a una parte concreta. Las causas incluyen inflamación, fijación cicatricial de la mucosa al plano subyacente y lesiones que infiltran en profundidad. La ausencia de ondulación traduce una importante alteración de la situación del plano de cobertura de la cuerda vocal, lo que puede ser muy significativo para definir la lesión. Este hallazgo es realmente crucial para explicar una disfonía a la que no encontramos justificación mediante la exploración laríngea con luz continua; suele acompañarse de vascularización transversa en la zona más cicatricial.

7 Sistemas de medición y análisis

Aunque la estroboscopia nos proporciona un grado extraordinario de información sobre el comportamiento del ciclo vibratorio y sus alteraciones, para muchas de las observaciones no deja de ser un método de valoración subjetivo que puede mejorarse mediante la aplicación de sistemas que lo complementen.[20,22] Pueden emplearse métodos que se basan en aumentar aún más el enlentecimiento y en la visualización imagen por imagen partiendo de una grabación estroboscópica, lo que permite examinar con mayor precisión los procesos mecánicos que concurren y obtener medidas relativas en píxeles. El sistema más simple es utilizar un reproductor de vídeo que haga posible el avance imagen a imagen sin pérdida de definición de detalles; el más complejo se basa en la digitalización de las imágenes estroboscópicas mediante un programa informático capaz de enlentecer el movimiento en la medida que deseemos, y seleccionar imágenes estáticas a lo largo de todo el ciclo sobre las cuales pueden hacerse medidas lineales y angulares intrasujeto. Con estas técnicas de manipulación digital del vídeo se observan fenómenos muy sutiles que podrían pasar desapercibidos en una exploración estroboscópica convencional (figura 5).

Tal como se utiliza hoy, la estroboscopia constituye, junto con la fibroendoscopia, un método esencial y sistemático para el diagnóstico de los trastornos de la voz. No obstante, a pesar de su valor indudable y de su validez diagnóstica en una consulta de voz, hay que tener en cuenta que cada día está más próxima la posibilidad de disponer de sistemas de vídeo de alta velocidad que permitirán observar los acontecimientos reales que tienen lugar durante la fonación sin limitaciones en lo que a la estabilidad de la frecuencia se refiere o a la periodicidad de la vibración.

8 Aplicaciones clínicas de la videoestroboscopia

Aunque la videoestroboscopia es útil para evaluar la función vibratoria de las cuerdas vocales, su uso clínico sistemático es relativamente reciente. En España, el método diagnóstico más difundido para el estudio de la disfonía es la laringoscopia indirecta (92 %), seguido de la videoestroboscopia (62 %).[14] La eficacia de esta prueba está documentada para diferenciar distintos tipos de patología benigna de las cuerdas vocales, en los cuales el parámetro estroboscópico de mayor valor es la onda mucosa. Ésta se encuentra ausente en el 100 % de los quistes, y presente e incluso aumentada en el 80 % de los pólipos, lo que sirve para diferenciarlos.[25] Otro tipo de afección benigna en que es importante el uso del videoestroboscopio son los *sulcus vocalis*, lesiones congénitas o adquiridas que simulan una cicatriz y que no resultan fácilmente detectables a no ser por la observación de una vibración vocal alterada y un cierre glótico incompleto. Para la evaluación de las cicatrices vocales y de los segmentos que no vibran es imprescindible el uso del estroboscopio. Un problema diagnóstico común es la discordancia entre el buen aspecto macroscópico de las cuerdas vocales y la disfonía que puede observarse como resultado de una fonocirugía.[26] Otra aplicación de la videoestroboscopia es el estudio de lesiones epiteliales hiperplásicas o displásicas, cuando es importante delimitar el área afectada, la profundidad y el volumen de las lesiones. Una lesión que progrese hacia un carcinoma infiltrante presentará una onda mucosa abolida, hecho que sirve para diferenciar las lesiones premalignas de las que ya lo son y para detectar recidivas tras el tratamiento primario del carcinoma, en especial después de la radioterapia.

No existe una relación constante entre una enfermedad y un patrón vibratorio, puesto que ello depende no sólo de la enfermedad en sí sino también de su tamaño, extensión, localización, histología y tipo de fonación del paciente, incluyendo los mecanismos compensatorios. Sin embargo, hay tendencias generales de la vibración, por lo que con frecuencia pueden asociarse patrones típicos a una determinada enfermedad.

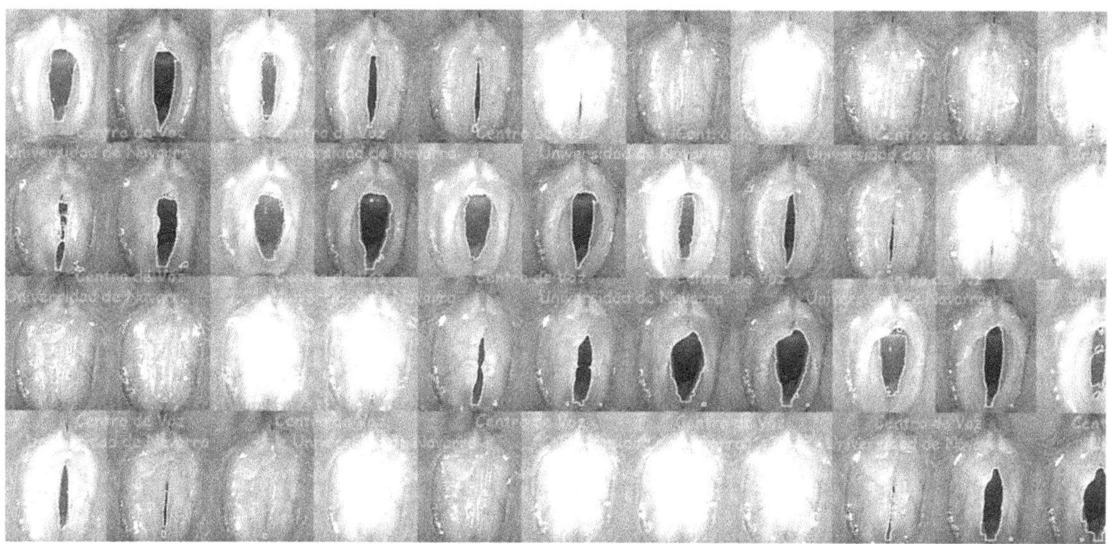

Figura 5. Imágenes correspondientes a varios ciclos vocales en las que se señala el perímetro de la glotis.

En el postoperatorio de la fonomicrocirugía, la observación de las cuerdas vocales de manera seriada mediante estroboscopia permite determinar el grado de recuperación. Las lesiones exofíticas y las que no afectan a la lámina propia superficial se recuperan más rápido, y los pacientes no requieren largos periodos de reposo de la voz. En el otro extremo se encuentran aquellas lesiones que necesitan un proceso de curación más prolongado, como los quistes subepiteliales, la resección de una fibrosis submucosa, las lesiones fibrovasculares y las resecciones mucosas que resulten en extensos defectos epiteliales. En estos pacientes es importante monitorizar la función vibratoria de las cuerdas vocales y restringir el uso prematuro de la voz. Tras una intervención de fonomicrocirugía hay controversia acerca de cuándo reanudar el uso de la voz. El propósito del reposo vocal es evitar un traumatismo vocal no deseado y la formación de una cicatriz vocal. Una vez completada la reepitelización, el reposo vocal relativo (no hablar más de cinco minutos en una hora en una habitación en silencio) ayudará a evitar la cicatriz vocal. El uso del estroboscopio ayudará al fonocirujano a permitir el uso seguro de la voz. Si el paciente presenta unas excelentes onda mucosa y amplitud de vibración a la semana de la cirugía, es probable que no necesite un tiempo de reposo más prolongado. Si se observa un exudado fibrinoso espeso sobre la cuerda vocal, significa que no ha habido curación por primera intención, por lo que es prudente limitar el uso de la voz. Cuando la cirugía ha afectado a varias capas se observarán distintos grados de hiperemia y rigidez vocal. Estas lesiones son en particular propensas a causar una rigidez focal. Si la rigidez se prolonga, puede ser necesaria la inyección de corticosteroides en la cuerda cicatricial.

9 Patología vocal y su exploración estroboscópica

9.1 Laringitis aguda

La patología se localiza en la capa superficial de la lámina propia. Si predomina el edema, la cubierta se convierte en anormalmente flexible, mientras que si predomina la inflamación se hace más rígida. Las anormalidades en el patrón vibratorio son mínimas: en caso de edema aparecen vibraciones aperiódicas, y si hay inflamación entonces la onda mucosa disminuye y el cierre glótico es incompleto.

9.2 *Nódulos vocales*

Normalmente se localizan en la unión del tercio medio con el anterior de las cuerdas vocales. Son lesiones blanquecinas, sésiles, de pequeño tamaño y en general bilaterales. La lesión está confinada en la capa superficial de la lámina propia y consiste en un edema localizado, con fibras colágenas. Suele ser simétrica y a menudo interfiere con el cierre completo de la glotis durante la fonación (figura 6). El aspecto de la glotis cerrada se asemeja a un cascanueces o un reloj de arena, y la onda mucosa está ausente en ese punto cuando los nódulos son fibrosos, mientras que si predomina el edema está presente. El papel del videoestroboscopio es distinguir entre las distintas variedades de nódulos vocales: los que muestran inflamación y queratosis son distintos de los maduros con fibrosis. Los pacientes con edema y una lesión vocal aguda pueden tener una inflamación nodular, pero no son rígidos. En algunos pacientes, el cambio del borde libre de la cuerda es tan sutil que la lesión no puede denominarse nódulo. Algunos médicos llaman a estas lesiones prenódulos, diátesis nodular o sobrecarga vocal. La apariencia es la de una colección mucosa en el punto nodal, con mínima evidencia de masa o rigidez. Sin embargo, la apariencia de la glotis es la de un cierre incompleto en forma de reloj de arena. En la estroboscopia, la amplitud de la vibración y la onda mucosa son normales. En casos más crónicos relacionados con un abuso vocal intenso, los nódulos se harán firmes y con aspecto de masa. La onda mucosa y la amplitud de la vibración se encuentran reducidas. Los criterios estroboscópicos para diferenciar ambos tipos de nódulos son importantes porque los nódulos suaves o edematosos responden perfectamente a la terapia vocal, mientras que los fibrosos tienen peor pronóstico y hay que recurrir a la fonocirugía para tratarlos. La principal ventaja del uso del estroboscopio para valorar las lesiones nodulares es que evita largos e innecesarios periodos de terapia vocal para tratar unas lesiones que requieren cirugía.

9.3 *Pólipos laríngeos*

Se desarrollan en el borde libre de las cuerdas, pueden ser de color rojizo o blanquecino, de variados tamaños, pediculados o sésiles, unilaterales o bilaterales (figura 7). La patología se

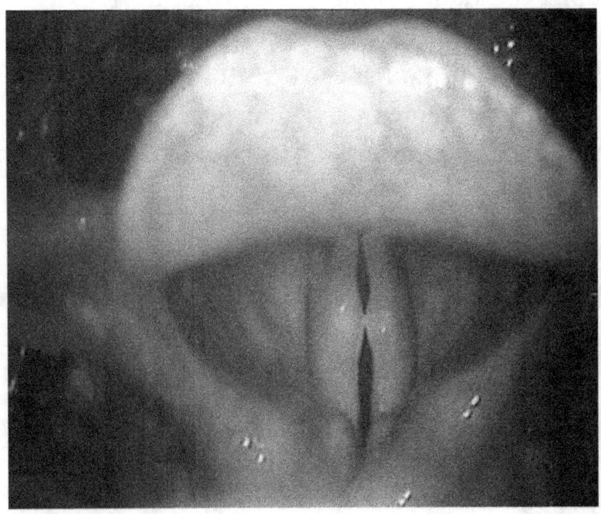

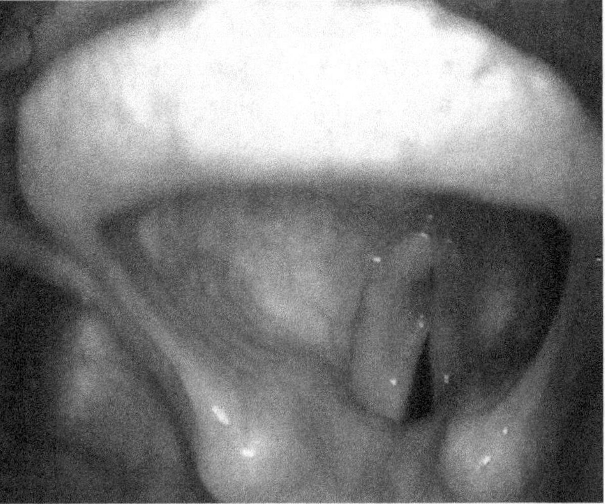

Figura 6. Nódulos vocales (fotograma de una estroboscopia).

Figura 7. Pólipo con edema (fotograma de una estroboscopia).

localiza en la capa superficial de la lámina propia e impide el cierre glótico. La masa de la cubierta se incrementa. La rigidez es variable: si predominan la hemorragia, la degeneración hialina, la trombosis, la proliferación colágena o la inflamación, aumenta; si predomina el edema, disminuye. La vibración de la cuerda contralateral se interfiere, dando lugar a una vibración asimétrica y aperiódica. La amplitud se reduce en la cuerda afectada y la onda mucosa está ausente en ese punto si el pólipo es hemorrágico o fibroso, pero puede estar aumentada si es edematoso y flexible.

9.4 Edema de Reinke

Degeneración polipoidea, corditis crónica polipoidea, hipertrofia crónica edematosa y cuerda vocal polipoidea son sinónimos de edema de Reinke. La porción membranosa de las cuerdas vocales está edematizada en toda su longitud, y con frecuencia es asimétrica. Histológicamente consiste en un edema de la capa superficial de la lámina propia. En general no hay defectos del cierre glótico. La masa de la cubierta se incrementa y su rigidez disminuye. La transición y el cuerpo no se afectan. Los movimientos de las cuerdas son asimétricos y con frecuencia aperiódicos. La amplitud del desplazamiento horizontal suele ser pequeña, pero la onda mucosa está aumentada. Es muy útil pedir al paciente que haga una inspiración corta, enérgica y rápida, con lo que veremos el edema desplegado en toda su magnitud (puede hacerse con luz continua).

9.5 Quistes vocales

Los más comunes son los epidermoides, aunque en ocasiones se encuentran quistes de retención; los primeros son defectos congénitos, mientras que los segundos son lesiones adquiridas. Se localizan en la capa superficial de la lámina propia (figura 8) e impiden el buen cierre glótico. Las propiedades mecánicas son asimétricas entre ambas cuerdas y se pierde la homogeneidad de la cuerda afectada. El borde libre de la cuerda no es lineal. La masa y la rigidez de la cubierta aumentan, y la rigidez es mayor que en los pólipos. La transición y el cuerpo no resultan afectados. La amplitud del desplazamiento lateral está muy disminuida en el lado afecto y no se observa onda mucosa sobre el quiste, hecho que permite diferenciar estas lesiones de los pólipos y nódulos.

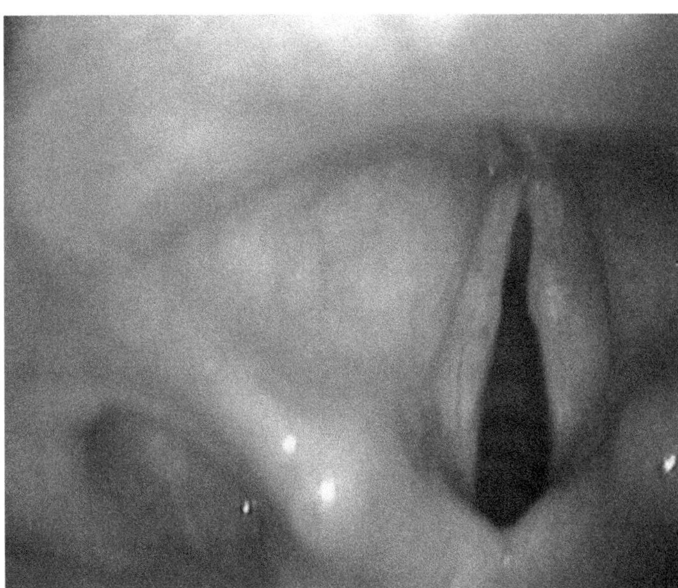

Figura 8
Quiste intracordal derecho
(fotograma de una estroboscopia).

9.6 *Sulcus vocalis*

Consiste en un surco situado a lo largo del borde libre de la cuerda, que se encuentra arqueada en mayor o menor medida. La mayoría de las veces, la lesión es bilateral y simétrica. Su causa es desconocida, pero se sospecha que puede ser tanto congénita como adquirida por procesos inflamatorios de larga evolución. La lesión se encuentra en la capa superficial de la lámina propia y el cierre glótico es insuficiente en toda su longitud (ojal fusiforme), porque los bordes libres de las cuerdas están arqueados. La masa de la cubierta es menor y la rigidez está incrementada. La amplitud del movimiento lateral es menor y la onda mucosa se interrumpe en el surco. Es importante tener presente que estas lesiones son de difícil diagnóstico incluso con el estroboscopio, por lo que en muchas ocasiones hay que establecerlo mediante una exploración con laringoscopia directa.[27]

9.7 *Cicatrices vocales*

Pueden afectar a cualquier capa de la cuerda y se forman tras traumatismos vocales, con mayor frecuencia por una cirugía. Es una lesión que pasa desapercibida a cualquier método de exploración excepto la estroboscopia. Consiste en fibras colágenas densas que son mucho más rígidas que los tejidos normales de la cuerda. Su localización es muy variable. Si la cicatriz ocupa toda la extensión de la cuerda, ésta es homogénea, mientras que si es localizada será heterogénea. Las propiedades mecánicas de las cuerdas son asimétricas. La porción afectada siempre es más rígida y pueden estar afectados, además de la cubierta, la transición y el cuerpo. La presión subglótica tiende a aumentar para poner en movimiento dichas zonas de mayor rigidez. Una vez iniciado el movimiento, la vibración es asimétrica y aperiódica, con una amplitud del movimiento lateral limitada y ausencia de onda mucosa sobre la cicatriz. El cierre glótico a menudo es incompleto, sin un patrón característico. En el postoperatorio tras una fonomicrocirugía es importante identificar mediante el estroboscopio los signos tempranos de la formación de una cicatriz. Las exploraciones seriadas pueden identificar una contractura del defecto quirúrgico seguida de cambios de neovascularización alrededor de la cicatriz. Puede haber una pequeña área de tejido de granulación en el centro de la cicatriz. El color rojizo inicial de la cuerda vocal se tornará gradualmente rosa o blanquecino. Tanto la amplitud vibratoria como la onda mucosa suelen estar reducidas en la zona cicatricial. Si hay evidencia de una cicatriz inesperada o de una curación que tarda mucho en completarse, con la estroboscopia se detectará un aumento de la rigidez de la cuerda y ausencia de la onda mucosa. En estos casos puede considerarse la inyección de corticosteroides en el sitio de la cicatriz para prevenir su formación.

9.8 *Sinequia laríngea*

Puede ser congénita o adquirida. En general se desarrolla en la comisura anterior, por lo que la longitud del área de vibración se acorta y la frecuencia fundamental tiende a ser mayor, y la amplitud del movimiento lateral puede estar reducida. No suele haber incompetencia glótica. Las sinequias laríngeas congénitas se asocian a una mayor propensión a padecer nódulos.

9.9 *Leucoplasia*

Es una lesión blanquecina que se origina en el epitelio, en la capa superficial de la lámina propia, y nunca invade el ligamento a no ser que se convierta en maligna. El borde libre de las cuerdas suele ser no lineal, las propiedades mecánicas son asimétricas y la rigidez de la cubierta aumenta. La fuerza espiratoria y la presión subglótica son normales. Durante la vibración, el cierre glótico es incompleto y de forma irregular. Los movimientos son asimétricos y aperiódicos, con una amplitud limitada. La onda mucosa suele estar disminuida en el sitio de la lesión, y ello la diferencia del carcinoma, en el cual no se observa onda mucosa. La limitación de la vibración suele estar marcada por el grosor (volumen) de la lesión, e incluso se observa un movimiento «en masa» de la cuerda vocal.

9.10   Carcinoma

Se origina en el epitelio e invade en profundidad las demás capas de la cuerda. Suele ser unilateral. El cierre glótico es incompleto, aumentando la masa y la rigidez de todas las capas que estén afectadas. Durante la vibración se observa una marcada disminución del movimiento sobre el área afectada, sin que pueda verse onda mucosa. La estroboscopia permite detectar estas lesiones en estadios incipientes de la enfermedad, con las ventajas que ello comporta.

9.11   Parálisis recurrencial

Cuando se observa una parálisis vocal, es importante discernir su grado y naturaleza. La estroboscopia laríngea puede, con algunas limitaciones, sustituir a la electromiografía en el diagnóstico de estas lesiones. La glotis no se cierra por completo y la incompetencia glótica es notable. Las cuerdas son asimétricas y el borde libre de la cuerda afectada está arqueado. La vibración es asimétrica y aperiódica. La amplitud está reducida en el lado paralítico, y la onda mucosa está reducida o ausente. Todas estas anormalidades aumentan según el número de neuronas afectadas, por lo que la estroboscopia puede usarse como método pronóstico. Si el músculo está totalmente paralizado y atrofiado, la cuerda presenta unos movimientos pasivos, como una bandera al viento; si por el contrario está parético, o comienza a aparecer la reinervación, podremos observar onda mucosa.

9.12   Disfonía hiperfuncional

Se define como un grupo de alteraciones de la voz que cursan con una actividad excesiva de los músculos laríngeos durante la fonación. El cierre glótico es demasiado firme y suele observarse una aproximación de las bandas. Las cuerdas vocales a menudo están acortadas. La rigidez del cuerpo de la cuerda aumenta, con lo cual la fase cerrada del ciclo se prolonga. La amplitud de los movimientos se reduce.

9.13   Disfonía hipocinética

Se produce por una insuficiente actividad de los músculos laríngeos. El cierre glótico es demasiado débil y en ocasiones incompleto. La rigidez de la cuerda se reduce y la presión subglótica tiende a bajar. La fase cerrada es corta o inexistente durante el ciclo. La amplitud del movimiento está limitada.

9.14   Lesiones bilaterales de las cuerdas vocales

Un problema que se plantea con mucha frecuencia es el diagnóstico diferencial entre los nódulos vocales y lesiones unilaterales (quiste o pólipo) con una lesión reactiva contralateral. Esta diferenciación es particularmente importante, pues los nódulos vocales se tratan en general con terapia vocal, mientras que el tratamiento de los pólipos y los quistes vocales suele consistir en fonocirugía combinada con terapia vocal.[28] El uso del videoestroboscopio es esencial para ayudar a establecer este diagnóstico, ya que en los pacientes con quistes o pólipos es evidente una reducción de la amplitud de la onda mucosa, mientras que en aquellos con nódulos vocales rara vez se observa. La explicación es que las dos primeras lesiones, de manera característica, afectan en más extensión al subepitelio y a la lámina propia superficial de la cuerda, a diferencia de los nódulos, que al ser más superficiales no amortiguan la onda mucosa de un modo importante.

Apéndice

Valoración estroboscópica

D/Dña. ___________________________________

Hª Cª: _________________________________ Fecha: __/__/__

Dr.: __________________________________ Reg: ___________

Jº Cº: __________________________________

Borde CV		Liso/Recto			Rugoso/Irregular		FO: _____________ SPL: _____________		
	D	1	2	3	4	5	Calidad vocal: _____________________		
	I	1	2	3	4	5			

Cierre glotis	Completo	Defecto anterior	Irregular	Arqueado	Defecto posterior	Reloj de arena	Incompleto

Fase de cierre	Predominio de fase abierta (cuchicheo)		Normal		Predominio de fase cerrada (hiperaducción)
	1	2	3	4	5

Nivel vertical CV aprox.	Igual	D. inferior	I. Inferior	Dudoso
	1	2	3	4

Amplitud		Normal	Ligeramente disminuida	Moderadamente disminuida	Muy disminuida	No existe movimiento
	D	1	2	3	4	5
	I	1	2	3	4	5

Onda mucosa		Normal	Ligeramente disminuida	Moderadamente disminuida	Muy disminuida	No existe movimiento
	D	1	2	3	4	5
	I	1	2	3	4	5

Comportamiento vibratorio		Completo siempre	Ausencia parcial a veces	Ausencia parcial siempre	Ausencia completa a veces	Ausencia completa siempre
	D	1	2	3	4	5
	I	1	2	3	4	5

Simetría de fase	Regular	A veces irregular	Casi siempre irregular	Siempre irregular
	1	2	3	4

Periodicidad/ regularidad	Regular	A veces irregular	Casi siempre irregular	Siempre irregular
	1	2	3	4

Bandas ventriculares	Simetría del movimiento:	1. D > I	1. I > D	3. Igual

Movimiento	Normal	Ligera compres.	Moderada compres.	Cierre completo
	1	2	3	4

Aritenoides	Simetría del movimiento:	1. D > I	1. I > D	3. Igual

Movimiento	Normal	Amplio	Pobre
	1	2	3

Hiperfunción	1. No presente	2. Presente a veces	3. Siempre presente

Firma:

Consulte la bibliografía de este capítulo en la página 572.

8.2 Imagen digital laríngea de alta velocidad

G. CAMPOS

Máximas y consejos

- El tiempo para la anamnesis en caso de disfonía debe ser suficiente para obtener la mayor información sobre el origen del síntoma.
- En la evaluación deben agotarse todos los recursos disponibles.
- Durante la laringoscopia se explorarán los pliegues vocales durante la fonación en inspiración. Lesiones como puentes mucosos o bolsillos epiteliales pueden hacerse evidentes con esta maniobra.
- Las fibras ópticas flexibles, si no son de chip en la punta, no proporcionan imágenes de calidad. Son preferibles los laringoscopios rígidos, idealmente de 70°.
- Los sistemas de vídeo y grabación deben ser de la mejor calidad posible.
- Para lograr una mejor imagen, el paciente se coloca inclinado hacia delante, con los codos sobre las rodillas, el cuello extendido y la cara hacia arriba. Si es necesario, puede utilizarse un anestésico tópico.
- Obtener buenas imágenes de laringoscopia en la consulta consume tiempo. Deben darse explicaciones claras al paciente y ser cuidadoso con el manejo del endoscopio.
- Si el reflejo nauseoso no permite la evaluación, hay que instruir al paciente para que haga ejercicios en casa con un depresor lingual. Este ejercicio es importante en los niños. En casos de difícil exposición por esta causa pueden programarse varias visitas.
- El entrenamiento en la interpretación de los fenómenos vibratorios es fundamental. El cirujano debe conocer el patrón vibratorio ideal, así como sus alteraciones.
- No todas las lesiones o variantes anatómicas de los pliegues vocales, aunque muy obvias, requieren tratamiento quirúrgico. En primera instancia, el tratamiento es conservador.

Introducción

En la segunda mitad del siglo xix comenzó en Europa el desarrollo de aparatos y métodos para observar la laringe, con el fin de entender el funcionamiento de los pliegues vocales y su patología. En esa época los sistemas de iluminación eran muy precarios y se dependía de la luz del sol, de una vela o de lámparas de gas, que se reflejaba en espejos para facilitar la observación; condiciones que no mejoraron hasta el advenimiento de la electricidad. Durante muchos años sólo fue posible visualizar las estructuras, sin la posibilidad de observar la vibración de los pliegues vocales y mucho menos analizar sus características. Por otra parte, las opciones de visualización de las estructuras de la laringe estaban restringidas al examinador, y a menos que las lesiones fueran muy evidentes por su tamaño o aspecto, con seguridad muchas de ellas pasaban desapercibidas. Los recientes avances de la tecnología facilitan la obtención de imágenes de la laringe, tanto estáticas como dinámicas, de muy alta calidad. Esto favorece el entendimiento de la anatomía y la fisiología de los pliegues vocales, así como el análisis del impacto que las diferentes variantes anatómicas y la presencia de lesiones tienen en su funcionamiento.

La documentación detallada del estado de cada individuo mediante el archivo de imágenes digitales ofrece grandes ventajas desde diversos puntos de vista: el entendimiento de la situación por parte del paciente, quien por el hecho de poder comprender las condiciones de su órgano vocal puede asumir un papel más activo en la toma de decisiones; la opción de usar dichas imágenes en la difusión del conocimiento, y una inmensa utilidad en casos de responsabilidad médico-legal.

1   Uso de las nuevas tecnologías en el proceso diagnóstico

El solo análisis del comportamiento vibratorio de los pliegues vocales, aunque fundamental, no es suficiente para determinar las causas de una disfonía. Las características del patrón vibratorio son consecuencia del estado de la estructura de los pliegues vocales, de manera que el proceso lógico es empezar por una identificación, tan precisa como sea posible, de las condiciones anatómicas del paciente. La vibración se produce por una serie de sucesos mecánicos y físicos, y no todos los pliegues vocales son perfectos, así que es reponsabilidad del clínico definir, en primera instancia, no sólo la presencia de lesiones, sino la anatomía individual del órgano vocal, para poder entender la influencia que la estructura tiene en las características de la vibración. No hay dos voces iguales, porque no hay dos laringes iguales. Cada laringe humana posee unas características únicas e irrepetibles, por lo que el laringólogo debe contar con herramientas que mejoren sus opciones de identificar en la consulta los detalles que pueden explicar las características de cada voz, pues las posibilidades son inmensas y en muchos casos difíciles de determinar con precisión.[1] Con este fin, en el Instituto de Laringología en Bogotá se ha desarrollado la laringoscopia de acercamiento de alta resolución, procedimiento realizado en la consulta que se basa en la utilización de una cámara de endoscopia de alta definición con acercamiento digital de la imagen (5×), acoplada a un endoscopio rígido de 70° con acercamiento óptico graduable y conectada a un sistema de grabación de alta definición. La combinación de magnificación y alta calidad de la imagen mejora las posibilidades de identificación clara de los detalles anatómicos de los pliegues vocales y las estructuras circundantes.

Tradicionalmente, la exploración de la laringe con endoscopio rígido se limita a la observación de los pliegues vocales desde arriba, en la gran mayoría de los casos viendo sólo su cara superior y el segmento más alto del borde libre, sin que sea posible evaluar el resto de la

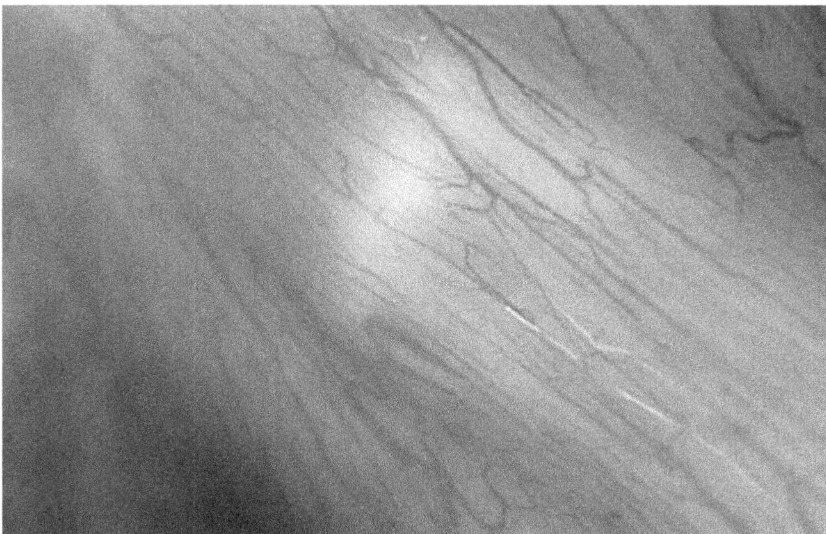

Figura 1
Acercamiento al piegue vocal derecho para evaluar las condiciones estructurales en un caso de nódulos de bambú.

estructura de los pliegues que se extiende hacia la subglotis. En las exploraciones habituales con endoscopio rígido normalmente el acercamiento logrado es insuficiente, y en la pantalla ocupan espacio otras estructuras que para el caso específico del estudio de una disfonía causada por defectos estructurales no tienen relevancia. Esto no quiere decir, de ninguna manera, que se obvien otros pasos fundamentales de la exploración, como es la observación general de la hipofaringe, la epiglotis, las valléculas, los repliegues aritenoepiglóticos, el aspecto y el funcionamiento de los aritenoides, la laringe posterior, los senos piriformes, etc., sino que una vez culminada la observación general el examinador ha de concentrar toda su atención en los pliegues vocales verdaderos, analizando cada uno con detalle.

Desde un punto de vista anatómico y funcional, el pliegue vocal debe considerarse como una estructura tridimensional. El método desarrollado se basa en la posibilidad de evaluar la estructura completa de cada pliegue de manera exhaustiva. Ello implica una exploración más incómoda para el paciente que una laringoscopia tradicional, pues es indispensable descender el endoscopio hasta la glotis y rotarlo lateralmente para poder observar toda la estructura. Este tipo de procedimiento diagnóstico ha permitido esclarecer lesiones estructurales que en muchas ocasiones pasan desapercibidas o se confunden con otra patología, como sucede a menudo en lesiones que erróneamente se clasifican y tratan como nódulos laríngeos (figura 1).

El hecho de ver toda la estructura de cada pliegue por separado facilita en gran medida el esclarecimiento de los efectos que la arquitectura laríngea tiene en la vibración. La figura 2 ilus-

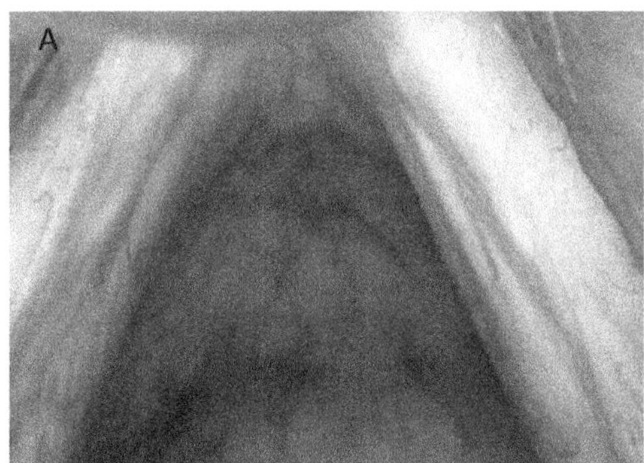

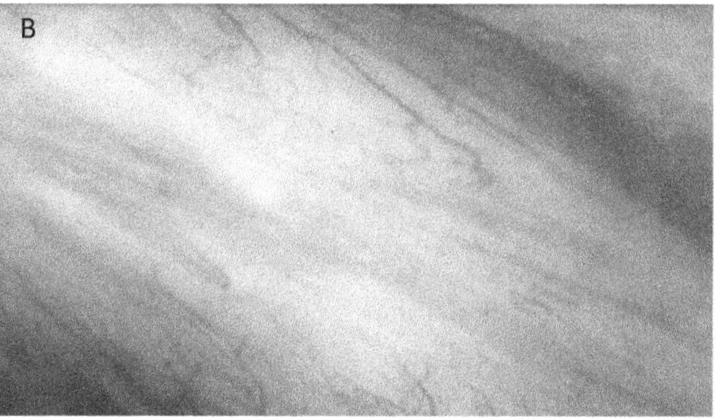

Figura 2. A) Hendidura del borde libre de ambos pliegues vocales. B) Detalle de las condiciones de todo el borde libre del pliegue vocal derecho del mismo paciente visto con laringoscopia de acercamiento.

tra el caso de una hendidura bilateral congénita que produce una marcada incompetencia de la glotis y una voz de tono anormalmente agudo en un hombre de 38 años de edad. Está claro que muchos pliegues vocales no presentan una alteración única, y con frecuencia se detectan varios cambios de la estructura que influyen, cada uno a su manera, en el comportamiento vibratorio.

Por otra parte, las imágenes de buena calidad indudablemente facilitan el trabajo del cirujano y hacen de la planeación y la ejecución de la intervención, cuando es necesaria, procesos más precisos y seguros. El cirujano de la voz no es un técnico que extirpa lesiones, sino un profesional entrenado que debe tener la capacidad de diagnosticar, con la mayor exactitud posible, el estado del aparato fonatorio de cada individuo, de manera que mediante una intervención quirúrgica se logre un mejor desempeño de los pliegues vocales durante el ciclo vibratorio.

A medida que se ha acumulado experiencia ha sido posible detectar un sinnúmero de detalles estructurales de los pliegues vocales que, de otro modo, pasarían desapercibidos o no serían evaluados con mucha precisión, y que explican el origen de alteraciones de la voz, por lo que se considera que este tipo de evaluaciones deberían realizarse, como paso inicial, en todos los pacientes en quienes esté indicada una laringoscopia para el estudio de su disfonía.

2   Estudio de la actividad vibratoria con laringoscopia de alta velocidad

Los primeros intentos de observar el movimiento de los pliegues vocales con iluminación intermitente durante el proceso vibratorio tuvieron lugar hace más de 125 años, en Alemania, en manos del médico Max Joseph Oertel.[2] Desde sus inicios, y durante muchos años, por razones técnicas no fue posible coordinar la emisión de la voz con la emisión del rayo de luz, y el recurso más práctico era utilizar un disco perforado que interrumpía el paso de la luz de manera intermitente, facilitando así la detección de las vibraciones. Por obvias razones, la variabilidad era bastante grande, pero estos esfuerzos sentaron las bases para los desarrollos que han permitido el perfeccionamiento continuo de los métodos de observación.

Las limitaciones del ojo humano para detectar los detalles de los movimientos que superan una velocidad de cuatro por segundo constituyen una barrera para observar y entender la vibración de los pliegues vocales. Es innegable la utilidad que han tenido los sistemas de vídeo acoplados a una fuente de luz estroboscópica para la evaluación de los casos de disfonía, adelanto que sin duda alguna despejó el camino para lograr un mejor entendimiento de la fisiología y de las implicaciones mecánicas que las diferentes alteraciones estructurales tienen en el movimiento de los pliegues vocales. Como sabemos, la estroboscopia laríngea consiste en la iluminación intermitente de los pliegues durante el ciclo vibratorio. Las imágenes obtenidas se graban y, una vez reproducidas, no corresponden a imágenes en tiempo real sino a una ilusión de movimiento.

El desarrollo de cámaras de alta velocidad, primero para aplicaciones industriales y recientemente para aplicaciones médicas, ha supuesto un gran avance en la comprensión de sucesos antes desconocidos. Su capacidad de capturar imágenes a muy alta velocidad permite observar, en tiempo real, todos y cada uno de los fenómenos que tienen lugar durante la vibración. No es necesario sincronizar la vibración con la emisión de un rayo de luz; lo único que se requiere es una fuente de luz con suficiente potencia para permitir la iluminación permanente de la zona a explorar, en este caso los pliegues vocales. Por ello se utilizan endoscopios rígidos de 10 mm de diámetro, del mismo diseño que los usados habitualmente para la laringoestroboscopia, pero con una variación importante, que es el diámetro de la lente en el extremo posterior, donde el endoscopio se acopla a la cámara, que en este caso es mucho mayor.

Por otra parte, al contrario que en el examen bajo luz estroboscópica, proceso en el cual puede almacenarse la información a voluntad durante el tiempo que el examinador considere conveniente, el equipo de laringoscopia de alta velocidad está grabando permanentemente, pero sólo almacena las imágenes obtenidas en los dos últimos segundos, una vez se decide qué segmento es apropiado para el análisis. Esto hace indispensable que el examinador cuente con el entrenamiento suficiente para lograr identificar el momento del estudio en que la muestra puede ser más representativa y brindar mayor cantidad de información sobre la actividad vibratoria.

El principio de la obtención de imágenes en tiempo real se basa en el uso de dispositivos de carga acoplada, que son elementos fotosensibles con una estructura reticular con puntos llamados píxeles o fotositios, los cuales son descubiertos para recolectar y almacenar fotones en una cavidad. Cuando se captura una imagen, la carga eléctrica de cada píxel es medida y convertida en un número (digitalizada), información que se transmite a un ordenador, donde se utiliza para controlar el brillo de los puntos de la pantalla (píxeles de la pantalla), reproduciendo así la imagen original. La cantidad de píxeles de salida es proporcional a la cantidad de luz que recibe el dispositivo. Los grupos de números que representan imágenes se almacenan en archivos y luego se procesan para ajustar el contraste, el color, etc. Están disponibles dos tipos de equipos: los que graban la imagen de toda la estructura y los que seleccionan una línea para analizar lo que sucede en ese lugar específico, lo que se conoce como videoquimografía. También hay equipos que brindan la posibilidad de hacer las dos evaluaciones, lo cual es la condición ideal. En este caso se utilizan dos dispositivos de carga acoplada y un divisor de rayos que envía la información simultáneamente a cada uno de ellos, uno de los cuales tiene un escáner lineal que captura lo que se encuentra en una línea seleccionada, transversal a los pliegues vocales, omitiendo el resto de la imagen circundante. Las imágenes obtenidas en esta línea se acomodan una detrás de otra, creando la imagen videoquimográfica que muestra el patrón vibratorio de la zona seleccionada de los pliegues vocales (figura 3). El otro dispositivo capta la totalidad de las imágenes en tiempo real (más de 8.000 en dos segundos). Dado el gran número de éstas, en el momento de la reproducción no es posible, como sucede con la estroboscopia, sincronizar la imagen y el sonido, pues los archivos de vídeo son bastante más grandes y por ello cada uno se guarda en una carpeta diferente.

En la gran mayoría de los casos de disfonía, el análisis de lo que sucede durante la vibración puede realizarse de manera adecuada bajo luz estroboscópica, por lo que este tipo de evaluaciones continúan teniendo vigencia, pero hay que recordar que la posibilidad de ver el movimiento y hacer su respectivo análisis con este método depende de que haya una vibración periódica durante un tiempo suficiente para que el equipo capte la señal y emita el rayo de luz. Si la vibración es aperiódica por problemas estructurales u otras condiciones como una incompetencia glótica importante, o alteraciones neuromusculares, entonces sólo se obtendrán disparos intermitentes, inconstantes y asincrónicos, lo que impide la evaluación del patrón vibratorio porque no se logra la emisión de la luz de un modo predecible. En estos casos, los sistemas de laringoscopia de alta velocidad convierten en una realidad la opción de observación y análisis de movimientos de los pliegues vocales previamente desconocidos. Antes de disponer de esta tecnología era imposible: *1)* evaluar las fases iniciales y finales de la actividad vibratoria; *2)* detectar y entender todos los sucesos que tienen lugar en caso de cambios súbitos de la vibración que producen diplofonía o interrupciones del tono, situaciones que corresponden a vibraciones aperiódicas o pausas vibratorias por cualquier causa; *3)* observar el proceso vibratorio de estructuras diferentes a los pliegues vocales con las cuales puede producirse voz, como en los casos de vibración de los pliegues vocales falsos o de otras estructuras como resultado de procedimientos reconstructivos tras una cirugía por cáncer o traumatismo,[3,4] y *4)* el registro de movimientos de las estructuras supraglóticas en disfonías de tipo espástico o asociadas a trastornos del movimiento.

Exploración de la voz

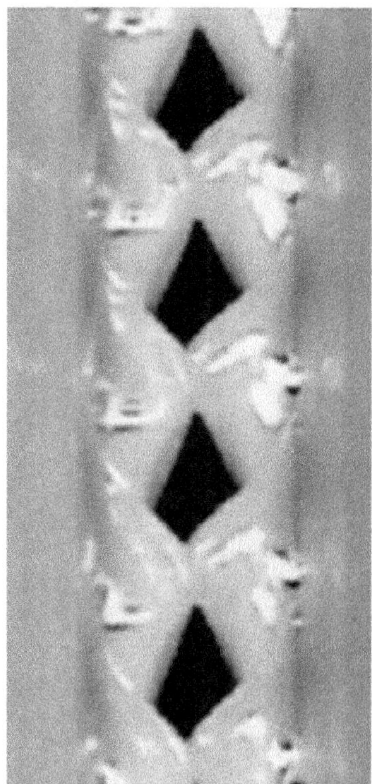

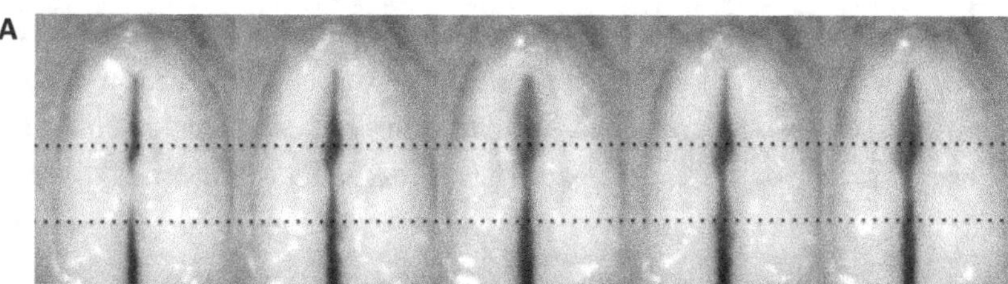

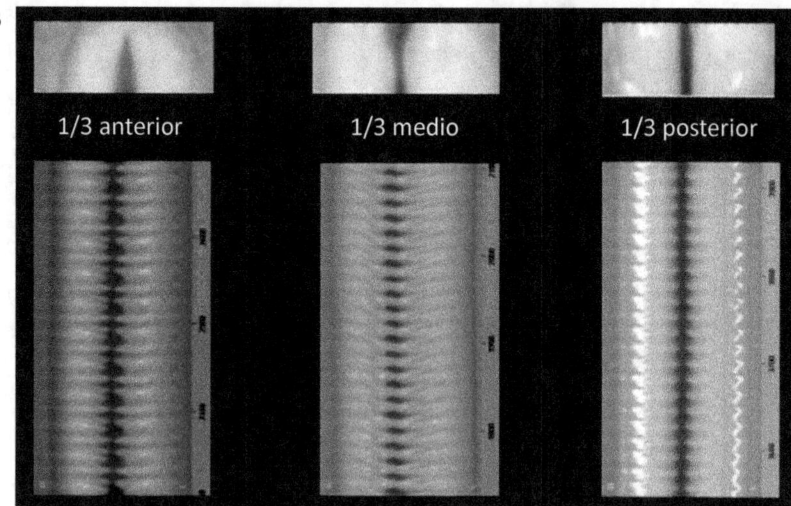

Figura 3. Quimograma. Es posible definir perfectamente las fases del ciclo vibratorio: apertura, cierre, fase cerrada.

Figura 4. A) Con sólo cinco imágenes extraídas de 8.192 obtenidas puede observarse que, si se traza una línea imaginaria dividiendo los pliegues en tres segmentos (tercios anterior, medio y posterior), cada uno de ellos presenta un patrón de vibración diferente. B) Las imágenes de la quimografía demuestran las características vibratorias independientes que dan origen a un sonido distinto en cada segmento.

Los criterios de evaluación de los sucesos registrados no han sido estandarizados. Cuando se trata de vibraciones periódicas pueden aplicarse sin inconveniente los mismos que se utilizan para la calificación de la estroboscopia laríngea, aunque es importante recordar que la evaluación de los hallazgos es subjetiva y la variabilidad entre examinadores es alta.[5,6]

La variable más importante cuando se comparan los dos métodos es la periodicidad,[7] y si se trata de vibraciones aperiódicas, dada la gran variedad de comportamientos vibratorios, no hay (y difícilmente habrá) un método de calificación preciso y confiable, por lo que el análisis debe basarse en la experiencia del examinador y hay que tener muy en cuenta las características anatómicas individuales de los pliegues vocales y los cambios estructurales. Sólo así el cirujano puede tener una perspectiva clara de la condición única de cada paciente.

Con las imágenes en tiempo real es posible determinar el comportamiento de cada segmento de los pliegues vocales. La estabilidad del sistema vibratorio puede verse afectada por cambios de diversos tipos en cualquier lugar de la estructura. En caso de lesión, no es ésta en sí misma la que vibra anormalmente, sino que hace que se pierda el delicado balance requerido para una actividad vibratoria fácil y rítmica, afecta a los movimientos oscilatorios y desestabiliza un sistema que es muy lábil. Un ejemplo de este tipo de problemas se ilustra en la figura 4, donde la secuencia demuestra cómo los diferentes segmentos de los pliegues vocales presentan un comportamiento vibratorio independiente, sin un patrón definido, como consecuencia de una lesión subepitelial subglótica profunda en el pliegue vocal derecho, cuyo resultado es una voz de muy mala calidad en la que se perciben varios sonidos diferentes.

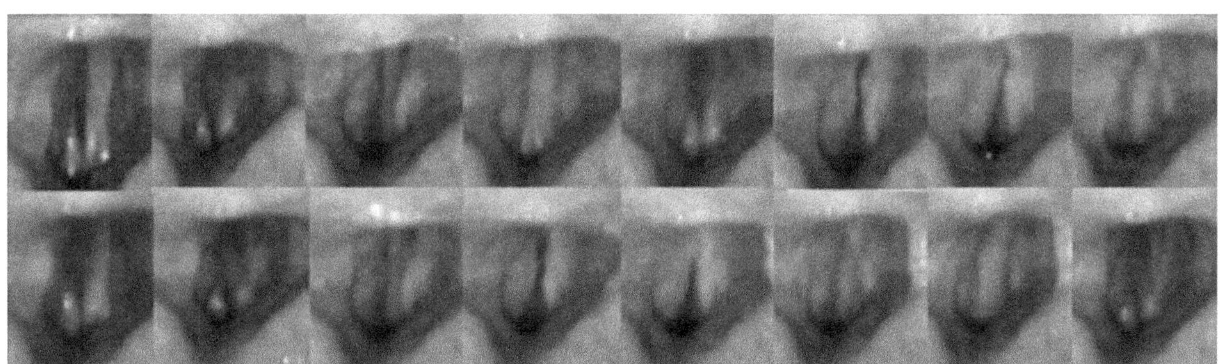

Figura 5. Secuencia de imágenes de alta velocidad en un caso de prebilaringe. Se define con precisión la actividad vibratoria de las bandas ventriculares, que siguen su propio ciclo y tienen la capacidad de producir voz.

Cuando intervienen otras estructuras diferentes a los pliegues vocales, el análisis de los eventos se facilita en gran medida, como puede verse en la figura 5 que muestra un caso de prebilaringe con compensación mediante la intervención de las bandas ventriculares durante la fonación, con un movimiento oscilatorio que se ve perfectamente con la laringoscopia de alta velocidad. La voz es de tono muy bajo, ronca, y aunque la intensidad es suficiente para permitir la comunicación, la calidad de la voz se percibe como desagradable por el paciente.

En lo que respecta a la videoquimografía, la palabra es de origen griego y *kyma* significa *onda*. El propósito de esta tecnología es poder observar con detalle la oscilación del borde libre de los pliegues vocales en cualquier segmento de ellos. El principio se basa en la lectura de las líneas horizontales de un punto escogido por el examinador, el cual se denomina «línea activa». Al seleccionar este punto se omite el resto de la imagen, la cámara de alta velocidad registra los sucesos que allí tienen lugar y reproduce la imagen correspondiente de cerca de 8.000 lecturas del mismo punto, como ya se mencionó, una detrás de otra, para conformar el quimograma, en cuyas imágenes es posible ver con precisión los detalles del comportamiento vibratorio.[8,9] En esta situación es más fácil definir condiciones como el cierre glótico, o detalles como la asimetría de amplitud, incluso con diferencias mínimas entre ambos pliegues, lo que elimina la subjetividad de la calificación de estos parámetros, como sucede en el análisis estroboscópico. Una de las mayores ventajas es que facilita la medición del tiempo que duran los diferentes sucesos, por ejemplo el inicio de la vibración (figura 6) o los periodos intermitentes de aperiodicidad

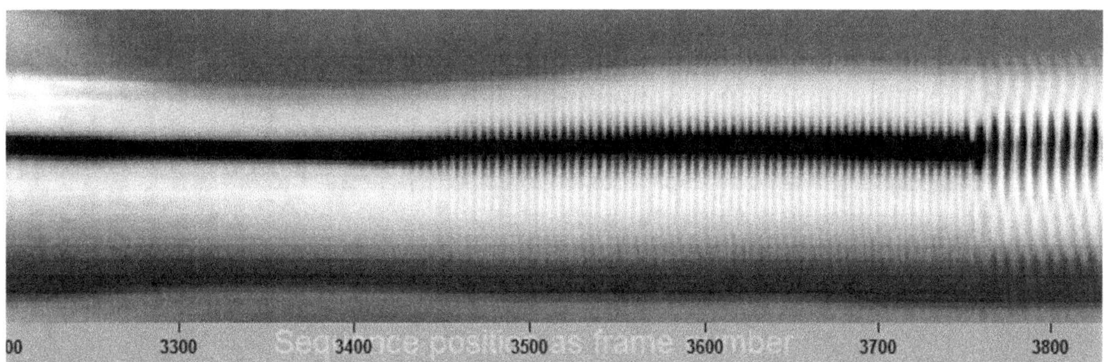

Figura 6. El inicio de la vibración en este caso de parálisis bilateral de los pliegues vocales dura aproximadamente 230 milisegundos y va seguido de un patrón vibratorio de alta frecuencia y baja amplitud, con incompetencia glótica, que dura unos 300 milisegundos, para luego dar inicio a una vibración de menor frecuencia y mayor amplitud, con descenso del tono de la voz. La percepción subjetiva es de una voz inestable muy variable, con escape de aire y diplofonía.

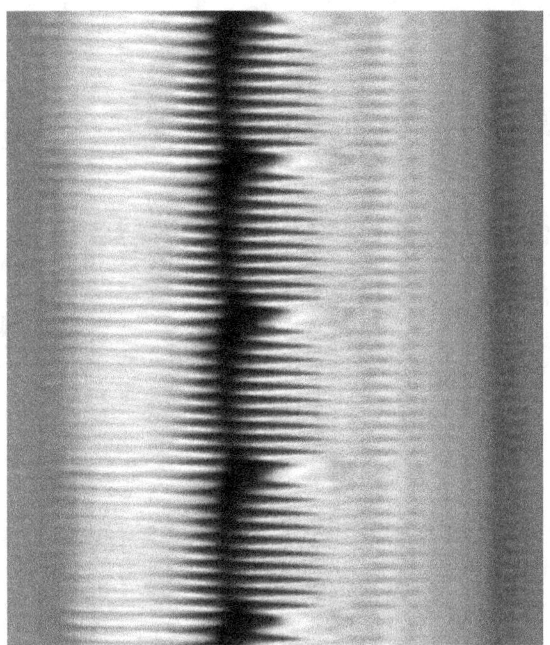

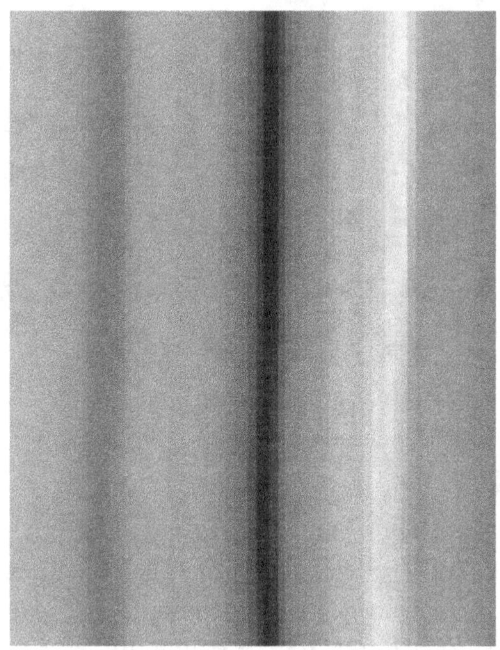

Figura 7. Quimograma de un caso de parálisis de pliegue vocal izquierdo en el cual la manifestación clínica fundamental es la diplofonía. Nótese que el pliegue vocal derecho presenta grupos separados muy bien definidos de ciclos vibratorios, en contraste con unos ciclos más estables y uniformes en el lado paralizado.

Figura 8. Interrupción súbita del movimiento en un caso de laringitis grave. La inflamación hace difícil mantener una vibración estable y la voz se pierde de manera intermitente.

o de ausencia de actividad. La definición exacta de los detalles de las vibraciones aperiódicas es una realidad con este método, como se ilustra en la figura 7, que corresponde a un caso de parálisis del nervio laríngeo recurrente izquierdo con una evidente diplofonía. El lado enfermo es el izquierdo, pero el que presenta las mayores alteraciones vibratorias es el derecho, como consecuencia de que, como ya se ha comentado, cualquier alteración, bien sea estructural o funcional, tiene la capacidad de desestabilizar todo el sistema.

El análisis detallado de las vibraciones mediante este sistema facilita el entendimiento de situaciones que antes no podían explicarse, como los episodios muy cortos e intermitentes

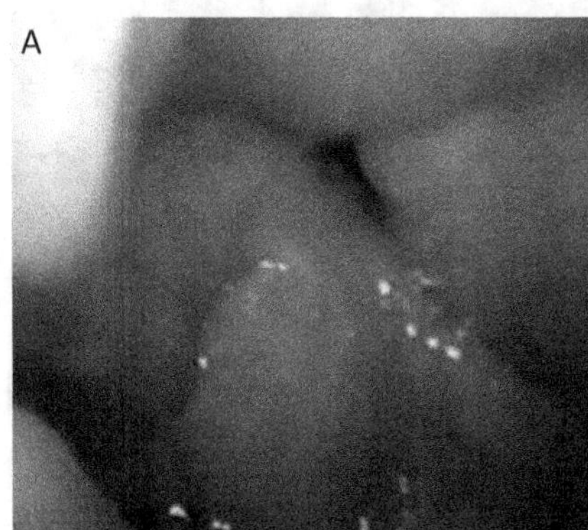

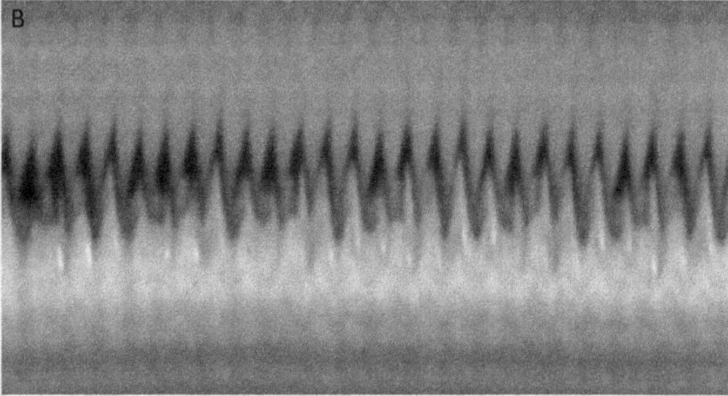

Figura 9. A) Reconstrucción en un caso de laringectomía traumática (por proyectil de gran calibre). El epitelio de los aritenoides se adosó a la pared posterior de la epiglotis para crear una neoglotis. B) Es evidente la actividad vibratoria de ambas estructuras, que favorece la producción de una voz funcional.

de afonía que se presentan en muchas condiciones clínicas y en los cuales es clara la suspensión por unos milisegundos de la actividad vibratoria (figura 8).

Finalmente, la laringoscopia de alta velocidad y la quimografía son de gran ayuda en la evaluación de la vibración de los tejidos utilizados para remplazar los pliegues vocales tras reconstrucciones en casos de laringectomías y traumatismos (figura 9).

3 Conclusiones

En el ejercicio de la laringología moderna, el especialista debe estar al día de los desarrollos tecnológicos. En todos los casos de disfonía asociada a cambios estructurales el proceso lógico, después de una anamnesis exhaustiva, comienza por definir las características anatómicas individuales. El pliegue vocal es, desde un punto de vista tanto anatómico como funcional, una estructura tridimensional, y por ello en su evaluación debe visualizarse por completo. Una vez definidas con la mayor exactitud posible la anatomía y las características macroscópicas de cualquier lesión o variante anatómica de los pliegues vocales, el siguiente paso es la evaluación y el análisis del comportamiento vibratorio, de modo que el especialista pueda entender la influencia que tienen las características estructurales de cada laringe en sus condiciones de vibración y, por ende, en la calidad de la voz. Este proceso despeja el camino para una toma de decisiones basada en criterios más objetivos, con planes de acción mejor definidos y mayor seguridad para la programación y la realización de intervenciones de fonocirugía, condiciones ideales para ofrecer los mejores resultados a cada paciente.

El vídeo de alta definición y la laringoscopia de alta velocidad son un gran paso hacia un proceso diagnóstico más adecuado y eficiente, y ofrecen una mayor claridad en lo que respecta a la fisiología de la vibración en todos sus aspectos.

Consulte la bibliografía de este capítulo en la página 573.

8.3 Imagen radiológica en la patología de la voz

J.S. Martínez-San Millán, E. de Antonio

Máximas y consejos

- Los estudios de imagen radiológica son un método complementario de la exploración clínica. En la actualidad, la prueba de imagen radiológica fundamental para valorar la patología de la voz no resuelta mediante la anamnesis y la exploración otorrinolaringológica fibroendoscópica es la tomografía computarizada.
- Los estudios de imagen diseñados para valorar disfunciones de las cuerdas vocales deben incluir la laringe y el recorrido de los nervios encargados de su funcionamiento.
- La resonancia magnética también es un método complementario que ayuda a diagnosticar procesos específicos, tales como la amiloidosis laríngea, por sus características de señal, pero no supera a la tomografía computarizada en el despliegue anatómico, ni es claramente superior en su capacidad para demostrar patología, pero tiene la ventaja de no usar radiación.

Introducción

La laringe es el órgano esencial de la fonación. Está constituida por una compleja red de pliegues mucosos que revisten una submucosa separada del esqueleto por músculos y grasa.[1] Las tres funciones principales de la laringe son el mantenimiento de la permeabilidad de la vía aérea, la protección contra la aspiración y la fonación. Todas ellas están reguladas, al menos en parte, por reflejos nerviosos, si bien la primera y la tercera son voluntarias en mayor o menor medida.[1]

Para una fonación apropiada se precisa una disposición correcta de esqueleto, músculos, ligamentos y articulaciones laríngeas, además de un adecuado funcionamiento de los nervios encargados del movimiento coordinado de los músculos de la laringe.[1-3] Un mal funcionamiento de la laringe puede deberse a anomalías estructurales propias, a lesiones ocupantes de espacio intralaríngeas y extralaríngeas, o a disfunción de los nervios, secundaria a su vez a patología de diversa naturaleza.[4-6]

Ante un paciente con alteración de la voz que, como ya hemos afirmado, puede obedecer a afecciones de naturaleza muy variable, debe establecerse un protocolo de evaluación constituido, en su inicio, por una exploración clínica completa y adecuada de la laringe, tanto funcional como morfológica.[1] Los estudios de imagen radiológica son métodos complementarios de la exploración clínica, aunque resulta cierto que cada día son más importantes y determinantes. El papel de la radiografía convencional es prácticamente nulo. Aunque podemos pensar que la resonancia magnética (RM) puede ser básica en la valoración de estos pacientes, en la actualidad es muy discutible, pero esto puede cambiar en un futuro próximo. Hoy día, la RM se usa en casos concretos.

En nuestro medio, la prueba de imagen radiológica fundamental para valorar la patología de la voz no resuelta mediante la anamnesis y la exploración otorrinolaringológica fibroendoscópica es la tomografía computarizada (TC), porque es un método muy accesible, relativamente barato, que permite estudiar amplios territorios anatómicos en muy poco tiempo y que, por su rapidez, hace posible la obtención de imágenes funcionales de la laringe, nítidas e informativas, durante la realización de maniobras tales como inspiración, fonación y Valsalva (figura 1).[1,7] La RM queda como complemento, o como última opción para valorar

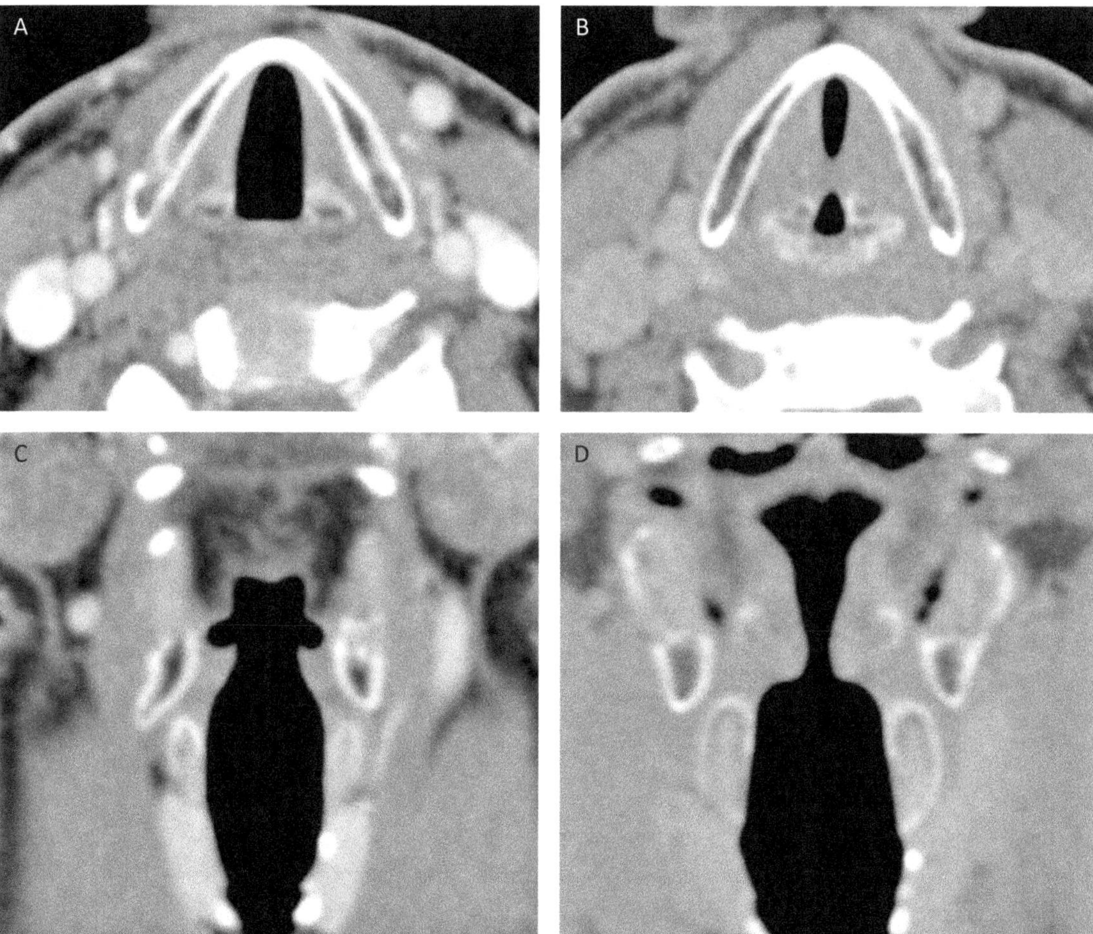

Figura 1. TC de laringe durante la realización de maniobras de inspiración suave (A y C) y fonación (B y D). Las imágenes A y B son reconstrucciones axiales en el plano de las cuerdas vocales durante maniobras de inspiración suave (A), donde podemos apreciar la separación entre ambas para permitir la entrada de aire, y durante una fonación mantenida en /i/ (B), donde se objetiva la aproximación típica, sin contacto, entre las cuerdas. Las reconstrucciones coronales muestran muy bien las cuerdas vocales, su morfología normal y los ventrículos laríngeos.

regiones de dudosa interpretación o para precisar aún mejor las características concretas de determinados tejidos anómalos.[1]

Los estudios de imagen para valorar disfunciones de las cuerdas vocales deben incluir la laringe y el recorrido de los nervios encargados de su funcionamiento. Por lo tanto, se comenzará siempre a la altura de los conductos auditivos internos, para incluir el origen de ambos nervios vagos. La extensión inferior del estudio variará en función del nervio afectado y de los hallazgos del estudio. Así, si el nervio dañado es el recurrente derecho, el estudio debe extenderse por debajo de los huecos supraclaviculares, mientras que sobrepasará la ventana aortopulmonar si se trata del izquierdo, debido al distinto recorrido de ambos nervios. Obviamente, si encontramos lesiones pulmonares hay que incluir el resto de la caja torácica y el abdomen superior. Así, podremos valorar todo el trayecto de los nervios que inervan la laringe en su totalidad, con lo cual demostraremos las diversas patologías que pueden afectarles en este recorrido. Por supuesto, los estudios deben realizarse tras la administración de contraste intravenoso y justo en el momento en que consideremos que vamos a encontrar bien contrastadas las estructuras arteriales y venosas del cuello, algo que viene a suceder entre 35 y 45 segundos tras el inicio de la administración del contraste. Los estudios se complementan con series realizadas durante maniobras elegidas para una mejor valoración de determinadas estructuras (inspiración suave, fonación en /i/, maniobras directas o indirectas de Valsalva, fonación inversa), que nos permiten evaluar de manera adecuada las cuerdas vocales, la subglotis, los senos piriformes, los repliegues aritenoepiglóticos y los ventrículos laríngeos, además de facilitar la identificación de cualquier patología en estas localizaciones y su caracterización. Las maniobras más usadas por nosotros son la inspiración suave, la fonación y la maniobra doble de Valsalva (a la vez directa e indirecta), seleccionando las más adecuadas para cada caso mediante supervisión directa del estudio (figura 1).[1,8] Es conveniente segmentar el volumen estudiado en cortes muy finos y solapados, que permitan reconstrucciones de muy alta calidad en todos los planos del espacio, de gran utilidad a efectos diagnósticos. Las imágenes deben procesarse para obtener reconstrucciones axiales en el plano de las cuerdas vocales verdaderas, y coronales en un plano perpendicular a éstas para una adecuada valoración (figura 1).

Las pruebas de imagen pueden evidenciar patología laríngea, tanto ya demostrada mediante laringoscopia como oculta a los distintos métodos de visualización directa. En cualquier caso, muestran perfectamente la extensión local y regional de la afectación, incluyendo la extensión submucosa, extralaríngea y ganglionar, por lo que son métodos complementarios indispensables aunque presenten dificultades bien conocidas y no totalmente resueltas para la valoración de la invasión del esqueleto del órgano.[4,5] También pueden demostrar alteraciones groseras en la morfología y los movimientos de las cuerdas vocales, pero su correcta valoración requiere otro tipo de exploraciones (laringoscopia, fibroscopia y estroboscopia).[1,7] Por último, permite identificar patología macroscópica en el trayecto de los nervios vagos y recurrentes que puede alterar su funcionamiento, con la consiguiente disfunción. Sin embargo, la TC y la RM son incapaces de demostrar patología microscópica que altere el correcto funcionamiento de las cuerdas vocales o de las estructuras nerviosas implicadas.[3,6]

El estudio de la disfunción de las cuerdas vocales mediante pruebas de imagen debe planificarse y estructurarse según se comenta en los siguientes apartados.[9]

1 Patología de la laringe

Requiere un estudio completo del cuello y maniobras funcionales laríngeas que nos permitan evaluar correctamente la localización y la extensión de la patología. Los métodos disponibles permiten hacerlo, pero requieren personal especializado en esta localización anatómica y su patología. El único problema, tanto con la TC como con la RM, es la dificultad para la valoración del esqueleto laríngeo, en especial en caso de infiltraciones sutiles, ampliamente debatido en la literatura.[1,7,9]

2 Patología de los nervios vagos y recurrentes

2.1 Paresia/parálisis del nervio laríngeo superior

Este nervio se encarga exclusivamente de la inervación del músculo cricotiroideo, que tira del anillo cricoideo y tiende a aproximarlo al cartílago tiroides y a separar y rotar hacia detrás el sello cricoideo y el cartílago aritenoides, tensando así la cuerda vocal verdadera. Su parálisis acarrea la contracción sin oposición del músculo sano, con la consiguiente rotación del anillo cricoideo hacia el lado paralizado y desviación del aritenoides hacia el lado patológico.[3,8,9]

Su afectación obliga a rastrear el trayecto entre la cisterna aracnoidea, localizada justo superior al agujero yugular, y la laringe, con especial atención al espacio vascular, ya que el vago hace este recorrido localizado inmediatamente anterior a la vena yugular interna. Sin embargo, con excepciones, las pruebas de imagen no suelen identificar la patología subyacente.[9]

2.2 Paresia/parálisis de los nervios recurrentes

Es la más frecuente. Estos nervios se encargan de estimular todos los músculos intrínsecos de la laringe. Hallaremos que la cuerda vocal verdadera afectada se encuentra adelgazada, como consecuencia de la atrofia muscular que sigue a la parálisis, asociada a pérdida del arco subglótico y a un llamativo aumento de volumen del ventrículo laríngeo, demostrable en los planos axial y coronal, con medialización del repliegue ariepiglótico y de la aritenoides, y también a un llamativo aumento de volumen del seno piriforme y de la vallécula glosoepiglótica homolaterales. Mientras que la cuerda contralateral se mueve bien durante la realización de maniobras, la afectada no lo hace. Si la paresia es crónica, se asocia a atrofia y degeneración grasa del músculo cricoaritenoideo posterior homolateral.[3,8,9] En los estudios de imagen debe evaluarse todo el trayecto de los nervios vago y recurrente, variable en función del lado:[9]

- *Paresia/parálisis del nervio recurrente derecho:* se explorarán las cisternas peribulbares, el agujero yugular, el espacio vascular del hemicuello homolateral a la cuerda anómala y el hueco supraclavicular, incluyendo el surco traqueoesofágico.[8,9]

- *Paresia/parálisis del nervio recurrente izquierdo:* se evaluarán también la ventana aortopulmonar y los segmentos de la aorta torácica relacionados con ella.[8,9]

2.3 Parálisis completa del nervio vago

Implica manifestaciones clínicas mucho más amplias, algunas de ellas parcialmente mitigadas si funciona el nervio contralateral.[9] Entre los procesos patológicos demostrables en las pruebas de imagen como causa de parálisis de una de las cuerdas vocales destacan los procesos expansivos en las cisternas de la base del cráneo y el agujero yugular, las lesiones tumorales y vasculares del paquete vasculonervioso del cuello, patología tumoral y no tumoral de la propia laringe, afecciones de la glándula tiroides, trastornos de la tráquea y el

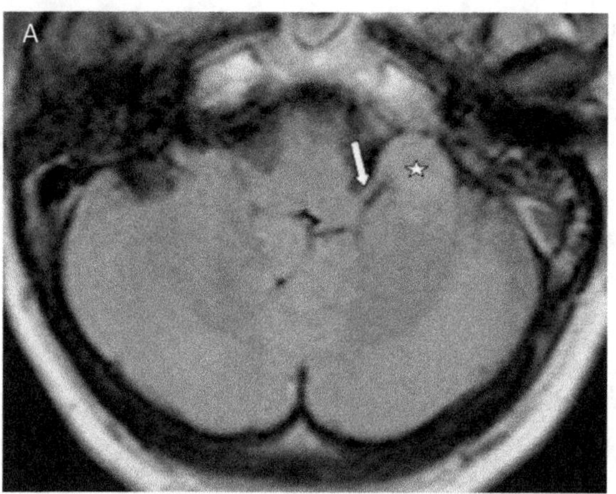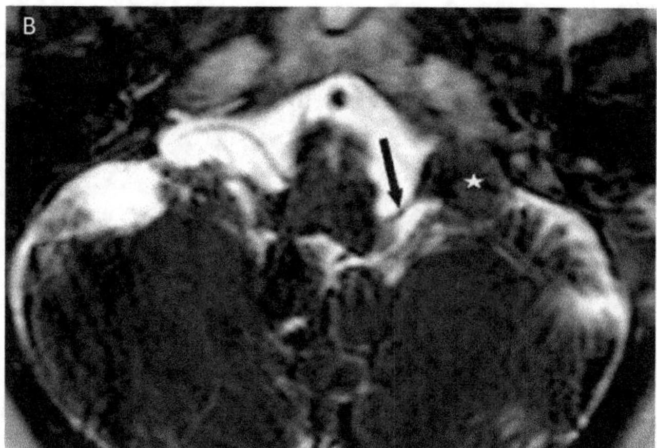

Figura 2. Cortes axiales en secuencias FLAIR (A) y TSE T2 (B). Metástasis de adenocarcinoma de riñón (estrella) que engloba el nervio vago izquierdo (flecha).

esófago, patología pulmonar y mediastínica, afectación de la aorta y patología de los huecos supraclaviculares.[1-9]

Las causas de parálisis de una cuerda vocal que con más frecuencia vamos a encontrar en la base del cráneo son los meningiomas y las metástasis (figura 2), pero también tumores neurogénicos, quistes aracnoideos, etc. Los meningiomas de esta localización se demuestran mejor mediante RM, que dibuja una lesión extraaxial y, con secuencias apropiadas, su relación anatómica con los pares bajos y su extensión. Las metástasis también se visualizan en la RM, que muestra la lesión intraósea que suele existir previamente al crecimiento extraóseo, que puede ocurrir en la fosa posterior y en el agujero yugular. Sin embargo, la TC puede demostrar muy bien la lesión ósea. Si asumimos la TC como exploración inicial, debemos prever que muchas veces deberá complementarse con RM, sea para demostrar la extensión real de la lesión o para buscar una lesión no demostrada en la TC.[2,6]

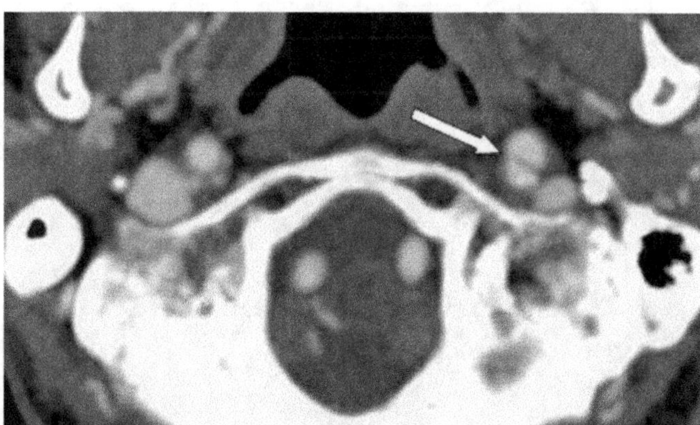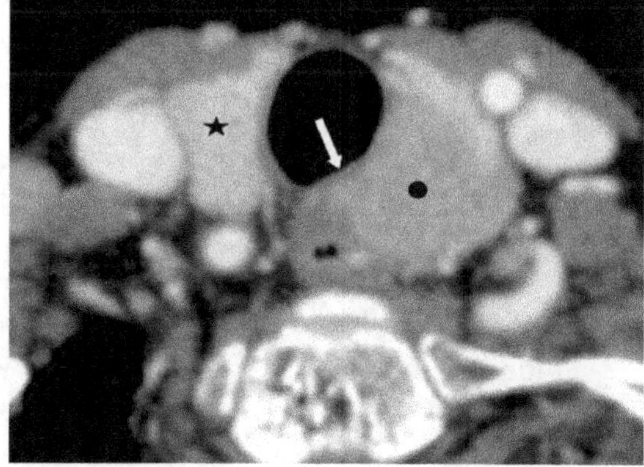

Figura 3. Hombre de 32 años de edad con parálisis vagal y síndrome de Horner izquierdos de aparición brusca. TC con contraste intravenoso que muestra ensanchamiento y disección de la arteria carótida interna izquierda (flecha).

Figura 4. Mujer de 40 años de edad con parálisis del nervio recurrente izquierdo. TC con administración de contraste intravenoso. Corte axial a la altura de la glándula tiroides. Lóbulo derecho normal (estrella). Extenso tumor del lóbulo izquierdo (círculo), que se insinúa en el surco traqueoesofágico (flecha). La anatomía patológica lo identificó como un carcinoma papilar.

En el espacio vascular del cuello podemos encontrar lesiones tumorales de los nervios, adenopatías y lesiones vasculares. Las más frecuentes, sin duda, son las adenopatías, perfectamente demostrables mediante TC, que es la prueba de elección, y también en la RM. Ambas pueden definir las características morfológicas que diferencian benignidad de malignidad. Los tumores del nervio vago son raros, pero bien definibles mediante TC y RM por su localización anatómica, posterior a la vena yugular, en la parte de atrás del paquete vascular del cuello; una vez demostrados por TC conviene completar el estudio con RM, que demuestra lesiones bien delimitadas, de forma ovoidea o fusiforme, baja señal en T1 y alta en T2, y realce homogéneo o heterogéneo. Las lesiones vasculares, tanto de la arteria carótida (aneurismas, rotura, disección) (figura 3) como de la vena yugular (tromboflebitis), pueden ocasionar parálisis de una cuerda vocal y son perfectamente demostrables mediante TC y RM convencionales, que además pueden complementarse en el mismo acto con series angiográficas, que requieren poco tiempo y aportan información diagnóstica.[2,6]

Otro tanto puede afirmarse respecto a la patología tiroidea. Sin embargo, aquí entra con fuerza la ultrasonografía. En caso de sospecha de carcinoma papilar o folicular de tiroides, debemos preferir el uso de ultrasonografía y RM sobre la TC, ya que esta última requiere el uso de contraste yodado, que resultaría un impedimento temporal para el tratamiento de la enfermedad de base (figura 4).[2,3,6]

Las lesiones tumorales de la tráquea, el esófago y el pulmón, así como su extensión ganglionar, pueden ser perfectamente estudiadas y estadificadas mediante TC, que muestra muy bien la presencia de adenopatías supraclaviculares, en la ventana aortopulmonar y en ambos surcos traqueoesofágicos, que justificarían la parálisis de una cuerda vocal (figura 5).[3,8]

Las adenopatías «necrosadas» en la ventana aortopulmonar no necesariamente representan un depósito metastásico, pues también pueden estar producidas por enfermedades infecciosas (tuberculosis) o inflamatorias. Los hallazgos de la TC deben hacernos sospechar la naturaleza real de la enfermedad de base.[3,8]

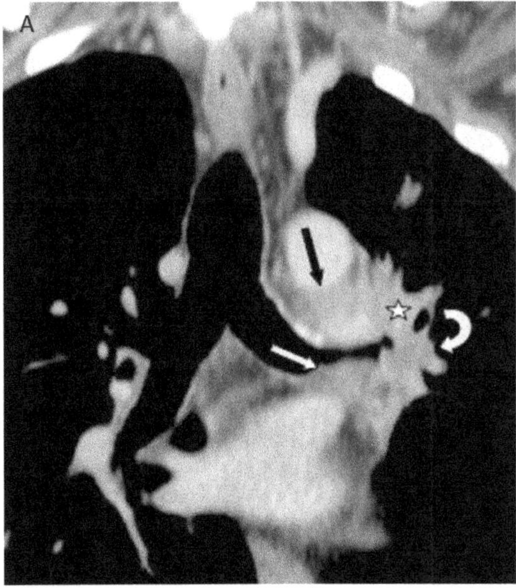 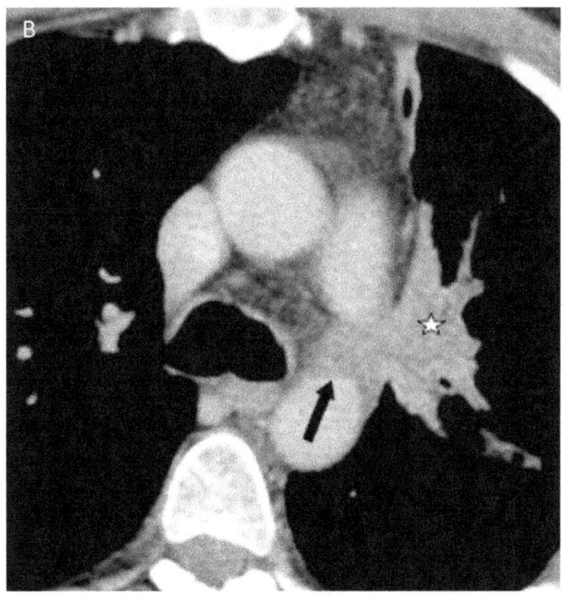

Figura 5. Hombre de 57 años de edad con carcinoma escamoso en el bronquio principal izquierdo (flecha recta), invasión directa del parénquima pulmonar (estrellas), adenopatías hiliares (flecha curva) e invasión directa de la ventana aortopulmonar (flechas negras dentro de la aorta), con parálisis del nervio recurrente homolateral. Reconstrucciones coronal (A) y axial (B).

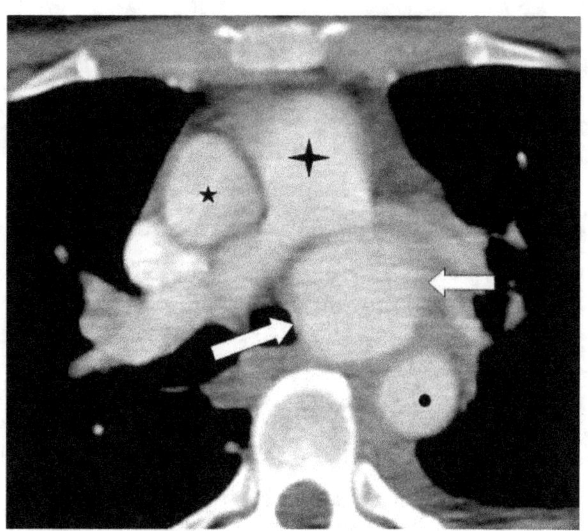

Figura 6
TC torácica con contraste intravenoso. Corte axial a la altura de la ventana aortopulmonar en un paciente que había sufrido un traumatismo torácico dos meses antes. Una vez dado de alta desarrolló una parálisis progresiva de la cuerda vocal izquierda. El estudio demuestra un pseudoaneurisma en la ventana aortopulmonar. Obsérvénse la aorta ascendente (estrella de cinco puntas), la aorta descendente (círculo), la arteria pulmonar (estrella de cuatro puntas) y el pseudoaneurisma (flechas).

Los aneurismas del cayado aórtico y sus posibles complicaciones son perfectamente estudiados mediante TC y angio-TC, que muestran su localización y extensión exactas, así como las complicaciones locales (rotura incipiente, pseudoaneurismas, hematomas mediastínicos, etc.) (figura 6).[3,8]

En los huecos supraclaviculares, la principal causa de parálisis de un nervio recurrente son las adenopatías de diversa naturaleza, principalmente tumoral. Las adenopatías supraclaviculares, acompañadas o no de adenopatías en las distintas cadenas cervicales, son perfectamente demostrables mediante TC.[3,8]

Por último, aunque quizá debería ocupar el primer lugar a revisar, las lesiones neoplásicas (tumores mucosos y submucosos) (figura 7) y no neoplásicas (sarcoidosis, amiloidosis, tuberculosis, granulomatosis de Wegener, laringoceles, fractura de cartílagos laríngeos, etc.) (figuras 8 y 9) de la laringe pueden ser causa de una mala función de las cuerdas vocales. Todas las afecciones mencionadas requieren pruebas de imagen para su estudio, y la

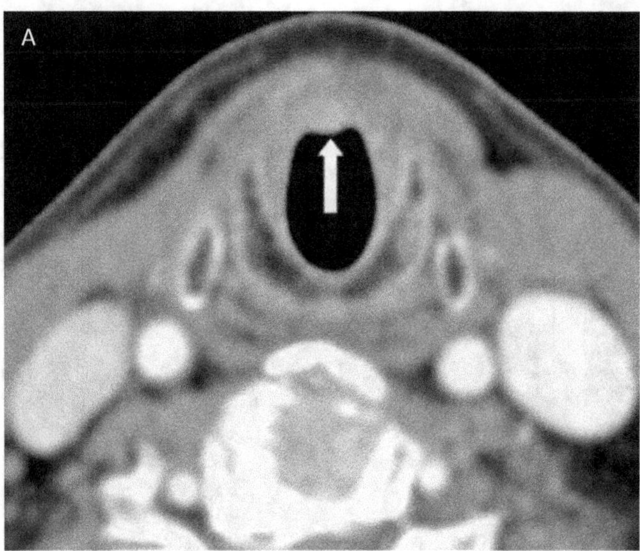
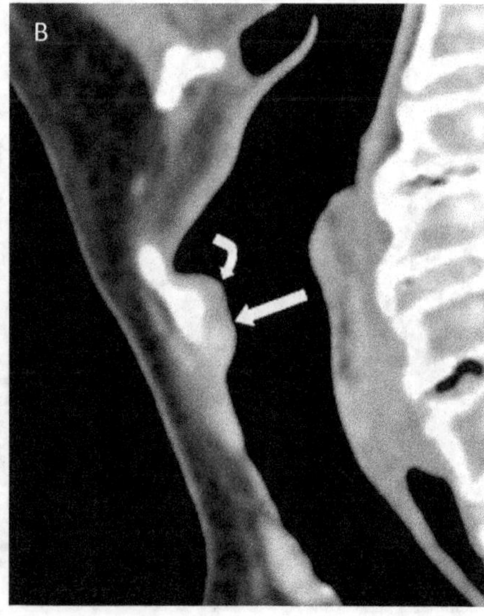

Figura 7. Hombre de 48 años de edad con disfonía. TC de laringe tras la administración de contraste intravenoso, con reconstrucciones axial (A) y sagital (B), que demuestra una neoformación subglótica (flecha recta) que invadía la comisura anterior (flecha curva), la membrana cricotiroidea y el cartílago tiroides.

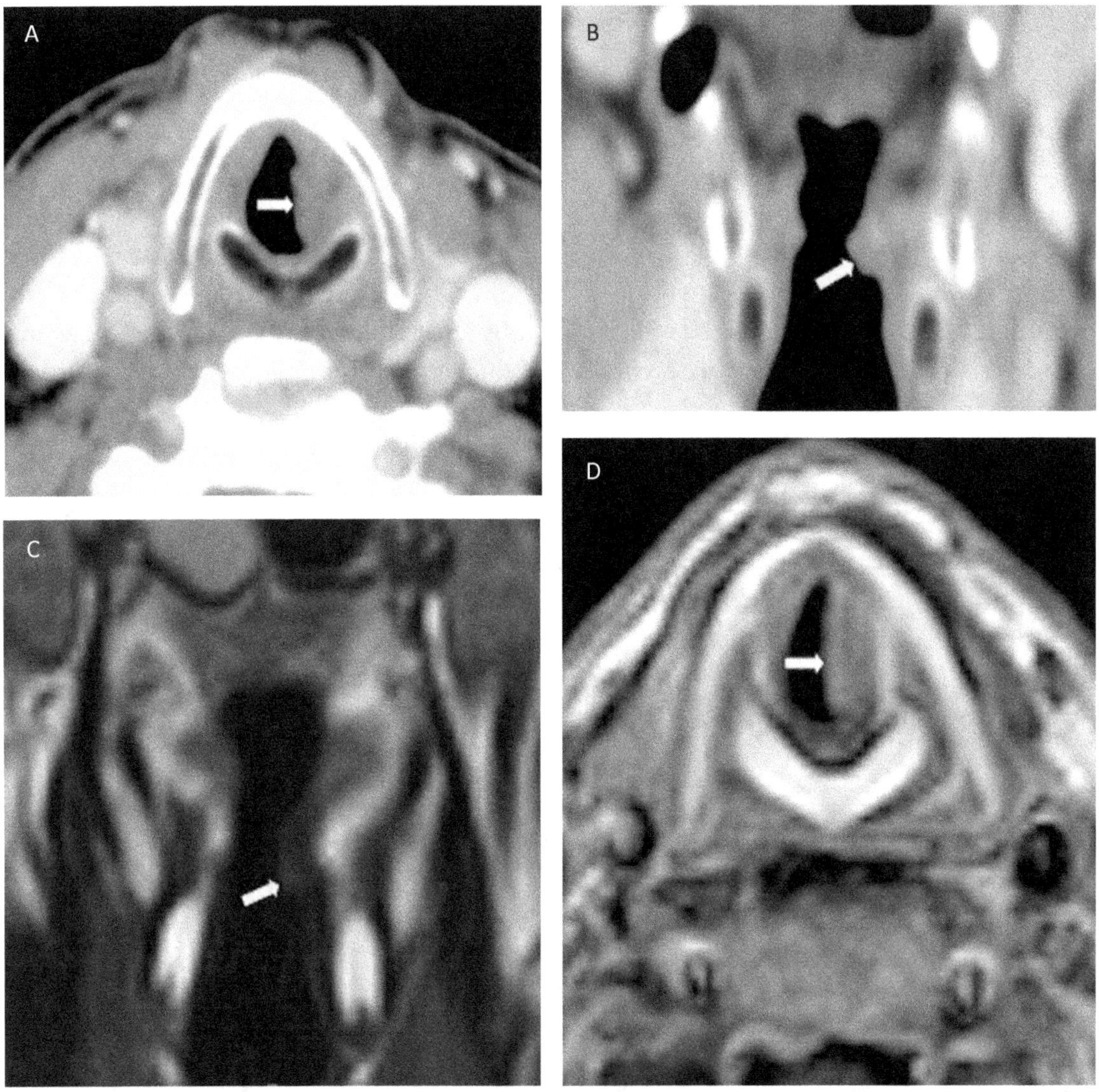

Figura 8. Hombre de 52 años de edad con disfonía y paresia de cuerda vocal izquierda. La laringoscopia demostró un engrosamiento de la mitad posterior de la cuerda vocal izquierda, con mucosa normal.

Se realizan TC (A y B) y RM (C y D) que evidencian una lesión submucosa en la cuerda vocal (flechas). Obsérvese la baja señal que presenta en la RM. La anatomía patológica diagnosticó amiloidosis.

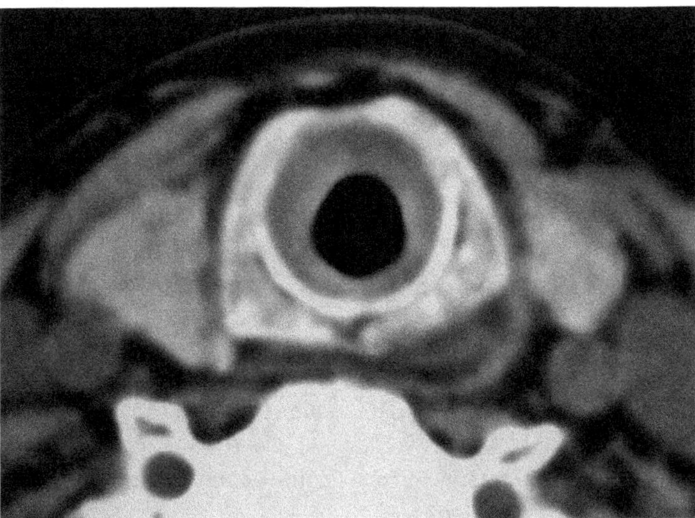

Figura 9
Hombre de 48 años de edad con enfermedad de Wegener del riñón. TC axial sin contraste intravenoso, en la cual se aprecia un llamativo engrosamiento circular de la subglotis por tejido granulomatoso, localizado por dentro del anillo cricoideo.

TC es, a día de hoy, la más útil. Permite determinar la extensión del cáncer de laringe e incluso descubrir lesiones ocultas a los distintos métodos de visualización directa, ya que demuestra áreas ocultas o de difícil acceso a estas pruebas, como la subglotis y el ventrículo, y áreas nunca visibles, como los espacios submucosos. La RM es una prueba complementaria que ayuda a diagnosticar procesos específicos, como la amiloidosis laríngea por sus características de señal, pero no supera a la TC en el despliegue anatómico ni es claramente superior para demostrar patología, aunque aporta la ventaja de no usar radiación. A pesar del ingente trabajo de investigación que se está llevando a cabo, el único problema aún por resolver con estos métodos de imagen es, con excepciones en casos concretos, la elusiva demostración de lesiones incipientes del esqueleto de la laringe por neoformaciones primarias.[1,4,5,7]

También hay que señalar determinadas alteraciones de los nervios laríngeos: trastornos puramente funcionales, infecciones virales y lesiones anatómicas mínimas de los nervios que no son demostrables en absoluto mediante métodos de imagen. Igualmente cabe decir que la TC es un método excelente para el control evolutivo de lesiones tumorales tratadas por diversos medios terapéuticos, aislados o combinados.

Para concluir, debemos mencionar que las imágenes tridimensionales demuestran de manera elegante las medializaciones de las cuerdas vocales mediante tiroplastia, informando sobre los resultados quirúrgicos (figura 10).

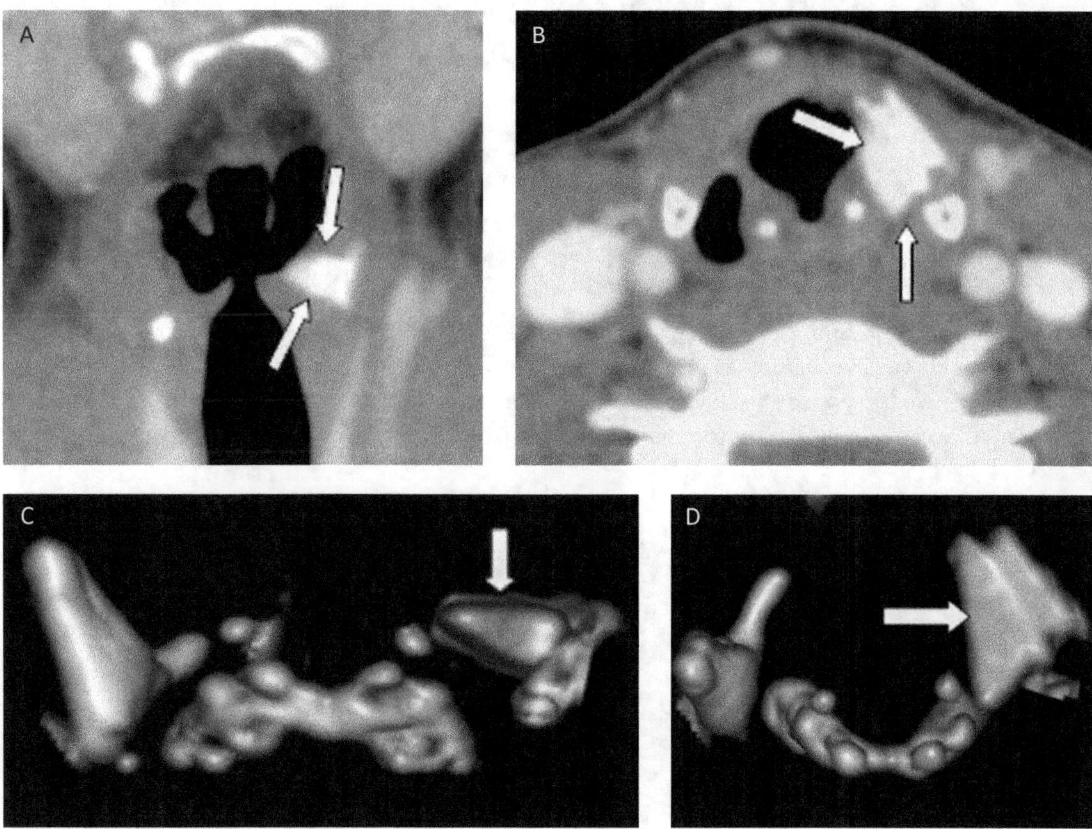

Figura 10. Paciente intervenido de tiroplastia izquierda usando prótesis de Montgomery. Las imágenes A y B son, respectivamente, reconstrucciones coronal y axial de la laringe, a la altura de la glotis, donde se aprecia la prótesis con su forma triangular (flechas). C y D son reconstrucciones tridimensionales del esqueleto de la laringe, obtenidas del mismo estudio, donde se aprecia con detalle la tiroplastia (flechas), pero no sus relaciones anatómicas con la cuerda vocal y el resto de la laringe.

3 Conclusiones

Los métodos de imagen son necesarios para intentar establecer la causa del mal funcionamiento de las cuerdas vocales, siempre como complemento de la exploración clínica.

Los estudios a realizar deben incluir el órgano de la fonación y todo el trayecto de los nervios encargados de su correcto funcionamiento. Esto implica estudios amplios que se extienden desde la base del cráneo hasta la ventana aortopulmonar o el hueco supraclavicular derecho, según el lado de la lesión. Es necesario complementar el estudio basal con una evaluación de la laringe mediante maniobras funcionales que incluyan inspiración, fonación y, en determinados casos, maniobras de Valsalva.

Debido a la gran extensión del estudio, la disponibilidad, la rapidez y la alta definición, la TC es la prueba inicial de elección en estos pacientes. El papel de la RM es secundario al de la TC, pero resulta absolutamente necesaria en casos concretos.

Los estudios de imagen deben ser realizados siempre por expertos en su uso para las afecciones del cuello y de la laringe, con amplios conocimientos de anatomía y patología de la región.

Consulte la bibliografía de este capítulo en la página 574.

9.1   Estudio aerodinámico de la función vocal

S. Fernández, F. Núñez

Máximas y consejos

- El análisis aerodinámico informa sobre los mecanismos fisiológicos y fisiopatológicos de los volúmenes, las presiones y los flujos aéreos en la fonación.
- El paciente debe recibir las instrucciones de manera clara y completa para unas correctas realización e interpretación del estudio.
- Es importante la calibración sistemática y precisa previa a cada estudio.
- La máscara para las mediciones ha de ser del tamaño adecuado al paciente y debe adaptarse herméticamente a la cara.
- Es importante monitorizar la señal que se registra para ajustar la ganancia y evitar artefactos.
- La interpretación de los resultados tendrá en cuenta también el análisis acústico, el electroglotograma y la valoración visual y funcional. Nunca debe ser una valoración aislada.

---

1   El aire, la esencia de la voz

Cuando el aire procedente de los pulmones pasa con una cierta presión a través de la glotis, con las cuerdas vocales aproximadas, se produce un sonido que da lugar a la voz. El aire a presión hace ondular la mucosa vocal, y esta ondulación causa un movimiento de separación y aproximación que al contactar genera sonido (perturbación de la densidad de partículas de un medio elástico), de modo parecido a cuando se aplaude. La sucesión de contactos o ciclos vocales conlleva la sucesión de la señal sonora, cuya frecuencia vendrá dada por la frecuencia de contactos de la mucosa, y su intensidad por la presión o la fuerza con que se realiza cada contacto o ciclo vocal. La voz es el resultado de la acción conjunta, coordinada y extremadamente precisa, de varios sistemas y aparatos que regulan el flujo de aire. En la producción de la voz o fonación intervienen los sistemas nerviosos central y periférico, el sistema osteomuscular, el aparato respiratorio, la propiocepción y el aparato auditivo.

Pueden diferenciarse varios elementos. El primero es el elemento generador, el sistema respiratorio (músculos respiratorios, tórax, pulmones y vías respiratorias), que es el encargado de aportar la energía para conseguir el flujo de aire con unas condiciones determinadas de presión, regularidad y duración tales que produzcan la ondulación de las cuerdas vocales. El segundo elemento es el valvular y regulador de frecuencias (cuerdas vocales, cartílagos, articulaciones y musculatura); para generar una voz normal, de calidad y con una dinámica eficiente, es preciso que las cuerdas vocales contacten entre ellas en toda su longitud. El tercer elemento es el «vibrador» (mucosa de las cuerdas vocales); dependiendo del grado de tensión o elongación de las cuerdas vocales la ondulación será más o menos rápida, y según la presión del aire que las hace ondular el contacto será más o menos intenso. El sonido generado en las cuerdas vocales es tosco, como el vuelo de un mosquito o de un moscardón (según sea una frecuencia aguda o grave), y muy poco o nada tiene que ver con la voz final. El sonido generado en la glotis se filtra, modula y enriquece de manera muy importante en las distintas cavidades de resonancia. Esto es lo que constituye el cuarto elemento, el resonador. Las estructuras anatómicas, sobre todo las que se localizan por encima del nivel de las cuerdas vocales, en la vía aerodigestiva superior, constituyen los resonadores que enriquecen, amplifican, sonorizan y matizan el sonido generado en la glotis. Algunos de estos resonadores son estructuras «fijas», no modificables (fosas nasales y senos paranasales), y otras pueden modificar su configuración (orofaringe, hipofaringe…) para conseguir las características acústicas del sonido que se pretenda emitir. Otro elemento que es necesario considerar es el articulador, que está constituido por aquellas estructuras (lengua, dientes, labios, etc.) que «articulan» y dan significado al sonido generado por las cuerdas vocales. El sexto y último elemento a considerar es el elemento regulador, que está formado por los distintos componentes del sistema nervioso que participan en la perfecta ejecución de todos los mecanismos que intervienen en la generación de la voz. Entre estos componentes hay receptores de presión y tensión articulares, musculares y mucosos en la laringe, las distintas vías nerviosas periféricas, los centros del sistema nervioso central, el autocontrol auditivo, la psique, etc.

La voz es una característica específicamente humana, y es el elemento más importante y habitual en la comunicación y la transmisión de conocimientos y cultura. En los últimos años ha adquirido, si cabe, un mayor protagonismo con el desarrollo de todas las formas de sistemas audiovisuales que se utilizan en nuestra sociedad. No sólo nos permite comunicarnos, sino que expresa nuestros sentimientos, emociones, temores, etc. Puede llegar a emocionar, tranquilizar, rebelar, herir o convencer según su melodía, tono, intensidad, sonoridad, belleza, etc. La voz es característica y única para cada persona, y a la vez todas las voces presentan características comunes que pueden ser perfectamente señaladas y clasificadas, de manera que es posible identificar la voz de una persona del mismo modo que pueden precisarse los criterios de normalidad para el conjunto de la población. Por otro lado, toda valoración o estudio de la voz se hará considerando el sexo y la edad del sujeto. A la voz, por su cotidianidad, habitualmente no se le presta atención. Nadie nos enseña a utilizarla y normalmente no exige una técnica precisa o determinada. Es bastante frecuente que hablemos utilizando de manera incorrecta nuestros recursos fonatorios. En general esta falta de técnica no plantea grandes problemas, pero cuando la voz forma parte del trabajo profesional, o es un componente importante de la imagen personal, muchas veces es preciso adquirir una buena técnica vocal dirigida a un objetivo concreto, o al menos mejorar los aspectos técnicos en general.

2 Aerodinámica de la laringe durante la vibración vocal

Los tres principios aerodinámicos para la vibración vocal son: *1)* que el aire fluya desde una región con altas presiones hacia otra con bajas presiones; *2)* la presión de un fluido incompresible disminuye cuando la velocidad de sus partículas aumenta, de acuerdo con el principio de conservación de la energía de los fluidos (ley de la energía de Bernoulli), y *3)* la velocidad de las partículas de un fluido incompresible confinado en un conducto aumenta cuando la luz de éste disminuye. Así, para iniciar la fonación, las cuerdas han de aproximarse para formar un conducto ligeramente estrechado entre la subglotis y la supraglotis. Cuando la glotis se cierra y se produce una espiración de aire pulmonar, la presión aumenta a nivel glótico y empuja contra la elasticidad de las cuerdas vocales. Cuando la presión es lo bastante alta como para desplazar lateralmente los tejidos de la cuerda vocal, el aire fluye a través de la abertura glótica. La diferencia entre la presión subglótica y supraglótica (atmosférica), junto con el momento de deflexión de la masa de la cuerda vocal, produce una presión positiva que hace pasar el aire a través de la glotis estrechada, con lo que la velocidad del flujo aumenta y la presión transglótica desciende hasta producir una presión negativa. Una vez que el aire fluye a través de la abertura glótica, numerosas fuerzas se combinan inmediatamente para cerrar la glotis. Las tres principales fuerzas de cierre son: *1)* el efecto Bernoulli del flujo pasando por la glotis, donde se genera una presión negativa que «tira» de las cuerdas medialmente; *2)* la elasticidad, principalmente pasiva, de las cuerdas, que precipita que éstas regresen a la posición que tenían antes de ser deformadas por la presión transglótica, y *3)* la caída de la presión subglótica por el escape del aire que sale por la glotis. Estos factores, actuando de forma conjunta, producen el cierre de las cuerdas vocales, que cuando obstruye el flujo aéreo vuelve a incrementar la presión subglótica hasta que de nuevo logra deformar los tejidos de las cuerdas vocales, con lo cual comienza un nuevo ciclo vocal o ciclo glótico.

La configuración de la abertura glótica y la viscoelasticidad de las cuerdas vocales varían de manera considerable durante la fonación asociada al habla continua. Ambos factores podrían afectar la presión diferencial entre los sistemas subglótico y supraglótico, por lo que existe un ajuste activo de la presión subglótica para iniciar y mantener la vibración vocal. Se define como presión umbral de fonación a la presión subglótica mínima capaz de iniciar una vibración vocal. Una presión umbral de fonación baja requiere un esfuerzo respiratorio menor para iniciar y mantener la fonación. Esta presión umbral se afecta (y se incrementa) por múltiples factores, como la deshidratación de las cuerdas y la presencia de lesiones de masa en ellas, por ejemplo pólipos.

La generación de una presión subglótica requiere una resistencia al paso del flujo aéreo en la glotis. La aducción de las cuerdas vocales y el aumento de su rigidez producen una resistencia al paso del flujo a nivel de la glotis. Esta fuerza se denomina resistencia glótica, y puede definirse como el cociente entre la presión transglótica y el flujo transglótico. Las estimaciones de la resistencia glótica se hacen registrando el flujo a través de una máscara y la presión con un transductor intraoral. Una breve interrupción labial del flujo durante la fonación produce un equilibrio transitorio de la presión a lo largo del tracto vocal, donde la presión subglótica puede estimarse con bastante exactitud en sujetos entrenados. Esta técnica no invasiva de registro mediante la tarea de repetición de la sílaba /pi/ se ha utilizado para estimar la resistencia glótica. El flujo aéreo transglótico se determina considerándolo el mismo que el flujo aéreo oral obtenido en el segmento vocálico. La presión transglótica se estima a partir de la presión oral durante el momento anterior a la liberación de la plosiva, instante en que las presiones oral y traqueal se igualan. Dada una presión subglótica constante, una apertura glótica mayor permite un mayor flujo y, por tanto, una menor resistencia glótica. En el caso de encontrarnos ante un área glótica aumentada, la velocidad de un volumen de aire dado que pasa a través de la glotis disminuye. Esta disminución de la velocidad ocasiona una elevación en la presión transglótica diferencial, que requiere a su vez una mayor presión subglótica para garantizar el inicio de la vibración de las cuerdas. De esta forma, la resistencia glótica no se correlaciona directamente sólo con el tamaño de la glotis ni con la presión subglótica, sino que refleja el efecto combinado de ambas variables.[1]

3   Valoración aerodinámica de la voz

El estudio de la voz en condiciones normales, o la valoración de sus diferentes trastornos, debe realizarse según las dimensiones de las que depende, por lo que muchas veces exigirá una valoración y una propuesta terapéutica multidisciplinarias. La valoración aerodinámica es importante, ya que el sustrato de la voz es el aire. La voz y sus trastornos dependen en gran medida de cómo se controle y se utilice el aire cuando fonamos. En muchas ocasiones, el análisis aerodinámico nos informará sobre las causas por las que ha podido desarrollarse una lesión orgánica, o por qué una voz que no muestra lesiones es poco eficiente o de poca calidad, o a qué se debe un determinado problema de técnica vocal. Al tener una clara relación con los mecanismos fisiológicos o fisiopatológicos fonatorios, la valoración aerodinámica no sólo nos informa de la etiopatogenia, sino que contribuye a orientar las posibles modalidades de tratamiento y permite evaluar los resultados obtenidos con las que se hayan seguido.

La valoración aerodinámica de la voz incluye, por un lado, la evaluación del aparato respiratorio mediante las técnicas habituales de espirometría, incluyendo la medición de los volúmenes, las capacidades y los flujos espirométricos, y por otro la valoración de los tiempos, las resistencias, las presiones, los volúmenes y los flujos fonatorios. Los principales parámetros que se valoran son el tiempo máximo de fonación, el tiempo de espiración, el índice s/e, el flujo aéreo medio fonatorio (FMF), la presión intraoral fonatoria (PIO) que equivale a la presión subglótica, la resistencia laríngea o glótica (RG = PO/FMF), el volumen fonatorio, el glotograma aéreo, el MFDR *(maximun flow declination rate)* y el umbral de presión fonatoria. La espirometría y los principales parámetros aerodinámicos relacionados con la eficacia fonorrespiratoria se explican en el capítulo dedicado a la valoración de la eficiencia vocal, mientras que en éste nos centraremos en el análisis aerodinámico instrumental.

4   Análisis aerodinámico instrumental

El análisis aerodinámico ofrece información muy valiosa desde el punto de vista fisiológico y fisiopatológico en lo que a la voz normal y patológica se refiere, aportando en muchos casos información relevante para conocer el mecanismo por el cual se produce un fenómeno determinado o un trastorno funcional, o para dirigir el tratamiento rehabilitador. Aporta también importantes datos para valorar las disartrias, las insuficiencias velopalatinas y los problemas de técnica en la voz cantada.[2-7] El análisis y el estudio de la utilización del aire durante la producción de la voz hablada, cantada y el lenguaje siempre han despertado mucho interés, sobre todo en los profesionales del canto y la fonología, y en algunos científicos. Esto contribuyó al desarrollo de aparatos ingeniosos que permitieron estudiar aspectos aerodinámicos fonatorios a la vez que eran un medio para el tratamiento y la corrección de defectos. Con el desarrollo tecnológico se ha conseguido simplificar este tipo de estudios y dotarlos de mayor precisión.

Uno de los científicos que más ha aportado al conocimiento de los aspectos aerodinámicos de la voz es Martin Rothenberg, profesor emérito de ingeniería eléctrica de la Universidad de Syracuse (NY, EEUU), con el desarrollo de diversos instrumentos que han permitido el estudio aerodinámico de la voz de una manera rigurosa y sencilla, y que han hecho posible que se incorporen tanto a la práctica clínica como a la investigación.[2,8-14] Basados en los principios de la aerodinámica, se han podido desarrollar procedimientos clínicos para evaluar la función laríngea. Los procedimientos más utilizados son la determinación no invasiva de la resistencia laríngea, del umbral de presión fonatoria y del flujo medio fonatorio.[1,15-17]

4.1 Resistencia de la laringe, flujo fonatorio y presión subglótica

La resistencia laríngea se calcula a partir de la presión del aire empleado en la fonación en relación con el flujo fonatorio transglótico.[2,8] Permite conocer la dinámica del aire proveniente de los pulmones a su paso por todo el tracto vocal, y el modo en que los diferentes tejidos y estructuras anatómicas ofrecen resistencia a su paso durante el proceso de la fonación.[2,18-20]

Durante la fonación, la presión translaríngea se calcula como la diferencia entre la presión subglótica o traqueal y la presión supraglótica o faríngea. En la mayoría de los casos, la presión faríngea durante la fonación es similar a la atmosférica y por tanto puede ser ignorada. Sin embargo, la presión faríngea puede monitorizarse y medirse a partir de la presión en la cavidad oral durante la producción de las vocales. La presión subglótica o presión traqueal se calcula a partir de la presión intraoral si se dan determinadas condiciones. De esta manera es posible registrar el valor de dicho parámetro en condiciones no invasivas válidas tanto para la investigación como para la práctica clínica.[2,21-23]

La presión intraoral equivale a la presión subglótica y la presión alveolar en cualquier lugar de la vía aérea, desde los labios hasta los alvéolos, cuando la vía aérea constituye un tubo cerrado, regular y sin estrechamientos importantes. Si se mantiene la glotis abierta y el resto del tracto vocal y los labios completamente cerrados, al igual que el velo del paladar, la presión registrada en la vía aérea es exactamente la misma en todo su recorrido. Es importante evitar el estrechamiento del tracto vocal que pueda producirse por la base de la lengua, el paladar y la glotis. De esta manera es posible registrar la presión subglótica cuando se genera una consonante bilabial sorda como la /p/. Este método para el cálculo de la presión subglótica ha demostrado ser válido, preciso, reproducible y exacto.[2,8,24-26] Además, evita el registro de la presión traqueal medida directamente en la luz de la tráquea mediante la inserción de una aguja por debajo de las cuerdas vocales, método inviable y poco práctico tanto para la evaluación clínica como para la investigación (figura 1).

El flujo translaríngeo se mide fácilmente registrando el aire que se espira por la nariz o por la boca durante la fonación, con un neumotacógrafo. Habitualmente, para el registro del flujo fonatorio oral se emplea una máscara facial circunferencial abierta que se adapta de manera firme y hermética a la cara, conocida como máscara de Rothenberg (figura 2). En ella se adaptan los transductores para el registro del flujo del neumotacógrafo y de la presión del manómetro. Este último tiene una prolongación, mediante un tubo de silicona, que se

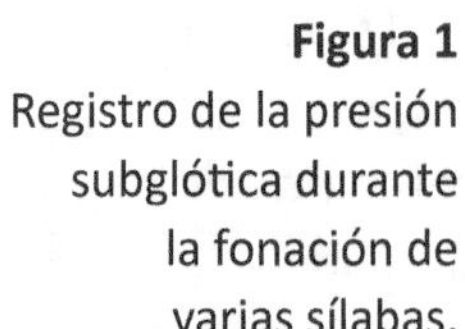

Figura 1
Registro de la presión subglótica durante la fonación de varias sílabas.

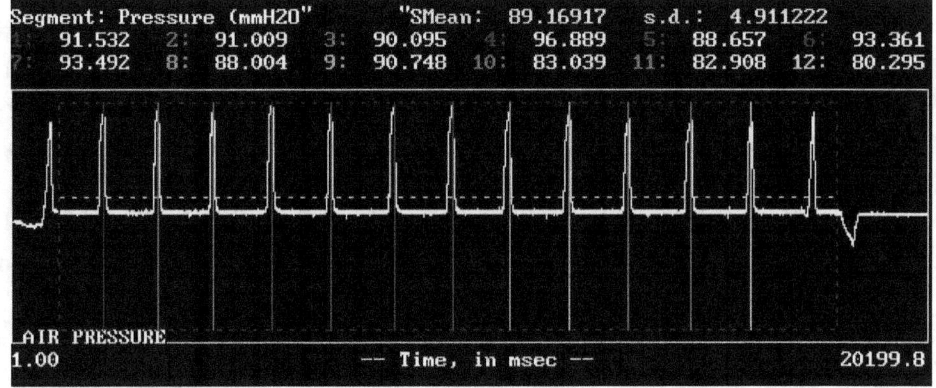

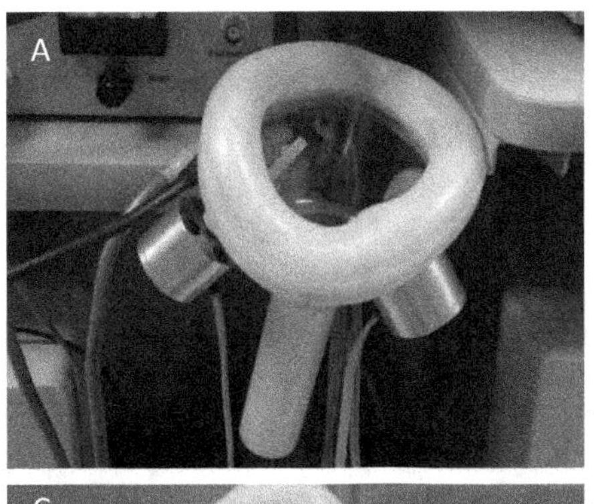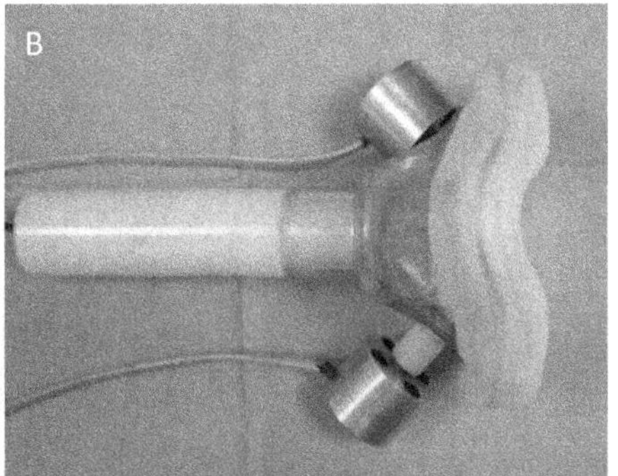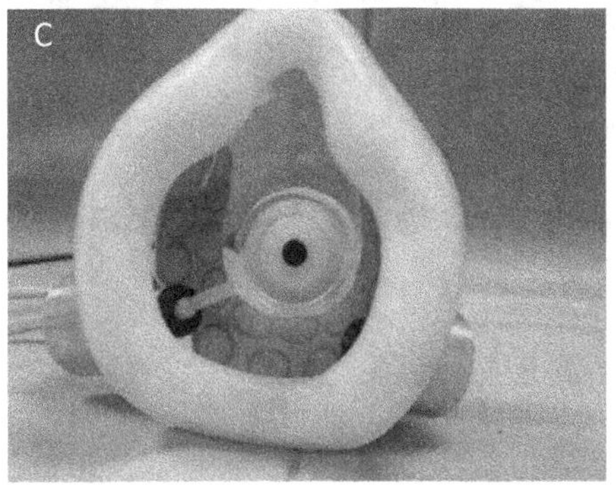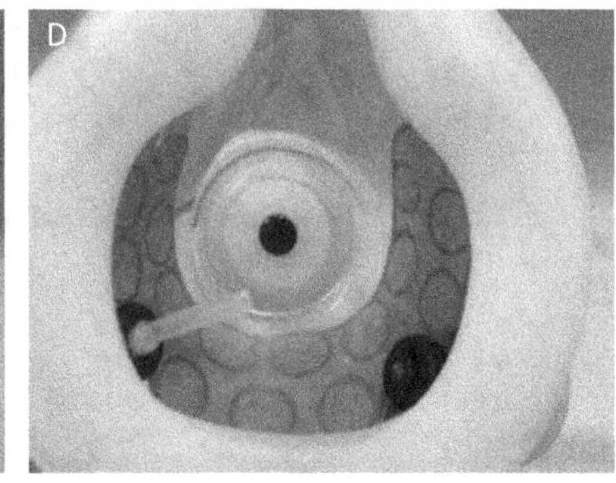

Figura 2
Máscara de Rothenberg. En B se aprecia bajo la máscara el transductor de presión (manómetro). En A, C y D puede verse, en la parte inferior izquierda, el tubo de silicona que se colocará en la comisura labial. En C y D se ve el micrófono alojado en el centro del mango de la máscara, y se reconoce el transductor de flujo (neumotacógrafo) localizado en la pared de la máscara.

introduce en la cavidad oral por la comisura de los labios y permite el registro de la presión sin alterar la dinámica de la fonación. Además, se registra la señal acústica mediante un micrófono colocado en el interior de la máscara, que se adapta en el mango de sujeción.[2,27,28] Si es preciso, pueden diferenciarse el registro del flujo nasal y el de la cavidad oral. Se determinarán los valores del flujo y del volumen fonatorios durante la fonación sostenida, en el ataque o el inicio de la fonación y en la conversación fluida. El flujo medio fonatorio es el que habitualmente se tiene en cuenta para el cálculo de la resistencia laríngea en la voz hablada. Los sistemas de registro permiten seleccionar el momento que interese analizar.[2,29-31] En el caso de las voces especiales, como la voz cantada, las disfonías neurológicas, la voz esofágica, etc., es especialmente interesante poder analizar los diferentes segmentos de la fonación (figura 3). Las señales de flujo, de presión y la señal micrófono y la acústica pueden completarse con el registro simultáneo de la onda electroglotográfica o el registro pletismográfico (figura 4).[32-34]

Es aconsejable que durante el registro se disponga de un equipo de monitorización (osciloscopio digital) para ajustar la ganancia de cada una de las señales registradas (que pueden variar de manera muy importante según los pacientes y la patología que presenten), garan-

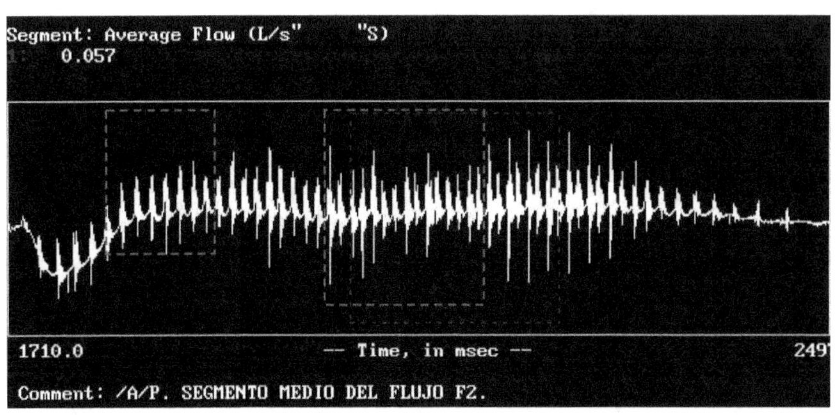

Figura 3
Detalle del registro del flujo fonatorio. Selección del ataque fonatorio y zona media de la fonación para su medición y análisis.

Figura 4
Ejemplo de registro aerodinámico. De arriba abajo: señal acústica, electroglotograma, presión subglótica y flujo medio fonatorio.

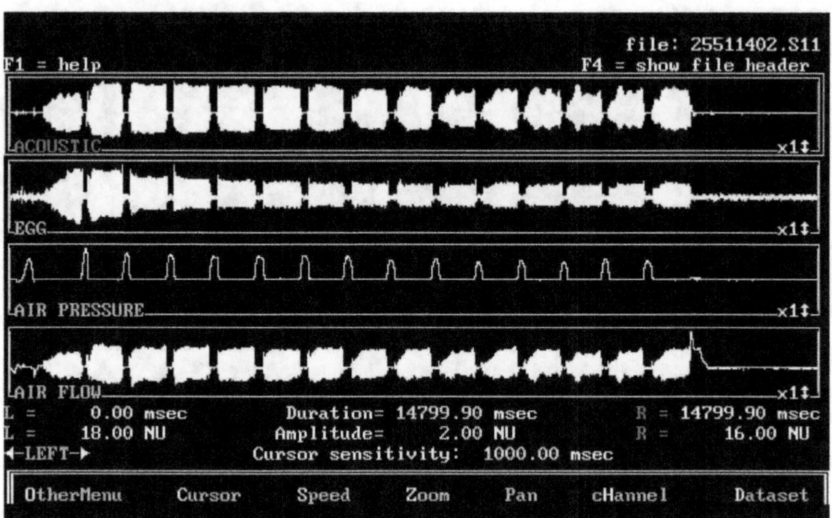

Tabla 1
Valores normales de presión máxima fonatoria, presión intraoral (PIO) y presión subglótica (PSG) para distintas intensidades (confortable, alta y baja).

Fonación /pa/	Presión máxima fonatoria (PIO)
Intensidad confortable	$7\,cmH_2O$
Intensidad baja	$5\,cmH_2O$
Intensidad alta	$11\,cmH_2O$

Tabla 2
Valores normales del flujo medio fonatorio (FMF) para distintas intensidades (confortable, alta y baja) y con diferentes frecuencias fundamentales (F0).

Fonación /pa/	Flujo medio fonatorio (FMF)
F0 normal e intensidad confortable	120 ml/s
F0 baja e intensidad confortable	105 ml/s
F0 alta e intensidad confortable	92 ml/s
F0 normal e intensidad baja	145 ml/s
F0 normal e intensidad alta	200 ml /s

Tabla 3
Valores normales de la resistencia glótica (RG) para distintas intensidades (confortable, alta y baja) y con diferentes frecuencias fundamentales (F0).

	Resistencia glótica (RG) RG = PIO/FMF
F0 normal e intensidad confortable	$38,83\,cmH_2O \times s/ml$
F0 baja e intensidad confortable	$55,29\,cmH_2O \times s/ml$
F0 alta e intensidad confortable	$34,12\,cmH_2O \times s/ml$
F0 normal e intensidad baja	$57,35\,cmH_2O \times s/ml$
F0 normal e intensidad alta	$93,67\,cmH_2O \times s/ml$

tizar un registro de calidad y evitar posibles artefactos. En las tablas 1 a 3 se resumen los valores normales para la presión subglótica o intraoral (PIO), el flujo medio fonatorio (FMF) y la resistencia laríngea o glótica (RG).

4.2 Calibración de los equipos de registro

La calibración es siempre un aspecto muy importante en el registro instrumental, y en el análisis aerodinámico es fundamental. Las magnitudes del flujo y de la presión fonatorias que se miden exigen una calibración precisa y para cada registro. La calibración de la presión se realiza con un manómetro de agua, estableciendo una escala de mediciones entre el cero, que corresponde a la presión atmosférica, y un valor conocido que se aplica al sistema.[2,35-37] La calibración del flujo se realiza mediante un rotámetro, con una escala correspondiente a cada registro entre el cero, que es la ausencia del flujo, y un valor de flujo conocido suministrado desde la toma de aire comprimido centralizada o cualquier otro tipo de fuente.

4.3 Preparación del paciente y registro

Siempre que se realiza una exploración o una maniobra con un paciente son muy importantes las instrucciones que se le dan para que comprenda el fin de la prueba y la realice correctamente. Para un correcto estudio de la dinámica fonatoria, la máscara debe sujetarse firmemente en la cara de manera que no haya ningún tipo de escape de aire y permita la fonación y la articulación (figura 5). El paciente deberá sentirse cómodo y procurar realizar los distintos ejercicios que se le pidan tal como lo haga habitualmente.[2,38-41] El paciente

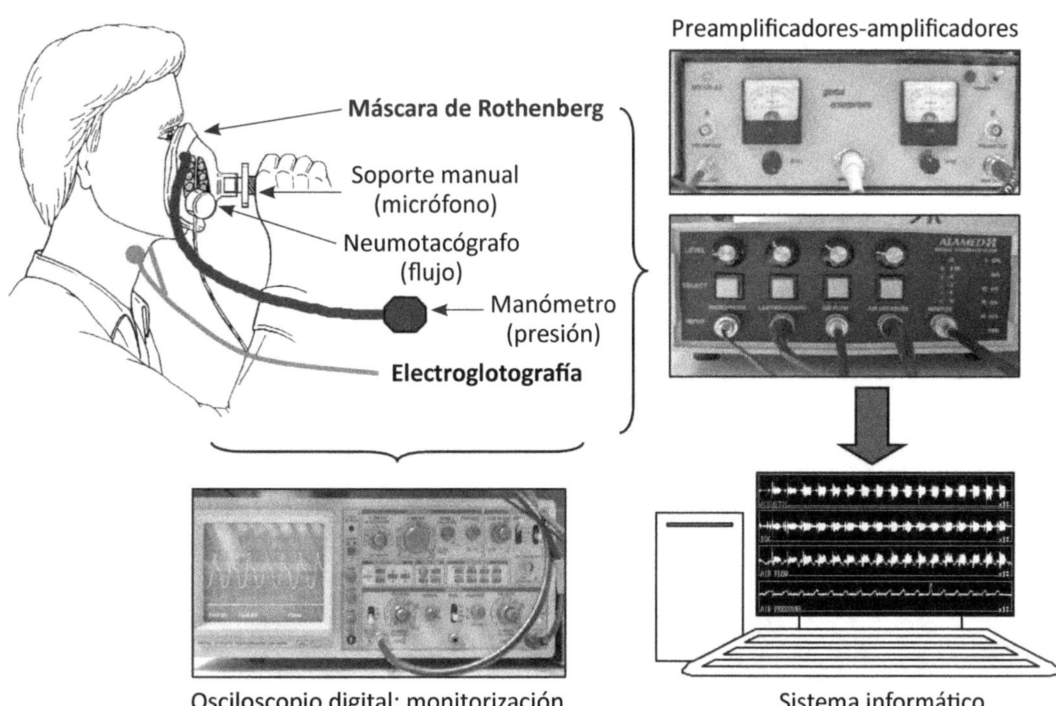

Figura 5. Máscara de Rothenberg con micrófono incorporado y transductores de flujo (neumotacógrafo) y de presión (manómetro). Sistema de registro para análisis aerodinámico. Las señales registradas se monitorizan mediante un osciloscopio digital. Antes de su digitalización y cuantificación en el sistema informático se adecúa la ganancia mediante preamplificadores y amplificadores.

puede realizar la prueba de pie o sentado; cuando se valore la voz cantada, es preferible que esté de pie.

En el protocolo del Anexo I aparecen los ejercicios que habitualmente se realizan para la recogida de datos. El resultado del registro de los principales parámetros aerodinámicos se valorará, como es lógico, de manera conjunta con los registros electroglotográficos y acústicos, y permitirá emitir un juicio desde el punto de vista aerodinámico.[29,42,43] Los principales juicios que se emitirán teniendo en cuenta los resultados del análisis aerodinámico hacen referencia a diferentes patrones fonatorios:

- Normal.
- Hiperfuncional o hipertensional.
- Hipofuncional.
- Insuficiencia glótica.
- Constricción glótica.
- Inestabilidad glótica.
- Falta de apoyo.

El juicio clínico nunca se basará en un solo tipo de análisis, sino que se valorará toda la información recogida en la anamnesis, la endoscopia, el análisis acústico y la valoración funcional logopédica.

Consulte la bibliografía de este capítulo en la página 574.

Anexo I
Protocolo para la valoración aerodinámica de la voz

A) Tiempo máximo fonatorio (TMF)
  - Cociente s/e

B) Función respiratoria no vocal (espirometría)

  - Medición de la capacidad vital (CV): espiración forzada después de una inspiración máxima, tres intentos.
  - Volumen corriente (VC): durante 60 segundos respiración tranquila, tanto en posición sentada como en posición ortostática.
  - Ventilación voluntaria máxima (VVM) durante 15 segundos, si es posible.

C) Flujos y volúmenes fonatorios

  - Vocales sostenidas (mínimo tres fonaciones /a/, /i/, /e/ a una intensidad y una frecuencia cómodas.
  - Vocales sostenidas: rango (mínimo tres fonaciones /a/, /i/, /e/ a una intensidad y una frecuencia máximas y mínimas).
  - Tiempo máximo de fonación: flujos y volúmenes (a una intensidad y una frecuencia cómodas se recogerá el mejor tiempo fonatorio máximo después de tres intentos, y se registrarán las características en cuanto al flujo y el volumen fonatorio se refiere).
  - *Glissandos* (mínimo tres intentos y se valorarán la progresión frecuencial, los flujos y los volúmenes).
  - Conversación fluida, locución: teniendo en cuenta el posible enmascaramiento por la restricción de la musculatura facial debido a la máscara, al paciente se le pedirá que cuente del 1 al 15, y que mantenga una conversación espontánea acerca de sus ocupaciones, aficiones, etc. Además, se le pedirá que repita las siguientes frases:
    – «Papá pinta la pared de color púrpura con la pintura que compró por la tarde»
    – «El domingo por la mañana voy a la bodega de mi hermano, a mediodía mi hermano y yo bebemos vino»

D) Flujo fonatorio medio, presión subglótica y resistencia laríngea

  - Se pedirá al paciente que diga «pa, pa, pa» a una velocidad aproximada de una sílaba y media por segundo, a una intensidad y con una fuerza semejantes a las de la conversación habitual (cómodas). Se obtendrán las presiones intraorales (PIO) que equivalen a la presión subglótica /p/ y el flujo medio fonatorio (FMF) /a/.
  - Resistencia de la glotis (RG) = PIO/FMF.

  Se realizarán un mínimo de tres intentos, cada uno con diez repeticiones.

  - Se pedirá al paciente que diga «pi, pi, pi» a una velocidad aproximada de una sílaba y media por segundo, a una intensidad y con una fuerza semejantes a las de la conversación habitual (cómodas). Se obtendrán las presiones intraorales (PIO) que equivalen a la presión subglótica /p/ y el flujo medio fonatorio (FMF) /a/.
  - Resistencia de la glotis (RG) = PIO/FMF.

  Se realizarán un mínimo de tres intentos, cada uno con diez repeticiones.

9.2   Análisis de la señal acústica

I. Cobeta, F. Núñez

Máximas y consejos

- Ningún equipo de análisis acústico, en el momento actual, puede sustituir a la interpretación global que de una voz haga un explorador experimentado.
- Cuando se quiere realizar un cálculo correcto de las perturbaciones de la señal son necesarias frecuencias de muestreo altas.
- En la señal acústica, las principales alteraciones causantes de una voz disfónica son el aumento de las perturbaciones de la frecuencia y de la intensidad, junto con la excesiva presencia de ruido espectral.
- La representación gráfica del potencial fonatorio de un individuo se realiza mediante el fonetograma, que refleja la intensidad máxima y mínima que por cada frecuencia es capaz de emitir el paciente.
- Aunque ninguna voz, por normal que sea, tiene una ausencia absoluta de ruido, cuanto más disfónica sea más ruido contendrá el espectrograma.
- El filtrado inverso es una técnica no invasiva que refleja el movimiento vibratorio de las cuerdas vocales reconstruyendo la onda de excitación glótica, mediante la creación de un filtro que revierte la influencia del tracto vocal sobre la onda glótica.

Introducción

El análisis acústico es una forma útil para explorar la voz, aunque hay que tener conocimiento de cuáles son los parámetros que vamos a utilizar y de su significado. Por todo ello, lo más importante es que la persona que use el análisis acústico como forma de exploración vocal sepa lo que quiere hacer y lo que está haciendo, y aún más, qué ha obtenido y cómo lo interpreta en relación con el paciente que está explorando y que va a tratar. Esto nos obliga, como paso previo, a algo necesario: saber si hay o no un problema vocal. Ningún equipo de análisis acústico, en el momento actual, puede sustituir la interpretación global que de una voz haga un explorador experimentado.[1] Para llegar al diagnóstico de la patología vocal, el otorrinolaringólogo cuenta con cinco elementos, que además deben usarse en el siguiente orden: *1)* anamnesis, *2)* valoración acústica subjetiva (GRABS: *grade, roughness, asthenicity, breathiness, strain), 3)* exploración clínica básica, *4)* exploración por la imagen de la laringe (estroboscopia), y *5)* análisis acústico.[2-5] Al final de este proceso exploratorio siempre deberemos comparar lo que pensábamos al oír simplemente la voz del enfermo con lo que ahora ya sabemos después de ver y medir su laringe y su voz. Este proceso de ir depurando la capacidad auditiva diagnóstica del explorador con la realidad clínica de los pacientes es lo que nos convertirá en excelentes clínicos vocales.

Las principales ventajas que nos aporta el análisis acústico son:

- Identificar los componentes vocales causantes de la disfonía, para aumentar la precisión del diagnóstico.
- Cuantificar los componentes vocales causantes de la disfonía, con lo que puede establecerse una estadificación de la disfonía. En este sentido, al análisis acústico se le ha querido dar una significación semejante a la de la audiometría en la patología del oído.
- Valorar la evolución de la disfonía con los tratamientos, de todo tipo, aplicados tanto a corto como a largo plazo. Esta valoración nos permitirá poder hacer cambios en el tratamiento.
- Sencillez en la utilización de los equipos, poniendo al alcance de una gran mayoría de personas los recursos necesarios para hacer análisis acústicos vocales. A esto hay que añadir la universalización del ordenador personal, que facilita enormemente el cálculo de los parámetros que antes había que medir «a mano».

Los inconvenientes del análisis acústico son:

- La emisión vocal por parte del paciente puede no tener siempre las mismas características, y por ello es posible encontrar diferencias incluso entre dos exploraciones consecutivas. Ésta es la principal diferencia con la audiometría, en la cual el paciente tiene que reconocer una señal, no emitirla.
- Inutilidad si no se realiza con un abordaje clínico global. La propia facilidad del análisis acústico puede llegar a crear confusión cuando no se sabe matizar e interpretar los hallazgos.
- Falta de unos estándares de normalidad para cada una de las pruebas, con lo que la normalidad se obtiene muchas veces para cada uno de los equipos y para cada medio cultural. Esta falta de unidades precisas (en ocasiones se dan en porcentajes) también lo diferencian de la audiometría, para la cual el decibelio es una unidad normalizada en todos los audiómetros.

Lo dicho hasta ahora nos obliga a tener en mente una serie de reglas y principios a la hora de realizar un análisis acústico vocal:[1]

- La finalidad del análisis acústico vocal es determinar las alteraciones de la función vocal. Una vez conocidas, pueden inferirse sus causas, empezar a establecer un diagnóstico y proponer un tratamiento.
- Los hallazgos no tienen ningún sentido si no se relacionan con la fisiología de la producción vocal.
- Los hallazgos deben ser relevantes, es decir, deben llevarnos a interpretar los mecanismos fisiopatológicos que tengan relación con la disfonía. La facilidad de adquirir datos mediante el ordenador nos puede hacer caer en obtener datos inútiles que no nos

Forma de onda

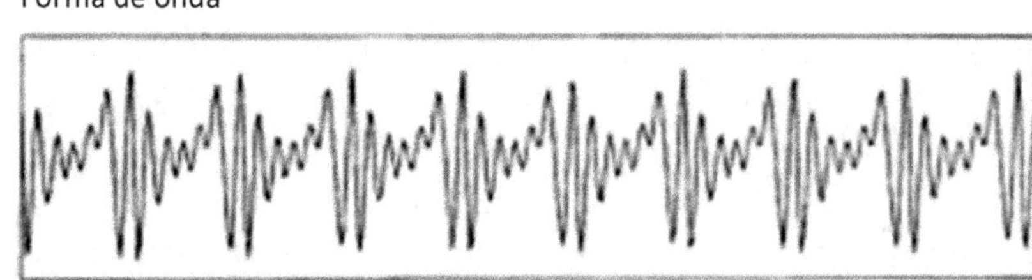

Figura 1
Arriba: representación temporal de la señal de presión sonora (señal microfónica) en forma de onda. Abajo: representación de la señal electroglotográfica. Su forma es más sencilla porque carece de la influencia del tracto vocal: representa exclusivamente la fase de cierre y apertura de las cuerdas vocales.

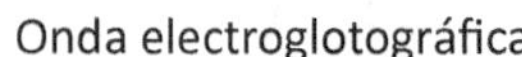

Onda electroglotográfica

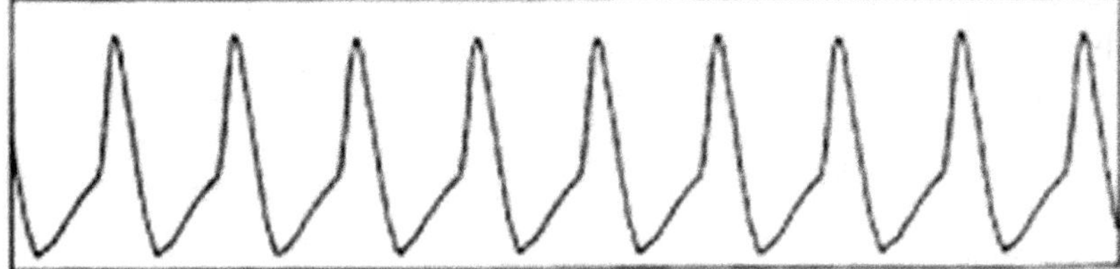

lleven a nada. En este sentido, es bueno dar mayor crédito a las pruebas que estén bien asentadas en la literatura.

- La obtención de los resultados debe ser conocida, clara y reproducible, ya que no saber cómo se han obtenido puede significar que no sepamos interpretarlos adecuadamente.

El análisis acústico se basa en dos conceptos: la teoría fuente-filtro del tracto vocal y el análisis de Fourier de las señales periódicas complejas.[6-8] La producción de la voz se resume en tres eventos:

- Excitación, debida a la vibración de las cuerdas vocales.
- Transmisión, condicionada por la configuración y la resonancia del tracto vocal supra-glótico.
- Radiación, debida a la configuración de la abertura de la boca y la posición de los labios.

Se asume el comportamiento lineal del sistema y la no variación del tracto vocal en el tiempo. Sin embargo, se sabe que realmente el tracto vocal se comporta de manera no lineal y de forma dinámica, como demuestra la actual teoría del caos o complejidad aplicada al comportamiento de los sistemas biológicos.

1 Métodos de obtención de la señal vocal

La señal vocal puede capturarse de tres modos diferentes:

- Señal microfónica: la recogida con un micrófono situado frente a los labios.
- Electroglotografía (señal electroglotográfica): recoge la vibración de las cuerdas vocales al paso de una débil corriente alterna por la glotis (figura 1).
- Filtrado inverso (señal glotográfica): mide los flujos de aire que pasan a través de la glotis.

La electroglotografía y el filtrado inverso estudian sobre todo el movimiento vibratorio de las cuerdas vocales, y son métodos especiales de exploración de la voz que no suelen ser habituales en la práctica diaria de cualquier consulta de voz (sobre todo el filtrado inverso); su aplicación más importante reside en el campo de la investigación. Por tanto, cuando hablamos de análisis acústico nos estamos refiriendo especialmente al análisis de la señal microfónica, que es la que contiene buena parte de la información de la señal vocal: la procedente de la fuente sonora (glotis) y la que depende de la transformación que ocurre en el tracto vocal.

2 Señal microfónica

La señal microfónica consiste en la recogida de la señal física de la presión sonora emitida desde los labios por un micrófono, su conversión en una señal eléctrica analógica y su posterior digitalización mediante una tarjeta de sonido digital a la que se conecta el micrófono.

2.1 Captura de la señal y tipo de muestra vocal

Es muy importante que el lugar donde se realice la captura de la señal este insonorizado, o al menos estar aislado, con unas condiciones semejantes a las de la audiometría. Hemos de tener en cuenta no sólo el ruido ambiental sino también el generado por las interferencias de otros aparatos eléctricos o por el propio cableado de la habitación (a este tipo de interferencias son especialmente sensibles los electroglotógrafos). Una vez que las circunstancias del ambiente son idóneas, hemos de procurar que la grabación se realice de una manera estándar, con el fin de minimizar las diferencias entre exploraciones.

La señal vocal que suele usarse de muestra consiste en la emisión de una vocal sostenida, generalmente la /a/, con un tono y una intensidad confortables. Hay que capturar una fonación estable de al menos dos segundos, para lo cual se recomienda hacer grabaciones de tres segundos. En caso de grabar una frase, ésta debe ser fonéticamente compensada, como por ejemplo «detrás del colegio veíamos poco cine antiguo». Es fundamental la adopción de una sistemática a la hora de realizar las grabaciones, con el fin de que todas las muestras obtenidas sean comparables entre sí, minimizando las diferencias achacables a la exploración.

2.2 Micrófono

Es muy importante que sea de calidad, ya que de él depende la calidad del análisis posterior (erróneamente a veces es el elemento del laboratorio de voz al que menos importancia se da). Debe tener una baja impedancia y una curva de respuesta frecuencial plana, a lo largo de las frecuencias que queremos estudiar (en este caso las frecuencias audibles de 20-20.000 Hz). Se aconseja que sea de tipo condensador (figura 2). Posee una membrana de plástico metalizado que se deforma hacia dentro o hacia fuera bajo la presión de la onda sonora, lo que genera un flujo de electrones en uno y otro sentido según se aproximen o separen las placas del condensador conectado a dicha membrana. Por medio de un transformador, el flujo de electrones determina una diferencia de potencial, que convenientemente amplificada constituye la señal microfónica. Es crucial que la distancia del micrófono a los labios sea siempre la misma en todas las exploraciones, de unos 20 cm. Los micrófonos de diadema que se sujetan en el pabellón auricular aseguran mejor este aspecto. Debe evitarse

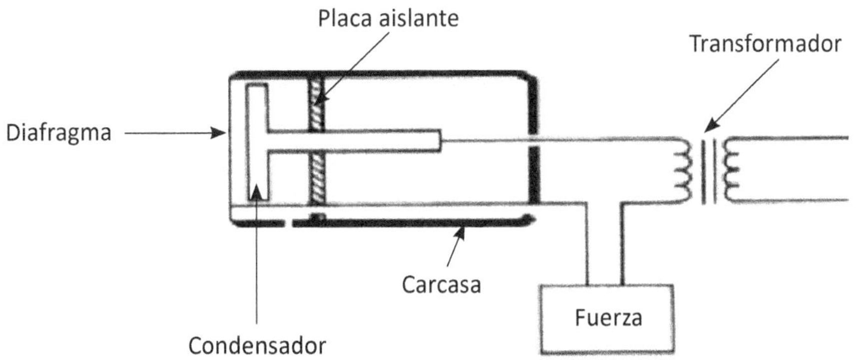

Figura 2
Esquema del funcionamiento de un micrófono tipo condensador. Los movimientos del diafragma cambian la capacitancia, causando una corriente de flujo hacia el transformador.

la localización frente a la boca para evitar saturar la ganancia del micrófono al pronunciar sílabas explosivas.[9]

2.3   Conversión analógica-digital de la señal

La señal capturada por el micrófono es una señal eléctrica analógica que, para poder ser procesada y analizada, debe digitalizarse y transformar sus valores continuos en una serie de muestras o números discretos. Para ello hay que someterla a dos procesos fundamentales: muestreo y cuantificación.

2.3.1   Proceso de muestreo de la señal. Teorema de Nyquist

Consiste en convertir el flujo continuo de una señal sonora en una secuencia de números (muestras), que son los valores de la señal en instantes equiespaciados de tiempo. El intervalo entre dos muestras consecutivas se llama periodo de muestreo, y su inversa es la frecuencia de muestreo. Así, una frecuencia de muestreo de 1.000 muestras por segundo significa que la primera muestra corresponde al valor inicial de la señal, la segunda al valor de la señal al cabo de un milisegundo, la tercera al valor a los dos milisegundos, etc. La frecuencia de muestreo se mide en Hertzios (Hz), y 1 Hz significa una muestra por segundo.

El teorema de Nyquist afirma que no es necesaria una frecuencia de muestreo infinita para retener toda la información de una señal. Cualquier señal cuyo espectro (contenido en armónicos) se anule a partir de una cierta frecuencia máxima (Fmax) puede reconstruirse fielmente a partir de un muestreo realizado a una frecuencia mínima que sea al menos el doble de la Fmax (frecuencia de Nyquist). Por ejemplo, para reconstruir una señal cuyo espectro no pasa de 10 kHz es suficiente un muestreo a 20 kHz (tomar 20.000 muestras por segundo). Como la señal de voz no tiene información relevante más allá de los 20 kHz, con una frecuencia de muestreo de 40 kHz nos aseguramos de que recogemos toda la información útil de la voz humana. Para análisis poco exigentes y equipos poco potentes, con una frecuencia de muestreo de 20 kHz bastaría, puesto que la señal de voz tiene casi toda su información en los primeros 10 kHz de espectro. Las frecuencias de muestreo altas son necesarias cuando se quiere realizar un cálculo correcto de las perturbaciones de la señal. En este sentido, hay que tener en cuenta que las señales suelen contener ruido, que contribuye a aumentar la frecuencia límite de la señal vocal.[9]

2.3.2   Proceso de cuantificación

Cada dato obtenido con el proceso de muestreo corresponde a un valor numérico de precisión infinita. El objetivo del proceso de cuantificación es limitar el valor de cada muestra a un número finito de cifras (bits). La precisión de la cuantificación de la señal depende del número de bits usados; si el número de bits es muy pequeño, se introduce un ruido en el proceso de digitalización que distorsionará los análisis posteriores de la señal, y si es demasiado alto, para cada análisis y almacenamiento de datos se necesitará un gran espacio de memoria, por lo que hay que llegar a una solución de compromiso. Hay dos modalidades de cuantificación: a 8 y a 16 bits. En la cuantificación a 8 bits, los valores de la señal pueden ir de −128 a +127, y en la cuantificación a 16 bits de −32.768 a +32.767. Esto no significa que a 16 bits puedan cuantificarse muestras «más grandes», sino que se cuantifican con mayor precisión. La cuantificación a 16 bits ha probado ser suficiente para retener toda la información vocal. A 8 bits, la cuantificación introduce un ruido no despreciable, que puede ser suficiente en un análisis somero y en equipos poco potentes.[9]

Por tanto, los procesos de muestreo y cuantificación de la señal condicionan la exactitud y la fidelidad de la reproducción posterior de la señal vocal capturada y digitalizada. Es importante asegurarnos de que nuestro equipo incorpora una tarjeta digitalizadora de señales acústicas cuya velocidad de muestreo y número de bits con que procesa los datos sean los correctos para no violar el teorema de Nyquist y no obtener una inadecuada relación señal-ruido.

3 Principales parámetros del análisis acústico

Los parámetros objeto de estudio pueden dividirse en dos grupos:

- Parámetros que caracterizan la fuente de excitación vocal: la frecuencia fundamental o tono, la amplitud o intensidad, y el espectro (relación entre la intensidad y la frecuencia).
- Parámetros que estudian el tracto vocal: el ruido espectral, la frecuencia de los formantes y la envolvente del espectro.

El aumento de las perturbaciones de la frecuencia y de la intensidad, y la presencia excesiva de ruido espectral, son las principales alteraciones causantes de las voces disfónicas. Su origen puede resumirse en tres causas: vibración irregular de las cuerdas vocales, escape de aire durante la fase de cierre glótico y aumento de la rigidez en la cubierta de las cuerdas.

3.1 *Parámetros de frecuencia*

3.1.1 *Frecuencia fundamental (F0)*

Corresponde al componente frecuencial (armónico) más bajo de la señal microfónica. Representa el número de veces que las cuerdas vocales se abren y cierran por segundo, y se expresa en ciclos por segundo o Hz. La laringe humana es capaz de producir una amplia gama de frecuencias (rango vocal), que varía en función de la edad y del sexo. Los valores normales son de unos 125 Hz para el hombre, 250 Hz para la mujer y 350 Hz en la infancia.[10] La vocal /i/ tiene una F0 mayor que las de la /e/ y la /a/. La duración de cada ciclo que compone la F0 se denomina periodo (T) y se mide en segundos. Frecuencia y periodo tienen una relación inversa, de manera que conociendo uno podemos averiguar el otro: T = 1/F0 y F0 = 1/ T.

La percepción psicoacústica del hecho físico de la frecuencia es el tono vocal. El tono percibido no depende únicamente de la F0, ya que otros parámetros, como la intensidad o la composición espectral, también desempeñan un papel, aunque secundario. Cuando aumenta la F0 el tono se hace más agudo, y cuando disminuye se hace más grave. Estos cambios no son lineales y no percibimos igual el mismo aumento a una frecuencia baja que a una frecuencia alta. Por ejemplo, el paso de 100 a 150 Hz es más evidente para nuestros oídos que el de 2.500 a 2.550 Hz. Las notas musicales reflejan este fenómeno de percepción, y así, el paso del do de la primera octava al do de la segunda es de 32,7 a 65,4 Hz, mientras que el paso del do de la quinta al do de la sexta octava es de 523,2 a 1.046,5 Hz: para subir una octava (12 notas) hay que duplicar la frecuencia en el rango de las frecuencias altas.

La F0 puede variar, dentro de unos límites determinados, en función de:[11]

- La masa de las cuerdas vocales: cuando la masa aumenta (edema de Reinke, gran vascularización, masas intracordales) disminuye la F0 (la voz se hace más grave).

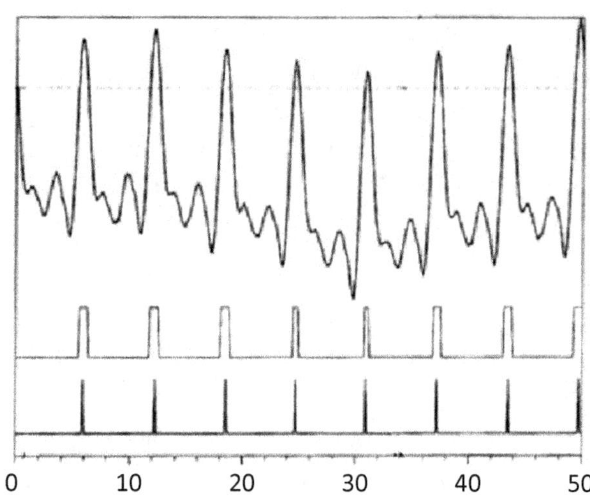

Figura 3
Método para contar los picos
que determinan la F0.

- La longitud y la tensión de las cuerdas vocales: lo normal es que ambas varíen conjuntamente, y con un aumento de la longitud aumenta la tensión de la cuerda, lo cual se traducirá en una vibración más rápida y por tanto en un aumento de la F0 (sonido más agudo). También puede aumentar la F0 sin aumentar la longitud, pero incrementando la tensión. En el primer caso se habla de aumento de la frecuencia con un procedimiento isotónico, y en el segundo isométrico. En general, el procedimiento más frecuente es el isotónico (variando la longitud); el isométrico, tras uno isotónico, suelen emplearlo los cantantes para alcanzar notas en el registro más agudo.
- La presión subglótica: cuando aumenta la presión subglótica se eleva la F0.

En el laboratorio de voz, para la medición de la F0, además de la señal microfónica, puede usarse también la señal electroglotográfica. Los algoritmos matemáticos más empleados para su cálculo trabajan en el dominio temporal (representación de la amplitud de la señal microfónica en función del tiempo):

- Forma de contar los picos (figura 3): consiste en contar el número de picos de máxima polaridad en uno u otro sentido (positivos o negativos) que suceden en un segundo.
- Forma de contar los cruces por cero: la onda sinusoidal cruza la línea del cero de amplitud dos veces durante cada ciclo, una en dirección positiva y otra en dirección negativa. Este método consiste simplemente en contar el número de cortes de la línea del cero en una u otra dirección durante un segundo.

La perturbación de la frecuencia (comúnmente denominada *jitter)* se refiere a las variaciones involuntarias de la F0 que suceden de un ciclo a otro.[12] La F0 puede variarse de forma voluntaria cambiando la entonación de una frase, pero esa variación no es la que estudia el *jitter:* éste mide la variación de la F0 entre un ciclo vocal y el siguiente (figura 4). Representa también una medida de estabilidad de la fonación.

Las causas de estas perturbaciones son diversas y siempre hay que tenerlas en mente al interpretar los resultados:[13]

- Neurológicas: por falta de control del sistema nervioso sobre los músculos vocales.
- Aerodinámicas: cuando hay un defecto de cierre glótico que puede provocar un escape de aire que haga vibrar irregularmente las cuerdas.
- Mecánicas: cuando hay asimetrías en la masa de las cuerdas o cambios en las propiedades biomecánicas de éstas se produce una gran alteración en el *jitter*.

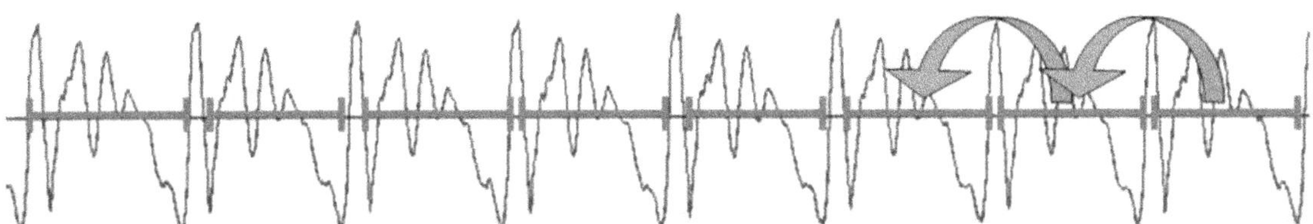

Figura 4. Variación del *jitter*. En azul se representa la señal microfónica y en rojo la duración del periodo (en relación con la frecuencia). Las flechas verdes indican la variación o no de la duración de un ciclo respecto del anterior. Esta variación del periodo, en porcentaje de ciclos, es el *jitter*.

- Oscilación caótica: en una situación ideal la frecuencia no varía, pero esto no es así ni siquiera en condiciones fisiológicas; el ciclo vocal responde a una vibración caótica siguiendo un modelo fractal, lo que quiere decir que, dentro de la normalidad, la frecuencia entre ciclo y ciclo no es exactamente igual, puesto que se dan situaciones tan complejas que resulta casi imposible que se repitan idénticas condiciones entre ciclos sucesivos.

Para medir el *jitter* a partir de una muestra vocal debemos desechar el principio y el final de la muestra, ya que son las zonas con mayor inestabilidad. En las voces normales el *jitter* es menor a frecuencias más altas y a volúmenes más altos. Los valores del *jitter* aumentan con la edad. Valores del 1 % ya son percibidos como ronquera, y conforme aumentan, mayor es la percepción de la ronquera. Las lesiones que producen cambios o asimetrías en la masa de las cuerdas vocales incrementan mucho el *jitter*.[14] Como norma general, debemos decir que hay que ser muy cautos al relacionar valores patológicos del *jitter* con una determinada afección, pues a pesar de la alta sensibilidad que tiene el *jitter* para hacerse patológico en las voces disfónicas, no sirve para determinar la causa de la disfonía.

Las medidas del *jitter* pueden obtenerse según diferentes algoritmos:

- *Jitter* absoluto: mide la variación interciclos en unidades de tiempo. Se ve afectado por la F0 del individuo y, por tanto, hay claras diferencias según el sexo.
- *Jitter* relativo: mide la variación interciclos en porcentaje, con lo cual no se ve afectado por la F0 y no hay diferencias según el sexo. Se expresa en porcentaje porque es el resultado de un cociente, y su media es de 0,974 %.
- RAP *(relative average perturbation):* en este caso, en lugar de comparar un ciclo con su precedente, se promedia la diferencia de tres en tres ciclos, con lo cual se consigue obviar los fenómenos de variación del tono que se producen de manera periódica. Presenta menos variabilidad que los parámetros previos. Es la medida que tiene una mayor concordancia con el concepto de *jitter*. Su media es de 0,59 %, y al igual que el *jitter* relativo no muestra diferencias según el sexo.
- PPQ *(pitch period perturbation quotient):* mide la variabilidad de la frecuencia fundamental analizando grupos de cinco ciclos, y por tanto se suavizan aún más las diferencias. Su media es de 0,571 %.

3.2 Parámetros de intensidad

La intensidad se define como la amplitud de la variación de la presión sonora producida al transmitirse la voz en el medio aéreo, y se expresa en decibelios (dB). La sensación psicoacús-

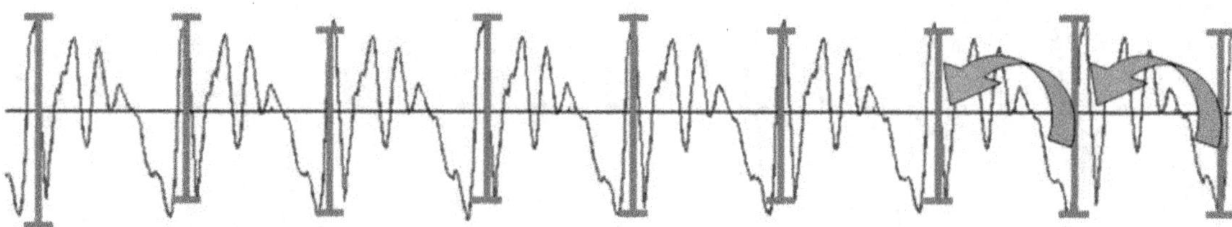

Figura 5. Variación del *shimmer.* En azul se representa la señal microfónica y en rojo la intensidad sonora en dB de cada ciclo. Las flechas verdes indican la variación o no de la intensidad de un ciclo respecto del anterior. Esta variación de la intensidad, en porcentaje de ciclos, es el *shimmer.*

tica del fenómeno físico de la intensidad es el volumen.[15] Para un adulto normal, la intensidad de la fonación durante la conversación está entre 75 y 80 dB.

Su valor depende fundamentalmente de la amplitud de la vibración de las cuerdas vocales y de la presión subglótica: cuando estos factores aumentan, también aumenta la intensidad de la voz. Los factores que inducen una disminución de la intensidad incluyen un soporte respiratorio inadecuado, un cierre glótico incompleto y unas cuerdas vocales poco flexibles. La intensidad de la onda sonora disminuye con el cuadrado de la distancia a la fuente sonora; por tanto, siempre que se den cifras de intensidad habrá que hacer mención expresa a la distancia del micrófono a los labios, pues sin esta referencia pierden valor.

En el laboratorio de voz, la intensidad puede medirse mediante un micrófono conectado a un sistema de análisis de la voz y usando las unidades de cuantificación digital en bits para su transformación en dB. También puede emplearse un sonómetro, que es un instrumento que transforma la señal acústica en voltaje eléctrico. La representación gráfica del potencial fonatorio de un individuo se realiza en el fonetograma, que refleja la intensidad máxima y mínima que por cada frecuencia es capaz de emitir el paciente.

Al igual que la frecuencia fundamental, la intensidad varía de forma involuntaria durante el habla, pero esta variación es normal y útil para la correcta interpretación de los mensajes que se quiere hacer llegar al interlocutor, y no es éste el ámbito del estudio de las perturbaciones. La perturbación de la amplitud *(shimmer)* mide la variabilidad de la amplitud ciclo a ciclo (figura 5).[16] Se determina, al igual que el *jitter*, a partir de sonidos vocálicos mantenidos sin variaciones voluntarias. Representa también una medida de la estabilidad de la fonación. Una pequeña variación ciclo a ciclo es normal, pero una variabilidad excesiva indica una posible patología; sin embargo, al igual que el *jitter*, no ha podido vincularse con una afección determinada.[17] El *shimmer* se relaciona de modo inverso con la intensidad vocal (disminuye al aumentar la intensidad).

Las medidas del *shimmer* pueden obtenerse con diversos algoritmos, que son paralelos en concepto a los ya descritos para el *jitter:*

- *Shimmer* absoluto: a diferencia del *jitter,* no presenta diferencias por sexo al no haber diferencias en la intensidad entre ellos, pero sí hay diferencias entre los distintos sujetos, por lo que es un parámetro muy variable y sus valores de normalidad tienen un rango muy amplio.
- *Shimmer* relativo: compara ciclo a ciclo sus amplitudes. Se expresa en porcentaje y su valor medio es de 7 %. No hay diferencias según el sexo.
- APQ *(amplitude perturbation quotient)* y sAPQ *(smoothed APQ):* promedian las diferencias encontradas en grupos de 5 en 5 pulsos glóticos y de 55 en 55, respectivamente.

3.3 Parámetros de ruido

El ruido espectral se muestra como puntos, con menor o mayor densidad, entre los armónicos. En el espectrograma, especialmente en el de banda estrecha, en lo primero que debemos fijarnos es en la agudeza con que se perfilan los trazados horizontales de la F0 y los armónicos. En las voces normales hay una gran riqueza de armónicos (negro) y escaso ruido interarmónico (gris), lo cual refleja un buen cierre glótico. Por el contrario, en las voces disfónicas, con predominio del componente aéreo y turbulencias, las líneas de los armónicos están mal delimitadas y hay mucho ruido entre ellas. Aunque ninguna voz, por normal que sea, tiene una ausencia absoluta de ruido, cuanto más disfónica sea más ruido contendrá el espectrograma.[18]

3.3.1 HNR (harmonic to noise ratio) medio

Mide la relación entre el componente periódico que se repite a lo largo del tiempo (armónicos) y el que aparece de manera anárquica y sin un patrón definido (ruido), separándolos como si de dos ondas distintas se tratara y comparando posteriormente la intensidad de ambas una respecto a la otra. Los valores observados presentan una media de 25,641.

3.3.2 NNE (normaliced noise energy)

Trasforma en una distribución normal los valores de la intensidad del ruido encontrado en la muestra analizada. Presenta valores negativos, y los más cercanos a cero son los más patológicos.

3.3.3 NHR (noise to harmonic ratio)

Es la media del cociente de la energía inarmónica entre 1.500 y 4.500 Hz y la armónica entre 70 y 4.500 Hz. Selecciona las frecuencias en las cuales busca el componente inarmónico. Se expresa en porcentaje y los valores obtenidos son de 0,126 %, sin diferencias entre ambos sexos.

4 Filtrado inverso

El filtrado inverso es una técnica no invasiva que refleja el movimiento vibratorio de las cuerdas vocales, reconstruyendo la onda de excitación glótica mediante la creación de un filtro que revierte la influencia del tracto vocal sobre ésta. Permite además la medición, desde el exterior del tracto vocal, de los flujos de aire que pasan a través de la glotis.[9,19] La onda obtenida se denomina glotograma de flujo aéreo (FGG) (figura 6). Se utiliza una máscara de Rothenberg, basada en el principio del neumotacógrafo y que ofrece escasa resistencia al flujo de aire (0,25-0,5 cmH$_2$O por litro y segundo).[20]

Su funcionamiento se basa en un sistema de filtrado con diferentes anchuras de banda, que se ajustan manualmente para obtener una fase de glotis cerrada lo más plana posible y sin irregularidades.

Sus parámetros incluyen medidas de tiempos y de flujos:

- De tiempos:

    - Periodo (T).
    - Cociente de apertura *(open quotient):* relación entre el tiempo que permanece la glotis abierta y el periodo.

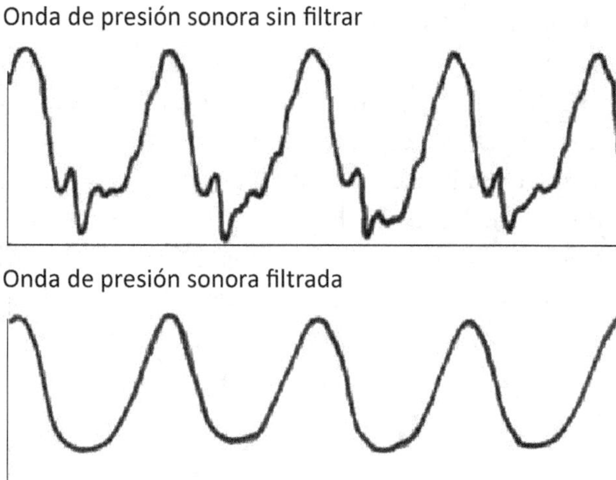

Figura 6
Arriba: onda de presión sonora sin filtrar.
Abajo: onda filtrada mediante el proceso
analógico de filtrado inverso.

– Cociente de velocidad *(speed quotient):* relación entre el tiempo de apertura y el tiempo de cierre.
– Cociente de cierre *(closing quotient).*

• De flujos:

– Flujo máximo o pico de flujo.
– Flujo mínimo o flujo continuo *(DC-offset).*
– Flujo alterno *(AC-flow)* o diferencia entre flujo máximo y mínimo.

El filtrado inverso tiene diversa utilidad clínica:

• Estudio de los distintos modos fonatorios, sobre todo para diferenciar entre voces hiperfonatorias y voces aéreas.
• La diferencia entre el flujo máximo y mínimo *(AC-flow)* se relaciona con la energía de la fundamental en el espectro de las voces normales, y aumenta con la intensidad, al igual que la tasa máxima de reducción del flujo.
• El flujo mínimo se relaciona con la insuficiencia glótica y los defectos de cierre posterior, visibles sobre todo en las mujeres, o defectos interaritenoideos.
• El cociente de apertura *(open quotient)* disminuye y el cociente de velocidad *(speed quotient)* aumenta al crecer la intensidad. Por el contrario, el cociente de apertura aumenta y el de velocidad disminuye o no varía conforme crece la frecuencia fundamental.

Consulte la bibliografía de este capítulo en la página 576.

9.3 Espectrografía: técnica y aplicaciones

F. Núñez

Exploración de la voz

Máximas y consejos

- La espectrografía es una técnica que descompone los sonidos complejos en una serie de componentes sinusoidales unitarios.
- La voz humana es un sonido complejo armónicamente rico, y sus armónicos se hallan espaciados por intervalos que corresponden a la frecuencia fundamental.
- El análisis espectral de Fourier tiene como objetivo básico convertir un patrón de amplitud frente a tiempo (onda) en un patrón que muestre la cantidad de energía en los distintos componentes sinusoidales del sonido.
- La producción de las vocales se explica mediante la teoría de la fuente-filtro, según la cual la energía resultante (también llamada señal radiada del habla) es el producto de la energía de la fuente (laringe) y la del resonador o filtro (tracto vocal).
- En un espectrograma de banda estrecha se observarán unas líneas horizontales paralelas al eje de ordenadas, con una separación constante e igual a la frecuencia fundamental de la voz (que es la primera línea que observamos), y por ello todas las demás líneas o armónicos serán múltiplos de la primera.

Introducción

La tecnología que nos permite el estudio acústico de la voz y el habla se basa en la capacidad de grabar y reproducir los sonidos almacenados para su análisis. La señal de la voz y el habla podemos encontrarla en tres formas intercambiables: la onda sonora propagada en el medio aéreo, la señal analógica almacenada y la señal digital. La primera es la señal que puede ser percibida por el oído o captada por un micrófono. El oído convierte las variaciones de la presión aérea en impulsos nerviosos, que son enviados al cerebro para su interpretación. Los micrófonos funcionan como un transductor o elemento que convierte una forma de energía en otra, pasando la energía acústica a energía eléctrica. La señal acústica propagada en el

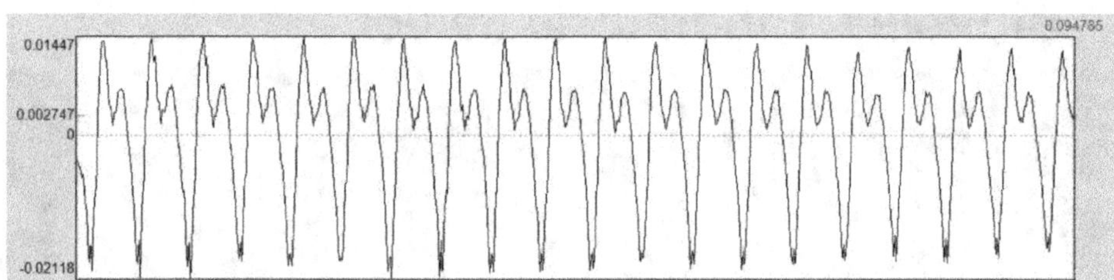

Figura 1
Oscilograma de una vocal /e/. El eje vertical representa la amplitud de vibración y el eje horizontal el tiempo.

medio aéreo se conoce como señal propagada o señal radiada. Esta señal es la que emerge de los labios de la persona que está fonando, y como desaparece con rapidez no es una forma de señal conveniente para el análisis. El análisis acústico requiere señales almacenadas o réplicas del patrón sonoro original para ser evaluadas en toda su extensión. La segunda forma de señal es la analógica almacenada, cuyo ejemplo más común es la grabación en magnetófono. Una señal analógica varía constantemente su presión y sus propiedades temporales, y esta continua variación es evidente en la representación usual de la onda sonora del habla (figura 1), donde tanto la dimensión temporal como la presión pueden ser divididas en infinitos puntos. Las cintas magnéticas almacenan la señal como un campo magnético que recoge dichas variaciones. La ventaja de esta forma almacenada de señal analógica es que puede ser reproducida para su escucha y análisis. La tercera forma es la señal digital, que puede almacenarse en un ordenador. Para hacerlo, es preciso convertir la señal analógica (continua) en una serie de números (dígitos), lo cual se consigue mediante un proceso conocido como «digitalización». Un convertidor de analógico a digital es un dispositivo que cambia una señal analógica a una digital, mientras que un convertidor digital a analógico realiza el proceso inverso. La representación digital de la voz y el habla es muy importante, porque permite su análisis empleando la capacidad de los modernos ordenadores personales.

Las tres formas de señal vocal son intercambiables, pues cada una puede convertirse en otra en el sentido que sea necesario. Con los procesos digitales no suele hacer falta el empleo de dispositivos analógicos, ya que los ordenadores son capaces de almacenar las señales en forma digital y convertirlas en analógicas cuando sea precisa su escucha. Aunque la señal vocal se almacene automáticamente en el ordenador, es importante estar seguro de que contiene las importantes características de la señal sonora aérea; de hecho, puede perderse información crucial durante los procesos de transducción y almacenado, para lo cual es necesario conocer las características básicas de la señal en cuestión.

1 Teoría acústica de la producción de la voz y el habla

Para la perfecta comprensión de la espectrografía de la voz es imprescindible conocer la teoría lineal de fuente-filtro, que explica la producción del habla, en particular de las vocales.[1] El sonido se define como un disturbio causado en el aire. Es una vibración, entendiendo como tal el movimiento de vaivén de un cuerpo. La fuente de sonido vibra y transmite el sonido al aire, que es un medio elástico, donde se propaga. En este medio se origina un patrón de compresiones y rarefacciones de las partículas que lo componen. Lo que el humano oye es la respuesta del oído a las vibraciones del medio, y pueden detectarse desplazamientos de partículas tan pequeñas como de 0,0001 cm. Conocido esto, el sonido se describe como una onda o un movimiento ondulatorio.[2] El sonido se mueve como una onda longitudinal, es decir, las partículas se mueven hacia atrás y hacia delante en el sentido de la propagación del sonido. Si fijásemos un lápiz a una de las ramas de un diapasón (figura 2) y lo hiciéramos vibrar, sobre un papel se registraría una vibración sinusoidal. Como el diapasón vibra a una

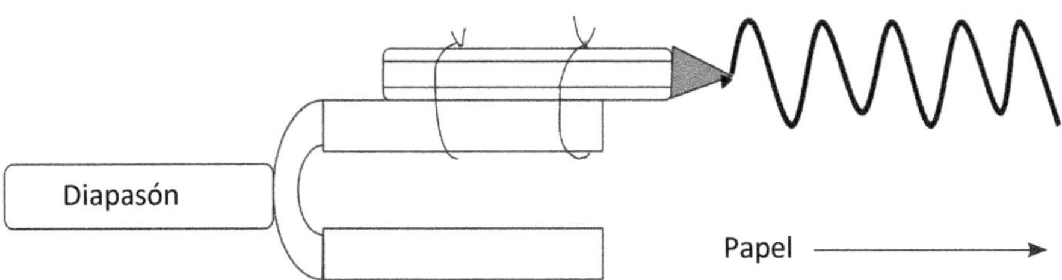

Figura 2
Representación esquemática del registro gráfico de la vibración de un diapasón. El patrón registrado en el papel es una sinusoide.

única frecuencia, el patrón registrado en el papel es una sinusoide. El gráfico que produce se denomina «onda» y es la representación del sonido en dos dimensiones: amplitud y tiempo. La onda así representada es especialmente importante, puesto que la sinusoide es la onda básica que puede usarse como una especie de unidad en el análisis acústico. Esta onda representa un sonido puro, armónicamente simple, pero en la naturaleza es raro encontrar sonidos de estas características; lo más frecuente es hallar sonidos complejos que se forman por la suma de múltiples sonidos simples, incluyendo en esta categoría a la voz humana.

La espectrografía es una técnica que descompone los sonidos complejos en una serie de componentes sinusoidales unitarios. Para ver cómo es posible hacerlo, necesitamos considerar algunos hechos relacionados con las ondas sonoras.[2] Un ciclo completo de la vibración de un diapasón está representado gráficamente por la secuencia del movimiento hacia arriba y luego hacia abajo. El tiempo que emplea en completar este ciclo se denomina «periodo». El número de ciclos que se observan en un segundo de tiempo es la frecuencia: si un diapasón vibra a 256 ciclos por segundo tiene una frecuencia de 256 Hz, y relacionado con ello, el periodo o duración de un ciclo puede calcularse con la fórmula $P = 1/Hz$. La frecuencia se correlaciona estrechamente con el fenómeno perceptivo del tono. El sonido también varía en volumen, cuyo correlato físico es la amplitud: a mayor amplitud, mayor volumen. La frecuencia y la amplitud son lo que definen a la sinusoide, que es la onda elemental básica para el análisis acústico, pues distintos sonidos complejos pueden analizarse descomponiéndolos en sinusoides unitarias, cada una de ellas con una frecuencia, una amplitud y una fase determinadas. Una onda compleja es un tono que puede descomponerse en dos o más sinusoides, también denominadas «armónicos». Cada armónico es una sinusoide, y los distintos armónicos de una onda compleja están relacionados entre sí como múltiplos enteros. Por ejemplo, el tercer armónico de un tono de 100 Hz es 300 Hz.

Hasta ahora hemos representado el sonido en un gráfico de amplitud frente a tiempo, que refleja el desplazamiento de una molécula del aire durante la propagación del sonido. Otro método de representar el sonido es el espectro, que es un gráfico de amplitud frente a frecuencia. El espectro nos indica la amplitud de cada componente sinusoidal de un sonido complejo. En la figura 3 vemos varias ondas y su espectro. Debemos señalar que cada sinusoide sola viene representada por una línea en el espectro, puesto que la energía sonora se concentra en una sola frecuencia. Cuantas más sinusoides formen parte del sonido complejo, más líneas aparecerán en el espectro. La voz humana es un sonido complejo armónicamente rico, y sus armónicos se hallan espaciados por intervalos que corresponden a la frecuencia fundamental. Los armónicos son múltiplos enteros de la frecuencia fundamental: si el primero es de 100 Hz, el segundo es de 200 Hz, el tercero de 300 Hz y así sucesivamente.[2-4] No todos los sonidos son complejos armónicos, e incluso en el habla podemos identificar «ruidos», sonidos que no presentan un patrón vibratorio periódico. El ruido tiene una naturaleza más desordenada y su energía no se concentra en puntos concretos del espectro, sino que se extiende a muchas frecuencias distintas. Este espectro (figura 4) se denomina «espectro continuo». La voz es un sonido armónico complejo y las consonantes que se combinan en

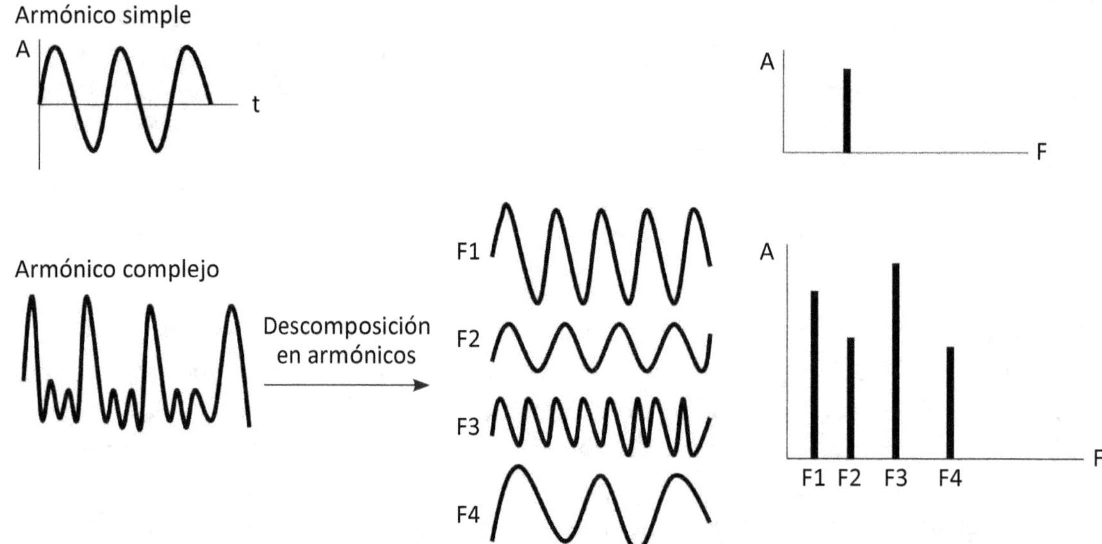

Figura 3. Otro método de representar el sonido es el espectro, que es un gráfico de amplitud frente a frecuencia. El espectro nos indica la amplitud de cada componente sinusoidal de un sonido complejo.

ella para crear el habla son en su mayoría sonidos que no presentan armónicos (p. ej., las consonantes fricativas).

El sonido puede representarse tanto en forma de onda (amplitud frente a tiempo) como en forma de espectro (amplitud frente a frecuencia). Las dos representaciones están matemáticamente relacionadas por una operación denominada «transformada de Fourier». El análisis espectral de Fourier tiene como objetivo básico convertir un patrón de amplitud frente a tiempo (onda) en otro patrón que muestre la cantidad de energía en los distintos componentes sinusoidales del sonido. Así, un sonido complejo se desintegra en sus componentes (armónicos) para su estudio. Un espectro estará formado por la frecuencia en el eje horizontal y la intensidad en el vertical.[2-4] Las vocales son sonidos producidos por la vibración laríngea y por el efecto de filtrado que da lugar a patrones de resonancia particulares en el tracto vocal (faringe, boca y cavidad nasosinusal) (figuras 5 y 6). El efecto de filtrado se refiere a la capacidad de transmisión selectiva de frecuencias.

La producción de las vocales se explica por la teoría de la fuente-filtro, según la cual la energía resultante (también llamada señal radiada del habla) es el producto de la energía de la fuente (laringe) por la del resonador o filtro (tracto vocal). Cuando las cuerdas vocales vibran se produce un espectro con una frecuencia fundamental que puede variar, y unos

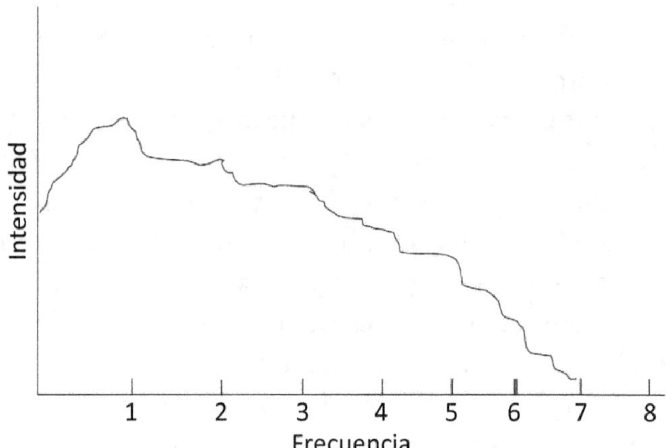

Figura 4
Espectro continuo del ruido, donde no se reconocen concentraciones de energía acústica en puntos concretos, como en el caso de los sonidos periódicos complejos.

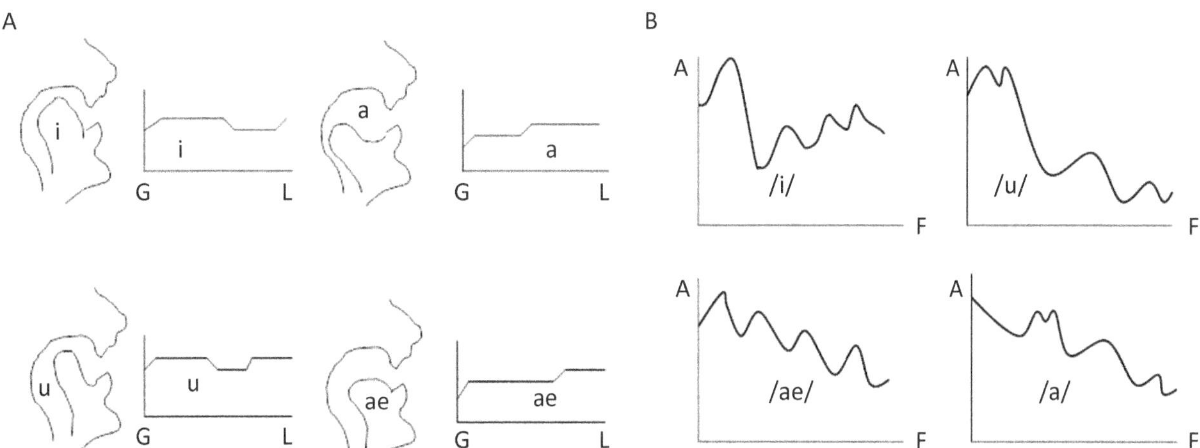

Figura 5. Distintas configuraciones del tracto vocal para la producción de los sonidos vocálicos. G: glotis; L: labios.

Figura 6. Curvas de resonancia creadas en cada configuración particular del tracto vocal que caracterizan a las distintas vocales.

armónicos que son múltiplos enteros de ésta. El espectro laríngeo presenta una serie de armónicos cuya energía o amplitud declina, cuanto más agudo es el armónico, en unos 12 dB por octava (12 dB cada vez que se doblan los hercios). En la figura 7 se muestra una representación del espectro. El sonido producido en la laringe viaja a lo largo del tracto vocal, donde sufrirá un filtrado. El espectro glotal se combina con la curva de resonancia correspondiente al gesto articulatorio para emitir una vocal concreta, dando lugar a máximos relativos de intensidad en determinados armónicos, áreas que se denominan «formantes». Estos formantes, puntos de resonancia a lo largo del tracto vocal, modifican la energía sonora de la fuente glótica. Las frecuencias de los dos primeros formantes determinan la identidad de la mayoría de las vocales. El conjunto de formantes constituye la «función de transferencia» del tracto vocal, que modifica la señal laríngea para dar como resultado la «radiación característica», que no es más que la vocal según la oímos (figura 7).[2-5]

El análisis acústico de la voz por espectrografía permite delinear las concentraciones de energía del habla. Al estar definida la vibración sonora por tres dimensiones (amplitud, frecuencia y tiempo), puede representarse gráficamente como si fuera un objeto real en un espacio tridimensional. En la figura 8 se muestran tres sinusoides que representan la vibración de tres diapasones al mismo tiempo, dando lugar a un sonido complejo formado por tres armónicos.[4] La frecuencia más baja es considerada el armónico fundamental (frecuencia

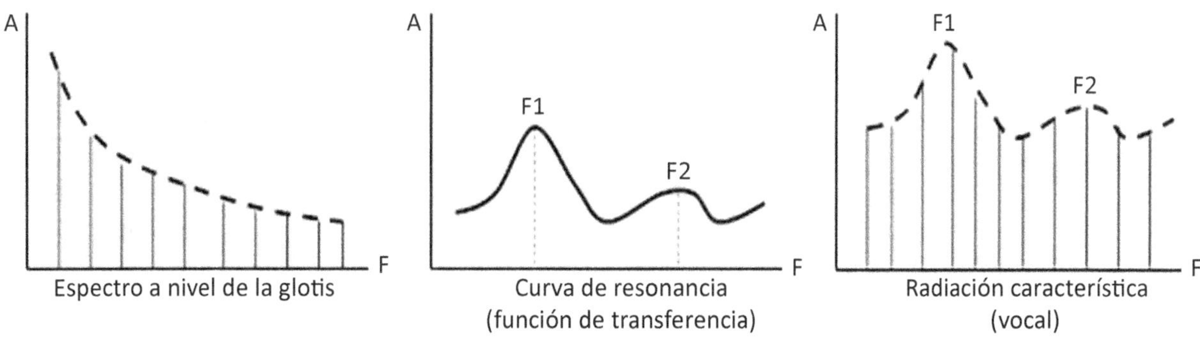

Figura 7. Efecto de la curva de resonancia particular del tracto vocal sobre el espectro formado a nivel de la glotis, que da lugar a la radiación característica, o la vocal que se oye en los labios. Cada vocal tiene su propia curva de resonancia.

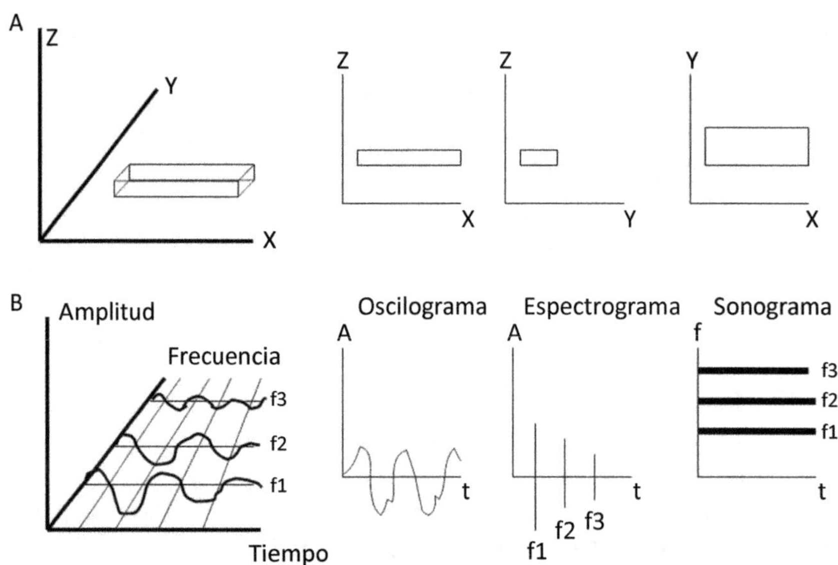

Figura 8
A) Representación tridimensional de un objeto. B) Representación tridimensional (A, f y t) de un sonido periódico complejo, que da lugar a tres métodos gráficos de documentarlo. (Modificada de ref. 4.)

fundamental), y las otras dos el segundo y el tercer armónicos. Según el plano de proyección se obtendrán, del mismo objeto, tres formas distintas de representación bidimensional:

- *Oscilograma (waveform):* el plano de proyección es el de amplitud frente a tiempo. La altura en cada instante de cada punto en la figura proyectada es la suma de las elongaciones de cada una de las tres sinusoides que la componen (no la superposición). Esto da lugar a una onda periódica con una forma modificada, pero con el mismo periodo que la frecuencia fundamental. El periodo puede apreciarse por la separación temporal de los máximos. Esta gráfica permite observar, por ejemplo en el caso de una vocal, el periodo glotal y por tanto el tono (frecuencia de la vibración glotal) y la amplitud de la señal (valor máximo), entre otras características.

- *Espectrograma (power spectrum):* el plano de proyección es el de amplitud frente a frecuencia. Las tres sinusoides proyectadas sobre este plano aparecen como un conjunto de tres rayas verticales con sus correspondientes amplitudes en su correcta posición, y equidistantes en la escala de frecuencias. Una vez elegido el instante de la proyección, el espectro de rayas obtenido corresponde sólo a la señal promediada, que está incluida dentro de un entorno de tiempo alrededor de ese instante, no de todo el tiempo transcurrido. Por tanto, el espectrograma únicamente tiene sentido para intervalos reducidos de tiempo o ventanas de análisis de la señal. Este tipo de representación permite una visión, dentro de un corto espacio de tiempo, del número y la paridad de los armónicos, del perfil espectral y, por tanto, del número y la posición de las zonas del espectro de mayor amplitud de los armónicos, que definen a los formantes.

- *Sonograma (sound spectrogram):* el plano de proyección es el de frecuencia frente a tiempo. Las tres sinusoides representativas de la frecuencia fundamental y del segundo y tercer armónicos se convierten, al ser proyectadas sobre este plano, en líneas paralelas al eje del tiempo. La intensidad de negro de cada raya es mayor al principio porque las sinusoides son de mayor amplitud, y se va debilitando a medida que la sinusoide proyectada se va amortiguando con el transcurso del tiempo. La figura de las tres rayas paralelas es el sonograma, y cada una de ellas representa un armónico que mantiene la frecuencia a lo largo del tiempo. Si las frecuencias fueran variables con el tiempo, se perdería el paralelismo respecto al eje del tiempo. La intensidad (de negro de cada línea) en

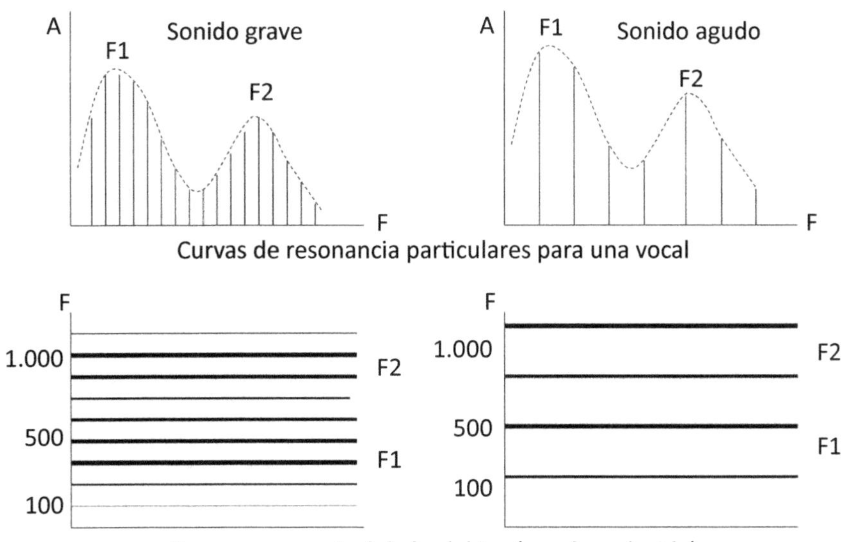

Figura 9
Espectrograma y sonograma a nivel de los labios. Existen formantes tras exponerse por los órganos resonadores del tracto vocal (función de transferencia). La máxima intensidad de negro en el sonograma se encuentra en los formantes.[4]

cada instante depende del promedio de la amplitud de la sinusoide proyectada dentro de un pequeño intervalo de tiempo en el entorno del instante del análisis. Se ha convenido representar en los sonogramas las líneas con mayor densidad de negro cuando la amplitud del armónico que les corresponde es mayor. El sonograma es la representación más completa de cualquier tipo de vibración: permite explorar el contenido espectral de una señal en cada intervalo de tiempo, y la presencia y la evolución temporal de las zonas de los formantes. El sonograma puede definirse como un espectrograma evolutivo en el tiempo. En la figura 9 se representan los espectrogramas y sus correspondientes sonogramas a nivel de la glotis y tras producirse la función de transferencia del tracto vocal. Hay una tendencia generalizada a referirse al sonograma como «espectrograma», y así lo haremos en el resto del capítulo.

2 Espectrografía

La historia del análisis acústico de la voz se inicia con los oscilogramas, gráficos que representan la onda sonora en las dimensiones de amplitud y tiempo (figura 10).[2] En general, los sonidos seleccionados para el análisis eran vocales y se representaban oscilográficamente como variaciones de la presión en el tiempo. Este primer paso supuso un importante avance, al representar de manera permanente un fenómeno acústico fugaz y de corta duración. Las ondas sonoras así obtenidas mostraban ciertas regularidades, pero no eran suficientes para describir las importantes diferencias que hay entre las vocales. La observación de estas diferencias precisaba la generación de representaciones espectrales, o lo que es lo mismo, gráficos de la energía de la señal frente a la frecuencia. Una de las primeras herramientas para el análisis espectral fue el analizador de Henrici, un aparato mecánico consistente en cinco unidades rotantes (esferas de vidrio) que permitían realizar un gráfico que representaba la presión en decibelios frente a la frecuencia. En un trazado se obtenían cinco componentes armónicos, con lo que se generaba un análisis armónico. Con este aparato se descubrió que cada vocal presenta una concentración de energía acústica distintiva.

Otra forma de hacer un análisis acústico se basó en el filtrado. Un filtro es un sistema de transmisión selectiva de frecuencias, como si de una ventana acústica se tratara, que deja pasar la energía de ciertas frecuencias mientras bloquea la de otras. La energía de la señales se divide en bandas frecuenciales por un banco de filtros, donde cada filtro sólo deja pasar

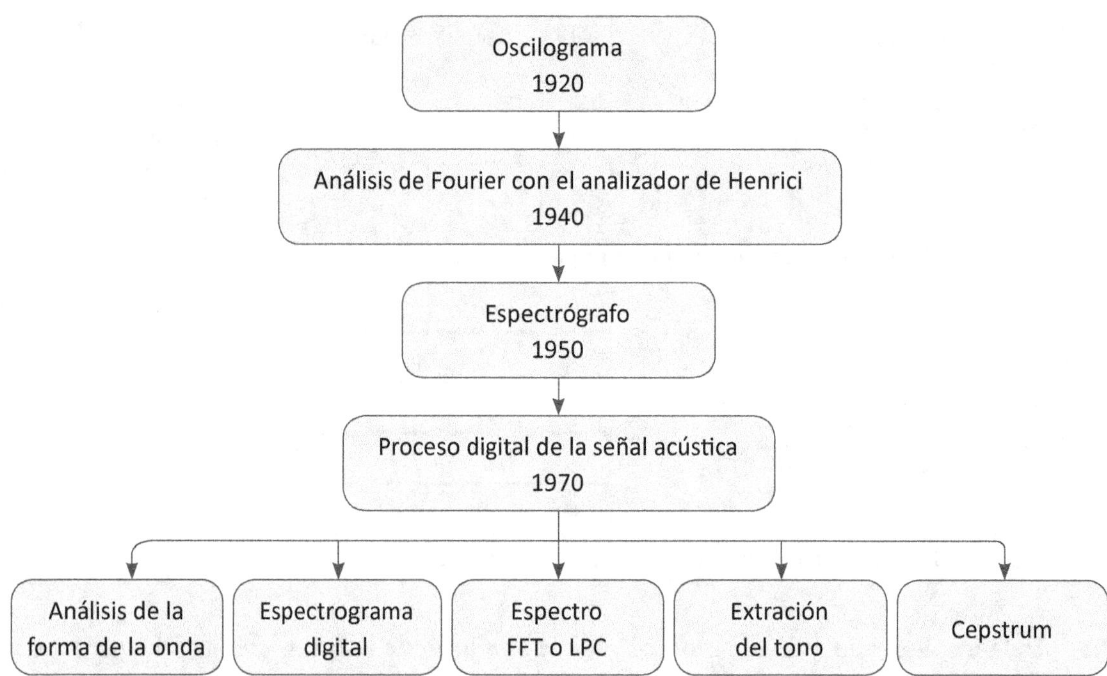

Figura 10. Desarrollos históricos en el análisis acústico de la voz y el habla. Se anota la fecha aproximada de aparición de cada tecnología.[2]

la energía de su banda, que se observa en indicadores a su salida (figura 11).[2] El análisis por filtrado de la señal acústica determina la cantidad de energía en regiones de frecuencia específicas, resultando en una especie de análisis espectral, cuyo detalle depende del número de filtros usados y de sus anchos de banda.

El ancho de banda de un filtro es el intervalo de frecuencias en el cual deja pasar la energía. Por ejemplo, un filtro centrado en 100 Hz con un ancho de banda de 10 Hz sólo dejará pasar energía entre 95 Hz y 105 Hz (105-95 = 10 Hz). Para abarcar todas las frecuencias que interesan (de 0 a 5.000 Hz) se precisan 25 filtros, pero si se aumenta el ancho de banda a 500 Hz será suficiente con 10 filtros. Otra técnica derivada de ésta es la de los filtros con ancho de banda variable. La idea es emplear un filtro con un ancho de banda ajustable que pueda actuar como cualquiera de los filtros múltiples del banco, de manera que la señal se pasa repetitivamente por el filtro y éste puede ir cambiando su ancho de banda según se programe (figura 12).[2] El filtro con ancho de banda variable se incorporó al espectrográfo, una máqui-

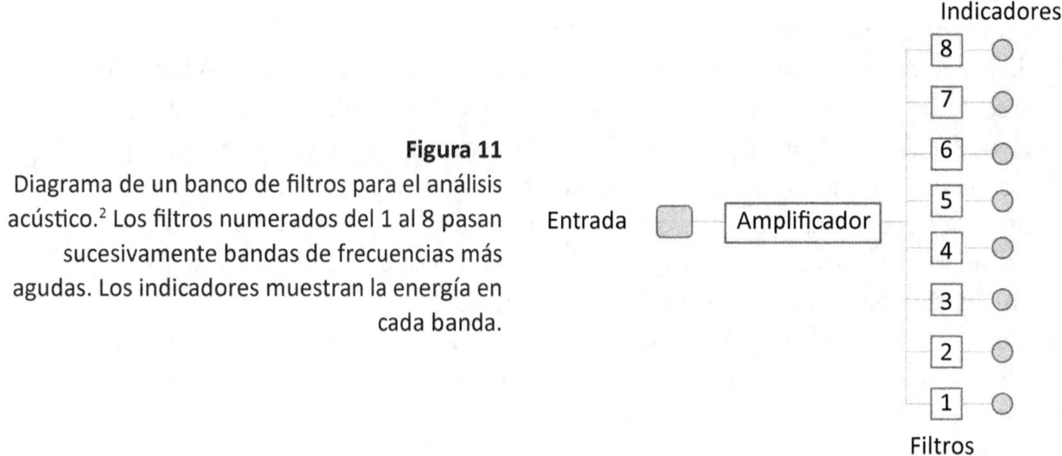

Figura 11
Diagrama de un banco de filtros para el análisis acústico.[2] Los filtros numerados del 1 al 8 pasan sucesivamente bandas de frecuencias más agudas. Los indicadores muestran la energía en cada banda.

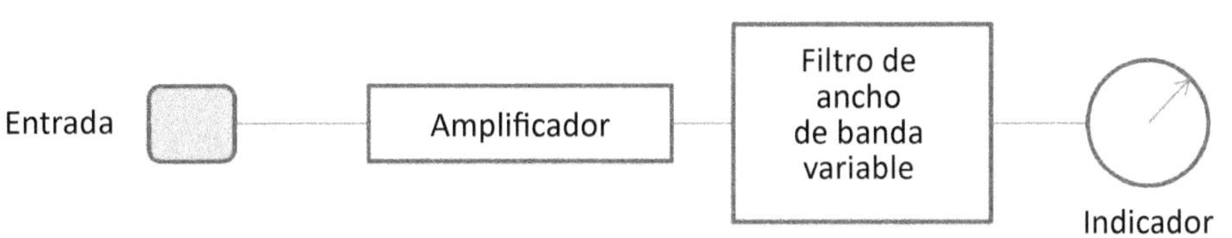

Figura 12

Análisis acústico usando un filtro de ancho de banda variable.[2] El filtro barre la señal de entrada para mostrar la energía en distintas frecuencias.

na desarrollada en 1940 que consiguió realizar análisis con relativa rapidez, permitiendo a los científicos la adquisición de mayor cantidad de datos de muchas personas, lo que con los medios anteriores resultaba imposible porque era difícil estudiar la fonación de más de una persona.[6] También se mejoró la delineación de la concentración de la energía de la voz y el habla, y se logró crear el espectro a corto plazo en tiempo real *(running short term spectrum)*, permitiendo observar los cambios de concentración de la energía en el tiempo durante el habla. La gráfica del espectro a corto plazo se denomina «espectrograma».

Debido al fuerte impacto del espectrógrafo en la investigación de la voz y el habla, es importante conocer sus detalles. Los componentes básicos del espectrógrafo se muestran en la figura 13.[2] La señal a analizar se grababa en un soporte magnético que permitía la continua reproducción de la señal, la cual pasaba por un filtro que era ajustado continuamente para actuar como un banco de filtros.

En la espectrografía convencional se usaban dos anchos de banda: el filtro de banda ancha (que tiene un ancho de banda de análisis de 300 Hz) y el filtro de banda estrecha (de 45 Hz). La salida del filtro de análisis se conectaba a un amplificador que incrementaba la corriente. En cualquier región de frecuencias, la corriente de este amplificador era proporcional a la energía acústica de la señal. La corriente fluía después a través de un sistema de escritura térmica en contacto con un papel especial enrollado alrededor del tambor del espectrógrafo. Al girar el tambor con el papel enrollado, éste se quemaba y creaba una línea tanto más oscura cuanto mayor era la energía acústica que representaba. La posición en el sentido vertical del papel dependía de la frecuencia que se analizaba: en la base se situaban las frecuencias graves (alrededor de 80 Hz) y en la parte de arriba las frecuencias más altas (alrededor de 8.000 Hz). Como resultado del proceso, en el papel térmico se obtenía un gráfico tridimensional en el cual se representaban el tiempo, la frecuencia y la intensidad: el tiempo en el eje horizontal, de izquierda a derecha; la frecuencia en el eje vertical, aumentando de abajo arriba, y la intensidad por el negro del trazado.

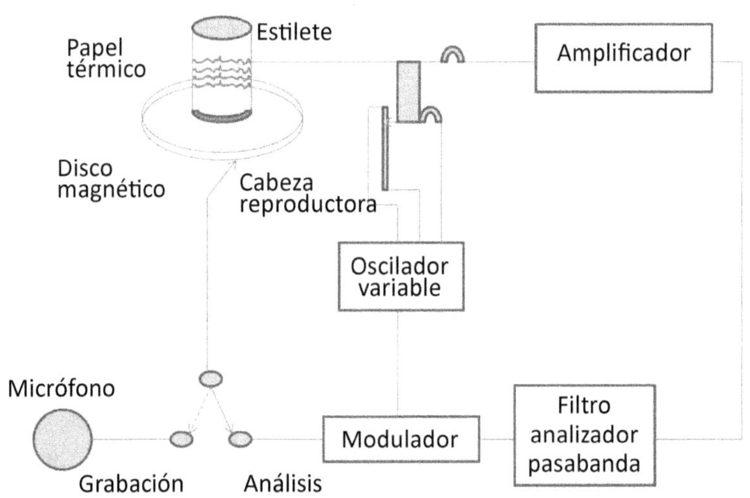

Figura 13

Esquema de los componentes de un espectrógrafo convencional.[2]

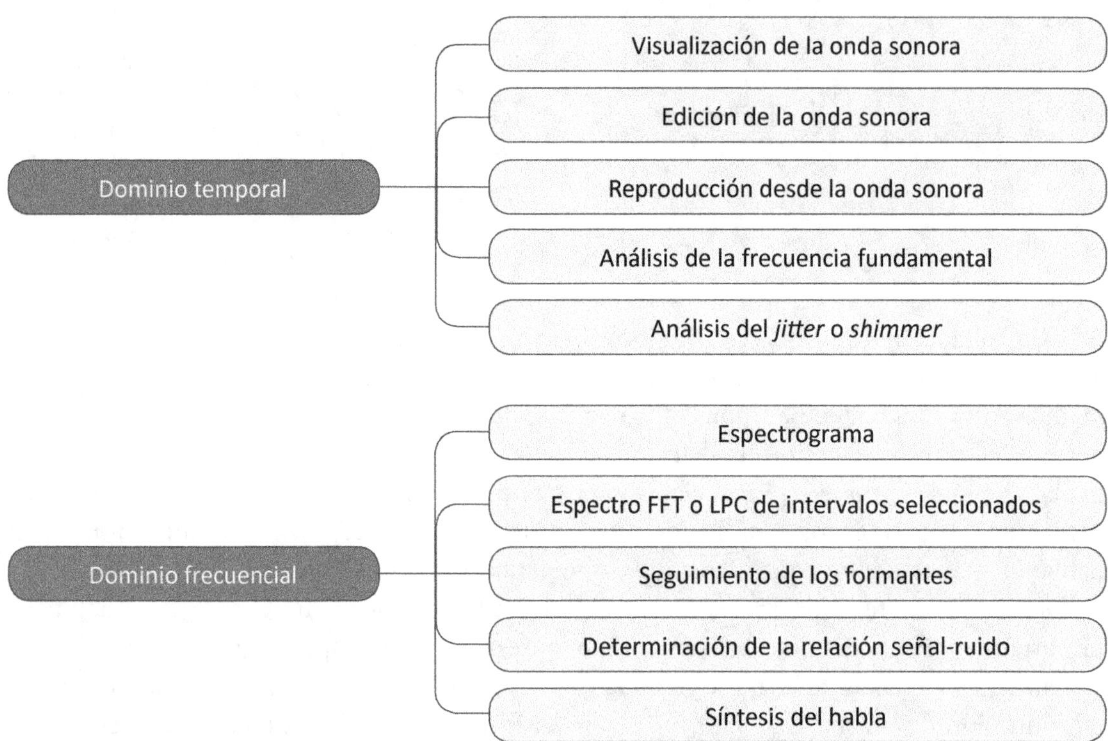

Figura 14. Distintos desarrollos derivados de los métodos digitales de análisis acústico.[2]

El uso del espectrógrafo como lo hemos descrito se prolongó hasta la aparición de los ordenadores, que revolucionaron el análisis acústico de la voz y del habla con numerosas herramientas (figura 14). Una vez convertida la señal vocal a un formato que pueda ser almacenado y analizado por un ordenador, es posible realizar operaciones diferentes. La onda puede dibujarse, reproducirse, medirse e incluso editarse (p. ej., borrar una porción y conectar los fragmentos restantes para crear un nuevo sonido). Los espectros pueden computarse utilizando métodos como la transformada rápida de Fourier, el cepstrum, el codificado lineal predictivo y el filtrado. La señal digitalizada puede utilizarse para generar espectrogramas similares a los obtenidos con los espectrógrafos de los años 1950, pero de una manera más rápida, exacta y limpia.[2]

En un espectrograma de banda estrecha se observarán unas líneas horizontales paralelas al eje de ordenadas, separadas siempre por una distancia constante e igual a la frecuencia fundamental de la voz (que es la primera línea que observamos); por ello, todas las demás líneas o armónicos serán múltiplos de la primera. Se ha convenido en representar la intensidad que acompaña a cada armónico como la intensidad en negro de su trazado. Así, las líneas con un negro más fuerte son las que portan mayor intensidad. Entre un armónico y otro debe haber un vacío de trazado o espacio en blanco; el ruido añadido a la vibración armónica se detecta por un trazado anárquico y difuminado, tanto más intenso cuanto más negro sea su dibujo. En este gráfico podremos identificar la frecuencia fundamental de la voz, la situación aproximada de los formantes, el ruido añadido a la voz y la existencia de segmentos no fonados en la muestra (figura 15).

En un espectrograma de banda ancha se observan con mayor precisión los formantes y no es posible ver los armónicos que los componen. Los formantes son unas barras horizontales que se relacionan con la forma y el tamaño de las cavidades de resonancia del tracto vocal. Estas barras pueden cambiar de posición durante el habla, según se produzca cada vocal. Una estructura formántica clara y adecuada se relaciona con un buen sistema resonador,

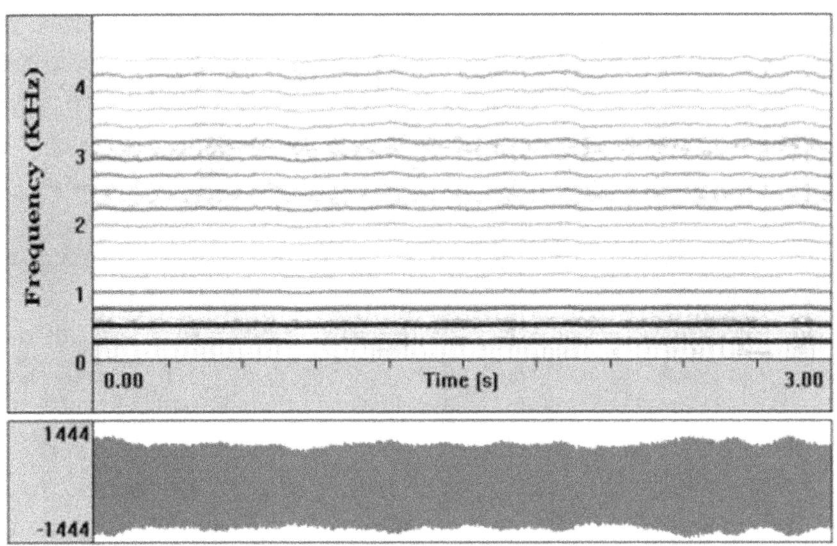

Figura 15
Espectrograma de banda
estrecha de una voz normal.

con la ausencia de escape aéreo y con una periodicidad normal del movimiento de las cuerdas vocales. La periodicidad de la fonación, o la regularidad con que se abren y cierran las cuerdas en los sucesivos ciclos, puede valorarse por la existencia de unas estrías verticales en el espectrograma. La regularidad en estas estrías se relaciona con la sincronía con la cual se producen la apertura y el cierre periódicos de las cuerdas. También pueden detectarse ciertas características del tono de fonación por la mayor proximidad entre las estrías en los tonos agudos y la mayor separación en los graves. Se dice que cada estría vertical coincide con un pulso glótico (figura 16).

3   Espectrografía clínica de la voz

La espectrografía es una técnica imprescindible para el análisis acústico de la voz, en particular en el contexto de la fonocirugía. Por este método puede hacerse una útil clasificación de las señales acústicas en tres tipos. Las señales de tipo 1 son casi periódicas; las de tipo 2 tienen intermitencia, fuertes subarmónicos o modulaciones, y las de tipo 3 son caóticas o aleatorias. Para las señales de tipo 1, el análisis de la perturbación es útil y fiable. Como criterio práctico

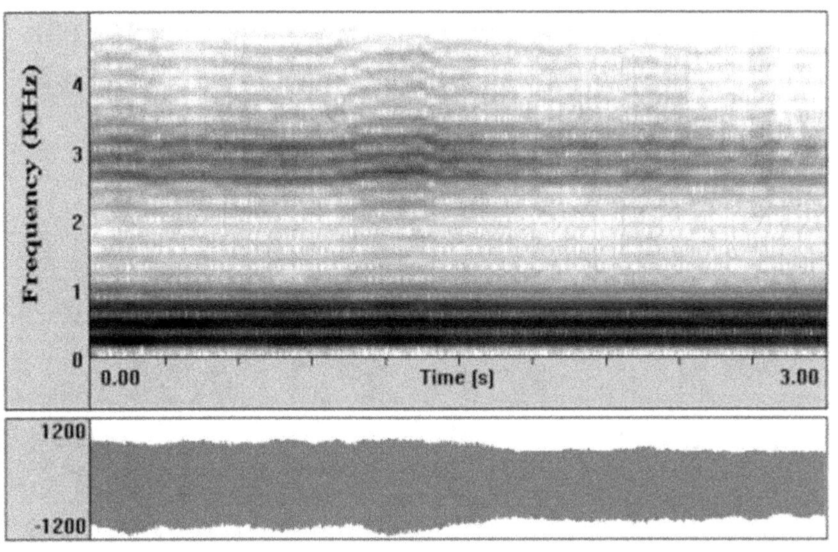

Figura 16
Espectrograma de banda
ancha de una voz normal.

puede decirse que las medidas de perturbación menores del 5 % son fiables. Para las señales de tipo 2 son necesarios métodos visuales (espectrograma), con el fin de entender las características físicas del sistema oscilante; las medidas de perturbación por sí mismas no son fiables y dan poca información. Para las señales de tipo 3 se precisan las puntuaciones perceptuales de la aspereza (y de cualquier otra manifestación auditiva de la aperiodicidad). Estas valoraciones (sistema GRABS) se consideran las mejores medidas para la evaluación clínica. En fase de investigación se encuentran otras medidas, como la dimensión fractal y el exponente de Lyapunov, que con el tiempo quizá sean un complemento viable de las puntuaciones perceptuales.

La calidad vocal asociada a la patología orgánica de las cuerdas vocales consiste, con mucha frecuencia, en una disfonía que puede ser clasificada como señal acústica de tipo 2 o 3, por lo que el análisis acústico debe basarse en la espectrografía. En este contexto se emplea el espectrograma de banda estrecha. En dichas disfonías se crea un flujo aéreo turbulento debido al cierre glótico incompleto durante el ciclo vocal, o por un comportamiento vibratorio irregular. Se crean dos perturbaciones en la señal acústica: la primera consiste en la aparición de componentes de ruido (señal no periódica o de espectro continuo) relacionados con el flujo aéreo turbulento, y la segunda es una pérdida de los armónicos de alta frecuencia debido a que la fase de cierre glótico del ciclo vocal se encuentra acortada o es incompleta.

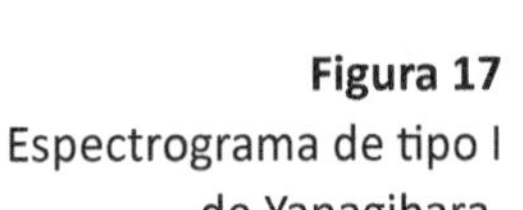

Figura 17
Espectrograma de tipo I
de Yanagihara.

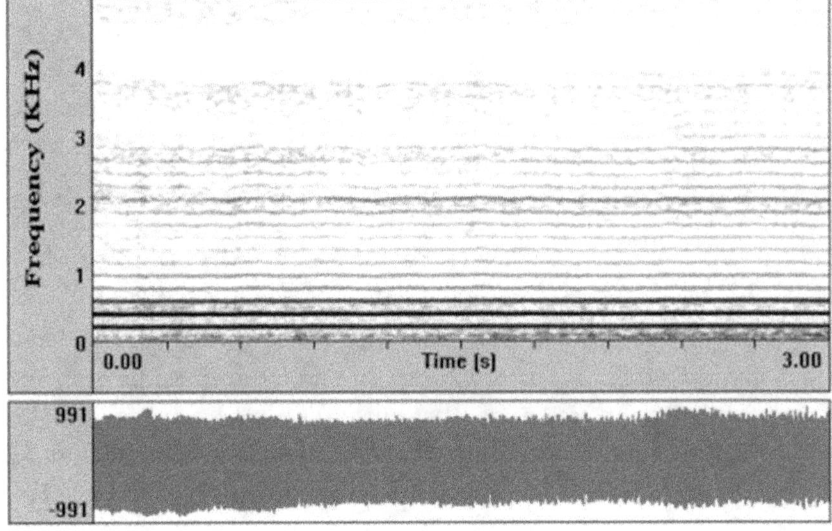

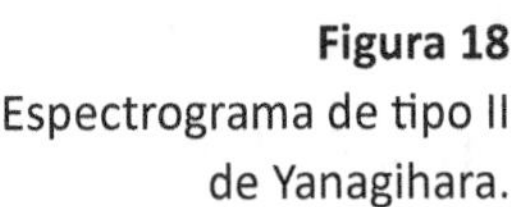

Figura 18
Espectrograma de tipo II
de Yanagihara.

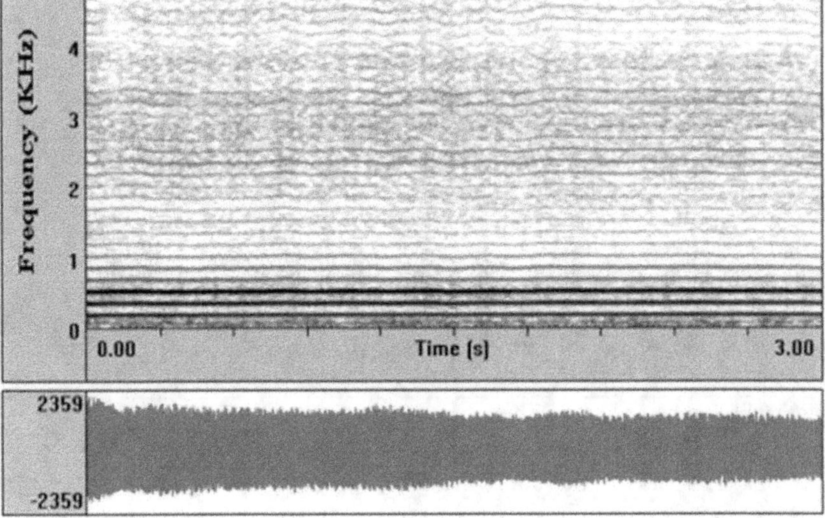

Las características acústicas de la disfonía se determinan por las interacciones de tres factores: *1)* los componentes de ruido en el formante principal de cada vocal; *2)* los componentes de ruido de alta frecuencia por encima de 3 kHz, y *3)* la pérdida de los componentes armónicos de alta frecuencia.[7,8] Con la progresión de la gravedad de la disfonía, estos tres parámetros se hacen gradualmente más prominentes, con lo que es posible hacer una clasificación de la disfonía en cuatro grados de gravedad basándose en los trazados de un espectrograma de banda estrecha:

- *Grado I:* los componentes armónicos se mezclan con componentes de ruido, principalmente en la región de los formantes de las vocales (figura 17).
- *Grado II:* los componentes de ruido predominan sobre los armónicos del segundo formante. Además, hay ligeros componentes de ruido de alta frecuencia por encima de los 3 kHz (figura 18).
- *Grado III:* el segundo formante se remplaza en su totalidad por ruido. El componente de ruido de alta frecuencia intensifica su energía y expande su rango (figura 19).
- *Grado IV:* el primer formante pierde sus componentes periódicos y se observan componentes de ruido. En las altas frecuencias se intensifica aún más el ruido (figura 20).

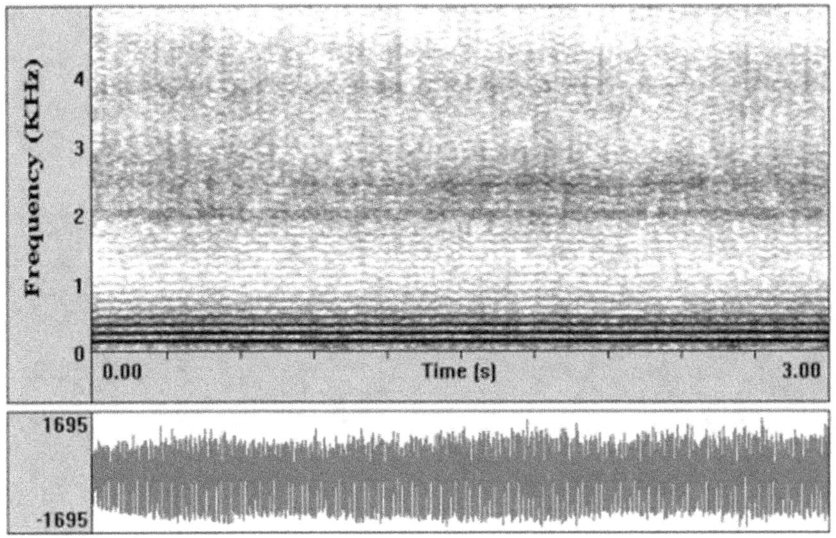

Figura 19
Espectrograma de tipo III de Yanagihara.

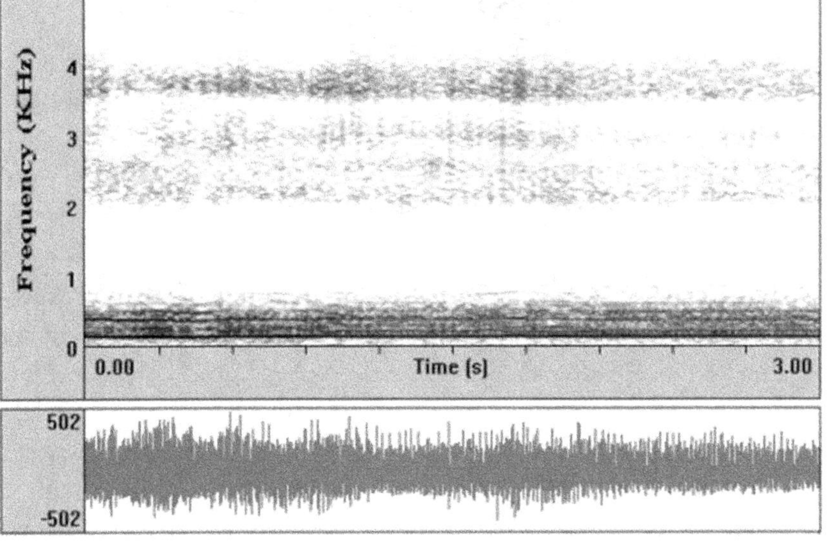

Figura 20
Espectrograma de tipo IV de Yanagihara.

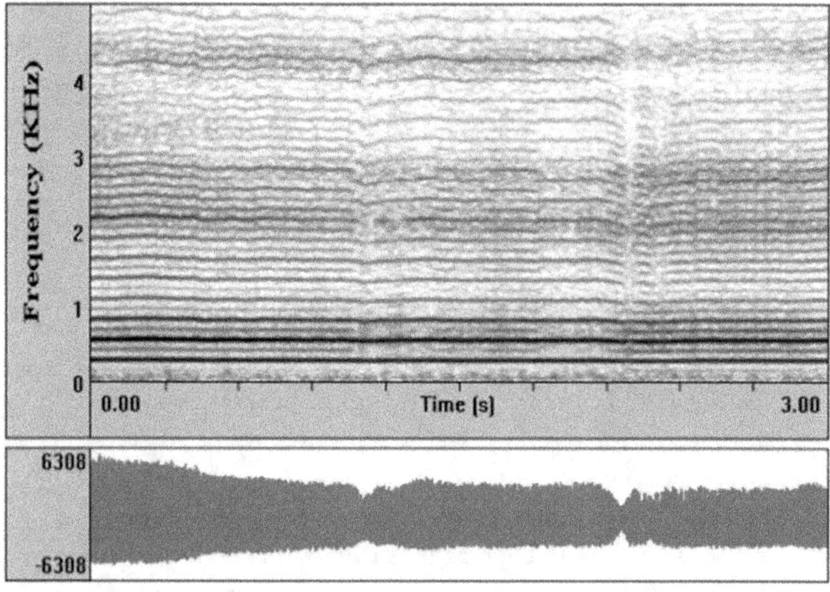

Figura 21
Espectrograma de banda estrecha con subarmónicos.

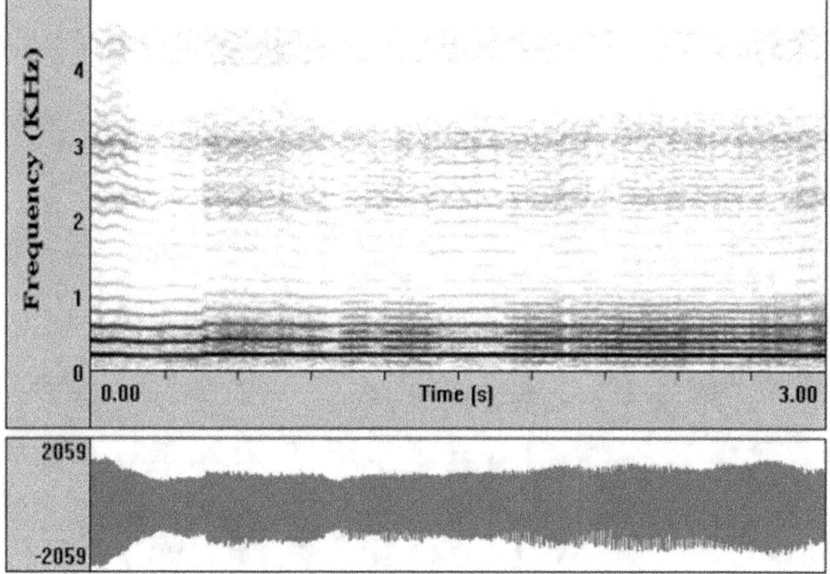

Figura 22
Espectrograma de banda estrecha con subarmónicos no constantes.

Esta clasificación es de utilidad en la clínica por dos motivos principales: *1)* permite expresar numéricamente una cualidad multidimensional de la voz, y *2)* se ha visto que el grado acústico objetivo de la disfonía se relaciona con la gravedad subjetiva que se percibe al oído.

Mientras que en la voz aérea predomina un flujo aéreo turbulento generado por un insuficiente cierre glótico, en la voz ronca predominan las irregularidades en la vibración vocal causadas por un desequilibrio en la masa o la tensión entre ambas cuerdas. Omori *et al.*[9] describieron una anormalidad acústica diferente que se observa principalmente en la disfonía producida por pólipos o edema de Reinke. Esta anormalidad está representada en el espectrograma por trazados diferenciados de pequeña magnitud que se sitúan entre dos armónicos consecutivos en el sonograma de banda estrecha, denominados subarmónicos. Se considera que están presentes cuando se ven trazados horizontales diferenciados entre dos armónicos múltiplos de la frecuencia fundamental, definida como el primer trazado que aparece en el espectro. Para saber que dichos trazados no son múltiplos de la frecuencia fundamental, se obtiene su valor en Hz mediante el cursor de la pantalla que nos permite conocer el punto

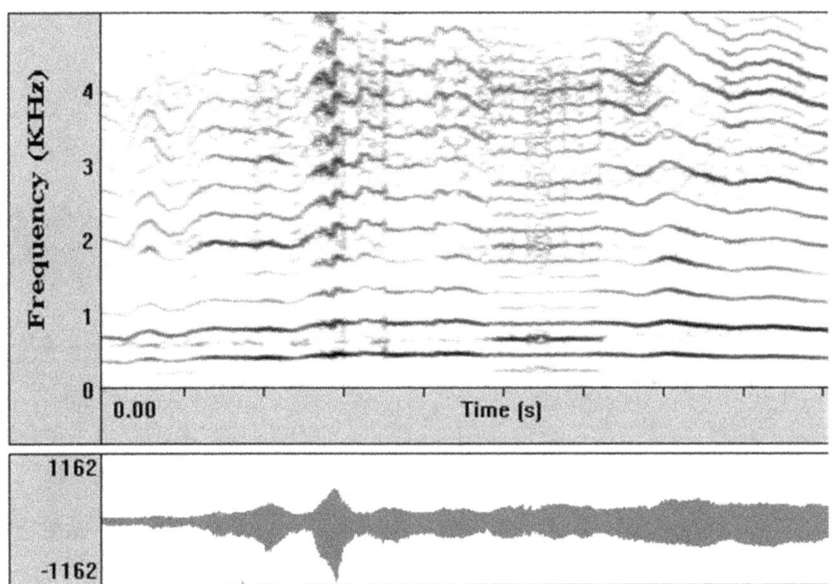

Figura 23
Espectrograma de banda estrecha de una disfonía espasmódica aductora con subarmónicos.

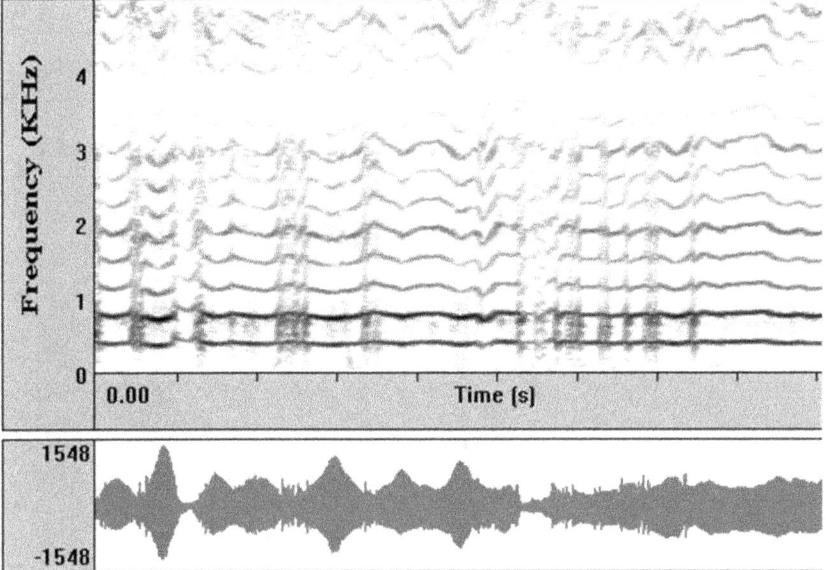

Figura 24
Espectrograma de banda estrecha de una disfonía espasmódica aductora sin subarmónicos.

Exploración de la voz

del espectro en que nos encontramos. Pueden ocupar la totalidad de la muestra (figura 21) o encontrarse en puntos concretos que coinciden con breves fragmentos de voz cualitativamente distintos del resto, en forma de voz ronca (figura 22).

Un tipo de voz que precisa de la espectrografía para su análisis es la asociada a la disfonía espasmódica y el temblor vocal. Esta disfonía se caracteriza por la presencia de espasmos, que se manifiestan como fragmentos de voz cualitativamente distintos del resto, que corresponden a las roturas (enganches) de voz o a fragmentos de fonación especialmente esforzados. El caso más característico es la disfonía espasmódica aductora, en la cual los subarmónicos se hallan en las fases del espasmo vocal (figura 23), aunque también pueden encontrarse trazados que detectan los espasmos sin que necesariamente tenga que haber subarmónicos (figura 24). El temblor vocal consiste en una fluctuación regular de la intensidad y del tono de la fonación (figura 25), y en su forma más grave puede causar roturas de voz con un descenso súbito del tono o interrupciones bruscas en la producción vocal. En estos pacientes se ha observado un movimiento irregular y entrecortado de los músculos intercostales interno y externo, que muy

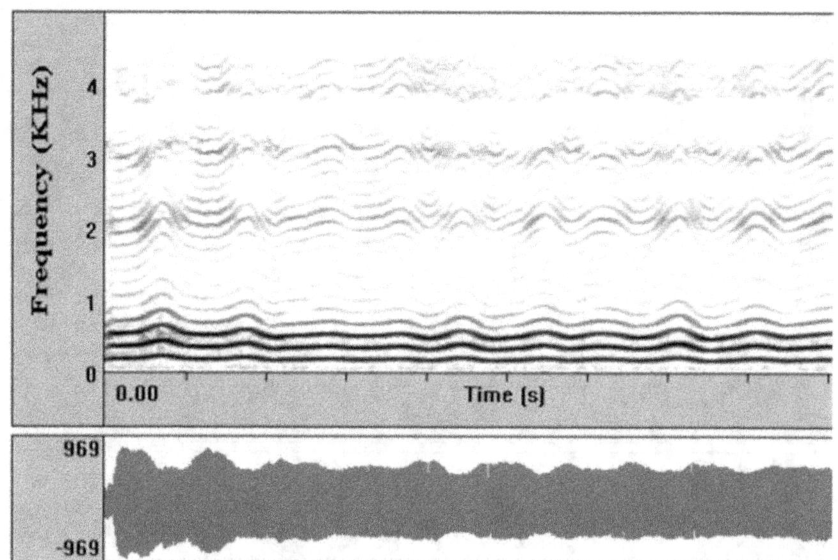

Figura 25
Espectrograma de banda
estrecha de un temblor
vocal esencial.

probablemente es la causa de las fluctuaciones de intensidad y tono. Las interrupciones en la fonación se han atribuido a cierres espasmódicos de la glotis, pero también podría ocurrir el fenómeno opuesto, una súbita distensión de las cuerdas vocales. Los hallazgos del análisis acústico tienen una correlación positiva con la gravedad del trastorno neurológico.[10]

Consulte la bibliografía de este capítulo en la página 576.

9.4   Electroglotografía

M. Vaca, I. Cobeta

Máximas y consejos

- La electroglotografía permite la valoración objetiva de la superficie de contacto entre ambas cuerdas vocales.
- Los electrodos deben colocarse a ambos lados del cuello, a nivel de la glotis. En los pacientes obesos puede ser difícil obtener un registro fiable.
- La forma del registro electroglotográfico puede estar alterada en algunas condiciones que afectan al borde libre de la cuerda vocal.
- El coeficiente de contacto disminuye en aquellas afecciones que suponen un defecto del cierre glótico.
- La electroglotografía es útil para monitorizar la evolución de las paresias laríngeas.
- La electroglotografía es complementaria de otras técnicas de valoración del cierre glótico por visualización directa.

Introducción

La electroglotografía (EGG) es una técnica no invasiva que permite valorar la vibración de las cuerdas vocales, en particular el grado de contacto entre ellas durante el ciclo vocal. La prueba consiste en el registro de la variación de la resistencia al paso de una corriente eléctrica entre dos electrodos situados a ambos lados de la laringe, sobre la piel del cuello. Los tejidos biológicos son buenos conductores de la electricidad, al contrario que el aire, que es aislante. Así, durante las distintas fases del ciclo vocal se producen variaciones en la impedancia eléctrica del sistema. Al aproximarse y contactar las cuerdas vocales, la conducción de la corriente entre ambos electrodos mejora significativamente respecto a la fase de apertura de las cuerdas, cuando el aire del espacio glótico actúa como aislante, aumentando así la resistencia del sistema. Estos cambios pueden registrarse en función del tiempo en el electroglotograma, estableciendo una relación entre la impedancia del sistema y el grado de contacto de ambas cuerdas durante el ciclo vocal.[1,2]

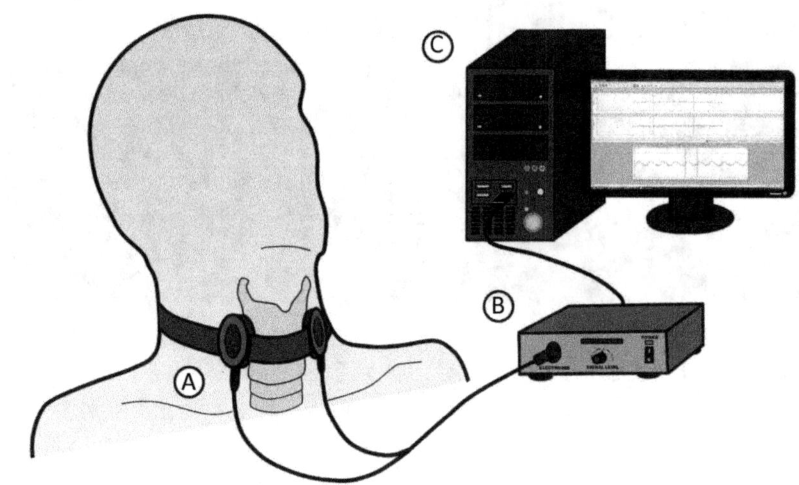

Figura 1
Disposición de un aparato de electroglotografía. A) Electrodos. B) Amplificador de la señal. C) Equipo informático.

La EGG se introdujo como método de investigación a finales de los años 1950, y como prueba clínica durante las décadas de 1970 y 1980, con aplicaciones tanto en el diagnóstico de la patología vocal como en la rehabilitación. Sin embargo, hoy su uso ha decaído al verse superada por nuevas tecnologías y procedimientos diagnósticos, pero sigue vigente como complemento a otras exploraciones porque es muy sencilla de realizar y puede aportar información de utilidad sobre el ciclo vocal.[1,2]

1 Técnica de la electroglotografía

Un equipo moderno de EGG consta de un par de electrodos (generalmente colocados en una banda de velcro que se adapta al cuello), un aparato que permite amplificar y filtrar la señal eléctrica, y un equipo informático para el análisis del registro (figura 1). Los electrodos deben colocarse en el cuello a la altura teórica donde se encuentran las cuerdas vocales. Se comienza palpando la escotadura tiroidea y se colocan los electrodos a ambos lados del cartílago tiroides. Si el registro obtenido en esta localización no es satisfactorio, pueden recolocarse hasta conseguir un registro óptimo. Los electrodos se fijan con la banda de velcro y el equipo comienza a aplicar una corriente eléctrica entre ellos, que atraviesa el cuello. Esta corriente tiene una intensidad máxima de 10 mA, con una diferencia de potencial menor de 1 V, con lo que se evita la sensación de paso de corriente y no tiene efectos nocivos. A continuación se indica al paciente que hable, bien sea emitiendo una vocal sostenida o un registro de voz hablada o leída, según se precise. Las variaciones de la impedancia que se producen durante la fonación son recogidas y procesadas por el equipo.

La señal no refleja directamente los cambios en la superficie de contacto de las cuerdas vocales, sino que el sistema debe corregir primero una serie de artefactos. Por un lado, como la corriente se disipa de manera proporcional a la cantidad de tejido que atraviesa, hay que ajustar la intensidad de corriente para obtener un buen registro. En particular, debido a su mala conductividad eléctrica, el tejido graso perilaríngeo añade ruido de alta frecuencia que crea interferencias. Por ello, en los cuellos gruesos es difícil, y a veces imposible, obtener un electroglotograma fiable. Por otra parte, los movimientos de la laringe en el plano vertical causan una oscilación de baja frecuencia en el registro que también interfiere con la variación producida por el movimiento vocal.

Los actuales equipos de EGG cuentan con filtros electrónicos de alta y baja frecuencia, que sumados al procesamiento computarizado de la señal permiten mejorar la fiabilidad del registro. El equipo informático muestra el electroglotograma para la interpretación de las características de las ondas obtenidas, y lleva a cabo un análisis numérico de los distintos parámetros derivados, como más adelante veremos. Los registros pueden almacenarse en una base de datos y ser integrados con otros procedimientos glotográficos.

2   Interpretación del electroglotograma

La onda EGG (onda Lx) representa el grado de contacto entre ambas cuerdas vocales durante el ciclo vocal. En la fase de aproximación de las cuerdas, la impedancia disminuye y se representa mediante una deflexión del trazado hacia arriba (por convención). El contacto entre ambas cuerdas supone el punto de menor resistencia a la conducción eléctrica, y se corresponde con la fase de meseta. Posteriormente, durante la apertura, la impedancia vuelve a aumentar y se refleja como una suave pendiente descendente (figura 2). La equivalencia entre los distintos puntos del registro y el ciclo vocal permite cuantificar las fases del ciclo mediante un análisis paramétrico de la onda Lx.

De los diversos parámetros que con los años se han ido proponiendo, el de mayor interés, porque refleja mejor las características del ciclo vocal, es el coeficiente de contacto (CQ), que es la relación entre la duración del ciclo en fase de contacto (suma de las fases de cierre y separación) y la duración total del ciclo. Para considerar el inicio y el fin de la fase de contacto suele tomarse como referencia el punto en que se alcanza el 30 % de la impedancia total de ese ciclo.[1-3] Los valores normales del CQ son variables, dependiendo del fonema empleado para su registro y de otros factores propios del equipo de EGG, pero en general están próximos al 40 %.

Otros parámetros cuantitativos que pueden obtenerse del registro EGG son la duración absoluta de las fases de cierre y separación, el índice de contacto y la cuota de superficie. Puesto que todas las medidas son aplicables a cada ciclo vocal individual, y pueden variar entre ellos, el resultado de cada parámetro suele expresarse como la media de los ciclos analizados con su correspondiente desviación estándar.

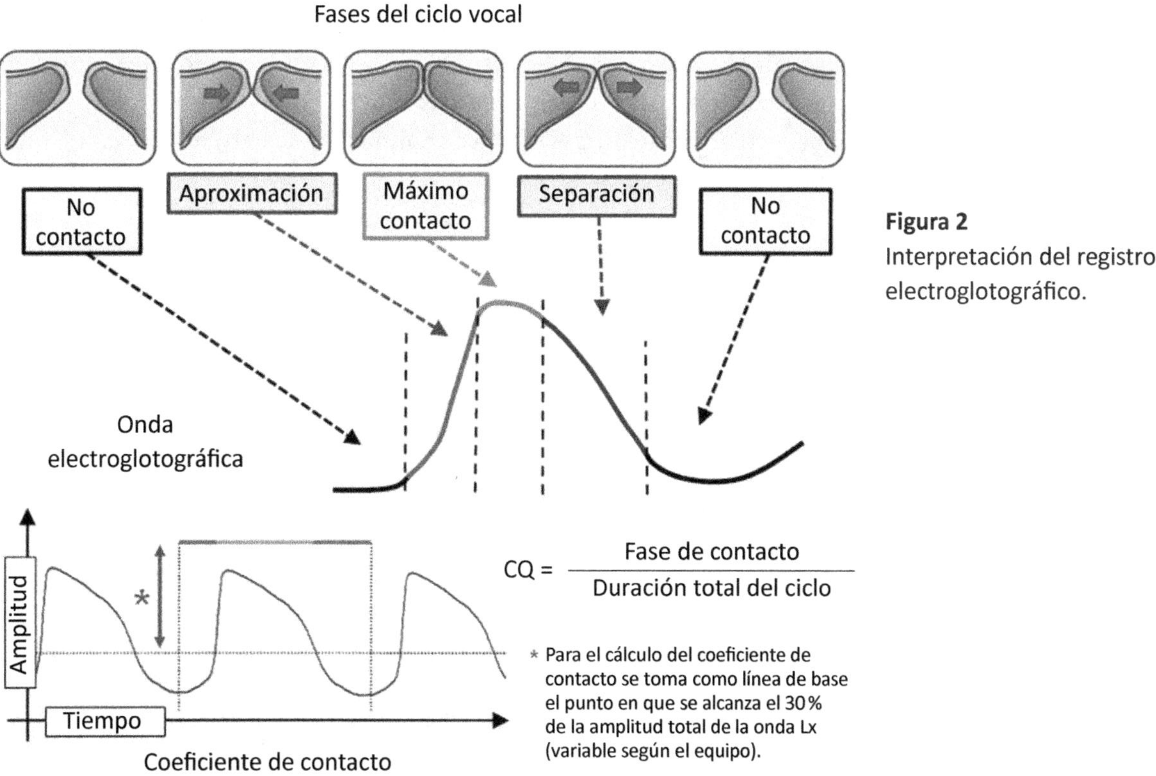

Figura 2
Interpretación del registro electroglotográfico.

Por otra parte, una de las ventajas de la EGG respecto a otros procedimientos diagnósticos es que permite determinar con gran precisión la frecuencia fundamental (F0) de la vibración vocal y sus variaciones con el tiempo *(jitter)*, sin que haya interferencias por el ruido ambiental ni variaciones por las resonancias que se producen en el tracto vocal durante la emisión.[2,4]

3 Aplicaciones clínicas

El campo de aplicación de la EGG es, obviamente, la valoración del ciclo vocal y sus alteraciones. En comparación con las distintas técnicas diagnósticas disponibles para la valoración del ciclo vocal, la EGG presenta una serie de ventajas e inconvenientes. Por una parte, es un procedimiento sencillo y no invasivo, a diferencia de los métodos de visualización directa como la estroboscopia, la videoquimografía y la imagen digital de alta velocidad (HSDI, *high-speed digital imaging)*. Además, permite evaluar el inicio de la fase de contacto, que por producirse en la cara inferior de las cuerdas queda oculta a los procedimientos de visualización directa.[5] Finalmente, ya hemos comentado las ventajas que aporta respecto a técnicas acústicas en lo que se refiere a la estimación de la F0 y sus variaciones.

Los inconvenientes de la EGG respecto a otras técnicas se derivan de una característica fundamental de la señal electroglotográfica. La onda Lx es el resultado de la integración de toda la información del contacto entre ambas cuerdas a lo largo de toda su extensión, es decir, no valora sus variaciones en el eje anteroposterior, como sí hacen otras técnicas de visualización directa.[5,6] Tampoco puede distinguir la lateralidad de la causa de la irregularidad en el contacto, y no aporta información sobre la amplitud de la onda mucosa ni sus alteraciones, y tampoco de la extensión de la apertura glótica. Por todo ello, actualmente la EGG se presenta más como un complemento de los procedimientos de visualización directa, como la estroboscopia y la HSDI.

Las lesiones que afectan al borde libre de la cuerda vocal producen una alteración del registro EGG, con dos manifestaciones. En primer lugar, se han descrito patrones morfológicos característicos de la onda Lx, por ejemplo escalones en el trazado de la fase de máximo contacto (figura 3).[7] En segundo lugar, estas lesiones suelen conllevar una disminución de la superficie de contacto vocal, con la consiguiente disminución del CQ. Debido a la capacidad de la EGG de detectar alteraciones originadas por lesiones de la cara inferior de la cuerda vocal, en estos casos es particularmente interesante la combinación de la EGG con las técnicas de visualización directa.[5]

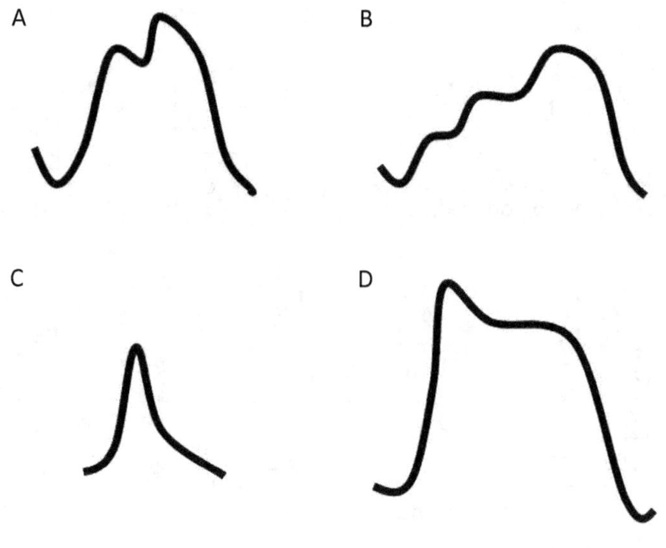

Figura 3
Registros patológicos.
A) Nódulos vocales.
B) Pólipo laríngeo.
C) Hipofunción laríngea.
D) Hiperfunción laríngea.

El CQ también permite evaluar los defectos del cierre glótico, como en los casos de cicatrices o atrofia vocal, si bien con las limitaciones ya comentadas.[3] Respecto a la atrofia vocal que se produce con el envejecimiento, cabe señalar que en los hombres se observa un descenso en los valores del CQ proporcional a la edad, pero no en las mujeres. Esto se debe a que las mujeres posmenopáusicas presentan cierta retención hídrica que también afecta a las cuerdas vocales, compensando la pérdida de masa por la atrofia y por tanto mejorando la superficie de contacto vocal.[8]

Otro campo de aplicación de la EGG son las parálisis laríngeas. El hallazgo más característico es una fase de cierre prolongada, que traduce una falta de contacto de las cuerdas. Además, pueden detectarse variaciones en la duración de la fase de apertura, así como inestabilidad, manifestada por variaciones de la F0 entre ciclos. A lo largo de la recuperación o compensación de la parálisis el registro tiende a normalizarse, por lo que puede servir para monitorizar la evolución del paciente.[9] Por otro lado, las alteraciones morfológicas de la onda Lx ocurren incluso en los casos más leves de paresia laríngea, por lo que se ha estudiado su utilidad como cribado inicial para decidir realizar una electromiografía laríngea, de mayor valor diagnóstico pero mucho más invasiva. En estos casos, el valor predictivo negativo de un registro EGG normal llega al 90 %.[10]

Un aspecto interesante es la valoración de la voz erigmofónica. El estudio acústico de la calidad de la voz de estos pacientes se ve limitado por la escasa producción y la falta de algoritmos de extracción de la señal adecuados. La EGG es aplicable en estos casos: se colocan los electrodos unos centímetros por encima del estoma, a ambos lados del cuello, para detectar las variaciones de la impedancia cervical en relación a la vibración de las paredes del esófago y la faringe. Obviamente, el registro obtenido no es comparable al de una laringe normal, pero la EGG permite conocer de una manera sencilla la F0 de la emisión vocal y sus perturbaciones, lo cual favorece la rehabilitación del paciente al determinar sus progresos con objetividad.[11]

4   Conclusiones

La EGG es una técnica diagnóstica sencilla y no invasiva para la valoración del ciclo vocal y del cierre glótico. Permite obtener datos objetivos sobre el grado de contacto de las cuerdas vocales durante la fonación, pero tiene limitaciones para valorar la lateralidad de las lesiones y aquellas que sólo afectan a una porción de la cuerda. Por ello, constituye una técnica complementaria a las de visualización directa, como la estroboscopia y la HSDI.

Consulte la bibliografía de este capítulo en la página 577.

9.5   Exploración neurofisiológica laríngea

C. Górriz, F. Martínez-Pérez

Máximas y consejos

- Actualmente no existen patrones de referencia laríngeos precisos para el estudio electroneurofisiológico.
- Uno de sus usos fundamentales es el estudio de los problemas de hipomovilidad de la cuerda vocal, diferenciando si la causa está en el nervio, en el músculo, en la unión neuromuscular o, por descarte, en la articulación cricoaritenoidea. El uso combinado con estimulación magnética permite ampliar el estudio a afecciones de origen central.
- La electroneurografía valora el nervio e informa de si la causa es por alteración de la mielina o por pérdida de unidades axonales. Puede realizarse a los tres a cinco días de la lesión. La electromiografía valora la movilidad estudiando el músculo. Se recomienda hacerla después de cinco a siete días, cuando aparecen los primeros signos de lesión en el músculo (fibrilaciones y ondas positivas). Los signos de regeneración o polifasia de baja amplitud aparecen a las tres semanas.
- Ningún hallazgo neurofisiológico es patognomónico y su significado dependerá del contexto clínico.
- Nos da una valoración pronóstica de una parálisis o paresia en función de que el mecanismo lesional sea desmielinizante o axonal (peor pronóstico), o por datos de regeneración, que aparecen antes de la recuperación clínica.
- Las sincinesias pueden confundir la respuesta clínica en relación a la neurofisiológica.
- Se precisan varios electromiogramas para evaluar la progresión de los datos de reinervación.
- La colaboración con neurofisiólogos clínicos y otorrinolaringólogos facilita la interpretación y mejora el diagnóstico precoz de enfermedades neuromusculares que pueden manifestarse inicialmente con problemas en la voz.

Introducción

El estudio neurofisiológico laríngeo consiste en una serie de pruebas que estudian la integridad del sistema muscular y nervioso de la laringe. Se utiliza en el diagnóstico de enfermedades laríngeas que cursan con alteración del movimiento, diferenciando si se deben a lesión de neurona motora superior o inferior, de nervio periférico, de músculo, de unión neuromuscular o, por descarte, de fijación de la articulación cricoaritenoidea. Tambien resulta útil para establecer un pronóstico en las paresias o parálisis nerviosas, y como guía para administrar inyecciones laríngeas. Introducida por Weddell *et al.*[1] en 1944, fue desarrollada para la laringe a finales de la década de 1950 por Faaborg-Andersen y Buchthal.[2]

Tanto la selección de las técnicas y de las estructuras a estudiar, como la interpretación de los hallazgos, vendrán determinados según el contexto clínico, por lo que son fundamentales una detallada anamnesis, una exploración previa y un diagnóstico diferencial.

Son estudios sencillos de realizar en manos expertas, bien tolerados, con bajo riesgo para los pacientes y coste-eficientes.[3] Su uso no se ha generalizado, seguramente por falta de personal especializado y de protocolos y guías estandarizadas y consensuadas, aunque recientemente se está trabajando en ello.[4,5]

1 Aspectos básicos de la evaluación electroneurofisiológica

La movilidad de la laringe depende de dos centros, uno cortical, donde se encuentra la primera motoneurona, y otro bulbar con la segunda motoneurona, fundamentalmente en el núcleo ambiguo, del cual partirán los nervios que inervan la laringe (figura 1 A). La lesión de primera motoneurona debe ser bilateral para producir una alteración motora, por su representación en ambos homúnculos motores, situados en la corteza frontal.[6,7]

En los estudios neurofisiológicos neuromusculares se valoran los potenciales eléctricos generados y propagados, de manera voluntaria o tras un estímulo provocado y controlado, en las células nerviosas y musculares. Se denomina «unidad motora» al conjunto formado por una motoneurona, su axón y las fibras musculares que inerva.

La musculatura laríngea realiza movimientos que requieren una gran precisión, por lo que poseen unidades motoras con baja densidad de fibras musculares por axón. El potencial eléctrico registrado tras la activación de una unidad motora en su músculo correspondiente se conoce como «potencial de unidad motora» (PUM). La valoración de estos potenciales, sus características y su comportamiento con determinadas maniobras, son la fuente de interpretación básica del estudio electromiográfico. La suma de estos potenciales de unidad motora, registrados en el músculo tras el estímulo de un nervio periférico, se denomina «potencial evocado motor» (PEM). Las fibras musculares de una motoneurona se interdigitan con otras unidades motoras y pueden recoger potenciales de éstas, lo cual es la base de las reinervaciones normales y patológicas.

2 Partes del estudio neurofisiológico de la laringe

El estudio neurofisiológico de la laringe está constituido por un conjunto de técnicas diagnósticas que se van alternando de forma combinada en función de los hallazgos que se vayan obteniendo. Se trata, por tanto, de una prueba dinámica, y es fundamental contar con amplios conocimientos anatómicos, fisiológicos y clínico-patológicos para su correcta interpretación, además de partir de una adecuada valoración y exploración previa del paciente, al tratarse de un complemento diagnóstico que, a pesar de su utilidad, debe interpretarse en un contexto clínico.[8-14]

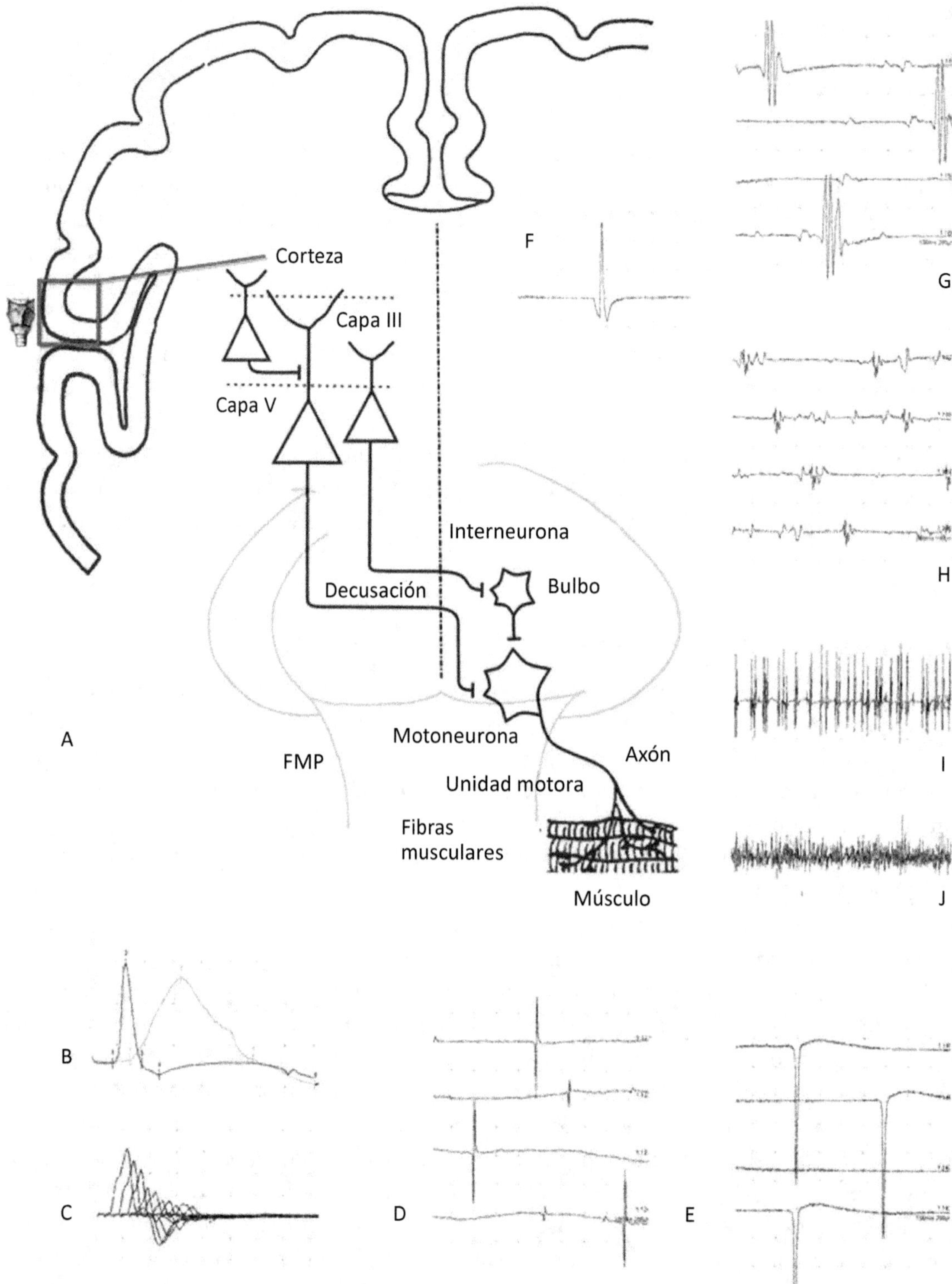

Figura 1. A) Esquema de las vías del control motor de la musculatura laríngea. B) Electroneurograma: potencial evocado motor de un nervio sano superpuesto sobre el de un nervio desmielinizado (trazo fino). C) Estimulación nerviosa repetitiva: patrón decremental en una alteración de la unión neuromuscular de tipo postsináptico (miastenia). D) Electromiograma: actividad en reposo con fibrilaciones. E) Electromiograma: actividad en reposo con ondas positivas. F) Electromiograma: activación voluntaria, PUM de características normales. G) Electromiograma: activación voluntaria, potenciales polifásicos con características de reinervación. H) Electromiograma: activación voluntaria, potenciales polifásicos con características miopáticas. I) Electromiograma: patrón de reclutamiento con actividad máxima, lesión neurógena. J) Electromiograma: patrón de reclutamiento con actividad máxima, lesión miopática.

2.1 Electroneurografía

La electroneurografía (ENG) es el análisis del PEM, resultante de aplicar un estímulo en una zona del nervio y recogerlo en el músculo que inerva, midiendo el tiempo que tarda y la distancia recorrida. En el PEM valoraremos la forma, la amplitud y la latencia. Puede realizarse a partir del quinto día desde la lesión, e informa sobre si el daño es por afectación de la mielina, del axón o de ambos. En las enfermedades desmielinizantes, la velocidad de conducción es más lenta, la latencia es mayor y la forma es dispersa, aunque la amplitud suele ser normal (figura 1 B). En las enfermedades axonales en que disminuye el número de axones, la velocidad, la forma y la latencia suelen ser normales, pero la amplitud del PEM está disminuida. En general, las enfermedades desmielinizantes tienen mejor pronóstico que las axonales.

2.2 Electromiografía

La electromiografía (EMG) consiste en el registro y el análisis de la actividad eléctrica en el músculo mediante un electrodo de aguja en distintas situaciones: actividad espontánea en reposo, actividad voluntaria y máximo esfuerzo. Los signos de lesión suelen aparecer a partir de cinco a siete días de evolución, mientras que los primeros signos de regeneración no se observan hasta transcurridas al menos tres semanas, lo que debe tenerse en cuenta a la hora de establecer un diagnóstico y un pronóstico.

El análisis de los resultados nos informará acerca del mecanismo fisiopatológico del daño, ya sea por alteración del nervio (neurógeno) o del músculo (miógeno). Si es neurógeno, también dará idea del estadio evolutivo del proceso (activo o crónico), así como de la existencia o no de datos de regeneración. Tanta utilidad como la forma de las señales eléctricas registradas tienen los sonidos de éstas, que una vez digitalizados se acoplan a un altavoz para escuchar unos sonidos característicos fácilmente identificables por el neurofisiólogo experto. De hecho, la aparición de estos sonidos, aun sin registrar la señal eléctrica que los provoca, obliga a mover el electrodo para aislarla correctamente.

2.2.1 Actividad espontánea

Valoraremos la respuesta eléctrica del músculo en reposo, tanto fisiológica como patológica.

- *Actividad de inserción:* desencadenada al insertar o mover el electrodo de aguja en el vientre muscular, provocando la despolarización de un grupo de fibras. Aunque se considera inespecífica, una duración aumentada (> 300 ms) indica inestabilidad de membrana. Puede aparecer en procesos neurógenos o miopáticos agudos, con mayor incidencia en los pacientes con disfunción tiroidea. Por el contrario, en los procesos regenerativos crónicos, con sustitución fibroadiposa, la actividad de inserción se encontrará reducida. Se clasifica como normal, reducida o aumentada.

- *Fibrilaciones:* son descargas espontáneas de fibras musculares aisladas. Presentan una forma aguda y estrecha, con una deflexión positiva inicial (figura 1 D), cuyo sonido se ha comparado con el de gotas de lluvia cayendo en un tejado o el tic-tac de un reloj.

- *Ondas positivas:* son potenciales de acción espontáneos de fibras motoras, observados como una deflexión positiva inicial seguida por una fase negativa de larga duración (figura 1 E). Presentan un sonido sordo característico que, cuando se encadena, se ha comparado al de una metralleta. Al igual que las fibrilaciones, con las cuales suelen coexistir, se consideran signos de denervación activa y aparecen en procesos neurógenos, especialmente de carácter axonal, y en algunos procesos miopáticos, como las distrofias y las miopatías inflamatorias.

- *Fasciculaciones:* son descargas involuntarias, intermitentes e irregulares de toda la unidad motora de una motoneurona o su axón. Se asocian principalmente a enfermedades de neurona motora inferior, como la esclerosis lateral amiotrófica, aunque también pueden aparecer en otros procesos neurógenos crónicos tales como radiculopatías, polineuropatías o mononeuropatías compresivas, sin olvidar que puede haber fasciculaciones benignas en sujetos sanos, más localizadas y de mayor frecuencia de disparo.

2.2.2 Actividad voluntaria

Se solicita al paciente que realice una activación voluntaria que contraiga el músculo laríngeo que se va a estudiar con el fin de aislar un potencial de unidad motora y evaluar su forma, amplitud y duración. Lo normal es que sea bifásico o trifásico, y de amplitud y duración normales para el músculo en cuestión y la edad del paciente (figura 1 F). Suelen ser de unos 200 a 500 mV y durar entre 5 y 6 segundos, pero en la literatura faltan valores de referencia.

La amplitud se correlaciona con el número y la potencia de las fibras musculares inervadas por una neurona; la duración, con la velocidad del nervio, que será mayor cuanta más mielina tenga, y la forma con los cambios eléctricos generados por los procesos de regeneración, aportando información pronóstica.

Si el músculo está denervado no hay PUM. Sólo habrá PUM anormales cuando intente regenerarse. Al cabo de dos o tres semanas, o incluso meses, del daño del nervio en sus axones, los que quedan generan ramificaciones para intentar inervar las fibras musculares denervadas. Estas ramificaciones axonales son más delgadas y están pobremente mielinizadas, por lo que la activación de las fibras será más lenta y asincrónica, produciendo PUM de una duración aumentada, pues el impulso tarda en llegar a tantas fibras, y de amplitud grande, pues en conjunto suman muchas fibras y de formas complejas, ya que no todos se activan a la vez (polifásicos o que cruzan la línea base varias veces) (figura 1 G). Si es el músculo el que estaba afectado, los PUM de regeneración serán pequeños de amplitud, con polifasia y de duración disminuida (figura 1 H).

2.2.3 Actividad en máximo esfuerzo

Corresponde a la actividad del músculo realizando una contracción máxima, en la cual se registra la suma de todos los PUM descargados. Informa de si hay una pérdida de unidades motoras.[15] Lo normal es que tenga una amplitud determinada y que los ciclos rellenen todo el trazado (patrón interferencial). Se mide en ciclos por segundo. Se denomina «reclutamiento», ya que al alcanzar un mínimo de un 30 % de contracción isométrica las fibras adyacentes son «reclutadas» y descargan muy juntas, superponiéndose unas a otras, y es difícil aislar un PUM de otro porque interfieren. En un esfuerzo máximo se recogen de 30 a 50 PUM por segundo, con intervalos de 1 ms.

La pérdida del patrón de interferencia es difícil de interpretar y debe considerarse como aproximado. Depende de si la aguja está perfectamente colocada, de la edad del paciente y de la temperatura, entre otros factores, y en su interpretación puede primar más la amplitud que la frecuencia de los PUM. No obstante, consideraremos anormal:

- Un número escaso de ciclos por segundo con amplitud normal. Es típico de daño neurógeno, generalmente axonal. Según el porcentaje de PUM perdidos clasificaremos la lesión en leve, moderada o grave (figura 1 I).
- Un número normal de ciclos con amplitud pequeña. Es típico de daño miopático (figura 1 J).

Puesto que la reinervación aparece antes que la mejoría funcional, la EMG tiene valor pronóstico. Pese a ello, reinervación no siempre será sinónimo de retorno a la función normal, ya que en este proceso, y sobre todo en el nervio laríngeo recurrente, que se asocia a músculos abductores y aductores, las fibras nerviosas en su intento de «adoptar» a las fibras denervadas pueden coger fibras de músculos antagónicos con un resultado funcional impredecible; pueden mostrar actividad electromiográfica y la movilidad ser incongruente o incluso hallar una aparente inmovilidad. Es el fenómeno llamado «sincinesia», de difícil diagnóstico.

3 Estudio de la transmisión neuromuscular

Se realiza mediante series de diez estímulos eléctricos al nervio, evaluando las posibles variaciones de amplitud o de área de los potenciales, lo que informará sobre si hay alteraciones de la unión neuromuscular. En la miastenia observamos un patrón decremental, con una reducción de amplitud y área mayor del 10 % (figura 1 C), que se normaliza tras la administración de cloruro de edrofonio. La alteración de la voz puede ser la primera manifestación de esta enfermedad.[16,17] En los trastornos de origen presináptico, como la enfermedad de Lambert-Eaton, se obtiene un patrón incremental. En caso de alta sospecha diagnóstica y resultados poco concluyentes en la estimulación nerviosa repetitiva, se recurre al estudio de variabilidad de la transmisión neuromuscular *(jitter)* mediante EMG de fibra única (o fibra aislada). Al tratarse de procesos sistémicos suelen emplearse otros músculos más accesibles, habitualmente faciales o del antebrazo.

4 Estudio de la conducción motora central y periférica mediante estimulación magnética

La electroneuromiografía (ENG/EMG) tiene limitaciones a la hora de evaluar la afectación de la primera motoneurona, por lo que si el contexto clínico es compatible puede ser útil el estudio de la conducción motora mediante estimulación magnética, que permite segmentar la vía motora para su valoración. Se realiza con unas palas que generan un campo magnético, que a su vez provoca un campo eléctrico en la zona estimulada.[18]

4.1 Equipo diagnóstico

Recomendamos el uso de electromiógrafos multicanal, con un mínimo de cuatro canales, que permitan estudios simultáneos de varios músculos. Tanto para la ENG como para la EMG pueden emplearse electrodos de aguja desechables concéntricos monopolares o preferiblemente bipolares. Aunque para la ENG de los nervios laríngeos superiores pueden usarse los electrodos de superficie (ya sean adhesivos o de placas), en nuestro caso utilizamos los de aguja salvo que la prueba sea mal tolerada o haya alguna contraindicación.

Para los estudios de transmisión neuromuscular *(jitter)* se emplean agujas de fibra única. Las agujas para toxina botulínica son monopolares y permiten la monitorización de la actividad EMG para un correcto guiado. Requieren la colocación de un segundo cable (a diferencia de las bipolares), además del común electrodo de tierra. Los electrodos de gancho *(hooked wire)* se implantan con ayuda de una aguja o cánula, que a continuación se retira. Su reducido tamaño y su gran capacidad de fijación los hacen idóneos para la monitorización neurofisiológica intraoperatoria o en estudios más latgos, como en el caso de la valoración de sincinesias en varios músculos laríngeos simultáneamente.

4.2 *Técnica de realización del estudio neurofisiológico*

El estudio neurofisiológico laríngeo debe realizarlo personal especializado, tanto en su técnica (más compleja que en otras regiones corporales) como en la interpretación de los resultados. De no ser así, pueden obtenerse datos equívocos o incurrir en el empleo de metodologías ineficientes.

En general se coloca al paciente en decúbito supino, con una almohada bajo los hombros para favorecer la extensión cervicocefálica, aunque puede hacerse en sedestación. No se utiliza anestesia local, ya que es bien tolerado y su uso puede interferir con los resultados.

En las inyecciones, al emplear electrodos de aguja monopolar es necesario colocar un electrodo de referencia y un electrodo de tierra. Aunque su localización puede ser variable, varios autores[19] recomiendan poner un electrodo de superficie como referencia en la región cigomática, y el de tierra en la región esternal. En el diagnóstico habitual suelen emplearse agujas bipolares, por lo que no es necesario el electrodo de referencia.

Los músculos que se estudian son los inervados por el nervio laríngeo recurrente, sobre todo el tiroaritenoideo, que es el más accesible, seguido por el cricoaritenoideo posterior (en casos de parálisis de los dilatadores), el cricoaritenoideo lateral y el interaritenoideo. Para evaluar el nervio laríngeo superior recurrimos al único músculo que inerva: el cricotiroideo. En general, con el tiroaritenoideo y el cricotiroideo suele ser suficiente. Se hace de forma bilateral para comparar los resultados.

El músculo tiroaritenoideo se localiza pinchando sobre el cricoides en la línea media, y tras notarlo angularemos la aguja unos 45° hasta notar el margen inferior del cartílago tiroides, por dentro del cual nos deslizaremos hasta alcanzar el músculo (unos 2 cm bajo la piel). Cualquier otra forma de encontrarlo puede ser válida siempre que no doblemos en exceso la aguja. Para confirmar que estamos en él, haremos que el paciente diga /i/ con un tono y una intensidad normales, con lo que obtendremos una intensa y mantenida señal electromiográfica.

El cricoaritenoideo lateral se localiza entrando por la membrana cricotiroidea y angulando la aguja posterolateralmente por debajo del músculo tiroaritenoideo. Se confirma pidiendo al paciente que diga /i/ con un tono y una intensidad normales, y encontraremos una intensa señal electromiográfica que cesará rápido.

El músculo cricotiroideo es el más sencillo de encontrar, ya que está muy superficial entre el cricoides y el tiroides. Entraremos sobre el cricoides en la línea media, y dependiendo de la cantidad de tejido adiposo lo encontraremos a 1 cm angulando el electrodo unos 30° a 45°. Pasaremos primero por el esternohioideo, confirmándolo porque habrá actividad al lateralizar o elevar el cuello contra resistencia. Confirmaremos su posición en el cricotiroideo pidiendo al paciente que diga una /i/ grave y que vaya subiendo el tono, o con voz de falsete directamente. Con ello se observará un incremento brusco de la actividad electromiográfica.

El cricoaritenoideo posterior se encuentra lateralizando la laringe con la mano y palpando el límite posterior del cartílago tiroides. Atravesaremos el constrictor inferior hasta tocar el cricoides, y retirando un poco la aguja nos situaremos en el músculo. Otra forma, aunque más peligrosa sobre todo en casos de parálisis bilateral de los dilatadores, es a través de la laringe entrando por la membrana cricotiroidea y atravesando la lámina del cricoides, siempre que no esté osificado y poniendo algo de lidocaína en la laringe para evitar irritación y laringoespasmo. Se confirmará al observar una mayor actividad electromiográfica cuando se pide al paciente que inspire bruscamente por la nariz, y mucho menos al decir /i/. Sólo suele solicitarse cuando hay problemas de abducción.

Todos estos músculos también podrían encontrarse con ayuda de la visión fibroscópica o directamente en el quirófano. El protocolo completo del estudio neurofisiológico dependerá de la sospecha clínica inicial y de los resultados que vayamos obteniendo.

4.3 Aplicaciones clínicas

El estudio neurofisiológico nos puede ayudar en los siguientes casos:

- *Confirmación de paresia de cuerda vocal en pacientes con hipomovilidad dudosa:* los resultados deben tratarse con cautela, pues no hay estudios suficientes que confirmen su utilidad, pero si un nervio está parético los PUM se encuentran disminuidos y se correlacionará con un tiempo máximo de fonación más corto.[20]

- *Estudio causal de la hipomovilidad de la cuerda vocal:* diferenciando si se trata de una alteración nerviosa central, del nervio vago, de los músculos laríngeos, de la unión neuromuscular o, por descarte, de una anquilosis de la articulación cricoaritenoidea. En este último caso podríamos evitar la laringoscopia directa palpando la articulación o realizando una tomografía computarizada (TC) de la laringe. En caso de artritis de la articulación cricoaritenoidea, dislocación o cicatriz posterior, el estudio neurofisiológico es normal o casi normal. Se interpretará con precaución si la dislocación es de larga evolución, ya que podemos tener datos de miopatía o neuropatía asociados, así como en casos de inmovilidad tras una intubación prolongada, en que pueden asociarse varios mecanismos de lesión.

- *Determinación del nivel de lesión del vago:* si tanto el tiroaritenoideo como el cricotiroideo están afectados, sabremos que la lesión es proximal y deberemos pedir una resonancia magnética craneal y una TC del cuello; si sólo está afectado el tiroaritenoideo, será una lesión del nervio laríngeo recurrente y deberemos solicitar una TC de cuello y mediastino. La afectación única del cricotiroideo con alguna molestia vocal y sensitiva es rara, pero puede ocurrir.

- *Determinación de la naturaleza de la lesión nerviosa (desmielinizante, axonal o mixta):* sabiendo cuáles son las enfermedades que cursan con afectación de uno u otro tipo, podremos orientar el estudio etiológico (tablas 1 y 2). En general, las neuropatías desmielinizantes son de mejor pronóstico que las axonales, con un tiempo de recuperación menor.

- *Diagnóstico de enfermedades de neurona motora:* el estudio neuromuscular (EMG/ENG) aportará información de la segunda neurona motora o sobre la existencia de una alteración neuromuscular con afectación de las vías laríngeas, mientras que para evaluar la primera neurona motora recurriremos al estudio por estimulación magnética.[18]

- *Estudio de sincinesias o de una reinervación disfuncional o aberrante:* tras una lesión nerviosa laríngea, la reinervación puede reclutar fibras de músculos aductores o abductores, aportando una movilidad anormal a la laringe y complicando el diagnóstico. En algunos casos, estas sincinesias pueden evidenciarse con EMG, para lo cual se emplean electrodos de gancho en diferentes músculos a la vez. Así, la contracción de la musculatura durante la inspiración que facilita el cierre de la glotis (músculos tiroaritenoideo o cricoaritenoideo lateral), o del músculo cricoaritenoideo posterior durante la espiración, serían indicativas de sincinesias.[19]

- *Determinación del pronóstico de una paresia o parálisis:* una disminución del patrón interferencial y con actividad espontánea de fibrilaciones y ondas positivas se relaciona con mal pronóstico con una sensibilidad del 91 % y una especificidad del 44 %.[4,22] Debido a la variabilidad de los estudios, se recomienda comparar los resultados al inicio de la paresia y al cabo de unas semanas. Si en tres meses no hay variación ni datos de regeneración, como polifasia y potenciales de gran amplitud, será un signo de mal pronóstico.

- *Diagnóstico de distonías laríngeas:* pese a que el diagnóstico se basa en las características vocales y exploratorias, en la EMG se aprecia una actividad eléctrica antes de comenzar

Lesiones centrales	

• Supranucleares (primera motoneurona):
   – Esclerosis múltiple
   – Enfermedad de Parkinson
   – Corea menor
   – Demencia
   – Parálisis general progresiva
   – Mielinólisis central pontina
	• Nucleares o bulbares (segunda motoneurona):
	   – Hemorragias
	   – Esclerosis múltiple
	   – Parálisis bulbar
	   – Siringobulbia
	   – Esclerosis lateral amiotrófica
	   – Neurolúes
	   – Abscesos
	   – Toxemias

Lesiones neuropáticas periféricas o infranucleares	

• Desmielinizantes:
   – Síndrome de Guillain-Barré, polineuropatía desmielinizante inflamatoria crónica
   – Infecciosas: herpes, virus de la gripe y parainfluenza, treponema, borrelia
   – Polineuropatía diábetica, porfírica, enólica, urémica, por déficit de vitaminas B1, B6 o B12, tiroidea, paraneoplásica, Charcot-Marie-Tooth tipo I
	• Axonales:
	   – Polineuropatía plúmbica, enólica, posquimioterapia, diftérica, Charcot-Marie-Tooth tipo II

Alteraciones de la unión neuromuscular	

• Presináptica:
   – Síndrome miasteniforme de Lambert-Eaton
	• Postsináptica:
	   – Miastenia

Alteraciones musculares	
– Amiloidosis – Miositis – Distrofias musculares – Miotonías	– Miopatías: tiroidea, tóxica, enólica, metabólicas, colagenósicas, parasitarias (triquinosis, cisticercosis, toxoplasmosis)

Tabla 1. Causas de origen neuromuscular de alteración de la voz.

Hipomovilidad cricoaritenoidea

- Inflamatoria:
  - Artritis
  - Reflujo gastroesofágico
- Dislocación aritenoidea:
  - Traumatismo externo
  - Intubación orotraqueal
  - Cirugía
- Cicatriz interaritenoidea

Psicógena

Tabla 2
Causas de origen no neuromuscular
de alteración de la voz.

el habla, y actividad vocal continua pese a los cortes de la voz. Puede ser útil para distinguir las variantes aductoras y abductoras o mixtas.

- *Estudio del temblor:* el análisis de la frecuencia del temblor durante la fonación y de su comportamiento con determinadas maniobras puede permitir una orientación etiológica.

- *Diagnóstico diferencial de trastornos hiperfuncionales y psicógenos:* en la disfonía histérica se estudian los músculos abductores y aductores de manera simultánea en determinadas maniobras.

- *Localización de un músculo concreto:* para la inyección de toxina u otras sustancias, buscando la zona de mayor actividad.[23]

- *Monitorización quirúrgica de los músculos laríngeos:* se emplean electrodos de gancho que se colocan en distintos músculos laríngeos para controlar la aparición de descargas de alta frecuencia en la EMG en caso de lesión o irritación del nervio durante un procedimiento quirúrgico. Para su identificación puede utilizarse estimulación nerviosa directa.[24]

Consulte la bibliografía de este capítulo en la página 577.

9.6   Recursos para la exploración vocal en Internet

M. DE MIER, A. MARTÍN, E. ÁVALOS

Máximas y consejos

- Praat es un programa diseñado inicialmente para proyectos de investigación en voz. Se trata de uno de los programas más completos que existen en la red.
- Hi-Q MP3 Recorder es una excelente grabadora de voz, canciones, música y hasta conciertos en alta fidelidad.
- Audio Memos es un grabador de voz compatible con iPhone, iPod Touch y iPad. De fácil uso, con una interfaz sencilla e intuitiva, pero con funciones avanzadas.
- Si no deseamos instalar ningún programa ni usar por defecto las grabadoras que traen incorporadas el sistema Android o iOS, tenemos la opción de utilizar las grabaciones *on-line*.

Introducción

Internet es una red de interconexión informática que consiste en la unión de ordenadores con una serie de reglas o protocolos, que dirigen el intercambio de información entre ellos. Su importancia es fundamental en todas las disciplinas, en especial en aquellas que, como la medicina, se caracterizan por una utilización y una necesidad de fuentes de información diversas. Por todo ello, Internet permite al médico en general y concretamente al otorrinolaringólogo una comunicación eficiente y un intercambio de experiencias, y se ha convertido en una herramienta clave de información y formación.

Los servicios que la red informática ofrece son diversos. El más interesante desde el punto de vista de la comunicación y la búsqueda de información médica es la World Wide Web (www o «la web»), hasta tal punto que es habitual la confusión entre ambos términos. La www es un conjunto de protocolos que permite, de forma sencilla, la consulta remota de archivos de hipertexto. Fue un desarrollo posterior (1990) y utiliza Internet como medio de transmisión.

Aparte de la web existen otros servicios y protocolos en Internet: envío de correo electrónico (SMTP), transmisión de archivos (FTP y P2P), conversaciones en línea (IRC), mensajería instantánea y presencia, transmisión de contenido y comunicación multimedia (telefonía [VoIP], televisión [IPTV]), boletines electrónicos (NNTP), acceso remoto a otros dispositivos (SSH y Telnet) y juegos en línea.

Internet se ha constituido rápidamente en una herramienta esencial para el acceso a la información médica, y ha supuesto una auténtica revolución en la difusión del conocimiento. La red puede utilizarse para acceder a fuentes de información, como revistas primarias y secundarias, bases de datos, protocolos y guías de práctica clínica, etc., disponibles en formato electrónico.

Es motivo de este capítulo describir los recursos que Internet nos ofrece para la exploración de la voz, de fácil acceso y *software* libre.

1 *Software* de análisis acústico

Internet nos ofrece el acceso a una serie de programas libres para el análisis acústico de la voz. En los últimos años, de la mano del desarrollo de la informática, han salido al mercado diferentes programas de análisis de la voz que, por lo común, integran herramientas que permiten realizar el análisis acústico de la voz y la espectrografía. Presentamos el *software* libre disponible para descarga *on-line* de más interés en la práctica clínica, explicando sus características y su aplicabilidad, y valoramos su puesta en marcha y funcionamiento. Evitamos hacer una lista interminable de todo el *software* disponible en la red.

1.1 *Praat*

Praat es un programa diseñado inicialmente para proyectos de investigación en voz. Se trata de uno de los programas más completos que existen en la red. Es de libre distribución, de código abierto, multiplataforma y libre. Fue desarrollado en la Universidad de Amsterdam por Paul Boersma y David Weenink en el año 1992, y se actualiza constantemente con mejoras implementadas por los autores, algunas de ellas sugeridas por los usuarios.

Se trata de un *software* que permite hacer análisis acústico, síntesis articulatoria, procesamiento estadístico de los datos, edición y manipulación de señales de audio. Otra de sus cualidades es que el usuario puede crear sus propias rutinas e incluso añadirlas a los menús del programa. Por tratarse de un programa especializado, sus interfaces requieren cierto adiestramiento e información teórica. Admite los sistemas operativos Macintosh, Windows, Linux, FreeBSD, SGI, Solaris y HPUX. Sólo está disponible en inglés. Incluye un menú de ayuda y un tutorial de fácil lectura y muy práctico.

1.1.1 *Evaluación*

En primer lugar, es un buen grabador de voz que permite variar la frecuencia de muestreo (44.100 por defecto) y guardar las vocales grabadas para analizarlas mediante oscilograma, espectrograma (podemos variar los parámetros para obtener banda ancha o estrecha), frecuencia fundamental, intensidad, formantes y análisis acústico con parámetros como *jitter, shimmer,* cociente armónico-ruido, bloqueos, etc. Todos estos parámetros son manipulables y pueden individualizarse y ser visualizados en gráficas.

 Praat puede aplicarse en análisis estadísticos como la varianza y las escalas multidimensionales del tracto vocal.

Puesto que el programa ha sido diseñado para su utilización en fonética, permite segmentar un sonido y colocar etiquetas utilizando el alfabeto internacional de fonética. También pueden usarse archivos de sonidos de hasta 2 gigabytes. El número de posibilidades y de análisis es ilimitado, su manejo no es complicado y su uso diario hace que en pocos días se dominen con rapidez los parámetros más útiles para el estudio de la voz.

- Descargar (última versión): www.praat.org
- Tutorial: http://www.youtube.com/user/unidadvoz

1.2 WaveSurfer

WaveSurfer es una herramienta de código abierto para el estudio, la visualización y la manipulación del sonido. Se desarrolló en el centro de tecnología (CTT) en KTH de Estocolmo (Suecia) y se proporciona como código abierto, bajo una licencia BSD. La aplicación es compatible con Windows, Linux y Mac OSX. Puede utilizarse como herramienta independiente para una amplia gama de tareas de investigación y educación. Sus aplicaciones más habituales son analizar voz o sonido y transcribir y anotar palabras grabadas.

1.2.1 Evaluación

Su interfaz, muy sencilla y visual, hace de este programa una herramienta muy manejable. Puede usarse como complemento de otros programas o como aplicación independiente, con mucha utilidad en aspectos educativos. Es una aplicación totalmente personalizable, que cada usuario puede adaptar a sus preferencias.

- Descagar (última versión): http://sourceforge.net/projects/wavesurfer/
- Tutorial: http://www.youtube.com/user/unidadvoz

1.3 Speech Filing System

Completo analizador, para UNIX o Windows, creado por Mark Huckvale (Departamento de Fonética y Lingüística del University College of London). Posee además varias herramientas *(toolbox):* WASP *(Waveforms Annotations Spectrograms & Pitch)*, ESYNTH *(Harmonic analysis/synthesis teaching tool)*, ESYSTEM, etc. Contiene herramientas como distintos formatos de archivos y de datos, subrutinas de librerías, gráficos y lenguajes de programación. Pueden realizarse funciones estándar, como adquisición, reproducción, demostración y etiquetado, espectrograma y análisis de formantes, y estimación de la frecuencia fundamental. Es compatible con Windows y Linux.

Permite importar numerosos formatos de archivo diferentes (WAV, AU, AIFF, ILS, HTK, etc.), guardar varios elementos de datos en archivos SFS y realizar comparaciones; formatos estándar para la voz, Lx, Tx, Fx, anotaciones, espectrogramas, coeficientes LPC, parámetro pistas, etc.; y exportar a texto, binario, WAV, ILS, HTK, PTU, etc.

Soporta la asignación dinámica de memoria y E/S de archivo SFS para conjuntos de datos. Incluye gráficos independientes del dispositivo y procesamiento digital de señales, así como idiomas de propósito especial.

Toda la documentación y tutoriales están disponibles en http://www.phon.UCL.AC.uk/Resource/SFS/Help/.

1.3.1 Evaluación

Speech Filing System es un buen programa para grabar y reproducir, pero algo complicado de manejar por ser poco intuitivo. Nos ofrece el oscilograma, con la información de la intensidad de la señal sonora, importante para la detección del acento; la estimación de la curva melódica, para la visualización de la entonación; y el espectrograma, para el análisis visual de los timbres vocálicos y de las características acústicas de las consonantes, la detección de formantes y el espectro de una porción de la señal.

- Descarga (última versión): http://www.phon.ucl.ac.uk/resource/sfs/download.htm
- Tutorial: http://www.youtube.com/user/unidadvoz

1.4 GRAM

El autor de este programa es el ingeniero electrónico Richard S. Horne. Su interés fue el análisis del sonido por computadoras y sus objetivos principales son el análisis y la identificación de sonidos en biología, el análisis y la identificación del habla en el ser humano, el análisis de la voz y de los instrumentos musicales, la evaluación y la calibración de los sistemas de audio, y los ruidos de radio (recepción y afinación).

El programa GRAM permite dos tipos de análisis: el espectrograma (banda ancha y estrecha) y el análisis espectral y 1/3 octavas. Es muy útil para hacer análisis básicos de espectrogramas con cambios de filtros y frecuencia fundamental.

Es gratuito, y pueden encontrarse más especificaciones sobre él en http://www.visualizationsoftware.com/gram.html.

2 *Software* grabador de voz en sistemas móviles

Creemos muy interesante incorporar en este capítulo programas de grabación de voz mediante dispositivos móviles, ya que actualmente (y más en un futuro muy cercano) son herramientas muy utilizadas por los profesionales de la voz para el seguimiento de los pacientes. Son numerosos los programas disponibles para Android y para iOS. Hemos probado muchos de ellos y seleccionamos los que creemos de mayor interés para el otorrinolaringólogo y mejor valorado por los usuarios. Todas las aplicaciones seleccionadas deben ser gratuitas, para asegurarnos de su uso por los pacientes.

Por defecto, los sistemas Android y iOS disponen de una aplicación para grabar voz. Estas aplicaciones integradas permiten exportar las grabaciones por correo electrónico o a la nube.

2.1 Android

Las aplicaciones para Android pueden obtenerse gratis en Play store.

2.1.1 Hi-Q MP3 Recorder

Excelente grabadora de voz, canciones, música y hasta conciertos en alta fidelidad con 44 kHz de audio. Permite grabaciones de MP3 en tiempo real, con frecuencia modificable (desde 32 hasta 128 kbps), micrófono seleccionable (delantero o trasero/posterior), detención automática cuando el espacio libre llega a un límite personalizado, y ajuste del valor de entrada para hacer la grabación más potente o más suave. Podemos enviar grabaciones por correo y Bluetooth, y copiar archivos directamente desde el teléfono a través del cable USB o desde la tarjeta SD. Los archivos también pueden compartirse mediante Skype, WhatsApp, SoundCloud y Gmail, o guardarlos en línea con Evernote, Catch, Google Drive y más. En la versión Lite, cada grabación está limitada a 10 minutos.

2.1.2 Grabador de sonido

Sounrecorder es un grabador de alta calidad muy fácil de manejar. Permite registrar la voz incluso en segundo plano con la pantalla apagada. Muestra la lista de archivos grabados, es posible enviar las grabaciones guardadas y compartirlas por correo electrónico o en la nube.

2.2 iOS

El *software* desarrollado para Iphone/Ipad puede obtenerse gratis en App Store.

2.2.1 Audio Memos

Audio Memos es un grabador de voz compatible con iPhone, iPod Touch y iPad. De fácil uso, con una interfaz sencilla e intuitiva, pero con funciones avanzadas como VU meter, amplificación del volumen y normalización del volumen, entre otras. Las grabaciones pueden enviarse directamente a la nube o por correo electrónico. La grabación es de alta calidad, hasta 44.100 Hz. Puede elegirse uno de tres niveles de calidad (11.025 Hz, 22.050 Hz y 44.100 Hz), con filtro de normalización del volumen de calidad profesional, que permite un volumen medio de audición constante para todas las grabaciones. Hay también una pantalla de cada grabación con más detalles, como la calidad y el estado de descarga. Para guardar los archivos usa el formato wav.

2.2.2 Smart Recorder

Es muy útil para hacer grabaciones de voz en iPhone y iPad, con alta calidad. Terminada la grabación es posible exportarla, y añadir etiquetas o fotos para luego reconocerla fácilmente. No tiene tiempo límite de grabación. Puede exportarse directamente y compartir los archivos por correo electrónico, la nube e incluso en las redes sociales. La versión gratuita permite exportar hasta tres minutos de grabación por archivo.

3 Software grabador de voz

Si no deseamos instalar ningún programa ni usar por defecto las grabadoras que traen incorporadas los sistemas Android y iOS, tenemos la opción de utilizar las grabaciones *on-line*.

3.1 Vocaroo

Vocaroo es una herramienta gratuita para grabación de voz, disponible en http://vocaroo.com/. Permite grabar la voz y escucharla en la web, sin tener que descargar programa alguno. El audio es de una gran calidad y ofrece la opción de enviarlo por correo electrónico y a numerosos servidores o redes sociales. Es de una gran sencillez. Una vez en el sitio, hay que autorizar el micrófono y ya pueden comenzar las grabaciones. Permite parar la grabación cuando se desee y compartirla por correo electrónico, descargarla e incluso insertarla mediante un código. Es una aplicación simple, con una interfaz minimalista y clara, eficaz y realmente útil.

3.2 Grabadora de voz on-line

La grabadora de voz es un proyecto de libre acceso de la Hong Kong University of Science and Technology, disponible en http://auladeoratoria.unican.es/grabadora. Para verla correctamente hay que tener instalado Java 1.4 o una versión más actual. La primera vez que se carga la página, el navegador pide permiso para ejecutar el programa Java. Permite guardar la grabación en nuestro ordenador. Es un programa muy intuitivo y sencillo de manejar. No permite enviar directamente la grabación por correo electrónico.

3.3 Record MP3

Record MP3, una excelente herramienta que permite grabar tantos minutos de voz como deseemos, para luego poder descargar el resultado en un simple archivo MP3. Está disponible en http://www.recordmp3.org/. Una interesante opción que ofrece es la posibilidad de compartir el mensaje grabado en redes sociales o mediante correo electrónico.

Consulte la bibliografía de este capítulo en la página 578.

Capítulo 10

Voz normal y clasificación de las disfonías

I. Cobeta, F. Núñez, S. Fernández

Máximas y consejos

- El concepto de voz normal, con unos criterios objetivos y absolutos, no está definido.
- Los criterios generales sobre la voz normal se basan en que el timbre sea agradable, el tono sea adecuado a la edad y el sexo, y el volumen sea apropiado.
- Se considera que hay un trastorno de la voz cuando su timbre, tono, intensidad o flexibilidad difieren de los de las voces de las demás personas del mismo sexo, edad y grupo cultural.
- En la actualidad no se cuenta con una nomenclatura estándar para los trastornos de la voz ni para la patología de las cuerdas vocales.

Introducción

Es más difícil definir una voz normal que cualquier otro componente del habla o del lenguaje, debido a que, por naturaleza, la variedad de voces es ilimitada y los estándares que cumple una voz adecuada son amplios. El concepto de voz normal, con unos criterios objetivos y absolutos, no existe. Al hacer la anamnesis vocal tenemos la ventaja de oír la voz por la que el paciente consulta. Es difícil decir si una voz es normal, y más difícil todavía decir cómo debería ser una voz para considerarla normal en una persona determinada. Hay voces que en una persona podrían ser normales, pero que en otras nos llamarían la atención. Cuando alguien nos consulta por una alteración de la voz es evidente que le preocupa su sonido, bien porque crea que puede ser reflejo de una enfermedad, porque no le resulte adecuada para su actividad laboral o social, o porque no le guste. Como médicos, debemos ser conscientes de que en el mundo actual, tan pendiente de la propia imagen, la voz es algo que por sí misma dice mucho de cada uno de nosotros.

Moore[1] ya habló sobre este complejo tema y afirmaba que «es obvio que no existe una forma única de sonido que podamos llamar voz normal, existiendo voces infantiles, voces de niño, de niña, voces de hombre y de mujer, voces de anciano… Entre estos grupos, además, puede haber voces normales y anormales. El umbral que separa lo uno de lo otro, lo juzga cada observador en base a sus criterios culturales, educativos, ambientales, de conocimiento vocal y factores similares, pero donde quiera que coloquemos la separación entre lo normal y lo patológico es evidente que cada uno tiene ideas adquiridas sobre lo que es normal y patológico. Esta observación debería alertar al clínico sobre el hecho de que las alteraciones de la voz están basadas en factores culturales y las determinan factores sociales». Por tanto, sólo pueden establecerse criterios generales sobre la voz normal basados en:[2]

- *El timbre debe ser agradable.* Este criterio implica cierta sonoridad musical y la ausencia de ruido o atonalidad.
- *El tono debe ser adecuado.* Apropiado para la edad y el sexo de la persona que emite la voz.
- *El volumen debe ser apropiado.* La voz no debe ser tan débil que no pueda escucharse bajo unas condiciones ordinarias de habla, ni tan intensa que llame la atención de forma indeseada.
- *La flexibilidad debe ser adecuada.* La variedad o flexibilidad se refiere a las variaciones en el tono y el volumen que ayudan a la expresión de énfasis, significado o sutilezas que indican los sentimientos del individuo.

La voz, además de su propia sonoridad, vehiculiza estados de ánimo, de modo que un explorador experimentado puede colegir la disposición anímica de una persona; esto se expresa sobre todo por el tono, el volumen, la flexibilidad y el ritmo verbal (prosodia).

1 Voz patológica

Se considera que hay un trastorno de la voz cuando su timbre, tono, intensidad o flexibilidad difieren de los de las voces de las demás personas del mismo sexo, edad y grupo cultural.[3] La alteración de la voz puede interpretarse como un signo de enfermedad, como un síntoma de enfermedad o como un mero trastorno de la comunicación.[4]

1.1 La disfonía como signo de una enfermedad

Ante un paciente cuya voz suene anormal, la principal preocupación del médico es determinar si la disfonía significa la presencia de una enfermedad. En ese momento, las consideraciones estéticas o comunicativas son secundarias, al ser consciente de que una disfonía puede ser el signo cardinal de una alteración laríngea, primera manifestación de una enfermedad grave, local o sistémica. Por tanto, hay que averiguar la causa o causas del trastorno de la voz, si es posible. Una voz con timbre aéreo que aparece de forma gradual y progresiva puede tener una importancia menor desde el punto de vista estético, social y comunicativo, pero puede ser el primer signo de aparición de una enfermedad neurológica importante. Una vez conocida y tratada la causa de la disfonía, tomaremos en consideración su implicación en la comunicación, con el fin de llevar a cabo las medidas rehabilitadoras necesarias.

1.2 La disfonía como síntoma de una enfermedad

La palabra «síntoma», usada con propiedad, hace referencia a la queja con que un paciente expone una sensación subjetiva, real o imaginaria. En cuanto a la voz, podemos distinguir tres situaciones:

- Que sea percibida como anormal tanto por el médico como por el paciente, con lo que se establece el acuerdo de la necesidad de estudiar y tratar el problema.
- Que el médico esté convencido de la necesidad de investigar y tratar un trastorno vocal, pero no el paciente. La situación se origina porque el primero sobrestime la presunta alteración vocal o por indiferencia del paciente ante un problema real. En ambos casos, el diagnóstico y el tratamiento discurrirán en una franca o tácita resistencia, desinterés o incluso hostilidad por parte del paciente.
- Que el paciente esté convencido de que su voz está alterada, aunque el médico crea que el problema es trivial o inexistente. Este conflicto se asocia en general a una reacción exagerada del paciente, y con frecuencia es una secuela del proceso de recuperación de una enfermedad o intervención quirúrgica laríngea. Tales reacciones son una expresión de hostilidad, de perfeccionismo o de una depresión que requiere asistencia psicológica.

1.3 La disfonía como trastorno de la comunicación

Aunque la disfonía puede ser un indicador de salud o enfermedad, la voz también puede evaluarse como un instrumento de comunicación. Desde este punto de vista, hay que tener en cuenta una serie de consideraciones: por una parte, debe preguntarse si la voz es o no adecuada para lograr la inteligibilidad del discurso, si sus características estéticas son aceptables y si satisface los requerimientos sociales y laborales del paciente. Por tanto, la voz tiene una importancia personal, social y económica. Conforme se asciende en la escala socioeconómica, aumenta la importancia de tener una voz efectiva y agradable. Con pocas excepciones, cuanta mayor dependencia social y profesional se tiene de la voz, más devastadores son los efectos de una disfonía.

La voz puede servir sólo (y ya es bastante) para establecer una comunicación (social, familiar...), pero también puede servir, en mayor o menor medida, para desarrollar una profesión. Cuanto más en relación esté la actividad profesional de un paciente con un perfecto estado de la voz, más profesional será el uso de ésta. En cierto sentido, todas las personas que desarrollan su actividad profesional relacionándose verbalmente con los demás tienen un uso profesional de la voz. En el mundo actual, donde la comunicación y la imagen personal tienen tanta importancia, la diferencia entre voz profesional y uso profesional de la voz es muy tenue. Parece lógico pensar, sin embargo, que la voz profesional más selectiva es aquella que utilizan las personas cuyo medio de vida depende en primer lugar del uso de la voz, como son cantantes, actores, locutores, telefonistas, etc. Vendrían después los profesionales cuya actividad se vehicula a través de la voz, como son profesores, vendedores o conferenciantes. En tercer lugar tendríamos un amplísimo grupo de profesionales que utilizan la voz para la comunicación, pero cuya actividad no depende directamente de ella, como médicos, ingenieros, funcionarios, etc. Por último estarían los profesionales que no utilizan la voz más que para comunicarse con colegas, y aquellos que simplemente no la utilizan. Si, además del paciente, las personas de su entorno notan que la voz ha cambiado, la alteración tendrá una mayor significación.

2 Clasificación de las disfonías

En la actualidad no existe una nomenclatura estándar para los trastornos de la voz ni para la patología de las cuerdas vocales. La presentación de una fotografía de una determinada lesión vocal en un foro científico suele provocar controversia en la audiencia acerca de su nombre «correcto». Esto provoca una deficiente comunicación de la información clínica entre los pro-

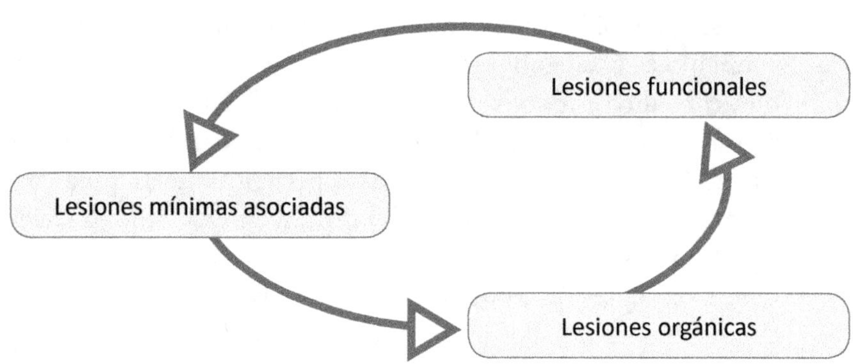

Figura 1
Interrelación de causa-efecto
en los mecanismos de
la patología vocal.

fesionales y los pacientes, e impide llegar a consensos sobre los tratamientos más adecuados o realizar metaanálisis de los estudios publicados.

Los libros de texto tradicionales han tratado de clasificar los trastornos vocales como orgánicos o funcionales, o en relación con el cierre o falta de cierre de las cuerdas vocales. Esas categorías descriptivas carecen de referencia a consideraciones fisiopatológicas. Una clasificación más amplia debería cumplir las siguientes condiciones:

- Que la entiendan los miembros de todas las disciplinas involucradas en los trastornos de la voz (investigadores, médicos, foniatras, logopedas, profesores de canto, etc.).
- Que informe de la presencia o ausencia de lesiones.
- Que la usen congruentemente los profesionales del cuidado de la voz.
- Que sea objetiva.

El sistema de nomenclatura no debería requerir equipos diagnósticos complejos y, por el contrario, debería tener un impacto directo en el tratamiento de los trastornos de la voz y en los resultados. En la actualidad no existe tal sistema de clasificación, aunque hay propuestas que pueden ayudar a identificar las distintas afecciones vocales. La clasificación de las enfermedades, cualquiera que sea su naturaleza, siempre ha entrañado una gran dificultad, porque en ella se plasman puntos de vista que trascienden la mera enunciación de una serie de situaciones: quien clasifica, interpreta.

Dentro de los trastornos de la voz también se encuentra este problema. En el pasado, el término «disfonía funcional» se identificaba con idiopático e incluía numerosísimos casos de disfonía en los que, probablemente debido a las limitaciones de los procedimientos de exploración, no podía reconocerse ninguna alteración de la forma ni del comportamiento laríngeo. Para complicar más la situación, y dependiendo de las distintas culturas e idiomas, «funcional» y «psicógeno» también se confundían, lo cual daba lugar a interpretaciones erróneas al no individualizar estas dos diferentes causas tan afines. La definición de disfonía funcional que considera que son funcionales todas las formas de trastorno vocal en que la desviación del patrón normal de funcionamiento es el mayor factor casual[5] nos parece totalmente adecuada, y coincide con el término «disfuncional» de la escuela francesa, que considera esta forma de disfonía como mantenida esencialmente por una perturbación del gesto vocal.[6]

Sobre esta base conceptual, y contrastados nuestros puntos de vista con otras escuelas, precisamos que los trastornos de la voz pueden dividirse en funcionales, orgánicos y orgánico-funcionales o lesiones asociadas de origen funcional que acaban siendo orgánicas o estructurales. En la figura 1 se muestra la interrelación de la causa y el efecto de los diferentes mecanismos. La clasificación que presentamos, aun sabiendo que no satisfará de forma general y que no incluye todas las posibilidades etiológicas, se muestra en la tabla 1.

1 Laringe normal

2 Patologías orgánicas

2.1 Congénitas

- Laringomalacia
- Sinequia congénita
- *Sulcus:*
  - Bolsillo
  - Estría *(vergeture)*
- Puente mucoso
- Quiste epidermoide

2.2 Adquiridas

- Traumáticas:
  - Traumatismo externo
  - Iatrogénicas:
    a) Sobre las cuerdas:
      - Cicatriz vocal
      - Sinequia anterior
      - Sinequia posterior
    b) Sobre los aritenoides:
      - Dislocación
      - Inmovilidad
- Inflamatorias:
  - Laringitis traumática por abuso (hemorragia)
  - Laringitis aguda inflamatoria inespecífica (catarral)
  - Laringitis inflamatoria específica bacteriana (tuberculosis, difteria...)
  - Laringitis inflamatoria específica viral (papilomatosis)
  - Laringitis crónica hiperplásica
  - Laringitis crónica hiperplásica con leucoplasia
  - Laringitis crónica inflamatoria inespecífica (Wegener, sarcoidosis...)
  - Laringitis por reflujo faringolaríngeo

2.3 Neoplásicas

- Tumor benigno
- Tumor maligno:
  - Carcinoma *in situ*
  - Carcinoma infiltrante

2.4 Endocrinas

2.5 Neurológicas

- Parálisis periféricas:
  - Vago
  - Laríngeo superior
  - Laríngeo inferior o nervio recurrente
- Alteraciones de la neurona motora superior
- Alteraciones extrapiramidales:
  - Alteraciones cerebelosas
  - Alteraciones de la neurona motora inferior (disfonía espasmódica)
  - Alteraciones generalizadas (temblor esencial)

3 Lesiones mínimas asociadas

3.1 Lesiones exudativas del espacio de Reinke

- Nódulos
- Pólipo vocal
- Pseudoquiste vocal
- Edema del espacio de Reinke

3.2 Quiste subepitelial

- Quiste epidérmico
- Quiste de retención mucoso

3.3 Lesiones vasculares vocales

- Varices vocales
- Ectasias
- Pólipo hemorrágico

4 Lesiones funcionales

4.1 Habituales

- Hiperfunción laríngea
- Contracción isométrica
- Contracción medial de bandas
- Contracción anteroposterior
- Contracción esfinteriana

4.2 Hipofunción laríngea

- Defecto de cierre
- Presbifonía
- Atrofia de cuerdas

4.3 Trastorno de la mutación (puberfonía)

4.4 Disfonía tonal (trastornos de identidad sexual)

5 Psicógenas

5.1 Disfonía psicógena (conversión)

5.2 Movimiento vocal paradójico

5.3 Otras psicógenas

Tabla 1. Clasificación de las disfonías.

Consulte la bibliografía de este capítulo en la página 578.

Patología de la voz

Afecciones benignas de las cuerdas vocales: lesiones exudativas del espacio de Reinke y otras lesiones

F. Núñez, S. Fernández

Máximas y consejos

- Con la excepción de la papilomatosis laríngea y el carcinoma vocal, la mayoría de las lesiones que afectan a las cuerdas vocales son benignas.
- Es raro que los nódulos vocales verdaderos no respondan favorablemente a los tratamientos conservadores. Cuando persisten unas lesiones bilaterales tras el tratamiento, en realidad no son nódulos vocales sino otras lesiones benignas que hay que tener en cuenta dentro del diagnóstico diferencial.
- La indicación para el tratamiento quirúrgico de un pólipo vocal puede establecerse cuando la disfonía se combina con una falta de respuesta significativa a los tratamientos conservadores.
- El novedoso concepto de «lesiones exudativas del espacio de Reinke» da respuesta a la observación de que las lesiones benignas de las cuerdas vocales (nódulos, pólipos, pseudoquiste seroso y edema de Reinke) son el mismo proceso que se localiza en la capa superficial de la lámina propia, pero con distinta extensión.
- Existe un círculo vicioso que explica la patogenia de las lesiones exudativas del espacio de Reinke: la presencia de una hiperfunción vocal produce una alteración anatómica de las cuerdas vocales (mucositis inflamatoria) que hace que la producción de voz sea dificultosa, requiriendo como consecuencia mayores fuerzas aerodinámicas y mioelásticas.
- Los factores predisponentes para padecer lesiones vasculares son las variaciones hormonales, las infecciones respiratorias de vías altas y la medicación anticoagulante, que pueden ser potenciados por cofactores como el reflujo faringolaríngeo y el hábito tabáquico.
- El tejido cicatricial en la porción membranosa de la cuerda vocal altera la función vibratoria normal por el cambio de las propiedades físicas del tejido, destruyendo la interfase cuerpo-cubierta.

Introducción

Los estudios epidemiológicos más recientes en grandes poblaciones[1] han demostrado que los trastornos vocales tienen una prevalencia del 1 % y afectan con mayor frecuencia al sexo femenino (63,4 % frente al 36,6 % en los hombres), con fluctuaciones debidas a la edad en ambos sexos. Respecto a las causas de la disfonía, el diagnóstico más habitual es «disfonía no específica»,[1] sobre todo en las poblaciones pediátrica y geriátrica. Las lesiones benignas de las cuerdas vocales son las más frecuentemente diagnosticadas en la edad adulta, pero su incidencia muestra un descenso conforme avanza la edad de la población.

Con la excepción de la papilomatosis laríngea y el carcinoma vocal, la mayoría de las lesiones de las cuerdas vocales son benignas, y en general deberían ser tratadas de manera conservadora, lo que significa agotar primero todos los recursos terapéuticos no quirúrgicos y sólo recurrir a la cirugía cuando los aspectos funcionales clave (calidad y función vocal) sigan alterados. Las lesiones más comunes suelen localizarse en el tercio medio de la porción membranosa de la cuerda vocal (nódulos, pólipos, quistes), aunque pueden llegar a afectarla de manera más extensa (pseudoquiste vocal) o incluso en toda su extensión (edema de Reinke).

1   Nódulos vocales

Se caracterizan por ser lesiones bilaterales, en general simétricas (figura 1). En la estroboscopia, el patrón de cierre de la glotis muestra un cierre incompleto en forma de reloj de arena o cascanueces. Típicamente los pacientes refieren una historia de abuso o mal uso de la voz. Los nódulos tienden a afectar a niños y a mujeres, y aunque su diagnóstico es sencillo hay que tener en cuenta una serie de afecciones que conforman su diagnóstico diferencial:

- Pólipo vocal (bilateral o unilateral con una lesión reactiva contralateral).
- Masa de fibrosis (bilateral o unilateral con una lesión reactiva contralateral).
- Quiste (bilateral o unilateral con una lesión reactiva contralateral).
- Pseudoquiste vocal (bilateral o unilateral con una lesión reactiva contralateral).

Los nódulos vocales se tratan mediante métodos conservadores que incluyen terapia vocal, reposo de la voz y el tratamiento de enfermedades acompañantes como el reflujo faringolaríngeo y las alergias. Es raro que los nódulos vocales verdaderos no respondan favorablemente a estos tratamientos. Cuando persisten unas lesiones bilaterales tras el tratamiento conservador, en realidad no son nódulos vocales sino otra de las afecciones benignas antes mencionadas en el diagnóstico diferencial.

La cirugía se reserva para los casos que presentan una disfonía persistente e importante (con limitaciones funcionales) una vez agotadas las opciones terapéuticas no quirúrgicas. De

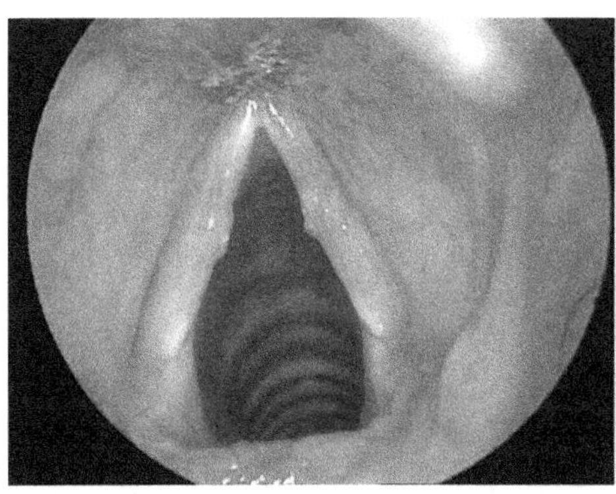
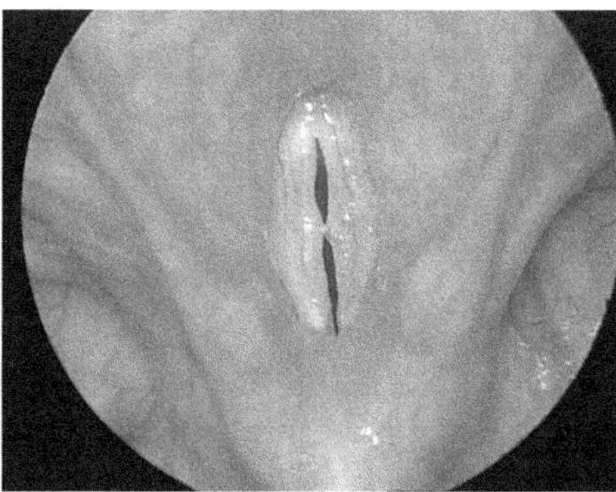

Figura 1
Nódulos vocales.

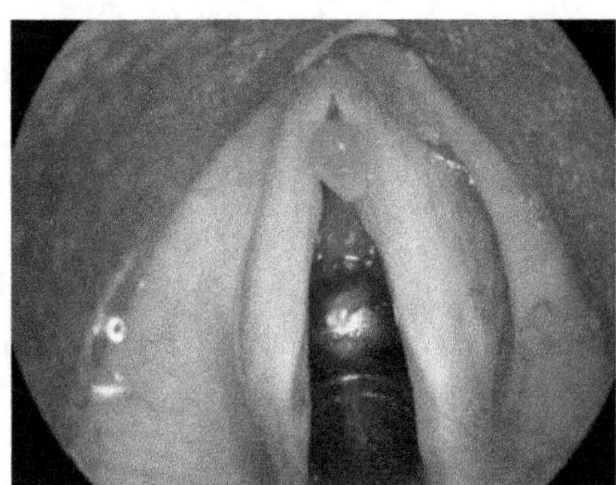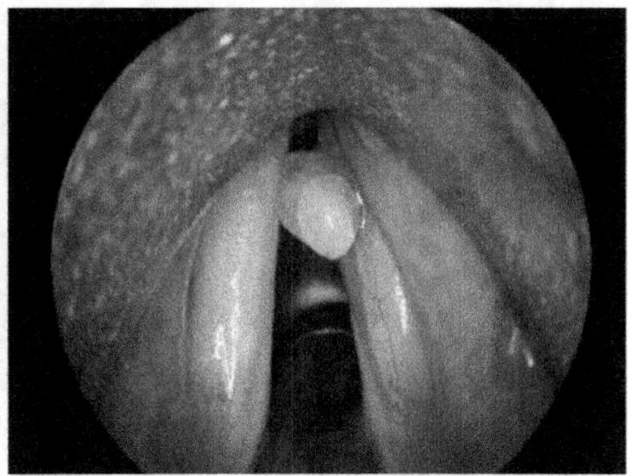

Figura 2
Pólipo vocal.

hecho, una contraindicación es el inadecuado cumplimiento del tratamiento conservador por parte del paciente, o que éste no haya sido capaz de cambiar su comportamiento de abuso o mal uso vocal que da lugar a la formación de las lesiones.

2 Pólipos vocales

Son lesiones con características y modos de presentación variables, aunque suelen observarse como una lesión exofítica con una fina mucosa recubriéndola (figura 2), normalmente unilateral, aunque puede afectar a ambas cuerdas. Con frecuencia muestran una coloración rojiza que les da una apariencia sanguinolenta que orienta a un origen hemorrágico. Por el contrario, si el pólipo no es hemorrágico presenta un aspecto claro e incluso translúcido. Las características estroboscópicas de los pólipos incluyen un mínimo amortiguamiento de la onda mucosa y un defecto del cierre glótico en forma de reloj de arena. Cuando se extirpan suele verse un material gelatinoso desorganizado en la capa superficial de la lámina propia y una rica vascularización alrededor de la lesión, y en ocasiones llega a reconocerse una variz que alimenta al pólipo.

Estas lesiones comparten con los nódulos su asociación con los hábitos de mal uso y abuso vocal.

El diagnóstico diferencial hay que establecerlo con el edema de Reinke, los quistes de retención subepiteliales, el pseudoquiste seroso, las masas fibróticas vocales y los nódulos vocales.

La indicación de tratamiento quirúrgico se establece cuando la disfonía se combina con una falta de respuesta significativa a los tratamientos conservadores (terapia vocal, tratamiento médico), lo que suele ocurrir con bastante frecuencia, o si el pólipo vocal se asocia con una variz prominente, por el alto riesgo de hemorragia. Las contraindicaciones para la cirugía son la falta de tolerancia a la anestesia general por motivos médicos y la inexistencia de limitaciones funcionales en la voz.

3 Edema de Reinke

Es una alteración de la capa superficial de la lámina propia que causa disfonía, inestabilidad en la fonación y un descenso en el tono vocal que puede ser tan importante como para identificar incongruentemente una voz masculina en una mujer. Por este motivo suele identificarse con más frecuencia en el sexo femenino, ya que un tono de voz grave es más tolerado en el hombre. Esta lesión se asocia comúnmente con el hábito de fumar; de hecho, el 97 % de los pacientes son fumadores. Como cofactores suele encontrarse reflujo faringolaríngeo y abuso o mal uso vocal.

El edema de Reinke afecta a toda la extensión de la cuerda, lo que contrasta con la focalidad de las otras lesiones benignas como los nódulos, los pólipos y los pseudoquistes serosos. Otra característica es que casi exclusivamente es bilateral y se produce al expandirse el espacio de Reinke por un material inflamatorio gelatinoso que va desde la comisura anterior hasta el proceso vocal del aritenoides, sutil en los estadios precoces, pero que puede alcanzar grandes proporciones (figura 3). Al principio se observa una mayor amplitud de la onda mucosa debido a la mayor flexibilidad del material gelatinoso, pero con el crecimiento de las lesiones las características vibratorias se amortiguan e incluso desaparecen debido al efecto masa. Una de las peculiaridades de esta lesión es la apariencia de saco que cuelga de las cuerdas, lo que hace que con la inspiración prolapsen hacia la subglotis.

Las indicaciones quirúrgicas son la disfonía sintomática, en especial en las mujeres; la falta de respuesta al tratamiento antirreflujo con inhibidores de la bomba de protones, terapia vocal y abandono del hábito de fumar; la obstrucción de la vía aérea, que puede verse en caso de edema voluminoso al que se suma una parálisis vocal, y la sospecha de una lesión maligna concomitante. En cuanto a las contraindicaciones, una de ellas es no dejar de fumar, puesto que se asocia a una mayor probabilidad de recidiva de la enfermedad; no obstante, esta contraindicación debe ser sopesada de manera individual. Obviamente, la sospecha de una lesión maligna sobrepasa esta contraindicación. Especial consideración merece la decisión de operar sólo una cuerda (lo que supone dos intervenciones escalonadas) o las dos en la misma intervención; una técnica quirúrgica cuidadosa dirigida a prevenir la cicatrización en forma de sinequia anterior puede permitir la intervención bilateral simultánea.

4 Lesiones exudativas del espacio de Reinke

Un concepto emergente da respuesta a la observación de que las lesiones benignas de las cuerdas vocales (nódulos, pólipos, pseudoquiste seroso y edema de Reinke) son el mismo proceso que se localiza en la capa superficial de la lámina propia, pero con distinta extensión a

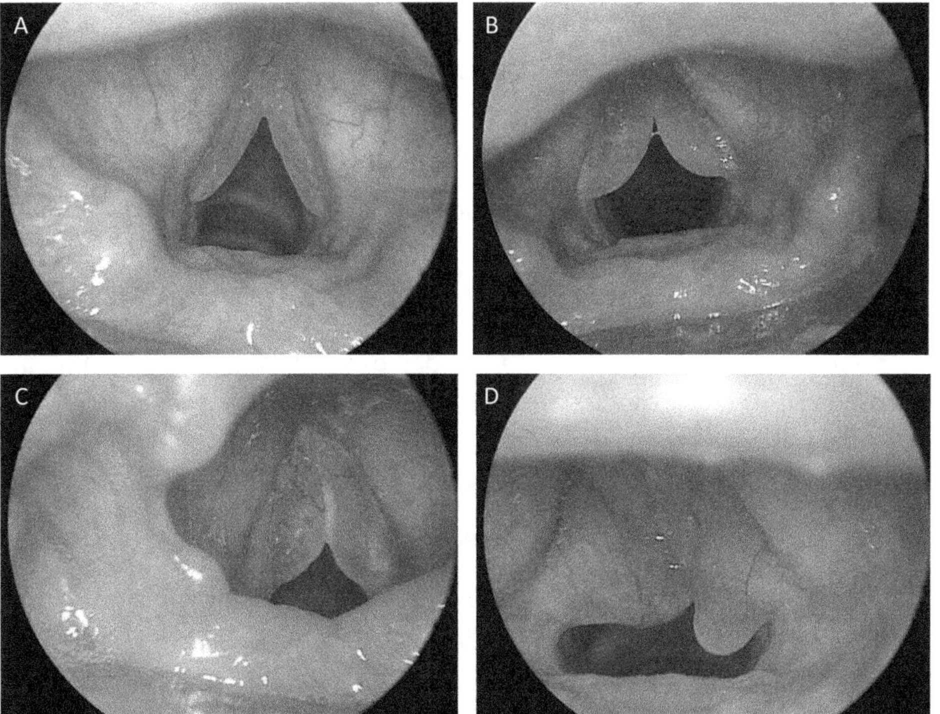

Figura 3
Edema de Reinke.
A) Grado I de
Yonekawa. B) Grado II
de Yonekawa. C y D)
Grado III de Yonekawa.

lo largo de la cuerda vocal. Así, se ha propuesto agrupar todas estas afecciones como «lesiones exudativas del espacio de Reinke».

Reinke, en 1895,[2] describió que la cubierta de la cuerda vocal presenta una estructura diferente de la membrana mucosa en comparación con las otras partes de la laringe. De acuerdo con sus investigaciones, cuando se inyecta superficialmente aire o líquido en la mucosa de la cuerda vocal se difunde en el espacio por encima del ligamento vocal, acotado de forma precisa por las líneas arqueadas superior e inferior y los extremos anterior y posterior de la cuerda vocal. Este espacio se denomina «espacio de Reinke» y forma parte de la lámina propia que los laringólogos han estudiado en profundidad en los últimos 20 años. Hirano[3] divide la lámina propia en tres capas histológicas: la primera, la capa externa, contiene algunas fibras de colágeno y elastina; la segunda presenta un incremento de las fibras de elastina; la tercera, la capa interna, tiene más fibras colágenas. La elastina y el colágeno se encuentran en mayor concentración en los adultos y ancianos que en los niños. Como resultado de esta estructura estratificada, el propio Hirano[4] describió la cuerda vocal como un vibrador de doble estructura: su parte más lateral, denominada «cuerpo», incluye el músculo vocal estrechamente conectado con el cono elástico, mientras que su parte más superficial, denominada «cubierta», contiene la móvil mucosa de la cuerda vocal, donde tiene lugar la vibración de ésta.[5,6]

El concepto de lesión exudativa del espacio de Reinke se desarrolló a partir de las evidencias publicadas que prueban que ciertas lesiones benignas de las cuerdas vocales, en concreto los nódulos, los pólipos, el edema de Reinke y los pseudoquistes serosos, tienen ciertas características comunes que hacen difícil su diferenciación desde el punto de vista anatomopatológico, con lo cual a veces es difícil establecer un diagnóstico definitivo.[7-9]

Para estas lesiones se han propuesto las siguientes definiciones clínicas:[10,11]

- *Pólipo vocal:* lesión pedunculada o sésil, en general unilateral, localizada en el tercio anterior de la cuerda vocal.
- *Nódulos vocales:* lesiones de pequeño tamaño, bilaterales, con apariencia simétrica, que se encuentran confinadas en la unión del tercio anterior con los dos tercios posteriores de las cuerdas.
- *Edema de Reinke:* hinchazón unilateral o bilateral de las cuerdas vocales, que se encuentran rellenas de un fluido de viscosidad variable, sésil y móvil durante la fonación.
- *Pseudoquiste seroso:* área de ligera hinchazón, unilateral y local, habitualmente en la zona media del borde libre de las cuerdas vocales (figura 4).[12]

Aunque el diagnóstico clínico de estas lesiones parece posible con el estroboscopio, no siempre es factible debido a la existencia de formas intermedias con apariencia macroscópica mixta. Cuando se exploran al microscopio muestran algunas características comunes en el espacio de Reinke, en concreto en la lámina propia, como cambios en la membrana basal, anomalías vasculares y depósitos de fibrina. Por ello, Michaels y Hellquist[13] propusieron (y más tarde fue refrendado por Hantzakos *et al.*[14]) agrupar los nódulos, los pólipos, el edema de Reinke y el pseudoquiste seroso en el mismo grupo de lesiones denominadas «lesiones exudativas del espacio de Reinke».

4.1 Etiología de las lesiones exudativas del espacio de Reinke

El que predomine una apariencia concreta de una lesión sobre otras depende de la naturaleza del principal factor causal involucrado, que también puede estimular la evolución de una forma hacia otra. De esta manera, el abuso crónico de la voz o una disfonía disfuncional[15] favorecerán la aparición de los nódulos por los daños que produce la fonación violenta en la

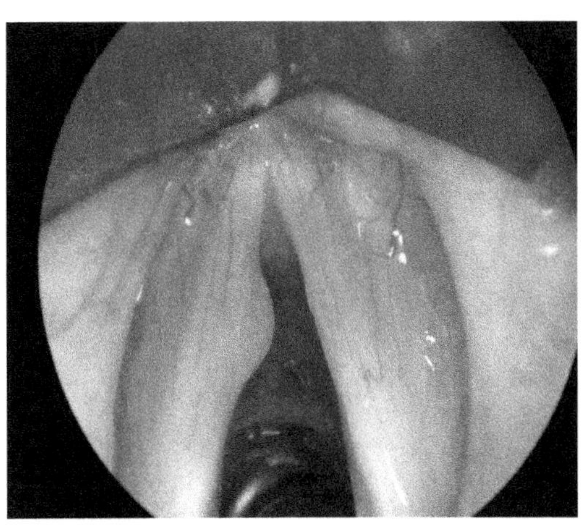

Figura 4
Pseudoquiste seroso.

microvasculatura. Si se aplica un tratamiento conservador y resulta efectivo (reposo y terapia vocal, y medicación), estas lesiones son reversibles; en cambio, si no se corrige la causa los nódulos evolucionarán hacia formas que suelen requerir tratamiento quirúrgico.

Bajo la influencia del abuso vocal y en combinación con ciertos factores, como alergias, infecciones, contaminación ambiental o trastornos endocrinológicos,[16] puede desarrollarse una lesión de edema localizado, que a la larga puede dar lugar a un pólipo o a un pseudoquiste seroso. Un traumatismo concomitante o subsecuente sobre las estructuras vasculares producirá un pólipo angiomatoso. En caso de exposición a irritantes químicos sobre la mucosa laríngea, tales como el tabaco y el alcohol, puede aparecer edema o una laringitis exudativa. En esta situación, el abandono del tabaco y del alcohol, junto con tratamiento conservador, pueden revertir el cuadro. Si persisten los factores causantes, el edema se extenderá y se hará bilateral, apareciendo fibrosis. La vibración violenta de unas cuerdas vocales edematosas puede añadir factores hemorrágicos al edema, además de favorecer que aumente de volumen.[17]

4.2   Patogenia de las lesiones exudativas del espacio de Reinke

La existencia de un círculo vicioso que explica la patogenia de las lesiones exudativas del espacio de Reinke se ha propuesto como otro elemento en común entre ellas:[18] una hiperfunción vocal produce una alteración anatómica de las cuerdas vocales (mucositis inflamatoria) que hace que la emisión de la voz sea dificultosa, y como consecuencia se requieren mayores fuerzas aerodinámicas y mioelásticas. Este incremento en las fuerzas que generan la fonación puede contribuir a incrementar el traumatismo mecánico de las cuerdas vocales y aumentar el tamaño de las lesiones.[19] Como resultado del traumatismo mecánico que la vibración vocal causa en los vasos sanguíneos de las cuerdas vocales, se produce una serie de fenómenos que han sido estudiados usando un modelo matemático y físico[17] para demostrar que el fluido en el interior de un vaso sometido a una vibración se desplaza hacia el punto de éste donde la amplitud de la vibración sea mayor. En los vasos sellados esto induce un aumento de la presión en su interior, proporcional a la frecuencia y al cuadrado de la amplitud. Esta teoría, aplicada a los vasos de las cuerdas vocales, demuestra que durante la fonación en los adultos sanos hay un incremento de la presión intravascular de 0 a 20 cmH_2O, lo que está muy alejado de los 40 a 80 cmH_2O de presión necesaria para la rotura de otros capilares. De esta manera, es probable que este efecto tenga mínimas consecuencias en la población general. Sin embargo, cuando la amplitud de la voz de un adulto se extiende a las frecuencias de las sopranos, la presión intravascular aumenta en gran medida. Aunque se espere que la ampli-

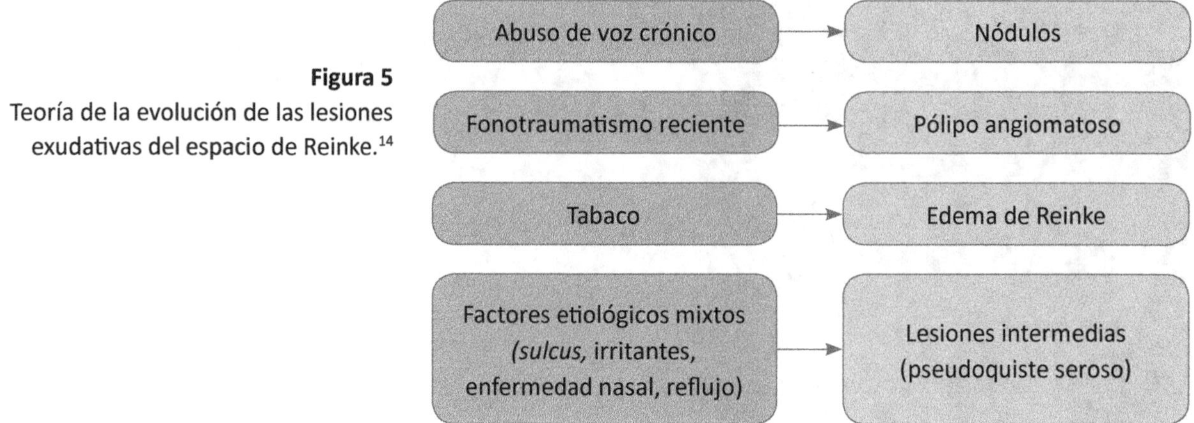

Figura 5
Teoría de la evolución de las lesiones exudativas del espacio de Reinke.[14]

tud de la vibración descienda durante la vibración a altas frecuencias debido al incremento de la tensión, en este modelo se observa lo contrario. De manera similar, los cantantes poco entrenados suben su tono inadvertidamente cuando cantan a altas intensidades, y esto ocurre con grandes amplitudes de vibración, que inducen un aumento de la longitud, la tensión y la frecuencia fundamental, y todo ello predispone a un daño vascular importante.

Las personas con tendencia a desarrollar lesiones benignas de las cuerdas vocales presentan una mayor frecuencia fundamental promedio y fonan a mayores amplitudes. Los cantantes son en especial susceptibles al desarrollo de nódulos vocales y en ocasiones cantan con altas frecuencias fundamentales, aunque es difícil predecir sus amplitudes de vibración. Las mujeres también presentan una alta frecuencia fundamental, y en ellas es más habitual el diagnóstico de nódulos y edema de Reinke. Las hormonas sexuales femeninas en general protegen los vasos arteriales, pero por otro lado favorecen la angiogénesis, un factor clave en la formación de los nódulos.[20] Las mujeres que fuman están sometidas, además, a los efectos adversos de la nicotina sobre la permeabilidad vascular y la fragilidad capilar,[21] lo que hace que sean más susceptibles al aumento de la presión de los capilares, incluso si es moderado. Hay estudios que han demostrado que pequeños aumentos en la presión de los capilares pueden desencadenar una contracción endotelial dependiente del calcio y un aumento de la permeabilidad vascular. Incluso las células endoteliales mecánicamente elongadas desencadenan la cascada inflamatoria, que persiste aun cuando el incremento del estrés mecánico desaparezca (figura 5).[22]

4.3 Histopatología de las lesiones exudativas del espacio de Reinke

Las lesiones benignas de las cuerdas vocales afectan tanto al epitelio como a la lámina propia. Los efectos de los irritantes pueden provocar una variedad de modificaciones epiteliales, con hiperplasia, acantosis, queratosis y displasia entre las más comunes. Así, las lesiones benignas se acompañan de algún grado de queratinización (51 % de los pólipos, 52 % de los nódulos, 53 % de los edemas de Reinke y 44 % de los pseudoquistes) o de paraqueratosis (más prominente en los nódulos, los pólipos y los pseudoquistes), y de ortoqueratosis en el edema de Reinke. En ausencia de otro signo patognomónico, la queratinización no ayuda al diagnóstico diferencial de estas lesiones.

Las modificaciones más importantes se observan en el espacio de Reinke, donde ciertas combinaciones características de hallazgos histológicos específicos pueden ayudar a distinguir estas lesiones al microscopio, aunque todos los autores que han hecho estas observaciones advierten de que no hay una característica exclusiva o única.[6,10,23,24] No obstante, la combinación de signos de hemorragia reciente en la capa superficial de la lámina propia, depósitos de hierro y fibrina, y trombosis, orienta hacia el diagnóstico de pólipo vocal; la combinación de engrosamiento de la membrana basal, lagos edematosos, eritrocitos extravasculares y engrosamiento de los vasos submucosos lleva al diagnóstico de edema de Reinke; la combinación de engrosamiento de la membrana basal, ausencia de hemorragia y ausencia de lagos edematosos indica nódulos vocales.[23]

Sin embargo, parece haber una significativa superposición entre los distintos diagnósticos histológicos. Marcotullio *et al.*[9] describen todas las etapas de la degeneración histológica (edematosa, angiomatosa, hialina, edemato-angiomatosa y angiomatoso-hialina) en los nódulos y en los pólipos, mientras que en el edema de Reinke sólo encuentran la etapa edematosa. Estas etapas parecen representar la edad de la lesión y puede concluirse que los nódulos y los pólipos son la misma afección y deberían recibir el mismo nombre.

Se ha demostrado que no existe ningún signo histológico subepitelial que permita diferenciar entre las tres lesiones benignas más habituales de las cuerdas vocales.[23] No obstante, se ha descubierto que la acumulación de ácido hialurónico alrededor de los vasos sanguíneos es un hecho exclusivo de los pólipos, aunque sólo se ha visto en un tercio de los pólipos que afectan al sexo masculino.[10]

En un estudio realizado por Remacle *et al.*[24] se intentó describir histopatológicamente las tres lesiones benignas más habituales, basándose en las anomalías que con más frecuencia se observan: el nódulo vocal muestra engrosamiento de la membrana basal, edema de la capa superficial de la lámina propia y frecuente paraqueratosis; el pólipo vocal, edema de la capa superficial de la lámina propia, depósitos de fibrina, vasos angiectásicos e incluso neoproliferación vascular, y una membrana basal fina o ligeramente engrosada; el edema de Reinke presenta una membrana basal engrosada, edema de la capa superficial de la lámina propia, vasos congestivos y frecuente fibrosis o depósitos de fibrina. Sin embargo, se ha observado la superposición de muchos de los criterios histopatológicos que se han empleado para la descripción de estas lesiones. De hecho, el 13 % de los pólipos y el 56 % de los edemas de Reinke comparten las características propias de los nódulos, y el 15 % de los nódulos y el 7 % de los edemas de Reinke caen dentro de los criterios propios de los pólipos vocales. Estas observaciones explican por qué la probabilidad de que el otorrinolaringólogo y el histopatólogo coincidan en el diagnóstico es del 68,3 %.

El polimorfismo de las lesiones benignas de las cuerdas vocales ha sido señalado por muchos autores. Kambic *et al.*[25] han propuesto que los pólipos inicialmente son una lesión edematosa que luego evoluciona hacia una fibrosis o una degeneración hialina. Kleinsasser[20] concluye que el polimorfismo entre los pólipos es el resultado de la prolongación del traumatismo que determina la extravasación de líquido, fibrina o eritrocitos en la capa superficial de la lámina propia, distinguiendo así entre los pólipos gelatinosos y los telangiectásicos. La persistencia o la intensidad de la fuente irritativa en el epitelio traumatizado es también un determinante de la variabilidad de los pólipos, que hace que puedan presentar un aspecto típico en algunos casos o ser difícilmente distinguibles de un nódulo o de un edema de Reinke en otros.

En cuanto a los nódulos, también se ha estudiado su heterogeneidad. Arnold[26] distingue entre los que son recientes, que no tienen un estroma edematoso, modificaciones vasculares ni epiteliales, y los que son crónicos con un estroma más fibroso que edematoso y con un epitelio que muestra acantosis y paraqueratosis focal. No obstante, algunos criterios estroboscópicos permiten diferenciar entre los nódulos recientes, que desaparecen durante la fase cerrada del ciclo vocal, y los crónicos, que siempre son visibles en todas las fases del ciclo. La combinación de engrosamiento de la membrana basal, ausencia de hemorragia y falta de lagos edematosos confirma el diagnóstico de nódulos vocales.[7]

El edema de Reinke se caracteriza por un engrosamiento de la membrana basal, lagos edematosos, eritrocitos extravasculares y un aumento de las paredes de los vasos submucosos. Su gravedad se determina por la apariencia laringoscópica según los criterios de Yonekawa,[27] que describen tres tipos de edema de Reinke (figura 3): el tipo 1, con un edema limitado a la cara superior de las cuerdas, mientras que el área glótica está adecuadamente preservada; el tipo 2, en el cual el edema se extiende hacia el borde libre y la cara inferior de las cuerdas, con lo que se observa que contactan parcialmente una con la otra; y el tipo 3, con tal progresión del edema que hace que las cuerdas contacten casi en toda su longitud y que la luz glótica sólo se vea en la parte posterior, o bien con un edema tan voluminoso que durante la fase inspiratoria del ciclo vocal cuelga hacia la subglotis.

El pseudoquiste seroso se define como un edema de Reinke leve, unilateral y localizado, que no tiene una cápsula y en general se localiza en el tercio medio de la porción membranosa de la cuerda vocal. Esta lesión no tiene unas características histopatológicas claramente definidas y su causa es desconocida. Guiados por esta definición, se ha comprobado que no presenta grandes disparidades con las otras tres lesiones exudativas del espacio de Reinke.[14]

Teniendo en cuenta lo hasta aquí descrito, Hantzakos *et al.*[14] plantean extender la propuesta inicial de Michaels y Hellquist[13] para incluir como lesiones exudativas del espacio de Reinke los nódulos, los pólipos, el edema de Reinke y los pseudoquistes serosos, en una categoría histológica singular que demuestra que, en la práctica, lo que realmente importa es el resultado de los tratamientos, que deben basarse en el diagnóstico clínico, la impresión preoperatoria y su correcta planificación y ejecución. En efecto, diferentes subcategorías histopatológicas no tendrían una significación clínica particular más allá de descartar lesiones malignas y evitar implicaciones médico-legales[14].

5   Otras lesiones benignas de las cuerdas vocales

5.1   Lesiones vasculares

Las lesiones vasculares de las cuerdas vocales aparecen como consecuencia de la dilatación o la rotura de los vasos sanguíneos a lo largo de la cubierta mucosa de la cuerda, y producen gran variedad de síntomas. Las varices o ectasias (figura 6) son prominentes dilataciones de los vasos de las cuerdas vocales que pueden causar síntomas sutiles y prolongados en el tiempo, como fatiga vocal, pérdida del rango tonal o disfonía franca, por alterar la oscilación vocal y la formación de la onda mucosa. Por otra parte, una hemorragia de cuerda vocal (figura 7) es un sangrado subepitelial difuso que de manera aguda afecta al cierre glótico y causa ronquera. La ronquera y la diplofonía son también síntomas de un pólipo hemorrágico (figura 8), que se cree que se desarrolla en presencia de otra afección sub-

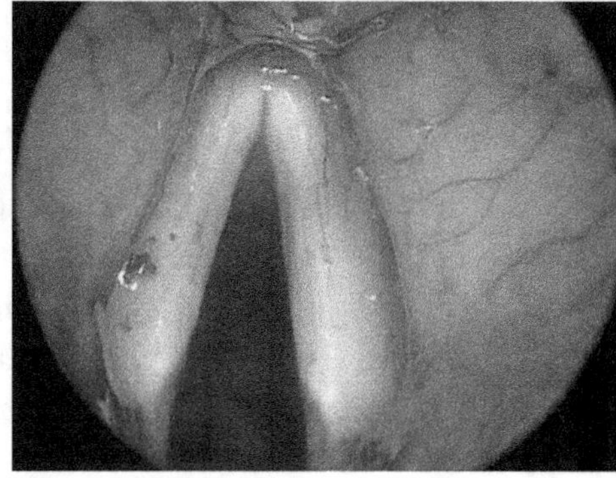
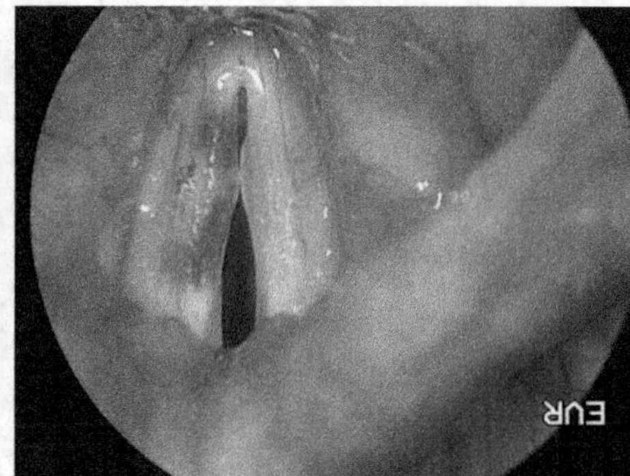

Figura 6
Varices y ectasias en la superficie de las cuerdas vocales.

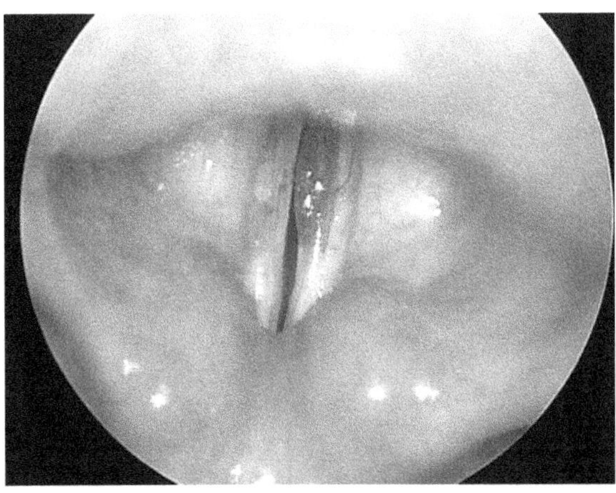

Figura 7. Hemorragia subepitelial de la cuerda vocal.

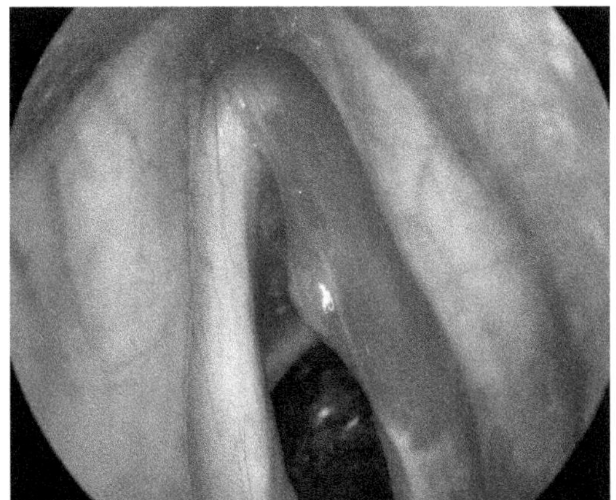

Figura 8. Pólipo hemorrágico y hemorragia.

yacente. Estas lesiones comparten algunos hechos comunes en su fisiopatología, como es la relación con un traumatismo vocal agudo (grito, llanto, tos excesiva) o crónico (en los profesionales de la voz). Los factores predisponentes para estas lesiones son las variaciones hormonales, las infecciones respiratorias de vías altas y la medicación anticoagulante, que pueden ser potenciados por cofactores como el reflujo faringolaríngeo y el hábito tabáquico.[28]

Las lesiones vasculares de las cuerdas vocales incluyen las varices, las hemorragias subepiteliales y los pólipos hemorrágicos, porque se cree que son el mismo proceso patológico, y su etiología, curso clínico y tratamiento son similares. Es muy frecuente que estas lesiones aparezcan asociadas unas a otras o seguidas en el tiempo. En ocasiones las varices aparecen tras reabsorberse una hemorragia subepitelial, lo que hace pensar en que fueron las precursoras del sangrado. De igual manera, en casos de larga evolución o recurrentes puede observarse que un sangrado se transforma en un pólipo hemorrágico.

El tratamiento de estas lesiones requiere conocer sus causas y su patogenia. Pueden asociarse diversos factores etiológicos, pero como el principal se reconoce al abuso vocal, que puede ser por excesiva vocalización con ataques glóticos duros, grito, llanto o canto con una técnica inapropiada. Un modelo computarizado reproduce la respuesta vibratoria vocal[29] y demuestra que, durante una situación de fonación normal, los puntos de menor estrés mecánico se encuentran en el punto medio de la cuerda vocal, y los de mayor estrés en los extremos, donde están las inserciones tendinosas. Sin embargo, en una disfonía hiperfuncional, las propiedades vibratorias de las cuerdas cambian al llevar las mayores fuerzas de estrés mecánico a su punto medio. Este hallazgo es congruente con el fenómeno de *striking zone* propuesto por Hochman *et al.,*[30] que explica la frecuente observación de ectasias y varices en el punto medio de la cuerda vocal. De acuerdo con esta teoría, la lesión de tipo cizallamiento de la onda mucosa durante la fonación traumática probablemente es la causa de la predisposición a estas lesiones en ese punto concreto de las cuerdas. Por consiguiente, excluyendo las hemorragias debidas a un traumatismo interno o externo de la laringe y la diátesis hemorrágica, la principal causa de las lesiones vasculares de las cuerdas vocales es el aumento de las fuerzas mecánicas en las cuerdas vocales debido a mal uso o abuso vocal. Esto también concuerda con la alta incidencia observada entre los profesionales de la voz con antecedentes de abuso vocal.[31]

La alta incidencia de estas lesiones en el sexo femenino ha hecho que se plantee la hipótesis de que en su formación influyen las hormonas femeninas o particularidades anatómicas propias de la laringe de las mujeres. Se ha propuesto que el algoritmo terapéutico (figura 9)[28] comience por un perfecto conocimiento de los antecedentes médicos y vocales del paciente,

Patología de la voz

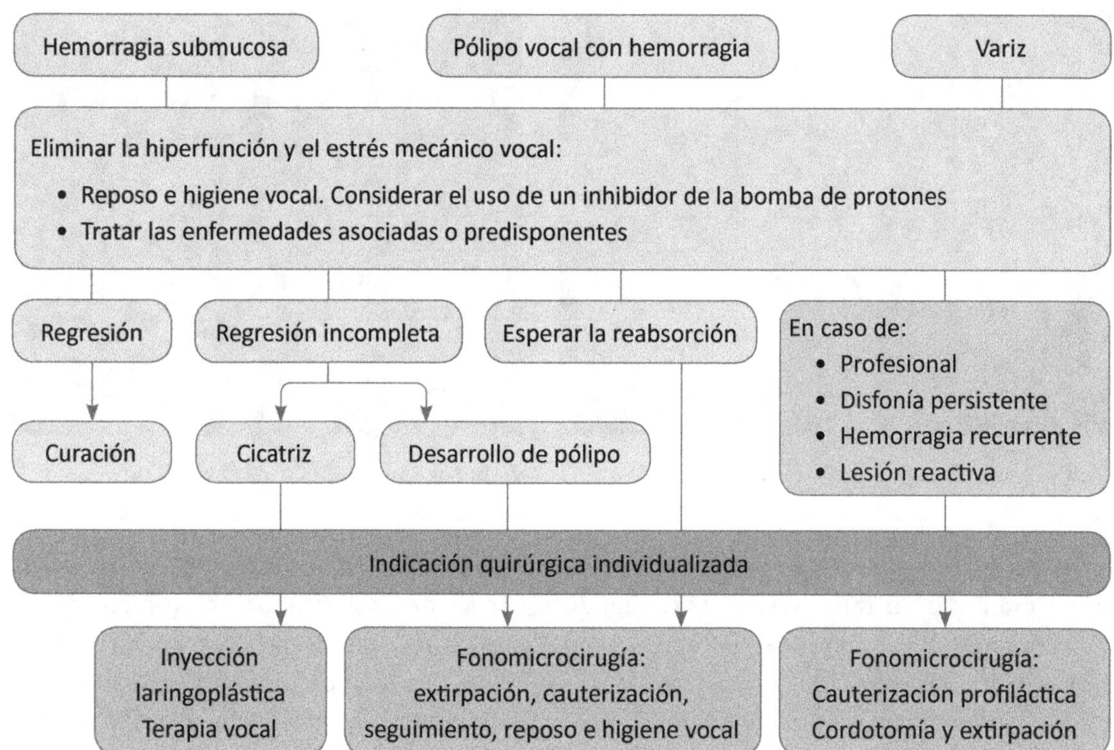

Figura 9. Algoritmo de tratamiento de las lesiones vasculares vocales.[28]

prestando especial atención a los problemas vocales agudos, subagudos o crónicos, y a otras afecciones asociadas o predisponentes. El síntoma más común es el cambio súbito de la calidad vocal.[31] Un sangrado subepitelial agudo altera el cierre glótico y la vibración vocal, causando una ronquera brusca o un empeoramiento rápido de una disfonía previa. Por otra parte, un traumatismo vocal crónico puede causar una gradual extravasación de un vaso de la cuerda vocal, y manifestarse como una disfonía de larga evolución que empeora progresivamente. En las hemorragias persistentes o repetidas puede desarrollarse fibrosis y cicatrización, que causarán o empeorarán una disfonía permanente. Los hallazgos laringoscópicos más frecuentes son los pólipos hemorrágicos (63 %), seguidos de las hemorragias subepiteliales (48 %) y las varices (34 %), lo que pone de manifiesto que un buen número de pacientes tienen antecedentes de abuso vocal crónico (como por ejemplo los maestros).

El siguiente paso en el algoritmo terapéutico es eliminar el comportamiento hiperfuncional y el estrés mecánico intraepitelial de los pacientes mediante reposo vocal y terapia de modificación de la conducta. Además del reposo, la higiene vocal es una parte importante del tratamiento. Se instruye a los pacientes en cuanto a conductas a evitar o favorecer, y además se les recomienda una correcta hidratación y eliminar irritantes, como el humo del tabaco, y agentes que deshidratan, como el alcohol y la cafeína.

No hay ningún fármaco específico que acelere la reabsorción de un sangrado o que evite las complicaciones asociadas. Los corticosteroides sistémicos pueden tener efectos de depresión de la respuesta inflamatoria, de evitar la acumulación de tejido cicatricial y de prevenir la formación de un pólipo. Sin embargo, no hay evidencias de que sean efectivos en esta situación clínica, por lo que sólo se recomiendan si se observa un edema concomitante a las lesiones vasculares.

La cirugía debe individualizarse en cada caso. Hay controversia sobre la conveniencia de la evacuación o no de un sangrado subepitelial, y la indicación más clara de tratamiento quirúrgico es la presencia de una masa en la cuerda. El momento de la intervención debe determinarse con cuidado, esperando a que se haya reabsorbido por completo el sangrado subepitelial para extirpar la masa antes de que produzca una lesión reactiva contralateral. El objetivo de la cirugía es restaurar la configuración glótica y la vibración vocal. Para la resección de masas se prefieren los instrumentos convencionales, en especial si se encuentran en el borde libre, aunque si hay vasos ingurgitados pueden coagularse con láser de CO_2, o bien disecarlos y extirparlos con instrumentos «fríos».

Para prevenir futuras hemorragias pueden cauterizarse las varices o los vasos que alimentan una lesión vascular, preferiblemente con láser de CO_2, a excepción de los localizados en el borde libre de las cuerdas. Los resultados terapéuticos dependen de la prontitud de la consulta tras la hemorragia, así como de la observación de las medidas de higiene vocal y de la correcta implementación de las terapias de modificación de la conducta que elimine la hiperfunción vocal.

5.2 Quistes subepiteliales

Los quistes subepiteliales vocales se clasifican en dos tipos: epidérmicos y de retención mucosa. Los quistes epidérmicos tienen un aspecto perlado, con un contenido caseoso, y se implantan en las capas subepiteliales de la cuerda vocal, que adquiere un aspecto abultado (figura 10) y suele mostrar en su superficie vasos ingurgitados. Se relacionan con el abuso vocal o con un remanente de epitelio que haya quedado atrapado en el interior de la lámina propia. Durante su manipulación quirúrgica puede observarse que su contenido es denso y que su cápsula consiste en un epitelio estratificado escamoso.[32-34] Los quistes de retención mucosa se desarrollan como consecuencia de una obstrucción de los conductos glandulares por diferentes motivos, como el abuso vocal, el reflujo faringolaríngeo y las infecciones de vías respiratorias altas. Son más habituales en los adultos, en especial en aquellos con altas demandas vocales, pero también se ven en la infancia. La histología de estas lesiones revela una cavidad recubierta de un epitelio cilíndrico ciliado.[33]

Los quistes vocales subepiteliales son una causa importante de disfonía. Bouchayer y Cornut[35] encuentran que, entre las lesiones benignas de las cuerdas vocales, los quistes tienen una incidencia del 14 % (los nódulos un 24 % y los pólipos un 11 %), y otros autores[36] la elevan hasta el 24 %. Los quistes pueden ser unilaterales o bilaterales, con lo cual pueden confundirse con facilidad con nódulos vocales, en especial si son simétricos.[37] También pueden asociarse a otras lesiones benignas, como los puentes mucosos, los *sulcus vocalis,* las sinequias de comisura anterior, los pólipos y las lesiones vasculares vocales.[34]

Los quistes vocales son más frecuentes en las mujeres adultas, y en la infancia en los niños, quienes pueden asociar síntomas vocales tempranos que orientan hacia un origen

Patología de la voz

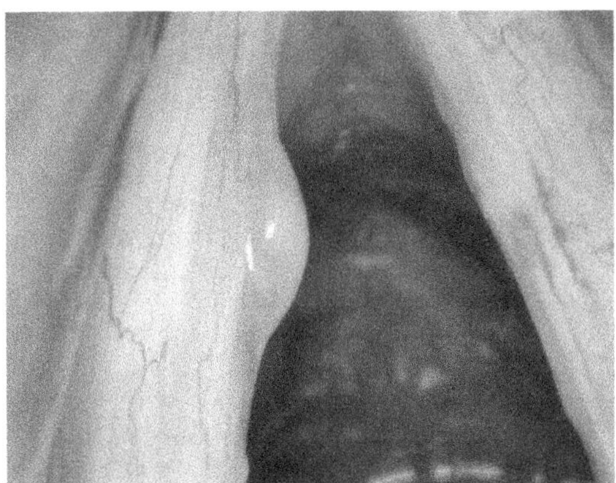

Figura 10
Quiste subepitelial epidérmico.

congénito y que se trate de un quiste epidérmico. Los quistes congénitos epidérmicos se relacionan con un trastorno embrionario de la cubierta epitelial de las cuerdas vocales, que consiste en la presencia de remanentes epiteliales implantados en sus capas subepiteliales. El abuso vocal también es frecuente en los niños, lo que puede favorecer el desarrollo de quistes.[38]

En algunos casos, sobre todo en los niños, el diagnóstico del quiste sólo es posible durante la manipulación quirúrgica de la lesión.[39,40] Las dificultades son aún mayores si se trata de quistes bilaterales, que en la laringoscopia tienen un aspecto similar al de los nódulos. La videoestroboscopia es una herramienta útil para el diagnóstico de los quistes vocales; la observación de una onda mucosa con una amplitud reducida o ausente sobre la lesión sospechosa es un signo que orienta hacia este diagnóstico.

Los quistes vocales casi siempre son sintomáticos, en particular los epidérmicos, que se adhieren a las capas más profundas de la lámina propia. Los síntomas pueden aparecer temprano en la infancia y se hacen crónicos, pues estas lesiones no desaparecen espontáneamente como ocurre con los nódulos vocales. Los quistes pueden llegar a alcanzar tamaños voluminosos, y en un 16 % a un 23 % de los casos pueden verse otras lesiones asociadas, como puentes mucosos, *sulcus,* microsinequias y lesiones vasculares; estas últimas suelen ser las más frecuentes.[34]

5.3 *Cicatrices*

Se define como cicatriz al tejido fibroso que remplaza al tejido normal que ha sido destruido por una herida o por una enfermedad.[41] Por tanto, una cicatriz es una secuela tardía del normal proceso de reparación tras una herida. En la laringe, y más específicamente en las cuerdas vocales, la cicatrización produce un déficit funcional por pérdida de la flexibilidad mucosa y por incapacidad de modular el flujo aéreo indispensable para la producción del sonido glótico. El tejido cicatricial en la porción membranosa de la cuerda vocal altera la función vibratoria normal debido a un cambio en las propiedades físicas del tejido, con destrucción de la interfase cuerpo-cubierta. Los esfuerzos que realiza el paciente para superar la rigidez mucosa localizada causada por la cicatriz producen una voz pobre, a menudo acompañada de insuficiencia glótica. La calidad de la voz puede ser tensa, áspera, diplofónica o ronca. Fisiopatológicamente, las alteraciones anatómicas causadas por una enfermedad o por una herida quirúrgica ocasionan una pérdida de la estructura normal estratificada de la cuerda vocal, lo cual lleva a poca flexibilidad de la mucosa, deficiente modulación del flujo aéreo, vibración vocal alterada y voz ronca. La cicatriz puede estar producida por enfermedades, heridas y otras causas (tabla 1).

Tras una resección quirúrgica del epitelio vocal, la ulceración superficial y el depósito de fibrina se rellenan de células inflamatorias de fase aguda y crónica, macrófagos y células plasmáticas. Bajo el epitelio se depositan fibroblastos y colágeno, y si el defecto es demasiado extenso como para permitir la curación por primera intención de la herida, ésta se contrae dentro del proceso de curación por segunda intención. Así, la cirugía de las cuerdas vocales que ocasione grandes defectos inducirá la curación por segunda intención y tendrá peores resultados que si los defectos son de menor cuantía. Los tejidos con mayor concentración de colágeno y fibroblastos tienen un mayor potencial de mala cicatrización. Por ello, la lesión del ligamento vocal durante la cirugía se asocia a un alto riesgo de adhesión de la cubierta epitelial.[41] Un principio que debe observarse en la fonomicrocirugía es que a menor disrupción de la mucosa y de la capa superficial de la lámina propia menor es el riesgo de desarrollar una cicatriz. Se proponen tres reglas derivadas de este principio:

Traumáticas
– Traumatismo no penetrante (con o sin fractura) – Herida penetrante (arma blanca, arma de fuego…)
Neoplásicas
– Carcinoma vocal (efecto secundario de la cirugía o de la radioterapia)
Iatrogénicas
– Antecedentes de inyección de *Teflon*® – Inadecuada técnica quirúrgica vocal (p. ej., extirpación de una lesión benigna vocal) – Intubación orotraqueal prolongada – Intubación nasogástrica prolongada – Traqueotomía
Inflamatorias
– Reflujo faringolaríngeo – Herida térmica por inhalación – Artritis reumatoide – Policondritis recidivante – Laringotraqueítis bacteriana – Otras infecciones necrotizantes agudas – Enfermedades granulomatosas crónicas
Miscelánea
– *Sulcus vocalis* – Sinequia congénita – Herida por irradiación – Quistes subepiteliales

Tabla 1
Causas más frecuentes de cicatrices vocales.

1) Evitar la técnica de sección con estiramiento de la mucosa *(stripping)* en las lesiones de la mucosa vocal. Cuanta mayor cantidad de mucosa se reseca, mayor es el estímulo de la actividad que genera tejido cicatricial por parte de la lámina propia.
2) Limitar la escisión mucosa a lo imprescindible que asegure la desaparición de la lesión intervenida.
3) Evitar la manipulación de las capas profundas de la cuerda vocal, en especial el ligamento, donde hay mayor cantidad de fibroblastos.

La repetición de la cirugía vocal, sobre todo cuando se reseca epitelio en casos de displasia, leucoplasia o papilomatosis, también contribuye a una cicatrización progresiva. Ciertas localizaciones anatómicas, como la comisura anterior y el ligamento vocal, así como la presencia de lesiones bilaterales, implican un mayor riesgo de que se produzca una cicatriz vocal.

Las cuerdas vocales se encuentran expuestas a numerosos irritantes. Los más comunes son el humo del tabaco, los medicamentos inhalados para el tratamiento del asma y el reflujo faringolaríngeo.[42] Además, también se han descrito lesiones térmicas por aspiración de líquidos calientes y de vapor de cocaína consumida en pipa. El edema de Reinke se asocia a una exposición prolongada al humo del tabaco, y representa una situación de suspensión del proceso reparador debida a la exposición crónica al estímulo inflamatorio. Además de por inhalación de humo, las cuerdas presentan una irritación crónica cuando se hayan sometidas a otros irritantes aéreos, como los corticosteroides y los adrenérgicos beta que se utilizan en el tratamiento de enfermedades restrictivas pulmonares. En estos pacientes puede observarse una hiperemia con placas de mucosa con cambios, pero no está claro si se debe al agente farmacológico o al propelente.

Para el diagnóstico de estas lesiones resulta imprescindible la videoestrobolaringoscopia, para evidenciar los hallazgos que definen la rigidez propia del tejido cicatricial:[43]

- Asimetría en la amplitud de la vibración: en el lado cicatricial hay una evidente ausencia o menor amplitud, con pérdida de la onda mucosa.
- Cierre glótico incompleto, por la gran presión necesaria para sostener la fonación.
- Un segmento que no vibra e impide la propagación de la onda mucosa.

Muchos pacientes desarrollan mecanismos compensadores con hiperfunción vocal, como la fonación de bandas o ventricular, el ataque supraglótico y una tonalidad anómala.

5.4 *Sulcus vocalis*

El *sulcus vocalis* es una lesión caracterizada por la desaparición de la lámina propia normal, que es remplazada por tejido cicatricial.[44] Se reconoce una fragmentación de las fibras elásticas y una alteración cualitativa y cuantitativa de las fibras elásticas y colágenas.

Debido a que el término *sulcus vocalis* es meramente descriptivo y se aplica a gran variedad de situaciones, puede haber confusión acerca de la verdadera definición de la lesión. En efecto, se han hallado evidencias histológicas de *sulcus* en muestras de laringes extirpadas por lesiones cancerosas, y también se han observado depresiones parecidas a *sulcus* en las cuerdas vocales de voluntarios sanos, de pacientes seniles y de pacientes con parálisis vocales. Ford[44] distingue los *sulcus* patológicos de aquellos que aparecen como sutiles hendiduras a lo largo del borde libre de las cuerdas en determinadas situaciones fisiológicas (tabla 2).

Los *sulcus* fisiológicos (tipo 1) presentan una lámina propia normal, con una mínima afectación de la onda mucosa, mientras que en los patológicos se observa la ausencia de capa

	Tipo 1	Tipo 2	Tipo 3
Sinónimos	Pseudosulcus	*Sulcus* estría *(vergeture)*	Quiste abierto
Disfonía	Variable a normal	Moderada	Grave
Videoestroboscopia	Variable a normal	Rigidez focal	Rigidez, sin onda
Espacio de Reinke	Intacto	Afectado/ausente	Afectado/ausente
Ligamento vocal	Normal	Normal o adherido	Afectado/ausente
Músculo vocal	Posible atrofia	Normal	Afectado (±)

Tabla 2. Clasificación de las disfonías por *sulcus vocalis*.[44]

superficial de la lámina propia con una depresión lineal o estría *(vergeture)* (tipo 2) o una cavidad que se extiende hacia el ligamento vocal o el músculo tiroaritenoideo (tipo 3). La alteración de la lámina propia en los tipos de *sulcus* patológicos produce rigidez, una onda mucosa menos amplia y una marcada disfonía por la pérdida de la separación entre el cuerpo y la cubierta de la cuerda vocal.[45]

5.5 Lesiones aritenoideas

Un grupo de lesiones laríngeas caracterizadas por su similitud incluye a los granulomas de contacto, los granulomas por intubación y los granulomas de la apófisis vocal del aritenoides. Aparecen en dicha apófisis y no tienen implicación sistémica, a pesar del término «granuloma». Más exactamente se trata de granulaciones, y sus síntomas son similares, con disfonía de diversa gravedad, parecida fisiopatología e incluso dificultad del tratamiento por su tendencia a la recidiva. A pesar de que muchos autores agrupan estos tres tipos de granulomas en un solo término, granuloma de la apófisis vocal del aritenoides, es útil diferenciarlos para refinar su tratamiento y disminuir las recurrencias.

Histológicamente son lesiones caracterizadas por un tejido de granulación de coloración rojiza. Pueden aparecer tras una intubación orotraqueal o estar producidos por tos, carraspera o ataques vocales agresivos. La histología muestra inflamación aguda y crónica, con proliferación capilar. A diferencia de los verdaderos granulomas, no se encuentran células gigantes. La fisiopatología común comienza con un factor desencadenante que promueve un traumatismo mecánico sobre la mitad posterior de la laringe. Los tres factores de riesgo más frecuentes son el abuso vocal, la intubación y el reflujo faringolaríngeo. Cuando se ejerce una exagerada fuerza de aproximación sobre el aritenoides, como ocurre en la tos y en el carraspeo, se produce una erosión en la mucosa que pronto se ulcera y comienza un proceso de reparación por segunda intención. En caso de que el traumatismo continúe, los repetidos procesos de curación harán que aparezca tejido de granulación. Si la curación es exitosa, el punto de localización de la lesión seguirá teniendo un aspecto anómalo, pero no habrá síntomas.

Los pacientes con síntomas presentan un ciclo repetitivo de ulceración y formación de tejido de granulación, que da lugar a dolor con la fonación, carraspeo crónico y ronquera. El suceso clave es la herida mucosa y a continuación el traumatismo repetitivo, seguido a su vez de una falta de curación y de la formación de tejido de granulación. Es importante distinguir las diversas posibles lesiones: úlcera de contacto por fonotraumatismo, granuloma de contacto por reflujo faringolaríngeo y granuloma postintubación. La presentación clínica, la apariencia endoscópica y la respuesta al tratamiento definen los factores de riesgo involucrados en la génesis de la lesión. El tratamiento debe dirigirse a las causas para evitar la recurrencia, pero cuando no se conocen es frecuente que los pacientes se sometan a largos tratamientos y repetidas tomas de biopsias, sin que se logre la curación.[46]

Consulte la bibliografía de este capítulo en la página 579.

Capítulo 12

Reflujo faringolaríngeo

C. Ramírez, B. Scola

> **Máximas y consejos**
>
> - El reflujo faringolaríngeo es una afección clínica distinta del reflujo gastroesofágico.
> - Reflujo faringolaríngeo y reflujo gastroesofágico no tienen por qué presentar correlación de signos y síntomas.
> - El diagnóstico del reflujo faringolaríngeo es principalmente clínico, y la mejor prueba diagnóstica es la pH-metría de 24 horas.
> - Los inhibidores de la bomba de protones son las principales armas terapéuticas para el reflujo faringolaríngeo.

Introducción

El reflujo laringofaríngeo es una afección ampliamente tratada en la práctica clínica de todos los campos de la otorrinolaringología, y consiste en el retroceso del contenido gástrico a la laringe, la faringe y el tracto aerodigestivo.[1] Su prevalencia es muy alta: se estima que hasta un 10 % de los pacientes que acuden a la consulta de otorrinolaringología y hasta un 50 % de los que presentan disfonía tienen reflujo faringolaríngeo.[2,3] En la mayoría de los casos, se diagnostica más por las manifestaciones clínicas del paciente que por los estudios objetivos.[4]

El término «reflujo faringolaríngeo» fue adoptado por la American Academy of Otolaryngology – Head and Neck Surgery en un artículo publicado en 2002,[5] como una situación clínica diferente del reflujo gastroesofágico, y así lo han demostrado diversos autores,[2] tanto en cuanto a los síntomas y la fisiopatología como a las secuelas psicológicas que origina.

1 Fisiopatología

El reflujo faringolaríngeo puede considerarse una variante extraesofágica del reflujo gastroesofágico que afecta a la laringe, la faringe, la cavidad nasal y el oído medio, secundario al reflujo de contenido gástrico y que condiciona toda una constelación de signos y síntomas.[2]

Es una afección distinta del reflujo gastroesofágico, y de hecho, la mayoría de los pacientes con laringitis por reflujo faringolaríngeo no presenta la clásica sintomatología de aquél, como ardor retroesternal y regurgitación. En la exploración endoscópica digestiva, no se observa esofagitis por reflujo gastroesofágico. El reflujo faringolaríngeo se asocia con la bipedestación y con una posible alteración del esfínter esofágico superior, mientras que el reflujo gastroesofágico se asocia más con el decúbito y la alteración del esfínter esofágico inferior.[5]

La lesión directa de la mucosa se produce por contacto con el ácido clorhídrico y la pepsina,[2] y en ocasiones con las sales biliares,[6] como ocurre en la mucosa esofágica cuando hay reflujo gastroesofágico; sin embargo, la mucosa de la laringe y de la faringe es mucho más sensible que la esofágica a la lesión por reflujo. El esófago presenta un sistema intrínseco de defensa frente al reflujo, que incluye la producción de bicarbonato, la resistencia del tejido mucoso, la función motora esofágica que realiza un lavado del ácido y el esfínter esofágico inferior.[7] El epitelio esofágico tiene anhidrasas carbónicas (I a IV) que catalizan la hidratación del CO_2 para producir bicarbonato, que protege del reflujo gastroesofágico. El epitelio laríngeo también expresa algunas isoenzimas de anhidrasa carbónica, que hasta cierto punto pueden proteger del reflujo faringolaríngeo.[8]

Cuando los mecanismos de protección de la mucosa faringolaríngea fallan se produce una alteración de la función mucociliar que da lugar a una estasis mucosa. Esta acumulación de moco provoca sensación de goteo posnasal e induce la necesidad de carraspeo continuo y aclaramiento. La tos y la sensación de ahogo, con cuadros de laringoespasmo, son secundarias a la irritación directa del reflujo sobre la laringe. Esta combinación de distintos factores que se encuentran en el reflujo faringolaríngeo puede dar lugar a una serie de lesiones, como edema de cuerdas, paquidermia interaritenoidea (figura 1), úlceras de contacto y granulomas (figura 2), que además van a producir disfonía, sensación de globo faríngeo y otros síntomas faringolaríngeos.[2]

A pesar de ser afecciones distintas, la relación entre el reflujo gastroesofágico y el reflujo faringolaríngeo, evidente desde un punto de vista clínico, se ha demostrado en estudios que revelan, en primer lugar, la relación entre los síntomas de ambos, y que los del reflujo faringolaríngeo aumentan cuando empeora el reflujo gastroesofágico; en segundo lugar, se observa reflujo faringolaríngeo hasta en un 24 % de los pacientes con esofagitis por reflujo;[9] y en tercer lugar, en pacientes diagnosticados de reflujo faringolaríngeo y gastroesofágico mediante pH-metría y esofagogastroduodenoscopia, el tratamiento con inhibidores de la bomba de protones mejora el reflujo faringolaríngeo en aquellos que también presentan reflujo gastroesofágico, pero no en los que no lo tienen. Todos estos estudios apuntan una fisiopatología común para ambos tipos de reflujo.

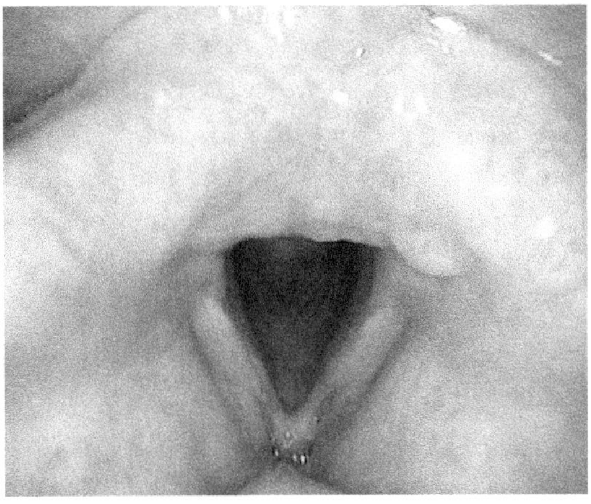

Figura 1. Paquidermia interaritenoidea.

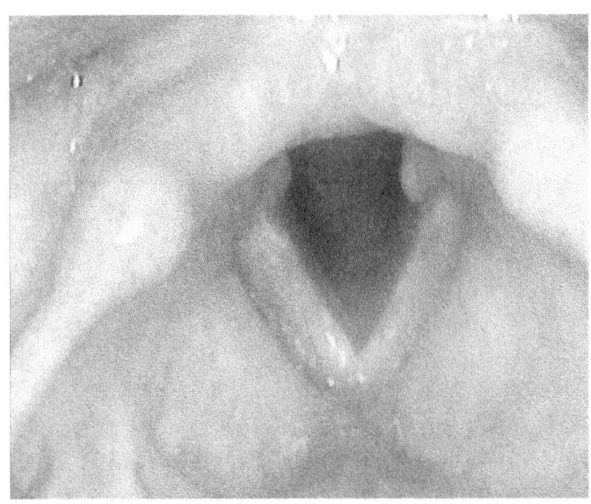

Figura 2. Granuloma en la apófisis vocal.

Síntomas laringofaríngeos	Signos laringofaríngeos	Síntomas extrafaríngeos
Globo faríngeo	Edema de cuerdas	Otitis serosa
Disfonía	Edema de ventrículos	Sinusitis
Goteo posnasal	Edema subglótico	Erosión dental
Tos crónica	Aumento de la mucosidad laríngea	
Disfagia	Nódulos	
Carraspeo	Granulomas	
Laringoespasmo	Laringitis posterior	

Tabla 1. Síntomas y signos habituales del reflujo faringolaríngeo.[4]

2 Síntomas del reflujo faringolaríngeo

Las manifestaciones otorrinolaringológicas del reflujo faringolaríngeo incluyen una amplia variedad de síntomas, en especial faríngeos y laríngeos, que consisten en carraspeo, tos persistente, dispepsia, sensación de globo faríngeo y disfonía (tabla 1).[10]

3 Signos del reflujo faringolaríngeo

En la exploración laríngea lo más habitual es encontrar una serie de signos no específicos de irritación e inflamación, si bien algunos de ellos son muy sugestivos de reflujo faringolaríngeo. El eritema, el engrosamiento mucoso y el edema en la parte posterior de la laringe, la denominada «laringitis posterior», es uno de los signos más habituales del reflujo faringolaríngeo.[11] Otros signos habituales encontrados en la laringoscopia son los granulomas de contacto, que se asocian a reflujo faringolaríngeo confirmado por pH-metría en un 74 % de los pacientes. El llamado «pseudosulcus» secundario al edema infraglótico que provoca una indentación longitudinal de la cuerda vocal es otro signo típico de reflujo faringolaríngeo.[12]

4 Diagnóstico

Uno de los principales aspectos controvertidos en el reflujo faringolaríngeo es su diagnóstico (tabla 2). De forma habitual, los otorrinolaringólogos establecen el diagnóstico de reflujo faringolaríngeo basándose en la respuesta positiva al tratamiento empírico con un ciclo de tres meses de inhibidor de la bomba de protones;[13] los pacientes que no presentan mejoría con el tratamiento se considera que están mal diagnosticados o que son resistentes al tratamiento inicial.

4.1 pH-metría de 24 horas

La pH-metría de 24 horas con registro doble, faríngeo y esofágico, se considera la prueba de referencia en el diagnóstico del reflujo faringolaríngeo. El sensor distal de la sonda se coloca unos 4 o 5 cm por encima del esfínter esofágico inferior, y el sensor proximal en la hipofaringe, 2 cm por encima del esfínter esofágico superior, bajo control manométrico o endoscópico. El registro también puede hacerse con sondas que tienen sensores a distancia fija, de 15 cm en los adultos y 5 cm en los niños, situando el sensor distal justo encima del esfínter esofágico superior bajo control fibroendoscópico.[14]

Los valores de pH normales en la hipofaringe no están del todo bien definidos, y diversos autores han propuesto distintos puntos de corte para determinar lo que se considera reflujo faringolaríngeo. Los parámetros más usados para definir un cuadro de reflujo faringolaríngeo son el número de veces que se observan descensos del pH por debajo de 4 en el registro de 24 horas y el porcentaje de tiempo que se mantiene este valor de pH inferior a 4. El punto de corte para el diagnóstico de reflujo faringolaríngeo se ha establecido en pH 4, si bien es un valor arbitrario y hay autores[4] que, basándose en la media del pH en sujetos control asintomáticos, proponen que el límite sea un pH 5.

Otros parámetros evaluados y que presentan una utilidad variable para los diferentes autores son el número de episodios de reflujo con valores de pH por debajo de 5 y la duración del episodio más prolongado.

La pH-metría está sujeta a una cierta variabilidad, secundaria a una mala colocación de la sonda o a su movimiento durante la prueba, a reflujo intermitente que no se evidencie en la exploración y a diferentes criterios en la interpretación de los resultados.[15] Todas estas variables hacen que se hayan publicado resultados del rendimiento diagnóstico de la pH-metría en el reflujo faringolaríngeo que van desde el 14 % hasta el 83 %.[4] El uso de sensores sin cable en el esófago superior, justo debajo del músculo cricofaríngeo, se plantea como una opción con mucho futuro para sustituir a la clásica pH-metría.[16]

	Reflujo faringo-laríngeo	Infección	Rinosinusitis	Alergia	Lesión laríngea benigna	Lesión laríngea maligna
Disfonía	Fluctuante	Aguda, se resuelve	Aguda/crónica/ recurrente	Fluctuante	Constante	Progresiva
Dolor	Habitual (con tos y necesidad de carraspeo)	Sí	No habitual	No	Secundario a tensión muscular	Tardío
Signos laríngeos	Eritema, edema, pseudosulcus, granulomas	Eritema, edema	Edema, secreciones espesas	Edema, secreciones claras, mucosa violácea	Nódulos, pólipos, quistes, cicatrices	Lesiones ulceradas, exofíticas
Factores agravantes	Tabaco, obesidad, dieta, estilo de vida	Inmunosupresión, infecciones sistémicas	Alergia, tabaco, reflujo faringolaríngeo	Ambiente, estacional	Reflujo faringolaríngeo, traumatismos vocales, tabaco	Reflujo faringolaríngeo, tabaco, alcohol

Tabla 2. Diagnóstico diferencial del reflujo faringolaríngeo.[1]

4.2 Sistemas de puntuación

Los problemas en el diagnóstico del reflujo faringolaríngeo han hecho que algunos autores, como Belafsky *et al.*,[17] hayan desarrollado una serie de índices de puntuación que aplican un valor a los síntomas y determinan una escala numérica. El *Reflux Symptoms Index* (RSI)[17] considera nueve síntomas típicos de reflujo faringolaríngeo (disfonía o problemas con la voz, necesidad de carraspeo, sensación de mucosidad posnasal, alteraciones en la deglución, tos al tumbarse o después de comer, sensación de ahogo o laringoespasmos, tos molesta habitual, sensación de cuerpo extraño faríngeo y ardor retroesternal) que puntúan de 0 a 5, con un valor máximo de 45; es indicativo de reflujo faringolaríngeo un valor mayor de 13. Otros sistemas de puntuación añaden, además de síntomas, signos detectables en la exploración de la laringe,[18] como la *Reflux Findings Score* (RFS), en la cual un total de 7 o más es altamente indicativo de reflujo faringolaríngeo. Sin embargo, hay controversia sobre la sensibilidad y la especificidad de estos índices, ya que los resultados son dispares según los exploradores y algunos parámetros medidos pueden encontrarse en otras afecciones laringofaríngeas.

5 Tratamiento

El tratamiento del reflujo faringolaríngeo persigue reducir el número de episodios de descenso del pH en la vía aerodigestiva superior, así como su intensidad, con una serie de medidas higiénico-dietéticas, fármacos y en algunos casos cirugía para revertir los signos y síntomas en la faringe, la laringe, la cavidad nasal, los senos paranasales y el oído medio.

5.1 Medidas higiénico-dietéticas

El tratamiento del reflujo faringolaríngeo implica conseguir un cambio de estilo de vida y de hábitos del paciente, de modo similar a lo descrito para el reflujo gastroesofágico:[19]

- Reducir el peso corporal en los pacientes con sobrepeso u obesidad.
- Evitar alimentos y bebidas ricas en grasas, así como comidas copiosas.
- Evitar el tabaco.
- Practicar ejercicio regular, 30 minutos o más al día, evitando el ejercicio físico intenso.
- Acostarse al menos dos horas después de haber comido, con la cabecera de la cama elevada unos 15 a 30 cm.

5.2 Antiácidos

5.2.1 Antagonistas de los receptores de la histamina

Los antagonistas H_2 (cimetidina, ranitidina, famotidina, nizatidina y roxatidina) son fármacos antisecretores que bloquean el receptor de la histamina de la célula parietal e inhiben la secreción gástrica, en especial en ausencia de ingestión de alimentos, pues no son efectivos en el control de la secreción gástrica producida tras la ingesta, que depende fundamentalmente de la gastrina y la acetilcolina, no de la histamina. Su efectividad, mayor que la del placebo, es menor que la de los inhibidores de la bomba de protones, por lo que su uso actual es muy limitado.

5.2.2   Inhibidores de la bomba de protones

Son fármacos que inhiben la secreción ácida actuando sobre la bomba de protones de la célula parietal, bloqueando la enzima $H^+/K^+ATPasa$ de forma irreversible con independencia del estímulo (acetilcolina, gastrina o histamina) que favorezca la secreción ácida.

Los inhibidores de la bomba de protones han demostrado más eficacia que el placebo en el tratamiento de la pirosis, en la mejoría general de los síntomas y en la curación de las lesiones de formas erosivas de pirosis; además, se han mostrado más eficaces que los antagonistas H_2 en la disminución de la secreción ácida gástrica,[2] por lo que actualmente son los fármacos antirreflujo más efectivos. Su efecto es mayor si se toman antes de las comidas.[21] En caso de no presentar respuesta con la dosis estándar (tabla 3) se recomienda utilizar dosis más altas divididas en dos tomas, antes del desayuno y de la cena.[21]

En general, para la mayoría de los pacientes, se recomienda iniciar el tratamiento del reflujo faringolaríngeo con una dosis diaria de un inhibidor de la bomba de protones, junto con los cambios adecuados en el estilo de vida del paciente, durante ocho a doce semanas. Después de este tiempo, y en caso de buena respuesta al tratamiento, puede reducirse la dosis del fármaco manteniendo los cambios en la dieta y el estilo de vida. En los casos resistentes a esta pauta, y en los pacientes que presenten reflujo faringolaríngeo grave o complicado, el tratamiento se realizará en dosis doble divididas en dos tomas (20 minutos antes del desayuno y de la cena), ya que los inhibidores de la bomba de protones muestran una eficacia en la disminución de la secreción ácida gástrica que no dura más de 16,8 horas.[22]

Los inhibidores de la bomba de protones se han asociado a náuseas, diarrea y cefalea, ocasionalmente con alteraciones de la función hepática, citopenia, reacciones de hipersensibilidad y deficiencia de vitamina B_{12}. Su uso prolongado durante años se ha asociado a la aparición de gastritis atrófica (sobre todo en pacientes infectados con *Helicobacter pylori)* y a mayor riesgo de fracturas de cadera[23] por la interferencia en la absorción de calcio como consecuencia de la aclorhidria.

Tanto los inhibidores de la bomba de protones como los antagonistas H_2 basan su acción en la supresión de la secreción ácida, reduciendo la formación de HCl, y no interfieren en el reflujo secundario a un esfínter esofágico inferior incompetente.

5.2.3   Procinéticos

Son fármacos que aceleran y promueven el vaciamiento gástrico y la motilidad esofagogástrica, e incrementan la presión del esfínter esofágico inferior, si bien sus efectos secundarios, como arritmias ventriculares y diarrea,[24] hacen que su uso sea escaso. No obstante, dado el

Fármaco	Dosis estándar (mg/día)
Omeprazol	20
Lansoprazol	30
Pantoprazol	40
Rabeprazol	20
Esomeprazol	40

Tabla 3
Regímenes de tratamiento con los inhibidores de la bomba de protones.[20]

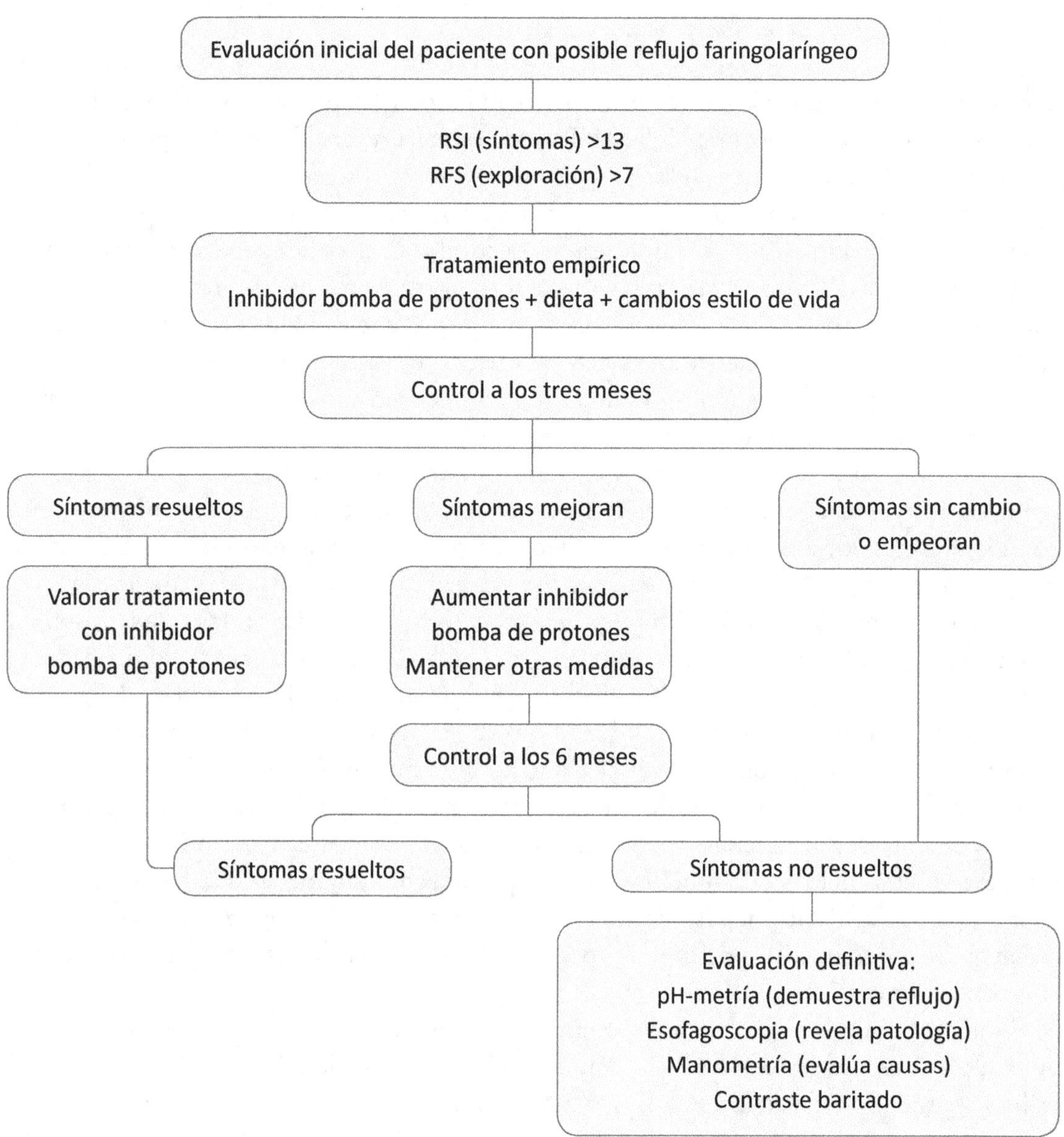

Figura 3. Algoritmo diagnóstico-terapéutico de Ford.[1]

amplio número de fármacos procinéticos disponibles, los estudios clínicos son variables y parece haber consenso en cuanto a que su adición al tratamiento clásico con un inhibidor de la bomba de protones no mejora los síntomas del reflujo faringolaríngeo.[25]

El algoritmo diagnóstico-terapéutico de Ford[1] (figura 3) tiene una estructura que se adapta fácilmente al día a día de la consulta de otorrinolaringología. La evaluación inicial del paciente se basa en la anamnesis, apoyada en las escalas RSI y RFS, y en los hallazgos de la laringoscopia. En los pacientes que presentan signos y síntomas indicativos de reflujo faringolaríngeo se inicia tratamiento empírico farmacológico (inhibidor de la bomba de protones) y se promueve el cambio de hábitos (dieta y estilo de vida) durante tres meses, que es el tiempo que se considera que muestra una adecuada relación coste-beneficio.

Consulte la bibliografía de este capítulo en la página 580.

Capítulo 13

Laringitis crónicas. Neoplasias intraepiteliales y carcinoma glótico inicial

C. Álvarez, J.L. Llorente

Máximas y consejos

- La laringitis crónica afecta de forma difusa sobre todo a la laringe glótica. Se caracteriza por un componente inflamatorio crónico en el estroma, junto a cambios reactivos epiteliales.
- Si en el epitelio aparece atipia citológica o displasia tisular se llama neoplasia intraepitelial escamosa, ya que la membrana basal se mantiene íntegra; también se conoce como lesión preinvasiva.
- Si la atipia sobrepasa la membrana basal se origina el carcinoma microinvasivo, que dará paso con celeridad a un carcinoma invasivo glótico.
- Asociación de tabaco y alcohol: el 3-4 benzopireno y la nitrosamina del tabaco alteran el ADN con mutación de *TP53*, iniciando la carcinogénesis; el alcohol actúa como solvente de carcinógenos y facilita su penetración epitelial.
- Recientemente se ha incorporado la NBI *(narrow band imaging),* que muestra la neovascularización en la mucosa y es útil para identificar zonas sospechosas de neoplasia intraepitelial escamosa al destacar sobre un fondo azul un punteado marrón.

Introducción

La laringitis crónica es una enfermedad que afecta de forma difusa sobre todo a la laringe glótica. Según su causa puede tener un carácter inespecífico o específico. La laringitis crónica inespecífica es la que trataremos, por ser frecuente y tener más trascendencia. Las formas específicas son singulares en nuestro medio y responden a causas muy variadas, por lo que las obviaremos para no hacer muy extensa la exposición.

La laringitis crónica inespecífica se caracteriza por un componente inflamatorio crónico en el estroma, junto a cambios reactivos epiteliales. Si en el epitelio aparece atipia citológica o displasia tisular se llama neoplasia intraepitelial escamosa, ya que la membrana basal permanece íntegra; también se conoce como lesión preinvasiva. Los cambios son persistentes y difícilmente reversibles. Cuando la lesión traspasa la membrana basal se denomina carcinoma invasivo o infiltrante. La carcinogénesis es un proceso continuo, pero con fines expositivos fijamos el límite en el carcinoma glótico T1 y sólo describiremos la actitud terapéutica y su resultado sobre la función vocal.[1,2]

1 Histopatología

En el estroma aparece infiltrado inflamatorio crónico (linfoplasmocitos), edema, hemorragia y tejido fibroso. En el epitelio se observan queratosis (queratina superficial) e hiperplasia (más células). La atipia celular incluye alteraciones en la proliferación: nuclearidad (más núcleos), aumento de tamaño, hipercromatismo y pleomorfismo nuclear, más mitosis y mitosis atípicas; y alteraciones en la maduración: basalización nuclear (orientación vertical), disqueratosis (queratina intraepitelial) y papilomatosis (pérdida de nivel horizontal en la unión epitelio-estroma). La displasia es la aparición de atipia en una zona amplia del epitelio.

2 Clasificación

La clasificación más completa se sirve del estudio histopatológico y del grado de neoplasia intraepitelial escamosa:

- *Hiperplasia escamosa:* presenta hiperplasia, queratosis o ambas.
- *Neoplasia intraepitelial escamosa de grado 1:* atipias en la zona basal; equivale a displasia leve.
- *Neoplasia intraepitelial escamosa de grado 2:* atipias en las zonas basal y media, disqueratrosis; equivale a displasia moderada.
- *Neoplasia intraepitelial escamosa de grado 3:* atipias en todo el epitelio, disqueratosis individual o perlas, queratosis; equivale a displasia grave.

Cuanto mayor es el grado, peor es el pronóstico respecto al desarrollo de un carcinoma invasivo. Así, la hiperplasia escamosa y la neoplasia intraepitelial escamosa de grado 1 son de bajo riesgo, mientras que las de grado 2 y 3 son de alto riesgo. La membrana basal se mantiene intacta, con una progresión natural en el epitelio desde la zona suprabasal germinativa hacia la zona superior o madurativa. Si la atipia sobrepasa la membrana basal se origina el carcinoma microinvasivo, que dará paso con celeridad a un carcinoma invasivo glótico.[1]

3 Epidemiología

Son relativamente frecuentes. La relación entre neoplasia intraepitelial laríngea y carcinoma invasivo es de 1 a 4, lo que quiere decir que los diagnósticos de esta neoplasia con «displasia» son menos frecuentes que los de carcinoma invasivo. Si consideramos todas las laringitis crónicas (hiperplasia, queratosis, neoplasia intraepitelial laríngea), el porcentaje podría ser mayor para la laringitis crónica (pero no hay datos), ya que queratosis e hiperplasia sin displasia no se consideran como neoplasia intraepitelial laríngea. Su incidencia es de dos a tres casos por 100.000 hombres y año. No obstante, sólo el 7 % de los carcinomas invasivos de laringe tienen biopsia previa de neoplasia intraepitelial escamosa. Las laringitis crónicas asientan sobre todo en la laringe glótica (66-97 %), y el resto son supraglóticas. La relación hombre/mujer es de 8/1, pero aumenta según el grado de neoplasia intraepitelial escamosa. La edad de aparición es entre los 50 y 60 años, y también aumenta según el grado: en la neoplasia intraepitelial escamosa de grado 1, 57 años; en la de grado 2: 61 años; en la de grado 3: 62 años.[1,3]

4 Etiología

Se asocia al consumo de tabaco y alcohol. El 3-4 benzopireno y la nitrosamina del tabaco alteran el ADN con mutación de *TP53* (58 %), con lo cual se inicia la carcinogénesis. El alcohol actúa como solvente de carcinógenos y facilita su penetración epitelial hasta la zona suprabasal germinativa.[1]

Otros agentes que actúan sobre el ADN son las radiaciones ionizantes y el virus del papiloma humano (el tipo 16 se encuentra en un 2 % a un 9 % de las neoplasias intraepiteliales escamosas, sobre todo en las de alto grado).[4] La enfermedad por reflujo faringolaríngeo causa inflamación crónica y se asocia con laringitis crónica. La exposición a níquel, polvo de madera o asbesto, y la carencia de vitaminas A, C y E (efecto antioxidante en el ADN) también son factores desencadenantes. No hay un claro componente hereditario, pero sí susceptibilidad familiar (tres veces más riesgo) en relación con enzimas destoxificantes, reparación del ADN e inestabilidad cromosómica.

Las inflamaciones crónicas vecinas (sinusitis, faringitis, bronquitis), la insuficiencia respiratoria nasal crónica, la radioterapia previa y algunas alteraciones hormonales también se han implicado en el desarrollo de laringitis crónica.

5 Evolución natural y modelos de progresión

La evolución natural de la laringitis crónica y de la neoplasia intraepitelial escamosa es hacia la persistencia, aunque se han descrito remisiones espontáneas. Cuando aparece tejido fibroso en el estroma, y a los cambios reactivos epiteliales (queratosis/hiperplasia) se añaden atipia y neoplasia intraepitelial escamosa, es difícil que la lesión regrese y tiende a la progresión. En la neoplasia intraepitelial escamosa de grado 1 la progresión hacia carcinoma invasivo es del 2 %, en la de grado 2 es del 13 % y en la de grado 3 es del 23 %, con un global para las tres del 9 % al 10 %.

La secuencia de cambios fenotípicos y genotípicos se ha establecido mediante modelos de progresión. La progresión de los cambios fenotípicos desde una mucosa normal a hiperplasia, displasia, carcinoma *in situ* y finalmente carcinoma invasivo, está en relación con los cambios genéticos. Los genes supresores están implicados en la fase inicial del proceso *(CDKN2A, TP53, FHIT)*. Las alteraciones genéticas se producen en orden cronológico, con pérdidas de 9p21 y 3p en la hiperplasia epitelial. La acumulación de alteraciones genéticas, superado un umbral, y no su orden, determina la progresión y la irreversibilidad. La carcinogénesis sería, por tanto, un proceso genético, amplio, complejo y no bien establecido, modulado por cambios epigenéticos como son la metilación de genes supresores, la modificación de histonas postraduccionales y las secuencias de ARN no codificantes o micro-ARN.[4-6]

En la vía aerodigestiva superior es trascendental el campo de cancerización. Los agentes carcinogénicos alteran el ADN de la célula madre en la zona suprabasal del epitelio. La célula madre gobierna una unidad clonal que inicialmente tendría alterados *TP53* y *CDKN2A*. Se van acumulando nuevos cambios hasta que un subclón celular en expansión origina un carcinoma invasivo. Al extirpar la lesión puede que los bordes mucosos tengan una expansión clonal, sin observar lesión clínica. Al persistir los carcinógenos, la célula madre dañada desarrollará un nuevo clon invasivo y otro tumor, genéticamente similar pero no igual, llamado «segundo tumor de campo».[7,8]

Otro aspecto de la carcinogénesis se relaciona con la inmortalidad de las células tumorales. Las células epiteliales adquieren su madurez agotando su actividad telomerasa y por la acción

de genes supresores, como *CDKN2A*. La supresión de la actividad telomerasa acorta el teló-
mero e induce apoptosis mediada por *TP53*. La inmortalidad celular se produciría al activarse
la telomerasa y mutar *TP53* y *CDKN2A*, y por la aneuploidía y la inestabilidad genética.[1,4,8]

En resumen, la alteración génica en las células madre pasa a las siguientes generaciones,
aunque sin cambios fenotípicos. A veces se mantienen los mecanismos de control (desequi-

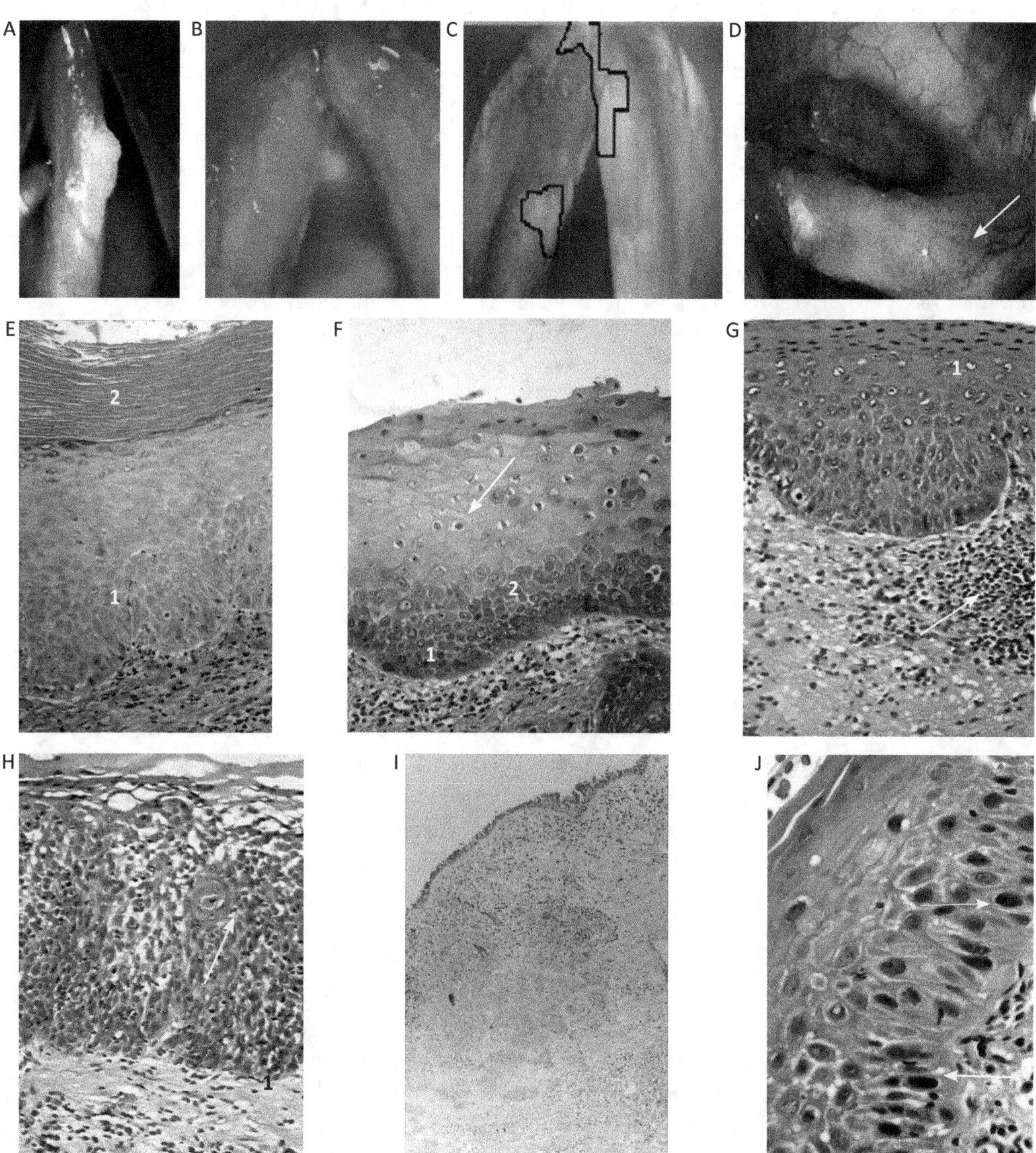

Figura 1. Imágenes clínicas e histopatológicas de laringitis crónica y neoplasia intraepitelial escamosa. A) Leucoplasia. B) Eritroplasia. C) Autofluorescencia. Se marcan las zonas rojas sospechosas de lesiones más avanzadas.
D) NBI. Punteado marrón en el tercio posterior del pliegue vocal (flecha). E) Hiperplasia (1) y ortoqueratosis (2).
F) Neoplasia intraepitelial laríngea de grado 1, coilocitosis (flecha), zona basal (1) y suprabasal (2). G) Neoplasia intraepitelial laríngea de grado 2, paraqueratosis (1) e infiltrado inflamatorio (flecha). H) Neoplasia intraepitelial laríngea de grado 3, disqueratosis (flecha) y membrana basal (1). I) Carcinoma microinvasivo. Se ha roto la membrana basal y los nidos de células epiteliales se introducen en el corion. J) Atipias y mitosis (flechas).

librio madurativo/proliferativo leve) y se produce la transformación, con manifestación de neoplasia intraepitelial escamosa, en principio de bajo grado. Si la alteración genética o epigenética es intensa y se alteran en profundidad los mecanismos de control celular (oncogenes, genes supresores, reparadores), se pasa a neoplasia intraepitelial escamosa de alto grado, con un gran desequilibrio madurativo o proliferativo, y se desencadena la progresión. Las alteraciones génicas aumentan y se acumulan, causando cambios fenotípicos progresivos; esta progresión puede ser lenta desde la zona germinativa hacia la madurativa, o brusca desde la germinativa hacia el estroma, infiltrando la basal. Este distinto comportamiento se debería a la exposición variable de las células madre a los carcinógenos y al mecanismo de defensa de cada individuo.[9] La neoplasia intraepitelial escamosa se precipita así hacia la invasión, superando la membrana basal, sin que los mecanismos de control puedan impedirlo.[1]

6 Diagnóstico

6.1 Diagnóstico clínico

La laringitis crónica y la neoplasia intraepitelial escamosa, al predominar en la laringe glótica, causan disfonía persistente de años de evolución (en principio bien tolerada), carraspera y sensación de cuerpo extraño, junto a la clínica de enfermedad por reflujo faringolaríngeo. La laringoscopia indirecta, la endoscopia flexible o rígida y la estroboscopia son procedimientos habituales en el diagnóstico. La endoscopia flexible explora zonas difíciles y permite obtener biopsias bien dirigidas, aunque superficiales. La estroboscopia valora la onda mucosa, que se reduce y desaparece durante la invasión. Las lesiones observadas con estos procedimientos son leucoplasia (blanca, sobreelevada, localizada o difusa) en el 60 % de los casos y eritroplasia (roja, difusa) en el 30 %; el resto son lesiones papilomatosas (figura 1 A y B). Las zonas sospechosas de neoplasia intraepitelial escamosa pueden seleccionarse por autofluorescencia. El patrón de fluorescencia azul baja en el carcinoma invasivo y la neoplasia intraepitelial escamosa, y es mayor en el epitelio normal, mientras que la fluorescencia roja aumenta en sentido inverso (figura 1 C).[3] Recientemente se ha incorporado la NBI *(narrow band imaging)*, que muestra la neovascularización en la mucosa y es útil para identificar zonas sospechosas de neoplasia intraepitelial escamosa al destacar sobre fondo azul un punteado marrón (figura 1 D).[10] La microcirugía laríngea clásica con anestesia general permite obtener biopsias más amplias y valorar el grado de infiltración. En la leucoplasia y la eritroplasia resulta difícil seleccionar la zona de máxima progresión histológica. Antaño se utilizó azul de toluidina para teñir zonas proliferativas, pero esta técnica presentaba falsos positivos (48 %) y negativos (10 %). Puede asociarse la endoscopia con ópticas rígidas y observar con precisión toda la laringe, incluso haciendo contactar la óptica con el epitelio, tiñendo su superficie con azul de metileno (60× y 150×). La endoscopia de contacto no determina la integridad de la membrana basal, pero establece patrones de hipercromatismo o polimorfismo nuclear que diferencian entre epitelio normal, neoplasia intraepitelial escamosa y carcinoma invasivo. Sirve para delimitar la resección y dirigir las biopsias intraoperatorias. Por último, en la neoplasia intraepitelial escamosa hay que valorar la presencia de otra neoplasia asociada (7-15 % de los casos), con mayor riesgo cuanto más alto sea su grado. La mayoría de estas segundas neoplasias se encuentran en la vía aerodigestiva superior (8 %), pero también en el pulmón (4 %) y el esófago (2 %).[1,10]

6.2 Diagnóstico histopatológico

Mediante el estudio básico con hematoxilina-eosina se identifican la atipia y la neoplasia intraepitelial escamosa. Aunque se conserva la membrana basal y se mantiene cierto orden en la maduración epitelial, hay una sustitución progresiva por células propias del estrato basal (basalización), más nuclearidad, polimorfismo e hipercromatismo nuclear, mitosis atípicas y disqueratosis, que clasifican la neoplasia intraepitelial escamosa como ya se ha mencionado (figura 1 E a H y J). Este diagnóstico es difícil de estandarizar, y en algunos casos no es reproducible por distintos patólogos ni incluso por el mismo. En el borde de un carcinoma invasivo es posible observar fenómenos de neoplasia intraepitelial escamosa, y por eso el diagnóstico histológico debe ser guiado por el clínico, para descartar lesiones más avanzadas. A veces se observa un carcinoma microinvasivo que rompe la membrana basal, con infiltración estromal menor de 2 mm (figura 1 I). Por último, una reacción inflamatoria acompaña con frecuencia a la laringitis crónica y la neoplasia intraepitelial escamosa, que hay que interpretar como una respuesta reactiva frente a la enfermedad.

6.3 Diagnósticos citométrico, inmunohistoquímico y genético

Algunos procedimientos utilizados para establecer el pronóstico han cobrado interés también en el diagnóstico precoz:[1,10]

- *Citometría de imagen:* la aneuploidía, sobre todo la tetraploidía, permite hacer el diagnóstico de neoplasia intraepitelial escamosa y está en relación directa con la progresión a carcinoma invasivo.
- *Inmunohistoquímica:* la expresión de p53 tiene un patrón bien definido en la neoplasia intraepitelial escamosa. En los pacientes fumadores se expresa en el 10 %, y en la neoplasia intraepitelial escamosa en más del 50 % de los casos, de forma progresiva según el grado. Es frecuente observar p53 positiva en márgenes de carcinoma invasivo que por la clínica y la histología parecen sanos (figura 2 A y B).[11,12]
- *Hibridación in situ por fluorescencia (FISH, fluorescence in situ hybridization):* es útil en los bordes mucosos de resección y puede emplearse en el diagnóstico genético de la neoplasia intraepitelial escamosa.

6.4 Diagnóstico diferencial

Si en el diagnóstico se utilizan al menos dos procedimientos, es difícil que nos equivoquemos. Si sólo utilizamos el diagnóstico clínico es posible confundirlo con otras afecciones de la laringe, como las laringitis crónicas específicas, en nuestro medio casi siempre por tuberculosis laríngea, pero también con otras situaciones benignas. El edema de Reinke, aunque considerado con entidad propia, forma parte de las laringitis crónicas y puede tener asociados fenómenos de neoplasia intraepitelial escamosa por efecto del tabaco. Otro diagnóstico con el cual suele confundirse la laringitis crónica, en particular la neoplasia intraepitelial escamosa, es el carcinoma invasivo de laringe. Aunque son secuencias del mismo proceso, es frecuente que el carcinoma invasivo presente zonas peritumorales con neoplasia intraepitelial escamosa en distintas fases de progresión. Así, la imagen clínica de laringitis crónica puede tener zonas sospechosas, y una biopsia confirmar el diagnóstico de neoplasia intraepitelial escamosa, cuando en realidad se trata de una lesión invasiva más avanzada. Estos pacientes deben tener un seguimiento estricto, aunque la biopsia indique benignidad, y no hay que dudar en repetir la toma de muestras las veces necesarias si persiste la sospecha clínica, tratando de dirigirla hacia las zonas sospechosas por medio de autofluorescencia o NBI (figura 1 C y D).[3,10]

7 Pronóstico

En la laringitis crónica y la neoplasia intraepitelial escamosa no se hace un pronóstico de supervivencia, sino de progresión hacia carcinoma invasivo, que sí la condiciona. Se han estudiado diversos marcadores de progresión obtenidos con varios métodos.

7.1 Estudio clínico-histopatológico

Los factores clínicos sumados dibujan el perfil típico de progresión a carcinoma invasivo: varón de 60 a 65 años de edad, con disfonía de larga evolución, fumador importante y persis-

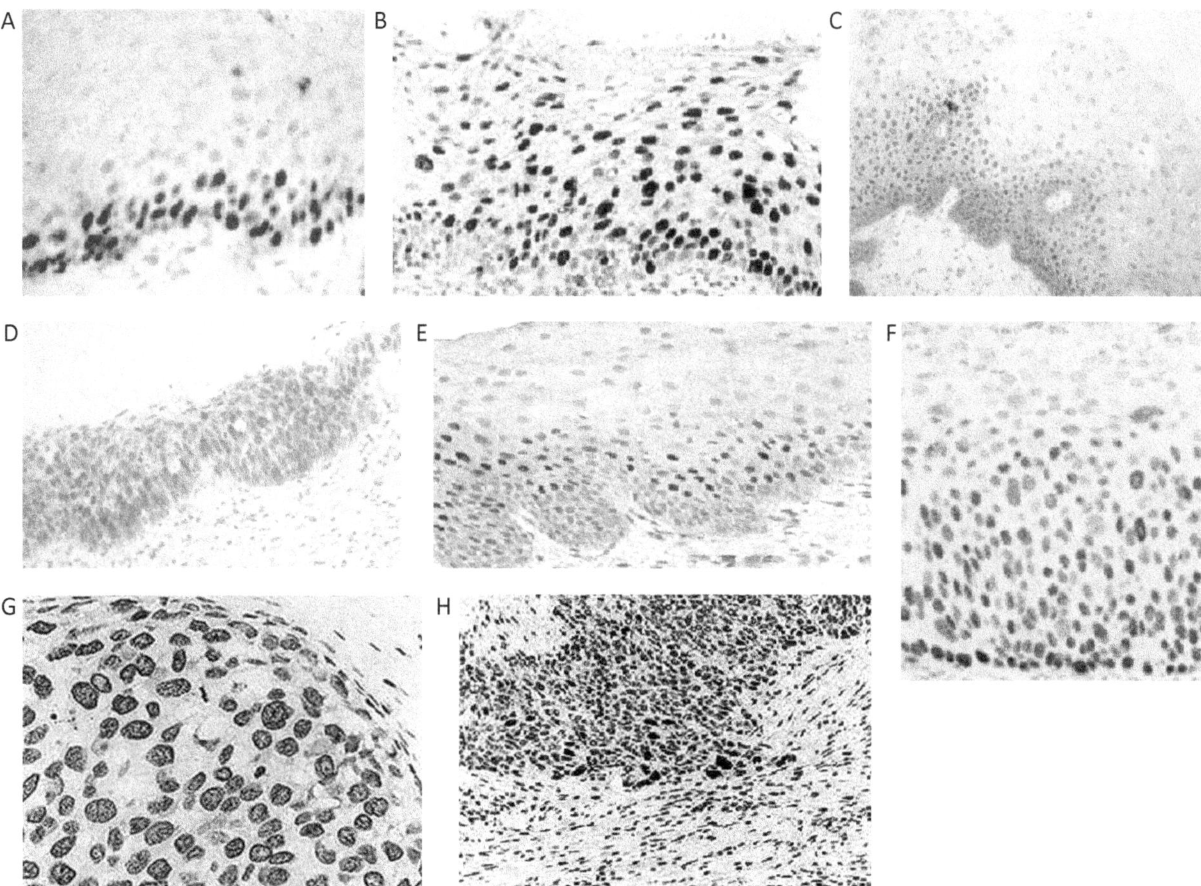

Figura 2. Imágenes de inmunohistoquímica de laringitis crónica y de neoplasia intraepitelial escamosa. A) p53 en una neoplasia intraepitelial laríngea de bajo grado. Los núcleos se tiñen en la zona basal y suprabasal. B) p53 en una neoplasia intraepitelial laríngea de alto grado. La inmunotinción alcanza la zona superior del epitelio. C) p16 en una neoplasia intraepitelial laríngea de bajo grado. Núcleos teñidos en la zona basal y suprabasal. D) p16 en una neoplasia intraepitelial laríngea de alto grado. La inmunotinción ocupa todo el espesor del epitelio. E) Ciclina D1 en una neoplasia intraepitelial laríngea de bajo grado. Algunos núcleos teñidos en la zona basal y suprabasal. F) Ciclina D1 en una neoplasia intraepitelial laríngea de alto grado. Los núcleos están teñidos en los dos tercios inferiores del epitelio. G) p21 en una neoplasia intraepitelial laríngea de bajo grado. La inmunotinción ocupa todo el espesor del epitelio, pero no la capa de queratina (paraqueratosis). H) p27 en una neoplasia intraepitelial laríngea de alto grado (cáncer microinvasivo). La inmunotinción afecta a todo el espesor epitelial, con alguna zona que sobrepasa la membrana basal

tente, con eritroplasia difusa en la laringe glótica, recidivas múltiples después de tratamientos incompletos y un seguimiento inconstante.

Los factores histopatológicos relacionados con la progresión son la disqueratosis (50 % de neoplasias intraepiteliales escamosas que pasan a carcinoma invasivo) y la presencia de neoplasia intraepitelial escamosa (sobre todo de alto grado). La respuesta inflamatoria de células inmunocompetentes podría frenar la progresión (figura 1 F, G y H).

Todos los factores mencionados forman una escala clínico-histopatológica con relevancia pronóstica, con un 80 % de sensibilidad y un 87 % de especificidad para predecir la progresión.

7.2 Estudio morfométrico y citométrico

Los factores morfométricos son variables objetivas que miden los núcleos epiteliales (perímetro, área, forma, número y orientación) por un proceso digital de imagen o estereología. El índice de progresión histométrico relaciona la basalización del eje nuclear (maduración) y la nuclearidad (proliferación) con una sensibilidad del 100 % y una especificidad del 82 % para predecir la progresión.

Entre los factores citométricos (imagen y flujo) se encuentra la aneuploidía, que valora el contenido anormal de ADN y la fase S o de síntesis de ADN. En la neoplasia intraepitelial escamosa de grado 1 se ha demostrado aneuploidía en el 33 % de los casos, en la de grado 2 en el 78 % y en la de grado 3 en el 100 %.[1]

7.3 Estudio inmunohistoquímico

La expresión de la proteína p53 mutada se relaciona con la progresión de neoplasia intraepitelial escamosa a carcinoma invasivo. Es negativa en los individuos sanos no fumadores y positiva en los fumadores (10 %), en la neoplasia intraepitelial escamosa (grado 1: 67 %; grado 3: 85 %) y en el carcinoma invasivo (90 %). Además, se expresa en el 25 % de los bordes peritumorales «sanos». La intensidad de la tinción se relaciona con el consumo de tabaco, y es inversa a la expresión del virus del papiloma humano tipo 16.[3,11] Otros marcadores de progresión en la neoplasia intraepitelial escamosa que actúan en el ciclo, la proliferación, la adhesión y la motilidad celular son las proteínas p16 y p27, la ciclina D1, el eIF4E *(eukaryotic translation initiation factor 4E)*, el EGFR *(epidermal growth factor receptor)*, el PCNA *(proliferating cell nuclear antigen)*, el antígeno Ki67, la ciclooxigenasa 2 (COX-2), la laminina, la β-catenina, la cortactina, la FAK *(focal adhesion kinase)*, la osteopontina, la podoplanina y las citoqueratinas (figura 2 C a H).[6,10,12,13]

7.4 Estudio cromosómico y genético-molecular

Entre los factores cromosómicos, los obtenidos por FISH resultan útiles en las formas precoces. En el 50 % de las neoplasias intraepiteliales escamosas aparecen trisomías (ganancias) en los cromosomas 1, 7 y 17, y monosomías (pérdidas) en el 9; su conjunto se denomina aneuploidía cromosómica o aneusomía. En los bordes de mucosa normal peritumoral se han visto trisomías en 7 y 17, sin cambios histológicos.

Otras técnicas citogenéticas que estudian todo el genoma son la hibridación genómica comparada (CGH, *comparative genomic hybridization*) y los *array-CGH*. En la neoplasia intraepitelial escamosa se han observado ganancias en 8q y 16p, y pérdidas en 3p, 5q, 13q, 4q, 8p y 9p, que también aparecen en el carcinoma invasivo. En 9p21 se demuestra pérdida en el 85 % de los carcinomas invasivos, en el 65 % al 71 % de las neoplasias intraepiteliales escamosas y en el 47 % de las mucosas normales peritumorales, antes de que aparezcan los cambios histológicos. La región 3p alterada se considera, junto a 9p21, un cambio precoz. Las deleciones en 3p14, 3p21 y 3p24-25 aparecen en el 35 % al 48 % de los carcinomas invasivos, pero sólo en el 6 % de los bordes displásicos. Esta región contiene el punto de mayor fragilidad del genoma humano, con los genes *FHIT* y *CTNB1*.[3,5,11]

Algunos autores señalan la inestabilidad genética, las alteraciones cromosómicas y la aneuplodía como sucesos tempranos en la carcinogénesis, previos a la amplificación génica y la ganancia que comentaremos a continuación.[4,7,8] Entre los factores moleculares destaca la mutación de *TP53,* que es la alteración génica más frecuente en el carcinoma invasivo de cabeza y cuello. La pérdida se produce en la región cromosómica 17p13, y se expresa en el 68 % de estos tumores. La mutación en *TP53* puede producirse en un dominio cromosómico conservador (47 %), manteniendo su función supresora y con mejor pronóstico para el paciente.[6,7] Otro marcador con importancia pronóstica en la neoplasia intraepitelial escamosa es la amplificación génica de *CTTN* o *EMS1,* que codifica la cortactina.[13] Mediante la técnica de MLPA *(multiplex ligation-dependent probe amplification)* se ha observado que la pérdida del gen *CTNB1* (β-catenina) es un marcador pronóstico de la progresión de neoplasia intraepitelial escamosa a carcinoma invasivo.[6]

8 Tratamiento

El tratamiento se dirige a eliminar la lesión, mantener la función y la calidad vocal, y evitar la recidiva.

8.1 *Tratamiento preventivo*

Si se continúa fumando persisten el daño genético y la carcinogénesis. Las neoplasias intraepiteliales escamosas disminuyen en los ex fumadores en comparación con los fumadores, aunque dejar de fumar no garantiza la reversibilidad.

8.2 *Tratamiento médico*

Los retinoides sintéticos del tipo isotretinoína (ácido 13-cis retinoico) han obtenido respuestas clínicas en el 55 % de las neoplasias intraepiteliales escamosas, y han mantenido estables a otro 35 %. Están indicados en los pacientes que no pueden o no quieren ser intervenidos quirúrgicamente, como complemento a la radioterapia en lesiones extensas y como quimioprevención para otros tumores de la vía aerodigestiva superior si hay cambios genéticos en la mucosa sana. Su uso produce frecuentes efectos secundarios que muchas veces obligan a suspender el tratamiento.[1-3]

La enfermedad por reflujo faringolaríngeo se trata con inhibidores de la bomba de protones, tipo omeprazol y sus derivados; dosis altas y tiempo prolongado deben ser la regla en la laringitis crónica.

Otros tratamientos con los que aún no hay suficiente experiencia en la neoplasia intraepitelial escamosa son los inhibidores de los factores de crecimiento (cetuximab), los inhibidores de la tirosina cinasa (erlotinib y gefitinib), los inhibidores de la cinasa dependiente de ciclinas (flavopiridol), ONIX-015, los inhibidores de la COX-2, los fármacos antiangiogénicos, los inhibidores de la metilación (vidaza y decitabina) y algunos estudios con terapia génica.[14] Todos ellos han tenido mayor aplicación en el carcinoma invasivo, pero en el futuro no descartamos su uso en la neoplasia intraepitelial escamosa.

8.3 Radioterapia

El uso de radioterapia es controvertido, aunque sus resultados son similares a los de la cirugía. Sus indicaciones actuales son las neoplasias intraepiteliales escamosas de alto grado, extensas y difusas, y los pacientes que rechazan o no son candidatos a la cirugía, en cuyo caso deben asociarse con retinoides sintéticos.[1,3] En el carcinoma invasivo (T1) y microinfiltrante glótico es una buena alternativa al tratamiento quirúrgico por obtener resultados oncológicos similares, con una función vocal excelente, aunque la aparición de radiomucositis en mayor o menor grado es la regla. Sin embargo, aún no debe considerarse como un tratamiento de primera elección.

8.4 Cirugía

8.4.1 Microcirugía clásica

Se realiza por vía endoscópica y pretende extirpar la lesión en toda su extensión sin lesionar el ligamento tiroaritenoideo, para preservar la voz. La endoscopia rígida y de contacto mejora el rendimiento de la intervención al facilitar resecciones más completas. La técnica debe ser delicada con el fin de extirpar la lesión con márgenes sanos de 2 o 3 mm, pero respetando las estructuras fonatorias. Hay que valorar el despegamiento de la lesión (hidrodisección), y en caso de dificultad e infiltración sospechar un carcinoma invasivo que replantearía el tratamiento inicial. Una vez extirpada la lesión debe fijarse y orientarse para facilitar al patólogo el estudio de sus bordes, y preservar material para estudios moleculares. Es un tratamiento adecuado en la neoplasia intraepitelial escamosa de bajo grado.[3]

8.4.2 Microcirugía láser

También se realiza por vía endoscópica y es de elección en la neoplasia intraepitelial escamosa de alto grado, el carcinoma invasivo (T1) y el carcinoma microinfiltrante glótico. El láser más utilizado es el de CO_2, que condensa la energía lumínica de forma monocromática para cortar y vaporizar los tejidos. Debe utilizarse en el modo pulso o superpulso. Se realiza una hidrodisección del pliegue vocal para preservar el ligamento. En las neoplasias intraepiteliales escamosas, el modo superpulso se modula hasta la intensidad más baja, pues al no infiltrar no es necesario profundizar. A menor potencia la resección es algo más laboriosa, pero se evita un mayor daño tisular. Hay que tratar de evitar la vaporización para preservar la calidad del tejido para su estudio histopatológico y molecular, ya que las muestras obtenidas suelen estar artefactadas y con el ADN alterado. Es imprescindible que las muestras biológicas sean de calidad, tanto para afinar el diagnóstico como para la investigación.

A diferencia de la microcirugía clásica, el campo permanece exangüe y el corte es más preciso, garantizando los bordes y la exéresis completa. En la neoplasia intraepitelial escamosa suele ser suficiente una exéresis simple, haciendo la disección en el espacio de Reinke, o a lo sumo una descorticación mucoligamentosa respetando el músculo vocal.

El control postoperatorio ha de ser exhaustivo, cada seis semanas, para vigilar la cicatrización y las recidivas tempranas. En la neoplasia intraepitelial escamosa de alto grado, el carcinoma invasivo (T1) y el carcinoma microinfiltrante, la cirugía láser consigue un 90 % de curaciones, aunque es necesario reintervenir en un 25 % de los casos en los dos primeros años. Puede repetirse hasta seis sesiones en caso de recidiva, reservando la radioterapia y la cirugía abierta para futuros rescates.[1,2]

Las cordectomías láser se han clasificado en seis tipos, de los cuales los cuatro primeros son los más utilizados en las neoplasias intraepiteliales escamosas de alto grado y los carcinomas incipientes: I, mucosa; II, mucosa y ligamento; III, mucosa, ligamento y músculo; IV, cuerda vocal completa. A mayor resección, mayor será el grado de disfunción vocal, caracterizada por una disfonía con voz aérea, en muchos casos de características acústicas peores que las preoperatorias. Hay que adecuar la resección con láser a la profundidad de la infiltración, sin excederse ni quedarse corto. En la neoplasia intraepitelial escamosa lo habitual es que la función vocal tras la resección sea aceptable, con una mejora de la amplitud de vibración de la onda mucosa y de la mayoría de los parámetros acústicos. Si se ha realizado radioterapia o cirugía previa, la función vocal se ve más alterada.[10]

Podemos concluir resumiendo que, si se trata de una neoplasia intraepitelial escamosa de bajo grado, la microcirugía clásica logra curaciones y altera menos la función vocal. Si la neoplasia intraepitelial escamosa es de alto grado o se trata de un carcinoma incipiente, el láser es el procedimiento de elección, con buen control terapéutico y función vocal aceptable, aunque con un grado de disfunción vocal proporcional al volumen de resección.

Consulte la bibliografía de este capítulo en la página 581.

Capítulo 14

Parálisis laríngeas periféricas

E. Cantillo, A. Jurado, J. Gutiérrez

Máximas y consejos

- La fibrolaringoscopia o la laringoscopia directa bajo anestesia general es el método de referencia para el diagnóstico de la parálisis vocal en la infancia.
- El paradigma de parálisis laríngea periférica unilateral es la provocada por una afectación del nervio recurrente.
- La tiroplastia está indicada en grandes defectos de cierre glótico en los que la compensación rehabilitadora y la infiltración (si llegó a realizarse previamente) han resultado insuficientes.
- La laringoplastia de aumento (sobre todo con gel de hidroxiapatita, por su facilidad de aplicación, utillaje simple, estabilidad y durabilidad) debería ofrecerse y aplicarse en los defectos de cierre pequeños a moderados.
- En una laringe con parálisis bilateral, las funciones de respiración y fonación son contrapuestas, de modo que una técnica quirúrgica que ayude a la respiración (permeabilidad laríngea) creará una voz débil, áfona y aérea.

Introducción

Las parálisis laríngeas periféricas pueden presentarse clínicamente con disfonía (por incompetencia glótica), con disnea-estridor (por disminución importante del espacio glótico), con trastornos de leves a intensos en la deglución (aspiraciones) o con todos ellos simultáneamente y con mayor o menor grado de intensidad.

Las causas de una disfonía por incompetencia glótica son diversas.[1,2] Sin duda, la parálisis de un pliegue vocal por afectación neurológica en su inervación es una de las más frecuentes, y plantea problemas de índole terapéutica a la hora de decidir cuándo y cómo solucionarla. Las causas de la disnea-estridor son muy numerosas (congénitas, infeccioso-inflamatorias, traumáticas, neurológicas, tumorales, etc.) y entre ellas también se encuentran las parálisis bilaterales que afectan básicamente a la musculatura dilatadora de la glotis.

Es necesario que el laringólogo siga un protocolo diagnóstico basado en el mayor grado de evidencia,[3] para que de manera rápida, eficaz y con la mayor certidumbre posible proporcione un diagnóstico morfológico, funcional, acústico y topográfico correcto. A la dificultad para establecer cuándo hay que intervenir sobre ellas, se une la de tener que elegir qué técnica quirúrgica es más satisfactoria. La rehabilitación vocal es paliativa en bastantes ocasiones, aunque se logran mejores resultados cuando se simultanea la electroestimulación asociada a ejercicios de voz que cuando sólo se realizan éstos como rehabilitación en los casos de parálisis unilaterales.[4]

¿Cuándo? ¿Qué técnica de corrección debe emplearse? ¿Qué criterios clínicos y diagnósticos pueden ayudarnos a valorar la indicación y el posterior resultado de la técnica empleada? Estas tres cuestiones son las que se plantea siempre el otorrinolaringólogo a la hora de ofrecer al paciente con disfonía por incompetencia glótica o con disnea por aducción glótica intensa una solución efectiva a su problema, tanto de voz como respiratorio.

1 Parálisis laríngeas unilaterales en la edad pediátrica

Las causas que pueden provocar parálisis laríngeas unilaterales incluyen todos aquellos trastornos que potencialmente puedan afectar al vago en su recorrido desde el tronco encefálico hasta el cuello-mediastino. En muchas ocasiones se trata de una parálisis autolimitada en el tiempo, por lo que bastantes casos pasan sin ser diagnosticados correctamente y sin establecer una causa evidente (idiopáticas). Como en el adulto, en los niños son más frecuentes las parálisis que afectan al recurrente izquierdo.

La elongación del vago por su lesión traumática en el momento del nacimiento, las malformaciones cardiacas o de los grandes vasos y la cirugía que en muchas ocasiones se requiere para su corrección, la cirugía torácica por quistes o tumores toracomediastínicos, las provocadas por un traumatismo cervical externo y las que aparecen tras una intubación endotraqueal, son las más detalladas en la bibliografía.[5]

El llanto del niño suele ser áfono, soplante (aéreo) y a menudo se asocia a problemas de la deglución y a microaspiraciones, que si son leves pasan a un segundo plano en el contexto de un niño que, además, suele tener síntomas derivados de la malformación cardiovascular subyacente o de su cirugía. Puede haber también crisis cianóticas asociadas al momento de la lactancia, por pérdida de sensibilidad de la hemilaringe afectada en aquellos casos de lesión del laríngeo superior.

La fibrolaringoscopia o la laringoscopia directa bajo anestesia general es el método de referencia para el diagnóstico. La fibroscopia nos informa también de cómo se encuentra la deglución en relación con las zonas supraglóticas. Con la endoscopia laríngea no sólo confirmaremos el estado del pliegue vocal sino quizás la existencia de lesiones asociadas en la laringe. Es fundamental comprobar por palpación la movilidad de la articulación cricoaritenoidea de ambos lados, para descartar o confirmar casos de fijación o luxación. La resolución espontánea de la parálisis a estas edades ocurre generalmente en un 50 % entre los 6 y los 12 meses, por lo que la traqueotomía sólo se emplea a veces si las crisis de aspiración son intensas y muy frecuentes. La tiroplastia de medialización en los adolescentes tiene pocas referencias bibliográficas.[2]

2 Parálisis laríngeas bilaterales en la edad pediátrica

Aunque hay casos idiopáticos, la mayoría de las veces el origen de la lesión bilateral suele estar en el ganglio nodoso o plexiforme. En estos casos de parálisis congénita de las cuerdas vocales, en lo primero que hay que pensar es en la malformación de Arnold-Chiari.[6] Otros procesos, como encefaloceles, mielomeningoceles, leucodistrofias, etc., son también otras posibilidades, pero como en las parálisis unilaterales también los traumatismos de cuello, los traumatismos en el parto (fórceps, ventosas…), la intubación endotraqueal y los procesos infecciosos son también causas a considerar.

El estridor congénito es infrecuente, y aunque la laringomalacia es su causa más frecuente, la parálisis de las cuerdas vocales le sigue en segundo lugar.[6] La imposibilidad de los pliegues vocales para separarse provoca un importante estridor, crisis cianóticas, episodios graves de aspiración e infecciones de vías respiratorias bajas secundarias. El tono del llanto puede ser normal si la situación de las cuerdas es paramedial.

Por la etiología antes reseñada, las técnicas de imagen (tomografía computarizada de cráneo y tórax, resonancia magnética) son ineludibles en la mayoría de los casos. La endoscopia laríngea asociada a broncoscopia y bajo anestesia general es esencial, pero no siempre es posible establecer un diagnóstico de certeza en este acto y muchas veces la parálisis se confirma tras realizar una traqueotomía. Si se presenta estridor, pero sin desaturación importante de oxígeno, la traqueotomía podría esperar bajo observación estricta, aunque son los casos más infrecuentes. La traqueotomía es necesaria, por tanto, la mayoría de las veces. Una vez realizada es cuando habitualmente se procede a la evaluación clínica y diagnóstica del niño en todos los aspectos. La aritenoidectomía con o sin fijación lateral de una cuerda vocal es una solución razonable, y su difícil objetivo debe ser mantener la permeabilidad de la vía aérea sin necesidad de cánula y ofrecer una razonable calidad de voz. La aritenoidopexia mediante abordaje externo es una técnica que puede ofrecer buenos resultados.[5] Algunos autores[7] detallan, en una parálisis bilateral provocada por una enfermedad de Charcot-Marie-Tooth (concretamente el tipo I), la realización con éxito de una cordotomía endoscópica para evitar la traqueotomía, y en un estudio[8] realizado en 64 niños con estridor por parálisis bilateral se señala la fijación lateral endoscópica «como primer y a menudo único tratamiento para la resolución de la parálisis, aunque en algunos casos este procedimiento no fue suficiente y hubo que completarlo con otros».

3   Parálisis laríngeas unilaterales en el adulto

La afectación del ramo externo del nervio laríngeo superior quizá sea más frecuente de lo que suponemos; en bastantes ocasiones, si no se piensa en ella, puede pasar inadvertida. Suele presentarse en un 15 % de los casos tras cirugía tiroidea. La fatiga de voz, la limitación de altura tonal en los agudos si se trata de un cantante, y la pérdida de la sensibilidad supraglótica y glótica (lesión del ramo interno) son síntomas más que suficientes para sospechar paresia o parálisis del músculo cricotiroideo.

En la endoscopia laríngea realizada en la consulta se aprecian, en el momento de la fonación (y más si invitamos al paciente a hacer una fonación muy corta y seguida de /i-/i-/i…), una rotación de la comisura posterior hacia el lado paralizado, una inclinación de la laringe con la cuerda afectada presentando una disposición más «baja» que la sana, un prolapso anteromedial del repliegue ariepiglótico y una caída hacia delante del aritenoides y del cuneiforme homolateral.

El paradigma de parálisis laríngea periférica unilateral es la provocada por afectación del nervio recurrente. A las causas consideradas «clásicas» pueden añadirse otras, como las provocadas por fármacos como la vincristina, empleada a menudo en el tratamiento de la leucemia linfoblástica.[9] Al ser la cirugía tiroidea una de las causas más frecuentes de afectación del nervio recurrente, se ha avanzado mucho en la prevención de su lesión en el acto quirúrgico mediante los sistemas de monitorización. Recientemente se ha comprobado[10] que se consiguen mejores resultados empleando la neuromonitorización laríngea y la neuroestimulación juntas que con sólo la neuroestimulación. Se sabe que la estabilidad de la señal recogida durante la neuromonitorización es un dato clave y seguro para tener certeza de que no se está lesionando el recurrente.[11] Hay que saber que el empleo de miorrelajantes no despolarizantes en la anestesia influye en la señal recogida durante la neuromonitorización, y que pueden aparecer falsos negativos.[12] Por otro lado, la instrumentación en el acto quirúrgico ha mejorado mucho; algunos trabajos han comparado los resultados según se emplee *Ligasure*® o *Ultracision*®, y su utilidad para la disección precisa y exangüe de tiroides, paratiroides y recurrentes.[13]

Los antecedentes personales, los síntomas recogidos en la anamnesis, la valoración videofibroendoscópica o videotelelaringoscópica asociada a estroboscopia, los parámetros observados en la digitalización de la señal acústica del paciente, la puntuación del *Voice Handicap Index* y, si hubiera sido necesaria, los hallazgos de la electromiografía tanto cuantitativa como cualitativa,[14] son las bases del diagnóstico etiológico, morfológico y funcional. Todo este arsenal diagnóstico, debidamente protocolizado, debe facilitar al fonocirujano la toma de decisiones en lo que respecta a cuándo realizar el tratamiento, qué tipo de técnica emplear y qué expectativas razonables debe transmitir al paciente en cuanto a los resultados esperables. Actualmente no hay demasiada literatura, salvo la reseñada, que sistematice estos aspectos.[15-17]

En caso de insuficiencia glótica, los métodos correctores que pueden emplearse son fundamentalmente tres: la implantación de biomateriales en los pliegues vocales,[18,19] la laringoplastia de medialización con o sin aducción aritenoidea,[19,20] y las técnicas de reinervación de pedículo mioneural. La elección de uno u otro no tiene una sistematización consensuada entre los diferentes grupos o unidades de otorrinolaringología. Es evidente que cuestiones como la edad del paciente y los antecedentes personales, el tiempo de evolución de la incompetencia, la amplitud y el tamaño del hiato glótico observados en la videolaringoscopia, los parámetros obtenidos en el análisis acústico del registro de la voz (¿cuáles son los más estables y orientativos?) y evidentemente la disponibilidad de recursos económicos del centro donde vaya a realizarse el tratamiento, son factores a tener en enorme consideración.

¿Cuándo hay que plantear un tratamiento quirúrgico a un paciente con parálisis recurrencial unilateral? Clásicamente se proponía esperar al menos un año antes de plantear un tratamiento quirúrgico en las parálisis laríngeas unilaterales,[20] realizando mientras tanto terapia vocal. Sin embargo, hay casos en que la terapia vocal no es lo bastante efectiva y hoy día, gracias a la mejora en las técnicas de medialización[15,17,20] y al desarrollo de biomateriales para la cirugía de aumento,[15,21,22] junto con otros autores[23] creemos que debe revisarse este criterio.

¿Qué variante técnica emplear? En esta cuestión van casi paralelos el número de artículos publicados y la aparición de diferentes sustancias para infiltrar o implantar. Aunque las técnicas de reinervación tienen sus seguidores,[24] no acaban de generalizarse solas ni en asociación con otros procedimientos.

Sin duda, la tiroplastia de medialización (tiroplastia tipo I) es una técnica con muy buenos resultados y de uso generalizado.[15,17,24-26] En ella lo que varía es el material implantado: *Gore-Tex*®,[27] *Silastic*®, prótesis de silicona de diferentes tamaños según sea para hombres o mujeres,[15] etc. Su aplicación en los defectos del cierre glótico grandes y moderados es muy satisfactoria, sobre todo en los casos en que por microaspiraciones intensas conviene aproximar también la glotis posterior. Es una intervención que suele realizarse con neuroleptoanalgesia y control externo fibroscópico, para cerciorarse de que el cierre es efectivo y de que no haya una mala corrección por exceso ni por defecto. Es indispensable prevenir la rotura o el desgarro del pericondrio interno del ala tiroidea (figura 1).

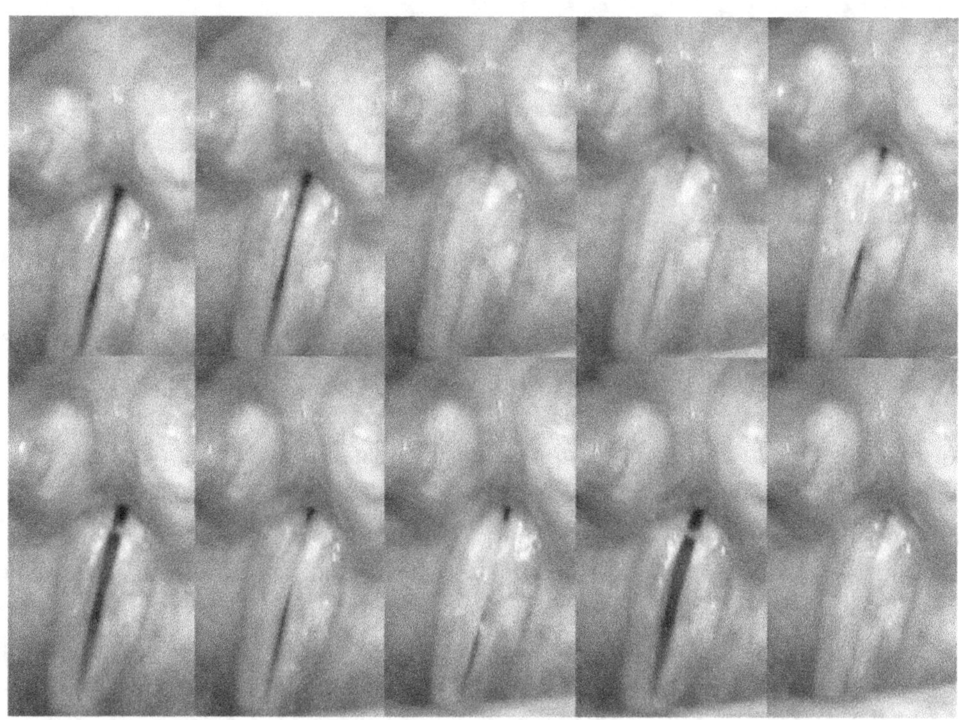

Figura 1
Estroboscopia secuenciada tras una tiroplastia de tipo I izquierda (prótesis de Montgomery) a los 12 meses.

La laringoplastia de aumento por infiltración[15,21,22] varía según se realice en régimen de consulta o en el quirófano, transoral[28] o percutánea,[29] y con anestesia local y tópica o mediante anestesia general por microcirugía. Unas y otras dependen de la sustancia a infiltrar y de su utillaje, así como de las condiciones anatómicas y psicológicas del paciente. Los materiales son variados, desde el *Teflon®* inicial (hoy prácticamente abandonado por la aparición de teflonomas) hasta el colágeno[30] pasando por *Cymetra®*, grasa autóloga, ácido hialurónico y últimamente gel de hidroxiapatita.[15,31,32]

Existen trabajos comparativos entre la tiroplastia de aproximación y la laringoplastia de aumento,[3,15] pero quizás la idea actual sea aplicar una u otra técnica según la protocolización y la valoración por parte del fonocirujano de los siguientes puntos:

- Edad del paciente, antecedentes personales y tipo de usuario de voz.
- Tiempo de evolución de la incompetencia frente a la parálisis.
- Amplitud y tamaño del hiato glótico observados en la videolaringoscopia.
- Parámetros obtenidos en el análisis acústico del registro de la voz, fundamentalmente *jitter, shimmer* y relación armónico-ruido.[15]
- Disponibilidad de recursos del centro donde vaya a realizarse el tratamiento.
- Experiencia del cirujano.

Muy en líneas generales, podríamos decir que la tiroplastia se realizaría en grandes defectos de cierre glótico en los cuales la compensación rehabilitadora y la infiltración (si llegó a realizarse) hayan sido insuficientes, y las expectativas, la calidad de vida del paciente y el uso de la voz así lo requieran. La laringoplastia de aumento (sobre todo con gel de hidroxiapatita, por su facilidad de aplicación, utillaje simple, estabilidad y durabilidad) debería ofrecerse y aplicarse en defectos de cierre pequeños a moderados, como segunda opción en la corrección insuficiente de una tiroplastia, en los pacientes con «delicadas» calidad y expectativas de vida por su patología de base, y en aquellos que así lo prefieran a pesar de ofrecerles una tiroplastia de medialización (figura 2).

4 Parálisis laríngeas bilaterales en el adulto

Nuevamente, cualquier actuación quirúrgica sobre el cuello, el tórax o el mediastino, o cualquier otro tipo de traumatismo sobre el cuello, pueden ser causa de una lesión bilateral de ambos pliegues vocales. La exposición a agentes tóxicos inhalados (organofosforados) o a fármacos antineoplásicos también pueden producirla, y por supuesto la intubación endotraqueal, los accidentes vasculares cerebrales y los procesos neurodegenerativos (esclerosis lateral amiotrófica, síndrome de Guillain-Barré, tumores cerebrales…) son igualmente causas frecuentes.[5] La cirugía tiroidea, y sobre todo la oncológica tiroidea, es quizás la causa más frecuente.

Aunque la disnea puede presentarse de manera tardía, lo habitual es que el paciente tenga una aceptable voz, en la que llama la atención el ruido inspiratorio (estridor) previo a una frase, por lo que el lenguaje puede parecer monocorde. Aunque es posible que inicialmente haya aspiraciones, con el tiempo se tornan más infrecuentes.

Lo realmente complicado en estos casos es conseguir un tratamiento quirúrgico que permita al paciente respirar de manera adecuada sin necesidad de traqueotomía, y al mismo tiempo una aceptable calidad de voz.[33] En este momento conviene señalar que, en una laringe con parálisis bilateral, las funciones de respiración y fonación son contrapuestas, de modo que una técnica quirúrgica que ayude a la respiración (permeabilidad laríngea) creará una voz débil, áfona y aérea; por el contrario, si el paciente requiere una traqueotomía por aposición de las cuerdas y casi nulo paso aéreo, la voz será muy aceptable siempre y cuando se tape la cánula de la traqueostomía al hablar, o si ésta tiene válvula.

Podemos diferenciar entre técnicas endoscópicas, procedimientos por abordaje externo y técnicas mixtas (externas-endoscópicas) para el tratamiento quirúrgico de las parálisis laríngeas bilaterales. La aritenoidectomía externa con abordaje lateral de la laringe sin incidir la comisura anterior (técnica de Woodman)[5] y con fijación lateral de la apófisis vocal mediante sutura, tuvo su aplicación y resultados. La aritenoidectomía mediante laringofisura medial con disección pericóndrica y posterior fijación de la apófisis vocal también tiene resultados aceptables, sobre todo en cuanto a la posibilidad de descanulación del paciente. Los procedimientos de reinervación siguen sin tener una gran aplicabilidad, y la estimulación eléctrica funcional de la laringe denervada[5] también está a la espera de una aplicación extendida que ofrezca resultados fiables.

En nuestra experiencia y en trabajos publicados con posterioridad[34] se han obtenido muy buenos resultados, antes de poder emplear la cirugía endoscópica con láser, con la técnica mixta de Eljjner en la cual se lateraliza y fija el aritenoides por su apófisis vocal con un abordaje externo (por el que transcutáneamente se pasan dos hilos monofilamento a través del ala tiroidea, uno por encima de la cuerda vocal y otro por debajo de ella) y un

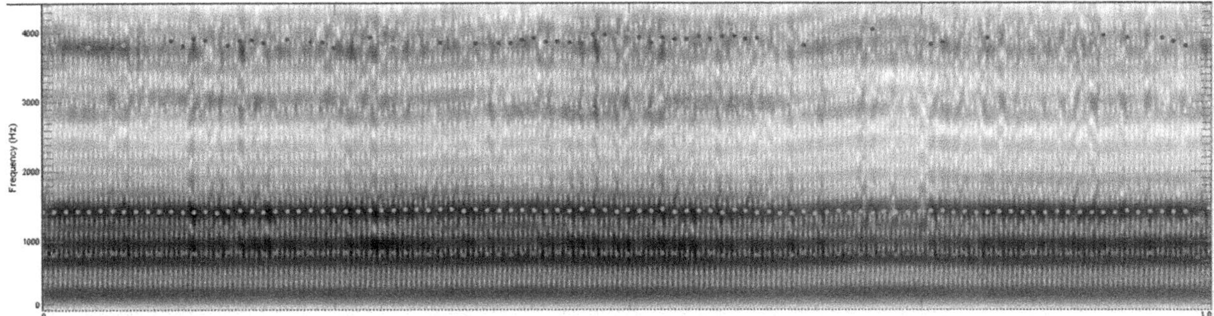

Figura 2. Sonograma a los 12 meses de una laringoplastia de aumento con *Radiesse Voice*®.

abordaje endoscópico simultáneo (el segundo cirujano captura ambos hilos y los saca por laringoscopia para anudarlos por boca, el primer cirujano tira de ellos para reintroducirlos en la laringe y el endoscopista los sitúa justo a la altura de la apófisis vocal que va a lateralizarse y fijarse).

Los procedimientos endoscópicos con o sin láser son los que se están empleando de manera más generalizada y con mejores resultados.[7,33,35] La aritenoidectomía puede realizarse con o sin láser, si bien es una técnica que requiere experiencia y puede provocar muchas escaras al realizarla con láser. La cordotomía con láser a nivel de la glotis posterior es más fácil de hacer; implica la incisión transversal de ligamento y del músculo vocal a la altura de una o de las dos apófisis vocales. Estos procedimientos pueden asociarse, incluso, a una cordectomía amplia en una sola de las cuerdas paralizadas.[5]

Consulte la bibliografía de este capítulo en la página 582.

Capítulo 15

Disfonías de origen neurológico

J. Sanabria, P. García Ruiz, F. Ahumada

Máximas y consejos

- Las enfermedades neurodegenerativas se caracterizan por la pérdida progresiva e imparable de neuronas de áreas concretas.
- La parálisis de las cuerdas vocales secundaria a un accidente vascular cerebral es relativamente poco común en comparación con la disartria, que está presente en un 8 % a un 30 % de los casos.
- El temblor esencial es el trastorno del movimiento más frecuente. Se caracteriza por una actividad oscilatoria involuntaria (temblor) rítmica de acción.
- La disfonía espasmódica es un trastorno crónico que no remite, pero tiene un razonablemente buen tratamiento con infiltraciones repetidas de neurotoxina botulínica de tipo A, que provoca el bloqueo neuromuscular al inhibir la liberación de acetilcolina en las terminaciones presinápticas.

Introducción

La fonación, el habla y el lenguaje son capacidades relacionadas que precisan una delicada función cerebral. La fonación se define como la producción de sonidos (fonemas). El habla requiere la pronunciación de palabras de una colección de sonidos. El lenguaje implica agrupaciones lógicas de palabras en forma de frases o ideas de comunicación.

1   Clasificación de las enfermedades neurodegenerativas

- Procesos neurodegenerativos de predominio cortical (Alzhemier, accidentes vasculares cerebrales [AVC], etc.).
- Procesos neurodegenerativos de predominio subcortical (Parkinson, parálisis supranuclear progresiva, Huntington, esclerosis múltiple, distonía, Gilles de la Tourette, trastornos cerebelosos, etc.).

- Procesos neuromusculares y otras afecciones relacionadas, sin trastorno cognitivo relevante (esclerosis lateral amiotrófica, miastenia, etc.).

Estas enfermedades neurodegenerativas se caracterizan por la pérdida progresiva e imparable de neuronas de áreas concretas. En la actualidad se conocen más de cien enfermedades neurodegenerativas por anormalidades en el proceso de ciertas proteínas, por lo que se las denomina proteopatías; al acumularse las proteínas en el tejido nervioso, dentro y fuera de las neuronas, producen manifestaciones clínicas.[1] De causa desconocida en la mayoría de los casos, son esporádicas o bien de origen genético variado y complejo. Se diagnostican mucho después (cuando ya aparecen los síntomas) de comenzar la neurodegeneración. Lamentablemente todavía no disponemos de ningún marcador de enfermedad presintomática, y por tanto se desconoce cuándo se inicia realmente la pérdida de neuronas.

Algunas enfermedades neurodegenerativas pueden tener una presentación clínica inicial muy variable, y durante su desarrollo muchas se solapan entre sí desde el punto de vista clínico y anatomopatológico, probablemente por la presencia de proteínas específicas que no pueden eliminarse adecuadamente de las neuronas o su entorno. Por tanto, como otorrinolaringólogos debemos ser flexibles con los diagnósticos de los compañeros neurólogos, que muchas veces evolucionan con la propia enfermedad del paciente, recordando que en numerosas ocasiones estas enfermedades neurodegenerativas son multigénicas, multifactoriales y con diferente penetración de los genes alterados, así como con distinta respuesta a las fuerzas patógenas.[1]

1.1 Procesos neurodegenerativos de predominio cortical

1.1.1 Demencia cortical o enfermedad de Alzheimer

Descrita por primera vez en 1907 por Alois Alzheimer, actualmente es un proceso de enorme importancia desde el punto de vista médico, familiar, social, económico y político, y la enfermedad neurodegenerativa más frecuente. Se producen mutaciones del gen precursor de la proteína β-amiloide que conducen a depósitos característicos en las placas seniles y ovillos neurofibrilares, generando un mal funcionamiento de las neuronas y las consiguientes manifestaciones de la enfermedad junto con una pérdida general de neuronas en diversos territorios cerebrales.

En 2011, la prestigiosa publicación *Brain* presentó un estudio que demostraba que una de las características de los diversos tipos de demencias, especialmente la enfermedad de Alzheimer, es el deterioro de la capacidad de reconocimiento de la voz.[2] Casi simultáneamente se publicó en *Laryngoscope* que las personas que desarrollan esta neuropatología pueden tener un tiempo aumentado justo en la iniciación del habla.[3] No hemos encontrado estudios que incluyan información sobre la valoración laríngea y fonatoria con técnicas diagnósticas otorrinolaringológicas en la demencia cortical y la enfermedad de Alzheimer.

1.1.2 Accidentes vasculares cerebrales

Las enfermedades vasculares cerebrales son la tercera causa principal de muerte en los países desarrollados, por detrás de las enfermedades cardiacas y del cáncer. Los pacientes que sobreviven a un AVC pueden presentar diversa afectación neurológica, como disartria y disfagia, además de alteraciones en el habla y la voz, cuyos cambios son complejos y muy dependientes de la ubicación del evento cerebral. La parálisis de las cuerdas vocales secundaria a un AVC es relativamente poco común en comparación con la disartria, que está presente en un 8 % a un 30 % de los casos.[4] Debe hacerse un correcto diagnóstico diferencial con las afectaciones de nervio periférico e identificar las causas centrales de la disfonía.

La exploración otorrinolaringológica es fundamental para el diagnóstico en la evaluación vocal en un AVC: nos da información sobre la coordinación y la calidad del discurso y la articulación de la voz, y puede permitir diagnosticar su estado funcional. La electromiografía laríngea es útil en la evaluación de la parálisis de una o ambas cuerdas vocales, sobre todo si muestra una recuperación precoz, y se recomienda realizarla entre seis semanas y tres meses después del AVC.[5] Respecto al tratamiento de estas lesiones, la rehabilitación de las secuelas de un AVC, como la afasia, la apraxia del habla y la disartria, desempeña un papel fundamental.

1.2 Procesos neurodegenerativos de predominio subcortical

1.2.1 Enfermedad de Parkinson

Es la segunda enfermedad neurodegenerativa más frecuente, con una prevalencia del 2 % en las personas mayores de 65 años. El síndrome parkinsoniano se caracteriza por la presencia de temblor en reposo, rigidez, hipocinesia y pérdida de reflejos posturales, y se debe a numerosas causas. La forma idiopática se denomina «enfermedad de Parkinson», que para su diagnóstico clínico requiere la presencia de acinesia, junto a otro, al menos, de los criterios cardinales, y una buena respuesta sintomática a la levodopa. La enfermedad de Parkinson se atribuye a una disminución de la dopamina.

El temblor típicamente desaparece al iniciarse el movimiento y con el sueño, y su frecuencia es de cuatro a ocho ciclos por segundo (Hz). La rigidez es un síntoma casi siempre presente, aunque el paciente no se dé cuenta y lo refiera en términos imprecisos. La hipocinesia es el síntoma cardinal de la enfermedad de Parkinson y la que va a determinar el grado de invalidez. Consiste en la dificultad para iniciar un movimiento, cambiar el ritmo o la dirección de uno ya iniciado, realizar movimientos automáticos, etc.

La enfermedad de Parkinson se caracteriza también por disprosodia y disartria. La prosodia es la melodía del lenguaje, es decir, la combinación de la entonación, pronunciación, ritmo del habla y estrés silábico, que aportan tanto información lingüística como no lingüística. La disartria es el nombre colectivo que se aplica a los tratornos del habla que resultan de las alteraciones del control muscular sobre los mecanismos fonatorios debidas a daño sobre el sistema nervioso central o periférico. La disartria designa problemas de comunicación oral producidos por parálisis, debilidad o incoordinación de la musculatura que interviene en el proceso fonatorio. Hemos de diferenciarla claramente de otras alteraciones neurológicas localizadas en centros superiores que pudieran llevar asociadas una deficiente programación de movimientos fonatorios y sus secuencias, es decir la apraxia, o el ineficaz procesamiento de las unidades lingüísticas o afasia.

Están descritas en la literatura, y aceptadas por todos, seis clases de disartria: espástica, hipercinética, hipocinética, atáxica, flácida y mixta. Los pacientes con enfermedad de Parkinson se caracterizan por una disartria hipocinética. Dependiendo del estadio evolutivo se ha observado que las alteraciones vocales (laríngeas) ocurren con mayor frecuencia que las articulatorias (que incluyen al resto del tracto vocal).[6] Estas alteraciones consisten en voz aérea, voz ronca, disminución de la intensidad, disminución de las inflexiones propias del lenguaje y temblor vocal. Presentan una característica ausencia de patrones de inflexión del lenguaje, incluso usando ejemplos concretos (p. ej., formular preguntas, simulación de enfado, etc.). Acústicamente se corresponderían con monotonía y monosonoridad.

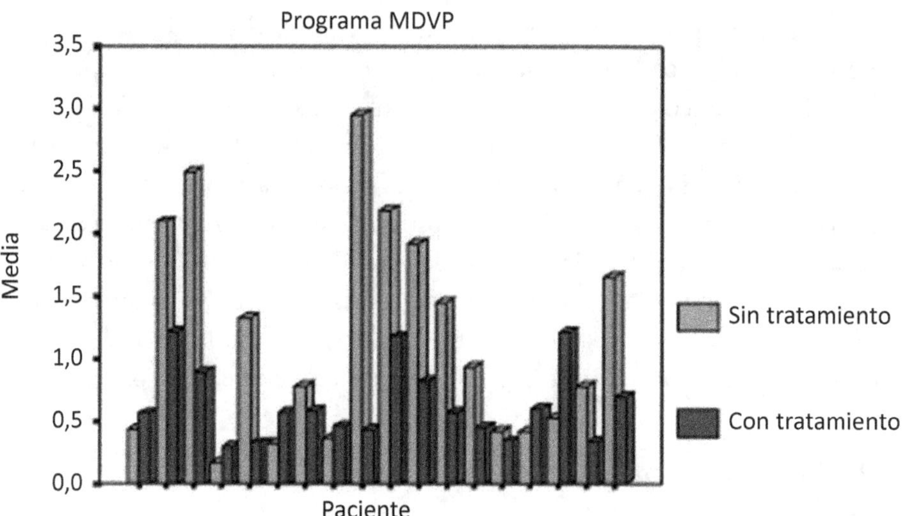

Figura 1
Índice de intensidad de temblor vocal medido antes y después del tratamiento con L-dopa en 18 pacientes, obtenido con el programa MDVP.

La laringoscopia ha revelado temblor en el 14,6 % y signos de actividad supraglótica (hiperfonación) en el 20 % de los pacientes con enfermedad de Parkinson (diferencias estadísticamente no significativas), con un aceptable cierre glótico en la mayoría de los casos.[7] Los otorrinolaringólogos disponemos de un elemento diagnóstico clave en la consulta: el análisis acústico vocal, que es un método no invasivo útil para valorar la evolución de un paciente y la eficacia del tratamiento propuesto, tanto médico-farmacológico como quirúrgico o rehabilitador.

Los pacientes suelen tener una buena respuesta clínica y sintomática a la levodopa. Desde el punto de vista del análisis acústico vocal, se ha apreciado que con la medicación mejoran ciertos parámetros vocales (figura 1): aumentan los parámetros de frecuencia y disminuyen la perturbación de frecuencia y los parámetros de ruido y de temblor.[8]

Tras realizar una grabación vocal con fines de análisis acústico puede observarse una representación gráfica de la voz en formas diversas. La más conocida es el espectrograma de banda estrecha, pero nos parece más sencilla una representación tridimensional de los armónicos y los formantes a lo largo del tiempo denominada *waterfall* (figuras 2 y 3), que ofrece una cómoda y rápida imagen para interpretar las características espectrales de la señal vocal. De la disposición, nitidez, regularidad y uniformidad de los armónicos y formantes expresadas en la representación *waterfall* podemos deducir la calidad de la voz de un paciente.

La primera imagen es la fonación de la vocal /a/ sostenida de una voz normal, donde se aprecia el sonograma casi sin alteraciones y con una disposición lineal y robusta en color negro, en la parte más superior de la pantalla, mientras que en la parte más inferior se aprecia la representación de los armónicos en forma tridimensional. Tomando como normal esta representación, la comparamos con las imágenes de las neuropatologías que siguen a continuación:

- Sonograma con variaciones de la amplitud (rayas negras en forma de flecos).
- *Waterfall* de armónicos, con una limitación moderada, fruto de la hipofonía, indicativa de escasa energía asociada al registro acústico. Para mostrar la disartria de la enfermedad de Parkinson es mejor analizar frases *(running speech)* que una fonación sostenida (figuras 3 y 4).

Los tratamientos no farmacológicos consisten en:

- Tratamiento rehabilitador logopédico-foniátrico: método LSVT *(Lee Silverman voice treatment),* que combina intenso trabajo vocal y respiratorio para aumentar el rendimiento fonatorio. Algunos autores lo consideran el mejor método terapéutico si además los pacientes están correctamente medicados.

- Tratamiento quirúrgico: en 1947 se inició la talamotomía por cirugía estereotáctica (cerrada), pero con el advenimiento de la levodopa se abandonó. La estimulación subtalámica o DBS *(deep brain stimulation)* fue introducida por Benabid (Grenoble, Francia) en 1991. Los primeros resultados españoles se comunicaron en el año 2000.[8] En realidad es una inhibición, que hace disminuir el glutámico (por inhibir el subtálamo) y contrarresta la disminución de dopamina. Se obtienen resultados motores favorables, pero es una técnica quirúrgica reservada para los estadios finales con mala respuesta a la medicación habitual. Es reversible y bien tolerada, e incluso puede hacerse de forma bilateral y en pacientes ancianos.

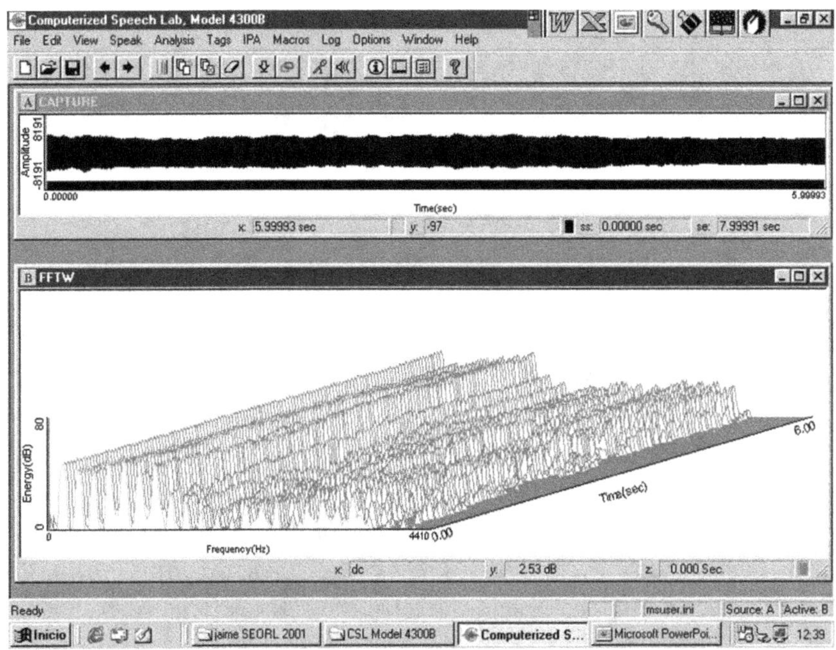

Figura 2
Espectrograma tridimensional *(waterfall)* normal. La parte superior corresponde al sonograma.

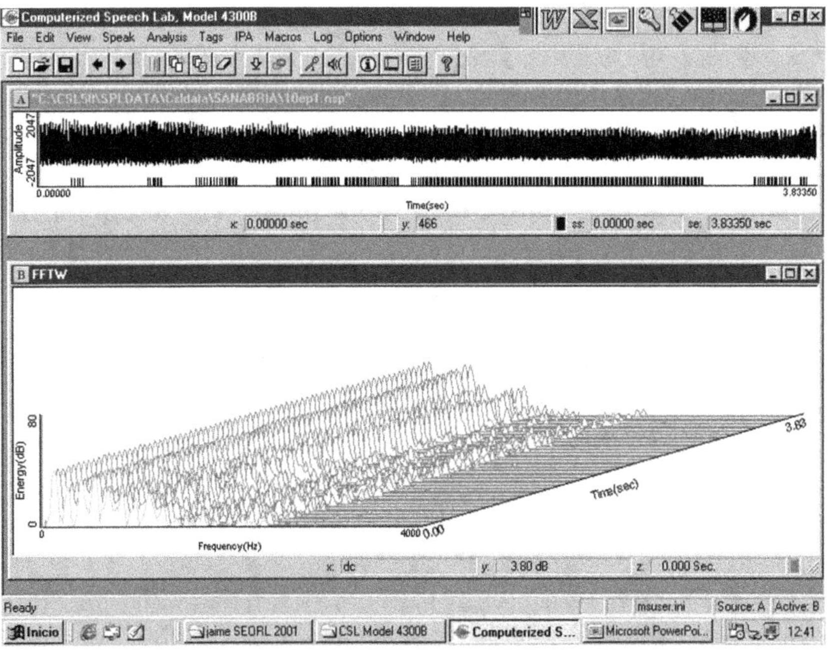

Figura 3
Espectrograma tridimensional *(waterfall)* en un paciente con Parkinson, con armónicos limitados. La parte superior corresponde al sonograma.

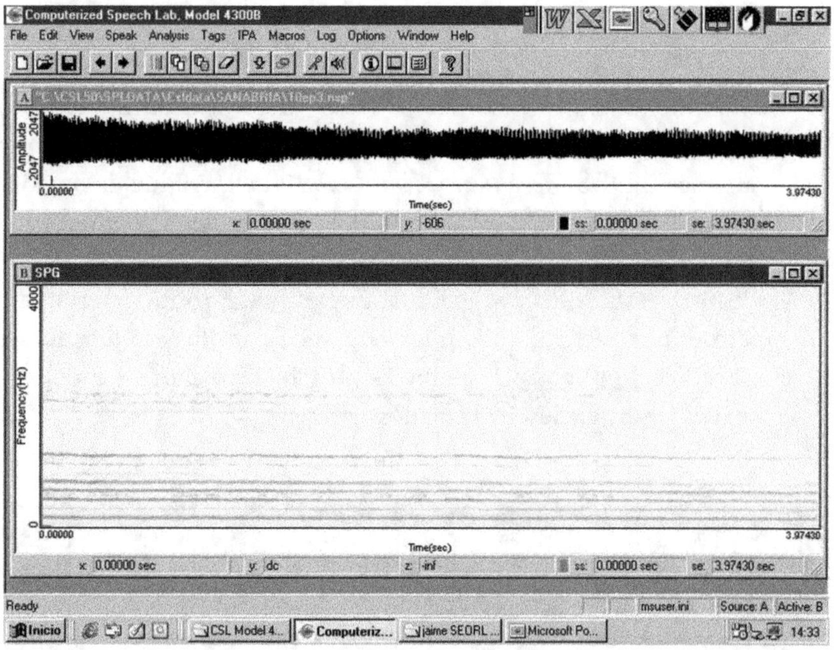

Figura 4
Espectrograma de banda estrecha del paciente de la figura 3. La parte superior corresponde al sonograma.

- Tratamiento magnético: la estimulación magnética transcraneal recurrente, publicada en 2006 por Dias y su grupo de Sao Paulo, consigue una mejoría parcial en la fonación y la disartria de la enfermedad de Parkinson, con significación estadística en los cuestionarios de calidad de vida vocal, pero no en las medidas objetivas del análisis acústico.[9]

1.2.2 Temblor esencial

Es el trastorno del movimiento más frecuente y se caracteriza por una actividad oscilatoria involuntaria (temblor) rítmica de acción. En la mitad de los casos puede tener un patrón de herencia autosómica dominante, con una penetración del 100 %, y el resto de los casos son esporádicos. El temblor vocal se asocia a modulaciones que son fluctuaciones de la vocalización casi rítmicas, tanto en frecuencia como en amplitud (en tono y volumen). Puede observarse temblor no sólo en los músculos intrínsecos laríngeos sino también en los extrínsecos, los faríngeos, los palatinos y otros que afectan a la articulación, así como en el diafragma, la pared torácica y otros relacionados con la respiración.

Fonoacústicamente la voz es similar, con ritmo recurrente y no errático, sin gran esfuerzo vocal ni roturas vocales. La exploración otorrinolaringológica del paciente con temblor vocal es más completa si se realiza con nasofibrolaringoscopia, porque la tracción lingual de la telelaringoscopia rígida puede impedir obtener signos típicos de temblor y hace imposible la fonación de una frase. La apreciación de un movimiento rítmico del paladar, la faringe o la laringe es diagnóstica.

En 2009 se propuso identificar el origen del temblor vocal según los grupos musculares intervinientes en la respiración, la fonación y la articulación,[10] y en 2010 el sistema de puntuación del temblor vocal VTSS para uniformizar la evaluación y la puntuación de diversas regiones anatómicas: paladar, base de la lengua, paredes faríngeas, supraglotis laríngea y cuerdas vocales.[11] Con este sistema, en una larga serie se observó que el temblor de las cuerdas vocales se asociaba frecuentemente a temblor en las paredes faríngeas y el paladar.[11] También en 2010 se presentó un modelo informático para intentar aislar la fuente individual del temblor vocal entre los distintos mecanismos involucrados, incluyendo el flujo aéreo respiratorio, el sonido laríngeo y la modulación en los resonadores de la faringe y la cavidad oral.[12]

El tratamiento del temblor es inicialmente farmacológico con propranolol (β-bloqueante) o primidona (neuroléptico), con resultados favorables sólo en la mitad de los pacientes y por mecanismos no muy bien conocidos. En la última década se ha intentado tratar a los pacientes afectos de temblor vocal con infiltraciones recurrentes de neurotoxina botulínica (en casos de temblor con trasfondo de distonía laríngea) o con estimulación talámica neuroquirúrgica, con resultados variables.[13]

1.2.3   Atrofia multisistémica o síndrome de Shy-Drager

El síndrome de Shy-Drager (descrito en 1960 por ambos autores) es una enfermedad neuro-degenerativa caracterizada por alteraciones motoras y disautonómicas: hipotensión ortostática, incontinencias esfinterianas e impotencia por pérdida de las células del núcleo de Onuf.

Muchas veces se diagnostica inicialmente como enfermedad de Parkinson o como atrofia olivopontocerebelosa, aunque el diagnóstico es evolutivo con la progresión del cuadro clínico en sólo unos pocos años hasta la muerte. Los pacientes a veces no aprecian su parálisis laríngea porque al principio puede ser unilateral (con posterior progresión a bilateral), hablan bien y se han adaptado poco a poco a una ventilación por una zona estrecha. La aproximación glótica es normal, pero la separación cordal es escasa. Suele empeorar al dormir y puede tener una clínica típica compatible con un síndrome de apneas e hipoapneas del sueño por somnolencia diurna, fatiga, pérdida de memoria, etc. No se han publicado artículos sobre la alteración vocal de esta neuropatología desde 1984, por lo que no es posible ampliar la información de la ponencia de la Sociedad Española de Otorrinolaringología y Patología Cérvico-Facial (SEORL) de 1996.

1.2.4   Enfermedad o corea de Huntington

Es una enfermedad neurodegenerativa progresiva caracterizada por movimientos involuntarios (de cabeza, cuello y miembros) carentes de propósito, deterioro cognitivo rápido por pérdidas neuronales y síntomas psiquiátricos. Es la causa más frecuente de corea hereditaria, autosómica dominante, relacionada con el cromosoma 4p16.3. Su diagnóstico actualmente es mediante estudio genético.

En 2009 se publicó un trabajo español que concluía que la apariencia de la laringe de estos pacientes era normal, pero con movimientos de aproximación y separación al fonar que producían la inestabilidad fonatoria, incluso presentes en reposo.[14] Con análisis acústico, en su larga serie de pacientes se observó un aumento de las perturbaciones de frecuencia y amplitud, así como una relación armónico-ruido menor que en los controles (favorable al ruido). Fonoacústicamente podría decirse que estos pacientes tienen una voz monótona, forzada, ronca y dura, aunque tiene un tono variable errático, lo que podría etiquetarse como disartria hipercinética.

1.2.5   Esclerosis múltiple

La esclerosis múltiple fue descrita por primera vez por Charcot, en 1877. Es una enfermedad degenerativa crónica que afecta a las vainas de mielina del sistema nervioso central (micro y macrodesmielinización) y se caracteriza por múltiples lesiones de la sustancia blanca del cerebro, el tronco encefálico y la médula espinal. El inicio es generalmente entre los 20 y los 45 años de edad, con un amplio espectro de signos y síntomas. Las manifestaciones de la enfermedad son muy variadas y dependen del sitio del sistema nervioso central en que se encuentren las lesiones. Los signos clínicos incluyen espasticidad, déficit de fuerza, ataxia, trastornos del lenguaje, alteraciones cognitivas y emocionales, temblor y trastornos del sistema nervioso autónomo y de los pares craneales, por ejemplo cambios en la motilidad ocular, disfagia y disartria.

Las alteraciones del lenguaje en la esclerosis múltiple incluyen la disartria espástica y atáxica. Debido a su patrón variable, la disartria se manifiesta de manera diferente según los pacientes. La naturaleza del problema de voz también varía. La calidad de la voz en la disfonía causada por el daño de la neurona motora superior tiende a ser tensa y dura. La disfonía causada por la ataxia puede tener una calidad vocal adecuada, pero el tono y el control del volumen a menudo están alterados; el apoyo respiratorio es desigual, lo que contribuye a la variabilidad de la intensidad. En la fonación sostenida puede escucharse un temblor lento. Las alteraciones en la sustancia gris periacueductal, un hallazgo común en la esclerosis múltiple, pueden ser una de las explicaciones de los síntomas disfónicos.[15] Las alteraciones de la voz y la disfonía no parecen tener un gran impacto en la calidad de vida de los pacientes con esclerosis múltiple, medido con el *Voice Handicap Index.*[16]

No existe un tratamiento específico para las manifestaciones otorrinolaringológicas de la esclerosis múltiple, aunque los pacientes pueden beneficiarse de la rehabilitación para los problemas de la voz y la deglución.[17]

1.2.6 *Parálisis supranuclear progresiva o parálisis pseudobulbar*

Se produce cuando se afectan tanto la vía piramidal como el sistema extrapiramidal, es decir, los tractos corticobulbares de forma bilateral. La causa más frecuente es un AVC agudo. El paciente tiene dificultades con la deglución y el lenguaje, y una importante labilidad emocional (de la risa al llanto) que suele hacer sospechar este diagnóstico. La debilidad y la hiperactividad muscular coexisten pese a su antagonismo, y provocan alteraciones fonatorias variables, con habla nasal, monótona, de poco volumen y demasiada velocidad, difícil a la comprensión.

No se han publicado artículos sobre la alteración vocal en esta enfermedad en los últimos años, por lo que no es posible ampliar la información de la ponencia SEORL de 1996.

1.2.7 *Ataxia espinocerebelosa*

La ataxia es una disfunción neurológica de la coordinación motora que puede afectar a la mirada, el habla, la marcha y el equilibrio. Sus causas son variadas, incluyendo origen tóxico, alteración metabólica, autoinmunidad, síndromes paraneoplásicos y factores genéticos. Las ataxias hereditarias pueden tener mecanismos de herencia autosómica dominante, autosómica recesiva o materna (mitocondrial). Dentro del grupo de las autosómicas dominantes cabe señalar que, desde que a principios de la década de 1990 Orr descubriera el primer gen de la ataxia espinocerebelosa *(SCA1),* se han identificado más de 25 *loci* para ataxias espinocerebelosas *(spino-cerebellar ataxia, SCA)* autosómicas dominantes.

Schalling *et al.*[18] publicaron en 2007 un estudio sobre pacientes con ataxia espinocerebelosa que indica que el habla y la articulación se caracterizan por consonantes imprecisas, monotonía vocal, intervalos prolongados, vocales imprecisas y estereotipados patrones de entonación. Por otro lado, la calidad de la voz se percibe como dura, tensa y grave.

Otro grupo de ataxias hereditarias son las autosómicas recesivas, las que pueden producirse por mutaciones que resultan en una inactivación y una pérdida de la función de las proteínas que actúan en el control de la producción de energía y del estrés oxidativo (ataxia de Friedreich, ataxia con deficiencia de vitamina E y ataxia tipo Cayman), o por mutaciones que afectan al control del ADN y el mantenimiento del ciclo celular (ataxia telangiectasia, ataxia con apraxia oculomotora de tipos 1 y 2, y ataxia espinocerebelosa con neuropatía axonal).[19]

La ataxia de Friedreich es la ataxia autosómica recesiva más común, se presenta antes de los 25 años de edad y afecta al sistema nervioso central y periférico, el corazón, el esqueleto y el páncreas. Los signos neurológicos más frecuentes son la ataxia, la dismetría de brazos y piernas, la disartria, la atrofia y la debilidad de los miembros distales, signo de Babinski y neuropatía auditiva.[20] La mayoría de la disfunción del habla se refleja en deficiencias de articulación. Para la caracterización de estas alteraciones se utiliza tradicionalmente la repetición de sílabas, vocales largas y cambios en la entonación y el ritmo del habla.

La ataxia telangiectasia es una enfermedad multisistémica causada por un grado variable de inactivación debida a la mutación de un gen llamado *ATM* (ataxia telangiectasia mutada). Puede cursar con ataxia del tronco y de los miembros, disartria, respuestas plantares extensoras, sacudidas mioclónicas, arreflexia y déficit sensitivo distal.

El principal objetivo del tratamiento es identificar las causas patológicas tratables; por ejemplo, en los trastornos paraneoplásicos medición de perfiles clínicos, autoanticuerpos específicos y detección del cáncer primario, o la ataxia con anticuerpos contra la gliadina y la enteropatía sensible al gluten, que pueden mejorar con una dieta sin dicha proteína. Por otro lado, no debemos olvidar la forma por hipovitaminosis E de la ataxia de Friedreich, y administrar esta vitamina si los pacientes lo requieren. En cambio, el tratamiento de la ataxia hereditaria es principalmente de soporte.

1.2.8 *Síndrome de Gilles de la Tourette*

El síndrome de Gilles de la Tourette fue descrito en 1885, por el neurólogo francés a quien debe su nombre, como un trastorno neuropsiquiátrico determinado por múltiples tics, ecolalia y ecopraxia. De inicio en la infancia, se caracteriza por tics motores múltiples y al menos un tic fónico con una duración desde el diagnóstico mayor de un año.[21] Los tics se definen como vocalizaciones repentinas, intermitentes y repetitivas (tics fónicos), o como movimientos (tics motores). Los tics múltiples, junto con la coprolalia (expresión inapropiada de palabras malsonantes) y la ecolalia (repetición de lo que dicen otras personas), forman su tríada patognomónica. La fisiopatología de este trastorno complejo no está bien entendida, aunque se ha propuesto un modelo de herencia monogénica.[22]

Los tics, la característica clínica del síndrome de Gilles de la Tourette, son repentinos, con movimientos rápidos, recurrentes, no rítmicos (tics motores), o sonidos (tics fónicos). Debido a que muchos de los sonidos producidos por los pacientes no implican a las cuerdas vocales, es preferible referirse a los tics como fónicos en vez de vocales. A excepción de los tics, la exploración neurológica suele ser normal. Los tics pueden ser simples o complejos. Los tics motores simples implican sólo a un grupo de músculos, provocando un movimiento breve, por lo general de comienzo abrupto, y son rápidos (tics clónicos), pero también pueden ser más lentos y causar una postura anormal brevemente sostenida (tics distónicos) o una contracción isométrica (tics tónicos). Ejemplos de tics motores simples clónicos son el parpadeo, las sacudidas de cabeza y las mioclonías palatinas. Los tics distónicos simples incluyen blefaroespasmo, movimientos oculares giratorios, bruxismo, apertura mantenida de la boca, tortícolis y rotación de los hombros. Los tics motores complejos consisten en movimientos coordinados, secuencias que asemejan actos normales inapropiados. Ejemplos de tics motores complejos son lanzar, golpear, saltar, patear y arcadas. Los tics fónicos simples consisten típicamente en oler, carraspear, gruñir, chillar, gritar, toser, sonarse o eructar. Los tics fónicos complejos incluyen expresiones lingüísticas significativas y verbalizaciones, como gritar obscenidades o blasfemias (coprolalia), repetir las palabras o frases de otra persona (ecolalia), y repetir las propias palabras, sobre todo la última sílaba, palabra o frase en una oración (palilalia).

El tratamiento farmacológico suele indicarse para los tics moderados y graves con deterioro psicosocial o funcional. Los neurolépticos con actividad antagonista D2 son actualmente la piedra angular del tratamiento para los tics.

1.2.9 *Disfonía espasmódica o distonía laríngea*

La antes llamada disfonía espástica y ahora correctamente denominada espasmódica, es una neuropatología siempre muy comentada en los medios profesionales, aunque su frecuencia de aparición es bastante menor que la de otras menos conocidas.

La diferencia es clara entre espasticidad (estado de hipertonicidad o aumento del tono muscular normal del músculo con exaltación de los reflejos tendinosos) y disfonía espasmódica (contracción involuntaria súbita y transitoria durante la acción y con interferencia de la función del músculo), pero para evitar confusiones muchos autores la denominan distonía laríngea.

Existen distonías musculares generalizadas, segmentarias o multifocales. En la laringe las hay de aproximación (aducción) y de separación (abducción), pero son mucho más frecuentes las de aproximación, en las cuales lo más llamativo de la contracción muscular involuntaria es ser no cíclica, no rítmica y sólo en acción, es decir, el paciente intenta hablar mientras se ahoga por tensión.

Laringoscópicamente es una laringe sana y normal que, cuando la visualizamos en fonación con el nasofibrolaringoscopio, nos muestra contracciones de ambos lados de la zona glótica que provocan una característica interrupción intermitente con voz disfónica. Si se trata de una distonía de separación, lo que vemos es una dilatación brusca del espacio glótico con voz aérea por fuga de aire.

Es un trastorno crónico que no remite, pero tiene un razonablemente buen tratamiento con infiltraciones repetitivas de neurotoxina botulínica de tipo A, que provoca el bloqueo neuromuscular al inhibir la liberación de acetilcolina de las terminaciones presinápticas, generando una debilidad muscular dependiente de la dosis que anula los espasmos o al menos los limita. Puede realizarse tanto por vía directa transcutánea (en el músculo tiroaritenoideo) con control electromiográfico como mediante nasofibrolaringoscopio con canal de trabajo, o bien mediante infiltración directa transoral y telelaringoscopia rígida, procedimiento que consume menos toxina y ofrece mejores resultados (figura 5).[23]

Existen otras opciones de tratamiento para la distonía laríngea, como la reeducación vocal junto con las infiltraciones de toxina (con resultados ligeramente favorables), la hipnosis y la acupuntura (de escaso rendimiento). También se dispone de algunas opciones quirúrgicas:

- Sección del nervio recurrente laríngeo, descrita en la década de 1970.
- Resección del nervio recurrente laríngeo, practicada en los años 1990.
- Miotomía con láser del músculo tiroaritenoideo.[24]
- Laringoplastia de expansión: en 2009 se propuso una ampliación de la comisura anterior con puentes de titanio como variante de la tiroplastia de tipo II,[25] y en 2010 se presentaron diez casos con resultados vocales favorables.[26]

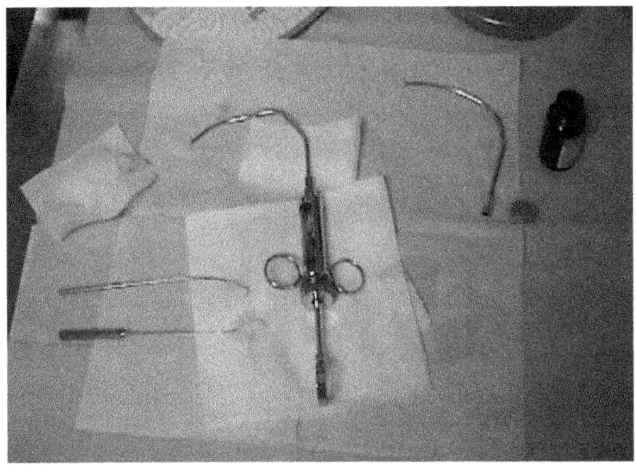

Figura 5
Instrumental para la inyección
transoral de toxina botulínica.

- Técnica de denervación-reinervación laríngea: descrita en 1999 y sistematizada en los años siguientes, en 2012 se publicaron resultados al menos similares a los de la neurotoxina, e incluso superiores.[27] Se realiza una ventana en el cartílago tiroides para alcanzar selectivamente el ramo aductor (aproximador) del nervio recurrente laríngeo sin afectar al ramo posterior, y reinervando el ramo aductor a una porción del *ansa cervicalis* del hipogloso.
- Radiofrecuencia: en 2005 se describió la técnica RFITT *(radiofrequency induced thermotherapy)*, realizada bajo anestesia general y a través de laringoscopia directa. Consiste en la aplicación de radiofrecuencia mediante punción única o doble. Los resultados fueron pobres, los pacientes muy escasos y no ha conseguido un gran interés.[28]

1.3 Procesos neuromusculares y otras enfermedades relacionadas sin un trastorno cognitivo relevante

1.3.1 Esclerosis lateral amiotrófica

La esclerosis lateral amiotrófica es una enfermedad neurodegenerativa de causa desconocida, que afecta principalmente a las poblaciones de células neuronales motoras tanto en la corteza motora como en el tronco cerebral y la médula espinal. Es progresiva moderadamente rápida, y al final la mayoría de los pacientes mueren por insuficiencia respiratoria.

La afectación vocal es variada y la voz se vuelve entrecortada y débil cuando hay afectación del nervio vago; la resonancia se hace hipernasal, como rinolalia abierta, cuando hay afectación de los músculos y de los nervios que inervan el paladar blando. La debilidad respiratoria (de causa diafragmática por afectación del nervio frénico) contribuye a una voz suave debido a la reducción del apoyo respiratorio para el habla. En la esclerosis lateral amiotrófica bulbar avanzada, los pacientes a menudo presentan babeo cuando tratan de hablar, principalmente por una dificultad de transporte oral más que por una producción anormal de saliva. La debilidad de los músculos de la boca y la hipofaringe se traduce en una acumulación de saliva en la boca y la orofaringe, y en una voz de apariencia húmeda.

Respecto al tratamiento, los otorrinolaringólogos deben evaluar el habla y la comunicación poco después de establecerse el diagnóstico de esta enfermedad, para que el paciente pueda mantener una comunicación independiente el mayor tiempo posible. Por lo tanto, es necesario un seguimiento a intervalos regulares. La evaluación y la atención deben incorporar estrategias de inteligibilidad, técnicas de conservación de energía, técnicas no verbales (gestos y lenguaje corporal) y ayudas técnicas o dispositivos de comunicación aumentativa. De estos últimos se encuentran disponibles numerosos, que varían en complejidad y coste económico, que van desde los mecánicos simples y baratos, como los alfabetos y las placas de imagen, hasta los informáticos especializados, como los sintetizadores de voz.

1.3.2   Miastenia grave

La miastenia grave es una enfermedad autoinmunitaria que afecta a la unión neuromuscular. Este trastorno está causado por autoanticuerpos contra el receptor de la acetilcolina, lo que lleva a una disminución en el número de receptores en la placa motora y genera, como síntomas, debilidad y fatiga de los músculos voluntarios. La presentación clínica de la miastenia grave es una reducción de la fuerza muscular en ciertas partes del cuerpo y una fatigabilidad anormal, generalmente leve por la mañana e importante por la noche. En los casos graves, la afectación muscular respiratoria puede llevar a una insuficiencia respiratoria o crisis miasténica.

La debilidad ocular, con ptosis y diplopía binocular asimétrica, es la presentación inicial más común, mientras que la debilidad laringofaríngea es la presentación aislada menos habitual. En la laringe, la enfermedad se manifiesta como una anormal fatigabilidad vocal ante tareas repetitivas que se asocia con disartria y disfagia de gravedad variable.[29] Las manifestaciones otorrinolaringológicas más comunes son la disfonía, la disfagia, la debilidad para la masticación y la debilidad de la musculatura facial. Las alteraciones de la voz incluyen hipernasalidad, fatiga vocal, afonía intermitente y estridor.

El tratamiento médico-farmacológico incluye principalmente agentes anticolinesterásicos, corticosteroides, inmunosupresores, inmunoglobulinas y plasmaféresis. El único tratamiento quirúrgico útil en los pacientes sintomáticos es la timectomía, debido al posible papel patogénico del timo.[30]

2   Conclusiones

Debemos concluir que para el otorrinolaringólogo es importante colaborar estrechamente con un neurólogo de confianza que pueda facilitar el abordaje integral de estos pacientes, así como la posibilidad de desarrollar un comité periódico entre ellos y un logopeda. Deben hacerse grabaciones corporales y gestuales, y hay que ser flexibles con los diagnósticos del neurólogo, ya que pueden evolucionar. Una norma básica es mostrar cierta desconfianza ante las voces alteradas sin patología laríngea y que mejoran cuando cambiamos el patrón de movilidad (pasar de hablar a cantar, o a reírse, etc.), que anteriormente se agrupaban como disfonías funcionales. Deben sospecharse enfermedades neurológicas en caso de disfagia sin lesiones glóticas.

Desde estas líneas se anima a hacer exploraciones instrumentales avanzadas y con posibilidad de ser revisadas sin presencia del paciente en los mencionados comités, y a desarrollar protocolos para estas neurodisfonías.

Consulte la bibliografía de este capítulo en la página 583.

Disfonía infantil

F. Núñez, M. Morato

Máximas y consejos

- La infancia se caracteriza por un crecimiento rápido de las estructuras fonatorias durante el cual la laringe cambia progresivamente su posición, tamaño y forma, y sus tejidos maduran estructuralmente.
- La característica más notable de la voz infantil es el cambio del tono, que va disminuyendo durante la infancia y la adolescencia tanto en los niños como en las niñas.
- El hallazgo de lesiones visibles en las cuerdas vocales es más frecuente en las niñas que en los niños. Los nódulos de los niños tienden a desaparecer en la pubertad.
- Una vez formado el nódulo, la disfonía resultante tiene una calidad aérea, ronca y opaca, con una tendencia a los tonos bajos que está relacionada con la carga de masa que los nódulos ejercen sobre la cuerda vocal.
- Los niños con un trastorno vocal no deben ser remitidos para tratamiento de reeducación vocal sin una exploración endoscópica cuidadosa de la laringe.
- El diagnóstico de una lesión congénita de la laringe puede sospecharse por la precoz aparición de síntomas, en especial en el niño que coopera adecuadamente y no mejora con el tratamiento de reeducación vocal.
- Para indicar una fonomicrocirugía en la infancia, se considera que la edad óptima para la intervención es entre los 9 y los 11 años.

Introducción

Los trastornos vocales en la población pediátrica siempre sugieren la existencia de anomalías en la estructura, la función o el desarrollo. Aunque las causas de los problemas de la voz existen en un continuo, con las orgánicas en un extremo y las funcionales en el otro, pueden observarse cambios patológicos como consecuencia de un uso inapropiado del mecanismo vocal. La infancia se caracteriza por un crecimiento rápido de las estructuras fonatorias, durante el cual la laringe cambia progresivamente su posición, tamaño y forma, y se produce

Patología de la voz

la maduración estructural de sus tejidos. Como consecuencia, la función fonatoria varía desde el nacimiento hasta la edad adulta, pero es en la infancia y en la pubertad cuando acontecen las más abruptas transformaciones. Dada la complejidad del proceso fonatorio en estas edades, las pequeñas variaciones fruto del desarrollo acarrean importantes cambios en la voz.

En la infancia se producen constantes cambios en los sistemas respiratorio, laríngeo y de resonancia.[1] La laringe del neonato se encuentra en una posición alta en el cuello y de manera gradual desciende; esta posición favorece que pueda alimentarse y respirar simultáneamente. Por otra parte, la laringe del recién nacido es más compacta que la del adulto porque las capas de tejido conectivo de la lámina propia de las cuerdas no están bien definidas ni existe ligamento vocal. Los cartílagos son blandos y los ligamentos son laxos, por lo que la laringe del niño tiende a colapsarse cuando se le somete a una presión negativa excesiva en la luz del tracto vocal. Como los tejidos subepiteliales son menos densos y más vascularizados, muestran una tendencia a acumular fluidos tisulares, lo que explica la alta incidencia de obstrucción respiratoria a nivel laríngeo por un edema inflamatorio. Las porciones membranosa y cartilaginosa de la glotis son de igual longitud en la infancia, y luego pasa a predominar la porción membranosa en el adulto por su elongación a dos tercios de la longitud de las cuerdas vocales.

Durante el crecimiento, la función laríngea va pasando de ser una protección primaria de la vía aérea a ser una función fonatoria cada vez más compleja, que se combina con la protección de la vía aérea. El patrón vocal infantil es fácilmente reconocible a la percepción, pero sólo se ha estudiado en profundidad la frecuencia fundamental y su evolución durante el crecimiento. En la tabla 1 se muestran las diferencias entre la voz infantil y la adulta.

La característica más notable de la voz infantil es el cambio del tono, que va disminuyendo progresivamente durante la infancia y la adolescencia tanto en los niños como en las niñas.

Parámetros vocales	Infantil	Adulto
Resonancia	Tendencia a la voz de cabeza y a la nasalidad	Femenina: tendencia a la voz de cabeza
		Masculina: tendencia a la voz de pecho
Frecuencia fundamental	Mayor de 250 Hz	Femenina: 150-250 Hz
		Masculina: 80-150 Hz
Tono	Alto	Adecuado a la edad y el sexo
Rango vocal	Reducido, con picos ocasionales	Amplio, con más de 24 semitonos
Intensidad	Moderada a alta	Adecuada al momento
Estabilidad vocal	Reducida e inconstante	Adecuada
Ataque vocal	Predominantemente duro	Predominantemente suave
Patrón respiratorio	Superior	Medio
Respiración en el habla	Tendencia a ser incoordinada	Coordinada
Tiempo máximo de fonación	Menos de 15 s	Más de 20 s

Tabla 1. Parámetros vocales en niños y adultos.

La frecuencia del llanto del recién nacido es de 500 Hz, y cae a la mitad a los 8 o 10 años de edad. Hacia los 8 años de edad ya se observa una diferencia de 10 Hz en la tonalidad de la voz del niño por debajo de la de la niña, lo cual puede explicarse por distintos factores, como el aumento de talla y de peso, cambios en el tracto vocal o influencias socioculturales. El cambio más importante acontece durante la adolescencia en ambos sexos, pero es particularmente notable en el niño. Titze[2] ha demostrado que los cambios en el tono se deben sobre todo al incremento en la longitud de la porción membranosa de las cuerdas vocales.

La voz del adolescente atraviesa una importante transición entre los 13 y los 14 años de edad, cuando el tono desciende. Esto se explica por el crecimiento anterógrado del cartílago tiroides en respuesta a la testosterona, lo que causa un aumento de la longitud vocal. También se produce un incremento de la masa del músculo tiroaritenoideo, lo que conlleva un aumento de la dimensión vertical de la cuerda vocal y de la prominencia de su contorno medial. Con este cambio, el cierre glótico se prolonga durante el ciclo vocal y la amplitud de la vibración aumenta, lo que se refleja en una producción vocal cualitativamente más rica.

El llanto de un neonato o el grito de un niño atestiguan el hecho de que los niños pueden producir voces muy intensas. Llama la atención que, comparadas con las del adulto, se producen por un mecanismo respiratorio y fonatorio mucho más reducido en tamaño. Los principios fisiológicos que subyacen a esta observación son que la intensidad vocal depende de la frecuencia y de las peculiaridades de las presiones pulmonares del sistema respiratorio infantil. Titze[2] explica que la intensidad vocal se incrementa 9 dB por cada octava que aumenta la frecuencia fundamental. Un niño de 3 años de edad que produce una voz a 300 Hz duplica los 150 Hz del adulto, lo que lleva asociada una mayor intensidad. La presión pulmonar desempeña un importante papel para lograr que unas cuerdas vocales tan cortas vibren a unas frecuencias tan altas. Para una fonación suave, confortable e intensa, comparable a la de un adulto, el niño ha de generar una presión pulmonar de un 50 % a un 100 % superior a la del adulto y emplear un mayor volumen pulmonar relativo a la capacidad vital durante la fonación. De esta forma, los niños realizan un mayor trabajo respiratorio hasta los 10 años de edad, momento en que se alcanzan los patrones del adulto.

1 Epidemiología

Se han publicado pocos estudios que ofrezcan datos sobre la prevalencia de la disfonía infantil. En la población en edad escolar se describen prevalencias de un 6 % a un 38 % e incidencias del 6 % al 23 %, pero los estudios que aportan estas cifras están basados en su mayoría en métodos de encuesta y tienen una antigüedad de más de 30 años.[3-6] En un reciente estudio transversal sobre la prevalencia de la disfonía infantil en 7.389 niños de 8 años de edad se encontró una prevalencia de un 6 % de voces alteradas según criterio del médico examinador, pero si se tiene en cuenta la prevalencia notada por los padres asciende hasta casi el doble (11,6 %).[7]

En un estudio sobre la evolución de los nódulos en el paso de la infancia a la adolescencia, De Bodt *et al.*[8] encontraron que estas lesiones son más crónicas de lo esperado: los nódulos permanecen hasta la adolescencia en el 29 % de los casos, y en un 27 % llegan a observarse lesiones mucosas mínimas (interpretadas como cicatriz o edema), lo que supone que la exploración sólo es normal en el 44 % de los casos. El hallazgo de lesiones visibles en las cuerdas vocales es más frecuente en las niñas que en los niños, tal como ha comprobado Sander[9], quien además encuentra que los nódulos de los niños tienden a desaparecer en la pubertad. No hay evidencia que sostenga la tesis de que la mayoría de los niños mejoran espontáneamente sólo con consejos sobre higiene vocal, y en cuanto a los efectos particulares de la cirugía, de la terapia vocal o de ambas combinadas, no se han realizado estudios con grupo control que permitan extraer conclusiones.

De forma global, el 21 % de los niños con disfonía manifiestan síntomas al llegar a la adolescencia, aunque hayan sido tratados entonces, sin que se encuentre correlación entre los síntomas referidos y el tipo de tratamiento llevado a cabo, su frecuencia y duración, por lo que sigue sin despejarse la incógnita sobre la mejor orientación terapéutica de los nódulos vocales. Analizando las variables que pueden predecir la existencia de síntomas en la adolescencia, se halló que son tres los factores que se asocian: *1)* la gravedad de la disfonía, *2)* el sexo femenino y *3)* padecer alergia. Es plausible que la patología otorrinolaringológica crónica contribuya a la persistencia de los síntomas vocales en la adolescencia. Hocevar-Boltezar *et al.*[10] demostraron que la alergia es un importante factor involucrado en la patogénesis de las lesiones mucosas laríngeas, por lo que se recomienda que sean reconocidas y tratadas en la infancia. Aunque los niños tienen disfonía con más frecuencia que las niñas, son ellas las que presentan mayor riesgo a largo plazo. La idea de que por norma los niños van a mejorar al llegar a la adolescencia parece demasiado optimista, ya que su calidad vocal será ligeramente peor que la de los adultos normales.

2 Etiología y fisiopatología

Como en otras áreas de la otorrinolaringología pediátrica, los trastornos de la fonación están causados por unas pocas situaciones frecuentes (p. ej., nódulos vocales) y por una larga lista de diagnósticos infrecuentes. Es útil separar los distintos intervalos de edad para estudiar los trastornos que con más frecuencia les afectan: de recién nacido hasta los 6 meses, de los 6 meses a los 5 años, de los 5 a los 13 años, y de los 13 a los 18 años (tabla 2).[11]

- En el recién nacido con un llanto anormal, con o sin estridor, es posible encontrar una gran variedad de causas. Las malformaciones congénitas de la laringe pueden presentarse como una sinequia anterior, como hendiduras laríngeas o como anomalías laríngeas

0 a 6 meses	5 a 13 años
• Traumáticos: intubación	• Conductuales: nódulos
• Iatrogénicos: cirugía	• Infecciosos: respiratorios
• Neurogénicos: neuropatía central o periférica	• Inflamatorios: alergia, reflujo faringolaríngeo
• Neoplásicos: hemangiomas, quistes	
• Congénitos: sinequias, quistes	
• Infecciosos: virus herpes	
• Conductuales: nódulos	
• Infecciosos: respiratorios	
• Inflamatorios: alergia, reflujo faringolaríngeo	

6 meses a 5 años	13 a 18 años
• Traumáticos: cuerpos extraños, intubación	• Conductuales: niños, puberfonía; niñas, nódulos
• Infecciosos: respiratorios	• Psicógenos: afonía de conversión
• Neoplásicos: papilomas	• Infecciosos: respiratorios
• Conductuales: nódulos	• Inflamatorios: alergia, reflujo faringolaríngeo

Tabla 2. Diagnóstico diferencial de los problemas vocales pediátricos más comunes, categorizados por edad.

asociadas a cromosomopatías (síndrome *cri du chat*). También hay causas neurogénicas que se manifiestan como parálisis laríngeas bilaterales (trastornos centrales como la malformación de Chiari, mielomeningocele o hidrocefalia) o unilaterales, que suelen ser de causa periférica relacionadas con una enfermedad cardiaca, traumatismos en el nacimiento o iatrogenia. Las causas traumáticas que afectan directamente a la laringe se relacionan con secuelas postintubación (granulomas, sinequias o luxación aritenoidea). En cuanto a las neoplasias, pueden encontrarse hemangiomas, papilomas, higromas quísticos y otros quistes laríngeos. La laringitis infecciosa neonatal suele estar relacionada con el virus herpes.

- En el lactante y el niño pequeño (6 meses a 5 años de edad) la disfonía se debe a otras causas. Las infecciones, tanto virales como bacterianas, producen una laringitis aguda caracterizada por una disfonía temporal. Ante cualquier otra disfonía aguda que se presente en estas edades, en especial si se asocia a tos o estridor persistente, debe sospecharse la presencia de un cuerpo extraño. Los papilomas laríngeos suelen manifestarse como una disfonía. En esta edad ya empiezan a verse causas relacionadas con el comportamiento, con la formación de nódulos vocales.

- Entre los 5 y los 13 años de edad predominan los nódulos vocales como principal causa de la disfonía, aunque siguen siendo habituales las causas infecciosas e inflamatorias.

- En la adolescencia, las causas conductuales y psicógenas son las principales. La frecuencia de los nódulos vocales en los niños desciende de manera abrupta, a diferencia de lo que ocurre en las niñas. En los niños puede haber problemas de la muda vocal en forma de puberfonía.

Los trastornos laríngeos relacionados con el abuso vocal son el principal foco de atención de este capítulo, tanto por su frecuencia de presentación como por sus implicaciones terapéuticas. Aunque no son una afección orgánica pura, suelen presentarse acompañados de variadas lesiones visibles en la endoscopia. Estas lesiones son denominadas «laringopatías disfuncionales» por algunos autores, con la ventaja de describir el origen disfuncional de una patología aparentemente orgánica.[12] Los hallazgos endoscópicos más frecuentes son:

- *Edema vocal:* además de por causas infecciosas o irritativas, el edema o eritema vocal en el niño suele estar causado por el abuso vocal, cuyo primer síntoma es la disfonía. El edema puede ser la primera fase de la formación de nódulos vocales, y suele asociarse al desarrollo de un comportamiento de sobresfuerzo vocal porque las cuerdas edematosas exigen una mayor energía para producir la voz. Así, el problema original se exacerba por un esfuerzo que pretende compensarlo. Esta afección, una vez diagnosticada, precisa un tratamiento de reeducación vocal con especial énfasis en las normas de higiene vocal.[1]

- *Nódulos vocales:* son la más frecuente lesión adquirida de las cuerdas vocales en los niños de edad escolar. Se desarrollan como una inflamación de la capa superficial de la lámina propia y pueden evolucionar con el tiempo hacia lesiones fibróticas hialinizadas, que son muy raras en el niño. Los nódulos son lesiones inflamatorias benignas generalmente localizadas en la unión del tercio anterior con los dos tercios posteriores de las cuerdas vocales, donde se localiza la máxima amplitud de vibración de las cuerdas. Como estrategia compensadora, los niños pueden realizar un mayor esfuerzo en la aducción de las cuerdas para cerrarlas con más firmeza y eliminar la irregularidad que los nódulos imprimen a su borde libre. Por este motivo, en los niños con nódulos puede observarse una fonación ventricular. Se atribuye el desarrollo de estas lesiones nodulares a actividades relacionadas con abuso vocal,[1] y representan una degeneración de la lámina propia con fibrosis y edema. Los nódulos vocales agudos son morfológicamente diferentes de los crónicos. En la fase aguda, el epitelio escamoso es normal, pero cubre un estroma edematoso con vasos sanguíneos frágiles, tejido fibroso laxo y linfocitos. En la fase crónica, el nódulo posee un epitelio engrosado, con acantosis, queratosis y fibrosis, con mínimo edema del tejido conectivo subyacente. Se han descrito tres fases en su desarrollo: una de acumulación local de fluido en la capa subepitelial de las cuerdas, otra de respuesta inflamatoria organizada con acumulación de proteínas y aumento de la vascularización, y una última fase de organización con fibrosis y queratosis del epitelio.[13] Una vez formado el nódulo, la disfonía resultante confiere a la voz una calidad aérea, ronca y opaca, con una tendencia a los tonos bajos que está relacionada con la carga de masa que los nódulos ejercen sobre la cuerda vocal. Dependiendo de su tamaño protruyen en distinto grado hacia la glotis y causan una turbulencia aérea; así, los nódulos de mayor tamaño se relacionan con una mayor gravedad de la disfonía.[14] Respecto a la evolución de estas lesiones vocales con el tiempo, se ha descrito su tendencia a la cronicidad; de hecho, un 30 % de los sujetos continuarán presentando lesiones visibles en la laringoscopia y sólo el 44 % llegan a tener una voz normal en la adolescencia.[8] Estos hallazgos son más frecuentes en las niñas que en los niños, pues en ellos los nódulos tienden a desaparecer en la adolescencia por los importantes cambios anatómicos y funcionales que acontecen en la laringe.[9]

- *Quistes:* los quistes subepiteliales pueden confundirse fácilmente con nódulos vocales. Un quiste es una masa benigna con dos formas de presentación: glandular (mucoide) y epidermoide. En la estroboscopia se comprueba la reducción o la ausencia de la onda mucosa como hallazgo más característico, que produce una importante disfonía. Los quistes epidermoides se encuentran con frecuencia en los niños, pero se desconoce su incidencia exacta. Pueden ser congénitos o adquiridos, unilaterales o bilaterales, y localizarse en la cara superior de la cuerda o en el borde libre, donde provocarán la disfonía más importante. Un quiste unilateral suele producir una lesión reactiva en la cuerda contralateral, por lo que en la endoscopia es fácil confundirlo con nódulos vocales. Este diagnóstico diferencial es muy importante con el fin de intervenir quirúrgicamente los quistes vocales antes de que se abran durante la pubertad y se transformen en un *sulcus,* lesión mucho más difícil de tratar.[1]

- *Pólipos:* se observan con poca frecuencia en los niños pequeños. Son lesiones unilaterales benignas que surgen como consecuencia de una vocalización súbita y violenta, por el llanto o por la continua producción de sonidos vocales abusivos. La cirugía es el tratamiento de elección, no sin antes haber completado un periodo de terapia vocal. Sin embargo, en muchos casos es mejor esperar hasta que el niño complete su desarrollo vocal antes de la operación.[1]

- *Fonación ventricular:* la disfonía *plicae ventricularis* aparece cuando las bandas ventriculares se aproximan entre sí y llegan a vibrar. Suele ser la manifestación de una hiperfunción con una constricción extrema del tracto vocal, o la compensación de una disfunción de las cuerdas vocales. La masa de las bandas ventriculares es muy superior a la de las cuerdas, por lo que interfiere con la normal vibración de éstas. Como consecuencia, la fonación ventricular se caracteriza por producir una voz áspera, de baja tonalidad, monótona y de intensidad reducida. Puede percibirse una diplofonía (dos frecuencias vibratorias) si las cuerdas vocales y las bandas vibran conjuntamente. El tratamiento de esta disfunción exige terapia vocal, con unos objetivos que dependen de la capacidad vibrátil de las cuerdas vocales: si el paciente puede producir fonación con ellas, el tratamiento debe centrarse en la eliminación de la vibración de las bandas, reduciendo la tensión con el objeto de relajar el tracto vocal. Si las cuerdas vocales no tienen capacidad de vibrar, hay que aceptar la fonación ventricular como un mecanismo compensador y dirigir la terapia vocal al apoyo respiratorio, la precisión articulatoria y la resonancia.[1,15]

La incidencia de la disfonía infantil parece menor de lo que cabría esperar por lo generalizado que es el abuso vocal en esas edades. El hecho de que resulten afectados unos niños, mientras que otros con similares hábitos de abuso vocal no presenten problemas, hace pensar en la existencia de otros factores que contribuyan al desarrollo de los nódulos vocales. La configuración de la glotis con un hiato posterior es frecuente en los niños, y aunque pueda considerarse un hallazgo normal, es probable que esté relacionada con aspectos anatómicos y funcionales de la laringe infantil, que parece diseñada para concentrar las fuerzas fonatorias en la región anterior de las cuerdas. Esto determina la formación de una masa cuando hay un excesivo uso de la voz en situaciones de gran esfuerzo, o cuando se asocian factores concomitantes. Pueden relacionarse variables fisiológicas que explican el desarrollo de una disfonía infantil, tales como la incoordinación fonorrespiratoria, la presión subglótica elevada, el cierre glótico incompleto, la hiperfunción laríngea sin un esfuerzo respiratorio adecuado, y el grado de tensión del músculo tiroaritenoideo.

Otras enfermedades, como las alergias y las infecciones respiratorias, la exposición a irritantes ambientales, las endocrinopatías, la deshidratación, la hipoacusia, la tos crónica y el reflujo faringolaríngeo pueden favorecer el desarrollo de lesiones vocales en el niño. El papel que el reflujo faringolaríngeo tiene en la disfonía infantil es importante y hasta ahora poco conocido. Block *et al.*[16] y Roy *et al.*[17] encontraron, en un estudio retrospectivo de 337 niños con disfonía, que el 56 % mostraba en la endoscopia hallazgos compatibles con reflujo faringolaríngeo, con una importante tasa de mejoría (superior al 50 %) al tratarlos adecuadamente.

No hay que olvidar la implicación de los factores psicológicos, que está bien documentada en la literatura.[13,18] Algunos estudios demuestran que los niños que desarrollan nódulos vocales tienen distintos rasgos de personalidad que los que no los desarrollan. Estos rasgos de personalidad se refieren a características de su comportamiento, tales como agresividad, distracción, malas relaciones con sus compañeros e inmadurez.[1] Hasta en el 83 % de los casos se describen comportamientos agresivos y actitudes hiperactivas.[5] La cronicidad de la disfonía infantil también afecta negativamente a la calidad de vida, con sentimientos de enfado, vergüenza, tristeza e incluso aislamiento social.[18]

3   Evaluación

3.1   *Objetivos primarios de la evaluación*

En la edad preescolar es crucial llevar a cabo un rápido diagnóstico de los trastornos vocales que se acompañen de estridor, puesto que puede asociarse a enfermedades laríngeas potencialmente graves como la papilomatosis laríngea o una sinequia laríngea congénita. Los niños en edad escolar presentan a menudo trastornos vocales que pueden estar relacionados con problemas tales como una hipoacusia, alergias, alteraciones cognitivas, alteraciones psicológicas con mala adaptación social o emocional que originan agresividad, y la ulterior aparición de lesiones de tipo masa en las cuerdas. Los objetivos primarios de la evaluación consisten en establecer un diagnóstico preciso, identificar las causas del trastorno vocal, describir los componentes normales y patológicos del aparato vocal, y elaborar un plan terapéutico individualizado.

3.2 Identificación de los factores etiológicos

El primer paso en la evaluación diagnóstica de un niño disfónico es la elaboración de una anamnesis que abarque su crecimiento y desarrollo, y una historia clínica específica de la voz con el fin de tratar de determinar las causas del trastorno y sus factores favorecedores. Los niños con un trastorno vocal no deben ser remitidos para tratamiento de reeducación vocal sin una exploración endoscópica cuidadosa de la laringe. La endoscopia laríngea puede realizarse con endoscopios rígidos o flexibles, pero estos últimos se consideran de elección en la infancia.[19] Como todo acto médico en los niños, la endoscopia debe ser rápida, precisa y suave. En nuestra experiencia hemos visto que el 58,3 % de los niños colabora lo suficiente para la realización de una laringoestroboscopia; en los casos en que no fue posible (37,5 %) se realizó una fibroscopia o una laringoscopia indirecta convencional, y sólo un 4,1 % no colaboró en absoluto para la exploración.[4]

3.3 Evaluación perceptual

Los niños con nódulos vocales suelen presentar una hiperfunción global y gran cantidad de síntomas. Los cambios en la calidad vocal pueden describirse como ronquera, aspereza y afonía episódica. El patrón respiratorio se caracteriza por un uso ineficiente del soporte respiratorio y unos tiempos máximos de fonación acortados. La frecuencia fundamental tiende a ser baja por el componente de masa, con un rango vocal estrecho. La intensidad suele ser alta por el intento de mejorar la calidad vocal. La tensión muscular global del cuerpo durante la producción vocal puede revelar una postura alterada, con especial concentración de dicha tensión en el cuello, los hombros, la cara y la mandíbula. La necesidad de aclararse la voz es un síntoma muy frecuente. El ataque vocal duro, y en algunas ocasiones la fonación durante la inspiración, pueden observarse durante la conversación espontánea con el paciente.

3.4 El Índice de incapacidad vocal en la edad pediátrica

Aunque el Índice de incapacidad vocal (VHI, *Voice Handicap Index)* es útil para aplicarlo en la edad pediátrica,[20] se ha diseñado y validado un cuestionario específico en el cual se han eliminando las preguntas que no están relacionadas con esta edad.[21] Hay también otras herramientas que valoran la calidad de vida relacionada con la voz en la infancia y la adolescencia.[18]

3.5 Análisis acústico

Las propiedades acústicas de la disfonía están determinadas por los componentes de ruido en los principales formantes de las vocales, por los componentes de ruido de alta frecuencia por encima de los 3 kHz y por la pérdida de los componentes armónicos en las altas frecuencias. Estos determinantes son más pronunciados en las vocales /a/, /e/, /i/ que en las vocales /u/ y /o/. Con el progreso de la gravedad de la disfonía, estos patrones se hacen más prominentes. Basándose en estos fenómenos, Yanagihara[22] clasificó las disfonías en cuatro tipos según el grado de afectación en el sonograma. Con este método se clasificaron las disfonías en esta serie, con el fin de contar con un registro permanente y objetivo que nos permitirá valorar la evolución de los pacientes. La mayoría de los niños se clasifican en los grupos de menor gravedad; los tipos III y IV suelen relacionarse con afecciones distintas a los nódulos vocales

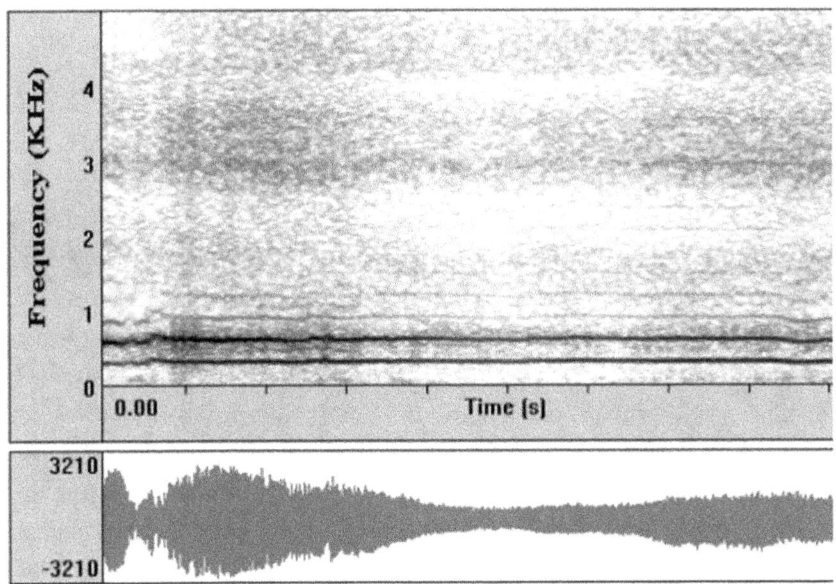

Figura 1
Espectrograma de banda estrecha de un niño con nódulos. Vocal /e/, tres segundos de fonación.

(membrana congénita, quistes y *sulcus*). El espectrograma de banda estrecha (figura 1) es útil para clasificar de una manera objetiva la disfonía infantil, y refleja fielmente la gravedad subjetiva que se percibe, a la vez que nos proporciona un registro permanente y una referencia para valorar la evolución de la voz.

3.6 Factores asociados

La disfonía en la infancia puede presentarse aislada o asociada a otros problemas de comunicación, como retrasos del desarrollo del lenguaje, problemas de aprendizaje y trastornos de la audición y de la articulación. Suele encontrarse un mal rendimiento en los tests de procesamiento auditivo central, por lo que en muchas ocasiones se asocia entrenamiento auditivo al programa rehabilitador.[1]

4 Tratamiento

4.1 Tratamiento conservador

La disfonía infantil relacionada con el abuso vocal no es una enfermedad vital, por lo que su derivación para recibir tratamiento se basa en cómo afecta el trastorno a los ámbitos sociales y psicológicos, y al desarrollo global, del niño. Para tomar la decisión de tratar una disfonía infantil hay que tener en cuenta la prioridad que tiene en presencia de otros problemas de comunicación en el niño (retrasos en la adquisición del lenguaje, problemas de articulación y cognitivos); la disponibilidad de la familia para asumir los requerimientos del programa de rehabilitación; la tolerancia, la madurez y la motivación del niño; la evolución de otros problemas médicos concomitantes (alergias, reflujo, infecciones) y el impacto que la disfonía tiene en la vida del niño. Los niños no siempre son conscientes de la naturaleza de su problema vocal y pueden pensar que su voz es la correcta. Incluso puede que no sean capaces de percibir los efectos negativos de su conducta fonatoria, por lo que difícilmente sentirán una satisfacción personal u ocupacional al mejorar su voz con el tratamiento, como ocurre con el adulto. No siempre es fácil persuadir a un niño para que recuerde la adecuada técnica de producción vocal.[1]

4.2 *Tratamiento quirúrgico*

Tradicionalmente se ha sido muy conservador en las indicaciones fonoquirúrgicas en la edad infantil, por las limitaciones técnicas asociadas a una laringe de pequeño tamaño, por las dificultades para guardar el reposo vocal postoperatorio y por la posterior modificación de la conducta fonatoria. Sin embargo, los avances en la técnica anestésica y en los procedimientos quirúrgicos han mejorado la seguridad de estas intervenciones. Ford *et al.*[23] comprobaron que una gran cantidad de quistes congénitos se confunden con nódulos vocales en la laringoscopia, de manera que aquellos pacientes que no mejoran tras un adecuado entrenamiento vocal se consideran candidatos a una intervención quirúrgica. El diagnóstico de una lesión congénita de la laringe puede sospecharse por la precoz aparición de síntomas, en especial en el niño que coopera de manera adecuada y no mejora con el tratamiento de reeducación vocal. Se considera que la edad óptima para la intervención es entre los 9 y los 11 años. La colaboración de la familia para cumplir el tratamiento de reeducación vocal es esencial, sobre todo en los pacientes intervenidos de quistes vocales, ya que presentan una recuperación vocal postoperatoria más lenta y limitada, y debe prevenirse la reaparición de los hábitos vocales perniciosos en forma de abuso vocal. En general, las técnicas quirúrgicas son similares a las utilizadas en el adulto, con la particularidad de que la laringe infantil resulta más fácil de exponer.

Consulte la bibliografía de este capítulo en la página 584.

Capítulo 17

Presbifonía

S. Fernández, I. Cobeta, M. Vaca

Máximas y consejos

- La vejez es un fenómeno biológico que no implica necesariamente una enfermedad.
- En la vejez hay que considerar cuatro aspectos: *1)* el fisiológico, con cambios en la apariencia física, declive del vigor y disminución de la resistencia; *2)* el psicológico, con cambios en los procesos sensoriales, las destrezas, el entendimiento, etc.; *3)* la personalidad, con cambios en las expectativas, y *4)* el sociológico, que vincula con la sociedad.
- La voz en el anciano depende de la concurrencia de muchos sistemas y aparatos: el neurológico, el hormonal, el auditivo, el respiratorio, el muscular, el óseo y el psíquico. Las alteraciones de estos sistemas contribuyen al deterioro de la voz. Este deterioro vocal se conoce como «presbifonía».
- En la laringe hay un cierre glótico incompleto debido a la atrofia muscular, disminución en la amplitud vibratoria y retraimiento de la onda mucosa por atrofia de la mucosa y disminución o pérdida de la capa lubricante.
- Las características vocales de la voz senil son: reducción de la extensión vocal, temblor, aproximación del tono entre hombres y mujeres, y voz aérea y tensa.
- Lo más importante es la prevención, manteniendo hábitos de vida saludables con técnicas que mantengan las mejores condiciones fonatorias. En ciertos casos se necesitará intervención foniátrica por un trastorno funcional, e incluso tratamiento farmacológico o procedimientos quirúrgicos para aumentar el volumen de las cuerdas vocales.

Introducción

Hemos de considerar la vejez como un fenómeno biológico que no implica necesariamente una enfermedad. Los fenómenos biológicos del envejecimiento se inician en la tercera década de la vida y pueden modificarse y compensarse. Desde un prisma puramente médico-antropológico, la ancianidad no tiene fechas, pero sí exigencias.[1,2] La educación y la preparación para posibles deterioros deben contemplarse desde un plano preventivo, anticipándose a los indicadores involutivos que, posteriormente, impedirán una vida independiente, productiva y feliz.

En el ser humano, la aparición del lenguaje y su vehículo habitual, la voz, representó la posibilidad de aumentar la longevidad. Cabe destacar, por tanto, de una manera muy especial, el instrumento del cual se vale para expresar el lenguaje oral: la voz.[2] Respecto a ésta, pueden distinguirse diferentes edades que dependen del desarrollo de los distintos sistemas y aparatos (tabla 1).

El envejecimiento de la población española es un hecho irrefutable, y los mayores son el sector más sensible a las situaciones de dependencia, ya sea física, psíquica o intelectual. En España hay más de siete millones de personas mayores de 65 años. Según las estadísticas de la Organización de las Naciones Unidas, en el año 2050 los mayores serán casi un tercio de la población mundial. La mayoría de las personas mayores de 65 años llevan una vida activa, pero un número considerable presenta problemas físicos, psicológicos, sociales o económicos. En España, más de un 20 % de los mayores de 65 años viven solos y quieren vivir solos mientras puedan, e incluso lo prefieren antes que estar con sus hijos.

El estudio de la vejez consta de cuatro aspectos relacionados entre sí: *1)* el fisiológico, con cambios en la apariencia física, declive gradual del vigor y disminución de la resistencia a las enfermedades; *2)* el psicológico, con cambios en los procesos sensoriales, las destrezas motoras, las percepciones, el entendimiento, los impulsos, las emociones, etc.; *3)* la personalidad, con cambios en las expectativas, la autoimagen, el autoajuste a la vejez, etc., y *4)* el aspecto sociológico, la vinculación con la sociedad y su influencia en los individuos a medida que envejecen, y también la influencia que los individuos tienen a su vez en la sociedad. El estudio del envejecimiento, como el de todo el proceso vital, es pues el resultado de la relación entre el componente genético, el organismo individual y el ambiente en que se desenvuelve el individuo, incluyendo en este último los estilos de vida, que son un factor fundamental en la salud.

La educación sanitaria es una herramienta de la que disponemos y que nos permite afrontar los problemas de salud desde una perspectiva más optimista: la prevención. La promoción de la salud con programas que ayuden al anciano independiente a alargar los años de independencia en buena salud, que favorezcan los estilos de vida saludables, son bien recibidos por todos; ellos mismos tienen ganas de seguir viviendo y disfrutando. Nunca se insistirá bastante en que hay actividades y actuaciones de uso cotidiano que permiten alargar o mantener las capacidades y los años de independencia y de calidad de vida, mejorando actitudes, conocimientos y capacidad sensitiva.

Tabla 1
Distintas edades de la voz.

• Voz del neonato
• Voz del niño (infancia I/II)
• Voz del adolescente (pubertad)
• Voz del adulto joven
• Voz del adulto maduro   – Voz en la menopausia
• Voz del adulto mayor   – Voz del anciano (presbifonía/presbidisfonía)

La etapa final de la vida, conocida también como «tercera edad», se inicia aproximadamente a los 65 años. Se caracteriza por una creciente disminución de las fuerzas físicas, lo que a su vez ocasiona en la mayoría de las personas una sensible y progresiva merma en las cualidades de su actividad mental. El declive biológico se manifiesta por una creciente disminución de las capacidades sensoriales y motrices y de la fuerza física, las crecientes dificultades circulatorias y, en general, un progresivo deterioro del funcionamiento de los diversos órganos internos.

La voz en el anciano depende de la concurrencia de muchos sistemas y aparatos: el neurológico, el hormonal, el auditivo, el respiratorio, el muscular, el óseo y el psíquico, entre otros. Las alteraciones de estos sistemas contribuyen al deterioro de la voz. Este deterioro vocal se conoce como «presbifonía» y, en ocasiones, interfiere de manera importante en la capacidad de comunicación y en la calidad de vida de las personas ancianas. Al considerar la presbifonía o voz senil hay que distinguir dos situaciones clínicas perfectamente diferenciadas desde el punto de vista conceptual: la disfonía *del* anciano (voz del anciano, presbifonía) y la disfonía *en* el anciano (presbidisfonía).

Se entiende por disfonía del anciano aquella para la cual no se encuentra más causa que el proceso de envejecimiento. Hay alteraciones laríngeas con un sustrato anatomopatológico concreto y también disminución del rendimiento vocal no sólo de causa laríngea sino debida al envejecimiento de otras áreas implicadas en la fonación (resonadores, aparato respiratorio, etc.). Por disfonía en el anciano entendemos la peculiar presentación y manejo de las patologías fonatorias, que no siendo exclusivas de la senectud aparecen en edades avanzadas.

Ambos conceptos son claros y relativamente fáciles de asumir; lo que no es tan unánime es la actitud terapéutica ante el problema de la presbifonía, que varía desde posiciones inmovilistas hasta los sobretratamientos. Si a ello unimos el carácter multidisciplinario de la patología de la fonación, podemos entender la falta de unanimidad en cuanto a protocolos de prevención y tratamiento.

1   Fisiología del envejecimiento de la voz

Desde un punto de vista fisiológico, el envejecimiento comporta una reducción del agua corporal, una disminución del tono intestinal, una alteración de la filtración renal, una pérdida de la capacidad de reserva, una disminución de la frecuencia cardiaca, y una disminución o alteración de la sensibilidad táctil, visual y auditiva, así como alteraciones y déficits neuropsicológicos, de reconocimiento, de memoria inmediata, razonamiento alterado y alteraciones motoras, etc. En el sistema fonatorio se ven afectadas diferentes dimensiones, y así encontraremos modificaciones de la laringe, alteraciones en el sistema respiratorio, alteraciones de las cavidades de resonancia, alteraciones de los órganos de la articulación, patología de causa neurológica y cambios psicológicos.

Las modificaciones de la laringe son consecuencia del deterioro que se produce en los músculos, los cartílagos, las articulaciones, los ligamentos y la mucosa laríngea (figura 1). Estas modificaciones funcionales y orgánicas conllevan un cierre glótico incompleto debido a la atrofia muscular.[2-5] Existe también una disminución en la amplitud vibratoria y un retraimiento de la onda mucosa por atrofia de la mucosa y disminución o pérdida de la capa lubricante, y una asimetría en la movilidad vocal por deterioro de los ligamentos y cartílagos. Por otro lado, se produce una pérdida de las glándulas secretoras, degeneración adiposa del tejido muscular, descenso del número de fibras laríngeas, fenómenos de calcificación de los cartílagos y fenómenos de disqueratosis, etc.

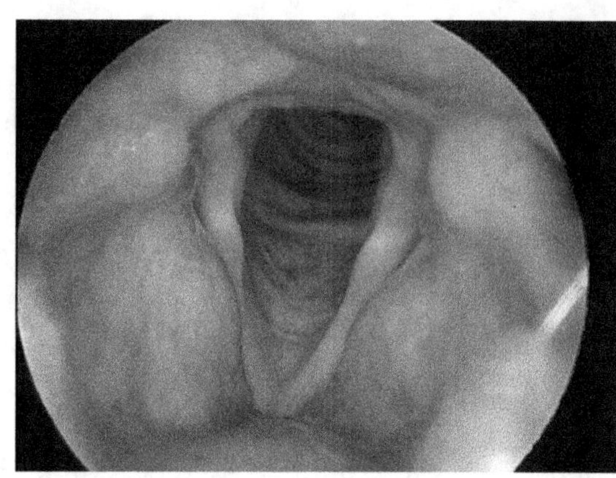

Figura 1
Imagen laringoscópica de una laringe senil.

Estos fenómenos se manifiestan en los hombres como una tendencia importante a la atrofia de las cuerdas vocales (37 %), edema en los pliegues vocales (39 %), hiato glótico (67 %), *sulcus vocalis* por atrofia (10 %) y una frecuencia fundamental más alta que en los hombres jóvenes. En las mujeres, los factores antes mencionados conllevan la aparición, principalmente, de edema del espacio de Reinke y de disfonía leve con una frecuencia fundamental más baja que en las mujeres jóvenes. Además, también presentan atrofia de las cuerdas vocales (26 %), hiato glótico (58 %) y *sulcus vocalis* 10 %).[2,6,7] Estas alteraciones se producen como consecuencia de una fibroplasia retardada, unas menores densidad y producción de fibras de colágeno y de elastina, y una atrofia de las fibras musculares del músculo vocal.

Con relación al sistema neurológico, la producción vocal requiere una correcta acción muscular. Como es sabido, en el anciano aparecen placas seniles, aumento de gliosis y disminución de las fibras nerviosas. Las neuronas presentan signos de atrofia y de degeneración nuclear. Esto conlleva una acción lenta, presencia de temblor y disminución del vigor físico. Este deterioro progresivo de las funciones nerviosas que se acentúa en la vejez trae como consecuencia el temblor y la pérdida en la intensidad de la voz. Con respecto a las alteraciones de la voz de posible origen neurológico, hay que tener en cuenta que el sistema nervioso central es el centro de cualquier actividad lingüística, y que a través de sus neurotransmisores ejecuta la conducta neurológica precisa. En las personas mayores, estas órdenes muchas veces se encuentran ralentizadas tanto en la recepción como en la transmisión.

En cuanto a la acción hormonal, es determinante en la voz e influye de manera importante en la excitabilidad del esfínter glótico. Con relación a los tejidos blandos, éstos presentan un estado de edema crónico y puede observarse hipofunción velofaríngea y rinofonía.[2,8-10]

Las alteraciones del sistema respiratorio son muy frecuentes en las personas mayores. Se observa atrofia de la musculatura respiratoria, aumento de la densidad pulmonar, disminución de la elasticidad y reducción de la capacidad pulmonar. Las alteraciones de dos funciones importantes en la fonación, como son la capacidad pulmonar y el control muscular, comportan un incorrecto ataque vocal, una mala coordinación fonorrespiratoria, fatiga vocal y finales fonatorios áfonos. La postura también se ve afectada: la columna cervical tiende a curvarse, aumenta la cifosis torácica y se inmoviliza la columna.

Las alteraciones en las cavidades de resonancia, muchas veces dependientes de la alteración de las mucosas que las recubren debido a su deshidratación, hacen que la pérdida de elasticidad y la modificación del tamaño y la textura lleven a una reducción de la amplificación del sonido, una modificación del timbre vocal, deficiencias melódicas y alteraciones rítmicas.

En cuanto a los órganos de la articulación, cabe destacar que la hipotonía que padecen las personas mayores, en ocasiones de origen central, determina alteraciones en la musculatura de los labios, la lengua y el velo de paladar. Estas deficiencias en los órganos de la articulación ocasionan alteraciones de presión del aire en la cavidad oral, una disminución del control de la musculatura labial, un menor control de la musculatura lingual y una mayor dificultad para la generación de fonemas acústicamente concretos.

Debemos añadir la atrofia de las glándulas salivares, la pérdida de piezas dentales y prótesis mal adaptadas, la alteración de la articulación temporomandibular, hipotonía muscular, etc.[8,11-13]

Cabe señalar también el deterioro auditivo que sufren las personas mayores, tanto cuantitativo como cualitativo, que es más acentuado para las frecuencias agudas tan necesarias en la discriminación verbal. Estas alteraciones ocasionan dificultades en el control de los parámetros acústicos, en la percepción de la voz, en la expresión de la voz y en la discriminación de la voz.

Desde el punto de vista psicológico, a cualquier edad pueden relacionarse la personalidad, el estado emocional, el cociente intelectual, las habilidades lingüísticas, el estímulo afectivo, el nivel cultural y socioeconómico, y las actitudes, con el comportamiento vocal. El progresivo deterioro de la capacidad de comunicarse hace que el anciano se sienta cada vez más inadaptado al medio, y esto puede ser la fuente más relevante de su alteración emocional. Al deterioro involutivo de la comunicación que sufren las personas mayores hay que añadir el ritmo tecnológico frenético que vive nuestro tiempo: cada diez años hay avances sustanciales que modifican la semiótica. Los códigos de comunicación tradicionales se ven sustituidos por otros de mayor vigencia, y algunas veces pueden dar lugar a conflictos comunicativos entre sujetos coetáneos. Las personas mayores se sienten desbordadas, no saben cómo responder a estos nuevos estímulos (contestadores automáticos, sistemas parlantes, ordenadores, etc.), su tiempo de reacción no se adecua a la demanda y el medio se vuelve hostil.

En la actualidad, cualquier sujeto inmerso en una sociedad industrializada está sometido a numerosos *inputs* informativos. La información llega de forma sistemática bombardeando nuestro sistema neurosensorial. El anciano ha sido educado en una cultura de conocimientos acumulativos, por lo que su fatiga originará una actitud irascible y de rechazo.

2 Características de la voz senil

La voz senil muestra una reducción de la extensión vocal.[2,14,15] La mujer sufre un mayor deterioro de la voz, pues disminuye la frecuencia fundamental (de aproximadamente 250 Hz a 175 Hz) y aparecen timbres virilizados. Suele haber temblores en la voz por falta de control de la báscula laríngea y apoyo diafragmático. La respiración se altera y puede producirse fatiga durante la fonación. En el hombre ocurre lo contrario: la frecuencia fundamental se eleva (de en torno a los 110 Hz hasta 130 o 135 Hz a los 70 años y 160 Hz a los 90 años de edad).

Otras características de la voz senil son la aparición de temblor en la voz, la disminución de la intensidad, la reducción de la resonancia y la alteración en la coordinación fonorrespiratoria con un aumento de la frecuencia respiratoria y, por tanto, de las pausas (figuras 2 a 4).

En las tablas 2 a 4 se resumen las diferencias más importantes entre la voz del hombre y de la mujer ancianos. Como puede comprobarse, la voz del varón tiende a agudizarse con la edad, pero mantiene un rango superior en cuanto a intensidad y una menor perturbación frecuencial. El temblor es más frecuente en los hombres que en las mujeres, y la señal acústica es más regular que en las mujeres, en las que con relativa frecuencia aparecen perturbaciones y fenómenos aperiódicos.

Con respecto a las características aerodinámicas, las personas ancianas tienden a desarrollar patrones hiperfuncionales, sobre todo los hombres, con presiones intraorales o subglóticas significativamente más altas que lo normal, y mayores que en las mujeres ancianas, que a

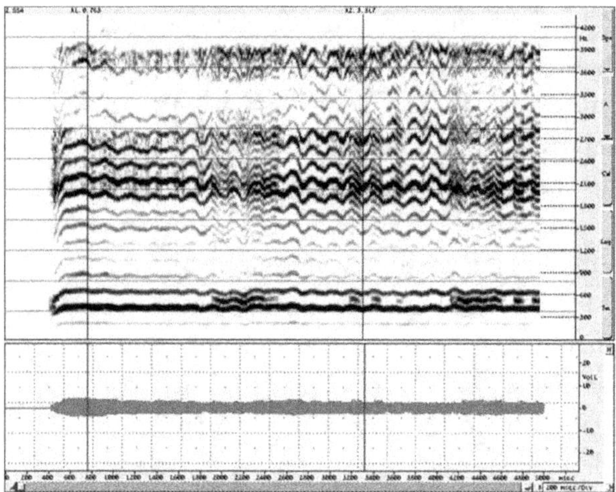

Figura 2. Espectrograma en el domino del tiempo con filtrado de banda estrecha de una fonación sostenida /a/. Se observan fluctuaciones, subarmónicos, un ataque prolongado y soplado, y tremor.

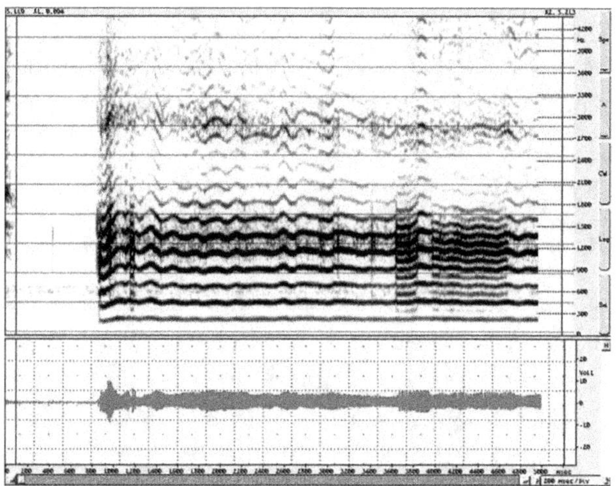

Figura 3. Espectrograma en el domino del tiempo con filtrado de banda estrecha de una fonación sostenida /a/. Se observan fluctuaciones, subarmónicos, perturbaciones, roturas, un ataque soplado y tremor.

su vez tienen valores elevados con respecto a los considerados normales. El flujo transglótico también está elevado y, en conjunto, el sistema fonorrespiratorio es menos eficiente.

Se tiende a considerar que los cambios de la voz son inevitables, pero se ha podido comprobar en profesionales de la voz que esto puede modificarse con una intervención vocal preventiva que favorezca su conservación, o con tratamientos foniátricos y logopédicos especiales dirigidos a conseguir una mayor eficiencia en los mecanismos implicados en la fonación. En muchos casos incluso se recurre a acciones directas mediante la inyección intracordal de determinadas sustancias para aumentar el volumen de las cuerdas vocales, o a intervenciones quirúrgicas sobre el marco laríngeo que favorezcan el contacto de las cuerdas.[16-18]

En el momento actual, la posibilidad de aplicar células madre de origen no embrionario parece ser un procedimiento viable y eficaz para la regeneración de la lámina superficial propia de las cuerdas vocales, que es el elemento esencial en la producción de la voz, y se propone como una técnica de aplicación en un futuro no muy lejano en la denominada «cirugía estética de la voz».

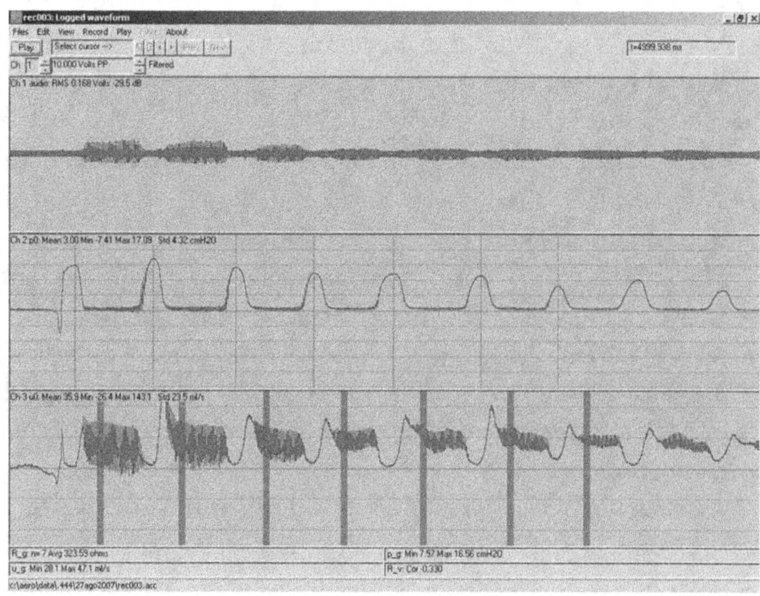

Figura 4
Registro del oscilograma sonoro, presión subglótica y flujo fonatorio /pa/.../pa/.../pa/... Se observa una falta de regularidad en el control de las presiones y flujos, así como una gran variabilidad de onda sonora.

	Mujeres	Hombres	p < 0,05
F0	218,84 Hz	162,51 Hz	
Jitter	0,70	0,43	Sí
Shimmer	2,76	4,22	Sí
I. Max	91,26 dB	97,64 dB	Sí
I. Min	58,01 dB	55,65 dB	No
HNR	17,33	13,27	Sí
GRABS			No

Tabla 2
Estudio comparativo de los cambios de los principales parámetros acústicos en la voz del hombre y la mujer ancianos.

	Mujeres	Hombres	p < 0,05
Perturbación	62 %	37 %	Sí
Fluctuación	85 %	91 %	No
Variabilidad	78 %	90 %	No
Tremor	53 %	89 %	Sí
Frec. tremor	5,8	6,3	No
Yanagihara	81 % (I)	90 % (I)	No
Tipo de señal	40 % (1) 60 % (2)	62 % (1) 38 % (2)	Sí

Tabla 3
Estudio comparativo de los cambios de las principales características cualitativas acústicas en la voz del hombre y la mujer ancianos.

	Mujeres	Hombres	p < 0,05
Presión intraoral	96,78 mmHg	123,56 mmHg	Sí
Flujo transglótico	83 ml^{s-1}	124 ml^{s-1}	No

Tabla 4
Estudio comparativo de los cambios de los principales parámetros aerodinámicos en la voz del hombre y la mujer ancianos.

La voz del anciano, o presbifonía, es un tipo especial de voz. Como en otros muchos aspectos que conciernen a las personas mayores, no se considera importante el aspecto fonatorio y la voz se abandona. Se considera normal que la disfunción fonatoria sea otra de las limitaciones propias de la edad, pero las personas mayores desarrollan una actividad social muy importante y la voz, como principal y más inmediato medio de comunicación, puede limitarlas en gran medida. Además, no debe olvidarse que con frecuencia las personas mayores están en contacto con personas que presentan déficits auditivos, y en estos casos se hace más evidente el trastorno de la voz.[16,18,19]

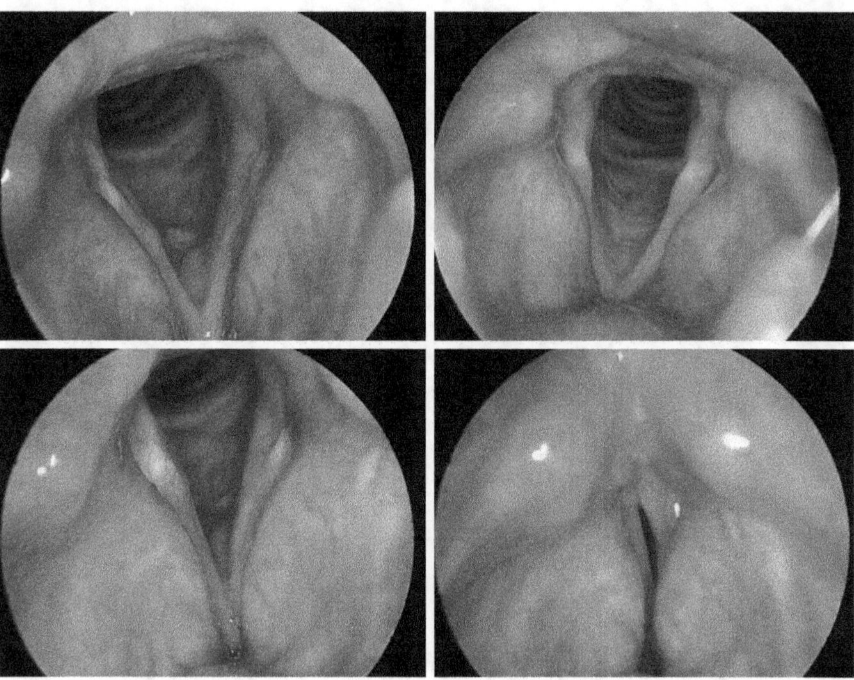

Figura 5
Imagen laringoscópica de una laringe senil (presbilaringe) durante la fonación. Se comprueba una falta de cierre de la glotis y signos de hiperfunción fonatoria.

En muchas ocasiones habrá causas o factores diferentes de los propios del proceso del envejecimiento que determinen la voz de la persona mayor. Puede haber, por supuesto, lesiones orgánicas, benignas o malignas, pero lo más habitual son las alteraciones de tipo funcional del patrón fonatorio, que pueden ser hipofuncionales o hiperfuncionales porque intentan compensar un déficit propio de la presbilaringe, como puede ser la falta de cierre de la glotis (figura 5).

Hasta el momento actual no se han establecido criterios que definan lo que es disfonía *del* anciano o disfonía *en* el anciano. Consideramos que es fundamental la definición de estos dos conceptos desde un punto de vista fisiológico, ya que permitirá establecer criterios unánimes a la hora de indicar medidas preventivas y terapéuticas que ayuden a mantener o aumentar la calidad de voz en las personas mayores.[20-23] Las valoraciones perceptuales, acústicas y aerodinámicas de los componentes de la voz del anciano, junto con herramientas de análisis de calidad vocal, calidad de vida, índice de discapacidad y de disfuncionamiento, permitirán establecer los parámetros de normalidad o anormalidad de la voz senil, y orientar hacia los procedimientos terapéuticos más adecuados. En muchos casos éstos serán preventivos, estableciendo estrategias basadas en técnicas foniátricas que procuren y mantengan las mejores condiciones fonatorias fisiológicas; en otros, la intervención foniátrica irá dirigida a tratar un déficit o un trastorno funcional; en algunos será necesario el tratamiento farmacológico de algún trastorno añadido que influya negativamente en la producción vocal, y habrá casos que podrán ser tratados y mejorar significativamente mediante procedimientos quirúrgicos consistentes en un aumento del volumen de las cuerdas vocales, el desplazamiento de éstas o la corrección de algún elemento que altere la ondulación de su mucosa.

Consulte la bibliografía de este capítulo en la página 585.

Capítulo 18

Voz en el cambio de género

E. Mora, I. Cobeta

Máximas y consejos

- La voz es un importante carácter sexual, y su adaptación al nuevo sexo es importante para el correcto desarrollo de una nueva identidad.
- El principal parámetro en la valoración vocal transexual es la frecuencia fundamental. Hay aspectos (tracto, resonancia, filtro...) y características (entonación, articulación...) que determinarán finalmente la feminidad de la voz.
- La forma y la funcionalidad laríngea varían entre mujeres y hombres, por lo que adquirir un discurso femenino en hombres biológicos no depende exclusivamente de modificar la biomecánica de las cuerdas vocales.
- La terapia vocal, como único abordaje, no suele ser eficaz ni duradera para feminizar la voz.
- Son posibles varios abordajes quirúrgicos para agudizar la voz: tensar las cuerdas vocales, disminuir su masa o acortar su porción vibrátil. Se han descrito diferentes técnicas quirúrgicas, mediante cervicotomía o endoscopia.
- El procedimiento quirúrgico más utilizado para feminizar la voz de los pacientes es la aproximación cricotiroidea, con muy buenos resultados a corto plazo. A largo plazo hay un cambio laríngeo que lleva a un descenso de la frecuencia fundamental.
- En el momento actual, la glotoplastia es el procedimiento que se considera más estable a largo plazo, con un bajo índice de disfonía postoperatoria, a pesar de crear una membrana laríngea anterior.

1 Concepto de transexualismo

El transexualismo, disforia de género o trastorno de identidad sexual, es una compleja alteración en la cual los pacientes sienten que su género psicológico es incongruente con su sexo anatómico. Sin estar clara su etiopatogenia, se ha propuesto como causa la unión de componentes biológicos y genéticos junto con factores ambientales y psicológicos. Se ha demostrado una base neurológica, la estría terminal, que varía en función de la diferenciación sexual y es de menor tamaño en las mujeres y en los transexuales de hombre a mujer.[1] La prevalencia de la disforia de género parece estable con independencia de las razas y las culturas: entre 1/37.000 y 1/60.000,[2] y la transexualidad de hombre a mujer es entre tres y cuatro veces más frecuente.[1]

El proceso de reasignación de sexo ha sido estandarizado por la World Professional Association of Transgender Health[3] y puede durar más de dos años. Se inicia con una valoración psicológica y psiquiátrica, tras la cual el paciente responde el «test de vida real», un periodo durante el que ha de vivir como perteneciente al sexo deseado. Después comienza el tratamiento hormonal que le permitirá lograr unos cambios físicos acordes a su nuevo sexo. Este tratamiento hormonal se acompaña, en el caso de transexuales de hombre a mujer, de numerosas intervenciones quirúrgicas que, junto con cambios comportamentales, ayudarán al paciente a lograr su estatus femenino. Una parte fundamental de la aceptación del paciente en su nuevo sexo consiste en adquirir una voz apropiada.[2] La valoración otorrinolaringológica en los pacientes transexuales suele llevarse a cabo en las fases finales del proceso de transformación global.

2 Percepción de la voz en los pacientes transexuales

La voz es un importante carácter sexual, y los pacientes transexuales la consideran como un factor muy influyente en su vida y su identidad. Aunque no suelen presentar trastornos vocales, la falta de una voz apropiada a su nuevo sexo constituye un problema importante para ellos, especialmente en los transexuales de hombre a mujer,[4] que entonces se consideran con disfonía tonal o androfonía. Estos pacientes refieren que muchas veces no son identificados como hombres hasta que empiezan a hablar.[2]

El principal parámetro que se ha correlacionado de manera positiva con la feminidad de la voz es el aumento de la frecuencia fundamental (F0), aunque también la apariencia física influye.[4] En el caso de los transexuales de mujer a hombre no se ha demostrado que la F0 esté relacionada con el grado de masculinidad de la voz percibida, ni que el aspecto físico esté fuertemente relacionado con la masculinidad de la voz.[4]

3 Influencia hormonal en la laringe

Las diferencias en el desarrollo y el crecimiento de huesos, cartílagos, músculos y otros órganos del cuerpo entre individuos de diferente sexo (dimorfismo sexual) están influenciadas por hormonas sexuales (testosterona, estrógenos, progesterona y prolactina) y no sexuales (hormona tiroidea). Prueba de ello es la presencia de receptores de progesterona en el citoplasma de las células epiteliales y de receptores de andrógenos en el citoplasma de las células glandulares, como las presentes en la parte lateral del aditus laríngeo y en el mesénquima de las cuerdas vocales.

La influencia hormonal en la maduración y el desarrollo normales de la laringe es clara, y determina, entre otros elementos, la diferencia en la masa y la longitud de las cuerdas vocales según el sexo. Esta influencia no se limita al desarrollo embrionario y la pubertad, sino que también aparece en la menstruación, el embarazo y la senectud (presbifonía). La testosterona ejerce profundos efectos en este desarrollo, sobre todo en las mujeres expuestas a testosterona exógena. Histológicamente produce hipertrofia e hiperplasia de las fibras musculares tiroaritenoideas, paraqueratosis epitelial, metaplasia escamosa e hiperplasia de glándulas seromucinosas tras cuatro semanas de tratamiento, y estos cambios se mantienen tras ocho semanas. Morfológicamente se observa un aumento de la masa de las cuerdas vocales y una mayor prominencia del cartílago tiroides.[5] Funcionalmente desciende el tono vocal, con un descenso de la F0 media y del rango vocal. Estos cambios suelen tener una buena tolerancia subjetiva por parte de los pacientes, ya que su voz se sitúa en un rango masculino con el tratamiento hormonal; el cambio de la voz es poco problemático en los transexuales de mujer a hombre, a diferencia de los hombres a mujeres.

4 Percepción del sexo a través de la voz

La percepción del sexo de una voz y las características que distinguen el discurso de un hombre del de una mujer dependen de varios parámetros: tono vocal, volumen, timbre vocal, resonancia y patrones de entonación, así como de características lingüísticas y paralingüísticas, y de otros factores ajenos al lenguaje, como es la morfología.

Las diferencias acústicas están relacionadas con diferencias estructurales laríngeas y con la aerodinámica vocal:

- La diferencia más aceptada entre las voces masculinas y femeninas es el tono vocal más alto en las mujeres, en torno a una octava superior: el rango de F0 en las mujeres es de 145 a 275 Hz, y en los hombres de 80 a 165 Hz (media: 120 Hz).[4] Esta diferencia es particularmente importante en los transexuales, pues para que la voz de un hombre biológico sea reconocida como femenina debe aumentar como mínimo a 150-160 Hz.[4] Sin embargo, la F0 no va a ser el único parámetro que determine el timbre vocal femenino.

- Las características del tracto vocal son el segundo parámetro acústico más importante para la diferenciación entre voces masculinas y femeninas. La resonancia de la voz y el filtro vocal determinan los valores y la distribución de los tres formantes, que caracterizan la producción vocal y que se ven influidos por el sexo del hablante. Los valores de los tres formantes en los hombres son aproximadamente un 20 % más bajos que en las mujeres (las frecuencias a las que resuena la voz en el tracto vocal en ellas son más altas), debido a las variaciones físicas del tracto vocal entre un sexo y otro (más corto en las mujeres) o a las variaciones funcionales que los individuos ejecutan durante el discurso. Respecto a estas últimas, las mujeres utilizan una mayor apertura labial y una colocación más anterior de la lengua. El primer formante aumenta si la lengua se sitúa baja durante la producción de las vocales. El segundo formante aumenta con la colocación de la lengua en la porción anterior de la cavidad oral, y la voz resulta más fina y femenina. El tercer formante aumenta con la apertura vocal.

- Las diferencias entre mujeres y hombres en la función glótica también contribuyen a las diferencias en el timbre y en los parámetros aerodinámicos vocales:[6] la velocidad de cierre glótico es mayor en las voces femeninas y en los hombres transexuales que intentan feminizar su voz. Esta mayor velocidad, junto a una mayor tensión vocal, pretenden aumentar la F0, pero hasta en un 67 % de los hombres transexuales determinan cierto grado de hiperfunción laríngea que puede llevar a fatiga vocal, disfonía intermitente y lesiones secundarias en las cuerdas vocales como consecuencia de producir voz femenina con un órgano vocal masculino.[7] La presión y el flujo de aire transglóticos son mayores en los hombres que en las mujeres (objetivado mediante la técnica de filtrado inverso), y como se relacionan fuertemente con la presión sonora, los hombres presentan generalmente voces de mayor intensidad que las mujeres. La voz femenina se produce con un flujo no modulado, con menor energía armónica en la zona de altas frecuencias y una apertura glótica posterior entre los aritenoides que determina un mayor grado de aire percibido en la voz femenina, predominando la fase abierta en el ciclo vocal.[2] De hecho, uno de los objetivos de la terapia vocal en los pacientes transexuales de hombre a mujer consiste en adquirir un cierto grado de voz aérea.

- Otras características del discurso vocal, como la entonación, la articulación, la prosodia, el vocabulario, etc., se utilizan de forma diferente entre hombres y mujeres. Por ejemplo, las mujeres tienden a usar mayor variabilidad en la entonación y más palabras que impliquen sentimientos y emoción, más adjetivos y sentencias calificativas, etc.[2,8]

5 Valoración vocal en los pacientes transexuales

Las principales medidas objetivas que se emplean para el estudio de la voz en los pacientes transexuales son:

- *Estudio laringoestroboscópico:* un transexual de hombre a mujer es anatómicamente un hombre, por lo que tiene una laringe grande y unas cuerdas vocales más largas y con más masa que una mujer. Cuando utilizan una voz femenina de manera espontánea se ha objetivado un cierre glótico incompleto a expensas de la región posterior y una constricción supraglótica, tanto lateral como anteroposterior, para aumentar la F0.

- *Análisis acústico:* el principal parámetro que valoramos es la F0, que se relaciona con la feminidad de la voz. El análisis se realiza antes y después de cualquier tratamiento. El aumento de dicha frecuencia se considera un éxito o no dependiendo del rango en que se encuentre el paciente; por ejemplo, el aumento de 100 a 130 Hz en un transexual de hombre a mujer feminiza de manera importante la voz a pesar de permanecer en el rango masculino, pero un aumento de 140 a 170 Hz no será tan exitoso subjetivamente.[2] Esto se debe al llamado «efecto techo»: cuando el tono está en un rango grave, incluso pequeñas diferencias en la F0 tienen un efecto sustancial en la percepción.[8]

- *Fonetograma:* el área del fonetograma en los pacientes transexuales de hombre a mujer se encuentra entre las áreas masculina y femenina, con un mínimo de F0 de 110 Hz y un máximo de 240 Hz (rango mínimo-máximo: hombres 89-198 Hz y mujeres 162-308 Hz). En cuanto a la intensidad o SPL *(sound pressure level),* la máxima en los pacientes transexuales se sitúa en 85 dB (hombres 86 dB y mujeres 80 dB) y la mínima en 67 dB (hombres 65 dB y mujeres 64 dB). Así pues, una voz con una intensidad baja y una frecuencia alta es más femenina. El fonetograma también proporciona la adquisición de un control independiente del tono y el volumen, y objetiva los resultados de la terapia vocal.[6]

Las principales medidas subjetivas que se emplean para el estudio de la voz en los pacientes transexuales son:

- *Escala visual analógica:* los propios pacientes y oyentes valoran en una escala de 0 a 10 la masculinidad o feminidad de la voz, el grado de satisfacción del paciente y lo agradable que resulta la percepción de dicha voz.

- *Cuestionarios de valoración:* el *Voice Handicap Index* (VHI) mejora tras la intervención vocal en los pacientes transexuales, aunque con frecuencia muestran preocupaciones que no se reflejan en el cuestionario. El *Transgender Self-Evaluation Questionnaire* (TSEQ) es una medida subjetiva de la discapacidad vocal específica para la población transexual, estandarizado, pero sin cifras normales en el momento actual. Hancock *et al.*[9] han encontrado una alta correlación entre el VHI y el TSEQ.

6 Tratamiento de la voz transexual

6.1 Tratamiento de la disfonía tonal en pacientes transexuales de mujer a hombre

En los pacientes transexuales de mujer a hombre, la toma de andrógenos (testosterona) produce un descenso en la F0 a los tres o cuatro meses, que suele ser suficiente para conseguir una voz más masculina y que perdura aunque se deje la medicación.

6.2 Tratamiento de la disfonía tonal en pacientes transexuales de hombre a mujer

El mayor deseo de estos pacientes transexuales es tener una voz femenina de forma espontánea, sin tener que recurrir a técnicas artificiales o forzadas que feminicen su voz, como el falsete. Se puede lograr una voz más femenina de varias maneras: aumentando la F0, cambiando los comportamientos paralingüísticos[2] (resonancia, comunicación no verbal) o mediante tratamiento quirúrgico, y todo ello adquiriendo un aspecto físico bien definido para su nueva identidad sexual. Responden bien al tratamiento los pacientes menores de 30 años con disconformidad con su sexo biológico desde la infancia, y presentan peores resultados aquellos con un inicio de la disforia más tardío.[2]

6.2.1 Tratamiento hormonal

No es efectivo porque los estrógenos (17 beta-estradiol valerato oral o transdérmico, etinilestradiol) o los antiandrógenos (acetato de ciproterona, acetato de medroxiprogesterona) que toman los transexuales de hombre a mujer no tienen efectos biológicos sobre la laringe masculina, por lo que no ayudan a feminizar la voz.

6.2.2 Tratamiento logopédico

Trata de cambiar el comportamiento vocal y feminizar la voz cambiando los patrones respiratorios, la entonación, la articulación, el vocabulario y la inflexión. Puede iniciarse desde etapas tempranas de la transformación sexual, independientemente del tratamiento hormonal y quirúrgico. Los objetivos son:

- Adaptar el comportamiento vocal al papel del sexo femenino, teniendo en cuenta la constitución y el carácter del paciente.[6]
- Elevar el tono o la F0 de la voz por encima de 150 Hz. Es necesario aumentar el flujo de aire glótico modificando la estructura laríngea, mediante la contracción de la musculatura laríngea intrínseca y la supraglótica, o bien aumentando la presión subglótica, lo que puede ocasionar hiperfunción y fatiga vocal. El diseño y los objetivos del tratamiento han de ser individualizados.
- Cambiar la resonancia oral: acortando el tracto vocal para hacer la articulación más ligera y delicada, aumentando la apertura labial durante el discurso y colocando la lengua en una posición más anterior.
- Adquirir cierto grado de voz aérea, pues ayuda a lograr una voz más femenina, más suave y de menor intensidad.
- Evitar el frito vocal (fonación de bandas), ya que conlleva energía de baja frecuencia y es inversamente proporcional a la feminidad de la voz.
- Aumentar la variabilidad de la entonación y que ésta sea más alta y aguda.[10]

- Reducir la intensidad vocal.
- Feminizar los patrones espontáneos del lenguaje, como la risa y la tos.

Con esta terapia se logra un aumento inicial de la F0 de hasta 40 Hz, que suele descender con el paso del tiempo. Los pacientes a menudo no quedan satisfechos con el resultado de la terapia vocal como único tratamiento, pues la voz masculina sigue emergiendo en situaciones no controlables, como al toser, reír o bostezar.

6.2.3 Tratamiento quirúrgico

Trata de aumentar la F0 actuando sobre las cuerdas vocales: incrementando su tensión por elongación, disminuyendo la porción vibratoria, alterando su consistencia o disminuyendo su masa. El abordaje puede realizarse por vía cervical externa o por vía endoscópica.

6.2.3.1 Técnicas con abordaje cervical externo

Tratan de aumentar la tensión de las cuerdas vocales mediante diversas intervenciones:

- *Aproximación cricotiroidea (tiroplastia de tipo IV):* descrita por Isshiki en 1974,[11] es el procedimiento estándar para pacientes transexuales de hombre a mujer.[12-14] El objetivo es aumentar la tensión de las cuerdas vocales (figura 1), elongándolas y simulando una contracción permanente del músculo cricotiroideo, con lo que se eleva el tono de la voz hablada o cantada. Puede hacerse con anestesia local o general. Se realiza una incisión horizontal cervical central de 4 a 6 cm, a nivel de la membrana cricotiroidea, disecando el plano subplatismal desde el borde inferior del cartílago cricoides hasta la prominencia tiroidea. Se diseca y separa la musculatura prelaríngea, exponiendo los cartílagos tiroides y cricoides y los músculos cricotiroideos. Para aproximar los dos cartílagos pueden usarse suturas o miniplacas.[11] Se colocan dos suturas de nailon de 2 o 3-0 no reabsorbible en cada hemilaringe. Se perfora el ala tiroidea por debajo del nivel de las cuerdas vocales. Se saca la aguja por la membrana cricotiroidea y después se rodea el cartílago cricoides, sacando el hilo de vuelta a la misma altura en el ala tiroidea, unos milímetros separada de la entrada. También puede iniciarse el recorrido de la aguja desde el borde inferior del cricoides, con un hilo de doble aguja, tal como describen Kanagalingam *et al.*[15] Una vez pasadas las suturas se anudan interponiendo pequeñas cuñas de silicona para evitar

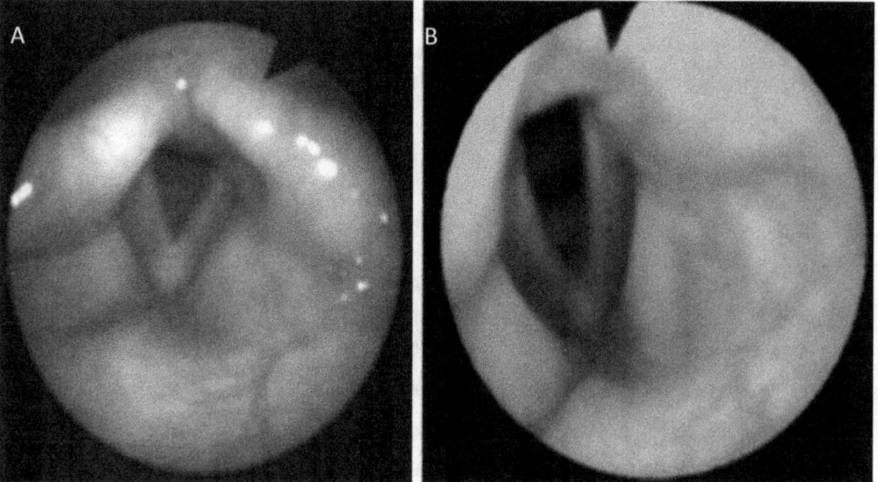

Figura 1
Imagen laríngea antes (A) y después (B) de realizar una aproximación cricotiroidea. Obsérvese la elongación de las cuerdas vocales.

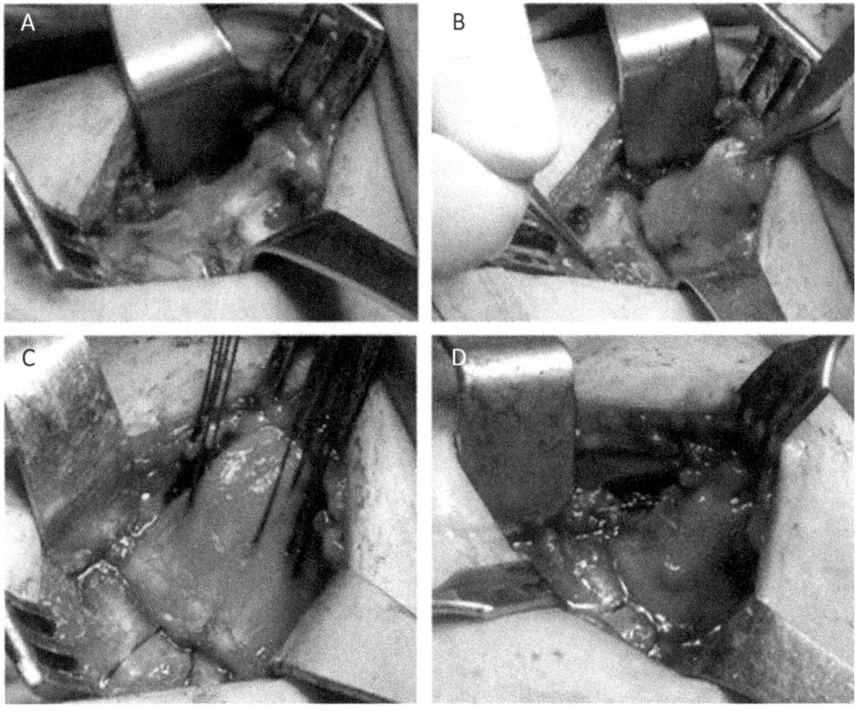

Figura 2
Aproximación cricotiroidea por vía externa cervical anterior. A) Exposición del esqueleto laríngeo. B y C) Aproximación de los cartílagos tiroides y cricoides, y fijación con suturas de monofilamento no reabsorbible. D) Protección del cartílago con bloques de silicona bajo la sutura.

el desgarro tiroideo; de esta manera se aproximan los cartílagos tiroides y cricoides cerrando la membrana cricotiroidea (figura 2). Es importante que las suturas no entren en la luz laríngea para que no se produzca una infección. Si el cartílago está osificado, puede ser necesario fresarlo. Se observan buenos resultados objetivos tempranos, con un aumento de la F0 de entre 16 y 131 Hz según las series.[12,14,15] El espacio cricotiroideo disminuye 6 ± 4 mm, lo que puede objetivarse mediante tomografía computarizada,[16] y por cada milímetro de aproximación el tono vocal aumenta de 0,15 a 0,90 semitonos. Subjetivamente, la voz postoperatoria de los pacientes es percibida más femenina, aunque no como la de las mujeres.[8] El 55 % al 79 % de los pacientes se encuentran satisfechos con su voz, el 29 % al 30 % insatisfechos, y el 20 % indiferentes, según las series.[11-14] Parece que la terapia vocal postoperatoria ayuda a mantener más tiempo los resultados de la cirugía.[17] Su principal ventaja es que mantiene la integridad de las cuerdas vocales, y por tanto el timbre vocal.[11] Como inconvenientes hay que señalar que los resultados no son estables a largo plazo: el tono desciende a los 6 a 18 meses, principalmente porque la tensión se relaja (los puntos de sutura pueden ceder debido a la gran tensión que soportan), y puede no ser suficiente para que la voz se perciba como totalmente femenina.[8] Contribuyen a la falta de éxito de esta cirugía a largo plazo el hecho de que la morfología laríngea de los hombres no varía aunque modifiquemos la tensión de las cuerdas vocales, y que el grado de elongación de las cuerdas vocales viene determinado por la estructura de la articulación cricotiroidea.[18] Maue y Dickson[19] describieron tres tipos de articulación dependiendo de la densidad de la cápsula y de la carilla articular del cricoides, y Storck *et al.*[18] las relacionaron con la posibilidad de giro del cricoides sobre el tiroides. Cuanto más definida es la articulación, mayor elongación de las cuerdas vocales. Esta elongación puede variar entre el 12 % en las articulaciones más favorables y el 3 % en las más desfavorables. La tiroplastia de tipo IV requiere un abordaje cervical externo y, por lo tanto, deja una cicatriz visible. La estructura y la posición del esqueleto laríngeo se ven modificados, por lo que la prominencia tiroidea se hace más manifiesta. Hay limitaciones mecánicas y anatómicas de la laringe. Para aumentar las posibilidades de éxito deben aproximarse al máximo los cartílagos tiroides y cricoides, favorecer la fusión entre ambos o realizar una subluxación cricotiroidea.[15] Las complicaciones son infrecuentes, aunque pueden producirse hemorragia e infección de la herida quirúrgica, pericondritis y excesivo aumento de la F0 con el resultado de una voz demasiado aguda o estridente, con limitación del rango vocal.

- *Desplazamiento superior de la comisura anterior:* descrito por Chung *et al.,*[20] consiste en realizar una incisión en ambas alas tiroideas entre el tercio anterior y medio, elevar el cartílago resultante en la porción medial y suturar. La comisura anterior avanza hacia arriba y adelante. Requiere la sección del ligamento cricotiroideo medial y la parte medial del músculo cricotiroideo *(pars* recta), preservando la mucosa laríngea. Eleva la F0 por el aumento de la longitud y la tensión de las cuerdas vocales, aunque en menor medida que con la aproximación cricotiroidea. Disminuye la amplitud de la vibración vocal. Los resultados se mantienen a largo plazo. Al preservar la porción oblicua del músculo cricotiroideo, ésta contribuye a subir la F0 elevando la entonación de manera más natural, cosa que no ocurre con la aproximación cricotiroidea. No se lesiona la estructura de la cuerda vocal, ya que sólo se manipulan las estructuras cartilaginosas externas, y se preserva el timbre vocal. Como inconveniente, se acentúa la prominencia laríngea (a la que son tan sensibles los transexuales) y puede producirse una oclusión incompleta de la supraglotis durante la deglución.

- *Avance de la comisura anterior:* descrito por LeJeune[21] y modificado por Tucker,[22] la técnica es similar al desplazamiento superior de la comisura anterior, pero sin desplazamiento vertical, elongando así las cuerdas. En series de pocos pacientes se han obtenido buenos resultados. Sus desventajas también son similares a las del otro procedimiento.

6.2.3.2 Técnicas con abordaje endoscópico

Buscan disminuir la masa de las cuerdas vocales o alterar su consistencia para aumentar la frecuencia de vibración:

- *Glotoplastia (reducción de las cuerdas vocales por vía endoscópica):* consiste en la creación de una sinequia anterior entre ambas cuerdas vocales para acortar su porción vibrátil y favorecer la feminización de la voz. Se realiza por vía endoscópica, con lo cual se evita la cicatriz externa. Fue descrita por Wendler[23] en 1984 y ofrece resultados más estables y consistentes a largo plazo que otras técnicas quirúrgicas.[12] Remacle y su grupo[24] la reintrodujeron en 2011 para pacientes no intervenidos previamente. Se lleva a cabo bajo anestesia general mediante laringoscopia directa. Se desepiteliza o descortica el 30 % a 45 % anterior de las cuerdas vocales (borde libre, cara superior e inferior) mediante cirugía fría (microtijera curva) o láser de CO_2,[25] preservando el ligamento vocal. Para favorecer la creación de la membrana anterior, se suturan ambas zonas cruentas (cuatro suturas de 3-0, dos para cada cuerda vocal, pasando los hilos laterales al ligamento vocal) (figura 3), o se inyectan de 2 a 4 ml de una mezcla de *Gelfoam*® y solución salina fisiológica en el tercio anterior de las cuerdas para medializarlas y poner en contacto ambas zonas cruentas. Para fortalecer la sutura se utiliza un sellador de fibrina. En el postoperatorio, el paciente debe estar en reposo vocal absoluto entre tres y diez días, y en reposo vocal relativo dos semanas más. Se recomienda terapia vocal de inicio tras los diez días de reposo absoluto, para modificar el comportamiento vocal. Los resultados están en concordancia con el acortamiento de las cuerdas vocales, la reducción de

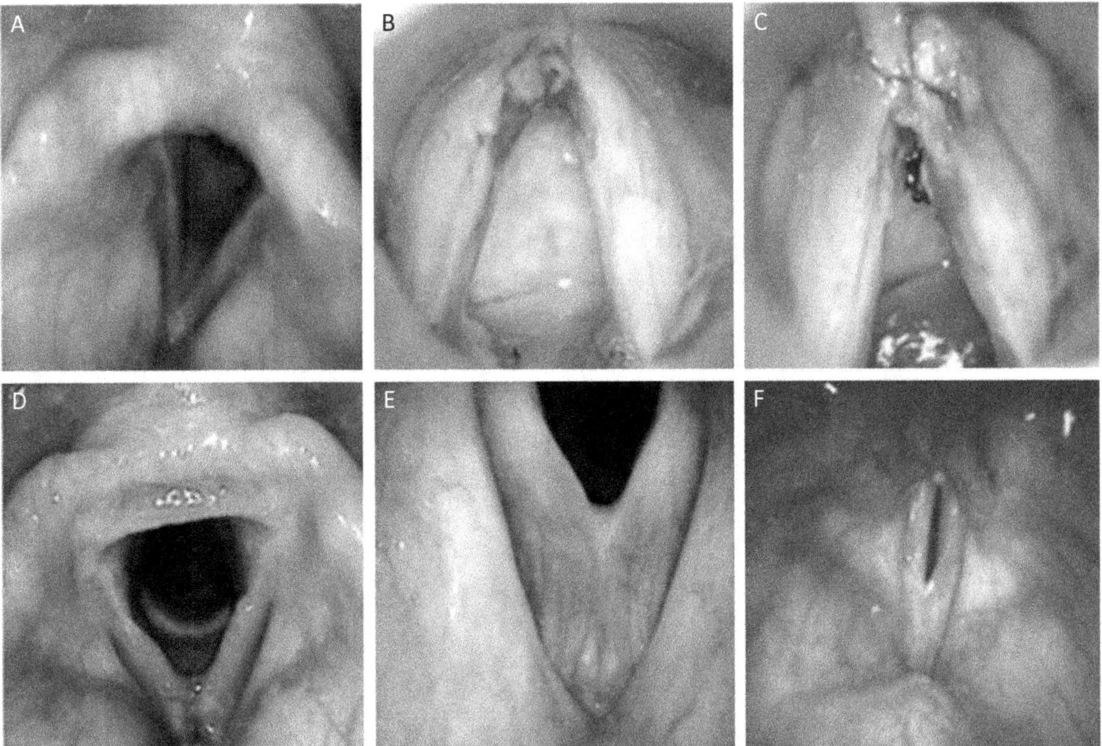

Figura 3. A) Imagen laríngea de un paciente con disfonía tonal, previa a la glotoplastia. B) Desepitelización del tercio anterior de la mucosa vocal. C) Aproximación de ambas cuerdas mediante sutura reabsorbible. D) Imagen laríngea a las tres semanas de la intervención. E y F) Imágenes laríngeas a los tres meses de la intervención: membrana anterior vista con luz continua (E) y exclusión de la vibración vocal del tercio anterior glótico vista con luz estroboscópica (F).

la masa vibrátil y el aumento de la vibración. La F0 aumenta de manera significativa a las seis semanas, entre 44 y 85 Hz (unos nueve semitonos).[12] Esta variación parece mantenerse al menos hasta cuatro años después de la cirugía,[12] aunque en un 20 % de los pacientes puede ir descendiendo con el tiempo, lo que se ha relacionado con el transexualismo secundario (mayores de 45 años) y el hábito tabáquico. El rango frecuencial (vocal) se reduce, aunque esto no disminuye la calidad de vida. Los pacientes reconocen una agudización del tono vocal y una feminización de la voz (refieren que hablando por teléfono les reconocen como mujeres). En ocasiones manifiestan que los resultados no se corresponden con sus ideales femeninos, quizá por sus altas expectativas. Las complicaciones no son relevantes, pero pueden producirse granulomas en la zona de la sutura o una excesiva agudización de la voz por creación de una membrana laríngea demasiado grande.

- *Ajuste vocal mediante láser:* descrito por Orloff *et al.*[25] en 2006, consiste en la vaporización o extirpación de epitelio de la cuerda vocal, 1 o 2 mm lateral al borde libre y a lo largo de su cara superior desde la apófisis vocal hasta la región más anterior accesible, con el fin de limitar la vibración lateral. La F0 aumenta una media de 26 Hz y mejoran la feminidad de la voz, su congruencia con la imagen de las pacientes y la satisfacción global. Pueden disminuir la calidad, el volumen y el rango vocales.

- *Glotoplastia de reducción con láser:* descrita por Koçak *et al.*[26] en 2010, modificando la técnica de ajuste vocal mediante láser, como rescate cuando falla la aproximación cricotiroidea. Se realiza con anestesia general e intubación orotraqueal. Se vaporiza con láser de CO_2 el epitelio de la cara superior de la cuerda en una zona de 2 o 3 mm justo lateral al borde libre; también se vaporiza algo de músculo. Una vez realizada esta extirpación, se estabiliza y tensa lateralmente la cuerda con suturas reabsorbibles de 8-0. Se respetan la comisura anterior y el pericondrio del aritenoides. Con ello se logra disminuir el volumen de la cuerda, tensar su porción vibrátil en sentido lateral y cambiar su forma (de rectangular a triangular), todo ello para feminizar las características laríngeas.Con esta técnica se describe un aumento significativo de la F0 (45 Hz o cuatro semitonos de media), similar al logrado con la aproximación cricotiroidea y mayor que con otras técnicas que disminuyen el volumen de las cuerdas vocales, como el ajuste vocal con láser y las inyecciones intracordales de esteroides. El cierre glótico se mantiene completo, con una vibración vocal periódica y simétrica. El 66 % de los pacientes se encuentran completamente satisfechos tras la intervención y el 34 % satisfechos en parte. Aumenta de manera significativa la percepción de feminidad de la voz del paciente valorada por oyentes externos. Como complicaciones, se observa edema de las cuerdas en todos los pacientes a los 10 a15 días de la intervención, que suele desaparecer a las ocho semanas. Al año presentan una mínima escara sobre el lecho de la cordotomía que no impide la correcta vibración.

- *Otras técnicas:* inyección intracordal de corticosteroides (triamcinolona) y realización de incisiones longitudinales en el espesor de la cuerda, para lograr su retracción.[11]

Consulte la bibliografía de este capítulo en la página 586.

Capítulo 19

Disfonía funcional

I. Cobeta, F. Núñez, S. Fernández

Máximas y consejos

- Disfonía funcional es aquella que no tiene causa orgánica (macroscópica, microscópica ni biocelular) y que únicamente consiste en la mala utilización de los recursos vocales.
- La mayoría de los pacientes con disfonía funcional pertenecen a la categoría de disfonía por tensión muscular, aunque hay otros grupos menores que la presentan por hipofunción, trastornos de la mutación vocal o conversión. La disfonía por tensión muscular puede tener una causa orgánica que se trata de compensar. Por ambos motivos, la disfonía funcional y la disfonía por tensión muscular no son superponibles, pero sí coinciden en una gran proporción.
- La disfonía por tensión muscular tiene cuatro formas: *1)* la contracción isométrica de la laringe, con un defecto de cierre glótico posterior; *2)* la contracción supraglótica con aproximación de las bandas ventriculares; 3) la contracción anteroposterior, con acercamiento de la epiglotis y los aritenoides, y *4)* la contracción anteroposterior extrema o circular.
- La hipofunción laríngea, una vez descartada patología neurológica, generalmente corresponde a fonoastenia o fatiga vocal.
- La disfonía por tono vocal inapropiado tiene dos formas: puberfonía y escasa variación del tono (prosodia monótona). Ambas formas tienen muy buen pronóstico con tratamiento logopédico.
- La principal característica de la disfonía psicógena (o de conversión) es la instauración brusca y periódica, por lo general en mujeres jóvenes con laringes normales, que tratan de dar respuesta a un conflicto personal no detectado.
- El movimiento vocal paradójico consiste en la aducción de las cuerdas vocales durante la inspiración. Remeda una crisis asmática. Las causas principales son el reflujo faringolaríngeo o un problema psicógeno.

Introducción

Lo que se entiende por disfonía funcional incluye varias ideas y es un concepto que ha cambiado a lo largo del tiempo, y lo sigue haciendo. Esto origina cierto grado de confusión. Inicialmente podemos considerar como disfonía funcional aquella en la cual, al observar y explorar la laringe (con los mejores medios disponibles), no encontramos razón orgánica (morfológica) que la justifique.[1] Algunas lesiones que hace algún tiempo no podíamos diagnosticar, porque no las veíamos o porque no las interpretábamos de manera adecuada (p. ej., los *sulcus* o las disfonías espasmódicas), ahora ya no son funcionales. Pero no sólo la identificación morfológica de la lesión hace que ésta pase de funcional a orgánica, sino que también el conocimiento de los mecanismos de la emisión vocal, desde el sistema nervioso central al muscular y epitelial, hace que vayamos pasando de lo funcional a lo orgánico. Para nosotros es más sólido el concepto de disfonía funcional vinculado a la inadecuada utilización de los recursos de la emisión de la voz que el vinculado al desconocimiento. El gran reto que tenemos los otorrinolaringólogos en el campo de la voz es limitar la disfonía funcional, exactamente, a la que no tiene causa orgánica (macroscópica, microscópica ni biocelular); es decir, a la que sólo tiene como causa la mala utilización de los recursos vocales del paciente.

En el pasado, en ausencia de una lesión orgánica en las cuerdas vocales, una disfonía era catalogada como una disfonía funcional[1,2] y se asumía una causa psicológica. Sin embargo, en los profesionales de la voz, en quienes existe una gran demanda vocal, se consideró que era necesaria una mejor comprensión de los mecanismos fisiopatológicos para evitar la formulación de diagnósticos tales como «disfonía psicógena», «fatiga vocal» o «uso hipercinético de la voz».[3] Cuando se observa una disfonía acompañada de un incremento de tensión muscular en personas que son profesionales de la voz, se califica como «síndrome de Bogart-Bacall». Esta afección, descrita en 1982, se llama así porque la voz de los hombres que la padecen se parece a la del actor Humphrey Bogart, y la de las mujeres a Lauren Bacall. También se acuñó el término «síndrome de abuso/mal uso de la voz» en pacientes no profesionales de la voz.[4] Estas etiquetas identifican un incremento en la tensión muscular como causa de estos trastornos funcionales. Sin embargo, tales términos sólo deben usarse cuando el abuso o mal uso de la voz es el origen de los síntomas vocales, sin que quepan otras causas.[5]

1 Disfonía por tensión muscular

En 1983, Morrison *et al.*[6] introdujeron el término «disfonía por tensión muscular» para describir las características clínicas que presentan algunos individuos de mediana edad con el uso intensivo de la voz en situaciones de estrés. Así, puede definirse como la situación patológica en la cual una excesiva tensión de los músculos intrínsecos y extrínsecos de la laringe, causada por diversos factores, determina un trastorno vocal. Esta etiqueta ha ganado aceptación internacional al no limitarse a una causa concreta y describir un diagnóstico clínico en el cual pueden tener un papel causal diversos factores. La disfonía por tensión muscular puede evaluarse con el videoestroboscopio, con lo cual la disfonía funcional se desprende del carácter «subjetivo».[5] La disfonía por tensión muscular no es sinónimo de disfonía funcional, sino que define a aquellos pacientes con disfonía causada por una tensión muscular excesiva de los músculos laríngeos. Existen otros trastornos de la voz no orgánicos (como la disfonía hipofuncional, la disfonía mutacional y la afonía por conversión) que no pueden incluirse en esta categoría, y que precisan ser definidos y etiquetados adecuadamente.

Hay dos formas de disfonía por tensión muscular. La primaria se observa en ausencia de patología vocal orgánica y durante la fonación asocia movimientos laríngeos excesivos, atípicos o anómalos, sin que haya una causa obvia neurológica ni psicógena; este tipo de disfonía por tensión muscular ocurre principalmente en mujeres y supone del 10 % al 40 % de todos los diagnósticos de una consulta especializada en la voz.[2,7,8] La disfonía por tensión muscular secundaria es la que se asocia a trastornos orgánicos. Hasta ahora es necesaria la división en estas dos categorías (sin o con patología orgánica) porque no se ha elucidado si es la disfonía por tensión muscular la que provoca la aparición de patología orgánica, o si surge como consecuencia de lesiones orgánicas previas. En resumen, el término «disfonía por tensión muscular» ha ganado aceptación internacional porque:

- Permite añadir diferentes causas a este diagnóstico.
- Incluye información acerca de su fisiopatología.
- Brinda la oportunidad de describir un diagnóstico clínico visible en la videoestroboscopia.
- Permite plantear un tratamiento preciso.

1.1 *Fisiopatología de la disfonía por tensión muscular*

Para la fonación es necesaria una movilidad fluida y sincronizada de las cuerdas vocales. Los músculos intrínsecos son los encargados de los movimientos de los cartílagos aritenoides y, por tanto, de la tensión vocal y su aproximación y separación. Los músculos extrínsecos mantienen la laringe en una posición estable y natural, favoreciendo la contracción libre de los intrínsecos. En los pacientes con una disfonía por tensión muscular, la tensión inadecuada de la musculatura extrínseca altera la posición de la laringe en el cuello (posición alta) y la inclinación de los cartílagos laríngeos, lo que inmediatamente afecta a la musculatura intrínseca, pues la tensión de las cuerdas vocales se altera y aparece una disfonía.[9,10] Aunque es posible observar una tensión muscular exagerada en población asintomática, el término «disfonía por tensión muscular» se reserva para cuando hay síntomas vocales.

El diagnóstico descansa en la observación de muchas características clave, y en ese sentido se evidencia con frecuencia historia de mal uso y abuso vocal, influencias psicológicas y situaciones de estrés crónico. La exploración clínica incluye la palpación de una elevación de la laringe, evidente tensión a su alrededor por contractura de la musculatura prelaríngea, y cierre del espacio tirohioideo, lo cual puede verse tanto en reposo como en fonación.

En la laringoscopia indirecta y en la videoestroboscopia se observa una disfonía ventricular (disfonía *plica ventricularis),* es decir, una aducción ventricular simultánea a la de las cuerdas vocales que pone de relieve el comportamiento laríngeo durante una excesiva tensión muscular. Como este término puede ser confuso, es más adecuado describir la imagen que se ve en la videoestroboscopia según patrones estrictos. Aunque no existe un sistema de clasificación internacionalmente aceptado, los siguientes patrones son los que más se usan:

- Tipo 1: contracción isométrica de la laringe, con un defecto de cierre glótico posterior por el estado de hipertonía del músculo cricoaritenoideo posterior.
- Tipo 2: contracción supraglótica en la cual las bandas ventriculares se aproximan a la línea media.
- Tipo 3: contracción anteroposterior, que provoca una disminución del espacio entre la epiglotis y los aritenoides.
- Tipo 4: contracción anteroposterior extrema o circular.

Las causas que pueden producir la excesiva tensión muscular que caracteriza a esta disfonía pueden agruparse en tres categorías:

1) La primera categoría agrupa los factores psicológicos o de personalidad. Basándose en evidencias psicométricas, algunos rasgos de personalidad se han relacionado con altos grados de introversión, neuroticismo (social), ansiedad, estrés reactivo y depresión.[11,12]

2) Abuso vocal y mal uso de los músculos voluntarios de la fonación, que contribuye al desarrollo de técnicas vocales incorrectas, sobre todo en quienes usan profesionalmente la voz y tienen grandes demandas vocales.

3) Compensación de una enfermedad subyacente, como lesiones vocales orgánicas, reflujo faringolaríngeo, trastornos hormonales, envejecimiento o infecciones respiratorias de vías altas.[13] Este tipo de disfonía por tensión muscular puede considerarse como secundaria, resultado de una sobrecompensación de una causa orgánica en forma de incremento de tensión y rigidez de las cuerdas vocales, con el fin de intentar mantener un tono y un volumen normales con una laringe estructuralmente alterada.

1.2 Patrones de presentación clínica de la disfonía por tensión muscular

1.2.1 Contracción laríngea isométrica (disfonía por tensión muscular de tipo 1)

La contracción isométrica se caracteriza por una contracción generalizada de los músculos intrínsecos de la laringe, que da como resultado morfológico una menor separación glótica y un defecto de cierre posterior en la aducción. Este último hallazgo es lo más característico de la contracción isométrica, junto con un cierto grado de hiperemia y edema de las cuerdas vocales. El defecto de cierre posterior se debe a que en la aproximación actúan fundamentalmente los músculos cricoaritenoideo lateral e interaritenoideo, y en menor medida el tiroaritenoideo; cuando a estos tres músculos se suma también la contracción del cricoaritenoideo posterior (único músculo separador) se produce una manifiesta apertura de la parte intercartilaginosa de la glotis (figura 1).

La contracción isométrica desarrolla un mecanismo patogénico muy claro: el defecto de cierre produce una voz levemente aérea, y para evitarla se pone en marcha un mecanismo compensatorio que conduce a una mayor contracción laríngea, con lo cual la presión en el tercio anterior será mayor y se favorecerá la aparición de zonas inflamatorias que incluso podrían desembocar en la formación de alguna lesión mínima asociada (nódulos).

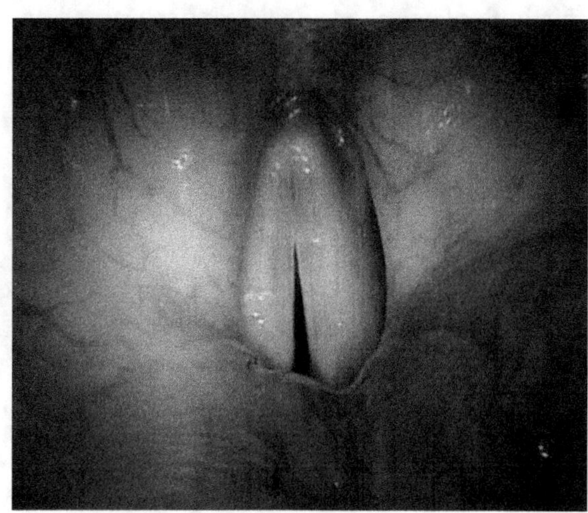

Figura 1
Contracción laríngea isométrica. Tensión generalizada en toda la musculatura intrínseca laríngea asociada con un defecto de cierre posterior debido a la acción persistente del músculo cricotiroideo posterior.

Además de los hallazgos fibroscópicos, otros signos de este tipo de hiperfonación son:

- Mandíbula prominente: la mandíbula tiende a situarse con un ángulo mayor de 90° en relación con el cuello.
- Elevación laríngea excesiva: la laringe se sitúa en una posición relativamente más alta en el cuello, en especial en las vocales agudas para la voz hablada y para las notas agudas en la voz cantada.
- Ataque glótico intenso: durante el inicio de la fonación se produce una aducción demasiado rápida y completa de las cuerdas vocales.
- Se suele agotar el aire espiratorio y se observa una gran ingurgitación de las venas yugulares laterales.

Estos pacientes suelen tener actividades laborales que les obligan a hacer un uso prolongado de la voz sin tener una preparación especial para ello. Son, por tanto, profesionales de la voz en quienes se asocia una mala técnica vocal y una actividad prolongada. Psicológicamente suele tratarse de pacientes con una personalidad ansiosa, en los que la disfonía actúa como «estímulo» de la ansiedad (y no al contrario), aunque en cualquier caso es muy difícil llegar a saber en qué sentido del círculo se mueve el mecanismo patogénico.

1.2.2 *Contracción medial (disfonía por tensión muscular de tipo 2)*

La contracción medial de ambas hemilaringes tiene dos formas clínicas, una glótica y otra supraglótica:

- Contracción medial glótica: da lugar a una voz tensa, valvular, casi con espasmo, y se debe a una mala técnica vocal. Suele darse en personas que usan la voz durante mucho tiempo y con una técnica vocal defectuosa. Son frecuentes los síntomas de fatiga vocal y dolor cervical. Su principal mecanismo etiopatogénico es una incoordinación respiratoria con el resultado de artefacto valvular (la laringe como una válvula). En la exploración con luz continua, sin fonación, se observa una laringe prácticamente normal, o a veces un leve enrojecimiento por el esfuerzo del golpeteo medial de la glotis. Con luz estroboscópica se aprecia una onda mucosa con amplitud disminuida debido a la

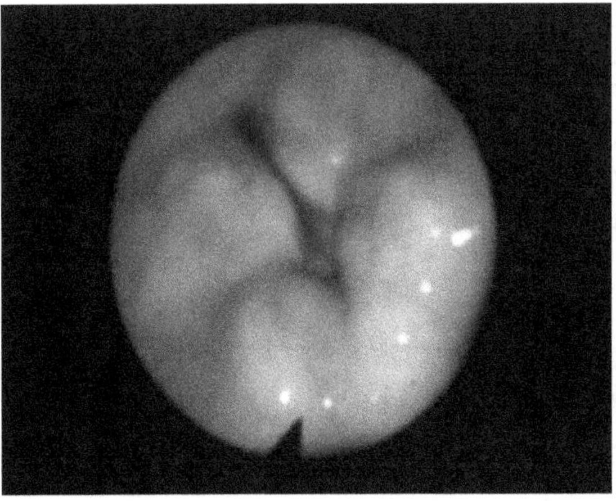

Figura 2. Compresión medial supraglótica o hiperaducción de las bandas ventriculares. Imagen con fibroscopio óptico. Los aritenoides se observan en la parte inferior.

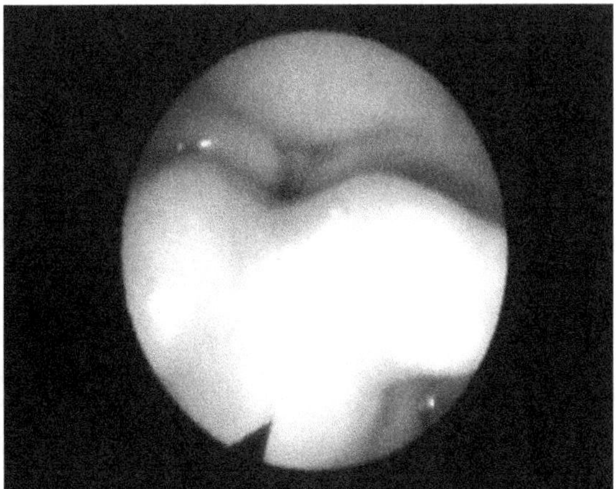

Figura 3. Compresión supraglótica anteroposterior. Es un hallazgo frecuente en formas moderadas y graves de mal uso vocal. Imagen con fibroscopio óptico. Los aritenoides se observan en la parte inferior.

excesiva tensión de los tejidos de la cuerda vocal. Esta forma de emisión vocal también puede producir lesiones mínimas asociadas, que se desarrollan al cabo de varios meses.

- Contracción medial supraglótica *(plica ventricularis* o contracción de bandas): la voz es muy ronca, grave, áspera, inestable, diplofónica, de baja intensidad y con tiempos de fonación bastante disminuidos (figura 2). Responde principalmente a dos causas: *1)* un mecanismo compensatorio de una patología glótica con defecto de cierre glótico, o *2)* factores psicógenos. Exige que el otorrinolaringólogo haga una correcta y exhaustiva exploración de toda la laringe, en especial de la glotis, con el fin de descartar cualquier tipo de patología glótica, ya que en ocasiones la contracción de bandas es un mecanismo compensatorio de algo que está ocurriendo «en el piso de abajo». Entre las causas orgánicas que pueden producirla destacan los defectos glóticos posquirúrgicos (cordectomía), la atrofia de cuerdas vocales (presbifonía), la laringitis, el reflujo laringofaríngeo y la presencia de zonas adinámicas en la mucosa por lesiones iatrogénicas glóticas.

1.2.3   Contracción anteroposterior (disfonía por tensión muscular de tipos 3 y 4)

Consiste en una disminución considerable del diámetro anteroposterior de la laringe durante el habla, lo que conlleva una dificultad para emitir tonos agudos (figura 3). Es el patrón de fonación anómala más frecuente. Se produce por dos fenómenos diferentes: *1)* como mecanismo compensatorio de la pérdida aérea, generalmente por la comisura posterior, produciéndose una inclinación anterior de los aritenoides y un acortamiento del espacio anteroposterior, y *2)* como una forma especial de emisión vocal (síndrome de Bogart-Bacall) en pacientes que artificialmente provocan un descenso de la laringe en el cuello y un agravamiento artificial del tono de voz, por creerla más interesante y atractiva. En cualquiera de los dos mecanismos (compensatorio o agravamiento de la voz) la exploración es similar: cierre anteroposterior del vestíbulo laríngeo durante la fonación y glotis relativamente normal durante la respiración.

En conclusión, la causa de una elevada tensión en la musculatura laríngea es multifactorial, y la presencia de rasgos de personalidad particulares y el mal uso y abuso vocal (este último sobre todo en los profesionales de la voz) a lo largo del tiempo hacen aparecer una descompensación vocal. A modo de respuesta, la musculatura laríngea trata de encontrar un nuevo punto de equilibrio, pero progresivamente la laringe entra en un estado de hipertensión. A ello hay que sumar, en algunos casos, patología orgánica subyacente, como reflujo, nódulos, pólipos, quistes o edema de Reinke, que pueden a su vez causar, precipitar o agravar la disfonía por tensión muscular. Se discute actualmente si la disfonía por tensión muscular aparece como consecuencia de la patología orgánica, o si es al contrario; lo que sí puede afirmarse es que no hay que considerar esta disfonía como un trastorno vocal aislado, sino que debe ser interpretada como un espectro de alteraciones del normal comportamiento de las cuerdas vocales, dentro del marco global de los trastornos de la fonación (figura 4).[5]

1.3   Tratamiento de la disfonía por tensión muscular

Un correcto tratamiento de la disfonía por tensión muscular exige un abordaje multidisciplinario. Como esta disfonía está causada por varios factores que interactúan, el primer paso es determinar la importancia relativa de cada uno de ellos. La higiene vocal permite a los pacientes identificar los factores que pueden contribuir a mejorar su disfonía. Para ello, deben comprender que su problema vocal es la suma de múltiples factores, incluyendo posibles influencias psicológicas. Los factores relacionados con la personalidad y los psicológicos se deben tratar

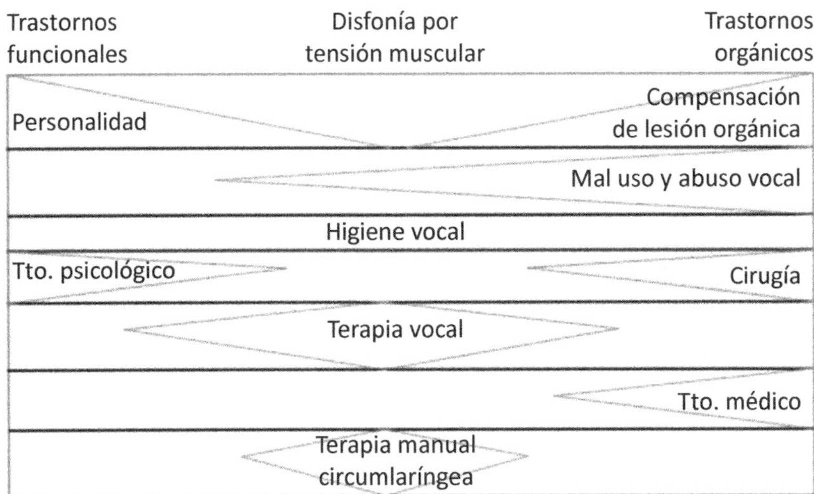

Figura 4
Espectro de los trastornos vocales y sus opciones terapéuticas.

oportunamente. Para alterar o evitar esos factores y modificar el comportamiento vocal, la higiene vocal usa tres tipos de consejos: el consejo ambiental, el uso vocal y el consejo de comportamiento personal. Para ilustrar la primera categoría están las recomendaciones de hablar lo menos posible cuando la persona se encuentre en ambientes ruidosos o en habitaciones secas y con polvo. Los consejos sobre el uso vocal consisten en evitar el grito, el carraspeo excesivo y el susurro, no prolongar el uso de la voz durante todo el día y promover una correcta técnica respiratoria. Los factores personales que pueden modificarse son el consumo de café, tabaco y alcohol, y procurar seguir una adecuada alimentación y dormir lo suficiente. A los profesionales de la voz se les puede aconsejar específicamente dependiendo de su trabajo: en los docentes suele ser útil disminuir las horas lectivas, vigilar la acústica de las aulas y utilizar métodos de comunicación no verbal (silbatos o campanillas) para ciertas actividades.

El tratamiento directo de estos pacientes por parte del logopeda se dirige a mejorar la postura durante el trabajo, la respiración, la fonación y la articulación, y eliminar la tensión muscular mediante terapia manual circumlaríngea. La terapia vocal es generalmente el tratamiento inicial de los pacientes con trastornos no orgánicos de la voz, con el propósito de minimizar o corregir el uso inapropiado de ésta y restaurar la función fonatoria normal. Para el tratamiento de la disfonía por tensión muscular se ha comprobado que es efectiva la combinación de la terapia vocal con la educación mediante los consejos de higiene vocal.[14,15] La técnica de la terapia manual circumlaríngea consiste en realizar masaje sobre los puntos donde a la palpación se detecta tensión muscular focal, con el fin de eliminar el ascenso laríngeo que resulta de la rigidez de la musculatura prelaríngea. La técnica difiere según los autores,[16-19] pero comienza superficialmente y luego se aumenta la profundidad del masaje según el grado de tensión y la tolerancia del paciente. Durante el procedimiento se pide al paciente que emita vocales sostenidas para comprobar si se producen cambios en el timbre vocal, lo cual, unido a la desaparición del dolor y de la elevación de la laringe, indica una reducción de la tensión. La mejoría se obtiene con rapidez si el masaje es efectivo, generalmente en las dos primeras sesiones. A veces es preciso asociar el tratamiento médico de otros factores, como el reflujo. La cirugía se reserva para las lesiones orgánicas asociadas al problema, en especial en las disfonía por tensión muscular secundarias (figura 4).[5]

2 Hipofunción laríngea

Este trastorno de la fonación se caracteriza por una débil tensión muscular. La consecuencia inmediata será un defecto de cierre glótico con emisión de una voz aérea.

Para hablar de defecto de cierre glótico en un sentido estrictamente funcional hay que excluir las causas orgánicas que pueden originarlo:

- Cualquier masa en el borde libre que impida el cierre completo de la glotis durante la fonación.
- Enfermedades del sistema nervioso: parálisis laríngea, enfermedad de Parkinson, esclerosis múltiple, esclerosis lateral amiotrófica, disfonía espasmódica abductora y miastenia grave.

La forma funcional del defecto de cierre glótico tiene como causa más frecuente la fatiga vocal, también denominada fonoastenia. En este caso, la voz suena peor de lo que la laringe muestra, que en la mayoría de los casos es un defecto de cierre posterior, pero también puede ser anterior u oval. Clínicamente, el paciente referirá abuso vocal y un cierto agravamiento de la voz, tendencia al aclaramiento vocal y un aumento de las secreciones. En la exploración por la imagen se detecta mejor este defecto de cierre con el telefaringoscopio que con el fibroscopio, puesto que con el primero, al tirar de la lengua, se deshace en parte el mecanismo compensador de las bandas. Al hacer pruebas vegetativas de la voz (toser, reír) no hay variaciones de la forma. En el análisis acústico aparecerá un aumento del ruido glótico (por el escape de aire) y un perfil disminuido en el electroglotograma (las cuerdas no contactan de modo adecuado). En las pruebas aerodinámicas encontraremos un flujo aumentado y una disminución de la resistencia glótica.

3 Disfonías por tono inadecuado

No es infrecuente que los trastornos de la voz tengan como sustrato principal el uso habitual de un tono excesivo o, por el contrario, de un tono demasiado bajo. Es fundamental encontrar la frecuencia óptima para cada paciente, pues el tratamiento se basa principalmente en enseñar al sujeto a usar su tono apropiado. Es importante señalar que la detección de una frecuencia vocal inapropiada puede ser sólo un signo, y no la causa de una enfermedad subyacente. El método de elección para saber la frecuencia óptima del paciente consiste en determinar su rango vocal mediante el fonetograma.[20]

Las afecciones que a continuación se comentan constituyen trastornos vocales en los que el sustrato patológico es una frecuencia inapropiada.

3.1 Trastorno de la mutación

También se denomina puberfonía, falsete posmutacional, disfonía de transición del adolescente y disfonía funcional del adolescente. Consiste en el mantenimiento de una voz infantil (F0 muy alta) tras el proceso de maduración sexual. Por tanto, el joven tiene una laringe ya madura, pero no adopta un patrón de vocalización adulto, para lo cual debe modificar la forma de emisión a la que correspondería a su laringe adulta. El proceso de maduración laríngea y el cambio de voz en el adolescente varón son bastante rápidos (tres a cuatro meses). Durante ese tiempo es normal que se produzca una cierta inestabilidad en la voz, con bloqueos de la emisión (gallos) y voz diplofónica (existencia de dos tonos diferentes), todo lo cual produce al joven un cierto retraimiento, que se ve reforzado por el resto de los cambios físicos (acné, bigote...).

En la exploración de la laringe puede detectarse una tensión excesiva, especialmente en el área cartilaginosa posterior. Con el estroboscopio se ve una disminución de la onda mucosa (emisión de tipo falsete). La posición de la laringe asciende, y por tanto se produce una disminución del tracto vocal. Todo ello se traduce en la consecución de un sonido más agudo (voz infantil).

Antes de establecer cualquier tratamiento debemos asegurarnos de que la laringe es completamente normal y de que se ha finalizado el proceso de maduración sexual con todas sus características primarias y secundarias (vello axilar y púbico). En principio, el trastorno de mutación se debe a un fenómeno psicológico de rechazo momentáneo ante la nueva situación de crecimiento y de cambio de la voz, que además se ve favorecido por la inestabilidad en la producción vocal. El tratamiento debe ser logopédico, con ejercicios que traten de descender el tono de la voz y de quitar tensión a la laringe para descenderla en el cuello. Por regla general, estas medidas suelen ser suficientes con un limitado número de sesiones (tres o cuatro) y el pronóstico es muy bueno.

3.2   *Escasa variabilidad de tono*

Es deseable una cierta variabilidad en la frecuencia vocal para generar una voz que resulte agradable al oyente. En algunos individuos el mecanismo fonatorio se basa en patrones casi constantes, generando una voz con ausencia de cambios en la frecuencia fundamental y, por tanto, monótona y poco agradable a los demás. Estos comportamientos actúan en contra de los principios de flexibilidad del aparato fonatorio y tienden a generar una fatiga vocal importante para el paciente, y una mayor probabilidad de producir patología glótica por la escasa variación en la zona de contacto de las cuerdas vocales. Una vez reconocida por parte del paciente la forma monótona de emisión, el tratamiento será logopédico con el fin de mejorar y hacer más atractiva la prosodia. El pronóstico es bueno, en especial cuando este hablar monótono no tiene un arraigo psicológico.

4   Disfonía psicógena

La disfonía psicógena, también llamada de conversión, corresponde plenamente al grupo de alteraciones de la voz que pueden definirse de modo correcto como «disfonías funcionales». También se ha denominado «disfonía histérica», término ya en desuso. La mayoría de las veces el patrón fonatorio corresponde a una hiperfunción (disfonía por tensión muscular), aunque en ocasiones puede haber una hipofunción.[18] Como causa de fondo se encuentra un conflicto interpersonal o una situación de estrés, como si el paciente (por lo general mujeres) no quisiese hablar de una situación conflictiva, y para lograrlo tratase de dificultar toda la comunicación. Lo que ha conferido mucho interés a esta afección es el desconocimiento, por parte del enfermo, del carácter psicógeno, y por otro lado la relativa facilidad de mejorar los síntomas con un adecuado tratamiento.

En general, la gran mayoría de los pacientes son mujeres jóvenes, que con una base de conflicto psicógeno han tenido el antecedente de un proceso catarral o cualquier lesión benigna en las cuerdas vocales. De forma espontánea y bastante irregular se produce una disfonía consistente en una voz tensa, poco fluida, con elevación del tono y falta de vibración; en otras ocasiones se produce una mezcla de voz tensa y voz cuchicheada. La emisión vocal se asemeja en parte a la de la disfonía espasmódica, o a la de algunos estadios iniciales de una enfermedad degenerativa del sistema nervioso.

Hay una serie de signos que nos deben hacer pensar en este cuadro, y que no necesariamente han de presentarse todos a la vez ni en un mismo paciente. Los principales son:

- La exploración laríngea muestra unas cuerdas vocales básicamente normales; tal vez lo único que pueda aparecer es un leve eritema o edema. En cualquier caso, la voz es mucho peor de lo que cabría esperar por lo que vemos.

- La laringe es capaz de realizar movimientos normales, aunque puede mostrar un defecto de cierre, cierta tensión o cualquier otra alteración en el funcionamiento. Para averiguarlo es necesario que el paciente realice acciones laríngeas no fonatorias, como silbar o contener la respiración (válvula).

El comienzo suele ser brusco, prácticamente como «dar a un interruptor». Esto hace que la distingamos de la disfonía espasmódica, de la disfonía por tensión muscular típica y de la disfonía por degeneración nerviosa. El paciente suele recordar el momento y el lugar en que comenzó. Un dato diagnóstico muy importante es que los pacientes con muy mala voz psicógena pueden toser, reír o aclararse la garganta de un modo completamente normal. También pueden hacer sin dificultad cosas como tararear con la boca cerrada o imitar un gruñido. Estos sonidos los hacen porque no asocian su producción a la integridad del mecanismo de producción de la voz. Muchos pacientes comentan que desde que se instauró el proceso se han producido diversos episodios de disfonía. La duración es muy variable, y se presenta o desaparece de forma súbita e inexplicable, aunque en general, con el paso del tiempo, las fases afónicas se hacen más presentes. La anamnesis de estos pacientes tiene que ser muy completa y hacerse con tacto y sensibilidad, aunque sin evitar los puntos conflictivos. El médico debe darles confianza explicando amablemente la naturaleza de la enfermedad y restando gravedad orgánica («no se trata de un cáncer»).

El tratamiento de la disfonía psicógena o de conversión tiene tres características: *1)* es muy efectivo, *2)* es corto y *3)* se basa en la rehabilitación logopédica. Los logopedas con experiencia corrigen esta forma de disfonía en no más de tres o cuatro sesiones. En resumen, las técnicas que se emplean son:[21]

- Tratar de obtener una voz normal, aunque no tenga contenido lingüístico, para lo cual nos ayudamos de la tos, la risa, el falsete, un sonido como una sirena, soplar un dedo mientras se pronuncia la /u/, etc.
- Tratar de llenar ese sonido encontrado con contenido lingüístico, para lo cual trataremos de decir palabras y frases cada vez más largas.

Es importante que el paciente se dé cuenta de los progresos realizados, pero sobre todo debemos hacerle ver que está consiguiendo sonidos normales. Una vez que ha conseguido emitir una voz aceptablemente normal, debemos hacer que la ejercite con intensidad diciendo palabras de forma automática (números, meses...). Como fase final, una vez conseguida la voz normal, podemos tratar de localizar el conflicto psicológico o bien remitirlo al psiquiatra.

5 Movimiento vocal paradójico

Esta alteración tan especial ha recibido diversos nombres, como laringoespasmo paroxístico episódico, hiperaducción laríngea, estridor de Munchausen o asma psicógena. Consiste en una hiperaducción laríngea en toda su extensión (glotis y supraglotis), sobre todo en la inspiración, pero también en la espiración, que da como resultado obstrucción y disnea: cuanto más trata el paciente de inspirar, más intensa es la aducción.[22] Entre las crisis, la laringe es completamente normal. En algunos pacientes es evidente un movimiento inverso de las cuerdas vocales, es decir, en la inspiración se aproximan las hemilaringes y en la espiración se separan; de ahí el nombre más actual de «movimiento vocal paradójico».

El movimiento paradójico de las cuerdas vocales es una alteración funcional involuntaria causada por una aducción inapropiada durante la inspiración. Se trata de una enfermedad compleja, con causas no claramente establecidas, aunque las no orgánicas parecen producir

Causa	Forma	Duración	Ronquera	Traqueotomía
Psicógena	Paroxística	Variable	Nunca	Alguna vez
Reflujo	Paroxística	Minutos	Común	Casi nunca
Lesión tronco	Continua	Continua	A veces	Común

Tabla 1
Diagnóstico diferencial de las causas del movimiento laríngeo paradójico.

más casos que las orgánicas; no obstante, es necesario descartar las causas orgánicas antes de establecer el diagnóstico definitivo de movimiento vocal paradójico psicógeno (fenómeno de conversión).

Esta enfermedad puede confundirse con asma bronquial o con parálisis de las cuerdas vocales en aducción. Como síntoma muy inicial del ataque puede haber una disminución en la intensidad de la voz. La mayoría de las veces se trata de mujeres jóvenes de entre 20 y 40 años de edad. Si no se piensa en esta enfermedad, cabe la posibilidad de iniciar una situación de emergencia con intubación o incluso traqueotomía. El panorama ha cambiado desde que se dispone de fibroscopios: en la exploración se observa una aducción paradójica inspiratoria de los dos tercios anteriores de las cuerdas vocales, con una abertura romboidal en la comisura posterior porque los aritenoides están separados. El paciente tendrá estridor y una clara disminución del flujo inspiratorio. Cuanto más intensa es la inspiración, más se agrava el cuadro. La espiración no suele manifestar tantos problemas. Si la respiración se hace con poca presión inspiratoria y tiempos alargados, el paciente ventila mucho mejor. Al poco rato cede el espasmo y el paciente empieza a respirar con facilidad, aunque al principio puede tener tos perruna y algo de disfonía. Si el enfermo mantiene una actitud tensa, con mucho esfuerzo inspiratorio, puede llegar a hipoxia con pérdida del conocimiento; debe saber que cuanto menor sea el esfuerzo inspiratorio, mejor soportará la situación.

En cuanto a la etiología, el comienzo súbito de los síntomas, sin una enfermedad orgánica previa, indica un espasmo laríngeo de conversión como expresión somática de un conflicto emocional. Esto sería la causa más frecuente, pero también habría que considerar algunas causas orgánicas, sobre todo dos: las lesiones neurológicas (compresión del tronco cerebral, lesión de la neurona motora superior) y el reflujo gastroesofágico importante. La posibilidad de un origen nervioso estructural obliga a realizar una resonancia magnética craneal antes de catalogarlo de psicógeno. Koufman y Block[23] sugieren el diagnóstico diferencial que se detalla en la tabla 1.

El tratamiento de la forma psicógena exige centrarnos en la fase aguda y en el periodo intercrítico. Durante la fase aguda, generalmente en el área de urgencias, después de visualizar la laringe se ayudará al enfermo a respirar sin presión y alargando el tiempo inspiratorio. Se ha recomendado que aspire una mezcla de un 80 % de helio y un 20 % de oxígeno con el fin de vehiculizar el oxígeno con muy poca turbulencia.

El tratamiento logopédico se centra en explicar al paciente el problema real que presenta, dirigir la atención fuera de la laringe y controlar los esfuerzos respiratorios. Hay que hacer también una terapia psicológica, pues la mayoría son mujeres jóvenes con una fuerte dependencia familiar. En ocasiones hay síntomas psiquiátricos asociados, como depresión o personalidad compulsiva y dependiente; muchas veces son pacientes introvertidos, con poca capacidad para mostrar los sentimientos.

Consulte la bibliografía de este capítulo en la página 587.

20.1 Instrumental y preparación quirúrgica en fonomicrocirugía

F. Núñez

Máximas y consejos

- El objetivo de la fonomicrocirugía es mejorar la función vocal basándose en los principios de la fisiología de la vibración de las cuerdas vocales.
- La fonomicrocirugía utiliza un instrumental muy delicado y se lleva a cabo en condiciones de máximo control, con un microscopio quirúrgico.
- La resección conservadora en la patología submucosa, con la máxima preservación del epitelio y de la lámina propia de las cuerdas, permite la cicatrización por primera intención y obtener una calidad vocal postoperatoria óptima.

---

1 Origen y desarrollo de la cirugía endoscópica laríngea

El origen y el posterior crecimiento de la laringología están inseparablemente ligados al desarrollo de la cirugía endoscópica de la laringe. Como consecuencia de los esfuerzos pioneros de Manuel García, inventor de la laringoscopia indirecta en 1854, y de McKenzie y Czermak, que catalizaron el desarrollo de la laringología, apareció la cirugía endoscópica de la laringe que en sus primeros pasos se hacía bajo el control del espejillo laríngeo. A finales del siglo XIX, Kirsten introdujo la laringoscopia directa.[1]

Kirsten fue un visionario al comprender el valor de la laringoscopia directa, pero también era consciente de la posible resistencia por parte de sus colegas a utilizar una técnica novedosa para visualizar la laringe. Por ello, denominó a su técnica «autoscopia» en lugar de laringoscopia. Con su paciente y cuidadosa forma de introducir este método, logró cambiar la práctica habitual de la cirugía endoscópica de la laringe aprovechando el gran interés académico por el tema. Esto permitió abrir un campo de investigación sobre las ventajas de la cirugía endolaríngea directa. En 1895, incluso llegó a predecir que la autoscopia podría ser perfeccionada si se le pudieran asociar mejores técnicas de imagen mediante su magnificación y la estroboscopia.

Todos los avances en la cirugía endoscópica directa de la laringe durante el siglo XX lograron que mejorara su precisión. Esta mayor precisión se logró gracias a una mejor exposición del campo quirúrgico y a una mejor visualización. En 1925, Jackson empleó la posición de la cabeza y del cuello descrita por Kirsten, que consiste en colocar al paciente en decúbito supino, con el cuello flexionado y la cabeza hiperextendida. Killian introdujo el laringoscopio en V invertida para adaptarse a la conformación de la comisura anterior de la glotis, y diseñó la suspensión laríngea que facilitó la cirugía bimanual. La distensión interna fue descrita por Babington, y la contrapresión externa, aunque previamente usada por Czermak, fue introducida por Brunings. Alrededor de 1960, Scalco, Jako y Kleinsasser emplearon el microscopio quirúrgico, lo cual, unido a la descripción por parte de Priest de la técnica de la anestesia general endotraqueal para la laringoscopia directa, permitió una mayor precisión al brindar al fonocirujano un campo quirúrgico estable y magnificado. Todos los laringólogos utilizan actualmente estos conceptos, que serán estudiados en el presente capítulo.[1]

2   Indicaciones y contraindicaciones de la fonomicrocirugía

La fonomicrocirugía es un procedimiento electivo y, por ello, no hay que presionar al paciente para que decida intervenirse. Se le deben explicar los riesgos y los beneficios que se esperan de la operación, después de realizar una completa evaluación de sus limitaciones y habilidades vocales. Cuando se considera que todas las opciones terapéuticas no quirúrgicas están agotadas y continúa habiendo una limitación vocal, es el momento de pensar en la cirugía.[2]

Antes de la fonomicrocirugía deben tomarse algunas medidas:

- Evitar el ácido acetilsalicílico y cualquier otro fármaco antiinflamatorio no esteroideo, así como los anticoagulantes.
- Evitar el abuso y el mal uso de la voz en los días previos.
- Puede ser conveniente evitar la cirugía en el periodo premenstrual, debido al ligero edema y la mayor fragilidad de la microvasculatura de las cuerdas.

La terapia vocal preoperatoria (una o dos sesiones) es útil para el paciente por las siguientes razones:

- Se trabaja en la preparación psicológica con vistas a la intervención.
- Se instruye al paciente para el reposo de voz postoperatorio y la reanudación de la fonación.
- Se inician la modificación y la mejora de los hábitos de fonación y habla inadecuados.
- Se prepara la terapia vocal postoperatoria desde el punto de vista psicológico y de comportamiento.

El consentimiento informado para la fonomicrocirugía debería especificar los riesgos de la anestesia general, los daños a la articulación temporomandibular y dentales, y la lesión del nervio lingual; esta última suele ser temporal y mejora entre dos semanas y un mes después de la intervención. En este sentido, la Sociedad Española de Otorrinolaringología dispone de un excelente documento de consentimiento informado para microcirugía laríngea. Es importante que el cirujano explique lo que puede esperarse en cuanto a la calidad vocal postoperatoria, y sobre todo la posibilidad, pequeña pero real, de no obtener una mejoría vocal (1-2 % de incidencia), o incluso de que pueda producirse una reducción de la función o de la calidad de la voz (1-2 % de incidencia).

3   Instrumental

- *Laringoscopio:* con este término genérico se designa al instrumento que permite la exposición endoscópica de la laringe, y después pueden especificarse otras denominacio-

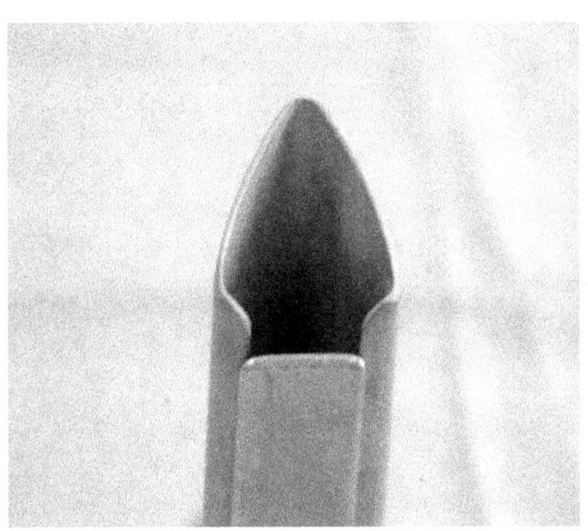

Figura 1. Extremo distal del glotiscopio.

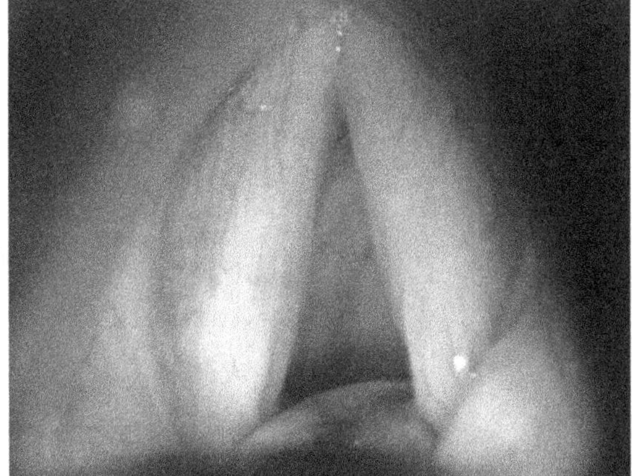

Figura 2. Máxima exposición de la glotis viéndose la comisura anterior.

nes para distintos laringoscopios según el sitio anatómico que pretenden exponer. El laringoscopio-glotiscopio tiene una conformación adaptada a la forma de la glotis, en forma de un triángulo isósceles (figura 1). La distensión interna de los tejidos supraglóticos que se consigue con este instrumento facilita la máxima exposición de la superficie superior de las cuerdas vocales.[3] Idealmente, el laringoscopio debe colocase intercalado entre el tubo endotraqueal y el pie de la epiglotis en sentido anteroposterior, y entre las bandas ventriculares en el lateral, para lograr una completa distensión interna de las estructuras supraglóticas (figura 2).[1]

- *Instrumental de disección de tejidos:* las sucesivas mejoras del instrumental han permitido la microdisección y los microcolgajos. Numerosos fabricantes de material quirúrgico han manufacturado distintos juegos de instrumental de precisión diseñado por prominentes fonocirujanos, como Bouchayer, Sataloff, Kleinsasser, Ossof, Healy y Shapshay. Ante esta abundante oferta, el laringólogo ha de revisar y asesorarse con otros colegas antes de seleccionar la dotación de instrumental. Por lo general, el mejor equipo de instrumentos para la microcirugía se logra escogiendo material de distintos fabricantes para evitar una compra redundante en esta era de limitados recursos. El equipo básico debe incluir microelevadores, fórceps en copa, microtijeras, cocodrilos curvos y aspiradores finos. Adicionalmente, conviene disponer de instrumentos especiales para el diseño y la manipulación de los microcolgajos, como los fórceps triangulares de Bouchayer. Los instrumentos clave para llevar a cabo la fonomicrocirugía son:[2]

  - Microelevadores romos (figura 3): pueden tener distintas angulaciones y tamaños para permitir al cirujano trabajar en diferentes posiciones al disecar lesiones o levantar microcolgajos.
  - Fórceps de copa o cazoleta (figura 4): tienen un borde cortante muy preciso, y los hay de distintas angulaciones para trabajar en una u otra cuerda, así como en la comisura anterior.
  - Fórceps microovoides: esenciales para quitar pequeños fragmentos de mucosa patológica y papilomas.
  - Microtijeras (figura 5): las más usadas presentan una curvatura a la derecha o a la izquierda, y también las hay rectas y anguladas. Exigentes en su mantenimiento, este instrumento ha de estar muy bien afilado con el fin de lograr un perfecto y preciso corte.

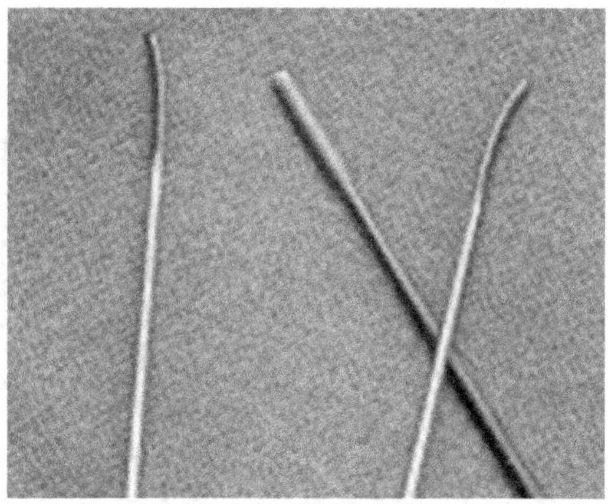

Figura 3. Disectores o microelevadores.

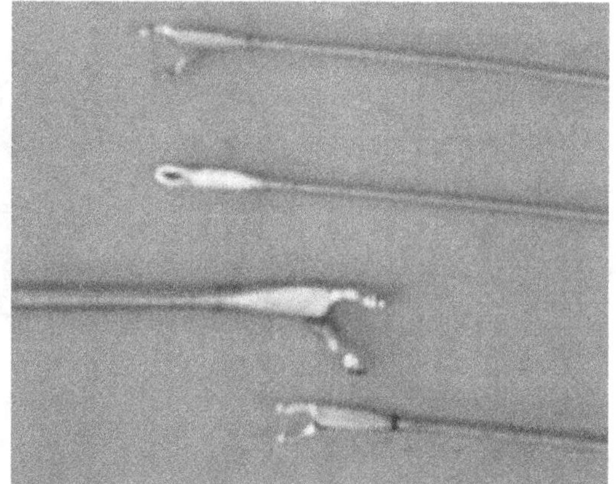

Figura 4. Pinzas de copa o de cazoleta.

- Fórceps de cocodrilo curvos o micropinzas (figura 6): muy útiles para la manipulación de los bordes de las incisiones y los microcolgajos sin que se arranquen las zonas de tracción.
- Fórceps triangulares de Bouchayer (figura 7): diseñados para retraer el microcolgajo con el fin de permitir la inspección y la disección minimizando el traumatismo. También se emplean para traccionar de lesiones y cortar a ras, sin indentar el epitelio. Se fabrican en diferentes tamaños.
- Bisturí lanceolado (figura 8): para una precisa incisión de cordotomía se necesita que esté muy afilado, por lo que se requiere un meticuloso mantenimiento o utilizar bisturís desechables. Hay que transportarlo bien sujeto o con la punta cubierta para que no se despunte con los golpes en la caja.
- *Microdebrider:* es un instrumento motorizado que realiza simultáneamente corte y aspiración. Se usa para la extirpación rápida de lesiones exofíticas, como los papilomas de la papilomatosis recidivante. Tiene grandes ventajas: es más barato que el láser, hay menos dolor postoperatorio y menor lesión térmica, y se minimiza el paso de partículas virales al aire.

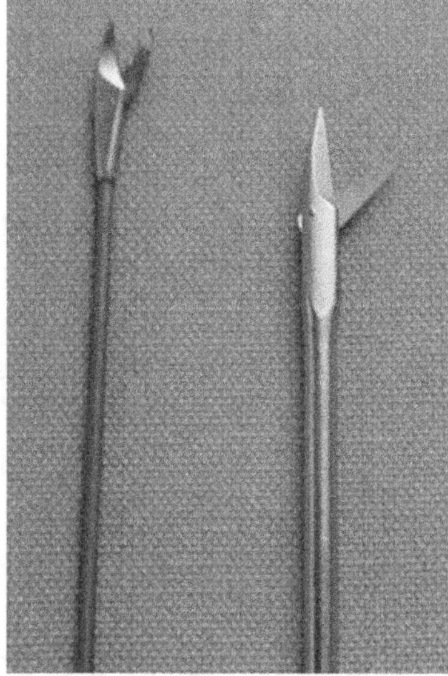

Figura 5. Microtijeras.

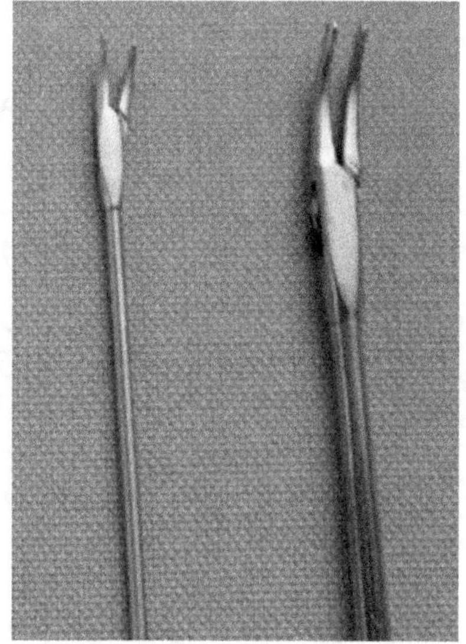

Figura 6. Picropinzas curvas o micropinzas de cocodrilo.

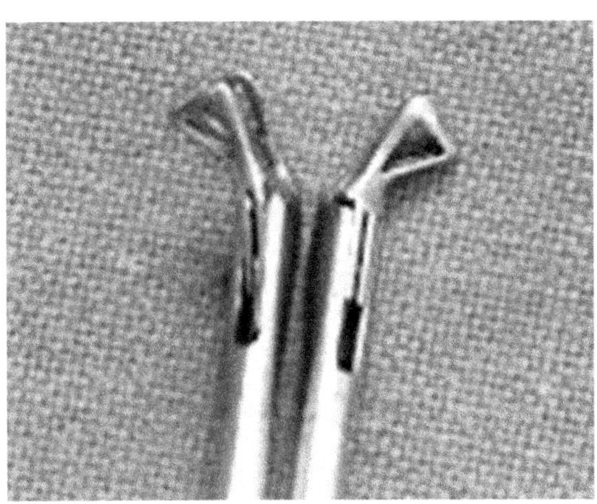

Figura 7. Pinzas triangulares.

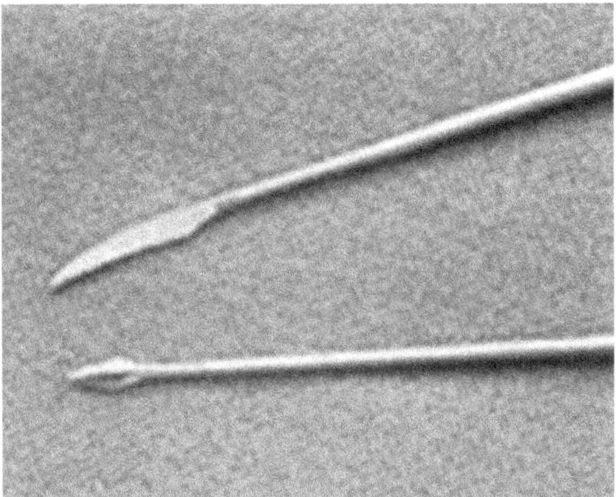

Figura 8. Bisturí lanceolado.

El instrumental convencional (también denominado «frío» en contraposición al láser) permite la propiocepción táctil durante la microdisección delicada. No hay una receta exacta para seleccionar el láser o el instrumental frío; la decisión se toma en función de la habilidad y las preferencias del cirujano. En general, la disección tangencial más precisa se logra con el instrumental frío, que facilita la máxima preservación de la microestructura de las cuerdas vocales. El láser de CO_2 es el que suele utilizarse para la cirugía de las cuerdas vocales, y puede emplearse junto con el instrumental frío en lesiones con abundante vascularización o demasiado voluminosas. La precisión para la cirugía vocal se logra utilizando un *microspot* de 0,3 mm con rangos de potencia de 1,75 a 3 W. El modo pulsado, que puede ajustarse desde intervalos de 0,1 segundos, permite que los tejidos se enfríen para producir una menor lesión térmica en los tejidos circundantes.[1]

- *Brazos de suspensión (vástago):* este instrumento permite la suspensión del laringoscopio introducido en la laringe hacia arriba y adelante, con el fin de estabilizar el campo y permitir la manipulación bimanual. Es especialmente importante el correcto ajuste de este brazo, cuidando las piezas dentarias, la mandíbula y los puntos de apoyo donde se ejerce presión. La utilización de un protector dental es muy recomendable para evitar el frecuente traumatismo dental durante este procedimiento.[4]

- *Microscopio quirúrgico:* debe ser de gran calidad y que pueda orientarse con diferentes angulaciones. Puede ser el mismo que se utiliza para la cirugía de precisión otológica, como la estapedectomía, cambiando la lente de 200 mm por otra de 400 mm para la fonomicrocirugía. Para un correcto desarrollo de la intervención hay que tener una adecuada visión binocular, así como una gran magnificación del campo. Esto exige ajustes menores de la posición del microscopio y del laringoscopio, para asegurar que la línea de visión del primero es perfectamente coaxial con el segundo.

4 Procedimientos, técnicas y métodos

En la década de 1990 se realizaron importantes avances en la microcirugía laríngea, con innovaciones que fueron el resultado de una mejor comprensión de los principios fisiológicos de la producción acústica de la laringe y del uso del estroboscopio como método de análisis de la oscilación vocal. Derivado del término «fonocirugía», acuñado en 1962 por Von Leden, en 1994 se introdujo el de «fonomicrocirugía». La fonomicrocirugía es el medio que permite la máxima preservación de la microestructura estratificada de las cuerdas vocales (epitelio y lámina propia), al permitir y priorizar la máxima precisión en los distintos gestos quirúrgicos. Este término no incluye los procedimientos cervicales abiertos.

- *Anestesia:* es esencial una buena coordinación entre el cirujano y el anestesista, basada en el respeto mutuo, la comunicación y el trabajo en equipo. La fonomicrocirugía requiere una anestesia general que asegure una completa relajación muscular del paciente, desde la inducción hasta finalizarla. La colocación del tubo endotraqueal es extremadamente importante, pues una incorrecta o traumática intubación puede dificultar o incluso obligar a cancelar la fonocirugía. Durante el proceso de extubación debe procurarse minimizar el reflejo tusígeno. Las opciones de ventilación incluyen la intubación endotraqueal y la ventilación mediante *jet*.

- *Posición del paciente:* en decúbito supino, con flexión cervical y extensión de la cabeza con respecto al cuello (articulación atloaxoidea) para exponer la endolaringe (figura 9).[5] El típico rodete colocado bajo los hombros del paciente causa una posición subóptima (extensión cervical) y no debe usarse; es el error más frecuente, que se transmite de promoción a promoción de médicos residentes y que debe ser desterrado de nuestras prácticas. Una vez se ha colocado al paciente, se procede a poner una adecuada protección dental.

- *Colocación del laringoscopio:* es un paso crucial para el éxito de la fonomicrocirugía y puede ser dificultoso para el cirujano principiante. Conviene invertir tiempo y paciencia en este procedimiento, cuyo objetivo final es lograr situar el laringoscopio de mayor diámetro posible en la endolaringe. La posición del cuello y de la cabeza es de suma importancia, tal como ya se ha descrito. Según se introduce el laringoscopio en la boca del paciente, deben retraerse los labios y la lengua con la mano no dominante para evi-

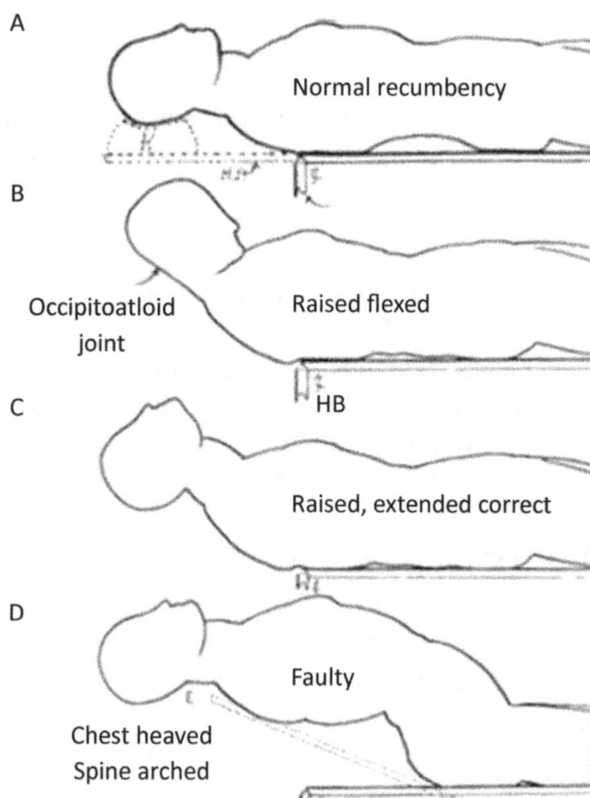

Figura 9

Diversas posiciones de la cabeza. Comparación que hace Jackson de distintas posiciones de la cabeza y el cuello para la laringoscopia. La más favorable es la C. (Reproducida de: Jackson y Jackson. Bronchoscopy, esophagoscopy and gastroscopy.)

tar su lesión. Se desliza el laringoscopio a lo largo de la superficie ventral de la lengua hacia su base y hacia la pared posterior de la faringe. Una vez en este punto, se «calza» la epiglotis, que ha de ser apartada hacia delante sin que se pliegue, con lo cual no se traumatiza y se llega a la endolaringe.

- *Dispositivo de suspensión (vástago):* los brazos de suspensión fijan el laringoscopio en una posición que facilita la visión óptima de la endolaringe y permite el trabajo bimanual del cirujano. Hay que tener mucho cuidado al colocarlo, por la importante fuerza que se aplica en el reborde alveolar del maxilar superior. El apoyo del dispositivo de suspensión debe hacerse sobre una plataforma que se fija a la mesa quirúrgica, no sobre el tórax del paciente.

- *Contrapresión externa:* para lograr esta presión puede colocarse una banda de velcro o un esparadrapo sobre la laringe y bajo el cabezal, que ejerza una fuerza anteroposterior para mejorar la exposición de la endolaringe. La dirección y la localización de la fuerza deben ser determinadas por el cirujano mientras observa la endolaringe por el laringoscopio.[3]

- *Ergonomía del fonocirujano:* la mayor precisión en los movimientos del instrumental se logra cuando el antebrazo del cirujano se apoya sobre una superficie estable, como la que ofrecen los soportes de las sillas quirúrgicas. También puede conseguirse colocando una mesa de Mayo pequeña entre el cabezal y el cirujano, bajo el visor del microscopio, para poder apoyar los codos.

- *Predicción de las dificultades de exposición laringoscópica:* aunque en ocasiones las dificultades de exposición de la endolaringe aparecen durante la intervención, sin que ningún factor haya podido anticiparlas, hay una serie de parámetros que pueden servir para identificar a los pacientes en quienes será difícil la exposición de la laringe durante la laringoscopia directa. Pinar *et al.*,[6] en un estudio prospectivo de 93 pacientes, encontraron que en el 24 % fue difícil la exposición de la endolaringe, y que los factores predictores eran el índice de Cormack-Lehane, el perímetro cervical mayor de 40 cm, un índice de masa corporal mayor de 25, un índice de Mallampati modificado 3 y 4, una distancia entre el hueso hioides y el mentón menor de 6,05 cm, y una distancia entre el esternón y el mentón menor de 14 cm con el cuello en máxima extensión. El análisis multivariado mostró que los predictores estadísticamente significativos fueron el perímetro cervical y las distancias hioides-mentón y esternón-mentón con el cuello en hiperextensión. También Roh y Lee[7] confirmaron como predictores de una exposición laringoscópica difícil la obesidad, el cuello corto y la retrognatia.

- *Laringoscopia de rescate:* para los pacientes en quienes se encuentre una difícil exposición de la endolaringe sin haberla sospechado por los parámetros de predicción, Cheng y Woo[8] han descrito un protocolo que utiliza cuatro técnicas de manera escalonada, comenzando por el uso de la ventilación con *jet* para seguir con la utilización de un laringoscopio de diámetro reducido (de Holinger), recurrir si no es posible la visualización a los telelaringoscopios de 30° y 70°, y en último caso al laringoscopio flexible a través de una mascarilla laríngea.

5 Cuidados postoperatorios

Todos los procedimientos fonomicroquirúrgicos se siguen de un periodo de reposo de la voz, que es variable entre un par de días y dos semanas, dependiendo de la naturaleza de la cirugía, del cumplimiento por parte del paciente, de la filosofía del cirujano y de la experiencia. Adicionalmente se recomienda una correcta hidratación del paciente y seguir las pautas que eviten el reflujo faringolaríngeo, incluyendo el tratamiento con inhibidores de la bomba de protones si se considera necesario.

Tras el periodo de reposo es conveniente realizar una estroboscopia con el fin de determinar el estado de la mucosa vocal y asesorar al paciente para reanudar la fonación suavemente durante siete a diez días, evitando los ataques de glotis duros y restringiendo en determinados casos la fonación a cinco a diez minutos por hora durante este periodo de transición entre el reposo absoluto y la fonación normal.[9]

6   Complicaciones

No se han descrito complicaciones que pongan en peligro la vida ni mortalidad asociada al procedimiento, por lo que la laringoscopia directa puede ser considerada una técnica segura.

- *Lesiones de las mucosas:* en el 75 % de los pacientes se produce una lesión mucosa leve y que cura de forma espontánea en los labios, la cavidad oral, la orofaringe o la hipofaringe. La mayoría de las lesiones labiales afectan al labio inferior, si el cirujano no se percata de que éste queda atrapado entre los dientes y el laringoscopio. Es importante impregnar bien los labios con vaselina antes de introducir el laringoscopio. De la misma manera puede verse afectada la lengua, con un hematoma que causa molestias al paciente durante semanas. Estas lesiones son evitables.

- *Lesiones dentales:* se producen en el 6,5 % de los pacientes, en contraste con el 1 % de incidencia descrita asociada a la intubación orotraqueal. Estas lesiones se relacionan con el estado de salud periodontal previo del paciente, por lo que deben protegerse las piezas dentarias convenientemente, o bien proceder a su extracción si se encuentran en mal estado. En los pacientes con una dentadura sana no se producen lesiones.

- *Lesiones nerviosas:* se ha descrito una incidencia del 2,6 % de lesión del nervio lingual, que se mantiene sintomática durante unas cuatro semanas, y del 1,1 % del nervio hipogloso, con una duración de ocho semanas. Aunque estas lesiones suelen ser temporales, es conveniente informar al paciente de su posible aparición.[10]

- *Disfonía postoperatoria:* el paciente que presenta una disfonía persistente o recurrente tras una fonomicrocirugía representa un desafío diagnóstico y terapéutico. Por una parte, el paciente percibe que sus expectativas de lograr una mejoría duradera de la voz no se han alcanzado, y por otra el cirujano se enfrenta a una situación en la cual el traumatismo quirúrgico puede haber complicado el problema que causaba la lesión original. En una serie de casos de disfonía postoperatoria se observaron, en la exploración endoscópica, signos de hiperfunción en la mitad de los casos (se explica que es un comportamiento que intenta compensar una deficiente vibración vocal). El hallazgo más frecuente es la rigidez del borde libre de las cuerdas vocales, seguido por la presencia de una inflamación residual con un eritema difuso que puede interpretarse como un proceso de comorbilidad (alergia, sinusitis, reflujo, abuso vocal) que contribuye a la disfonía persistente, y finalmente por la presencia de una lesión residual por resección incompleta durante la fonomicrocirugía previa. El tratamiento recomendado, aparte de la extirpación de las lesiones residuales, consiste en la rehabilitación logopédica dirigida a eliminar los hábitos de hiperfunción y el tratamiento médico de la comorbilidad que produzca el edema descrito.[11]

Consulte la bibliografía de este capítulo en la página 587.

20.2   Fonocirugía realizada en la consulta

M. Hess, S. Fleischer

Máximas y consejos

- En algunos pacientes sólo disponemos de pocos minutos antes de que se desencadenen accesos de náuseas. Hay que aprovechar este corto tiempo y usar anestesia tópica altamente concentrada, por ejemplo lidocaína al 10 % o espray de tretacaína, que permite una anestesia más rápida. Recuerde, las náuseas producen más nauseas. Por tanto, evite el inicio de los ataques.
- El abordaje transoral lateral a la supraglotis, vía el repliegue ariepiglótico, es a menudo más fácil que la vía central. La punta de la epiglotis es un área muy sensible para el desencadenamiento de las náuseas, y la supresión de la respuesta nauseosa no es fácil en esta región ya que el cartílago epiglótico se mueve como un todo cuando se toca con cualquier instrumento.
- El empañamiento de las lentes del endoscopio rígido (transoral) puede limpiarse desplazando la lente apoyada por la base de la lengua en un movimiento rápido de dentro afuera en la dirección del endoscopio. Sin embargo, calentar la punta en agua caliente (en una taza sobre una bandeja) justo antes de la endoscopia es una medida antivaho muy efectiva.
- Cuando el paciente produce una secreción espumosa que se acumula en el seno piriforme después de la anestesia tópica se le debe administrar una cucharadita de dimeticona.
- Para los cirujanos que empiezan, la palpación de la endolaringe con un algodón en el extremo de un retractor es un excelente entrenamiento. Comenzar con la movilidad del aritenoides en pacientes con inmovilidad vocal unilateral y mover el aritenoides mientras miramos atentamente la apófisis vocal. Separar el aritenoides presionando la superficie medial lateralmente, y aproximar el aritenoides presionando la apófisis muscular en sentido anteromedial. Palpar la cuerda vocal y percibir que por sí misma tolera muy bien la palpación y la intervención, y que tocándola más intensamente se desencadena el reflejo de la náusea (sin haber fibras nerviosas en la lámina propia).

- Cuando se colocan las pinzas de cazoleta en la endolaringe hay que asegurarse de que se mantienen cerradas hasta justo antes de apresar el tejido, para evitar lesionar la mucosa en un acceso de tos o en una náusea.
- La palpación instrumental de las cuerdas vocales puede ayudar a identificar un *sulcus* vocal o un puente mucoso, y a determinar la capacidad de pliegue del epitelio y del tejido subepitelial.
- Se ahorra tiempo al comprobar el timbre vocal, e incluso realizar la estroboscopia, mientras los instrumentos introducidos intraoralmente todavía están en la laringe. Esto también funciona con una aguja de inyección introducida intraoralmente que aún esté inserta en la cuerda vocal.
- La cirugía mediante laser KTP ofrece dos opciones: propiedades angiolíticas de no contacto y termocoagulación de contacto. El modo de contacto con coagulación también puede ser muy útil como una medida última en laringes de muy difícil exposición y problemas no bien resueltos. Con esta técnica puede realizarse la apertura de un quiste grande o la destrucción de tejido (papiloma, granulación, granuloma, pólipo, edema...).
- Para el acceso transnasal de cualquier lesión vocal unilateral se pasa el fibroscopio por el lado nasal contralateral, pues se consigue una mejor angulación para ver la lesión.

Introducción

Aunque las intervenciones por laringoscopia indirecta se conocen desde hace más de 130 años, actualmente hay un interés renovado por las que se realizan en la consulta. En los últimos diez años, la fonocirugía llevada a cabo en la consulta ha tenido un auténtico auge en todo el mundo. Hay muchas razones para ello. Las imágenes que se obtienen con sistemas como el de chip en la punta están siendo ya superadas por las conseguidas con cámaras de alta definición. Los endoscopios flexibles son ahora más delgados, por lo que es más fácil pasarlos por la nariz sin menoscabo de la imagen. Muchos pacientes agradecen las intervenciones cortas usando anestesia tópica, lo que también aprecian los laringólogos cuando las operaciones se realizan en menos tiempo y así se permite una mayor rotación de pacientes. En la cirugía de la voz también tiene importancia el hecho de poder oír de inmediato la voz mejorada en un paciente despierto. Es más, no debería olvidarse que la complejidad de la anestesia general puede soslayarse con anestesia tópica. Las compañías de seguros animan indirectamente a los laringólogos mediante incentivos económicos para que eviten la cirugía con anestesia general y realicen intervenciones en la consulta.

El objetivo de este capítulo es exponer de manera resumida las técnicas de las intervenciones que pueden hacerse en la consulta, aunque sólo vamos a explicar en profundidad un par de ellas. Todas las afirmaciones aquí expresadas se basan en la experiencia del autor senior (MH) a lo largo de 25 años realizando cirugía laríngea indirecta en varias clínicas.

1 Fonocirugías que pueden realizarse en la consulta

Las intervenciones laríngeas mediante técnicas de microlaringoscopia de suspensión se conocen como «técnicas directas». En este caso, «directo» significa que el eje óptico del microscopio está en línea recta al enfocar la laringe. Por tanto, «indirecto» se refiere a todas las otras formas de visualizar la laringe (espejillos, endoscopios rígidos angulados, endoscopios flexibles de fibra óptica o con chip en la punta). En sentido general, «indirecto» también puede tomarse como sinónimo de técnicas realizadas en la consulta (figura 1).

1.1   Escisión/biopsia

La clásica intervención de laringoscopia indirecta es la toma de biopsias laríngeas por vía transoral. El instrumento básico son las pinzas de cazoleta, cuyo extremo puede girarse a derecha o izquierda con cualquier posición intermedia. Cuando tomamos más de una biopsia y la lesión se elimina por completo, se ha realizado una «escisión». Con habilidad quirúrgica es posible la escisión, por ejemplo, de nódulos y pólipos mediante técnicas transorales indirectas. Los procedimientos mencionados también pueden hacerse con instrumentos introducidos a través del canal de trabajo de un fibroscopio nasal, aunque es mucho más difícil. La disección no puede realizarse mediante fonocirugía indirecta porque la mayoría de los procedimientos indirectos en la consulta se hacen con una sola mano, lo que impide casi absolutamente la disección.

1.2   Aumento

Una indicación que se ha hecho muy frecuente en este tipo de cirugía es la inyección de material para aumentar el volumen vocal y permitir la medialización de la cuerda (laringoplastia de inyección). Hay diferentes maneras de introducir la cánula: transoral, transnasal o percutáneamente por un abordaje transcartilaginoso, cricotiroideo o tirohioideo. Sin importar la vía elegida para colocar la aguja de la cánula en la cuerda vocal, éste es un procedimiento directo que con el aumento vocal proporciona un beneficio inmediato al paciente. La explicación de la inyección y de los materiales empleados se encuentra en otro capítulo.

1.3   Inyección

La inyección de líquido se usa sobre todo para la anestesia superficial, la hidrodisección del espacio de Reinke, la inyección intracordal de esteroides, la inyección intralesional de cido-

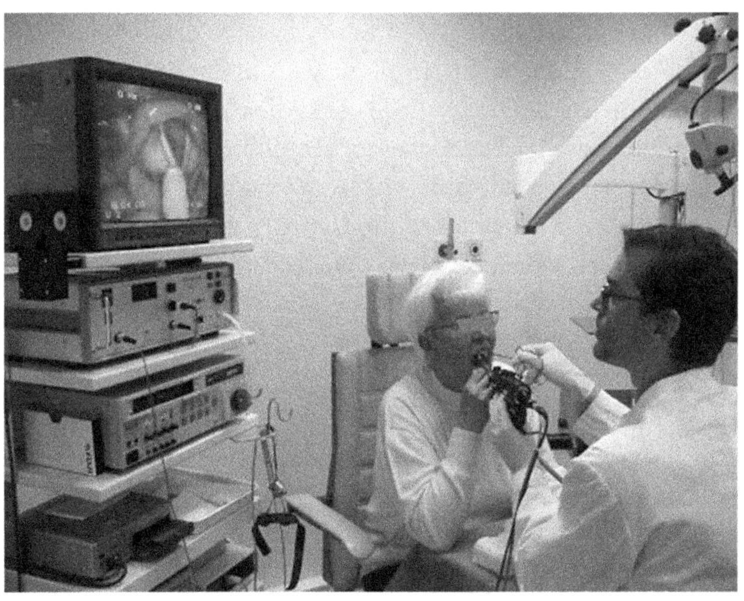

Figura 1
Instalación para la cirugía indirecta transoral mediante videoendoscopio rígido. Espray tópico y anestesia tópica mediante algodón impregnado; no se requiere sedación. El paciente se aguanta la lengua sujetándola con una gasa. La operación se sigue en la pantalla y se graba a la vez. Si es posible, debe usarse el videoestroboscopio durante toda la cirugía. La enfermera se coloca con la mesa de instrumental a la derecha, detrás del cirujano.

fovir en casos de papilomatosis laríngea, la aplicación intramuscular de toxina botulínica, el aumento paraglótico de las cuerdas vocales, etc. Las inyecciones pueden aplicarse mediante un abordaje transoral, transnasal o percutáneo.

1.4 Láser

El tratamiento con láser que se hace en la consulta exige unos requisitos y medidas adicionales de seguridad. En este momento disponemos básicamente de dos técnicas de láser que usaremos según las diferentes propiedades de absorción de energía por parte de los tejidos. En primer lugar, la coagulación de los tejidos, la vaporización y la extirpación, es decir, distintas maneras de destrucción de tejido, son del dominio del CO_2, del diodo, del tulio y del neodimio-YAG. Con la introducción de las fibras huecas como sistema de transporte del haz de energía, el láser de CO_2 puede hacer esta clase de cirugía en la consulta de una manera mucho más fácil, ya que su uso está muy difundido en todo el mundo en los servicios de otorrinolaringología. En segundo lugar, los láseres fotoangiolíticos como el PDL o el KTP están ganando popularidad para el tratamiento local de lesiones laríngeas seleccionadas, como pueden ser la papilomatosis, el edema de Reinke, los pólipos, el granuloma de contacto, las ectasias vasculares, las leucoplasias, las displasias y otras lesiones. En casos seleccionados, estos láseres fotoangiolíticos constituyen el tratamiento de elección.

1.5 Electromiografía

La electromiografía laríngea es una exploración clásica de las que se llevan a cabo en la consulta. Sin embargo, es un método infrautilizado en la exploración laríngea. La exploración electrofisiológica de determinados músculos laríngeos colocando correctamente la aguja en pacientes despiertos es un sistema indispensable para valorar la función neuromuscular laríngea. Para realizarla es necesario aprender una serie de técnicas que permitan colocar de manera adecuada las agujas de exploración e interpretar correctamente las señales obtenidas. Esta prueba debe ser sistemática en todos los buenos laboratorios de voz.

1.6 Test de movilidad del aritenoides

La valoración de la movilidad del aritenoides en la consulta es una prueba diagnóstica muy útil para descartar una luxación o una fijación del aritenoides. Con anestesia tópica y un retractor de epiglotis envuelto distalmente en algodón, puede comprobarse de forma rápida, segura y fácil la movilidad del aritenoides para hacer un diagnóstico diferencial con la inmovilidad aritenoidea. En nuestra experiencia, se observa movilidad pasiva en más del 90 % de los casos de inmovilidad laríngea endoscópica. Así, podremos descartar en la mayoría de los casos una luxación aritenoidea o una fijación de la articulación, lo que sugiere que probablemente se trate de una paresia o parálisis del nervio recurrente.

1.7 Otros

Este capítulo no cubre otros temas relacionados con la cirugía laríngea, como por ejemplo la estroboscopia, la videoquimografía, la imagen de alta velocidad, la imagen de banda estrecha, la esofagoscopia transnasal, etc. Sin embargo, estas exploraciones son importantes desde el punto de vista de una valoración comprensiva de la voz.

2 Equipamiento y preparación

En intervenciones con el paciente despierto, las instalaciones y el equipamiento tienen una importancia crucial. Desde el momento en que el paciente sabe que se le va a realizar «una operación», es frecuente que sienta ansiedad, molestias y nerviosismo. Todos los miembros del equipo deben darle apoyo para que confíe en el éxito de la operación. El paciente debe sentir que está bien atendido en todas las fases del proceso.

2.1 Colocación del paciente

Para cirugías transorales, el paciente se sienta frente al cirujano y se le pide que se sujete con una gasa la lengua fuera de la boca. En las cirugías transnasales el paciente se coloca ligeramente inclinado hacia atrás en el sillón, o bien acostado boca arriba en una camilla.

2.2 ¿Uno o dos cirujanos?

La cirugía transoral significa principalmente que hay un solo cirujano sujetando el endoscopio con una mano y usando la otra para las manipulaciones. La cirugía transoral es la típica de un cirujano usando un instrumento. Las intervenciones transnasales y percutáneas algunas veces permiten, o necesitan, dos cirujanos. En este caso, el paciente reposa en posición inclinada o en decúbito supino con un médico a cada lado. Un cirujano se centra en la propia intervención, mientras que el otro se encarga del fibroendoscopio para tener una excelente imagen. Cuando se administran inyecciones o se utiliza el láser, las operaciones transnasales puede hacerlas un solo cirujano.

2.3 Instrumentación

Es absolutamente necesario el uso de instrumentos especiales para cada clase de abordaje, bien transoral o transnasal (figura 2). La cirugía transoral necesita instrumentos curvos para seguir la forma de las vías aerodigestivas superiores (figura 3). Los instrumentos deben tener la longitud suficiente para poder usarlos incluso en pacientes varones altos con la laringe en posición baja, y la parte intracorporal ha de ser lo bastante rígida como para resistir la contrapresión de la lengua. En nuestra opinión, la pinza angulada de cazoleta es el instrumento

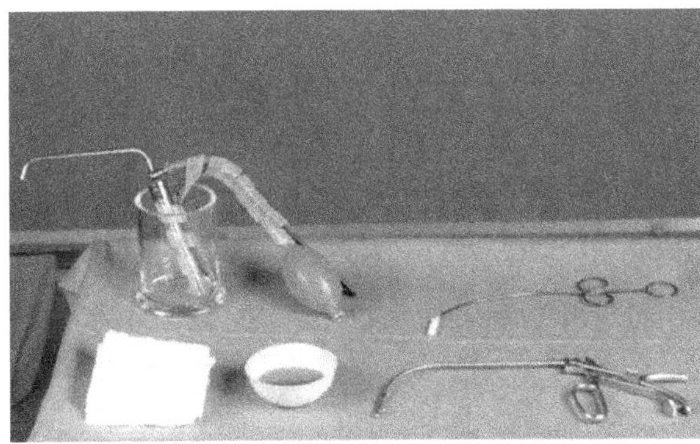

Figura 2. Mesa de instrumental: espray laríngeo para aplicar con una sola mano (extremo superior izquierdo), portaalgodón, lidocaína coloreada (4 %) y pinzas de cazoleta (extremo inferior derecho).

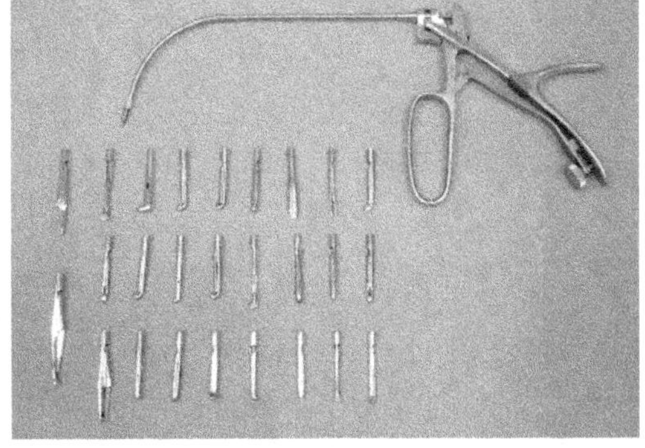

Figura 3. Diversos terminales desmontables para cirugía laríngea transoral.

Tratamiento de la patología de la voz

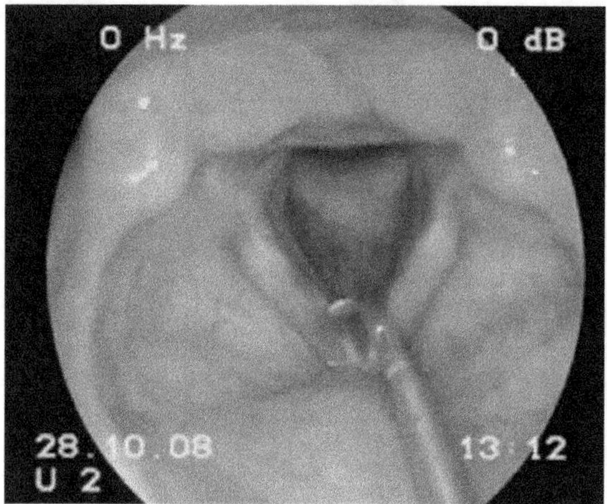

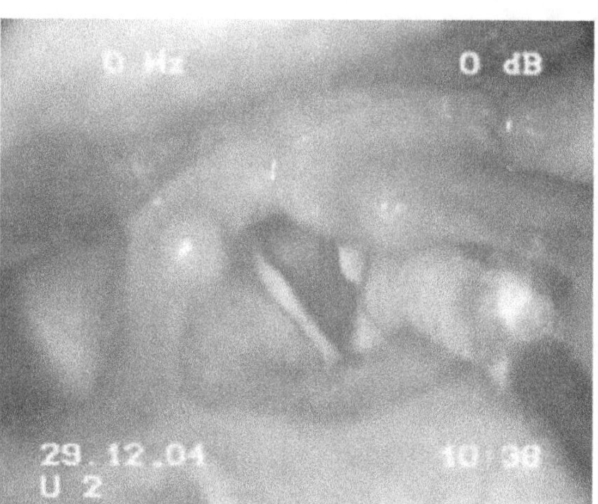

Figura 4. Operación transoral: las pinzas curvas permiten una palpación precisa. Se detecta un *sulcus vocalis*.

Figura 5. Prueba de la movilidad aritenoidea en un procedimiento transoral en la consulta. La apófisis vocal se ve en el lado izquierdo. El cirujano está a punto de hacer presión con el algodón en un vector posterior lateral izquierdo para comprobar la movilidad pasiva del aritenoides.

más útil, ya que permite palpar, extraer lesiones y tomar biopsias del tejido vocal o laríngeo. También es muy útil una cánula curva que sirve para colocar una aguja de inyección o para orientar fibras de vidrio en las intervenciones con láser. Existen otros muchos instrumentos en los catálogos, pero acabaremos usando sólo unos pocos, que son los más prácticos, como las piezas para una sola mano que se muestran en las figuras 4 a 6, y un aplicador de inyecciones como el de la figura 7.

Las intervenciones transnasales requieren instrumentos que puedan introducirse por el canal de trabajo del fibroendoscopio, lo que limita el diámetro máximo del instrumento. Como alternativa pueden utilizarse dos instrumentos si se usan dos fibroscopios, aumentando las opciones de la intervención. Claro que, teóricamente, puede usarse cualquier combinación de visión e instrumentación transoral/transnasal. Cuando se eligen a la vez las dos vías

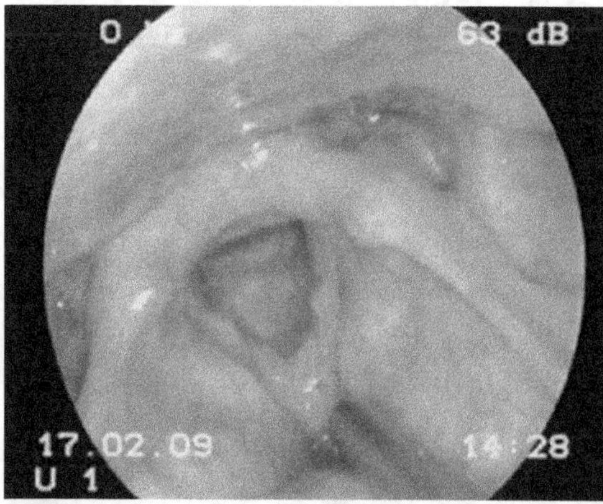

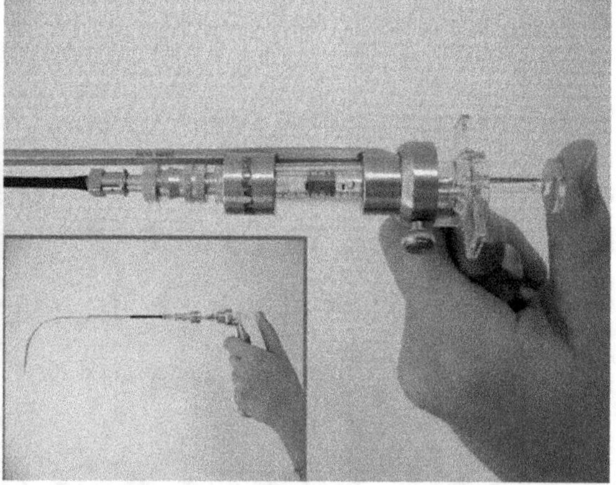

Figura 6. Cirugía con laser KTP. Las fibras de vidrio se introducen transoralmente mediante una cánula curva. Puede verse la porción distal de la fibra de vidrio.

Figura 7. Instrumento con mango para inyectar con una mano de manera estable. La presión con el pulgar se aplica para lograr movimientos controlables al inyectar cantidades mínimas. Pueden colocarse adaptadores para diferentes jeringas.

(transoral y transnasal), la transnasal se usa para ver la laringe mediante el fibroendoscopio, mientras que los instrumentos quirúrgicos se pasan a través de la boca, lo que permite unos grados más de movilidad lateral o el paso a la laringe de instrumentos un poco más gruesos.

2.4 Medicación

Sólo en casos especiales se necesita sedación; para ello utilizaremos de 3,5 a 7 mg de midazolam por vía oral, dos horas antes de la intervención. También resulta útil la medicación antitusígena (p. ej., 30 gotas de codeína). Los antibióticos no se emplean en la mayoría de los casos, y los corticosteroides sólo cuando se aplican técnicas de aumento o se hacen grandes manipulaciones en la laringe (p. ej., 100 mg de hidrocortisona por vía oral tras la intervención y la misma dosis al día siguiente). Los pacientes no deben tomar alimentos sólidos ni líquidos antes de la cirugía; consideramos que dos horas de ayuno son suficientes. Parece que los pacientes que han mantenido un ayuno mayor de dos horas están algo más nerviosos, lo que constituye una desventaja para la cirugía indirecta. Además de la anestesia farmacológica, es de gran importancia hacer una anestesia «verbal» que ayude al paciente durante toda la intervención para que la cirugía laríngea en la consulta resulte un éxito.

2.5 Monitorización

Antes y después de la intervención se deben tomar el pulso y la tensión arterial, y hacer una pulsioximetría. Durante todo el procedimiento se monitorizan el pulso y la saturación de oxígeno. Normalmente la monitorización se mantiene de una a dos horas tras la cirugía. Según el tipo de intervención, debe hacerse una laringoscopia postoperatoria para descartar cualquier complicación. En caso de sedación (siempre que se administre midazolam) la monitorización se prolongará entre una y ocho horas (en especial en los ancianos). Los aspectos médicos y legales pueden variar según los países.

2.6 Anestesia «verbal»

Los pacientes a quienes se realiza cirugía en la consulta son plenamente conscientes de todas las circunstancias de «su» cirugía. Ya hemos comentado que debemos lograr la confianza y el apoyo del enfermo. La anestesia «verbal» en un ambiente que dé confianza al paciente ayuda a que se encuentre mucho más cómodo, a reducir las náuseas y a que se mantenga tranquilo, haciendo que todas las intervenciones sean más fáciles.

2.7 Anestesia intranasal

La lidocaína al 4 % aplicada con espray en los cornetes medio e inferior es muy efectiva. En algunos casos también se usan descongestionantes nasales y mechas con anestesia tópica.

2.8 Anestesia intraoral

Para los abordajes transorales (y en parte para los transnasales) utilizamos anestesia tópica en espray: bajo la lengua, en el arco de las fauces, en la base de la lengua, en la pared posterior de la orofaringe y a los lados de la epiglotis. La lidocaína (2 %, 4 % o incluso 10 %) puede aplicarse en espray o con una mecha humedecida. La mecha tiene la ventaja de comprobar la sensibilidad al tacto, lo que entrena al paciente para adquirir una sensibilidad a nuestras actuaciones y predice la tolerancia cuando utilicemos instrumentos de mayor tamaño. La tetracaína también es un anestésico muy útil. Algunos autores usan cocaína, que es una de las sustancias más potentes para la anestesia tópica, pero tiene desventajas que deben evitarse.

2.9 Faringe y laringe

Una vez aplicada la anestesia tópica en la cavidad oral y la orofaringe, el cirujano debería, sin pérdida de tiempo, continuar con la técnica y pulverizar lidocaína en la hipofaringe y la laringe. La supraglotis, las bandas y las cuerdas vocales pueden anestesiarse con un retractor de epiglotis recubierto con algodón embebido en lidocaína. Tocar la superficie con el algodón es útil para comprobar si hay suficiente insensibilidad. Como regla general, podemos decir que cuanto más nos acerquemos a la comisura posterior más probable es que provoquemos náuseas.

Es muy importante comprobar cada vez la fijación del algodón que cubre el extremo del retractor de epiglotis antes de introducirlo a través de la boca, ya que su desprendimiento podría provocar una aspiración.

3 Complicaciones y fallos

Durante los 25 años que llevamos realizando cirugía laríngea en la consulta no hemos observado ninguna complicación grave. En los muy raros casos de laringoespasmo que pueden ocurrir, por ejemplo cuando se pone demasiada lidocaína de una sola vez en la laringe, hemos detenido un momento el procedimiento y pedido al paciente que tosiera con fuerza, tragara todas las secreciones y luego respirara por la nariz con la boca cerrada. Aunque esta maniobra resulte paradójica, la experiencia clínica nos dice que respirar por la nariz es una excelente manera de producir una separación de las cuerdas vocales con una ampliación de la glotis. Obviamente hay otras causas que pueden producir náuseas o laringoespasmo, por ejemplo cuando la mucosa no está bastante anestesiada o un instrumento toca la mucosa con demasiada fuerza, lo cual puede suceder con facilidad en la parte posterior de la laringe o en la parte superior del aritenoides (una zona especialmente sensible para las náuseas).

En general, una buena anestesia tópica de la endolaringe con espray o con algodón produce suficiente insensibilidad en más del 80 % de los casos. Esta anestesia se logra en algunos pacientes a los dos o tres minutos, pero en otros puede tardar hasta 10 minutos o más. Aproximadamente el 5 % al 10 % de los pacientes no van a «permitir» un tiempo de acceso adecuado para una completa cirugía porque presentan náuseas o empiezan a tragar de manera repetida y a toser. Sin embargo, en la mayoría de los pacientes hay un efecto de habituación y una «curva de aprendizaje». Por tanto, si una maniobra no funciona porque enseguida comienzan las náuseas, la misma maniobra puede funcionar en un segundo intento. En aproximadamente el 5 % de los pacientes no hay manera de acceder a la laringe para la cirugía indirecta. Una última oportunidad, en caso de náuseas pertinaces, es infiltrar de manera adicional un anestésico en un punto del trayecto del nervio laríngeo superior, por vía transcutánea, para bloquearlo (lidocaína y epinefrina al 1 %) en la parte posterior de la membrana tirohioidea. Esta inyección puede no ser fácil en los pacientes con un cuello grueso.

4 Cirugía transoral

La técnica transoral es la forma más antigua de acceso a la laringe y se emplea desde hace 130 años. Antes de llevar a cabo la intervención debe tocarse la laringe con un algodón embebido en lidocaína para «hacer un mapa» de las zonas que con más facilidad provocan náuseas. El abordaje laríngeo lateral, es decir, pasando el instrumento sobre el repliegue ariepiglótico y evitando tocar la punta de la epiglotis y la parte alta del aritenoides, es muy favorable. En algunos casos, el paso por la línea media sobre la parte central de la base de la lengua resbalando sobre la punta de la epiglotis es más fácil que el abordaje lateral. Sin embargo, en nuestra opinión, la vía lateral ha de ser siempre la primera opción. Sea cual sea la manera de abordarla, la cirugía debería hacerse de manera rápida, pero no precipitada. Por fortuna, en muchos pacientes las lesiones se localizan en la parte media de la porción membranosa de las cuerdas vocales, que es poco sensible a la manipulación, lo que hace las intervenciones más sencillas una vez superadas las partes más nauseosas de la supraglotis.

4.1 *Palpación/biopsia/escisión*

Con un retractor de epiglotis con algodón para la anestesia y la palpación, y con unas pinzas curvas de cazoleta, pueden realizarse muchos procedimientos. La intervención comienza con el algodón, que anticipa todos los movimientos que llevaremos a cabo durante la operación. Esta imitación de los movimientos da al paciente una idea clara de lo que va sentir (¡inmediata curva de aprendizaje!), y también al cirujano sobre cómo va a tolerar la intervención. Una vez tolerados los movimientos básicos se saca el retractor con el algodón y se introduce el instrumento de la misma manera y con igual posición que se hizo con el retractor y el algodón. Cuando usamos pinzas de cazoleta hay que introducirlas cerradas para no erosionar la mucosa en caso de movimientos rápidos e inesperados. Se realiza de nuevo una breve palpación de la lesión de las cuerdas vocales y del tejido adyacente, justo antes de extirpar la lesión, para hacernos una idea de cómo tolerará el paciente los siguientes movimientos.

Cuando vayamos a extirpar lesiones superficiales en las cuerdas vocales, éstas se exploran antes con movimientos de palpación inferosuperior (de arriba abajo) y posteroanterior (de atrás adelante) para comprobar su flexibilidad. En los pacientes con un pólipo vocal blando sugerimos la siguiente manera de proceder: primero se hacen dos pequeñas marcas en los márgenes anterior y posterior de la lesión con la punta de las pinzas, pinchando y desgarrando el epitelio marginal, que ayudarán a evitar desepitelizaciones inadvertidas de la mucosa adyacente por un desgarro no previsto en el momento de estirar del cuerpo de la lesión; luego se sujeta el pólipo presionando delicadamente para separarlo y se comprueban las marcas, viendo cuánto tejido habríamos quitado si simplemente hubiésemos arrancado la lesión. Si el agarre se ha realizado de manera correcta, podemos continuar con el tercer paso: sujetar todo el pólipo y quitarlo con la misma sujeción. La dirección en que tiramos del instrumento es preferible que sea de anterior a posterior, y que el vector sea casi paralelo al eje longitudinal de la cuerda vocal. Todos los estiramientos mediales son desfavorables debido a que pueden producirse desgarros impredecibles y muy probablemente dejar al descubierto el epitelio adyacente normal. Cuando tiramos de anterior a posterior, el epitelio se separa desde la marca anterior y se detendrá en la marca posterior. Finalmente hay que extirpar las pequeñas tiras de mucosa en las «esquinas» de las marcas, las llamadas «orejas de perro», tirando de ellas suavemente con la punta de las pinzas de cazoleta.

En este momento puede haber pequeñas hemorragias por sangrado capilar, que no debería inquietar al cirujano aunque algunas gotas puedan extenderse por la laringe. El cirujano no ha de preocuparse por el color rojizo de la endolaringe cuando el paciente traga o carraspea, ya

Tratamiento de la patología de la voz

que la sangre tiene una gran capacidad para colorear la saliva. En muchos cientos de intervenciones, nosotros nunca hemos visto una hemorragia importante. Tras un ligero aclaramiento de la laringe o de limpiar la cuerda vocal con las pinzas cerradas (todavía conteniendo la lesión extirpada), el cirujano tendrá ocasión de ver la cuerda vocal y decidir si está recta o si necesita una extirpación adicional. Para valorar la función vocal, lo mejor es cambiar y usar el videoestroboscopio con el endoscopio y el instrumento aún en posición, antes de que la lámina propia se inflame.

4.2 Inyección y aumento

Como para las escisiones indirectas transorales, el paciente se anestesia por vía transoral con un algodón colocado en un retractor de epiglotis. Sea cual sea el lugar donde vaya a administrarse la inyección, puede ser adecuado llevar a cabo varias maniobras de empuje en el tejido con el algodón montado y decir al paciente que esa sensación que ahora le estamos provocando es la que sentirá cuando pinchemos dentro de unos segundos. Una vez que se toleran los movimientos, se saca el algodón y se coge la cánula angulada. Hay que asegurarse, antes de la inyección, de que el sistema está bien purgado, pues puede almacenar hasta 0,5 ml, lo que significa que inyectaríamos aire. A veces, una cánula demasiado ancha es una fuente significativa de pérdida de sustancia implantable. La cánula curva sigue el mismo trayecto que el retractor de epiglotis. El avance de la cánula requiere un buen control visual del extremo con la aguja para evitar pinchar la úvula, las amígdalas, la lengua, la epiglotis o la mucosa de la pared posterior de la orofaringe. Tan pronto como la aguja pasa el istmo de las fauces, la posición de la punta puede controlarse con el endoscopio rígido. La inyección por sí misma puede durar hasta un minuto, lo que da tiempo a que la sustancia se extienda bien dentro de la cuerda. Tras retirar la cánula hay que vigilar el sitio de la inyección y comprobar si se ha producido hemorragia o inflamación.

En ocasiones, la posición exacta de la punta de la aguja sólo puede percibirse durante la inyección de aumento cuando vemos la distensión de la cuerda vocal. Como regla, podemos decir que la inyección debería interrumpirse cuando 0,2 ml no muestren ningún efecto de aumento del tejido (no importa qué técnica de inyección se esté empleando). La videoestroboscopia, utilizando la óptica que ya está en posición, puede ayudar mucho a tomar la decisión de si es necesario hacer una infiltración adicional. En la técnica de aumento, la sobrecorrección casi siempre es visible. Dependiendo del material implantado y de la técnica usada, la sobrecorrección llega al 50 % (algunos aumentos con ácido hialurónico). En casos seleccionados, el modelado de la cuerda con un instrumento romo o con el algodón del retractor puede ayudar a conseguir el perfil vocal deseado, sobre todo alisando con un suave masaje una superficie redondeada de la cuerda.

Debido a que el aumento de la cuerda vocal incluye muchos aspectos especiales, este tema se complementa en otro capítulo.

Las inyecciones con toxina botulínica se aplican principalmente en el espesor del músculo vocal o en el músculo cricoaritenoideo lateral, es decir, siempre lateral al espacio de Reinke. Los corticosteroides pueden inyectarse en el espacio de Reinke. La elección del corticosteroide depende del criterio del cirujano: si desea que el efecto permanezca durante más tiempo empleará una dilución cristalina, y si quiere que sea más corto empleará una dilución acuosa. Tras la inyección puede producirse, aunque no necesariamente, un pequeño sangrado. Incluso en los pacientes con tratamiento anticoagulante el sangrado en el espacio paraglótico lateral tras una inyección para aumento (colágeno, ácido hialurónico, hidroxiapatita cálcica) se limita a alguna gota, y a veces ni eso.

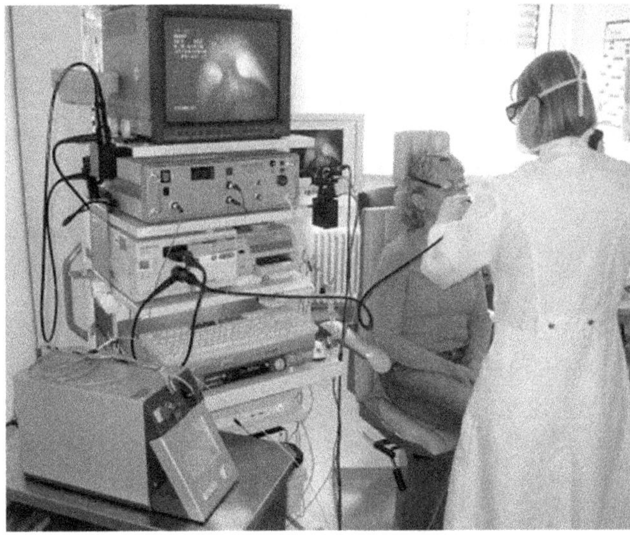

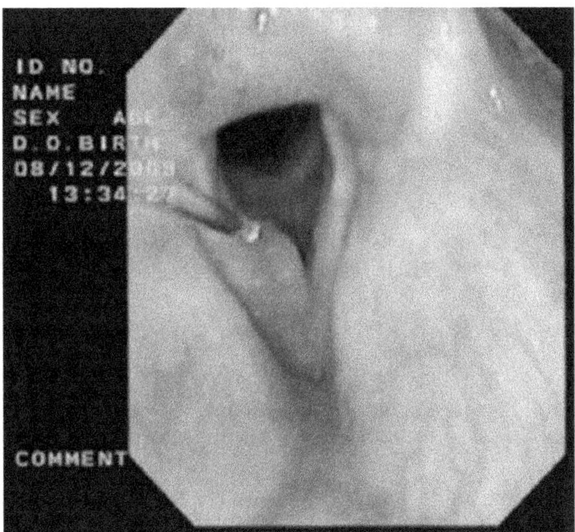

Figura 8. Disposición para la cirugía con láser KTP transnasal. Gafas protectoras para el paciente y para el cirujano. Pequeño láser de KTP sobre la mesa (extremo inferior izquierdo). Este procedimiento puede hacerlo un solo cirujano.

Figura 9. Cirugía con láser de KTP para una papilomatosis a través del canal de trabajo de un fibroendoscopio con chip en la punta. La dirección de las fibras de vidrio del láser está determinada por los movimientos del endoscopio flexible.

4.3 Cirugía laser

La aplicación de láser guiada por fibra de vidrio es muy adecuada cuando se combina con la laringoscopia rígida transoral o con la fibroscopia transnasal. La laringoscopia rígida transoral se realiza con el instrumento de 70° incorporado a un videoendoscopio, que tiene la ventaja de separar el eje óptico de la posición del instrumento. Comparada con la técnica transnasal, se logra un mayor y esencial grado de libertad. En la actualidad, los papilomas, los edemas y los pólipos pueden tratarse con el láser fotoangiolítico (KTP y PDL) (figuras 8 y 9).

5 Cirugía transnasal

Casi todas las técnicas transorales mencionadas también pueden realizarse con un abordaje transnasal. Sin embargo, mientras que las técnicas transorales separan la visualización y el manejo de los instrumentos, éste no es el caso con las de endoscopia transnasal (simple). Cuando se usa el fibroscopio flexible de canal hay que tener en cuenta que los movimientos del endoscopio (para visualizar mejor la endolaringe) dan lugar a movimientos del instrumento que pasa a través del canal de trabajo. Si no se dispone de un endoscopio flexible con canal puede usarse una funda desechable con canal para cubrir el endoscopio e introducir el instrumento a través de un canal paralelo adyacente al endoscopio.

La intervención transnasal más fácil es la cirugía láser con fibras de vidrio flexibles que pasan por el canal de trabajo. Esta técnica puede realizarla un solo cirujano. Si la hacen dos cirujanos, hay que entrenarse para coordinar y concertar las acciones con el fin de lograr una intervención bien armonizada. Un buen abordaje es el que utilizan los equipos de Ricci-Maccharini y de Rossi-Borragan. Estos colegas realizan sus técnicas de cirugía transnasal en la consulta con un muy alto nivel de experiencia (aunque no todas las intervenciones son auténticos procedimientos de consulta porque algunos de ellos requieren analgesia y sedación mediante la actuación de un anestesista en el quirófano).

6   Cirugía percutánea

El abordaje percutáneo se define por la vía del instrumento, que pasa a través de la piel prelaríngea del cuello. Puede combinarse con laringoscopia, por ejemplo en casos de aumento, o con visualización endolaríngea para inyecciones de toxina botulínica.

6.1   *Inyecciones*

Principalmente, las agujas que se introducen por vía percutánea son las de inyección y las de electromiografía laríngea. Casi siempre son las cuerdas vocales lo que deseamos alcanzar. Pueden usarse tres vías: transcricotiroidea, transcartilaginosa (ala tiroidea) y transtirohioidea. La técnica cricotiroidea es la más sencilla para introducir una aguja de electromiografía o una aguja de 25G para toxina botulínica, o una de 20G a 25G mayor de 30 mm en el espesor de la cuerda vocal.

Con el fin de obviar el reflejo de la tos, la aguja se inserta homolateral y aproximadamente a 5 mm en la zona paramediana, evitando entrar en la luz laríngea. El epitelio endolaríngeo es el más sensible a cualquier clase de manipulación y reacciona desencadenando una tos brusca, deglutiendo o produciendo una náusea. Para mejorar esta circunstancia puede ayudar la utilización de anestesia tópica, sea en espray sobre la mucosa a través de las vías aéreas altas o aplicada intraluminalmente sobre la mucosa laríngea por vía percutánea con aguja.

6.2   *Medialización de la cuerda vocal*

El abordaje percutáneo para la medialización de la cuerda vocal es una técnica fonoquirúrgica muy satisfactoria para realizar en la consulta. En principio, el procedimiento se asemeja a la técnica transoral, pero en el aumento percutáneo la visualización se consigue mediante un fibroscopio flexible que maneja un ayudante, mientras que las inyecciones las realiza el cirujano mediante el abordaje transcutáneo antes descrito (figura 10). El autor prefiere tener

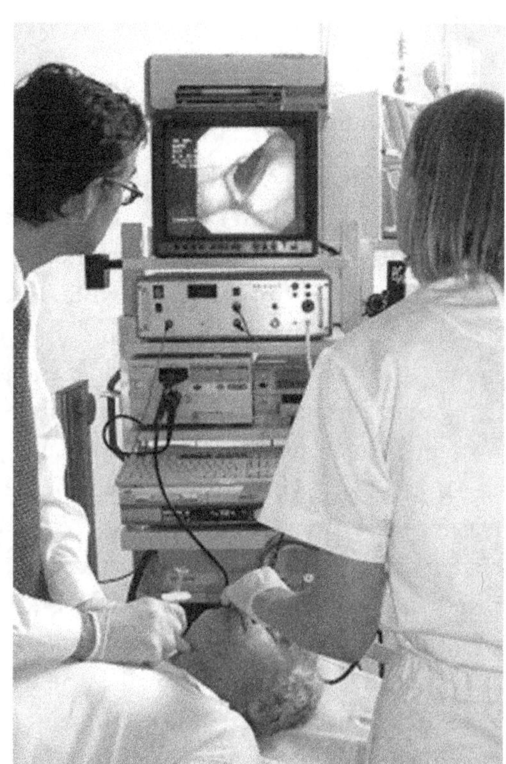

Figura 10
Aumento percutáneo transnasal de la cuerda vocal derecha. El endoscopista (a la derecha) proporciona visión continua de la cuerda vocal, mientras el cirujano (a la izquierda) pasa una aguja de 20G a través de la membrana cricotiroidea.

al paciente en decúbito supino con la cabeza hiperextendida. El abordaje cricotiroideo con una aguja de 20G y 30 mm de largo, angulada 45°, es igualmente útil tanto para laringes femeninas como masculinas. Agujas más finas (p. ej., 25G) son demasiado flexibles para algunas laringes masculinas.

6.3 Lateralización de la cuerda vocal

Actualmente se está desarrollando un procedimiento para llevar a cabo en la consulta, con el paciente despierto, para corregir la inmovilidad vocal bilateral con estridor. Para ello se coloca intralaríngeamente, con un abordaje percutáneo lateral cricotiroideo, a través de una aguja de 18G, un alambre de nitinol en forma de gancho. Una vez que la punta de la aguja está en posición intraluminal por encima de la cuerda vocal, el alambre de nitinol se adelanta hasta sacarlo por la aguja. La punta del alambre se curva como un garfio (el nitinol tiene memoria de forma), y la posición del alambre curvado, visualmente controlado mediante un fibroscopio flexible, se engancha alrededor de la cuerda vocal. Al sacar un poco el alambre se produce una ampliación del área glótica, con la consiguiente mejora del paso de aire.

7 Posibles complicaciones

Desde nuestro punto de vista, la posibilidad de que ocurra una complicación importante en los procedimientos de consulta se asocia con mayor frecuencia a las técnicas de laringoplastia de inyección, por lo que se requiere una especial atención y experiencia en estas técnicas de aumento. Con la laringoplastia de inyección, sea cual sea la vía elegida (transnasal, transoral o percutánea), el mayor riesgo es inyectar en la capa vocal equivocada, es decir, demasiado superficial (espacio de Reinke), o inyectar demasiada sustancia. Cualquiera que sea la causa que dé origen a la mala posición del inyectable (movimiento del paciente, náusea, visión limitada, migración inesperada en el espacio paraglótico, relleno del espacio de Reinke...), sólo el aprendizaje paulatino nos llevará a una alta profesionalidad. Por tanto, si tenemos alguna duda, debe inyectarse menos material y tener una actitud de «esperar y ver».

Otra complicación sumamente rara, pero peligrosa, es la hemorragia intravocal que puede ocurrir por la rotura de una pequeña arteria en el área profunda inferior y posterior de la cuerda vocal, que conllevaría un aumento rápido de volumen que podría obstruir la vía aérea. Por ello es conveniente reconsiderar la indicación de una técnica de aumento en la consulta en los pacientes con tratamiento anticoagulante, y también tomar medidas para el control intraoperatorio y postoperatorio de estos pacientes. Sin embargo, en nuestra dilatada experiencia no hemos observado ninguna complicación grave, y tras 25 años de realizar técnicas laríngeas en la consulta tampoco hemos tenido ninguna reacción cardiovascular ni de bradicardia. Los pocos casos que hemos visto de leve reacción vagal se solventaron con la posición supina (piernas elevadas); desde hace años ya no utilizamos atropina. Finalmente, los pocos laringoespasmos de corta duración que hemos encontrado en la cirugía de consulta fueron autolimitados y se trataron con rapidez y efectividad con técnicas de soporte y respiración.

Consulte la bibliografía de este capítulo en la página 588.

Tratamiento de la patología de la voz

20.3 Técnicas quirúrgicas sobre el epitelio vocal. Sección a ras

F. FERRÁN

> **Máximas y consejos**
>
> - La cirugía para las lesiones epiteliales se planteará después de que la reeducación vocal se haya revelado insuficiente, ya que ésta suele ser el único tratamiento que requiere la mayoría de los pacientes.
> - La estrategia terapéutica, con o sin cirugía, implica corregir los factores causales y la disfunción vocal, también con el objetivo de prevenir recidivas de las lesiones.
> - Con frecuencia, un mal resultado es fruto de una mala exposición quirúrgica.
> - No debe operarse hacia el ligamento ni hacia la comisura. Hay que traccionar de las lesiones para alejarlas del plano del ligamento durante su exéresis y exponer bien la comisura para respetarla.
> - Antes de la extirpación debe realizarse una inspección minuciosa para descartar que no nos encontremos frente a un pólipo centinela. Una resección poco acotada a sus límites podría generar secuelas cicatriciales. En función de la lesión y de las necesidades vocales, puede ser necesario disecar y extirpar la lesión congénita, lo cual hace más compleja la técnica quirúrgica y el postoperatorio.
> - En la cirugía de lesiones bilaterales hay que ser muy consciente de mantener un margen de seguridad en relación con la comisura anterior.

Introducción

En las lesiones de la superficie de la cuerda vocal habitualmente hay un sustrato disfuncional que nos obliga a hacer un planteamiento global del tratamiento, que no sólo se dirija a la lesión sino también a sus causas. La cooperación con otros profesionales, como el médico foniatra o el logopeda, nos ayudará a ofrecer a cada paciente una propuesta de tratamiento personalizada en la cual la cirugía puede tener lugar o no, dependiendo de la respuesta y de las necesidades vocales del paciente y no de la lesión en sí.

La intervención de fonocirugía se enmarcará en una concepción terapéutica que incluya un proceso de diagnóstico tanto lesional como funcional, un proceso de reeducación preoperatorio y postoperatorio, y un reposo vocal absoluto durante la primera semana tras la intervención y relativo durante lo que quede del primer mes. La reincorporación al uso vocal normalizado se hará progresivamente, en función de los resultados del proceso reeducador.

En el diagnóstico es esencial la práctica de la videolaringoestroboscopia. Otros elementos diagnósticos pueden ser el registro de voz, el análisis acústico, el índice de discapacidad vocal, el fonetograma y otras exploraciones y cuestionarios, que además de contribuir al diagnóstico son útiles como registro para objetivar los resultados de la intervención terapéutica en un sentido amplio (rehabilitadora y quirúrgica). Además de la evidente importancia clínica, tiene también importancia médico-legal.

1 Técnica general de extirpación

Las lesiones que tratamos quirúrgicamente como lesiones de superficie, sin disección intracordal, son los nódulos y pólipos vocales, los pseudoquistes serosos, las franjas de edema, las ectasias vasculares, los papilomas y las leucoplasias.

El abordaje habitual es mediante laringoscopia directa bajo anestesia general, con el paciente en decúbito supino bien alineado y con la cabeza algo extendida sobre el cuello ligeramente flexionado. Debe protegerse la dentadura con compresas húmedas o prótesis específicas en la arcada superior. Hay que insistir en la necesidad de una buena exposición que permita ver la comisura anterior, pues muchas veces los malos resultados se explican por una exposición deficiente. No hay que dudar en extraer el laringoscopio y volver a empezar. En casos de exposición difícil, podemos mejorarla mediante las siguientes maniobras: deprimir la laringe con compresión externa con una banda de esparadrapo, aumentar el ángulo del brazo del laringoscopio o elevar el punto de soporte del brazo de suspensión. Sin embargo, también es de gran ayuda una buena relajación y profundización de la anestesia. La reeducación preoperatoria igualmente es facilitadora tanto de la exposición como de la intervención quirúrgica, ya que facilita que los pacientes lleguen al quirófano con unas estructuras más relajadas y fáciles de exponer; también habrá menos inflamación vocal y por tanto menos hemorragia quirúrgica.

En general, los gestos más habituales son la inspección, la palpación, la cauterización de ectasias, la exéresis de lesiones y ocasionalmente la inyección de sustancias como corticosteroides intracordales (intramusculares) o cidofovir en la papilomatosis laríngea recidivante del adulto, o la aplicación tópica de mitomicina tras la sección de sinequias anteriores. En alguna ocasión, la inyección de solución salina fisiológica en el espacio de Reinke con fines de hidrodisección puede ser útil, pero en general hay que ser prudente con ella porque la deformidad que genera puede hacer más difícil precisar los límites anatómicos de las lesiones a extirpar.

En todas las intervenciones de fonocirugía hay que tener presentes los tres principios de Hirano: respetar el ligamento, respetar la mucosa y respetar la comisura anterior. Hay que prestar tanta atención al ligamento y a la mucosa como a la comisura anterior, que puede afectarse por secciones que se extiendan muy adelante con riesgo de sinequias, en especial cuando tratemos lesiones bilaterales (nódulos) o unilaterales con lesión contralateral (lesión de contacto).

Una vez conseguida una buena exposición se inspeccionarán el aspecto de la mucosa, las lesiones, su localización y la presencia de ectasias vasculares y de sinequias. Por ejemplo, la presencia de un pólipo fuera de su zona habitual o bilobulado, o en pacientes de sexo femenino, nos indica la posibilidad de que se trate de un pólipo centinela de una lesión congénita, como un *sulcus* subyacente.

Después de la inspección se procederá a una palpación buscando bocas de abertura de lesiones como quistes abiertos, *sulcus* o puentes mucosos, y zonas de rigidez por adherencias de la mucosa o sensaciones de resalte producidas por lesiones quísticas intracordales. Se procurará levantar la lesión para observar su cara inferior y la zona de las cuerdas vocales caudal a ella, y se explorará la comisura para ver si hay sinequias.

Al iniciar el procedimiento es útil aplicar durante unos instantes torundas de algodón embebidas en epinefrina para reducir el sangrado; a continuación pueden retirarse aspirando la superficie de las cuerdas vocales a través del algodón, de forma que se deje la glotis limpia de secreciones y sin traumatizar la mucosa con el aspirador.

Puede completarse la preparación de los gestos que conduzcan a la extirpación propiamente dicha con la cauterización de las ectasias vasculares utilizando el microcauterio monopolar a la mínima intensidad requerida para generar una pequeña lesión de cauterización; para ello probamos previamente sobre la banda ventricular con el fin de evitar lesiones por cauterización excesiva en la glotis. Se dibujará un pequeño rosario de puntos de cauterización sobre los vasos mas ectásicos, procurando evitar las áreas donde calculemos que pueda discurrir la resección para evitar zonas frágiles que hagan que se desgarre la mucosa al traccionar o seccionar la mucosa en su vecindad.

Los gestos para las lesiones epiteliales son la prensión con micropinzas en forma de corazón (triangulares) de Bouchayer y la tracción en sentido medial de la lesión y su sección de atrás adelante con microtijeras, que pueden ser curvadas o rectas. Éstas hacen una sección más limpia, pero hay que ser cuidadoso por su tendencia a alargar demasiado la sección hacia la comisura. Al traccionar las lesiones en sentido medial se hacen más claros los límites de la lesión y de la resección porque tienden a quedar éstas algo aplanadas por la tensión ejercida por el laringoscopio. Además, se las aleja del plano del ligamento y el músculo, haciendo el gesto quirúrgico más prudente, evitando especialmente la generación de escotaduras en el borde libre que pueden tener una repercusión funcional peor que la lesión intervenida, en particular si hay lesión de fibras del ligamento y adherencias de mucosa a dicha estructura.

Al final, y con prudencia, pueden recortarse las pequeñas irregularidades que queden, sobre todo en el extremo anterior y en el margen inferior, procurando evitar los excesos en la extirpación. En caso de sangrado, frecuente en los pólipos, puede aplicarse nuevamente una torunda con algodón impregnado en epinefrina ejerciendo una presión moderada. Esto suele ser suficiente. Es aconsejable evitar las cauterizaciones en la zona de resección, ya que pueden generar escaras con secuelas cicatriciales que den lugar a zonas adheridas sin vibración. Aunque estas intervenciones de fonocirugía son aparentemente fáciles de realizar, requieren una buena precisión en los gestos, ya que si el primer resultado deja un borde con muchas irregularidades y se van haciendo sucesivos retoques es fácil dejar una zona denudada, con adherencias y con mal resultado funcional.

2 Técnica quirúrgica para los distintos tipos de lesiones

2.1 Nódulos vocales

En general, los nódulos vocales son un ejemplo de lesión funcional que remite con reeducación, por lo que se operarán pocos pacientes. Los pequeños nódulos espiculares pueden tener muy poca repercusión vocal, mientras que las lesiones edematosas y especialmente los nódulos fibrosos indurados y muy organizados son los que, en ocasiones, llegan a tener una indicación quirúrgica. La cirugía tendrá lugar después de un proceso de reeducación vocal que se haya revelado insuficiente para curar o mejorar la lesión, sin conseguir un nivel suficiente para cubrir las necesidades vocales del paciente. No debe olvidarse que en los varones el gran crecimiento

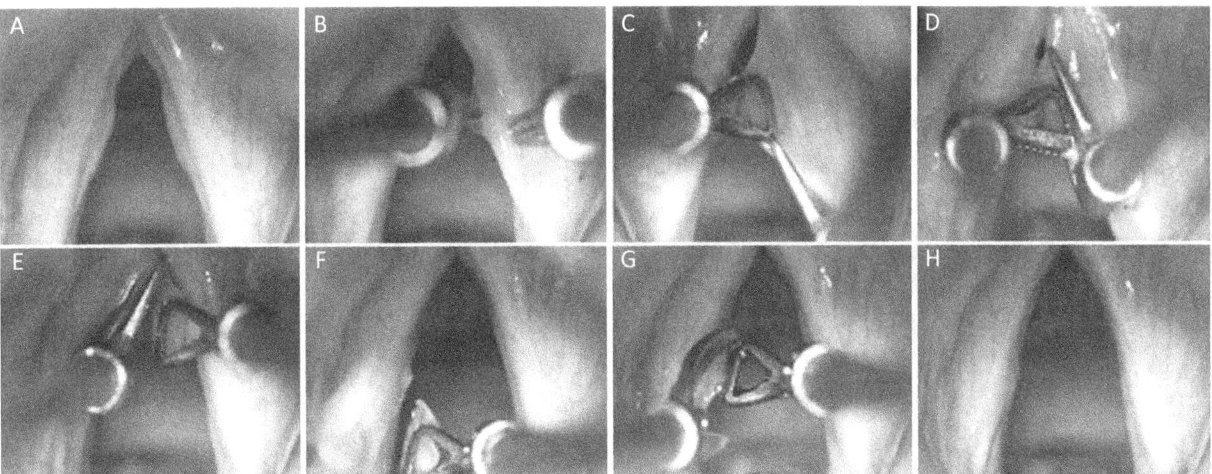

Figura 1. Nódulos vocales. A) Inspección.
B) Palpación. C) Prensión y tracción medial en
el lado derecho. D) Sección en el lado derecho.

E) Sección en el lado izquierdo. F) Pequeña
irregularidad posterior en el lado izquierdo.
G) Regularización. H) Aspecto final.

en longitud de las cuerdas vocales durante la muda vocal suele resolver la situación, motivo para ser más prudentes, si cabe, en la indicación quirúrgica de estos pacientes.

Los nódulos vocales son en general lesiones simétricas que se extirpan seccionándolos mientras se sostienen con las micropinzas triangulares ejerciendo tracción en sentido medial, procurando acotarse al máximo al límite de la lesión. En los niños, sobre todo, hay que ser cuidadoso en lo que respecta al límite anterior para evitar lesionar la comisura. En ningún caso se aconsejaría su arrancamiento con pinza de biopsia por el alto riesgo de secuelas vocales al llevarse fragmentos de mucosa sana o de ligamento (figura 1).

2.2 Pólipos

Son lesiones, en general, con indicación quirúrgica si la repercusión vocal lo justifica, aunque hay algunos casos de resolución en pólipos agudos hemorrágicos. Por ello, como es habitual en fonocirugía, no hay que precipitarse en la indicación quirúrgica. En este caso se trata de lesiones en principio unilaterales, aunque puede haber una lesión inflamatoria de contacto contralateral. Se harán una inspección y una palpación minuciosas para asegurarse de que no se trata de pólipos centinelas de lesiones intracordales, como un quiste epidérmico o sus evoluciones, especialmente en pacientes de sexo femenino, niños o lesiones que se encuentren fuera de su zona habitual.

Los pólipos pueden ser pediculados o sésiles, y en ocasiones angiomatosos (figura 2). Se caracterizan por la presencia de vascularización y material fibrinoide, lo cual hace que la zona de resección mediante prensión y tracción medial sea más sangrante. En los sésiles, los límites de la lesión a veces son más imprecisos. En este tipo de pacientes puede ser más habitual la dificultad de exposición, debido al sustrato de abuso y uso vocal inadecuados, y por ello debe insistirse en la necesidad de la reeducación vocal preoperatoria, que será facilitadora en la exposición y además hará que sea menor el sangrado; también, continuando en el postoperatorio, la rehabilitación prevendrá recidivas, relativamente frecuentes (figura 3).

2.3 Pseudoquiste seroso

Es una lesión que puede tener un origen agudo en relación con procesos inflamatorios, en principio unilateral, aunque puede originar una lesión contralateral de contacto. Tiene un

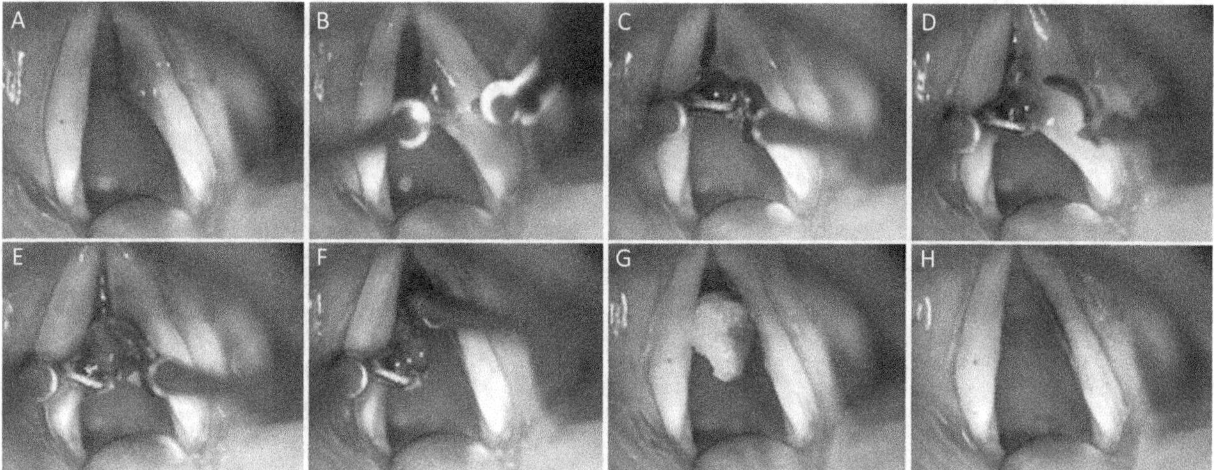

Figura 2. Pólipo angiomatoso. A) Inspección.
B) Palpación. C) Prensión y tracción medial.

D, E y F) Sección en varios gestos de corte progresivos.
G) Aplicación de epinefrina. H) Aspecto final.

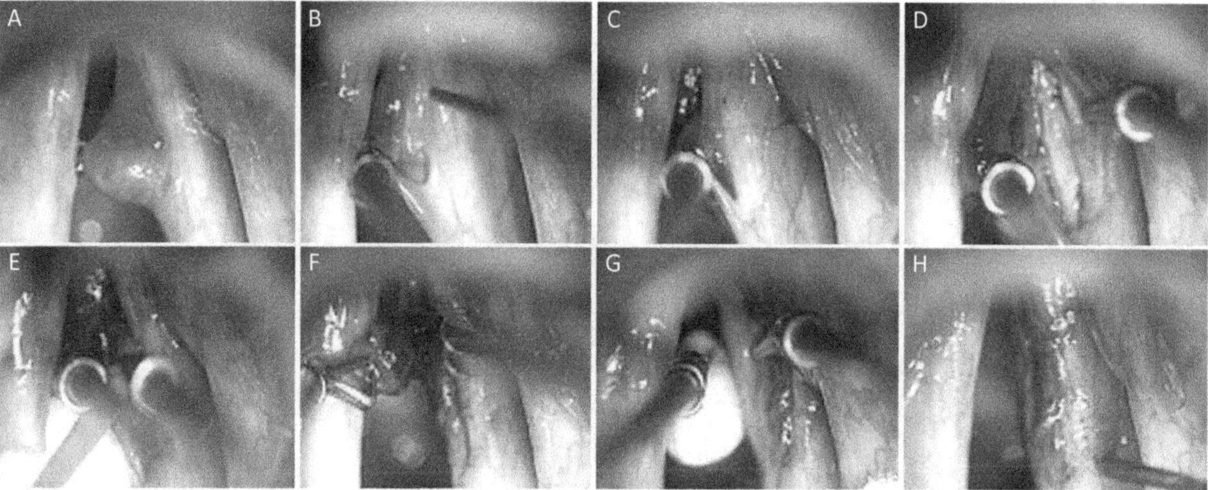

Figura 3. Pólipo centinela. A) Inspección. B) Palpación:
sulcus. C) Palpación: puente mucoso. D) Revisión de la
celda de disección. E) Aplicación de adhesivo de fibrina.

F) Prensión, tracción medial y sección del pólipo.
G) Reaplicación de la mucosa. H) Inyección intracordal
de corticosteroide.

contenido seroso y hay que procurar hacer una resección precisa en un solo gesto. Si está poco organizado, el laringoscopio puede deformarlo, aplanándolo, y hacerlo menos evidente que en las imágenes obtenidas en la consulta. Si se encuentra una lesión contralateral de contacto con cierta rigidez a la palpación, es preferible extirparla para favorecer el rendimiento postoperatorio (figura 4).

2.4   Franjas de edema fusiforme

En estos casos la lesión suele ser bilateral y se inserta a lo largo del borde libre de ambas cuerdas vocales. Los gestos de prensión y sección se ejecutarán con precisión con microtijera recta, y hay que tener un cuidado especial en no llegar con la resección hasta la comisura anterior, por el riesgo de generar una sinequia anterior (figura 5). Al originar una zona denudada amplia debe hacerse hincapié en seguir un buen proceso terapéutico preoperatorio y postoperatorio.

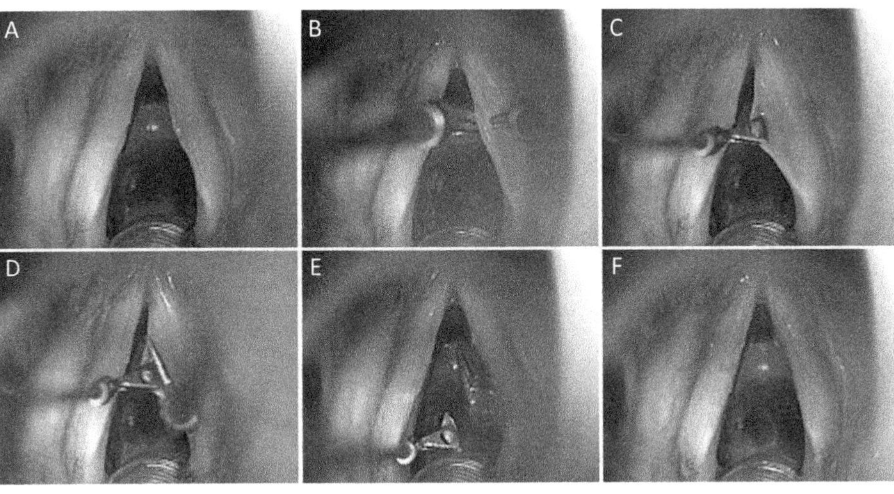

Figura 4
Pseudoquiste seroso.
A) Inspección: lesión
de cuerda vocal derecha,
aspecto aplanado por
efecto del laringoscopio.
B) Palpación. C) Prensión
y tracción medial.
D) Sección. E) Pieza
de resección.
F) Aspecto final.

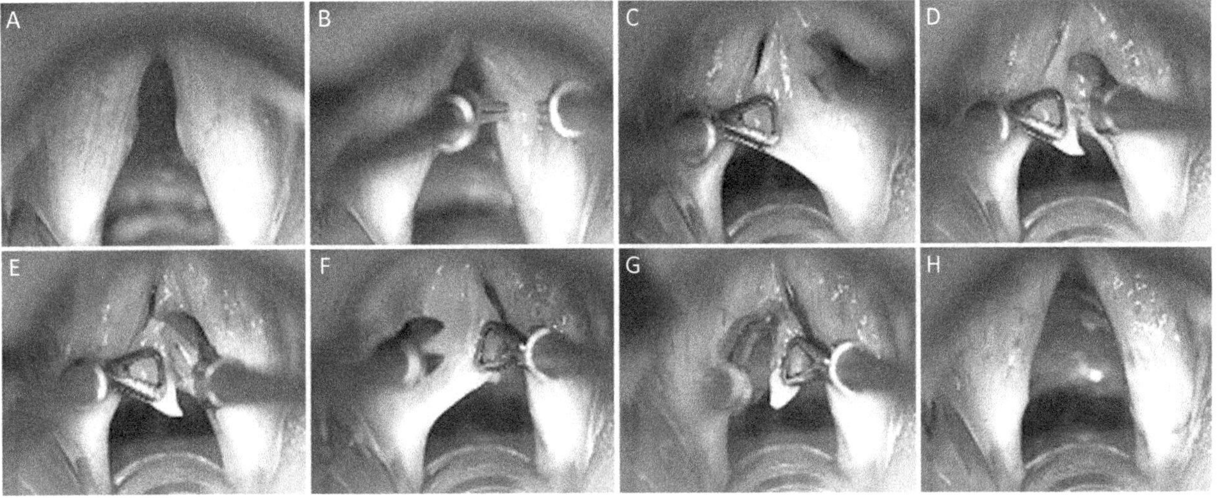

Figura 5. Franjas de edema. A) Inspección. B) Palpación. C) Prensión y tracción medial de la lesión en el lado derecho. D y E) Sección en varios gestos progresivos de corte. F) Prensión de la lesión en el lado izquierdo. G) Sección. H) Aspecto final.

2.5 *Ectasias vasculares*

Estas lesiones suelen acompañar a otras afecciones y se tratan como ya se ha descrito previamente. En algunos casos constituyen una lesión única y pueden ser la causa de episodios recurrentes de hemorragias submucosas. Estas situaciones se tratarán mediante cauterización con pequeños puntos de coagulación, con el fin de blanquear el vaso sin perforar la mucosa. En ocasiones, en el extremo de alguno de los vasos se observa un ovillo vascular que muy raras veces puede requerir la práctica de un pequeño colgajo de mucosa para extirparlo, o su extirpación en bloque como si de un pequeño pólipo se tratase. En la revisión al cabo de una semana aún se observan los puntos de cauterización, y los vasos y el aspecto suelen normalizarse al cabo de un mes (figura 6).

2.6 *Sinequia anterior*

Hay dos tipos de sinequia anterior conceptualmente muy distintos. En un 20 % de los pacientes con lesiones nodulares se encuentra una microsinequia anterior congénita, una

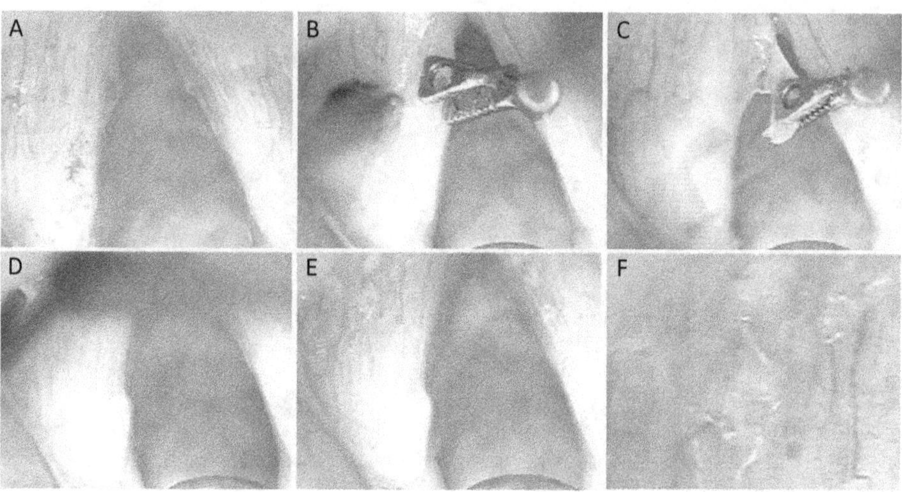

Figura 6
Ectasias vasculares.
A) Inspección, ovillo
vascular submucoso en
cuerda vocal izquierda.
B) Prensión. C) Sección.
D) Cauterización.
E) Aspecto final.
E) Detalle.

pequeña membrana mucosa que une en la comisura ambas cuerdas vocales, que tiene escaso significado funcional y en la inmensa mayoría de los casos no se justifica seccionarla. Por otra parte están las sinequias anteriores yatrógenas, secuelas de intervenciones previas, con componente cicatricial y mucosa adherida y atrófica que genera una mayor rigidez y repercusión vocal. Se pueden seccionar y aplicar mitomicina tópica (0,5 mg/ml) durante unos minutos, con buen resultado.

2.7 *Papilomatosis laríngea recidivante del adulto*

Se trata de una afección epitelial de origen viral, de transmisión sexual, cuya incidencia está en aumento. En general está causada por el virus del papiloma humano (VPH) de los subtipos 6 y 11, de bajo riesgo, aunque también son posibles otros subtipos más oncogénicos, como el 16 y el 18.

La tendencia actual en su tratamiento es la extirpación instrumental de los papilomas de manera poco agresiva, con un cierto decremento en el uso del láser quirúrgico y de los microdebridadores, complementándola con la inyección local de cidofovir (uso compasivo) (figura 7). Se discute el uso de la vacuna tetravalente frente al VPH con intención terapéutica y de algunos suplementos dietéticos, como el indol 3 carbinol. Se busca una sinergia entre el tratamiento de las lesiones existentes con cirugía, la prevención de nuevas localizaciones mediante la vacunación o tratar la infección en sí con cidofovir. Con la pauta de vacunación iniciada para aprovechar el pico de inmunogenicidad que se genera, se procede a practicar una serie de intervenciones con inyección de cidofovir y extirpación de las lesiones hasta que se haya llevado a cabo un procedimiento sin observar lesiones bajo laringoscopia directa. El intervalo es variable según los diferentes autores, pero lo habitual es entre cuatro y seis semanas, y la dosis también varía, pero es prudente el uso de una concentración de entre 6 y 7,5 mg/ml con volúmenes de 5 ml, sin exceder la dosis máxima de 3 mg por kilo de peso, y dar consejo de anticoncepción durante un trimestre. La variabilidad en los intervalos y las dosis de inyección, así como el concepto de usarlo como tratamiento en sí o como coadyuvante en la extirpación de las lesiones, hacen necesarios proyectos de protocolización y estudios prospectivos.

Se inyecta el cidofovir intralesionalmente y en la mucosa, consiguiendo un aspecto de blanqueamiento submucoso, antes de cualquier resección para lograr una buena difusión por los intersticios. Se extirpan las lesiones de manera poco agresiva y se reinyecta cidofovir. En los pacientes que han sido intervenidos previamente con técnicas láser es frecuente encontrar zonas de rigidez cicatricial y sinequias que entorpecen la difusión del cidofovir.

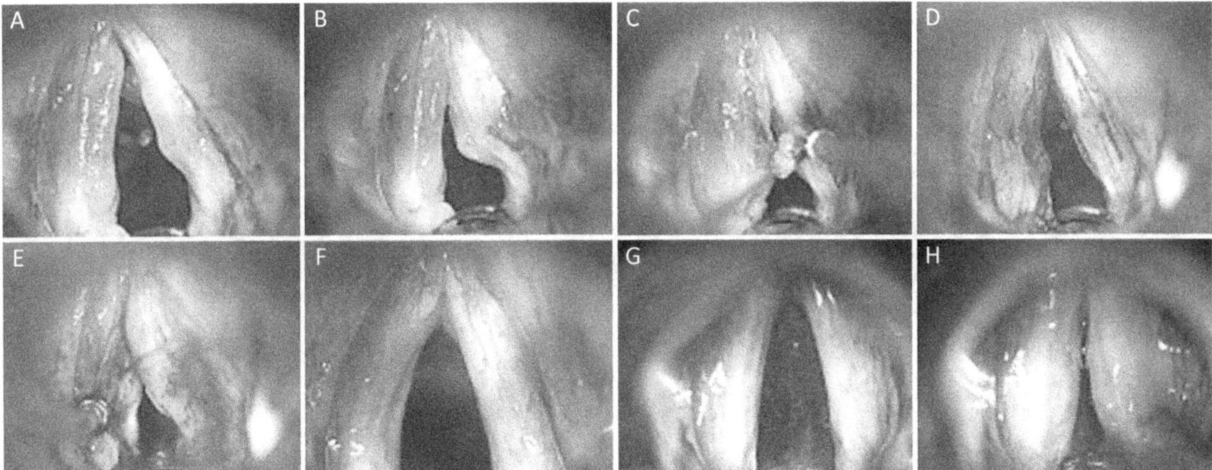

Figura 7. Papilomatosis recidivante del adulto.
A) Inspección de la primera intervención, papilomas a lo largo de la cuerda vocal izquierda y en el tercio medio y la zona subglótica derecha. B) Infiltración de cidofovir. C) Extirpación de las lesiones de forma circunscrita *(shaving surgery)*. D) Aspecto final de la resección. E) Reinfiltración. F) Inspección de la segunda intervención. G) Inspección de la tercera y última intervención. H) Infiltración final de cidofovir.

2.8 Leucoplasias

En estos casos es más delicado el equilibrio entre la extirpación suficiente de la lesión y la prudencia para mantener una voz útil. La extirpación de lesiones deja zonas denudadas que originarán zonas de rigidez. Hay que procurar circunscribirse a las lesiones y dejar el máximo de mucosa sana. Es esencial el abandono del tabaco y el tratamiento con antioxidantes, tanto en el preoperatorio como en el postoperatorio. Con frecuencia el aspecto de las lesiones y la necesidad de un diagnóstico anatomopatológico hacen que no pueda ofrecerse más que un breve proceso reeducador previo, pero tras la intervención habrá que proseguir para ayudar al paciente a movilizar y romper adherencias, así como a adaptarse a la nueva situación y optimizar su rendimiento.

3 Conclusión

Aunque hay lesiones que son difíciles de clasificar, y algunos autores prefieren agruparlas de forma unitaria como lesiones inflamatorias que impiden la vibración, en general las nodulares con su simetría, los pólipos con su estructura vascularizada y material fibrinoide, los pseudoquistes con su contenido líquido no encapsulado, y las franjas de edema con su contenido organizado, se diferencian fácilmente entre ellas y todas nos sugieren unas circunstancias específicas en su génesis y un tipo de paciente. Abordarlas con esta perspectiva hará que podamos orientar a los pacientes para ofrecerles un tratamiento que no se limite a la simple exéresis de las lesiones visibles, y que incluso sea innecesaria la cirugía en gran parte de ellos. En las papilomatosis y las leucoplasias, si consideramos el balance lesión/función, el peso de la lesión es mayor y la actitud será más quirúrgica, pero pese a ello no debe soslayarse la necesidad de un abordaje que incluya el trabajo funcional reeducador.

Consulte la bibliografía de este capítulo en la página 588.

20.4 Técnicas quirúrgicas sobre la lámina propia (cordotomías)

F. Ferrán

Máximas y consejos

- El espacio quirúrgico en las lesiones intracordales es el espacio de Reinke.
- El objetivo de la intervención, más allá de extirpar una lesión, es regenerar una estructura en capas con cierto desacoplamiento entre ellas.
- La liberación de la mucosa y la restitución de las fibras al plano ligamentoso son pasos complementarios después de la extirpación, y en el caso de las *vergetures* los únicos al ser una lesión «sin lesión», sin nada que extirpar.
- En las lesiones congénitas es habitual su asociación con malformaciones del ligamento. Éstas y las anomalías del espacio de Reinke hacen imposible la restitución anatómica plena.
- La fonocirugía nunca constituye por sí sola el tratamiento de estos pacientes, que se han de adscribir a un proceso terapéutico que incluya la rehabilitación, la cual en muchos casos es suficiente para satisfacer sus necesidades vocales. El abordaje terapéutico es una labor de equipo.

Introducción

El espacio de Reinke es la capa superficial de la lámina propia y constituye el espacio del fonocirujano en las intervenciones que requieren una disección intracordal. Las capas intermedia y profunda de la lámina propia constituyen el ligamento vocal (figura 1), y aunque en el feto ya se identifican microscópicamente esbozos de él, se desarrolla a lo largo de la infancia. Este hecho guarda relación con la dificultad de disección y con la planificación de la cirugía en función de la edad de los pacientes.

En algunas ocasiones, el objetivo de la intervención será acceder a dicho espacio para extirpar lesiones, y en otras será recrearlo intentando liberar la mucosa de las adherencias que presente y restituir las fibras del ligamento a su lugar. Un reto de la bioingeniería es ofrecer nuevos materiales para regenerar este espacio, tema aún no resuelto.

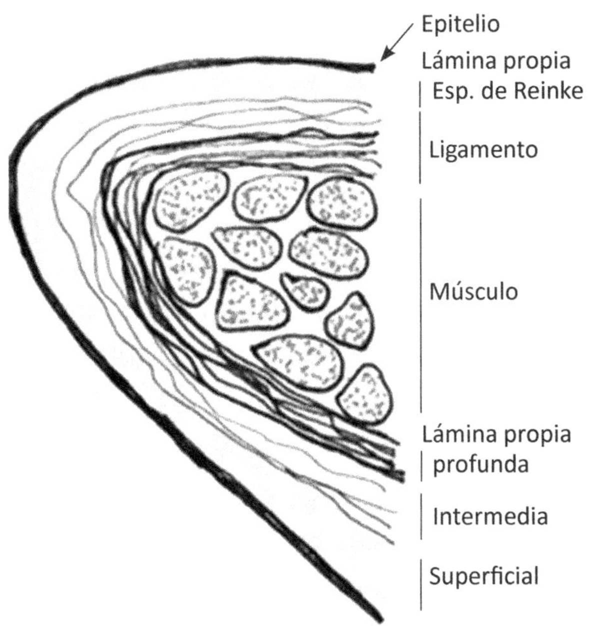

Figura 1
Estructura en capas de la cuerda vocal según Hirano.

Siguiendo los tres principios de Hirano (respetar el ligamento, respetar la mucosa y respetar la comisura), en estos casos habrá que poner especial atención en lo que se refiere al ligamento y la mucosa, pues la comisura es menos probable que quede afectada en comparación con la cirugía de las lesiones de la superfície de la cuerda vocal. Las técnicas, incluyendo la cordotomía, se realizan tanto para lesiones funcionales como de tipo congénito. Entre las primeras se hallan el edema de Reinke y el quiste mucoso de retención; entre las segundas, las *vergetures* o estrías *(sulcus* tipo 2a o tipo II) por una parte y el quiste congénito epidérmico y sus evoluciones por otra (tabla 1). Éstas serían hacia el quiste abierto, el *sulcus* (tipo 2b o tipo III) y el puente mucoso. Algunos casos de cicatrices se abordarán de forma similar a las estrías. Ha habido cierto grado de confusión con la nomenclatura en cuanto a la diferenciación de los *sulcus glottidis,* entendidos como evolución de un quiste epidérmico, y las estrías también llamadas *sulcus* tipo 2a o II, malformación que puede estar predeterminada genéticamente. La sistematización de las técnicas de fonocirugía es fruto del trabajo en tándem de Marc Bouchayer , fonocirujano, y Guy Cornut, foniatra, quienes son referentes esenciales en este campo. Aunque, como ellos, la mayoría de los autores optan por los instrumentos

- Funcionales
  - Edema de Reinke
  - Quiste mucoso por retención
- Congénitas
  - Quiste epidérmico
  - Quiste abierto
  - *Sulcus* (tipo 2b o tipo III)
  - Puente mucoso
  - *Vergetures* o estrías *(sulcus* tipo 2a o tipo II)
- Cicatrices

Tabla 1
Lesiones subsidiarias de fonocirugía con cordotomía.

fríos, algunos preconizan el empleo de micromanipuladores robóticos para la incisión y la disección asistida por láser.

Estas intervenciones se realizan bajo visión directa con anestesia general, y en ocasiones pueden combinarse con cirugía de aumento para mejorar el cierre glótico mediante inyecciones de grasa autóloga obtenida por liposucción abdominal, micropartículas de hidroxiapatita, silicona, colágeno y otras sustancias. Las técnicas de disección y las de aumento pueden hacerse en el mismo momento o separadas, antes o después de la disección intracordal en un solo lado o en ambos, pero no se aconseja practicar una disección intracordal bilateral simultáneamente excepto en pacientes con edema de Reinke, debido a la gran asimetría que podría generarse en este tipo de lesiones. Con la disección unilateral evitamos la posibilidad de tener que afrontar una complicación cicatricial bilateral. En la mayoría de los pacientes puede conseguirse un resultado suficiente para sus necesidades funcionales operando un solo lado. En casos especiales, e incluso habiendo obtenido una mejoría sustancial, se puede optar por una intervención contralateral no antes de seis meses, tiempo mínimo aconsejable para valorar el resultado final de la cicatrización y del proceso de reeducación postoperatorio.

Se trata de una cirugía funcional que no pretende conseguir un aspecto determinado de las cuerdas vocales, sino un mejor rendimiento. Muchas veces no se obtendrá un aspecto anatómicamente normal, pero sí una posibilidad de cierre y de flexibilidad y vibración que aporten mayor confort y mejor eficacia y control de la voz al paciente.

Siempre hay que explicar con claridad los objetivos y las expectativas de la intervención, y que ésta no es un tratamiento por sí misma, sino que forma parte de un todo, de un proceso terapéutico llevado a cabo por un equipo multidisciplinario (fonocirujano, foniatra, logopeda y otros profesionales en algunos casos) en el cual un correcto diagnóstico, no sólo de la lesión sino también funcional, junto con un buen proceso reeducador, planificado tanto en el preoperatorio como en el postoperatorio, van a permitir al paciente obtener los mejores resultados. Corresponde al cirujano la responsabilidad de que el paciente tenga estas opciones bien resueltas y programadas antes de realizar la intervención, en el caso de que sea él quien ponga en marcha el proceso terapéutico. El paciente es un elemento activo del protocolo, y su actitud puede llevar a cancelar una indicación quirúrgica que podría ser muy clara desde el punto de vista sólo de la lesión. Los distintos profesionales, con respeto mutuo, equidad y una perfecta comunicación, serán los garantes de la mejor decisión.

1 Técnica quirúrgica

Esta intervenciones se realizan bajo anestesia general, exponiendo la laringe por laringoscopia directa. La revisión peroperatoria con estroboscopia permite al cirujano ver la laringe y las lesiones en fonación, sin la deformidad y la tensión que se generan con el laringoscopio. En caso de dificultad de exposición puede aumentarse el ángulo entre el laringoscopio y el brazo de suspensión, elevar la mesa de apoyo de la suspensión, aplicar bandas de esparadrapo que depriman la laringe y profundizar la anestesia. Si la exposición es insuficiente no debe empezarse la intervención, ya que la mala exposición es posiblemente la principal causa de los malos resultados. No hay que dudar en retirar el laringoscopio y volver a empezar, recolocando la cabeza con cierta flexión sobre el cuello en extensión y con una buena alineación corporal. Hay que recordar que los pacientes, tras una buena reeducación, tendrán unas estructuras más relajadas y menos inflamadas, lo cual facilita la exposición y hace que la disección sea menos hemorrágica.

Una vez expuesta la laringe se empieza con la inspección para valorar la mucosa vocal, la comisura, la presencia de ectasias, aberturas, detritus epidérmico, zonas cicatriciales o adherencias, lesiones funcionales asociadas y asimetrías. Sigue a ello la palpación en busca de lesiones intracordales, zonas de rigidez, bocas de abertura, drenaje de restos epidérmicos al comprimir con la pinza, puentes mucosos o lesiones subglóticas, así como para valorar la comisura y posibles sinequias.

Es útil aplicar torundas impregnadas en epinefrina para reducir el sangrado, aspirar las secreciones a través de dichas torundas para trabajar con mucosas secas y, también, realizar cauterizaciones de los vasos más ectásicos procurando obviar la zona donde va a practicarse la cordotomía, para que la mucosa no se desgarre por los puntos de cauterización (la intensidad empleada será la mínima capaz de lograr la coagulación).

La cordotomía se lleva a cabo en la cara superior con un microbisturí de hoja desechable, y en sentido anteroposterior paralelo al borde libre y a la alineación de las fibras del ligamento, procurando ser muy superficiales para no abrir las lesiones quísticas y no lesionar el ligamento. La prudencia excesiva con intención de evitar el borde libre puede hacer que la dirección de la disección sea demasiado lateral, sobrepasando por fuera las lesiones intracordales y penetrando en el músculo vocal, lo cual se notará al verse la disección muy hemorrágica. La longitud de la incisión se acotará en función de la dimensión estimada de la lesión subyacente o del área de liberación de mucosa que se considere necesaria, sin excederla para no dejar más cicatriz de la imprescindible. La previa revisión de la estroboscopia y la palpación nos ayudarán a evaluarlo.

La disección se realiza con microdisectores y en algún momento con microbisturí. La disección y la extirpación de la lesión no son la culminación de la intervención, ya que es muy importante una buena revisión del espacio quirúrgico, evitando dejar restos de lesión o fragmentos tisulares que puedan generar irregularidades y, por tanto, repercutir en el resultado funcional. También hay que revisar el estado de la mucosa y de los bordes de la cordotomía o de los poros de abertura. Se completará la intervención aplicando cola de fibrina lenta, acercando los bordes con torundas de algodón, y finalmente con una inyección de 25 mg/ml de hidrocortisona en el músculo vocal.

Si procede, estas técnicas pueden simultanearse con cirugía de superficie para extirpar lesiones de contacto, pólipos centinela, mucosa redundante, sección de sinequias con aplicación de mitomicina o aplicación de inyecciones de aumento. La reeducación vocal preoperatoria y postoperatoria, el reposo vocal absoluto (seis o siete días) y relativo (un mes), así como el tratamiento médico (antibióticos, corticosteroides orales, inhibidores de la bomba de protones, ansiolíticos, analgésicos), forman parte del protocolo terapéutico.

2 Disección de los distintos tipos de lesiones

2.1 *Quiste mucoso de retención*

El quiste mucoso de retención puede ser una lesión reciente y bastante invalidante en pacientes que no tienen necesariamente mal hábito vocal. Si esto es así, puede haber pocos antecedentes de agudización con fenómenos inflamatorios repetitivos, y por lo tanto no muchas adherencias y ser de disección más fácil que otras lesiones. Sin embargo, hay pacientes con lesiones de larga evolución y más adherencias. A diferencia del quiste epidérmico, las adherencias son más importantes en la mucosa que en el ligamento, que tendrá una anatomía normal si no hay lesiones asociadas. En cambio, va en contra de la facilidad de disección la extrema fragilidad de la cápsula del quiste, ya que el epitelio glandular sólo tiene dos capas

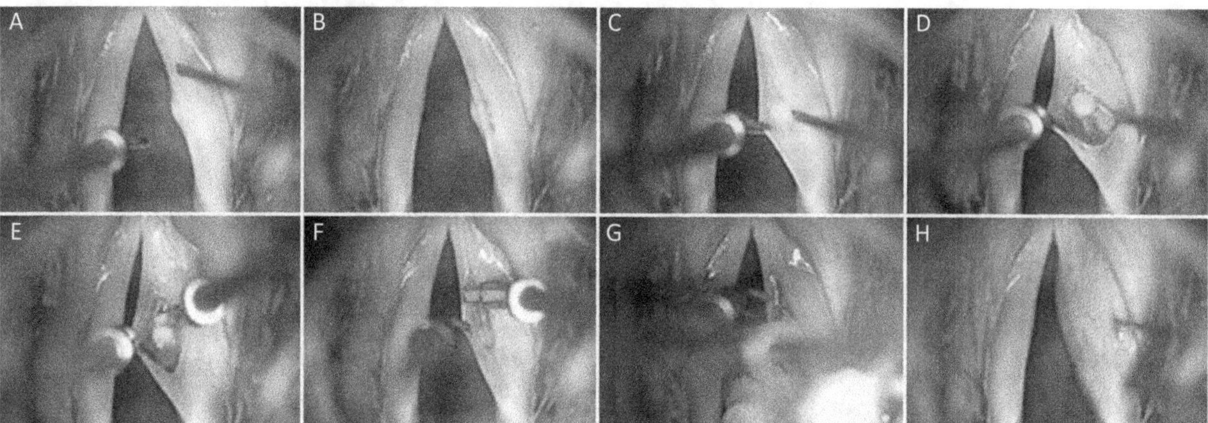

Figura 2. Quiste mucoso de retención. A) Inspección.
B) Cordotomía. C) Disección inicial. D) Quiste unido por
osteum. E) Extracción. F) Revisión de la celda. G) Aplicación
de cola de fibrina. H) Inyección de corticosteroide.

de células y, aunque en lesiones de larga evolución puede haber zonas de metaplasia, en general la cápsula del quiste mucoso suele ser delgada y frágil. Por ello hay que extremar la precaución con la cordotomía e iniciarla muy superficial, para no abrir el quiste. Si se vacía de su contenido de moco, la cápsula queda deformada y es difícil disecarla con precisión, con el consiguiente riesgo de recidiva si se deja algún fragmento.

Normalmente el quiste estará adherido a la mucosa por el *ductus* cerrado que lo originó. Hay que ir disecando por cada lado, rodeando el quiste en sentido medial y lateral, superando la zona del *ductus*. Hacia el final de la disección suelen quedar unos anclajes anterior y posterior del quiste hechos de tractos fibrosos, que se seccionarán para extirparlo (figura 2). La dimensión de la lesión es variable, pero en ocasiones los quistes pequeños son muy invalidantes y, pese a que pueda parecer lo contrario, pueden ser de disección muy difícil. En general el quiste mucoso es algo más subglótico que el epidérmico, y sobre todo en los más pequeños hay que llevar la disección en sentido caudal para encontrarlos, procurando no perder el plano del espacio de Reinke. Como los fenómenos de inflamación o malformación no suelen ser relevantes, la disección retrógrada de la mucosa lateral a la cordotomía no tendrá indicación en la mayoría de los pacientes.

2.2 Edema de Reinke

Es una de las pocas situaciones en que está indicada la disección bilateral en un mismo tiempo quirúrgico. Es una cirugía extensa que afecta prácticamente a toda la extensión de ambas cuerdas vocales, por lo que el proceso postoperatorio es largo y difícil. Se requiere una clara implicación del paciente, un buen proceso reeducador preoperatorio y postoperatorio, y el cese del hábito tabáquico. Las lesiones suelen ser asimétricas y con zonas polipoides.

Mediante cordotomía bilateral se practica una disección del espacio de Reinke, el cual estará ocupado por el material gelatinoso característico de esta lesión que se procurará aspirar sin lesionar la mucosa (figura 3). Hay alguna trabeculación fina que puede seccionarse con bisturí o con disectores para hacer avanzar la aspiración. Al final, sobre todo en las lesiones grandes, puede ser necesaria una regularización de la mucosa redundante en la zona caudal a la cordotomía con microtijeras o bisturí para llevar la mucosa de abajo arriba, una vez aplicado el adhesivo de fibrina, para que no quede un exceso de mucosa. A veces, una vez terminadas la disección y la regularización de la mucosa, hay que regularizar zonas polipoides con cirugía de superficie. Todos estos gestos deben hacerse con una intención poco agresiva,

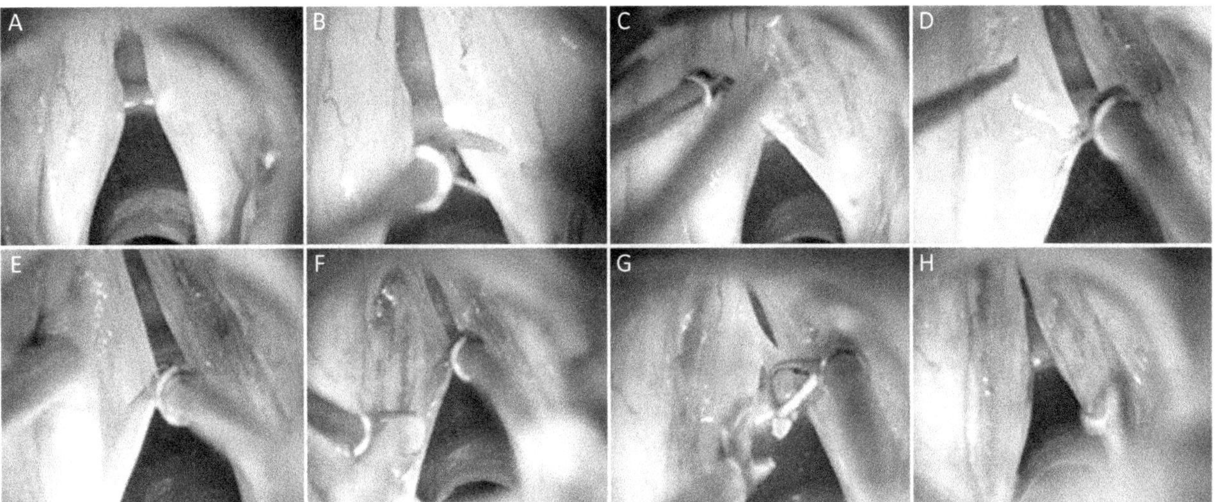

Figura 3. Edema de Reinke. A) Inspección.
B) Cordotomía derecha con pequeño quiste epidérmico
que se vacía al manipularlo. C) Aspiración.
D) Cordotomía izquierda. E) Aspiración. F) Aplicación
de cola de fibrina. G) Regularización del epitelio
polipoide. H) Inyección de corticosteroide.

ya que el resultado funcional será peor si se peca por exceso que por defecto, con unas cuerdas vocales rectilíneas pero rígidas. Esta situación de rigidez es la que cabe esperar cuando se plantea intervenir mediante una técnica de descorticación, que nosotros consideramos no indicada y potencialmente perjudicial.

2.3 Quiste epidérmico

En este caso la lesión ha permanecido en el espacio de Reinke toda la vida del paciente, lo cual tiene diversas implicaciones desde la perspectiva de la técnica quirúrgica (figura 4). Aunque se ha demostrado la existencia de estructuras precursoras del ligamento vocal en fetos humanos, en el recién nacido todavía no está bien desarrollado. El ligamento vocal se desarrolla a lo largo de la infancia alrededor de una estructura que, de alguna manera, interfiere en su desarrollo y se imbrica entre sus haces de fibras, dándole un aspecto desmadejado. Por otra parte, hay repetidos eventos inflamatorios a lo largo de la vida del paciente, y se producen adherencias. En el quiste

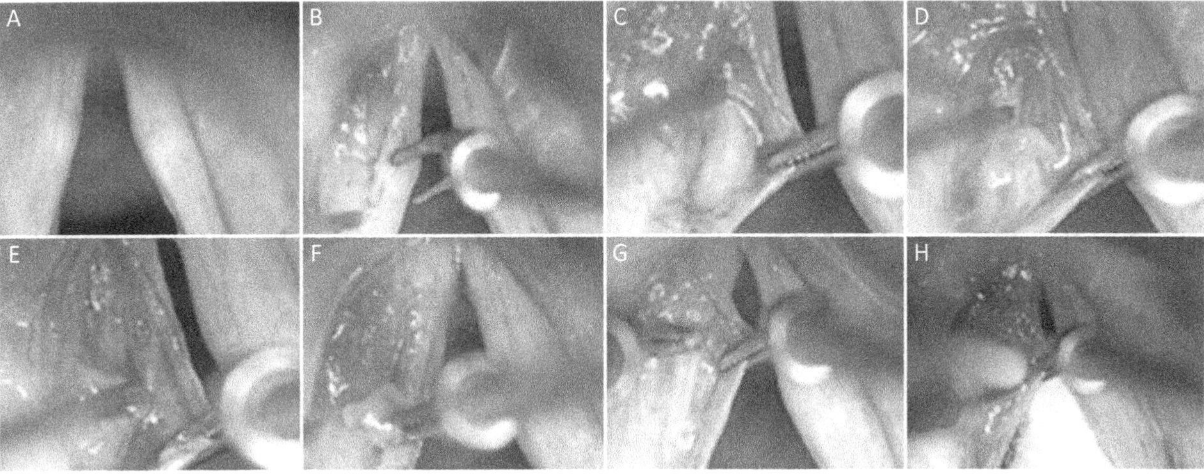

Figura 4. Quiste epidérmico. A) Inspección.
B) Cordotomía. C) Disección. D) Adherencias al
ligamento. E) Adherencias a la mucosa. F) Extracción.
G) Revisión de la celda. H) Aplicación de cola de fibrina.

epidérmico, las adherencias al ligamento suelen ser relevantes y hacen difícil la disección. A veces la cápsula llega hasta las fibras musculares y la disección resulta hemorrágica y más difícil.

A diferencia del quiste mucoso, la cápsula de epitelio poliestratificado del quiste epidérmico es más gruesa, y su contenido de detritus epidérmicos es más denso, con lo cual es menos frecuente su rotura. Además, su coloración y su aspecto perlado facilitan su reconocimiento, si la disección se lleva por el plano adecuado. En cambio, la mucosa puede estar engrosada y con adherencias en la zona de la cordotomía, y es más rígida que en el quiste mucoso. Otra característica es la presencia de ectasias vasculares y que alguna de ellas apunte hacia la lesión; su cauterización es un paso habitual.

Cabe la posibilidad de que la lesión se fragmente y se deje una pequeña cúpula del quiste en la parte más profunda de la celda de disección, que habrá que revisar meticulosamente. El olvido de restos quísticos puede llevar a una recidiva. En algunas ocasiones un quiste epidérmico puede haber estado abierto y haberse vuelto a cerrar. En tal caso puede haber adherencias a la mucosa de modo similar a como un quiste mucoso puede estarlo por la zona de la abertura glandular. El quiste epidérmico suele estar en una situación más craneal que el mucoso, y no suele hacer prominencia en sentido medial. También hay que señalar que en casos excepcionales puede haber un segundo quiste más caudal, y hay que tenerlo en cuenta en la palpación inicial y en la inspección de la celda de disección. Lo que sí es muy frecuente es la presencia de lesiones contralaterales que pueden encontrarse en diferentes fases evolutivas (quiste, *sulcus,* puente mucoso), aunque la mayoría de los autores coinciden en practicar sólo una disección intracordal en un lado. También son habituales las lesiones de contacto contralateral y algunos pólipos centinela, que se extirparán en el mismo acto al final de la disección tras aplicar el adhesivo de fibrina. Se complementará la intervención con una inyección intracordal de un corticosteroide.

2.4 *Quiste abierto*

Al palpar la lesión se observa la salida de material epidérmico por el poro de abertura, que suele estar hacia el borde libre (figura 5). Se procede como en el quiste epidérmico, procurando no vaciarlo para visualizarlo correctamente.

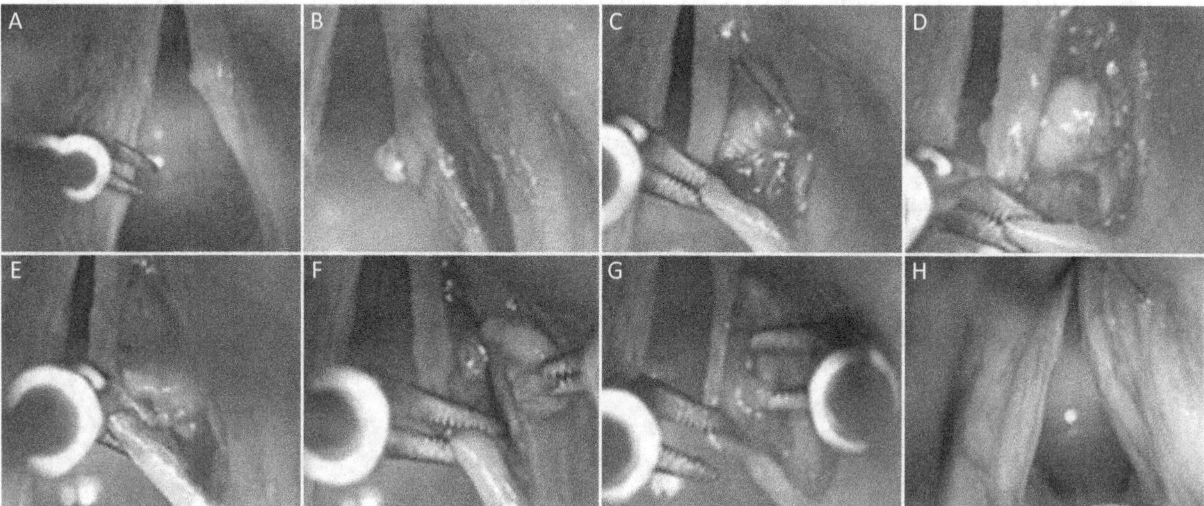

Figura 5. Quiste epidérmico abierto. A) Inspección. B) Cordotomía y salida de detritus epidérmicos por la abertura. C) Adherencias a la mucosa. D) Adherencias al ligamento. E) Sección de la zona de abertura. F) Extracción. G) Revisión de la celda de disección. H) Inyección de corticosteroide.

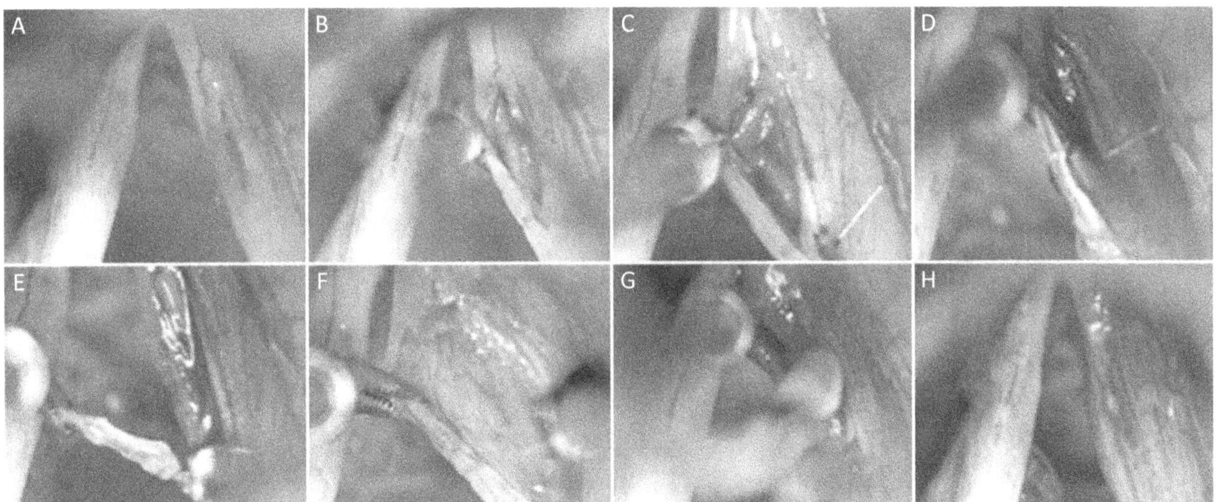

Figura 6. *Sulcus.* A) Inspección. B) Cordotomía medial. C) Cordotomía lateral. D) Disección. E) Unión posterior de las cordotomías. F) Revisión de la celda. G) Aplicación de adhesivo de fibrina. H) Inyección de corticosteroide.

La abertura del quiste se debe a procesos inflamatorios que lo han llevado a la rotura, y por ello en la mayoría de los casos habrá bastantes adherencias. Esto, y la unión de la cápsula a la mucosa por la zona de la abertura, hacen la disección más delicada, en especial al ser dicha zona subepitelial y estar en el borde libre. Por lo demás, la técnica es similar a la del quiste epidérmico, con una única cordotomía en la cara superior.

2.5 Sulcus (tipo 2b o tipo III)

Es una lesión comparable al quiste abierto, pero más evolucionada, con la boca de abertura mucho mayor y el contenido prácticamente vaciado, aunque pueden encontrarse pequeños restos de detritus epidérmicos en el fonco de saco. Es posible hallar pólipos centinela asociados, caracterizados por estar en zonas inhabituales, tener formas bilobuladas o tratarse de pacientes de sexo femenino, pese a ser el pólipo vocal una lesión más habitual en los hombres.

La lesión bilateral es frecuente y se escogerá el lado en función de los hallazgos estroboscópicos y de la palpación (la lesión mayor, con más rigidez y más adherencias). La técnica implica una doble cordotomía siguiendo los bordes lateral y medial de la abertura de la lesión, y a través de ellas se sigue la cápsula hasta que se pueda rodearla por ambas vertientes. Una vez disecado el saco quístico y despegado del ligamento, se unen por delante y por detrás ambas cordotomías extirpando el *sulcus* (figura 6). Se completa con la revisión de la celda, la aplicación de fibrina y la administración de una inyección intracordal de corticosteroide.

2.6 Puente mucoso

Aceptando que es resultado de la abertura por más de un punto de una lesión subyacente, cabe pensar que ocurre en pacientes que han padecido repetidos fenómenos inflamatorios, y son habituales las adherencias y la dificultad de disección. Invariablemente habrá por debajo restos de la lesión quística que se abrió, con una apariencia más o menos difícil de identificar y de disecar según los casos. Pueden ser bilaterales y haberse sospechado en la videolaringoestroboscopia, pero su diagnóstico es difícil y requiere mucha experiencia. Por ello, pueden ser un hallazgo intraoperatorio y hay que buscarlos sistemáticamente en

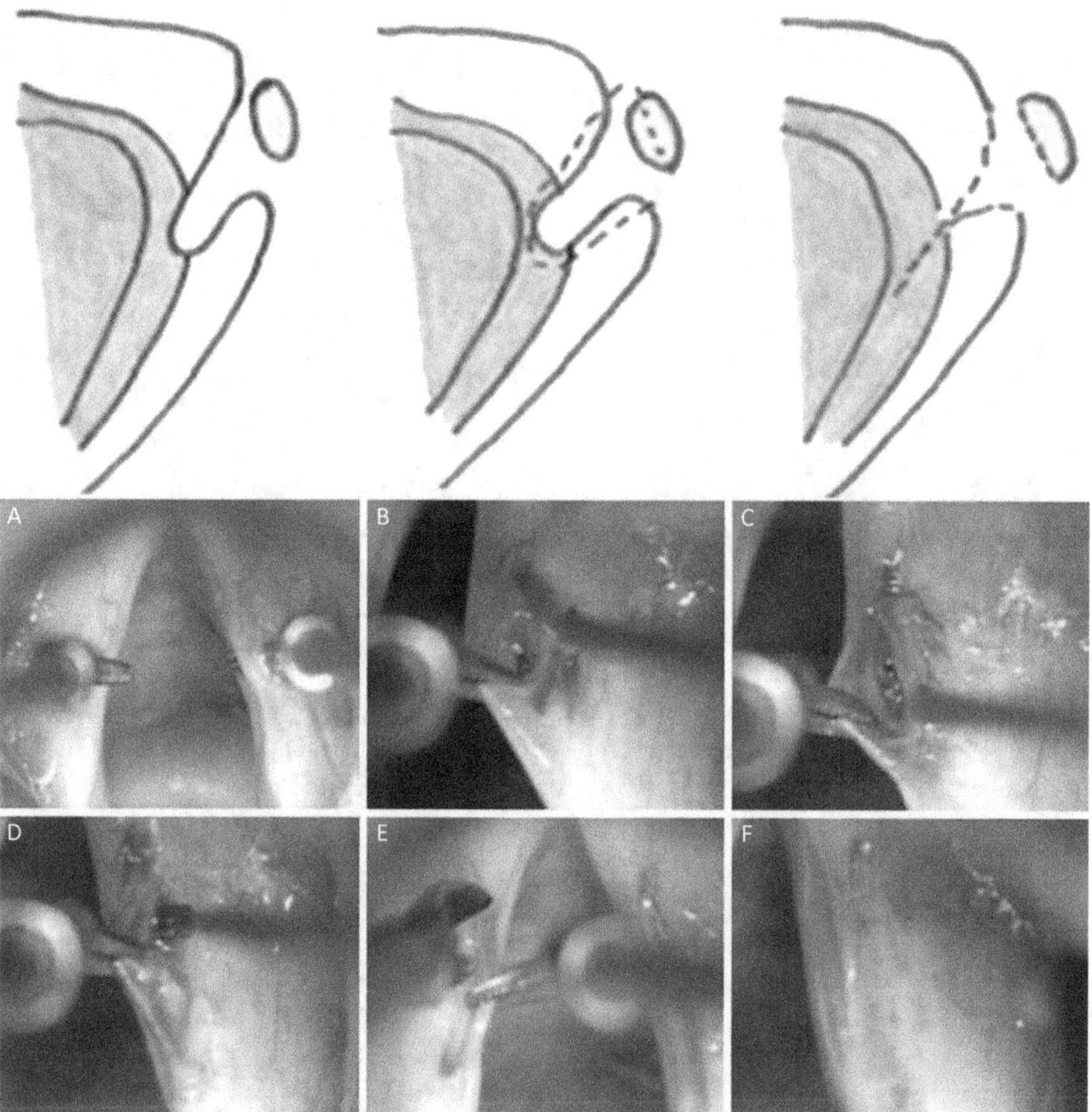

Figura 7. Puente mucoso bilateral. Esquema del procedimiento para puentes mucosos amplios. A) Puente derecho. B) Cordotomía. C) Transfixión del puente. D) Disección de la lesión subyacente. E) Sección simple del puente izquierdo. F) Aspecto tras aplicar fibrina e inyectar un corticosteroide.

el momento de la exploración y la inspección; suelen estar en la cara superior y podrían pasar desapercibidos si nuestra atención se centra en el borde libre. Los puentes mucosos muy estrechos se tratarán con escisión si al revisar la estroboscopia se cree necesario por un efecto de tensión. En los anchos, su escisión dejaría una zona muy amplia de falta de sustancia y denudación por encima de la celda de disección de la lesión subyacente, por lo que resulta útil seccionarlos de manera transfixiante para conservar la franja de mucosa superficial y extirpar la mitad que contacta con la lesión. Mantener íntegra esta bandeleta dificulta la disección, pero da un mejor resultado. Sus bordes tenderán a invertirse y hay que procurar aplanarlos una vez completada la disección de la lesión subyacente, aplicada la fibrina e inyectado el corticosteroide (figura 7). Éstos, al edematizar las estructuras, facilitan el aplanamiento. Es habitual hallar malformaciones ligamentosas y que no sea posible la restitución de la normalidad anatómica (ligamento, espacio de Reinke, mucosa), pero una intervención bien ejecutada puede ayudar a mejorar la situación vocal del paciente.

2.7 *Vergetures (estrías, sulcus tipo 2a o tipo II)*

Es una de las técnicas más difíciles en fonocirugía y está indicada en un bajo porcentaje de pacientes. En algunos puede ofrecerse una técnica de inyección que ofrecerá cierta comodidad vocal al mejorar el cierre glótico. Cuando en la balanza para plantear una indicación el peso de una lesión importante y de unas necesidades vocales elevadas nos llevan a plantear la fonocirugía, la técnica consistirá en una cordotomía con disección intracordal. En este caso el objetivo no es una exéresis, ya que la estría es una lesión «sin lesión», fruto de un mal desarrollo de la cuerda vocal genéticamente predeterminado. Nos encontramos una zona más o menos amplia de mucosa muy atrófica que se extiende sobre un ligamento vocal malformado, con un espacio de Reinke prácticamente inexistente y siempre con un reborde inferior difícil de superar en la disección. La cordotomía se hará en la cara superior, un poco por fuera de la lesión (lateral), para encontrar una zona donde exista un plano de disección y con un margen de mucosa menos frágil para realizar la prensión. Desde aquí se lleva la disección hacia la lesión con el fin de recrear un neoespacio de Reinke, gesto muy difícil por la fragilidad de la mucosa, la malformación ligamentaria, a veces la inexistencia de ligamento con zonas de músculo directamente submucosas, y la falta absoluta de un plano de disección claro. Si se consigue recrear este espacio sin lesionar la mucosa, hay que ser muy cuidadoso al superar el borde inferior, que es una zona de disección en especial difícil (figura 8). Hecho esto puede rellenarse la celda con fibrina o con ácido hialurónico, con cuidado de ser muy económico porque su rehidratación la hace aumentar mucho de volumen y puede llevar a extrusiones, con resultados imprevisibles. La bioingeniería deberá aportar nuevos materiales, pues actualmente la cirugía de estas lesiones es un reto aún no bien resuelto.

Las técnicas de disección pueden ir precedidas o seguidas de una inyección intracordal (grasa autóloga obtenida por liposucción abdominal, partículas de silicona, hidroxiapatita, colágeno), y también es posible hacerlo simultáneamente aunque la inyección deforma la disección y añade fenómenos inflamatorios que pueden empeorar los procesos cicatriciales. La reorganización se alarga durante meses, en los cuales el paciente debe seguir una reeducación con un equipo experimentado.

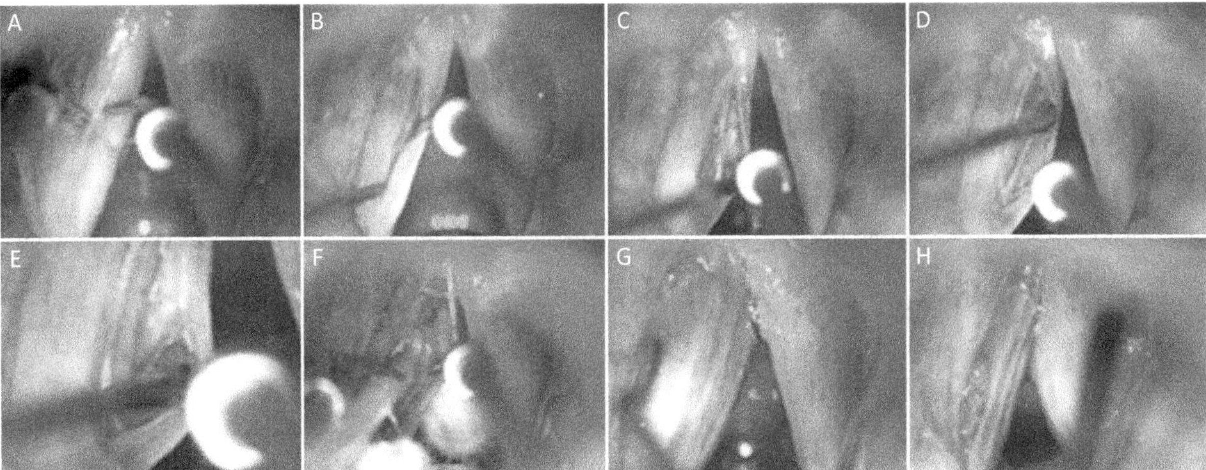

Figura 8. *Vergetures.* A) Inspección. B) Cordotomía. C) Malformación del ligamento. D) Despegamiento de haces erráticos. E) Detalle, con indefinición del espacio de Reinke. F) Aplicación de fibrina en la celda de disección creada. G) Inyección de corticosteroide. H) Inyección contralateral de grasa autóloga obtenida por liposucción abdominal.

2.8 *Cicatrices*

En las cicatrices las posibilidades son múltiples y puede haber falta de sustancia, zonas de adherencia de mucosa con los típicos vasos perpendiculares que apuntan hacia el borde libre, restos de la lesión hacia la que se dirigía la intervención previa, sinequias y diversas combinaciones de ellas. Es habitual carecer de información y registro de los procedimientos previos. La intención de la cirugía es paliar los defectos presentes, y puede incluir la sección de sinequias con aplicación de mitomicina, la regularización de irregularidades del borde libre, técnicas de inyección para compensar los defectos de cierre, así como una cordotomía y una disección intracordal en las zonas de denudación previa con reepitelización que ha generado una mucosa atrófica y muy adherida al ligamento, que puede haber resultado dañado en una intervención agresiva. Esto es especialmente importante en los pacientes que presentan secuelas de técnicas con láser. En estos casos se generan situaciones similares a la disección de las estrías con una mucosa muy atrófica y un plano de disección poco o nada definido. Se procurará respetar la mucosa y liberarla de las adherencias rellenando el espacio de disección con fibrina u otros materiales, e inyectando un corticosteroide al final del procedimiento. El proceso de reeducación se alargará, y además de una adaptación a las nuevas posibilidades que puedan generarse es crucial que uno de sus objetivos sea la prevención de nuevas adherencias. Los resultados a menudo son insuficientes, aunque intervenciones bien planeadas y correctamente ejecutadas pueden ayudar a los pacientes, pero siempre se les debe informar con claridad de las expectativas realistas en cada caso.

3 Conclusión

La fonocirugía con cordotomía es una técnica difícil que requiere un proceso de aprendizaje y una comprensión del sentido funcional de sus gestos por parte del fonocirujano; la colaboración con el foniatra y el logopeda será facilitadora en este sentido.

Desde la perspectiva de la lesión, hay distintos condicionantes. En lo que se refiere a la mucosa, puede ser desde prácticamente normal (como en el quiste mucoso) hasta muy atrófica y frágil (como en las estrías y las cicatrices). En las lesiones congénitas, con frecuencia la incisión resulta difícil al ser la consistencia rígida y dura, tanto por la propia mucosa como por sus adherencias. Una vez efectuada podemos encontrar un espacio de Reinke más o menos normal (como en el quiste mucoso), hipertrofiado y ocupado por material amorfo (como en el edema de Reinke), con adherencias (como en los quistes epidérmicos) o inexistente (como en las estrías y las cicatrices). El ligamento, a su vez, puede ser normal en las lesiones funcionales y malformado en las congénitas, de forma variable.

Perousse describe tres grados de malformación:

- Grado I: menor, con pérdida de la forma cilíndrica, y las adherencias a la mucosa no son habituales.
- Grado II: rápida transición de ligamento a músculo, fibras erráticas, fuera del ligamento, con adherencias a la mucosa.
- Grado III: haces sin contacto que permiten entrever el músculo, falta completa de la forma cilíndrica con varios haces separados, con surcos entre ellos.

Aunque los describe en pacientes con estrías, estas malformaciones pueden encontrarse en los quistes epidérmicos y los *sulcus,* y también de forma aislada o asociadas en algunos casos de lesiones funcionales. Su presencia hace que, aunque se practique una buena cordotomía con disección intracordal, acabemos invariablemente con un resultado que no lleva a la normalidad anatómica. La mucosa puede reepitelizarse con una textura aceptable, pero si lo hace sobre un ligamento malformado y un espacio de Reinke anómalo siempre se generarán irregularidades con repercusión funcional. No está en manos del cirujano la recreación de un ligamento normal, pero sí puede romper adherencias de tractos fibrosos desviados y adheridos a la mucosa o a la lesión. Por lo que se refiere al espacio de Reinke, cabe esperar que la bioingeniería nos aporte mejores materiales en el futuro. En la actualidad, los más usados son el adhesivo de fibrina y el ácido hialurónico, y también se propugna el uso de prefascia temporal y alodermis micronizada.

La disección puede facilitar un cierto grado del necesario desacoplamiento entre capas, tan útil funcionalmente, pero a su vez puede añadir cicatrices. Por ello hay que procurar circunscribirla a la lesión y evitar excesos disectores. Aunque esto puede resultar más incómodo y dificultoso para el cirujano, redundará en un mejor resultado y un postoperatorio más fácil para el paciente. En los pacientes más jóvenes, la inmadurez del desarrollo del ligamento hace que la disección sea un poco mas difícil por estar los planos menos definidos y haber una tendencia a ser más hemorrágica por la vecindad del músculo, por lo que no es aconsejable hacerlo antes de los nueve o diez años de edad. En cualquier caso, las intervenciones que impliquen una cordotomía en la edad pediátrica se indican sólo excepcionalmente en pacientes (y familias) muy motivados, con lesiones muy invalidantes y con necesidades vocales altas. Hay que tomar grandes precauciones para no hacer pasar por un postoperatorio que puede ser tormentoso a un paciente de corta edad.

En fonocirugía, la cordotomía con disección intracordal es un gesto mayor que debe sopesarse en función de la situación del paciente y del resultado que se espere obtener, y sólo se llevará a cabo cuando el balance sea claramente favorable.

Consulte la bibliografía de este capítulo en la página 589.

20.5   Técnicas de inyección vocal

I. Cobeta, E. Mora

Máximas y consejos

- La inyección vocal se considera una alternativa más sencilla y con menor curva de aprendizaje que la cirugía del esqueleto laríngeo, y puede realizarse en la consulta.
- Las dos principales indicaciones de la inyección vocal son el defecto de cierre glótico y la falta de vibración vocal.
- Para medializar una cuerda inmóvil, se inyecta en el espacio paraglótico; para aumentar el volumen de las cuerdas atróficas, se inyecta en el espesor del músculo tiroaritenoideo; para mejorar la viscoelasticidad de la cuerda vocal, se inyecta en la lámina propia.
- La insuficiencia glótica severa (defecto de cierre mayor de 3 mm) es muy difícil de corregir mediante inyección vocal. Los defectos de cierre posteriores con cuerda acortada suelen requerir la aducción aritenoidea.
- Los materiales inyectables pueden ser temporales o permanentes. Los temporales incluyen gelatina bovina, productos de colágeno (bovino, humano, autólogo, de ingeniería), ácido hialurónico y carboximetilcelulosa. Los permanentes consisten en grasa autóloga, fascia autóloga, hidroxiapatita cálcica, silicona y *Teflon®*.
- La grasa autóloga se utiliza mucho por su larga permanencia, bajo coste y excelente biocompatibilidad. Es más efectiva si se extrae por liposucción. Permanece al menos dos años y su reabsorción oscila entre el 40 % y el 60 %. Se necesita sobrecorrección inicial. La hidroxiapatita cálcica es una alternativa que cambia coste por rapidez, con la ventaja de poder inyectarse en la consulta.
- Los métodos de inyección son la laringoscopia directa, la minitirotomía y la inyección en la consulta (transoral, percutánea y transnasal).

Introducción

La inyección vocal o laringoplastia de inyección (inyección de sustancias en la cuerda vocal) es un procedimiento con unos cien años de historia, pero con una aplicación práctica desde hace apenas veinte. En los últimos tiempos estamos asistiendo a su renacimiento gracias al desarrollo de nuevos materiales implantables biocompatibles que mantienen en mayor medida las propiedades viscoelásticas de la laringe, y gracias también a la mejora en las técnicas de imagen digital que permiten aumentar el número de abordajes y la precisión de la localización de la inyección.[1]

La inyección vocal se considera una alternativa más sencilla y con una curva de aprendizaje más rápida que la cirugía del esqueleto laríngeo, es mínimamente invasiva y en bastantes ocasiones puede realizarse en la consulta.[2] Sin embargo, la gran cantidad de opciones en la selección de los pacientes, los materiales implantables y las vías de abordaje han convertido esta técnica en una elección compleja para el médico.

1 Historia de la inyección vocal

Bruening,[3] en 1911, fue el primero que empleó la laringoplastia de inyección en pacientes con parálisis laríngea, realizando infiltraciones con parafina en el espacio paraglótico, pero las complicaciones postoperatorias (reacción inflamatoria, migración, extrusión) hicieron que esta técnica no se divulgase. Cuarenta años después, Arnold usó materiales biológicos de inyección (partículas de cartílago y polvo de hueso bovino) que causaban menor reacción tisular y se toleraban mejor, aunque percibió un problema que aún no está solucionado: la reabsorción del material inyectado puede hacer que se pierda el efecto deseado. En la década de 1960 se introdujo el politetrafluoroetileno o *Teflon*®, material permanente con importantes complicaciones. A partir de los años 1970 se utilizaron materiales temporales, como la gelatina bovina, con una duración de cuatro a seis semanas, que intentaron solventar los problemas causados por el *Teflon*®. El colágeno bovino, propuesto en torno a 1980, tenía como principal inconveniente las reacciones de hipersensibilidad, lo que llevó a experimentar con colágeno autólogo, pero es un material costoso y por ello se comenzó a usar colágeno de cadáver en forma de dermis acelular *(AlloDerm*®*)* o una forma micronizada *(Cymetra*®*)* que aún hoy día son objeto de investigación. Durante la década de 1990 comenzaron a usarse otros tejidos autólogos (fascia, grasa) cuyas propiedades fisiológicas son más compatibles con las cuerdas vocales que los productos heterólogos, y que actualmente se emplean para corregir la inmovilidad laríngea, las cicatrices y la atrofia vocal. Los materiales más recientes, la hidroxiapatita cálcica y el ácido hialurónico, intentan combinar la función de aumento de volumen con la mejoría de la vibración vocal, y sus resultados son muy alentadores.

2 Indicaciones de la inyección vocal

Podemos agrupar en dos las principales indicaciones de la inyección laríngea:

1) Defecto de cierre laríngeo, que condiciona una insuficiencia glótica en grado variable, con vibración mucosa normal, y que puede conllevar disfonía con voz aérea, fatiga vocal, tos inefectiva, aspiración y disnea de esfuerzo. Aparece en la inmovilidad laríngea, la atrofia vocal, el arqueamiento vocal, la disfonía espasmódica abductora y en algunos trastornos neurológicos (p. ej., enfermedad de Parkinson). En estos casos, la inyección vocal busca un aumento de volumen de la cuerda para reducir el defecto

de cierre glótico. Los defectos menores de 1 mm se corrigen muy bien, pero pueden mejorar defectos de hasta 3 mm.[4]

2) Defecto de vibración de la mucosa vocal, con aducción completa, que aparece en las cicatrices vocales, la atrofia vocal, los defectos de la lámina propia *(sulcus,* estrías), los fonotraumatismos, la laringitis crónica por reflujo y tras la radioterapia. En estos casos, los síntomas que presenta el paciente son sólo vocales, sin disfagia ni tos. La inyección pretende restablecer la vibración vocal.[1] Hay que tener en cuenta que la lámina propia está formada por tres capas que se diferencian en la distribución de fibras elásticas y de colágeno. La capa superficial o espacio de Reinke es rica en ácido hialurónico y proteoglicanos que confieren sus propiedades viscoelásticas a esta zona, y contiene pocos elementos fibrosos; las capas intermedia y profunda tienen una gran cantidad de fibras de colágeno y elásticas que dan soporte a la cuerda vocal.

Aquellos pacientes con cualquiera de estas afecciones que presenten alguna contraindicación para someterse a anestesia general (a veces necesaria en la cirugía del marco laríngeo), o bien que no deseen someterse a ella, también son candidatos a la laringoplastia de inyección.

3 Principios básicos de la inyección vocal

Independientemente de la vía de abordaje y del material empleados, en la laringoplastia de inyección hay una serie de principios básicos:

- Para medializar una cuerda vocal inmóvil, la inyección se realizará en el espacio paraglótico o la porción medial o lateral del músculo tiroaritenodeo, dependiendo del material usado. Recordemos que el espacio paraglótico está limitado medialmente por el cono elástico y el ligamento vocal, y en sentido lateral por el pericondrio interno de los cartílagos cricoides y tiroides; este espacio puede incorporar un volumen aproximado de 0,75 ml. Courey[5] sugiere la inyección en varios pasos, de tal modo que la entrada de la aguja en la mucosa no quede alineada con la entrada en el plano profundo, para así minimizar la extrusión del material por el sitio de inyección. La inyección lateral a la punta de la apófisis vocal (y también lateral a la porción medial del músculo tiroaritenoideo) permite su rotación medial, con lo cual el resto de la cuerda vocal puede alinearse con el aritenoides.
- Para aumentar el volumen de las cuerdas vocales atróficas o arqueadas, la inyección debe realizarse en el espesor del músculo tiroaritenoideo (justo lateral al ligamento vocal), corrigiendo así la insuficiencia glótica; esta región tiene una capacidad de aproximadamente 0,20 ml.
- Para mejorar las propiedades viscoelásticas de las cuerdas vocales que presenten un defecto en la vibración, la inyección debe hacerse en la lámina propia (que tiene un espesor de 1 a 1,5 mm), por lo que se requiere una aguja fina y suelen ser necesarias anestesia general y microlaringoscopia de suspensión con el fin de aumentar la precisión. La primera inyección suele ponerse justo anterior a la apófisis vocal y la segunda en el tercio anterior de la porción membranosa. En este último punto hay que evitar la sobrecorrección, que provocaría una voz tensa.
- En las cuerdas vocales móviles, la inyección lateral al músculo tiroaritenoideo o en el espacio paraglótico puede endurecerlas e impedir su movimiento, y por ello está contraindicada.[2]

4 Cuándo realizar la inyección

Actualmente se utilizan tres tipos de inyección vocal dependiendo del pronóstico de la lesión: inyección de prueba, inyección temporal e inyección permanente.[1] Junto con la patología laríngea concreta, las expectativas del paciente y los diagnósticos complementarios, ayudarán en la elección del momento de la inyección vocal.

La inyección de prueba consiste en inyectar una sustancia temporal en pacientes en quienes la indicación de la laringoplastia de inyección no es clara: atrofia vocal bilateral, disfonía y patología neurológica acompañante, como la disartria (la inyección de prueba permite saber si el aumento de volumen vocal mejora los resultados en la comunicación del paciente), y pacientes con expectativas poco realistas en cuanto al resultado de la inyección vocal (la inyección de prueba da una idea de los resultados tras la infiltración definitiva).

La inyección temporal suele utilizarse para la inmovilidad laríngea de instauración aguda y clínicamente muy sintomática, con un pronóstico de recuperación incierto, definido por electromiografía laríngea.

La inyección permanente para la inmovilidad laríngea puede realizarse de forma temprana en caso de mal pronóstico, a los seis meses si hay una inmovilidad vocal persistente o tras la inyección de prueba si se trata de atrofia vocal.

5 Limitaciones de la inyección vocal

- La insuficiencia glótica severa (defecto de cierre mayor de 3 mm) es muy difícil de corregir mediante inyección vocal.
- Los defectos de cierre posteriores con cuerda acortada no se solventan bien sólo con laringoplastia de inyección y suelen requerir una aducción aritenoidea.
- Los materiales considerados de larga duración o permanentes, como la grasa autóloga y la hidroxiapatita cálcica, terminan por reabsorberse o desplazarse en parte o por completo.
- Mediante la inyección vocal no es posible dar una forma individualizada al implante colocado.
- Con independencia del material empleado y de la vía de abordaje, la mucosa de la cuerda vocal sufre un cierto traumatismo por la aguja de inyección.

6 Materiales empleados

En los últimos diez años, la investigación y el desarrollo de nuevos materiales han logrado aumentar su seguridad, mejorar sus propiedades biomecánicas y viscoelásticas, emulando las de la lámina propia superficial de la cuerda vocal, y eliminar las reacciones inflamatorias y de cuerpo extraño que otros materiales produjeron en el pasado, como la parafina, la silicona y el *Teflon*®. La mayoría de los avances en la laringoplastia de inyección se han producido más gracias a los nuevos materiales que al desarrollo de nuevas técnicas.[2] Estos materiales varían en la duración de su integración en el tejido de la cuerda vocal, en sus propiedades viscoelásticas y en su biocompatibilidad. Según la duración del material, la inyección vocal puede ser temporal o permanente.[1]

6.1 *Inyección temporal*

- *Gelatina bovina (Gelfoam®, Surgifoam®):* sustancia segura, usada para el aumento del volumen vocal, con una duración de cuatro a seis semanas. Es muy viscosa y de difícil manejo, por lo que requiere una aguja gruesa (18-19G).

Tratamiento de la patología de la voz

- *Productos basados en colágeno:*

  - Colágeno bovino *(Zyplast®)*: usado tanto para inmovilidad laríngea (como primer tratamiento o para refinar resultados de la tiroplastia de medialización) como para atrofia o cicatrices vocales, ya que presenta propiedades viscoelásticas similares a las de la cuerda vocal.[6] Parece estimular la producción de colágeno y la actividad de la colagenasa en la cuerda vocal, lo que lleva a una remodelación y un reblandecimiento de las cicatrices vocales.[2] Puede inyectarse con precisión en la lámina propia con una aguja de 27G. Es necesario realizar una sobreinyección de entre un 20 % y un 30 % debido a la reabsorción que se produce de forma temprana. Existen dos formas especiales: el atelocolágeno, forma soluble de colágeno dérmico usado antiguamente para aumento de volumen vocal, cicatrices y *sulcus*, que puede dificultar la presencia de una onda mucosa normal cuando se inyecta en la submucosa; y el colágeno bovino reticulado, que dura entre tres y seis meses (mayor duración cuando se inyecta en el plano del músculo tiroaritenoideo). Como complicaciones, el colágeno bovino puede producir reacciones alérgicas, aunque en pocas ocasiones, y se aconseja realizar una prueba de hipersensibilidad cutánea previa.

  - Colágeno humano inyectable:

    1) Dermis de cadáver acelular con colágeno y elastina *(AlloDerm®)* y su forma micronizada inyectable *(Cymetra®)*: se han usado ampliamente con buenos resultados para la inmovilidad laríngea y la presbifonía,[7] y menos para cicatrices y *sulcus*. Puede generar fibrosis y angiogénesis en el lugar de la inyección.[6] Clínicamente son efectivas entre dos y tres meses, aunque por radiología se ha comprobado su presencia hasta once meses después de la inyección. Pueden inyectarse a través de una minitirotomía o de una cordotomía (en este caso se ha empleado también en forma de láminas).[8] Requieren cierto grado de sobreinyección para un efecto duradero: *Cymetra®* presenta un importante grado de reabsorción, ya que aproximadamente el 27 % de las partículas que lo componen tienen un tamaño igual o menor de 52 µm y pueden ser fagocitadas por el tejido receptor; el *AlloDerm®* en láminas presenta una menor tasa de reabsorción. Puesto que se extraen de tejido de cadáver humano, existe la posibilidad de transmisión de enfermedades infecciosas, lo cual no ha sido documentado hasta el momento. Presentan una baja inmunogenicidad por ser tejido acelular. Se ha descrito como complicación un absceso laríngeo con afectación de la vía respiratoria cuatro días después de la inyección.

    2) Colágeno autólogo: se obtiene de la piel procesada del paciente, de la cual se requieren 5 cm² para obtener 1 ml de colágeno inyectable. La inyección es bien tolerada y tiene buenos resultados, comparables a los del colágeno bovino en cuanto a calidad vocal, duración del efecto y grado de reabsorción. Supone un proceso largo y caro, por lo que se usa poco en la actualidad.

    3) Colágeno obtenido mediante ingeniería tisular *(Cosmoplast®, Cosmoderm®)*: se usa como relleno dérmico y la experiencia es limitada para el aumento del volumen vocal.

- *Ácido hialurónico y sus derivados (Restylane®, Hyalaform®, Juvederm®):* molécula orgánica presente en varios tejidos de todas las especies animales, incluyendo la lámina propia de la cuerda vocal, que forma un gel de glucosaminoglicanos derivado de la matriz extracelular. De todos los materiales desarrollados en el momento actual, la viscoelasticidad del ácido hialurónico es la más parecida a la de la cuerda vocal y se mantiene la amplitud de la vibración. Es una sustancia segura y eficaz en inyección profunda para el aumento de volumen vocal en caso de inmovilidad laríngea o atrofia vocal.[9] También es útil por su excelente biocompatibilidad para remplazar la lámina propia en las cicatrices vocales, en las cuales se ha objetivado un descenso del ácido hialurónico, y en el *sulcus,* ya que se han descrito la activación de fibroblastos y el crecimiento de nuevo tejido conectivo sin reacción inflamatoria. Tras la inyección la sustancia se une al agua, por lo que aunque se reabsorbe parcialmente pierde poco volumen a lo largo del tiempo.[10] Dura entre cuatro y seis meses, pero los efectos clínicos pueden durar hasta un año.[9] Como complicaciones se ha descrito un empeoramiento de la vibración vocal cuando se ha colocado superficialmente.

- *Carboximetilcelulosa (Radiesse® Voice Gel):* portador de la sustancia usada en *Radiesse®* inyectable de larga duración, usado ampliamente para la parálisis laríngea temporal y el aumento de volumen glótico en la incompetencia glótica de otras causas. No requiere preparación ni tiene riesgo de transmisión de enfermedades, y dura entre dos y tres meses.[11]

6.2 Inyección permanente o de larga duración

- *Grasa autóloga:* se utiliza ampliamente por haber demostrado su utilidad aumentando el volumen glótico en la inmovilidad laríngea, mejorando la convexidad del borde libre de la cuerda vocal en casos de atrofia, y favoreciendo la aparición de la vibración vocal y mejorando su amplitud en casos de cicatriz o *sulcus* vocal.[12-15] La usaron por primera vez Mikaelian *et al.*[16] en 1991. Sus propiedades viscoelásticas son similares a las de la lámina propia de la cuerda vocal y presenta una excelente biocompatibilidad. Es una sustancia fácilmente disponible, que se extrae en el quirófano en condiciones estériles, bien a través de una incisión en la piel o por liposucción, con poca morbilidad, y no se requiere una gran cantidad. La grasa puede extraerse de la región abdominal (en general infraumbilical [figura 1 A]) o de la bolsa de grasa bucal o bolsa de Bichat.[17] La grasa extraída se homogeneiza embebiéndola en una solución de Ringer lactato o en solución

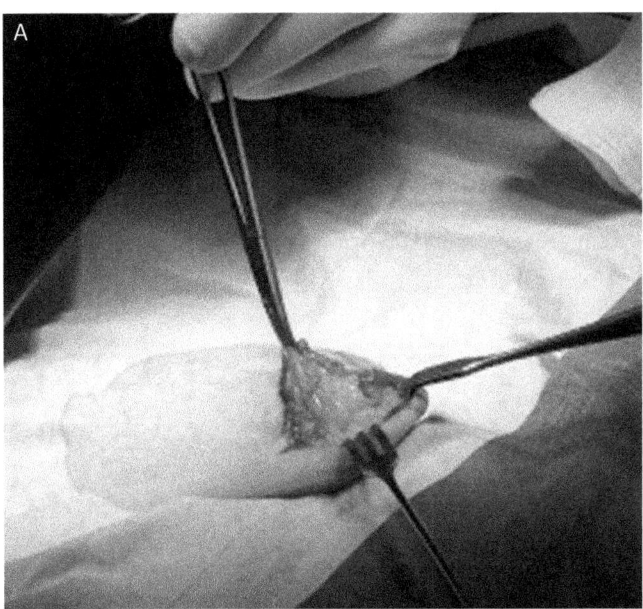

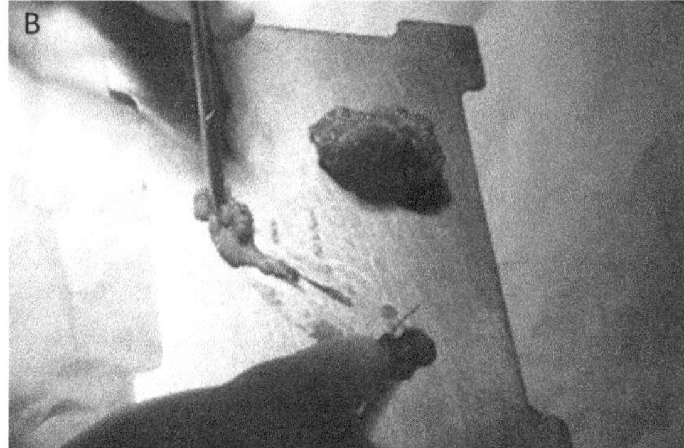

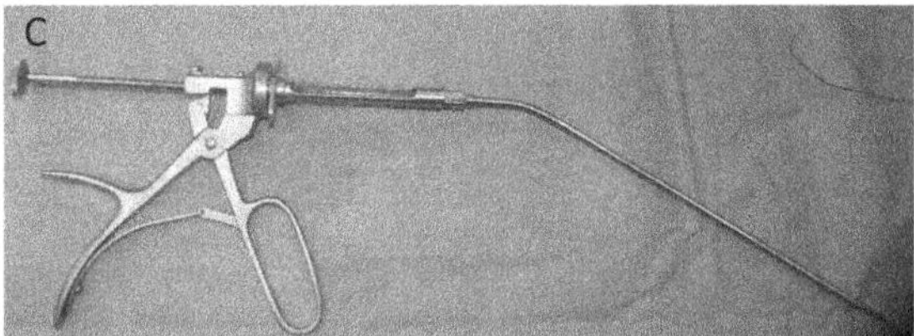

Figura 1. A) Extracción de grasa autóloga abdominal de la región infraumbilical. B) Purificación de la grasa. C) Grasa autóloga preparada para inyección mediante aguja de Bruening.

salina fisiológica (para eliminar los restos de elementos sanguíneos) e insulina, y se carga en una jeringa de Bruening con una aguja de 18G (figura 1 C). Suelen realizarse dos puntos de inyección: uno en la parte media de la porción membranosa de la cuerda vocal y otro justo posterior y lateral a la apófisis vocal del aritenoides para medializarlo (figura 2). El volumen a inyectar varía entre 0,5 y 6 ml, con una media en torno a 2,5 ml. Se ha comparado la duración de los efectos de la inyección cuando la grasa se obtiene por liposucción y cuando se prepara mediante el método de purificación (figura 1 B), y con la liposucción ha sido significativamente mayor. En los análisis histológicos se han visto adipocitos normales, de menor tamaño en la grasa bucal que en la abdominal, y una mínima respuesta inflamatoria rodeándolos entre uno y tres años después de la inyección, aunque el efecto clínico suele durar algo menos, en torno a dos años.[18] Se ha descrito la persistencia de un 40 % a un 60 % de la grasa inyectada. Su principal inconveniente es el resultado no siempre predecible, debido a que hay una variabilidad en la reabsorción que se produce en las primeras semanas tras la inyección, lo que conlleva una necesaria sobreinyección inicial. La complicación más frecuente consiste en una reacción inflamatoria mínima, pero también se han observado hematoma de la región donante, quiste intracordal, granuloma, extrusión de la grasa en el punto de inyección y un absceso cervical superficial tres semanas después de la inyección.

- *Fascia autóloga:* usada tanto para cicatrices vocales como para parálisis laríngeas, suele obtenerse del músculo temporal.[19,20] Presenta una excelente biocompatibilidad. Mejora de manera objetiva y subjetiva la calidad vocal durante aproximadamente un año,[21] aunque no se ha comparado su uso con la inyección de otros materiales. Presenta un grado y una velocidad de reabsorción variables.

- *Hidroxiapatita cálcica (Radiesse® Voice):* es el mineral componente del hueso, que en su forma inyectable tiene una textura similar a la de los tejidos blandos. Es un material biológico relativamente inerte que se compone de microesferas de hidroxiapatita cálcica (25 a 45 μm), suspendidas en un gel portador acuoso biocompatible compuesto por agua, glicerina y carboximetilcelulosa sódica. Su uso para inyección vocal de potencial larga duración fue aprobado por la Food and Drug Administration de EEUU en el año 2003. Se usa para el tratamiento de la inmovilidad laríngea, la presbifonía, la enfermedad de Parkinson, la disfonía espasmódica abductora, etc. Se inyecta con una aguja de 25G justo lateral al músculo tiroaritenoideo. Se ha descrito una mejoría en el cierre glótico en el 80 % de los casos a los 12 meses de la inyección,[22] y la medialización se mantiene hasta dos años después, con una media de 18 meses. No altera la onda mucosa. El gel portador de las microesferas se reabsorbe (45 % de masa y 75 % de volumen), fagocitado por macrófagos mononucleares y degradado por enzimas a calcio y fosfato (permaneciendo las microesferas), por lo que se requiere cierto grado de sobreinyec-

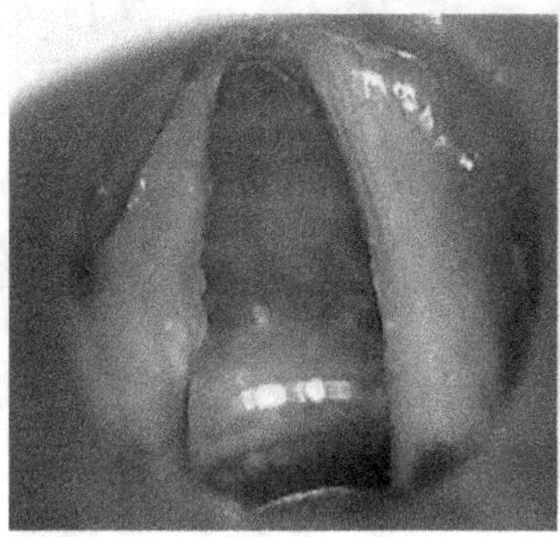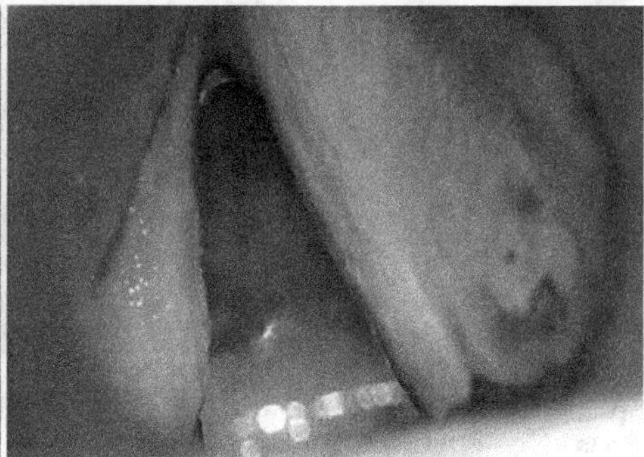

Figura 2
Inmovilidad laríngea derecha antes y después de la infiltración de grasa autóloga.

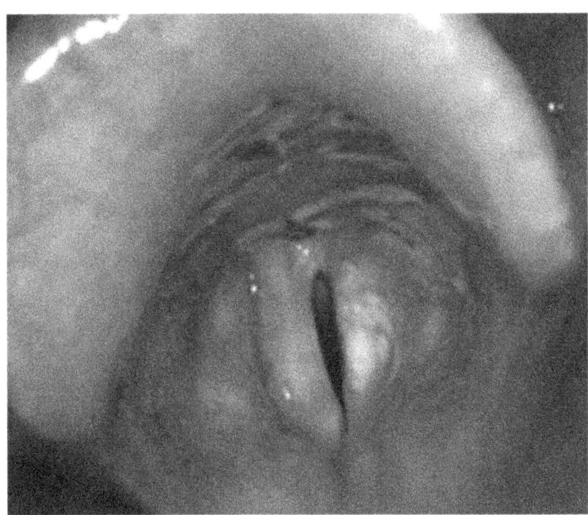

Figura 3
Movilización a plano superficial de hidroxiapatita cálcica en cuerda vocal derecha tras la inyección en el plano profundo.

ción. No suele producir inflamación importante tras la inyección. Chhetri *et al.*,[23] en un modelo canino, observaron como complicación una reacción de células gigantes sin inflamación crónica apreciable, sin paso al sistema linfático ni migración del producto. Recientemente se han publicado complicaciones en humanos: disminución de la onda mucosa (por inyección superficial o por inflamación aunque la inyección haya sido profunda, con posible afectación del borde libre de la cuerda y desarrollo de fibrosis y adherencias que pueden afectar de manera permanente a la onda mucosa), granulomas, migración (se cree que por la baja viscosidad del material, y puede favorecerse por la tos o la fonación postoperatoria) (figura 3), y edema y eritema de la cuerda vocal de larga duración.[24] En caso de presentarse complicaciones graves, la hidroxiapatita cálcica puede extraerse mediante cordotomía lateral, con recuperación de la vibración vocal en la mayoría de los casos.[24] Factores añadidos que pueden favorecer las complicaciones postoperatorias son la tos, los vómitos, la falta de reposo vocal tras la inyección y el reflujo faringolaríngeo mal controlado. Para evitarlos y optimizar la estabilidad del implante se utilizan anestesia tópica laringotraqueal perioperatoria, inhibidores de la bomba de protones dos veces al día y reposo vocal durante una semana.[24] Hay que tener en cuenta que la hidroxiapatita cálcica produce captación cuando se realiza una tomografía por emisión de positrones, con valores elevados de SUV *(standard uptake value)*.

- *Silicona:* sustancia estable, no viscosa, con textura similar a la del cartílago, y no porosa. Se usa para aumentar el volumen glótico sobre todo en la parálisis laríngea. Estudios recientes avalan su eficacia y seguridad.[25] Se le supone una duración de al menos diez años tras la inyección. Se dispone de varias formulaciones: polimetilsiloxano elastómero, polidimetilsiloxano (PDMS), y partículas o microesferas de silicona suspendidas en un gel portador soluble que se reabsorbe y deja las microesferas en el lugar de la inyección. Sus principales complicaciones son la extrusión, la reacción a cuerpo extraño y una mínima inflamación de los tejidos.[2]

- *Pasta de Teflon® o politetrafluoroetileno:* sustancia permanente con eficacia demostrada para mejorar el cierre glótico en casos de parálisis laríngea, que ha caído en desuso debido a las complicaciones que presenta: reacciones inflamatorias de cuerpo extraño (granulomas) a largo plazo que en ocasiones requieren la extirpación del producto con una importante pérdida de tejido de la cuerda vocal. Al ser una sustancia no viscosa requiere una aguja de infiltración muy gruesa y es muy difícil su inyección precisa, por lo que puede sobreinyectarse o hacerlo en un plano demasiado superficial que confiera rigidez a la cuerda vocal, por lo que no se recomienda su uso en cuerdas móviles con atrofia o cicatrices.[26]

6.3 Estimuladores de la regeneración tisular

- *Factor de crecimiento de fibroblastos:* algunos estudios en animales con atrofia vocal[27] e in vitro muestran que produce un aumento en el contenido de ácido hialurónico de la lámina propia y un descenso en la síntesis de colágeno.

7 Abordajes para la inyección vocal

Existen numerosos abordajes para llevar a cabo la inyección vocal, típicamente sin incisiones externas. La vía dependerá del objetivo del procedimiento (p. ej., si se necesita un aumento de volumen grosero o preciso), de la anatomía y las preferencias del paciente, de la tecnología disponible, del material elegido para inyectar, y de las preferencias y destrezas del cirujano.[2]

7.1 Laringoscopia directa o microlaringoscopia de suspensión

Es el abordaje más clásico y directo para la inyección vocal.[1] Está indicado para pacientes que no pueden tolerar un procedimiento realizado en la consulta con anestesia local. Se lleva a cabo con anestesia general e intubación orotraqueal o ventilación *jet,* y con un laringoscopio. Las cuerdas vocales se visualizan con microscopio y con ópticas anguladas de 0°, 30° y 70°. Para la inyección laríngea suele usarse una jeringa de Bruening,[2] sobre todo para la infiltración de grasa. Sus principales ventajas son que es el abordaje que menos dificultades técnicas presenta, ya que el paciente está colocado en posición óptima; que podemos monitorizar el aumento de volumen, lo cual es especialmente útil para materiales que requieren cierta sobreinyección, como el colágeno, la fascia, la grasa y *Cymetra*®; y la colocación precisa de la aguja con trayectoria directa y lineal. Sin embargo, presenta algunos inconvenientes: no proporciona información en tiempo real sobre el cierre glótico ni la calidad vocal, ya que el paciente no puede fonar durante el procedimiento, y esto es especialmente importante para materiales que no se reabsorben, como el *Teflon*® y la hidroxiapatita cálcica, que deben ser inyectados en una cantidad muy precisa; y la dificultad de la exposición en algunos pacientes, como los que tienen la laringe muy anterior o tienen limitada la extensión cervical. Ford *et al.*[6] afirman que aunque la exposición sea correcta, la extensión cervical distorsiona la anatomía laríngea de tal forma que es difícil medir de manera precisa el resultado morfológico real de los materiales inyectados.

7.2 Minitirotomía

Puede realizarse con anestesia general y mascarilla laríngea, con control fibroscópico a través de ella. Se realiza una pequeña incisión en la piel a nivel del cartílago tiroides y se fresa un pequeño orificio en éste, a la altura de la línea vocal. A través de dicho orificio se introduce la aguja, que es más fácil de controlar que en una inyección percutánea, y si es necesario puede angularse, lo que permite el depósito preciso del material a inyectar.[20] Gray[28] propone la colocación de grasa autóloga «en bloque» a través de la tirotomía, con una menor tasa de reabsorción postoperatoria que la inyección tradicional. Recientemente Tan[20] ha introducido una variación en la técnica con la colocación de materiales a través de la tirotomía, sin el uso de aguja de inyección.

7.3 *Inyección vocal con el paciente despierto*

Descrita hace más de 100 años y resurgida en la pasada década como alternativa a la micro-laringoscopia, actualmente se realizan en la misma proporción.[29] Sus principales ventajas respecto a las técnicas con anestesia general son que durante el procedimiento de la inyección e inmediatamente después el paciente puede fonar, y así el otorrinolaringólogo controla tanto el cierre glótico como la vibración vocal y la calidad de la voz. Además, evita las limitaciones de la dificultad de exposición laríngea, así como la anestesia general con sus riesgos y costes. Los resultados son similares a los de las inyecciones realizadas con anestesia general.[30] Como inconvenientes frente a la anestesia general, se tiene un menor control de la aguja y por tanto desciende la precisión, requiere mayor curva de aprendizaje y las complicaciones menores son más frecuentes.[30] Es fundamental una buena selección de los pacientes: colaboradores, tranquilos y sin excesivo reflejo nauseoso para que la inyección pueda realizarse con la mayor seguridad posible.

Fundamentalmente hay tres vías de abordaje, las tres con control de la imagen laríngea mediante fibroscopio flexible:

- *Transoral:* supone un abordaje directo, con excelente precisión y visualización de la aguja.[1] En esta técnica es básica la correcta anestesia tópica faríngea y laríngea: inicialmente se aplica benzocaína en espray en la zona orofaríngea, seguida de lidocaína al 4 % pulverizada con un espray curvo, bien por la cánula de Abrahms a través de la boca o del canal de trabajo de fibroscopio flexible, dirigiéndose a la base de la lengua y la epiglotis, y sobre las cuerdas vocales mientras el paciente fona. Hay que anestesiar la zona de tal forma que la epiglotis tolere ser rechazada con la aguja de inyección, pero si anestesiamos en exceso puede que las secreciones se acumulen en la hipofaringe y en el vestíbulo laríngeo, dificultando la visión y haciendo que el paciente tosa y trague durante el procedimiento, con el consiguiente riesgo de aspiración.[2] El paciente debe estar sentado, con el cuello algo flexionado y la cabeza ligeramente extendida. La imagen laríngea puede controlarse bien con un telelaringoscopio a través de la boca o bien con un nasofibroscopio mientras el paciente protruye y sujeta su propia lengua; antiguamente se realizaba con laringoscopia indirecta. En caso de realizar la inyección laríngea con fines de aumento del volumen, la aguja debe apartar la banda para depositar el material lateral al músculo tiroaritenoideo. La aguja de inyección suele tener entre 220 y 250 mm de longitud. Los principales inconvenientes de la inyección vocal transoral son la dificultad técnica y la intolerancia por parte de algunos pacientes con intenso reflejo nauseoso.

- *Percutánea:* puede ser una opción en los pacientes que no toleren la inyección transoral por intenso reflejo nauseoso. Proporciona un acceso más limitado a las cuerdas vocales. Suele ser un procedimiento indoloro, ya que se realiza con una aguja fina, de 24-25G. La punción puede realizarse a tres niveles diferentes dentro del esqueleto laríngeo:

    - A través de la membrana cricotiroidea: se introduce la aguja angulada 45° por debajo del borde inferior del cartílago tiroides, unos 3 a 7 mm lateral a la línea media, y se dirige superolateralmente.[1] Se comprueba la localización submucosa de la aguja con una suave presión sobre la cuerda vocal, evitando perforar la mucosa con la aguja. Como alternativa, con una buena anestesia traqueal, se introduce la aguja en la línea media en el plano subglótico y se dirige en sentido superior y lateral, intraluminalmente, hasta el plano profundo de la cuerda vocal.

– A través del cartílago tiroides: se introduce la aguja unos 3 a 5 mm por encima del borde inferior del cartílago tiroides perpendicular al ala, y se atraviesa el cartílago.[1] Se hace avanzar la aguja hacia la línea media con una suave presión, y se estima la correcta localización de la punta. Al atravesar el cartílago la aguja puede obstruirse, lo cual se solventa presionando el émbolo que vaciará el contenido de la aguja. Hay comercializado un dispositivo preparado para inyección con un trocar. Esta técnica es ideal para pacientes jóvenes sin calcificación del cartílago.

– A través de la membrana tirohioidea: se realiza un abordaje extramucoso de la cuerda vocal, se inserta la aguja en la piel suprayacente a la quilla tiroidea, se atraviesa la membrana tirohioidea y se dirige en sentido caudal y anterior, de manera que se visualice en el lumen laríngeo a nivel del peciolo epiglótico. Desde esta posición, con control fibroscópico, se dirige la aguja hacia la cuerda vocal para la infiltración.[1] Entre las técnicas percutáneas de infiltración, ofrece la ventaja de la colocación directa de la aguja, lo que aumenta la precisión de la inyección.[31]

• *Transnasal:* utiliza un nasofibroscopio flexible con canal de trabajo y una aguja de 23-25 G que se dirige a la posición lateral de la cuerda vocal para la infiltración.[1] Su uso es sencillo y resulta bien tolerada por el paciente. Puede solventar dificultades anatómicas y del paciente. Su principal desventaja es que sólo permite la inyección de sustancias diluidas y se necesita mucha cantidad de material para purgar la aguja.

8 Complicaciones

• Migración del implante.
• Inflamación de los tejidos inyectados.
• Formación de granulomas.

9 Futuro

Son necesarias futuras investigaciones para optimizar el desarrollo de materiales de inyección laríngea seguros y con unas propiedades viscoelásticas armónicas con la cuerda vocal, que permitan la correcta sustitución de la lámina propia superficial y se mejore o potencie la onda mucosa en el caso de cicatrices vocales o *sulcus*. Estas propiedades son relevantes tanto para los materiales temporales como para los permanentes, ya que todos ellos van a modificar las características típicas del tejido de la cuerda vocal. La mejora de la viscosidad de los materiales inyectables también supondrá una mayor facilidad para la inyección cordal por vía endoscópica transnasal. Igualmente, la mejora en los instrumentos ayudará a las inyecciones que se llevan a cabo en la consulta con el paciente despierto. Sin embargo, tal vez el reto más importante sea encontrar materiales biológicos que, al depositarlos en una cuerda cicatricial o atrófica, generen tejido sano con propiedades semejantes al dañado.

Consulte la bibliografía de este capítulo en la página 589.

20.6   Cuerdas vocales cicatriciales

G. Friedrich, M. Gugatschka

Máximas y consejos

- Debido a que el tratamiento de las cicatrices vocales todavía no está bien resuelto, la prevención, respetando al máximo los principios de la fonocirugía, tiene una gran importancia.
- Cuando no sea posible conseguir una evidente mejoría de la voz, lo que habrá que lograr, mediante la rehabilitación, será la reducción de la fatiga vocal.
- Para conseguir los mejores resultados habrá que hacer tratamientos multidisciplinarios que incluyan procedimientos quirúrgicos y no quirúrgicos.
- La rehabilitación vocal constituye una parte esencial del tratamiento de las cicatrices vocales y debería ser la primera elección.
- El abordaje quirúrgico debe orientarse hacia el principal hallazgo clínico, bien sea el defecto glótico, la rigidez, o ambos.
- Debido a que los resultados de la intervención quirúrgica son de algún modo impredecibles, siempre deberíamos empezar por el procedimiento menos traumático.
- La infiltración vocal de prueba usando un material reabsorbible permite una buena estimación de los resultados y no conlleva riesgos sustanciales.
- El establecimiento de una nueva capa superficial de la lámina propia (espacio de Reinke) es uno de los retos inmediatos y más importantes en fonocirugía.

Introducción

El tratamiento de las cuerdas vocales cicatriciales constituye todavía una cuestión por resolver en laringología. Las cicatrices se producen por un daño en la estructura de capas de las cuerdas vocales que lleva a una importante afectación de las propiedades vibratorias. La alteración de la viscoelasticidad produce ronquera, voz aérea y disminución de la capacidad para mantener la emisión vocal, lo que da lugar a un considerable impacto en la calidad de vida de los pacientes. El principal hallazgo en la cicatriz vocal es la desorganización del colágeno y de los haces de elastina, junto con una pérdida importante de la matriz extracelular (MEC), del volumen de las cuerdas vocales y de la capacidad de plegado de éstas, dando como resultado la insuficiencia glótica.[1] Conocer la ultraestructura tridimensional y los mecanismos moleculares de la lesión de las cuerdas vocales es la base para realizar cualquier modalidad de tratamiento. En los últimos años se ha desarrollado un gran interés en la investigación de este tema, que ha dado lugar a conocimientos profundos y a comprender mejor las complejas interrelaciones de las proteínas intersticiales (fibronectina, decorina, fibromodulina), los glucosaminoglicanos (ácido hialurónico) y varias fibras MEC (colágeno, procolágeno, elastina).[1] Las proporciones, la relación y la organización de los componentes de la MEC determinan en alto grado las propiedades biomecánicas de las cuerdas vocales. Sin embargo, el principal método de investigación y experimentación ha sido en animales, y son pocos los trabajos llevados a cabo en humanos.[2]

1 Microarquitectura de las cuerdas vocales humanas

Hirano describió el modelo de fonación cuerpo-cubierta como el sustrato morfológico que explicaba la vibración mantenida de las cuerdas vocales y, consecuentemente, un sonido vocal sano.[3] Gray *et al.*[4] ampliaron este modelo al describir la especial arquitectura en la zona de la membrana basal. La capa superficial de la lamina propia, también conocida como espacio de Reinke, desempeña un papel crucial en desacoplar la cubierta mucosa del cuerpo de las cuerdas vocales. Consta principalmente de material amorfo pobremente celular, con poco colágeno y escasas fibras de elastina. La capa intermedia se caracteriza por una mayor cantidad de elastina, y la capa más profunda por un aumento de las fibras de colágeno. Esta estructura en láminas está presente sobre todo en la parte media de las cuerdas vocales, que es la zona de la porción membranosa que vibra más libremente, aunque cambia su estructura en la proximidad de las inserciones de las cuerdas vocales en las *maculae flavae* anterior y posterior (nódulo elástico).[5] Estas zonas de transición consisten en haces entretejidos de fibras de colágeno y elastina, que tienen la función de «balón amortiguador» durante la vibración.[3] Las longitudes de las distintas zonas muestran unas diferencias significativas, muy interesantes, entre hombres y mujeres.[5]

2 Microbiología de la cuerda vocal lesionada

Las *maculae flavae* son ricas celularmente y constituyen un reservorio celular de las cuerdas vocales, y además tienen una función fundamental en los procesos de inflamación, tanto aguda como crónica. Hay algunos fibroblastos fusiformes a lo largo de toda la cuerda vocal, pero en circunstancias normales están inactivos. La cantidad y la forma de los fibroblastos en las *maculae flavae* difieren significativamente, pues encontramos fibroblastos con forma estrellada que sintetizan activamente fibras de colágeno, elastina y reticulares, como es la glucosamina del ácido hialurónico.[6] Los trabajos más recientes demuestran la presencia de células madre en estas áreas. Hay estudios realizados en cuerdas vocales de ratas que han observado cómo, tras una lesión, las células madre migran desde las *maculae flavae* a la zona de la lesión, con un máximo de cinco a siete días.[7]

Se considera que las fibras colágenas constituyen el elemento más importante del tejido cicatricial.[1] Se ha visto que la síntesis de colágeno pierde su regulación entre tres y seis semanas después de la lesión. Al contrario que en las cuerdas vocales normales, en las que las fibras de colágeno corren paralelas a la mucosa epitelial, esta organización característica se pierde en las lesiones vocales y se ve sustituida por depósitos de haces de gruesas fibras colágenas que atraviesan todas las capas de la lámina propia. La densidad se reduce significativamente en comparación con la cuerda vocal normal.[8] El precursor del colágeno, el procolágeno 1, aumenta en la lámina propia superficial de la cuerda vocal lesionada. A los seis meses de la lesión, la cantidad de procolágeno 1 disminuye a como estaba antes, mientras que la densidad del colágeno permanece elevada.[8] La elastina disminuye en las cicatrices de las cuerdas vocales, con lo cual presentan una arquitectura desdibujada.[1] La cantidad de ácido hialurónico tiene un importante impacto en las propiedades viscoelásticas de las cuerdas vocales y desempeña un papel decisivo en la curación y en la fibrosis de la lesión.[9] Se ha visto que el aumento del ácido hialurónico disminuye la fibrosis y favorece la cicatrización normal, como sucede en las heridas fetales, en las cuales no quedan cicatrices.[10] Algunos experimentos en conejos revelan una disminución del ácido hialurónico durante los primeros días tras una lesión vocal, aunque se encuentra un pico relativo a los cinco días cuando se compara con cuerdas vocales no lesionadas. Se cree que esta disminución tiene un efecto negativo en la cicatrización de la lesión y puede contribuir a la formación de tejido cicatricial fibroso.[11] No obstante, siempre hay que tener presente, en los trabajos experimentales sobre la formación de cicatrices fibrosas, que puede haber diferencias significativas entre los distintos animales de experimentación.[2]

La fibronectina es una glucoproteína de la MEC que actúa como una molécula de adhesión, e incluso como quimiotáctico para las células inflamatorias y los fibroblastos, contribuyendo a la organización de la matriz.[10] En las cuerdas vocales normales, esta glucoproteína se encuentra generalmente en la zona de la membrana basal y en la capa superficial de la lámina propia. La fibronectina puede permanecer elevada en el tejido de la cuerda vocal seis meses después de una lesión (en experimentos con conejos y perros).[12] Estudios recientes sugieren una compleja interrelación de otras numerosas glucoproteínas. La elevación de la fibronectina se asocia con un aumento de la síntesis de colágeno (debido a una disminución de la fibromodulina) y también con una desorganización en el depósito de colágeno (debido a una disminución de la decorina).[10] La decorina es otra molécula de adhesión de la MEC que mantiene la organización de las fibras de colágeno; aparentemente inhibe la adhesión y la migración celular mediante interacciones con β-integrinas. La densidad de la decorina se reduce significativamente en las cuerdas vocales del conejo a los 60 días de una lesión.[13] En la actualidad se asume que una adecuada cantidad de decorina contrarresta el crecimiento estructural desorganizado de las fibras de colágeno en el tejido fibroso cicatricial.

3 Diagnóstico

Por lo general, los pacientes presentan una voz aérea, inestable, ronca y con fatiga. Debemos hacer una detallada anamnesis y también es indispensable realizar una fibroscopia y una estroboscopia meticulosas. Dependiendo de lo extensa que sea la cicatriz, el diagnóstico puede ser fácil, como en el caso de una cordectomía, o muy difícil como en el *sulcus* y las adherencias subepiteliales. Hay dos hallazgos clínicos, que podemos considerar mayores, que son típicos de la cicatriz: *1)* una glotis fusiforme durante la fonación con defecto de cierre y pérdida de aire, y *2)* una vibración vocal afectada con la onda mucosa reducida o ausente. Las vibraciones son especialmente asimétricas y aperiódicas. Es importante tener en cuenta que hay lesiones mínimas que es fácil pasar por alto en la laringoscopia indirecta, e incluso en la estroboscopia, por lo que estos pacientes pueden ser diagnosticados de disfonía funcional. Especialmente en los casos de voces con señales muy aperiódicas, la quimografía o la cinematografía de alta velocidad pueden proporcionarnos una información adicional muy valiosa. Para un diagnóstico y una planificación terapéutica correctos es condición necesaria hacer una laringoscopia directa con palpación de las cuerdas vocales mediante micropinzas. Hoy día se considera necesario, antes del tratamiento, estudiar al paciente en el laboratorio de voz con pruebas que incluyan la grabación de la voz y las valoraciones psicoacústicas, aerodinámicas y subjetivas (índice de discapacidad vocal) centradas en el paciente.[14]

4 Tratamiento

Debido a que el tratamiento quirúrgico por lo general es difícil y los resultados son en cierta forma impredecibles, el tratamiento conservador debería ser siempre la primera actuación. La rehabilitación vocal sola puede ser efectiva y satisfactoria, pero en algunos casos que requieran cirugía adicional habrá que añadir, necesariamente, logopedia durante bastante tiempo.[15] En ocasiones son útiles los medicamentos antirreflujo, los antibióticos y los corticosteroides como profilaxis o como tratamiento inicial de la cicatriz vocal.

Es esencial que el paciente dé su consentimiento informado aceptando el carácter de «ensayo» de cualquier intervención quirúrgica. Hay que informarle bien de que las opciones para mejorar la voz son muy limitadas, y de que el primer objetivo de todo lo que hagamos es aumentar el volumen y la resistencia vocales. La cirugía no debe realizarse hasta pasados seis meses de la formación de la cicatriz, cuando todo el proceso de cicatrización se haya completado.[16] El tratamiento debe orientarse a corregir las principales características: defecto de cierre glótico, rigidez o ambos.

4.1 Procedimientos de medialización

Cuando el defecto de cierre glótico sea el hallazgo principal, los procedimientos de medialización son los más efectivos. Éstos pueden ser una tiroplastia de medialización o una inyección de aumento.

La principal indicación para una tiroplastia de medialización es la parálisis vocal unilateral, aunque también es efectiva en casos de insuficiencia glótica debida a atrofia o a una cicatriz.[17-19] En casos de arqueamiento bilateral de las cuerdas vocales pueden hacerse bilateralmente procedimientos de implantación. Los implantes se mantienen en posición y aseguran una mejoría permanente incluso en cuerdas vocales móviles, en las cuales los materiales inyectados tienden a difundirse. Con las cuerdas vocales muy rígidas puede mejorarse bastante la voz mediante la combinación de tiroplastia de medialización y laringoplastia de relajación.

A lo largo del tiempo se han utilizado numerosas sustancias de relleno, y todavía no hay una sustancia ideal para la inyección de aumento. Normalmente las sustancias de relleno se inyectan bajo anestesia general mediante microlaringoscopia, pero los procedimientos en la consulta se están haciendo cada vez más populares, en especial para las inyecciones temporales.[20] Básicamente pueden distinguirse dos tipos de sustancias de relleno: materiales aloplásticos y materiales autólogos o xenogénicos.

En general, los materiales aloplásticos no son biodegradables, por lo que se mantienen en la misma posición en que se inyectan. Tienen la desventaja de que, si el resultado quirúrgico es desfavorable (por colocación inadvertida), la extracción de la sustancia inyectada es difícil y conlleva un traumatismo importante de las cuerdas vocales. También puede haber efectos secundarios de larga duración, como reacción a cuerpo extraño o formación de granuloma, que no pueden excluirse totalmente.[21] Estas sustancias deben inyectarse bastante lateralmente, próximas al cartílago tiroideo («tiroplastia interna») (figura 1 A). La inyección superficial debe evitarse estrictamente, ya que puede dar lugar a rigidez de la cuerda vocal con el resultado de disfonía. Las sustancias aloplásticas aprobadas para la medialización de las cuerdas vocales son *Vox Implant*®, sobre una base de silicona (partículas de polidimetilsiloxano),[22] y *Radiesse*®, sobre una base de hidroxiapatita cálcica.[21]

Los implantes que más se usan para el tratamiento de las cuerdas vocales cicatriciales son los de grasa y fascia autóloga. Se han publicado numerosos trabajos sobre la inyección de grasa. Una revisión de la literatura desde el año 2009 nos muestra que este método es muy seguro, únicamente con tres casos de sobreinyección que además fueron reversibles y un solo granuloma en 88 pacientes. No obstante, se recomienda una sobreinyección del 30 %, colocada lateralmente, debido a que la grasa se reabsorbe en cierto grado.[23] Rihkanen[24] introdujo la inyección de fascia autóloga finamente troceada como tratamiento inicial de las parálisis laríngeas unilaterales. Con esta técnica se han documentado, mediante el estroboscopio, resultados satisfactorios en cuanto al cierre glótico, la onda mucosa y la amplitud; clínicamente, mejoran la voz aérea y el grado de satisfacción del paciente. En contraste con la infiltración grasa, los injertos de fascia se mantienen inalterados durante más tiempo, como demuestran los buenos resultados de la voz observados entre tres y diez años después de la inyección.[25]

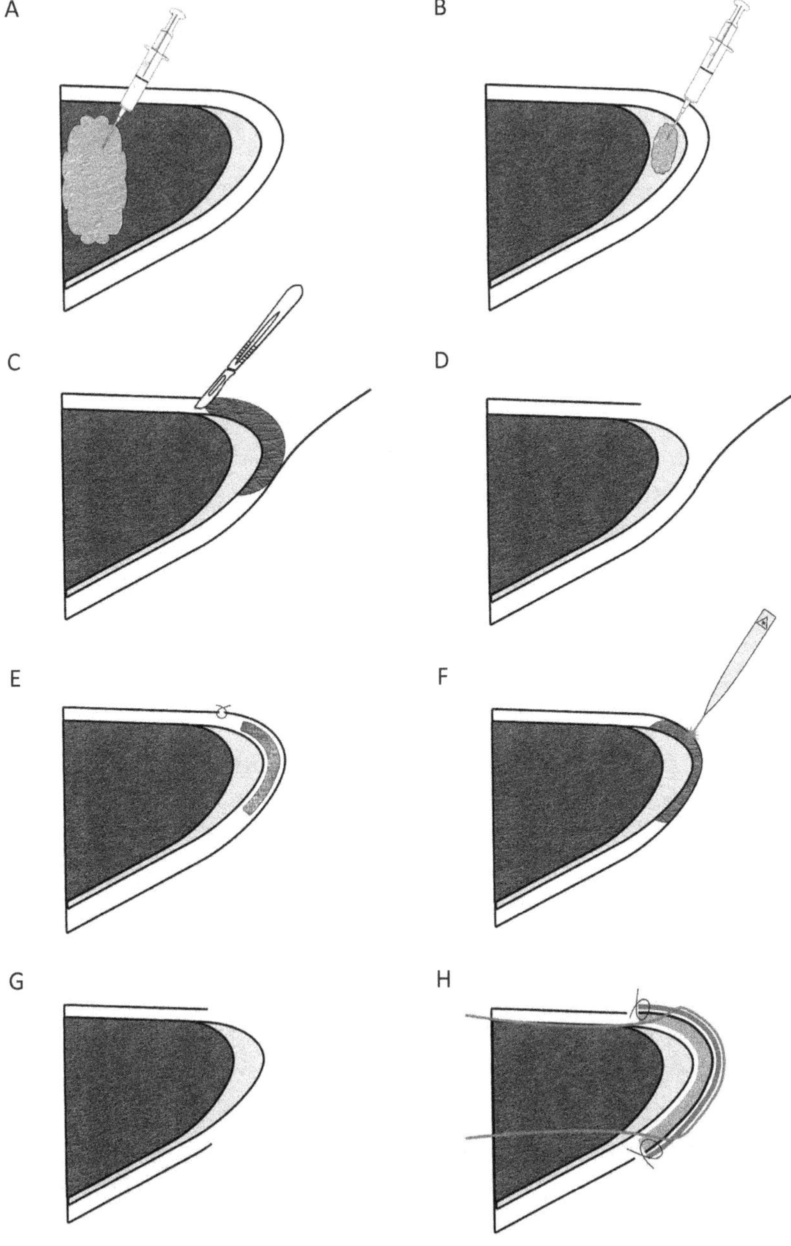

Figura 1
A) Inyección lateral para el aumento de la cuerda vocal («tiroplastia interna»).
B) Inyección medial en la lámina propia para medialización y restauración de una nueva zona de deslizamiento. C) Incisión y liberación del epitelio.
D) Situación después de liberar el epitelio y de la resección de cicatrices subepiteliales.
E) Implantación subepitelial de fascia y cierre de la herida mediante microsutura.
F) Resección del epitelio mediante láser (modo escáner).
G) Situación después de la resección del epitelio y de la cicatriz. H) Injerto tipo sándwich (hojas de *Silastic*® por fuera e injerto de mucosa bucal por dentro) fijado con una sutura endo-extralaríngea.

Los materiales xenogénicos que a menudo se usan en el tratamiento de las cuerdas vocales cicatriciales son el ácido hialurónico y el colágeno. Los modernos productos de ácido hialurónico son de origen bacteriano, con enlaces cruzados mediante técnicas químicas con glutaraldehído para garantizar una baja antigenicidad y una mayor perduración en el sitio de la inyección. Dependiendo del grado de enlaces cruzados puede determinarse la tasa de degradación y aumentar la perduración y la viscoelasticidad. Los primeros ensayos en humanos mostraron que el gel de ácido hialurónico de enlaces cruzados en inyección en la lámina propia no sólo actuaba como una sustancia de aumento, sino también como un producto antifibroso (figura 1 B). La fibrosis postoperatoria y la formación de cicatriz se redujeron significativamente mediante el depósito de ácido hialurónico.[26] El aumento vocal con compuestos de colágeno se introdujo hace casi 25 años y tuvo buenos resultados. Sin embargo, en la actualidad el colágeno ya no está disponible comercialmente en la mayoría de los países.

4.2 Técnicas de liberación del epitelio y abordajes combinados

Cuando el principal hallazgo es la rigidez, la onda mucosa puede restaurarse, al menos en teoría, despegando la mucosa cicatricial y creando una nueva capa entre el epitelio y el ligamento vocal, con lo cual se recupera la relación cuerpo-cubierta. La introducción del microcolgajo ha revolucionado la microfonocirugía, pues respeta la estructura en capas de las cuerdas vocales (figura 1 C y D).[27]

Para mejorar aún más los resultados, hoy las «técnicas de liberación» se combinan con inyecciones o implantes que además de medializar las cuerdas vocales han de restaurar la capa superficial de la lámina propia. Con este fin, las inyecciones se realizan superficialmente (inyección medial) y las sustancias inyectables no sólo deben actuar como agentes de relleno sino también crear una nueva capa blanda y plegable para conseguir la propagación de la onda mucosa (figura 1 B). Para ello se usan preferentemente la grasa autóloga y el ácido hialurónico de enlace cruzado de bajo grado. En este sentido es muy interesante *Carbylan-GSX*®, una sustancia de relleno compuesta de ácido hialurónico modificado (con enlaces cruzados) y gelatina. En estudios llevados a cabo en conejos, su presencia en el lecho de la herida durante las primeras fases de la cicatrización mejora la respuesta normal en las cuerdas vocales en corto tiempo.[28]

Martínez *et al.*[26] siguieron los mismos principios, pero prefirieron el laser de CO_2 para elevar el microcolgajo e inyectar colágeno en la capa profunda de la lámina propia. Zhang *et al.*[29] presentaron resultados muy prometedores con implantes de esponjas de gelatina en láminas combinados con grasa autóloga para el tratamiento del *sulcus vocalis*. La gelatina absorbible se usaba para rellenar la lámina propia superficial y con ello prevenir la readhesión de la mucosa despegada, mientras que la grasa disminuía el defecto glótico.

Con el fin de colocar una capa de tejido sano y autólogo entre el cuerpo y las cubiertas dañadas, que proporcionara suficientes células que proliferasen y renovasen el espacio patológico, Tsunoda *et al.*[30] consideraron la implantación de vena o fascia (figura 1 E). Basándose en sus experiencias con fascia autóloga, encontraron que seis meses después de la operación había una notable mejoría del cierre glótico, y que incluso tras un año la mejoría aumentaba. La estroboscopia mostraba un excelente cierre glótico, incluyendo onda mucosa durante la fonación. A los tres años, la onda mucosa permanecía con esos excelentes resultados.[30]

Sataloff *et al.*[31] desarrollaron una técnica mínimamente invasiva creando túneles subepiteliales mediante elevación de la mucosa cicatricial, usando microinstrumentos para una disección tanto roma como cortante. La grasa se inserta en estos bolsillos con unas pinzas o un inyector laríngeo con aguja de calibre grande. El procedimiento resuelve por sí mismo la cicatriz al elevar la mucosa (con lo cual se restaura la relación cuerpo-cubierta de la cuerda vocal) y por las características de baja viscosidad de la grasa.

4.3 Colgajos mucosos e injertos

En los casos en que la pérdida de tejido y la cantidad de cicatriz formada sean tan importantes que no haya posibilidad de restauración usando alguna de las técnicas antes mencionadas, los injertos de mucosa libre oral pueden ser una opción. Nosotros hemos desarrollado una técnica endolaríngea para la fijación de un colgajo libre autólogo bucal que no requiere traqueotomía.[32] La mucosa oral se obtiene de la parte interna de la mejilla. El grosor del trasplante se elige según los requerimientos: muy delgado cuando sólo tenemos que remplazar el epitelio o de grosor completo cuando hay que corregir defectos mayores (figura 1 G y H). En general se tarda varias semanas en lograr una superficie endolaríngea lisa. La reaparición de la vibración puede llevar varios meses, y además no está garantizada en todos los casos. Si fuese necesario, puede hacerse un aumento adicional o una tiroplastia de medialización entre seis y doce meses después.

5 Futuros tratamientos

5.1 Láser angiolítico

El láser angiolítico constituye un nuevo y prometedor sistema para tratar las cicatrices vocales (figura 1 F), sea el PDL *(pulse dye laser)* o el KTP *(kalium-titanyl-phosphat)*.[33,34] Numerosas publicaciones han demostrado su efecto beneficioso en el tratamiento de las cicatrices cutáneas. Algunos ensayos experimentales han descrito los mecanismos de acción del láser, que incluyen el desarrollo de un plano de separación de la membrana basal y la regulación de las proteínas que pueden modular de una manera activa la maduración de la fibrosis.[33] Un estudio piloto prospectivo con 11 pacientes con cicatrices vocales tratados con laser PDL mostró una mejoría significativa en las medidas subjetivas y objetivas de la voz, y también en los hallazgos estroboscópicos.[35]

5.2 Ingeniería tisular

Así como los métodos convencionales tratan de mejorar quirúrgicamente sobre todo las características de la vibración, de forma única o en combinación con el uso de materiales autólogos de relleno, hay otras nuevas formas de tratamiento cuyo objetivo es restaurar la función sobre bases celulares. Los ensayos están todavía en fase experimental, pero se han realizado algunos estudios preclínicos, por ejemplo con el factor de crecimiento de hepatocitos (HGF), cuyos resultados se esperan pronto.[36] Los modernos métodos de tratamiento no deberían distinguir entre las dos opciones, sino intentar combinarlas. La cirugía convencional ha de asociarse con los mejores materiales de bioingeniería disponibles.

Como ya se ha mencionado, el ácido hialurónico es útil tanto para mantener las propiedades biomédicas como en la regeneración tras una lesión de las cuerdas vocales. Se ha explorado, en experimentos in vitro e in vivo, la estimulación endógena del ácido hialurónico mediante la administración de factores de crecimiento externos, en concreto factor de crecimiento epidérmico (EGF, *epidermal growth factor),* factor de crecimiento básico de fibroblastos (bFGF, *basic fibroblast growth factor),* factor de crecimiento de transformación beta 1 (TGF-β1, *transforming growth factor beta 1)* y el antes mencionado HGF.[37,38] En conejos, después de la inyección de HGF se ha observado una significativa disminución del depósito de colágeno y un incremento del ácido hialurónico en lesiones agudas y crónicas.[36] También hay que señalar que se ha encontrado, en ratas, que las cuerdas vocales normales mostraban HGF en la capa epitelial aisladamente. En las cuerdas vocales lesionadas de conejos se detectó, en forma de pico, a los 10 días de la lesión, una elevación del HGF en el epitelio regenerado.[39]

Otros estudios han mostrado que la simple administración de EGF, bFGF y TGF-β1 elevaba significativamente el ácido hialurónico durante al menos siete días.[37] De hecho, el bFGF ya se ha aplicado en humanos con un considerable éxito para tratar la atrofia de las cuerdas vocales (que presentaban una reducción del ácido hialurónico).[40]

Otro posible objetivo molecular son los factores que controlan la transformación del fenotipo de fibroblastos a miofibroblastos. Una importante llave molecular es el TGF-β, un factor liberado por las células inflamatorias con el objetivo de señalar la transformación de los fibroblastos.[41]

La terapia celular puede ser la forma de tratamiento más importante para las cicatrices vocales. En estudios recientes en cicatrices vocales en el conejo se han hallado resultados muy prometedores usando células madre mesenquimales humanas en forma de xenoinjerto.[42] Las células madre no sobrevivieron más de tres meses, pero mostraron efectos beneficiosos en situaciones patológicas agudas y crónicas. En estos ensayos se observó una mejoría en la vibración de las cuerdas, con disminución del grosor de la lámina propia y de la cantidad de depósito de colágeno de tipo I.[42] En modelos caninos, las células madre autólogas derivadas de la médula ósea también han mostrado su viabilidad para la cicatrización de heridas.[43] Sin embargo, debe mencionarse que hay que tener en cuenta ciertas consideraciones éticas antes de utilizar células madre. Además, se tiene que excluir el riesgo de transformación maligna antes de la implantación de células madre en humanos.

6   Conclusión

La literatura sobre el tratamiento de las cicatrices vocales a menudo se basa en casos, por lo que hay una gran necesidad de estudios prospectivos. Un ejemplo de esta situación es un trabajo publicado por Welham *et al.*[44] en 2011. En su evaluación de múltiples brazos compararon la efectividad de la tiroplastia de tipo I, la laringoplastia de inyección y la implantación de injerto (fascia), y aunque hubo una mejoría significativa en todos los grupos, concluyen que no existe una modalidad de tratamiento que sea satisfactoria para la mayoría de los pacientes, y que es necesario identificar los hallazgos clínicos predictivos de los cuales pueda derivarse una elección del tratamiento basada en la evidencia.

Consulte la bibliografía de este capítulo en la página 590.

21.1   Tiroplastias

I. Cobeta, E. Mora

Máximas y consejos

- La cirugía sobre el esqueleto laríngeo tiene como principales objetivos la mejoría de la calidad vocal, de la deglución o del paso aéreo.
- La técnica que más se realiza es la tiroplastia de tipo I, con el fin de medializar una cuerda vocal paralizada para mejorar la voz aérea y la aspiración.
- En la tiroplastia de medialización se emplean diferentes materiales y tipos de prótesis, con resultados similares en manos experimentadas.
- La tiroplastia de tipo II o de lateralización se emplea fundamentalmente en pacientes con disfonía espasmódica, para disminuir la resistencia glótica.
- La tiroplastia de tipo III o de relajación se emplea sobre todo en la falta de muda vocal cuando los pacientes no responden al tratamiento rehabilitador, o para adecuar una voz demasiado aguda en un varón adulto.
- La tiroplastia de tipo IV o de tensión se emplea para agudizar la voz en pacientes con disforia de género, aunque en el momento actual está siendo sustituida por otros procedimientos más estables en el tiempo, como son la glotoplastia o la laringoplastia de feminización.
- La cirugía sobre los aritenoides es de alta complejidad técnica, con beneficios esperables en casos muy seleccionados y asociados principalmente a la tiroplastia de medialización.

Introducción

Las tiroplastias o cirugías sobre el esqueleto laríngeo hacen referencia a todas aquellas intervenciones que se realizan sobre el cartílago tiroides o el marco laríngeo para mejorar o modificar la voz. La actuación sobre los aritenoides (aducción fundamentalmente) puede asociarse a estas intervenciones o realizarse de forma independiente. Las técnicas que llevemos a cabo sobre el cartílago tiroides pueden cambiar la posición, la longitud o la tensión de las cuerdas vocales debido al íntimo contacto de ambas estructuras. El término «tiroplastia» fue introducido por Isshiki *et al.*,[1] que estandarizaron y describieron cuatro abordajes con diferentes técnicas y objetivos:

- Tiroplastia de tipo I o de medialización: aduce la cuerda vocal para corregir el defecto de cierre glótico.
- Tiroplastia de tipo II o de lateralización: separa la cuerda vocal para disminuir la hiperfunción laríngea.
- Tiroplastia de tipo III o de reducción de la tensión de las cuerdas vocales: acorta las cuerdas llevando la comisura anterior hacia atrás para disminuir el tono vocal (voz más grave).
- Tiroplastia de tipo IV o de aumento de la tensión de las cuerdas vocales: alarga las cuerdas llevando la comisura anterior hacia delante para aumentar el tono vocal (voz más aguda).

1 Tiroplastia de tipo I

Es la que se realiza con más frecuencia y su finalidad es disminuir el defecto de cierre glótico llevando la cuerda vocal a la línea media de forma pasiva. Constituye, junto con la inyección vocal, el tratamiento más eficaz de la insuficiencia glótica. Desde 1915 se han realizado técnicas de medialización sobre el cartílago tiroides. La primera la llevó a cabo Payr[2] introduciendo un colgajo de cartílago tiroides pediculado en su parte anterior, y posteriormente Seiffert[3] y Meurman[4] usaron injerto de cartílago costal de cadáver que fracasó por reabsorción o rechazo del material.

1.1 Indicaciones

La tiroplastia de medialización está indicada en caso de insuficiencia glótica unilateral o bilateral. La indicación principal es la parálisis en separación de la cuerda vocal que produce voz aérea y a menudo disfagia. Otras indicaciones son la atrofia o el arqueamiento vocal por presbifonía u otras causas, cordectomía previa y *sulcus vocalis,* sin buenos resultados en este último caso. Una indicación funcional bastante práctica es realizar la tiroplastia cuando el tiempo máximo de fonación para la /e/ es menor de siete segundos.

La tiroplastia tiene ciertas ventajas sobre otras correcciones del cierre glótico (inyección vocal): no interfiere con la vibración vocal ni se interrumpe la continuidad del epitelio vocal. El test de compresión manual lateral predice la efectividad de la cirugía: se comprime el ala tiroidea homolateral a la parálisis y se hace fonar al paciente simultáneamente, con lo que se objetiva un aumento del tiempo máximo de fonación y del volumen vocal.[5]

1.2 Técnica quirúrgica

La técnica consiste en la realización de una ventana en el ala tiroidea por la cual se introduce una prótesis que medializará el músculo tiroaritenoideo haciendo que la cuerda vocal se sitúe en la línea media (figura 1). La intervención puede realizarse bajo anestesia general o local con sedación; en el primer caso se comprueba la medialización con laringoscopia directa, y en el segundo con nasofibrolaringoscopia (además de la valoración psicoacústica con la fonación del paciente durante la cirugía). La incisión en la piel debe realizarse sobre el tercio inferior

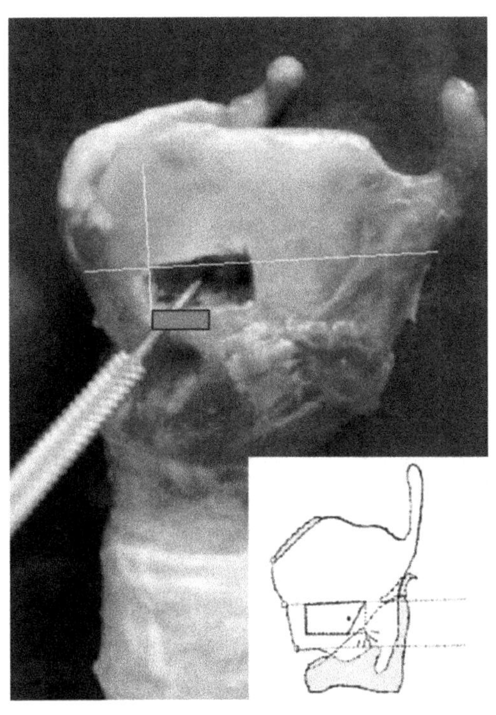

Figura 1
Laringe humana a la cual se ha realizado una ventana tiroidea izquierda para una tiroplastia de tipo I. La línea horizontal representa la línea vocal. La línea vertical es el límite anterior de la ventana. El recuadro rojo representa el límite de seguridad inferior que debe dejarse en el cartílago para prevenir la fractura. En el recuadro pequeño se representa en esquema la disección.

del cartílago tiroides homolateral a la parálisis y extenderse unos 5 cm, sobrepasando aproximadamente 1 cm la línea media. Se disecan los planos subcutáneos en la línea media hasta llegar a la musculatura prelaríngea, que puede seccionarse o preferentemente ser separada. Una vez se alcanza al esqueleto laríngeo es conveniente exponer el ala tiroidea, en especial su tercio inferior, conservando el pericondrio externo.

El siguiente paso consiste en identificar desde el exterior la altura de la línea vocal, es decir, el nivel al cual se encuentra la cuerda vocal y en el que labraremos la ventana de tiroplastia (figura 2). La comisura anterior se encuentra en el punto medio de la línea que va desde la quilla tiroidea hasta el borde inferior del cartílago (la distancia quilla-borde inferior es de unos 20 mm en el hombre y 15 mm en la mujer). El plano del borde superior de la cuerda se averigua proyectando una línea desde este punto medio (comisura anterior) hacia atrás, perpendicular al borde posterior del cartílago tiroides. Esta importante línea va a ser el borde superior de la ventana en el cartílago. A continuación hemos de definir la localización de la ventana dentro de la línea vocal, ya que la medialización de la cuerda no conviene que sea demasiado anterior para no alterar el tercio anterior de la porción membranosa de la cuerda

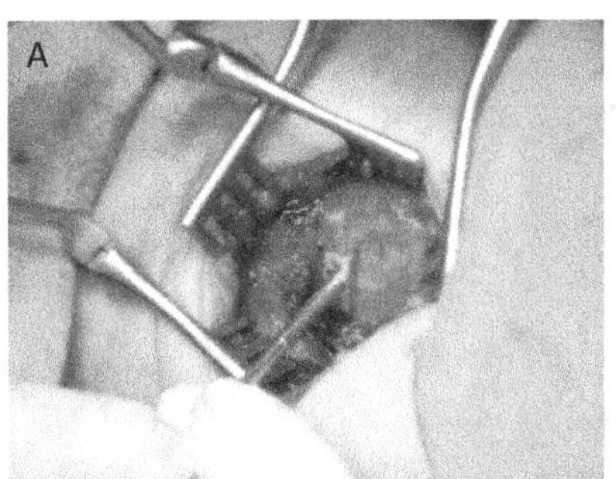
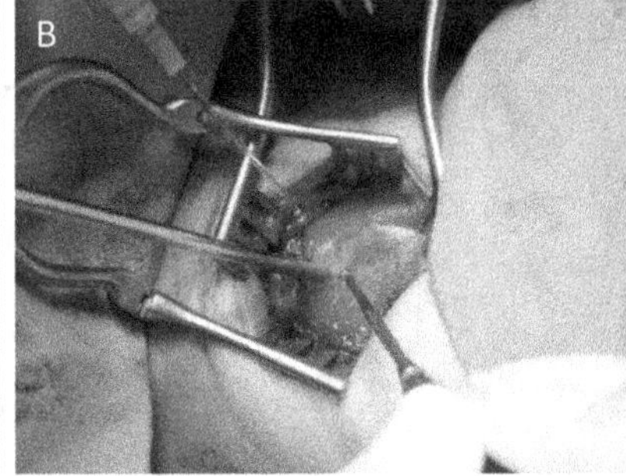
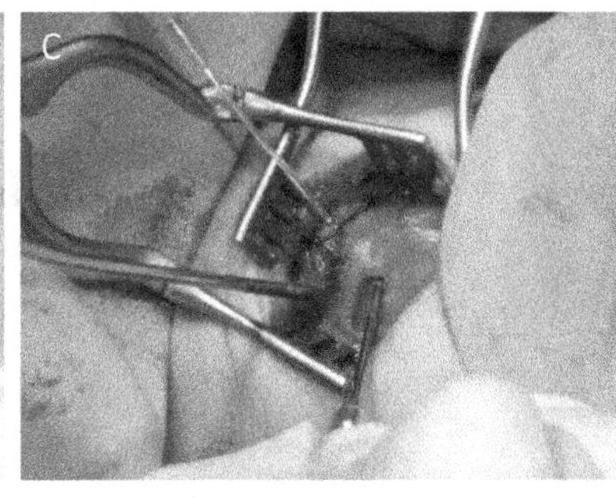

Figura 2. Imágenes de una tiroplastia de tipo I.
A) Ala tiroidea izquierda con las marcas de la línea vocal y el límite anterior de la ventana. Se está señalando el tamaño de la ventana con una plantilla.
B) Inicio del fresado para crear la ventana.
C) Realización de la ventana en el cartílago.

vocal al introducir la prótesis. El borde anterior de la ventana debe estar 5 a 7 mm lateral a la línea media para minimizar el riesgo de medialización del tercio anterior, así como de intrusión de la prótesis hacia la luz aérea por rotura del pericondrio interno. Una apreciación práctica a tener en cuenta es que el borde inferior de la ventana debe estar lo más bajo posible para medializar toda la cuerda, pero manteniendo un marco de cartílago de al menos 2 mm que permita anclar la prótesis que medialice con la suficiente fuerza, sin romper el marco.

Se procede a continuación a abrir la ventana, en general fresando el cartílago, aunque si éste no está calcificado puede hacerse con bisturí frío. Inicialmente se fresan los límites de la ventana (fresa cortadora cilíndrica de 1 mm) estableciendo un rectángulo, y a continuación el cartílago hasta llegar al pericondrio interno, que hay que tratar de conservar. La parte más profunda del cartílago puede fresarse con una fresa pulidora, o retirarse con una espátula para minimizar el riesgo de lesionar el pericondrio. Una vez alcanzado el pericondrio, éste se despega en la parte próxima al cerco de la ventana, por debajo del cartílago, con el fin de disponer de espacio suficiente para insertar la prótesis. Originariamente Isshiki deja una isla de cartílago que, una vez despegado el pericondrio de alrededor, se empuja hacia dentro y se sujeta con una prótesis de silicona dispuesta en sentido contrario al de la ventana (vertical). Nosotros extirpamos el cartílago por completo. Una vez despegado el pericondrio creamos un bolsillo subcartilaginoso para introducir con comodidad la prótesis y medializar la cuerda (figura 3). Para saber exactamente cuántos milímetros tenemos que medializarla, lo más práctico es utilizar algún medializador prediseñado (caja de tiroplastia *Netterville®* o *VoCoM®*) que mide la distancia entre el cartílago y el fondo del bolsillo creado. El grado de medialización puede objetivarse mediante visualización de las cuerdas con laringoscopia directa o nasofibrolaringoscopia, o de forma indirecta pidiendo al paciente que haga una emisión vocal sostenida para comprobar la calidad vocal y medir la ganancia preoperatoria del tiempo máximo de fonación.

Una vez que sabemos los milímetros de medialización tenemos que disponer de una prótesis que, introducida por la ventana, quede estable en el bolsillo. Debido a la morfología de la glotis (mayor apertura posterior que anterior), la prótesis debe ser más ancha en la parte posterior para favorecer el cierre glótico. Existen diferentes tipos de prótesis de distintos materiales, con resultados que no difieren de manera significativa:

- *Gore-Tex®* (Gore Medical, Inc., Newark, DE, USA): material versátil en forma de tira, ideal para medializar defectos complejos de partes blandas, como lechos de cordectomías, *sulcus,* cuerdas atróficas o con traumatismos previos. Es manejable y fácil de adaptar al defecto glótico.[6]
- Sistema *Montgomery®* (Boston Medical Products, Inc., Westborough, MA, USA): prótesis de silicona de tamaños predeterminados (varios tamaños que difieren según el sexo del paciente).[7]

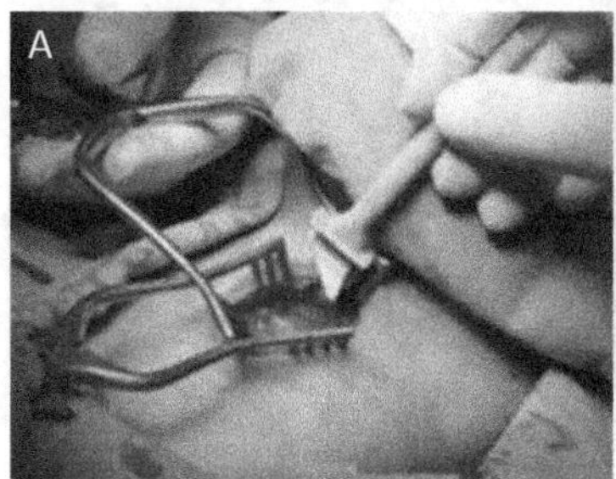

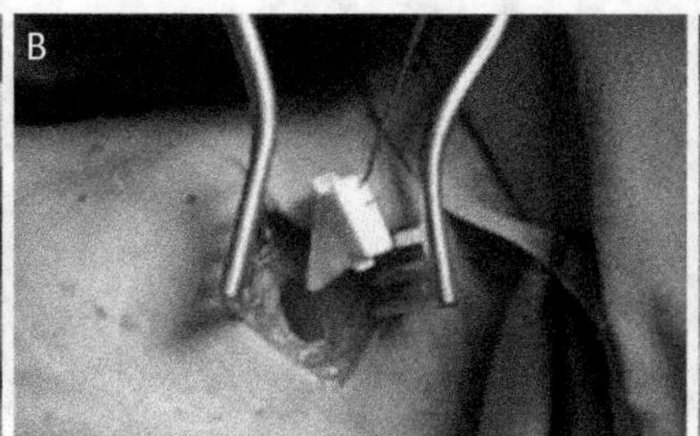

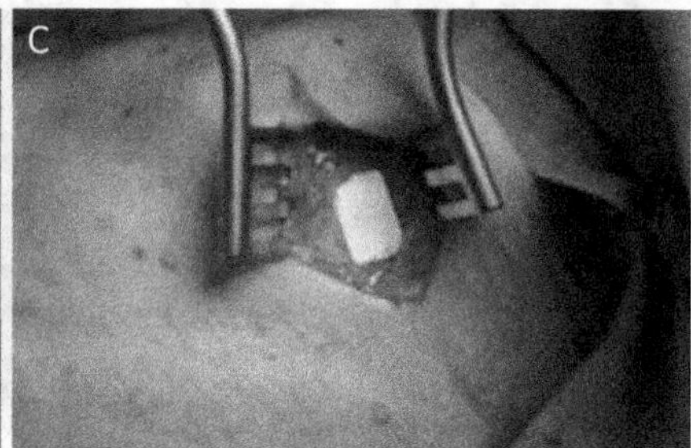

Figura 3. Abordaje laterocervical para una tiroplastia de tipo I. A) Creación de una ventana en el ala tiroidea. B) Prueba de prótesis para optimizar calidad vocal. C) Colocación de la prótesis definitiva.

- Sistema *VoCoM®* (Gyrus ACMI, Inc., Bartlett, TN, USA): es de hidroxiapatita, también con tamaños predeterminados, y con una pieza de bloqueo de las mismas dimensiones que la ventana para que no se desplace (este bloqueo permite colocar la prótesis de modo que la medialización máxima pueda hacerse en cuatro lugares de la ventana).[8]
- Bloque de *Silastic®*: se talla de manera individualizada para cada paciente.
- Sistema *PhonoForm* de *Netterville®* (Medtronic ENT, Inc., Jacksonville, FL, USA), de *Silastic®*, que se talla de manera individualizada para cada paciente
- Prótesis de Friedrich: implante de titanio modelable acorde al defecto glótico, con unas pestañas en la parte anterior y posterior que se colocan en la zona externa del ala y se fijan con suturas. Es fácil de colocar, precisa y segura, y ofrece resultados estables a largo plazo. El titanio es un material resistente y ligero que lo hace ideal para ser un material implantable.[9,10]
- Cartílago autólogo de la porción superior del ala tiroidea: se usa para defectos glóticos de pequeño tamaño.[11]

Una vez colocada la prótesis (a veces hay que ejercer cierta presión), ésta queda fija por adaptarse bien a la ventana creada. A continuación se realiza el cierre por planos y se deja un drenaje de Penrose o de baja presión en el lecho. Es conveniente vigilar la vía aérea durante 24 horas, tras lo cual puede procederse al alta domiciliaria. Como cuidados postoperatorios se incluyen antibioticoterapia profiláctica, analgesia y antiinflamatorios (esteroideos o no esteroideos) para contrarrestar el edema postoperatorio, que suele aparecer en las primeras 24-48 horas en el vestíbulo laríngeo, el pliegue faringolaríngeo y el seno piriforme homolaterales. Se indica reposo vocal durante tres días.

1.3 Resultados

La medialización de la cuerda paralizada se objetiva mediante nasofibrolaringoscopia, así como la disminución o desaparición del defecto de cierre glótico durante la fonación (figura 4).

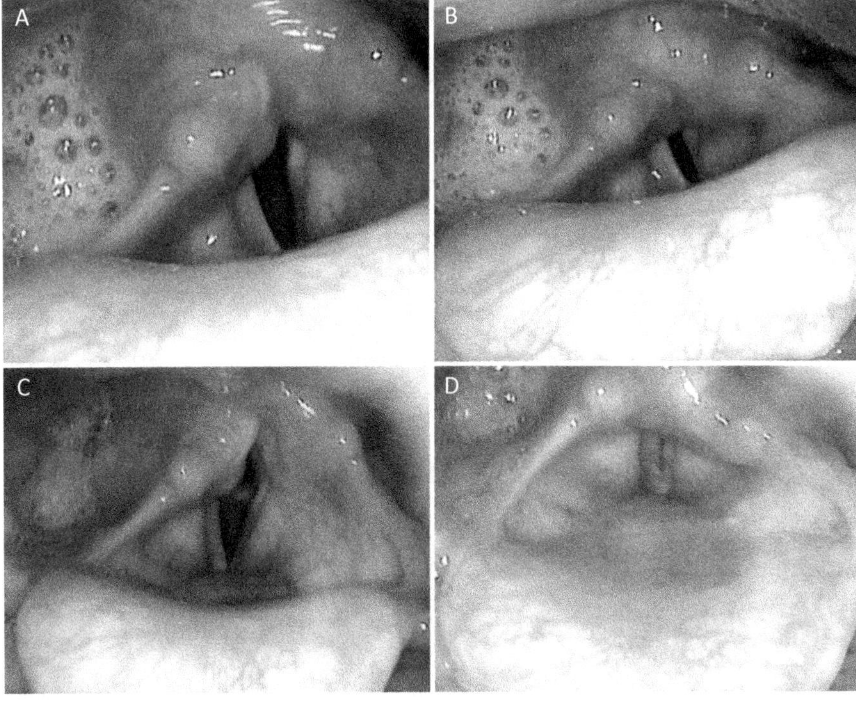

Figura 4
Parálisis vagal derecha. Imágenes endoscópicas previas a una tiroplastia de tipo I. A) Inspiración: cuerda vocal derecha en separación, acortada, arqueada y con el aritenoides en anteroversión. B) Fonación: defecto de cierre glótico. Imágenes endoscópicas posquirúrgicas. C) Inspiración: cuerda vocal derecha medializada. D) Fonación: cierre glótico completo.

A los seis meses de la cirugía se constata una mejoría, estadísticamente significativa, en las escalas de percepción (GRABS), el análisis acústico *(shimmer, jitter,* frecuencia fundamental, relación armónico/ruido, rango vocal, rango dinámico) y los parámetros aerodinámicos (tiempo máximo de fonación, presión subglótica). Estos parámetros continúan mejorando hasta un año después de la intervención, momento en que los resultados se estabilizan y se mantienen al menos cinco años.[12]

1.4 Complicaciones

La tasa global de complicaciones es del 15 %. Es muy frecuente la aparición de edema o hematoma en la banda o en la cuerda vocal, que se resuelven en dos o tres semanas (figura 5). En un 4 % de los pacientes se requiere revisar la cirugía, principalmente para colocar una prótesis más grande (voz subóptima por hipocorrección de la parálisis en la primera intervención), pero también, aunque con menos frecuencia, por desplazamiento de la prótesis si no está bien anclada, por extrusión o por colocación incorrecta de la prótesis (p. ej., demasiado alta a nivel de la banda ventricular).[13] Es excepcional la afectación de la vía aérea (edema, hematoma).

2   Tiroplastia de tipo II

Su objetivo es lateralizar la cuerda vocal para disminuir la hiperfunción laríngea.

2.1 Indicaciones

La principal indicación es la disfonía espasmódica, aunque también se emplea para otras disfonías por hiperfunción o para tics fónicos que no responden a otros tratamientos (síndrome de Tourette). Está contraindicada cuando la tos es un claro mecanismo de defensa, por ejemplo en las enfermedades pulmonares crónicas.

2.2 Técnica quirúrgica

Suele realizarse con anestesia local. Se expone la porción central del cartílago tiroides y se realiza una incisión vertical en la línea media, sin lesionar el pericondrio interno, que a continuación se despega a lo largo de toda la incisión y bajo el cartílago creando un bolsillo

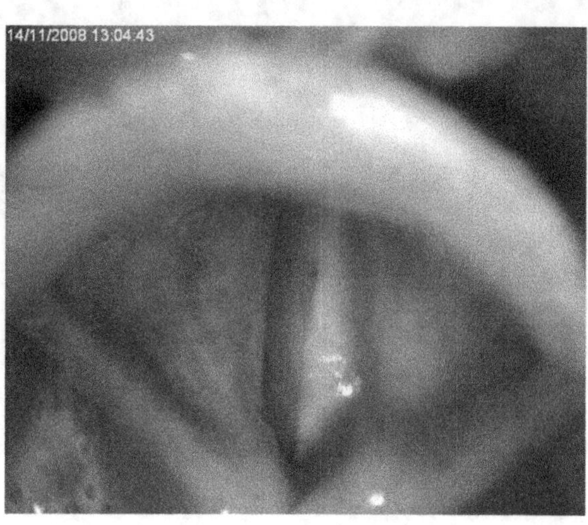

Figura 5
Imagen laríngea a las 24 horas
de una tiroplastia de tipo I izquierda.

subpericóndrico. Luego se separan las dos partes del cartílago tiroides con la ayuda de unas pinzas de hemostasia o un separador. Haciendo fonar al paciente al mismo tiempo que se separa el cartílago llegamos al punto óptimo de lateralización, en el cual son mínimos la tensión y los bloqueos de la voz. Éste es el punto más importante de la cirugía.[14] Para mantener la separación entre ambos lados de la incisión (de 2 a 6 mm, lo más frecuente 3 o 4 mm) y fijar el cartílago movilizado pueden colocarse uno o dos puentes de titanio con una hendidura que coincide con la abertura realizada (posterior sutura a las alas tiroideas con monofilamento),[15] colocando una prótesis de silicona entre las alas tiroideas (en forma de T, con el extremo distal de unos 4 mm de ancho y de 2 a 4 mm de profundidad), o acabalgando la parte posterior del cartílago sobre la anterior. En caso de necesitar una mayor lateralización puede introducirse en el acabalgamiento una cuña de cartílago extraída del borde superior del ala tiroidea sobre la que estamos actuando.

2.3 Complicaciones

Si mientras se despega el pericondrio interno del cartílago, éste se desgarra y produce una perforación de la mucosa endolaríngea, lo indicado es realizar un colgajo de músculo esternohioideo suturando su porción inferior al cartílago adyacente al desgarro.[14] La sutura directa de la mucosa endolaríngea favorece que la perforación aumente de tamaño en vez de ayudar a cerrarla.

2.4 Resultados

Al ensanchar la comisura anterior o lateralizar el tercio anterior de las cuerdas vocales se disminuye la tensión vocal. Se objetiva una disminución de los bloqueos vocales y una mejoría del *jitter*, del *shimmer* y de la relación armónico-ruido. A diferencia de la toxina botulínica empleada en la disfonía espasmódica, en el postoperatorio de la tiroplastia de tipo II no aparecerá voz aérea, ronquera ni disfagia. Presenta resultados estables y permanentes una vez cicatrizada la zona. Un 65 % a 70 % de los pacientes están completamente satisfechos con la cirugía, refiriendo su voz como normal, y el 22 % presentan una gran mejoría con ocasionales molestias.[16] A los 12 meses de la cirugía la voz puede empeorar, y se ha descrito la reaparición de los síntomas hasta en un 15 % de los casos.

3 Tiroplastia de tipo III

También conocida como tiroplastia de relajación, tiene como objetivo disminuir la tensión y acortar la longitud de las cuerdas vocales, disminuyendo el tono vocal y haciendo que la voz sea más grave. Puede predecirse su resultado mediante maniobras manuales.

3.1 Indicaciones

Es útil en afecciones en las que haya una tensión excesiva de las cuerdas vocales (como en la disfonía espasmódica) o una rigidez aumentada (como en las cicatrices vocales, los *sulcus* y los pacientes intervenidos de cordectomías previas), y en los pacientes con voz excesivamente aguda (como en los fracasos de la muda vocal en hombres adultos jóvenes que no mejoran con rehabilitación vocal).[17] También tiene indicación en hombres adultos con una voz muy aguda en quienes hay una clara disociación entre la morfología corporal y el timbre vocal (cuerpo grande con voz aguda, infantil).

3.2 *Técnica quirúrgica*

Bajo anestesia local se realiza una incisión cutánea horizontal en el punto medio entre la quilla y el borde inferior del cartílago tiroides. Una vez alcanzada la línea media se separan o seccionan los músculos prelaríngeos y se expone la parte anterior de ambas alas tiroideas. Con una fresa cortadora, o un bisturí si el cartílago no está osificado, se hacen dos incisiones verticales en cada lado del ala, a ambos lados de la línea media, con precaución de no incidir el pericondrio interno.[18] Se despega el pericondrio interno en ambas porciones posteriores del cartílago tiroides y a continuación el segmento de cartílago anterior, que incluye el ligamento de Broyles, se desplaza hacia atrás dentro de la laringe; los segmentos posteriores se desplazan anteriormente todo lo posible y se suturan con nailon de 3-0 para evitar su desplazamiento.[17] Kocak *et al.*[19] presentaron en el año 2008 una modificación a la técnica clásica de Isshiki: diseñan en forma romboidal el fragmento de cartílago tiroides que se retrae, sin alcanzar los bordes de las alas tiroideas con las incisiones de tal modo que aumenta la estabilidad del esqueleto laríngeo y permite futuras intervenciones adicionales, como la tiroplastia de medialización o la aducción aritenoidea.

3.3 *Resultados*

Las cuerdas vocales se acortan y lateralizan. La frecuencia fundamental desciende entre 65 y 75 Hz, sin aumentar el *jitter* ni el *shimmer*, y el índice de discapacidad vocal se reduce de manera significativa.[17,19] Disminuyen también la tensión y la fatiga durante la fonación, y aumenta el confort en la vocalización.

4 Tiroplastia de tipo IV (aproximación cricotiroidea)

Este procedimiento pretende alargar las cuerdas vocales y aumentar su tensión, lo que conlleva un aumento de la frecuencia fundamental y que, por lo tanto, la voz sea más aguda. También ayuda a cerrar defectos de cierre glótico.

4.1 *Indicaciones*

La indicación principal es la presencia de un tono vocal bajo en ausencia de otra patología vocal, lo cual puede ocurrir en casos de androfonía (mujeres con voz grave por síndrome adrenogenital, enfermedad de Addison, mioedema, acromegalia, tratamiento con andrógenos o anabolizantes), parálisis del músculo cricotiroideo y transexualidad. También se emplea en parálisis unilaterales en abducción junto a la tiroplastia de medialización, ya que al aumentar la tensión de la cuerda ésta se aproxima a la línea media.

4.2 *Técnica quirúrgica, resultados y procedimientos alternativos*

El desarrollo de la técnica, los resultados y el procedimiento alternativo a la tiroplastia de tipo IV se describen en el capítulo 18 *(Voz en el cambio de género)*.

5 Aducción del aritenoides

La intervención más frecuente sobre el aritenoides es la aducción aritenoidea, que tiene como fin girar hacia anterior la apófisis vocal para mejorar el cierre glótico. También se ha realizado, aunque menos ampliamente, la abducción aritenoidea para ampliar el espacio glótico en casos de inmovilidad laríngea bilateral.

La aducción aritenoidea fue descrita por Isshiki *et al.*[1] en 1974 y se emplea como técnica complementaria a la tiroplastia de medialización en limitadas ocasiones. Utiliza los mecanismos de la articulación cricoaritenoidea remedando la acción del músculo cricoaritenoideo lateral: aumenta la longitud de la porción membranosa de la cuerda vocal, rectifica el ángulo entre los segmentos membranoso y cartilaginoso, y cierra el defecto glótico posterior. El resultado es una mejoría de la función vocal.

5.1 Indicaciones

- Parálisis vocales unilaterales con importante defecto de cierre posterior (glotis con forma triangular en la fonación). Estos defectos sólo se corrigen parcialmente con la tiroplastia de medialización.[20]
- Parálisis vocales unilaterales con asimetría en el eje vertical: la cuerda paralizada se encuentra claramente más elevada que la del lado sano.
- Aspiración crónica con defecto de cierre posterior.
- Fijaciones de la articulación cricoaritenoidea.
- En los casos con atrofia importante de la cuerda vocal los resultados mejoran de manera significativa si a la aducción aritenoidea se añade una tiroplastia de medialización.

5.2 Técnica quirúrgica

La intervención se realiza bajo anestesia local y sedación, con control nasofibroscópico de la laringe, o bajo anestesia general con control con laringoscopia directa. La incisión es similar a la de la tiroplastia de tipo I, pero ampliada unos 2 cm hacia el músculo esternocleidomastoideo para permitir una buena exposición del borde posterior del ala tiroidea. Tras separar la musculatura prelaríngea se expone el ala, se rota la laringe y se secciona el músculo constrictor inferior. A lo largo del borde posterior y la cara interna del ala tiroidea se despega el pericondrio interno y se luxa la articulación cricotiroidea. Con el fin de mejorar la visión del campo quirúrgico pueden seccionarse el cuerno inferior o la porción posterior del ala tiroidea. Para localizar la apófisis muscular del aritenoides es importante separar los tejidos blandos manteniéndose pegados al borde del cricoides, y así evitar entrar en el seno piriforme; es una maniobra difícil, ya que se encuentra cubierta por fibras musculares que convergen en ella. Isshiki[21] da algunas pistas para localizarla: siempre se encuentra al mismo nivel de la cuerda vocal, a 1 cm del borde superior de la articulación cricotiroidea, en el borde más superior del cricoides, y si el cirujano palpa con el dedo índice sobre los músculos se aprecia una pequeña prominencia del tamaño de un grano de arroz.

Una vez localizada la articulación, se abre y aparece la característica superficie nacarada. No debe luxarse el aritenoides. A continuación, y ésta es una maniobra difícil, se da un punto sobre la apófisis muscular incluyendo músculo, pericondrio y cartílago, con una sutura monifilamento de 3-0 o 4-0. Al tensar este punto hacia lateral traccionará de la apófisis muscular, medializando la cuerda vocal y por tanto mejorando la voz del paciente, lo cual podrá comprobarse de forma intraoperatoria si la técnica se realiza con anestesia local. En el punto de máxima medialización se atravesará con la sutura el ala tiroidea en su región anteromedial para fijar el punto en el exterior de la laringe. Si el cartílago está muy osificado utilizaremos una fresa para hacer dos orificios por donde pasar el punto. Esta intervención tiene una dificultad técnica importante, que alarga el tiempo quirúrgico respecto a la tiroplastia de medialización.

En el año 2011 Hess *et al.*[22] presentaron una nueva técnica de aducción aritenoidea *(sling arytenoid aduction)* en la cual, a través de la membrana cricotiroidea, se pasa un monofilamento con dos agujas y se rodea la apófisis muscular del aritenoides, tensándola posteriormente y medializando así la porción posterior de la cuerda vocal. El efecto de rotación del aritenoides es similar a la aducción aritenoidea tradicional. Evita la luxación cricotiroidea y el abordaje del cartílago tiroides.

5.3 *Resultados*

Medializa la cuerda vocal con especial aducción de su porción posterior, aunque recientes estudios no muestran diferencias estadísticamente significativas en el cierre glótico a diferentes niveles de la cuerda vocal (porción media membranosa, justo anterior al proceso vocal, glotis respiratoria o posterior) ni en la posición vertical de la cuerda con respecto a la realización exclusiva de una tiroplastia de medialización.[23] Sin embargo, a diferencia de la tiroplastia de tipo I, parece que altera menos la vibración vocal, manteniendo la movilidad de la onda mucosa y la simetría en la amplitud y la fase.[24] En muchas ocasiones, la dificultad técnica y las posibles complicaciones no justifican asociar la aducción aritenoidea a la tiroplastia de tipo I.

5.4 *Complicaciones*

Las complicaciones son más frecuentes que en la tiroplastia de tipo I y aparecen en un 33 % de los pacientes intervenidos. Consisten en infección de la herida, deslizamiento de la sutura aritenoidea, fístula laringocutánea (entrada en el seno piriforme), lesión de la carótida y estrechamiento de la vía respiratoria.

6 Abducción del aritenoides

La abducción aritenoidea es un procedimiento que permite restaurar la función dinámica de la laringe paralizada, aumentando el espacio glótico sin alterar la función de la musculatura aductora laríngea. Hay que tener en cuenta que la articulación cricoaritenoidea es multiaxial, y que la aducción y la abducción de la cuerda vocal ocurren en diferentes ejes, por lo cual la tracción que se ejerce en sentido caudal y posterior sobre la apófisis muscular del aritenoides en la abducción aritenoidea no impedirá el cierre glótico durante la fonación y la deglución.[25]

6.1 Indicaciones

La más frecuente es la parálisis laríngea bilateral relacionada con tiroidectomía, intubación, cáncer esofágico, cáncer de pulmón, idiopática, etc.

6.2 *Técnica quirúrgica*

Bajo anestesia general se realiza una incisión similar a la de la aducción aritenoidea: se abre la piel a nivel de la parte medial del cartílago tiroides en el lado paralizado, sobrepasando 1 cm la línea media, y se continúa la disección lateral a la musculatura prelaríngea hasta palpar el cuerno tiroideo. En ese momento se gira la laringe y se secciona el músculo constrictor inferior en el borde posterior del cartílago tiroides. Identificamos el seno piriforme y lo separamos de la cara medial del cartílago tiroides y del músculo cricoaritenoideo posterior, del cual seguimos sus fibras hasta localizar la apófisis muscular del aritenoides. Con una aguja fuerte atravesamos la apófisis y, traccionando con la sutura en sentido inferior, separamos el aritenoides, lo cual puede comprobarse mediante laringoscopia directa. La sutura se fija al cuerno inferior del tiroides.

6.3   Resultados

En algunos pacientes con parálisis bilateral de cuerdas mejora la vía aérea sin empeorar, o haciéndolo mínimamente, la función vocal. No se han descrito disfagia ni aspiración posteriores a la intervención. Aumenta el espacio glótico de manera estable, ajustable y potencialmente reversible. No obtiene buenos resultados en los pacientes con actividad aductora en inspiración, inmovilidad de larga evolución o procedimientos previos que hayan aumentado de forma estática la glotis. Son procedimientos alternativos la aritenoidectomía y la cordotomía, que aunque técnicamente son más sencillos de realizar afectan más a la voz, ya que lateralizan la cuerda de manera rígida impidiendo una función aductora residual.

6.4   Complicaciones

Pueden producirse fístula hipofaríngea, fractura aritenoidea y rotura de la sutura con desplazamiento anterior y medial del aritenoides, con reaparición de la disnea.

Consulte la bibliografía de este capítulo en la página 592.

21.2   Neurocirugía laríngea

E. Mora, I. Cobeta

Máximas y consejos

- La neurocirugía laríngea aborda el tratamiento funcional de la enfermedad neuromuscular de la laringe mediante procedimientos quirúrgicos rehabilitadores, no de resección.
- La neurocirugía laríngea trata la parálisis y la paresia laríngeas mediante la reinervación de la laringe; la disfonía espasmódica, tanto en su forma aductora como abductora, mediante neurectomía y miectomía, e incluye el trasplante laríngeo y el marcapasos laríngeo.
- La reinervación laríngea tiene como finalidad restaurar las conexiones neurales no funcionantes de la laringe. Puede realizarse mediante anastomosis directa término-terminal, mediante sutura de un pedículo musculonervioso a una diana muscular, o mediante la implantación directa de un nervio a un músculo.
- El principal objetivo de la reinervación es tratar la parálisis laríngea para restaurar la aducción en los pacientes con un defecto de cierre glótico o la abducción en aquellos con parálisis bilateral.
- Para restaurar la aducción en las parálisis unilaterales se emplean técnicas de anastomosis del recurrente, de implantación de pedículos o de implantación nerviosa directa.
- Para restaurar o mejorar la abducción en las parálisis laríngeas bilaterales en la línea media, en pacientes traqueostomizados, se emplea la reinervación abductora de uno o de los dos músculos cricoaritenoideos posteriores.
- La disfonía espasmódica en aducción puede tratarse mediante denervación aductora intralaríngea realizada con un abordaje cervical externo o endoscópico.

Introducción

El objetivo de la neurolaringología es el diagnóstico y el tratamiento de la enfermedad neuromuscular de la laringe, incluyendo trastornos centrales y periféricos, motores (más frecuentes) y sensitivos. La neurocirugía laríngea aborda el tratamiento funcional de estas afecciones mediante procedimientos quirúrgicos rehabilitadores, no de resección.[1] Los principales trastornos neurolaringológicos y sus posibles abordajes neuroquirúrgicos son: *1)* paresias y parálisis laríngeas tratadas mediante neuroanastomosis o técnicas de reinervación, y *2)* disfonía espasmódica, tanto en su forma aductora como abductora, tratada mediante neurectomía o miectomía, o ambas. La limitada experiencia actual en el trasplante de laringe y el marcapasos laríngeo también se incluyen en el campo de la neurocirugía laríngea.

Este capítulo se divide en cuatro apartados: reinervación laríngea, disfonía espasmódica, trasplante laríngeo y marcapasos laríngeo. La reinervación laríngea puede hacerse con tres fines: aductores, abductores en parálisis bilateral y para corregir defectos sensitivos. Sin duda, el mayor desarrollo de la neurocirugía laríngea se encuentra en la reinervación aductora, que emplea tres técnicas principales: anastomosis del nervio recurrente (al asa cervical, primaria y al hipogloso), implantación de pedículos e implantación nerviosa.

1   Reinervación laríngea

La reinervación laríngea tiene como objetivo restaurar las conexiones neurales no funcionantes de la laringe. Los traumatismos quirúrgicos son una de sus principales causas. Deben restaurarse las funciones motoras o sensitivas del nervio recurrente y de sus ramos, así como las del nervio laríngeo superior. Puede hacerse mediante anastomosis directa término-terminal (la que tiene una mayor tasa de éxito), mediante sutura de un pedículo musculonervioso a una diana muscular o mediante implantación directa de un nervio a un músculo.[2] Estas técnicas pueden realizarse solas o combinadas. Es posible llevar a cabo la reinervación en cualquier momento tras la parálisis, incluso tras una larga evolución (más de dos años), ya que la musculatura laríngea mantiene su potencial de regeneración (capacidad de recibir axones de reinervación) gracias a las células madre musculares,[3] aunque lo ideal es hacerlo lo más pronto posible para evitar una mayor atrofia muscular.[2]

El principal objetivo de la reinervación es tratar la parálisis laríngea para restaurar la aducción en los pacientes con un defecto de cierre glótico o la abducción en aquellos con parálisis bilateral. Hasta el momento, las técnicas de reinervación han conseguido mejorar la función vocal manteniendo el tono y la masa de los músculos aductores, en particular del músculo tiroaritenoideo, pero los intentos de restaurar la movilidad laríngea han fracasado, tal vez por sincinesias debidas a una reinervación anómala de las fibras nerviosas regeneradas (fibras nerviosas aductoras reinervan a músculos abductores, o viceversa).[1] La división y la organización entre fibras aductoras y abductoras en el nervio recurrente no se produce hasta justo antes de su entrada en la laringe, lo que explica que puedan ocurrir sincinesias tras la lesión del nervio recurrente en casi cualquier punto de su recorrido. De todas formas, puede que no sea tan simple, ya que incluso dentro de un mismo músculo hay compartimentos separados desde un punto de vista funcional que podrían dificultar la reinervación. Investigaciones futuras nos dirán si otros mecanismos desarrollados en los pacientes con inmovilidad laríngea contribuyen a esta falta de éxito en la reinervación, como podrían ser modificaciones en las articulaciones del esqueleto laríngeo, contracturas fibrosas de los músculos, déficits sensoriales o cambios en el sistema nervioso central. Como objetivos futuros podríamos marcarnos la sustitución de las suturas de las anastomosis por tubuladuras de colágeno, usar factores de crecimiento neural o terapia génica.

1.1   Reinervación aductora

Pretende evitar la atrofia por denervación del músculo tiroaritenoideo y mejorar la voz de los pacientes que presentan una parálisis laríngea en abducción. Fue descrita por Frazier y

Mosser en 1920.[4] Comparada con otras técnicas (laringoplastia de inyección, tiroplastia de medialización, aducción aritenoidea), la reinervación presenta varias diferencias:[2,5] mantiene el tono muscular, el volumen y la tensión de la cuerda vocal; restaura una voz normal o casi normal, mejorando la calidad vocal, controlando el tono, y manteniendo la flexibilidad y la vibración de la cuerda vocal sin colocar materiales sintéticos en su interior (logra la simetría viscoelástica y no sólo la geométrica); se preserva la anatomía laríngea; mejora la posición de la cuerda vocal como resultado de la contracción conjunta muscular; y es un proceso reversible si aparecen sincinesias postoperatorias que causen disfonía o disnea, mediante la sección del nervio recurrente. La combinación de la reinervación laríngea con otras técnicas de medialización (tiroplastia) mejora los resultados de la calidad vocal y los mantiene a más largo plazo.[6] Se han descrito numerosas técnicas para reinervar la cuerda vocal paralizada, y se emplea una u otra dependiendo de la causa de la inmovilidad laríngea.

1.1.1 *Anastomosis del nervio recurrente*

Es la técnica de reinervación más usada. Requiere una longitud y un diámetro mínimos del extremo recurrencial, y los resultados son peores en caso de nervios finos y que requieran un injerto nervioso libre con varias suturas. El nervio recurrente puede anastomosarse con:

- *Asa cervical:* es la anastomosis más frecuente por la proximidad y el diámetro similar del nervio donante con el nervio recurrente, y por la baja morbilidad de la región donante. Bajo anestesia general se realiza una incisión horizontal a nivel del cricoides, 2 cm por encima del *yugulum* esternal o en el lugar de la incisión de la cirugía previa. Se busca el asa cervical en el lado de la cuerda paralizada y se disecan los ramos que se dirigen a la musculatura prelaríngea: esternohioideo (generalmente se usa éste porque no tiene actividad durante la respiración), esternotiroideo y omohioideo (estos ramos son mejores para la reinervación abductora, aunque también pueden usarse para la reinervación aductora si no están disponibles los ramos del esternohioideo), seccionándolos en la parte lateral del músculo. El asa cervical se moviliza y prepara para la anastomosis. Se diseca la glándula tiroides de lateral a medial y se identifica el nervio recurrente, que se diseca inferiormente, lo más bajo posible, hasta que la disección sea segura; se transpone hacia arriba, suturándolo sin tensión sobre el epineuro con puntos sueltos de nailon de 9-0 a 11-0. Si el nervio recurrente se ramifica de forma extralaríngea, su sección se realiza proximal a la división de los ramos, para que así se reinerven tanto los músculos aductores como el músculo cricoaritenoideo posterior. En niños se ha descrito el uso de la porción anterior del asa, cuyo diámetro se asemeja más en esas edades al del nervio recurrente. Con esta anastomosis mejora la calidad vocal *(jitter* y *shimmer)* y se recupera la onda mucosa, a pesar de la presencia de sincinesias.[5] En algunos estudios se ha descrito una aducción activa como resultado.

- *Anastomosis primaria del nervio recurrente:*[7] es el segundo método más usado de reinervación y está indicada cuando se lesiona el nervio recurrente intraoperatoriamente (cirugía de glándula tiroidea) para realizar una neurorrafia de manera inmediata en la misma intervención. El resultado es incierto, aunque en gran parte de los pacientes mejoran los parámetros psicoacústicos de la voz: aumenta el tiempo máximo de fonación, disminuye la puntuación en la escala GRABS, mejora la percepción subjetiva de la voz y disminuye la percepción de aspiración. Su principal inconveniente es la aparición de sincinesias laríngeas postoperatorias que incluso pueden afectar al paso aéreo.

- *Nervio hipogloso:* de mayor grosor que el asa cervical (contiene más axones), suele preservarse en la cirugía abierta cervical. Tiene un patrón natural de actividad temporal que predomina durante la deglución. Tras la reinervación mejora la voz, y durante el reflejo deglutorio se produce un cierre glótico completo que disminuye la aspiración; también, cuando el paciente saca la lengua, se observa una aducción laríngea activa, lo que demuestra la reinervación. La morbilidad de la región donante es aceptable, tal como sabemos por la anastomosis hipogloso-facial.

1.1.2 Implantación de pedículos musculonerviosos

Una porción de músculo donante que rodea a la porción distal de una terminación nerviosa se sutura en el músculo diana; requiere tamaños parecidos de los músculos. Se ha usado musculatura prelaríngea tanto para la reinervación abductora del músculo cricoaritenoideo posterior como para la reinervación aductora (es eficaz a las 10 semanas de la cirugía y logra un resultado óptimo si se combina con aducción aritenoidea). También es la base del trasplante de laringe, conectando el pedículo de la laringe receptora con el músculo de la laringe donante.[8] Pueden implantarse fibras de músculo sano inervado hasta músculo paralizado (neurotización), lo que constituye una técnica aceptable para sistemas con músculos pareados que se contraen al mismo tiempo.[9]

1.1.3 Implantación nerviosa

Sutura directa del nervio donante al músculo, en una zona donde haya mayor concentración de placas motoras para aumentar las posibilidades de que las terminaciones nerviosas regeneradas alcancen dichas placas. La más usada es la implantación del asa cervical al músculo tiroaritenoideo o a su pedículo neuromuscular. Mejora el tiempo máximo de fonación, el *jitter* y el *shimmer*, y los parámetros visuales, perceptuales, subjetivos y electromiográficos.[10]

Los resultados favorables de las reinervaciones pueden aparecer entre 2 y 12 meses tras la cirugía (10 meses para la anastomosis y 8 meses para el resto de las técnicas), mejorando clínicamente la voz a los 2 a 4 meses gracias a que se restaura el tono del músculo tiroaritenoideo, mejora la aducción de la cuerda vocal causada por la acción tónica del cricoaritenoideo lateral[2] y se estabiliza la unión cricoaritenoidea si también se reinerva el músculo cricoaritenoideo posterior. Todas las técnicas empleadas consiguen una mejoría de los síntomas.[5]

Las dos cuerdas vocales vibran de forma simétrica y sincrónica, reduciendo la aperiodicidad y la perturbación, con lo que se produce un tono puro. En el análisis perceptual mejoran la escala GRABS y el CAPE-V *(Consensus Auditory Perceptual Evaluation of Voice)*, y en el análisis visual mejoran la contracción supraglótica, la onda mucosa (vibración regular y simétrica), el cierre glótico, el volumen, la tensión y la posición de la cuerda vocal, y se rectifica el borde libre. El análisis acústico muestra que el tiempo máximo de fonación, el *jitter,* el *shimmer* y la relación armónicos-ruido mejoran de forma significativa. La electromiografía laríngea del músculo tiroaritenoideo muestra una ausencia de actividad espontánea en reposo a los dos años de la reinervación, y una mejoría importante en el reclutamiento durante la fonación, aumentando los potenciales de unidad motora. Las principales complicaciones derivan de un abordaje cervical abierto (hematomas, dehiscencia de la herida quirúrgica, infecciones), y sus desventajas son que los resultados tardan en aparecer y pueden verse modificados por la aparición de sincinesias preoperatorias; se requieren nervios donantes y receptores intactos e identificables, y se sacrifica el recorrido natural del nervio recurrente y del asa cervical. Es una técnica más costosa que la medialización y no corrige las aspiraciones importantes.[2]

1.2 Reinervación abductora para la parálisis laríngea bilateral

Está indicada en pacientes que presentan una parálisis laríngea bilateral en la línea media, traqueostomizados.[2] Tiene como objetivo reinervar uno o los dos músculos cricoaritenoideos posteriores, y permite descanular al paciente al lograr la abducción vocal sin necesidad de aplicar procedimientos ampliadores de espacio, como la cordectomía o la aritenoidectomía.

Al igual que la reinervación aductora, puede realizarse una neurorrafia directa (difícil técnicamente por el pequeño diámetro del ramo abductor del nervio recurrente), una implantación de pedículos musculonerviosos o la implantación directa del nervio donante en el músculo cricoaritenoideo posterior. El nervio donante ha de tener actividad fásica coincidente con la inspiración, por lo que está limitado a pocas opciones. Con el nervio frénico se ha conseguido la abducción de la cuerda paralizada con la inspiración en animales de experimentación, pero no en humanos. Con el nervio laríngeo superior se han realizado estudios en animales, no en humanos, que usan el pedículo musculonervioso con fibras del cricotiroideo. Con asa cervical (ramos para el esternotiroideo o el omohioideo), Tucker[8] obtuvo buenos resultados que han sido reproducidos sólo ocasionalmente en animales.

1.3 Reinervación sensitiva

La neurorrafia directa del ramo interno del nervio laríngeo superior con el nervio auricular mayor permite recuperar, de forma parcial, la sensibilidad laríngea y proteger de aspiraciones.[11]

2 Tratamiento quirúrgico de la disfonía espasmódica

El tratamiento ideal de la disfonía espasmódica probablemente sea un abordaje neurológico, determinado por la etiopatogenia (aún desconocida) de la enfermedad. Actualmente el tratamiento se realiza sobre el órgano diana, buscando una menor intensidad de los espasmos. En la forma aductora se pretende reducir la hiperaducción laríngea, limitando la resistencia glótica, debilitando el músculo tiroaritenoideo mediante abducción, paresia, atrofia o fibrosis; y en la abductora, reducir la hiperabducción mediante la paresia del músculo cricoaritenoideo posterior. El músculo cricoaritenoideo lateral, por su relación con la movilidad del aritenoides y su relevancia en el cierre glótico, sobre todo en el tercio posterior, no debería verse afectado en estos abordajes. La inyección de toxina botulínica en dichos músculos se considera el tratamiento estándar. El abordaje quirúrgico mediante mioplastia del músculo cricoaritenoideo posterior reduce los espasmos aéreos en la disfonía espasmódica abductora.[12]

En la disfonía espasmódica aductora se han investigado tratamientos quirúrgicos alternativos que ofrezcan una solución definitiva o de mayor duración: cirugía sobre el marco laríngeo (tiroplastia de tipo II) para lograr la abducción laríngea, o neurocirugía intralaríngea para denervar el músculo tiroaritenoideo. La denervación aductora intralaríngea puede realizarse mediante abordaje cervical externo o endoscópico. El primer abordaje quirúrgico externo para la disfonía espasmódica aductora fue desarrollado por Dedo,[13] quien en 1976 seccionó de forma unilateral el nervio recurrente. La voz aérea y la disfagia con aspiración secundarias, junto con la reaparición de los síntomas hasta en un 64 % de los pacientes dentro de los tres primeros años, hizo que dicha intervención no se extendiera. A partir de entonces se ha tratado de realizar una denervación más selectiva, seccionando ramos distales aductores del nervio recurrente, no el tronco. Es importante que la sección se realice siempre distal a la salida de los ramos para los músculos cricoaritenoideo posterior e interaritenoideo, para evitar una parálisis laríngea en aducción. Berke *et al.,*[14] en 1999, realizó la sección selectiva bilateral de los ramos distales aductores para los músculos tiroaritenoideo y cricoaritenoideo lateral a través de una ventana de laringotomía inferior, y los reinervó con el asa cervical manteniendo la masa y el tono muscular de la cuerda vocal y evitando la reinervación de la musculatura aductora por el nervio recurrente. Añade la miotomía del músculo cricoaritenoideo lateral, que mejora los resultados de la denervación y no deja una voz aérea de importancia. El cabo proximal del nervio recurrente seccionado se sutura al borde posterior del cartílago tiroides. La voz de los pacientes es más fluida en el 91 % de los casos y el *Voice Handicap Index-10* (VHI) desciende su puntuación en el 83 %, con persistencia de estos resultados a los siete años. Las principales complicaciones son la recidiva de la distonía (en el 11 % de los casos) y la voz aérea moderada (en el 14 %), y en un caso se ha observado reinervación funcional anómala de la musculatura aductora por el asa cervical, reapareciendo espasmos tanto en las cuerdas vocales como en la musculatura prelaríngea.[15] Los resultados de esta técnica se han comparado con los de la infiltración de toxina botulínica: la función vocal y la percepción subjetiva de la calidad vocal son significativamente mejores tras el abordaje quirúrgico, por lo que en la actualidad la denervación-reinervación se considera una alternativa razonable para el tratamiento de la disfonía espasmódica aductora.[16]

Koufman *et al.*[17] describieron en el año 2006 una técnica más sencilla que la denervación-reinervación: la miectomía parcial unilateral o bilateral de los músculos tiroaritenoideo y cricoaritenoideo lateral. Con anestesia local y a través de una ventana de laringoplastia en la zona posteroinferior del cartílago tiroides, se resecan fibras musculares hasta que la voz del paciente comienza a ser aérea. Se basa en estudios previos en animales, en los que la miectomía del músculo tiroaritenoideo resulta en un músculo debilitado, pero funcionante. Tras la cirugía se comprueba, mediante espectrografía, la ausencia de espasmos glóticos completos en todos los pacientes a los 18 meses de la intervención.[17]

Los abordajes endoscópicos o transorales para la denervación selectiva y la miectomía del músculo tiroaritenoideo se han realizado tanto con instrumentos fríos como con láser de CO_2 o radiofrecuencia, que evitan la cicatriz externa y las complicaciones de un abordaje cervical abierto. Algunos autores[18] electrocoagulan con radiofrecuencia los ramos distales del nervio recurrente de manera no selectiva mediante la punción de la región anterior y lateral de la apófisis vocal del aritenoides, creando una fibrosis muscular. Su *et al.*[19] en 2010 y Tsuji *et al.*[20] en 2012 realizan una mioneurectomía tiroaritenoidea bilateral mediante láser de CO_2 y logran una mejoría de la voz subjetiva en el 90 % y el 80 % de los pacientes, respectivamente, y una reducción del VHI a los 31 meses de la cirugía. Vaporizan los dos tercios posteriores del músculo tiroaritenoideo en su porción más lateral, llegando incluso al pericondrio interno del cartílago tiroides, profundizando inferiormente de 3 a 5 mm. Tsuji *et al.,*[20] con un bisturí eléctrico angulado, localizan en la parte más posterior de la vaporización, y entre el pericondrio interno y la fascia lateral que recubre a los músculos cricoaritenoideo lateral y tiroaritenoideo, el ramo tiroaritenoideo del nervio recurrente, y lo seccionan mediante electrocauterio. Sólo uno de los pacientes presentó voz aérea relevante tras la cirugía, que se solventó con una transposición de musculatura prelaríngea al espacio paraglótico.

3   Trasplante de laringe

El trasplante de laringe pretende restaurar las funciones básicas de la laringe (respiratoria, protectora de la vía aérea, fonatoria) en pacientes sometidos a una laringectomía total. Requiere la reinervación funcional abductora, aductora y sensitiva del órgano trasplantado. En el momento actual se ha logrado la aducción laríngea y la respuesta a estímulos sensitivos, así como la restauración del flujo aéreo nasal y oral, de la articulación del lenguaje, del olfato y

Tratamiento de la patología de la voz

del gusto. Ha sido poco desarrollado en humanos, ya que la mayoría de los pacientes laringectomizados lo han sido por un carcinoma de laringe, lo que contraindica relativamente el trasplante porque la medicación inmunosupresora podría reactivar la neoplasia. Otras indicaciones menos frecuentes son los traumatismos y las infecciones graves, los tumores benignos y las estenosis laringotraqueales completas. La nueva medicación inmunosupresora que no reactiva las neoplasias y tiene menos efectos secundarios (sirolimús y rapamicina) puede permitir que el trasplante de laringe se realice en pacientes con carcinoma de laringe tras cinco años libres de enfermedad. El hecho de no ser un órgano vital hace plantearse, desde un punto de vista ético, si los posibles beneficios superan los riesgos de la intervención.

Una vez revascularizada la laringe donante hay varias técnicas para la reinervación: anastomosis tipo pedículo musculonervioso del músculo cricoaritenoideo posterior y de la musculatura aductora del receptor al donante, o neurorrafia directa del nervio recurrente del receptor al del donante unos meses después de suturarlo al asa cervical o a la musculatura prelaríngea. En ambos casos se objetiva una reinervación bifásica de la laringe a los 3 a 12 meses de la intervención.

Hasta el momento sólo se han publicado dos trasplantes de laringe en humanos con éxito. El primero fue realizado en 1998 por el grupo de Strome[21] en un paciente con un traumatismo laríngeo grave. Suturaron el nervio laríngeo superior y el nervio recurrente del donante y del receptor mediante anastomosis directa. Tras superar el rechazo del órgano, 13 años después las cuerdas vocales se encuentran en posición medial. El segundo lo realizaron Farwell[22] y su equipo en 2011, suturando mediante anastomosis directa los nervios laríngeo superior y recurrente derechos; el ramo aductor del nervio recurrente izquierdo lo suturaron al asa cervical izquierda para mantener la masa y el tono de los músculos aductores, y el tronco del nervio recurrente izquierdo lo suturaron de manera término-lateral al nervio frénico homolateral para reinervar de forma «inspiratoria» el músculo cricoaritenoideo posterior. A los dos meses de la intervención se evidenciaba la reinervación sensorial, y a los 18 meses actividad laríngea sincinética con abducción limitada en el lado izquierdo e inmovilidad en el lado derecho. En ambos pacientes se objetiva una fonación aceptable, con una voz casi normal, no aérea y moderadamente ronca, y una correcta deglución sin signos de aspiración, aunque sigue siendo necesaria la traqueostomía.

4   Marcapasos laríngeo

El marcapasos laríngeo, o estimulación eléctrica funcional, es un abordaje dinámico para la rehabilitación de los pacientes con inmovilidad laríngea crónica, en especial por parálisis bilaterales y en aducción. Tradicionalmente el tratamiento ha sido más mecánico, intentando aumentar el espacio glótico abduciendo una de las cuerdas o mediante cordectomía posterior o aritenoidectomía parcial, o ambas. La rehabilitación dinámica pretende un abordaje más fisiológico: estimular el músculo cricoaritenoideo posterior durante la inspiración para abducir las cuerdas vocales, restaurando el paso aéreo; durante las fases no inspiratorias las cuerdas se relajan de forma pasiva hacia la línea media, permitiendo la fonación y protegiendo la vía aérea.[23] No presenta el factor de incertidumbre de la regeneración axonal de las neurorrafias. Los candidatos ideales son aquellos pacientes con buen paso aéreo en reposo, pero con intolerancia al ejercicio sin otras restricciones respiratorias.

El dispositivo requiere un brazo aferente (sensor respiratorio) y un brazo eferente que estimule de forma efectiva y en el momento oportuno al nervio vago o al nervio recurrente si se encuentran intactos, o de manera directa al músculo denervado, idealmente adaptando de forma individual la frecuencia y la intensidad de la abducción requerida en cada momento.[24] Se han usado electrodos de implante coclear, de tronco cerebral, electrodos bipolares miniaturizados, etc., insertados a través de una cervicotomía o por vía percutánea transcricoidea. Antes de colocar el marcapasos debe realizarse una estimulación abductora de prueba y comprobar la ausencia de dolor y de otros efectos secundarios.

Zealear y Dedo[25] describieron la teoría de la reanimación laríngea mediante estimulación eléctrica. Entre 1995 y 1997 realizaron la primera estimulación del músculo cricoaritenoideo posterior mediante un dispositivo externo (Itrel II) en siete pacientes con parálisis bilateral de cuerdas vocales: dos resultaron exitosos a largo plazo coordinando la inhibición de la abducción con la fonación y la deglución; los fracasos se relacionaron con la extrusión del marcapasos, la corrosión del electrodo y la falta de coordinación con el esfuerzo inspiratorio. Posteriormente se han realizado más estudios en animales. La combinación de cirugía de reinervación y marcapasos laríngeo podrá ayudar, en un futuro próximo, a solucionar el problema de la inmovilidad laríngea en aducción, incluso en pacientes con sincinesias laríngeas cuyo pronóstico de recuperación es malo.[24]

Consulte la bibliografía de este capítulo en la página 593.

Tratamiento de la patología de la voz

Capítulo 22

Fonocirugía con láser

M. REMACLE

Máximas y consejos

- El láser de CO_2 es útil para tratar las lesiones benignas de la laringe.
- El uso del sistema *AcuBlade*™ permite una cirugía precisa y segura, con un mínimo efecto térmico.
- Hay que ser cuidadosos para tratar de resecar la lesión sin lesionar la mucosa normal adyacente, y respetando el espacio de Reinke.
- Las técnicas anestésicas sin intubación permiten disponer de un campo quirúrgico más amplio y deben emplearse si no se prevé un sangrado importante.
- El láser de CO_2 aplicado mediante fibras que lo conducen (uso con fibroscopios) puede utilizarse en la consulta y también permite el acceso a la tráquea.
- La terapia vocal debería emplearse antes y después del tratamiento quirúrgico de las lesiones benignas para mejorar la calidad vocal.

Introducción

Cada vez se utiliza más el láser para extirpar las lesiones laríngeas benignas más frecuentes, y también las menos comunes. Con independencia del tipo de láser que se utilice, el cirujano debe conocer bien las bases de su funcionamiento, las especificaciones del equipo y las reglas de seguridad que han de observarse para el uso apropiado de este valioso instrumento.

Puesto que la cirugía que se lleva a cabo en el borde libre de la cuerda vocal necesita precisión para mantener o restaurar la integridad de la función fonatoria, la energía del láser ha de emitirse con gran exactitud. El uso de la tecnología de «barrido» *(AcuBlade*™*)* permite una intervención precisa, cuidadosa y segura, incluso en las lesiones que se encuentran en el espesor de la lámina propia y que contactan con el ligamento vocal.[1] Otras afecciones, como las lesiones subglóticas, son inaccesibles al láser de CO_2 libre y es preciso utilizar guías para aplicarlo. Con el fin de sumarse al grupo de láseres transmisibles, como el de diodo o KTP/532, se ha diseñado una nueva fibra hueca para el láser de CO_2 *(Acupulse*™ *CO2 wave-*

guide) que es resistente a energías de hasta 40 W durante dos horas; además, es esterilizable y reutilizable.[2] Con la introducción de estas guías para láser, y por la necesidad de reducir los costes, algunas intervenciones que se llevaban a cabo en el quirófano bajo anestesia general se realizan ahora en la consulta con anestesia local. En este capítulo presentamos las últimas novedades de la cirugía con láser para las lesiones laríngeas benignas más frecuentes. No obstante, hay que tener en cuenta que el láser es un instrumento quirúrgico, y que algunos defensores de la cirugía laríngea con instrumentos «fríos» tradicionales no reconocen sus ventajas para tratar las lesiones laríngeas benignas.

1   Novedades en la anestesia para la cirugía laríngea con láser

Teniendo en cuenta el peligro de ignición con el uso del láser de CO_2 en presencia de oxígeno y algunos materiales inflamables, en especial el tubo orotraqueal, hay que tener mucho cuidado con el procedimiento anestésico.[3] Con el fin de eliminar el riesgo de ignición de la vía aérea se utilizan dos abordajes. El primero es utilizar un tubo endotraqueal especial cuyo uso no tiene peligro con el láser, o bien proteger el tubo tradicional de los impactos del láser envolviéndolo en aluminio reflectante. El segundo consiste en evitar el uso del tubo endotraqueal y hacer una anestesia sin intubación. En este caso se emplea una técnica anestésica con apnea intermitente y ventilación *jet* de alta frecuencia, que es la que nosotros preferimos. Requiere un ventilador especial y puede administrarse a través de un catéter metálico especialmente diseñado para la cirugía láser. El catéter se coloca en la supraglotis, aunque también puede ponerse en la subglotis, e incluso acoplarlo directamente al laringoscopio. Este método permite una amplia visión de la laringe y, en contraste con la técnica que utiliza el tubo endotraqueal, facilita una buena visión de la parte posterior de la laringe. Sin embargo, no se recomienda cuando hay riesgo de hemorragia porque la presión del *jet* produce un aerosol de la sangre que mancha el microscopio e impide la visión, lo cual complica el procedimiento.

2   Lesiones orgánicas del borde libre de las cuerdas vocales

2.1   *Lesiones exudativas del espacio de Reinke*

La denominación «lesión exudativa del espacio de Reinke», en términos generales, se refiere a aquellas lesiones benignas que asientan en esa zona: el edema de Reinke, los nódulos y los pólipos.[4] Los cambios patológicos consisten en edema, fibrosis y vasodilatación con sufusión hemorrágica.

- *Nódulos vocales:* aunque el principal tratamiento de los nódulos no fibrosados es la terapia vocal, el de los fibroedematosos o fibrosos sólidamente organizados (figura 1) consiste en una intervención quirúrgica.[5] En los nódulos fibróticos, conseguir un resultado terapéutico satisfactorio sólo es posible mediante una juiciosa combinación de terapia vocal y cirugía, y de ello debemos informar adecuadamente al paciente. En los niños, la cirugía sólo puede considerarse en los casos que no responden tras una exhaustiva terapia vocal.

- *Pólipos vocales:* el tratamiento de los pólipos vocales es la microcirugía (figura 2). La lesión se sujeta con una micropinza triangular de Bouchayer (Micro-France, Paris) y se tira de ella hacia la línea media para definir el plano entre el ligamento vocal y la lesión. Las fibras que se elongan en dicho plano se vaporizan con el láser.

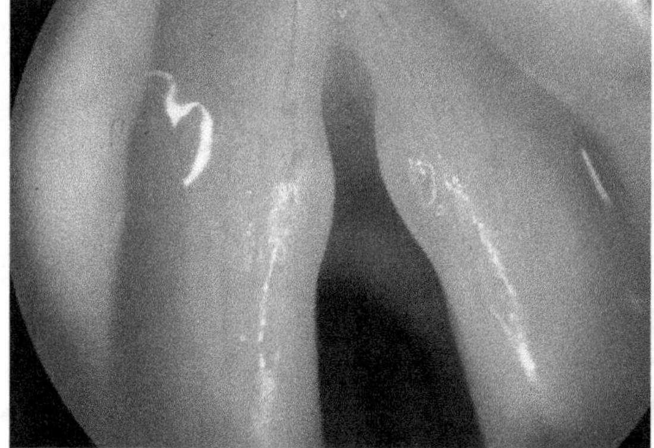

Figura 1. Nódulos.

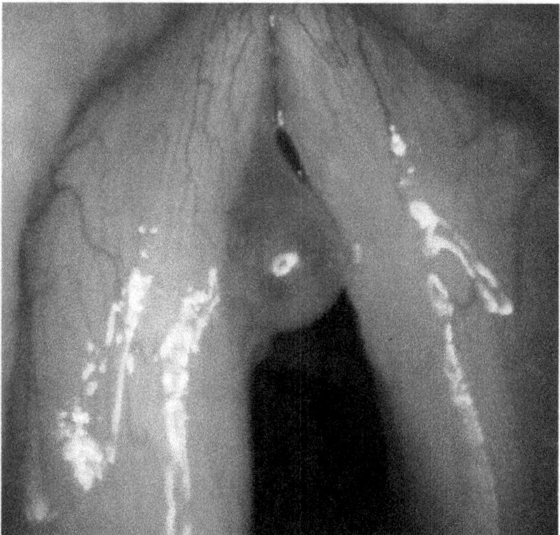

Figura 2. Pólipo.

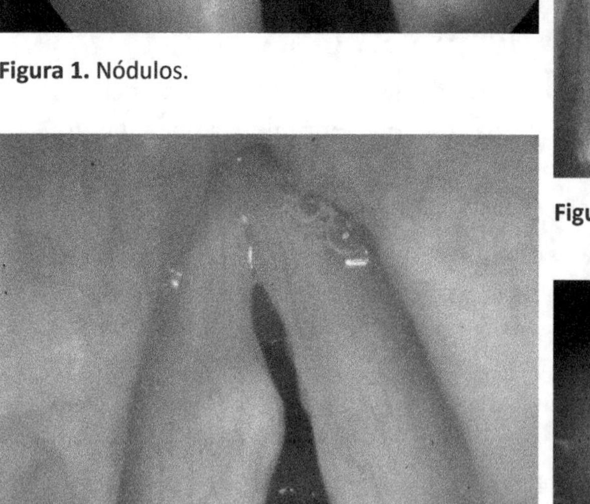

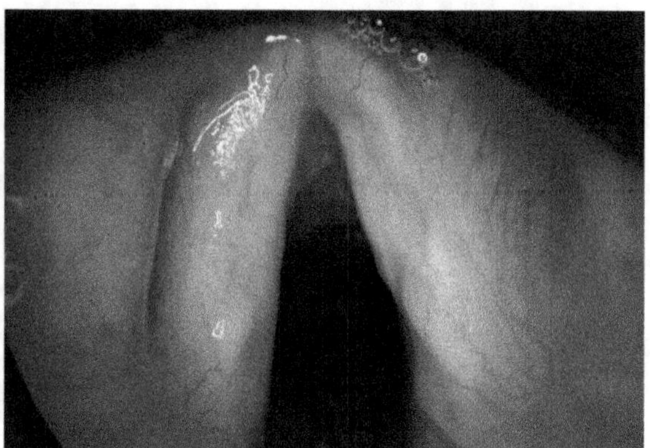

Figura 3. Quiste de retención.

Figura 4. *Sulcus* en estría bilateral.

- *Edema de Reinke:* se han propuesto diferentes clasificaciones (Savic en 1976, Yonekawa en 1988) para establecer la gravedad de la enfermedad según su apariencia durante la cirugía endolaríngea. En la resección quirúrgica, la microvascularización de la superficie superior de la cuerda vocal se coagula en primera instancia. Después se incide el epitelio a todo lo largo de la cara superior, desde la apófisis vocal hasta 2 o 3 mm de la comisura anterior. Una vez hecha la incisión, el borde libre se lleva hacia la línea media con una micropinza de Bouchayer, se aspira el material gelatinoso y se recoloca el microcolgajo. El exceso de epitelio, si es el caso, se recorta con unas microtijeras para conseguir la mejor aproximación posible de los márgenes de la incisión. Si se ha podido dejar intacta una franja de 2 a 3 mm pegada a la comisura anterior, puede llevarse a cabo la intervención de forma simultánea en ambos lados.

2.2 Quistes intracordales

- *Quistes de retención mucosa intracordal:* se originan por una obstrucción del conducto de una glándula mucosa de la cuerda vocal (figura 3). La obstrucción puede ser postinflamatoria o causada por un microtraumatismo repetido.[6] El tratamiento habitual es la extirpación quirúrgica. Se practica una cordotomía epitelial aproximadamente un milímetro lateral al quiste. Éste se sujeta con una micropinza de Bouchayer. La disección en el plano entre la cápsula del quiste y el epitelio se lleva a cabo mientras se moviliza el quiste para separarlo del epitelio. Para conservar al máximo el epitelio o la lámina propia no debemos tirar de ellos. Para disecar el quiste del ligamento vocal se realiza el mismo procedimiento. Si el quiste se rompe, hay que tener cuidado de disecar la cápsula por entero y asegurarse de extirparla completamente.[7] Con el fin de evitar recidivas, se aconseja resecar del todo la pared capsular del quiste, aunque se ha descrito una técnica de marsupialización[8] con tasas de recidiva muy pequeñas. Toda lesión contralateral de contacto debe extirparse en la misma intervención.

- *Quistes intracordales epidérmicos:* son cavidades quísticas tapizadas por epitelio escamoso que tienen múltiples capas de células que crecen centrípetamente con acumulación de queratina y cristales de colesterol. Suelen localizarse en la capa superficial de la lámina propia, pero pueden extenderse a la capa intermedia y en ocasiones a la capa profunda. Su origen es traumático o congénito. Representan una afección dentro de un *continuum* de lesiones. Los quistes se rellenan de un material espeso y blanco producido por la descamación epitelial, y también pueden contener cristales de colesterol. Si el quiste se rompe, es posible que aparezca un puente mucoso o un *sulcus*. En los quistes epidérmicos es obligatoria la resección completa de la cápsula.

2.3   Sulcus vocalis y sulcus vergeture (estría)

De acuerdo con Ford *et al.,*[9] el término *sulcus vocalis* se ha aplicado a un espectro de enfermedades que van desde leves hendiduras de las cuerdas vocales hasta lesiones destructivas que causan una importante disfonía. Estos autores proponen una clasificación práctica basada en el análisis clínico e histopatológico: el tipo 1 es una variante fisiológica acentuada por la atrofia, pero con una lámina propia intacta, y los tipos 2 *(sulcus vergeture* o en estría; figura 4) y 3 *(sulcus vocalis)* se caracterizan por una disfonía grave, por una disminución de la actividad vibratoria y por la destrucción de la lámina propia superficial funcional. Estos últimos casos responden favorablemente a la microcirugía encaminada a extirpar el tejido destruido, liberar la contractura cicatricial y facilitar el recubrimiento mucoso con microcolgajos.[10]

2.4   Cicatriz

La cicatriz se origina por una herida de gravedad variable producida en la parte vibrátil de la cuerda vocal. Afecta al espacio de Reinke y al ligamento vocal. Cuando se indica la cirugía, debe comenzarse por una cuidadosa inspección de las cuerdas vocales para confirmar el diagnóstico preoperatorio de cicatriz vocal. Si se observan cicatrices bilaterales (figura 5), se

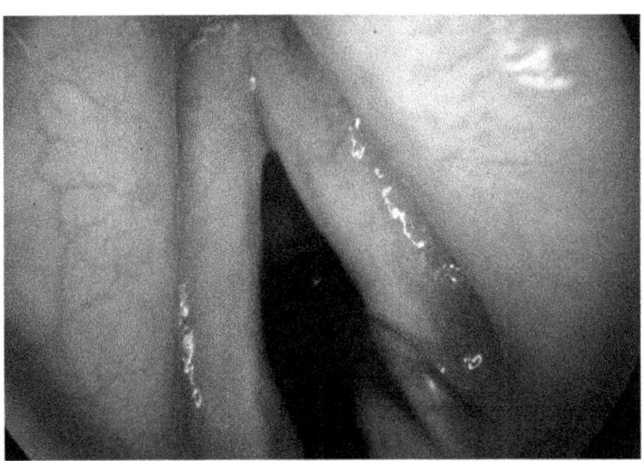

Figura 5
Cicatriz vocal bilateral (obsérvese la vascularización transversa en ambas cuerdas).

intervienen ambas cuerdas en el mismo acto. Tras la inspección se libera el epitelio mediante una incisión mucosa realizada con el láser, que ayuda a controlar el plano de disección. Los parámetros del *AcuBlade*™ son una línea de incisión de 1 a 2 mm con una profundidad de 0,2 mm, en modo superpulso y pulsos aislados de 0,1 s. La potencia debe ser de 10-12 W. Podemos ayudarnos de un disector metálico frío para despegar el epitelio del ligamento vocal. En caso de atrofia vocal, que a menudo se asocia al proceso de cicatrización, puede intentarse remodelar el volumen vocal mediante una inyección, lo más alejada posible del microcolgajo, en la zona más profunda de la lámina propia, hasta que la cuerda llegue a la línea media. Tras la inyección se recoloca el colgajo mucoso y se mantiene en la posición deseada con unas gotas de pegamento de fibrina *(Tissucol*®, Baxter, Viena, Austria). La sustancia inyectable puede ser colágeno, ácido hialurónico u otra. El paciente deber ser informado de que el resultado de la intervención, como sucede con las estrías, puede no ser todo lo satisfactorio que se desea. El máximo beneficio se alcanza cuatro o cinco meses después de la intervención. Aunque no pueda conseguirse una completa restauración de la cuerda vocal, la cirugía mejora el cierre glótico y el timbre, y también ayuda a reducir la fatiga vocal y la voz aérea.[11]

2.5   Sinequia anterior adquirida

Las sinequias anteriores se producen como resultado de una herida en la comisura anterior o en las superficies vocales opuestas de la zona más anterior de las cuerdas. Aunque se han utilizado numerosas técnicas quirúrgicas para su tratamiento, la cirugía transoral con láser es la preferida. Para seccionar la sinequia se emplea el láser de CO_2 *AcuBlade*™, pero la escisión simple puede terminar recidivando. Con el fin de evitarlo, se coloca una quilla *(stent)*. El uso de mitomicina C (2 mg/ml durante 2 min) puede ayudar a prevenir las recidivas sin tener que recurrir a la quilla. También puede ser eficaz un injerto de mucosa para prevenir la recidiva de una sinequia gruesa.[12] Si las sinequias se limitan a la glotis, se prefiere el abordaje endoscópico.[13] Cuando las sinequias se han originado tras la extirpación de una lesión maligna, es prudente esperar un mínimo de seis meses para permitir una completa curación antes de considerar una escisión endoscópica de la sinequia. Este tiempo también puede ayudar a identificar cualquier recidiva. En cualquier caso, todo tejido extirpado deberá enviarse a anatomía patológica para descartar cualquier recidiva. El uso de una quilla también puede ocultar una posible recidiva. Las sinequias anteriores no son infrecuentes tras diversas intervenciones para extirpar una papilomatosis laríngea. Se recomienda posponer cualquier operación quirúrgica hasta la pubertad con el fin de permitir una posible regresión del papiloma. Sin embargo, la cirugía prepuberal suele ser necesaria en caso de una vía aérea insuficiente, en especial en los niños con una gran actividad física. Nosotros empleamos la técnica endoscópica de Lichtenberger-Monnier, que consiste en resecar la sinequia mediante láser de CO_2 y después colocar una plancha de *Silastic*® que se mantiene en posición por medio de un portaagujas endo-extralaríngeo de Lichtenberger.[14]

Durante la cirugía se utiliza un láser de CO_2 *AcuBlade*™ en modo superpulso continuo para resecar la sinequia. La resección debe ser concienzuda y meticulosa. La ablación ha de llegar al ángulo de la comisura, con el fin de asegurar el emplazamiento de una plancha de silicona en el ángulo de ésta. Tras la resección de la sinequia, se aplica localmente mitomicina C durante dos minutos. Utilizando el portaagujas de Lichtenberger (Wolf, Tuttingen, Germany), una aguja transfixia la laringe en dirección endo-extralaríngea por encima de la comisura anterior, mientras que la otra sigue el mismo curso por debajo de ella. El hilo se estira progresivamente, de manera que el catéter incluido en la vaina de *Silastic*® se aproxima y apoya en la comisura anterior. Los extremos del hilo se anudan sobre una gasa plegada. La lámina se mantiene tres o cuatro semanas. Se recomienda un control semanal con endoscopio rígido o flexible. La quilla se extrae por vía transoral bajo una ligera sedación y se aplica de nuevo mitomicina C durante dos minutos antes de que el paciente despierte.[15]

El tratamiento endoscópico de algunas sinequias, aunque lo realice un experto, puede fracasar. Las sinequias en que suele fracasar el tratamiento son las que se extienden al área supraglótica o subglótica más de 2 o 3 mm, que son las que afectan a los cartílagos cricoides o tiroides, las que han tenido numerosas recidivas tras los tratamientos endoscópicos o las que se asocian con otras estenosis a diferentes niveles de la vía aérea. En estos casos se recomienda realizar un procedimiento abierto.

2.6 Sinequia posterior adquirida

La sinequia posterior suele ser el resultado de un traumatismo endolaríngeo durante una intubación dificultosa, de una intubación prolongada sin un balón de neumotaponamiento blando, de una lesión térmica de los músculos interaritenoideos durante una aritenoidecto-mía láser, o de la ingestión de cáusticos o la inhalación de gases corrosivos. Los síntomas se deben a un tejido fibroso que entorpece el movimiento de las articulaciones cricoaritenoideas.

La técnica de colgajo en microcompuerta *(micro-trapdoor)* puede ser efectiva para tratar esta lesión. El procedimiento consiste en crear un colgajo mucoso de base inferior y elevarlo hasta por debajo del nivel de la comisura posterior. El tejido fibroso que recubre la articula-ción se reseca o se vaporiza con el láser de CO_2. Se comprueba la movilidad de la articulación mediante palpación, y el colgajo se repone y se estabiliza con cola de fibrina. También puede tener éxito el uso de un colgajo mucoso de base posterior obtenido de la región retrocricoidea. Para prevenir la recidiva de la sinequia puede ayudar la fijación temporal de una de las cuer-das en una posición lateralizada, según el método de Lichtenberger, hasta que se complete la curación.[16] La paresia temporal de los músculos aductores en el caso de una cuerda vocal con mayor movilidad puede ayudar a prevenir una sobreaducción en la comisura posterior durante el proceso de curación. El uso de un *stent* especialmente diseñado en forma de tubo también puede considerarse, principalmente en caso de sinequias combinadas anterior y pos-terior. La inmovilidad de la articulación se debe, en ocasiones, a una banda fibrosa a tensión entre ambos cuerpos de aritenoides o entre ambas apófisis vocales. En estas circunstancias, la simple escisión sin elevar el colgajo mucoso restaura el movimiento de la articulación.

3 Lesiones orgánicas que no afectan al borde libre de las cuerdas vocales

3.1 Lesiones vasculares

Las ectasias y las varices de las cuerdas vocales son lesiones microvasculares que con frecuencia se asocian al abuso vocal crónico, en especial en las mujeres cantantes. Estas lesiones pue-den disminuir las posibilidades de los artistas vocales, porque pueden producir hemorragias recidivantes o contribuir a otras lesiones, como pólipos, nódulos y quistes. El tratamiento de las varices consiste en terapia médica y vocal, y en ocasiones vaporización quirúrgica. Las indicaciones de la cirugía son la hemorragia recidivante, el crecimiento de la variz, el desa-rrollo de una masa en combinación con la variz o hemorragia, y una disfonía no tolerable que perdura tras un correcto tratamiento médico y vocal.

Tanto el láser PDL (585 nm) como el láser pulsado KTP (532 nm) se han mostrado eficaces y relativamente seguros para el tratamiento de las lesiones vasculares de las cuerdas vocales.[17] La fotoangiólisis selectiva sin contacto de los vasos aberrantes previene los futuros sangrados sin una lesión fototérmica sustancial del epitelio y de la delicada capa superficial de la lámina propia, por lo que permite conservar postoperatoriamente la flexibilidad mucosa y la producción glótica del sonido. Sin embargo, el láser pulsado KTP es mucho más fácil de usar porque su mayor ancho de banda mejora la hemostasia. Cuando se emplea el láser PDL de 585 nm es frecuente que se rompan las paredes vasculares, lo cual rara vez ocurre con el láser pulsado KTP de 532 nm. El micromanipulador de barrido para el láser de CO_2 *(AcuBlade*™) también puede ser efectivo, con un muy reducido efecto térmico (±15 μ) sobre los tejidos vecinos.[18]

3.2 Laringoceles

Los laringoceles son dilataciones anormales rellenas de aire, con un istmo permeable, de los apéndices ventriculares situados en los ventrículos de Morgagni. Los laringoceles internos se extirpan endoscópicamente junto con una gran porción de la banda ventricular (vestibulectomía de Kashima). El tratamiento inicial de los laringoceles externos es la resección endoscópica de la banda, seguida de su disección y marsupialización.[19] Se recomienda recurrir al abordaje externo sólo si falla la técnica endoscópica.

4 Cirugía láser para las enfermedades neurológicas de la laringe

4.1 Disfonía espasmódica

La disfonía espasmódica (o distonía laríngea) se caracteriza por movimientos involuntarios de uno o más músculos de la laringe durante el habla. La forma aductora es la más frecuente y se caracteriza por presentar movimientos musculares involuntarios y súbitos (espasmos), que hacen que las cuerdas se cierren una contra otra de manera violenta y rígida. La inyección de toxina botulínica A en los músculos laríngeos hiperfuncionales se ha considerado el tratamiento de elección para controlar los síntomas distónicos, pero sus efectos desaparecen a los tres o cuatro meses y son necesarias inyecciones repetidas. Para los que buscan opciones terapéuticas más duraderas hay alternativas quirúrgicas, entre ellas la mioneuronectomía transoral mediante láser de CO_2 con resultados confirmados a largo plazo.[20] La técnica se basa principalmente en una miomectomía parcial del músculo tiroaritenoideo inferior (músculo vocal). Sólo debe realizarse la ablación de la porción lateral del músculo, involucrada en la aducción y en la actividad de tensión de la cuerda vocal. La porción interna, más relacionada con la regulación de la vibración durante la fonación, debe respetarse. Se recomienda la cirugía bilateral en una o dos sesiones.

4.2 Inmovilidad bilateral de las cuerdas vocales

El tratamiento quirúrgico endoscópico es el método de elección en los adultos, aunque este abordaje también es efectivo en la infancia.[21]

- *Aritenoidectomía mediante láser de CO_2:* la extensión de la resección aritenoidea debe mantener un equilibrio entre permitir una vía aérea adecuada y no afectar a la fonación ni a la deglución. La aritenoidectomía subtotal es una buena solución porque proporciona cierto grado de rigidez a la nueva vía aérea, ya que deja una capa de 1 o 2 mm de la superficie posterior del cartílago aritenoideo. Esto se consigue cortando a través del cuerpo del aritenoides. Dicha cápsula cartilaginosa también evita el riesgo de aspiración. Si la cápsula posterior parece demasiado gruesa, puede reducirse mediante vaporización con el láser de CO_2.[22]

- *Cordectomía transversa posterior:* Dennis y Kashima propusieron la cordectomía posterior unilateral o bilateral. Esta técnica tiene la ventaja de que conserva la calidad vocal, pero puede ser insuficiente en una sola sesión. Para solucionar este hecho, se ha ideado la cordectomía posterior extendida hacia el músculo, hacia los dos tercios anteriores de las cuerdas o hacia las bandas ventriculares. También se ha descrito una combinación de cordectomía posterior y aritenoidectomía.[23]

- *Cordectomía frente a aritenoidectomía:* hasta la fecha no se ha encontrado una diferencia significativa entre la cordectomía posterior y la aritenoidectomía en cuanto a los resultados vocales y respiratorios. La cordectomía es más breve y fácil de realizar, y es más efectiva a corto plazo. Con frecuencia se realiza en ambas cuerdas vocales. Suele ser necesaria la revisión quirúrgica debido a fibrosis en la zona de la incisión. Aunque la aritenoidectomía es un procedimiento más largo y laborioso, sus resultados son más estables y duraderos. Con independencia de la técnica empleada, el seguimiento postoperatorio no suele tener incidencias. En los pacientes traqueostomizados, la descanulación se realiza tan pronto como la herida quirúrgica ha sanado. La deglución se reanuda bajo la supervisión de un logopeda, incluso la mañana siguiente de la intervención. La mejoría obtenida en la vía aérea se asocia inevitablemente a una peor calidad vocal. El objetivo de la cirugía es obtener una vía aérea adecuada, que permita al paciente desenvolverse en sus actividades cotidianas sin disnea. La vía aérea que se consigue tras la intervención puede no ser suficiente para una actividad exigente (como practicar deportes con intensidad). Tal grado de competencia de la vía aérea hace que la voz sea adecuada solamente para la conversación cercana y telefónica.

5   Láser de CO_2 en la infancia

5.1   Laringomalacia

El estridor laríngeo congénito, también conocido como laringomalacia, está causado por un grado variable de colapso del tejido blando supraglótico durante la inspiración. Puede estar causado por una deficiente maduración neuromuscular. Cuando los síntomas son graves debe indicarse la cirugía. El tratamiento quirúrgico endoscópico consiste en la escisión o la vaporización con láser de CO_2 de los repliegues aritenoepiglóticos. También se trata de forma similar cualquier mucosa redundante de los aritenoides o del borde de la epiglotis. La ventaja obvia del láser sobre las microtijeras es que permite un campo exangüe. Los pliegues aritenoepiglóticos se vaporizan hasta las bandas ventriculares. Si se extirpa la mucosa del aritenoides, hay que tener cuidado de no denudar la articulación cricoaritenoidea con el fin de evitar una anquilosis o una artritis secundaria. Es importante tener en cuenta los principios fonoquirúrgicos del láser para evitar una lesión permanente de la laringe. Los láseres guiados por fibra, como los de diodo, KTP o tulio, también pueden emplearse para la sección, aunque pueden provocar una penetración más profunda.[24] En casos graves puede colocarse transversalmente una sutura en la cara lingual de la epiglotis para desplegarla y apartar los pliegues aritenoepiglóticos adyacentes, corrigiendo la forma patológica de la epiglotis.[25] También se ha propuesto una epiglotoplastia en la base de la lengua utilizando puntos de sutura tras haber realizado una vaporización con láser de las áreas mucosas correspondientes y de la base de la lengua. El láser de CO_2 sigue siendo el instrumento ideal para esta cirugía, aunque otros instrumentos, como el microdebridador *(microdebrider),* también pueden ser eficaces. Los resultados postoperatorios a menudo son espectaculares. El estridor mejora de inmediato, y a largo plazo el niño crece y está libre de infecciones broncopulmonares. La aspiración es un riesgo probable, sea cual sea la técnica.

5.2 *Hemangioma subglótico*

El hemangioma subglótico es uno de los tumores benignos más frecuentes de la infancia. Suele localizarse en el área cricoidea, y el cricoides mismo puede estar invadido de manera variable. Hasta hace poco no había un tratamiento uniforme y ninguno se aceptaba como ideal. La cirugía láser se reservaba para los casos con obstrucción grave de la vía aérea. El propósito de la cirugía con láser de CO_2 es restablecer una vía aérea útil mediante la reducción de volumen del hemangioma. La escisión completa de la lesión no suele ser imprescindible, ni posible, si el cricoides está invadido. Los láseres guiados por fibra tienen una ventaja considerable, pues dejan las cuerdas vocales libres de cualquier daño térmico.

6 Tratamiento postoperatorio

Se recomienda reposo de voz tras todos los procedimientos con láser sobre las cuerdas vocales. Es conveniente hacerlo durante siete días, tras los cuales se reanuda el uso de la voz con la ayuda del logopeda hasta conseguir un correcto uso vocal.[3] Respecto a la terapia vocal, en el caso de los nódulos debe prolongarse más que en otras lesiones, ya que el factor etiopatogénico es el mal uso vocal; para los pólipos, la rehabilitación suele ser más corta debido a que la naturaleza funcional del trastorno es generalmente menos importante. Para el edema de Reinke es indispensable la terapia vocal, y el tratamiento es largo y requiere grandes esfuerzos. Habitualmente la voz es satisfactoria a las tres o cuatro semanas. Para los *sulcus* y las cicatrices se recomienda terapia vocal con el fin de corregir la excesiva contracción supraglótica reactiva, y suele prolongarse durante tres o cuatro meses.

El tratamiento médico en el postoperatorio de la cirugía con láser de CO_2 se basa en el uso de inhibidores de la bomba de protones hasta que finaliza la curación (omeprazol, 20 mg/12 h), antibióticos durante cuatro o cinco días, y aerosol de corticosteroide durante ocho días. En caso de exposición cartilaginosa, como en la aritenoidectomía subtotal, el curso de los antibióticos se prolonga durante siete a diez días.

7 Microcirugía láser frente a microcirugía tradicional

A pesar de la evidente seguridad en relación con el daño tisular, no debe subestimarse la posible lesión térmica de los tejidos vecinos secundaria al uso del láser de CO_2. Con el láser también se pierde la sensación táctil que se tiene con los instrumentos «fríos», de manera que se reduce la sensación de firmeza o de profundidad de la lesión. Por estos motivos, el láser de CO_2 no debe usarse para la fonocirugía hasta que no se adquiera un gran conocimiento de la física del láser y de las características del aparato de que se dispone, y sobre todo nunca antes de adquirir una gran experiencia en las técnicas microquirúrgicas con instrumentos «fríos». Esto es especialmente cierto para las lesiones benignas del borde libre de las cuerdas vocales y en los pacientes pediátricos.[1,3,10,18]

8 Láser guiado frente a láser transoral

La cirugía laríngea se lleva a cabo clásicamente utilizando el microscopio con el fin de magnificar la imagen, y recurriendo al láser de CO_2 *AcuBlade*™ para contribuir a la precisión de la cirugía. Sin embargo, el uso del sistema de láser montado en el microscopio no permite un fácil acceso a algunas regiones faríngeas y laríngeas debido al trayecto recto del rayo láser, y además restringe el uso del láser al quirófano. Para evitar estos problemas se crearon guías con fibras flexibles para el láser de CO_2; la más reciente es la CO2 LWG (Lumenis, Santa Clara, California).[2] La CO2 LWG tiene piezas de mano con distintas longitudes y formas. La guía es un tubo de vidrio hueco con un núcleo interno de 500 µm y un diámetro externo de 1040 µm. La superficie interna está recubierta con una capa metálica de plata, y tiene una capa más interna de ioduro de plata que actúa como un espejo. El tubo de vidrio tiene una cubierta exterior biocompatible. Tiene una longitud de 2 m, para una fácil adaptación al TLS. El tamaño efectivo del *spot* en la punta es de 320 µm, y el WG se caracteriza por presentar una divergencia mínima del rayo, permitiendo el trabajo en modo «sin contacto» a una distancia de hasta 15 mm. Los parámetros del láser son: superpulso o modo continuo, 3-15 W y liberación continua. Deben observarse las precauciones estándar de seguridad del láser. La punta de la CO2 LWG puede cambiarse instantáneamente si se requiere utilizarlo con una pieza cortante. También es muy útil para alcanzar la subglotis, la tráquea y las lesiones faríngeas. Cada vez es mayor la experiencia en el uso laríngeo, aunque todavía se necesita investigar más para confirmar su seguridad y poder emplearlo sobre el borde libre de las cuerdas vocales.

9 Conclusión

Dadas las ventajas del láser de CO_2, el laringólogo debe utilizarlo para tratar las lesiones benignas de la laringe. Muchos han aceptado su uso para los pólipos vasculares y otras lesiones benignas voluminosas, pero en el tratamiento de los pequeños nódulos vocales es controvertido. Las indicaciones del láser de CO_2 y de otros láseres, como el *pulse-dye* y el KTP, están aumentando, y con los avances de la tecnología probablemente su uso se extenderá a más lesiones laríngeas, permitiendo la cirugía de la laringe en la consulta externa.

Consulte la bibliografía de este capítulo en la página 594.

Capítulo 23

Cirugía endolaríngea fibroscópica

A. González-Riancho, M. Díaz, A. Borragán

Máximas y consejos

- Llamamos cirugía endolaríngea fibroscópica o fonocirugía con fibroscopio a las actuaciones quirúrgicas para afecciones no oncológicas dentro de la laringe con un soporte fibroendoscópico y estroboscópico, y que fundamentalmente tienen como objetivo restaurar la voz.
- Para llevar a cabo con éxito la fonocirugía fibroscópica es fundamental e imprescindible el trabajo de equipo.
- Cuando se trabaja en el espacio de Reinke es necesario respetar la lámina propia y el ligamento vocal.
- Todos los pacientes de disfonía espasmódica deben ser estudiados neurológicamente.
- El implante de grasa se usa para corregir la parálisis laríngea unilateral y en otras incompetencias glóticas o *gaps* glóticos debidos a presbifonía o a atrofias cordales.

1 Recuerdo histórico

Cuando en la década de 1980 se incorporó a la práctica otorrinolaringológica la tecnología endoscópica rígida y flexible, y aparecieron los estroboscópicos bien sincronizados con posibilidad de grabación en vídeo, fuimos conscientes de que estábamos viviendo un antes y un después. Estos modernos equipos nos permitían explorar con más precisión la fonación y estudiar la patología con la glotis funcionante.

En esos años la endoscopia se convirtió en práctica habitual y se empezó a utilizar quirúrgicamente con éxito, desplazando a otras técnicas usadas hasta entonces porque eran menos agresivas y con menor riesgo que las técnicas abiertas.

Las nuevas técnicas endoscópicas y estroboscópicas nos permitieron hacer diagnósticos «casi, casi» perfectos, al conseguir visualizar y estudiar el ciclo fonatorio que hasta entonces era ópticamente inaccesible. Con esta información podíamos valorar la dinámica de la onda mucosa y el borde libre de la cuerda vocal, así como estudiar el tipo de cierre de la glotis, la simetría, la periodicidad, la amplitud de la vibración, la rigidez, las interrupciones, el grado de atrofia, etc.

La endoscopia nos permitía trabajar controlando nuestras acciones, tanto por defecto como por exceso, al poder fonar el paciente durante la cirugía y ver con el estroboscopio la glotis funcionante. Los textos del profesor Manuel García en los que manifestaba su gran obsesión, ver la función laríngea, cobraban nueva vigencia: «Para estudiar bien la fisiología de la laringe del hombre, yo estaba convencido de que ni las disecciones ni las vivisecciones resolverían nunca todos los problemas: el secreto de la formación de la voz quedaría oculto, en tanto no se pudiera observar directamente la glotis en función. Y la idea de verme mi propia laringe me obsesionaba desde entonces».

Unos primeros ensayos en el laboratorio, trabajando en laringes de cerdo, garantizaron que la técnica era factible. En el año 1991, un paciente a quien no se había podido realizar una microcirugía laríngea por dificultades anatómicas nos permitió actuar utilizando el fibroscopio. En los primeros años de esa década iniciamos esta vía quirúrgica fibroestroboscópica, a la que denominamos «cirugía endolaríngea fibroscópica» (también conocida por sus siglas: CELF) (figura 1).

2 Cirugía endolaríngea fibroscópica (fonocirugía con fibroscopio de canal)

Llamamos cirugía endolaríngea fibroscópica o cirugía fibroendoscópica laríngea a las actuaciones quirúrgicas sobre afecciones no oncológicas dentro de la laringe con un soporte fibroendoscópico y estroboscópico, y que fundamentalmente tienen como objetivo restaurar la voz (fonocirugía con fibroscopio de canal). Se comparten y respetan las exigencias de la fonocirugía en cuanto a extirpación completa y satisfactoria de la lesión, y el mantenimiento escrupuloso de la anatomía y de la fisiología, lesionando lo mínimo la mucosa y preservando el borde libre mucoso de la cuerda vocal (control estroboscópico). Cuando trabajamos en el espacio de Reinke es necesario respetar la lámina propia y el ligamento vocal.

El fibroscopio de canal también puede utilizarse para actuaciones en las fosas nasales, el *cavum* y la faringe (figura 2). Siempre realizamos esta técnica en quirófano y con la colaboración de un anestesista, para poder acceder a recursos especializados si fuera necesario

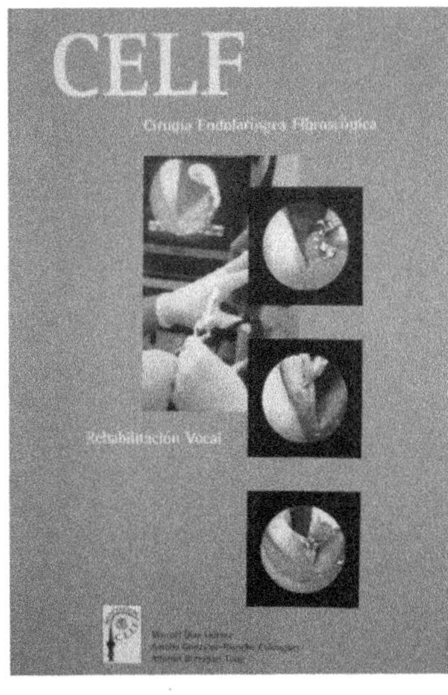

Figura 1. Libro CELF 1999.

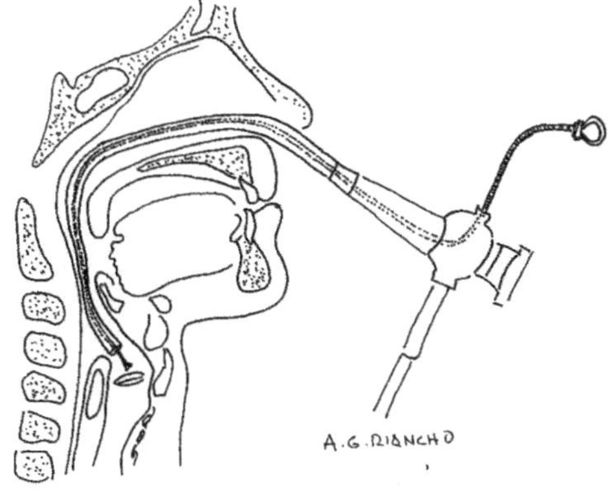

Figura 2. Esquema del procedimiento quirúrgico.

(laringoscopia directa). Es fundamental e imprescindible el trabajo en equipo, pues mejora el rendimiento si ese equipo esta compenetrado y tiene experiencia.

3 Material

Usamos torre con fuente de luz fría, xenón 300 W, monitor y grabador de imágenes, cámara de alta resolución, sillón de la especialidad que sea reclinable, estroboscopio (nosotros utilizamos el Bruël 60-65 o el Storz 2080), fibroscopios de canal con una longitud de 230 mm, un diámetro de 5,3 mm y un canal de 2,1 mm, y con un ángulo de giro de 180° y 90°, grabador de imágenes en DVD, láser de diodos (utilizamos el modelo C-LD-007-7.0 W TECSAN, con fibras de 200, 400 y 600 μm), pinzas con diferentes cabezales y tamaños, tijeras de valvas con diversas longitudes, sondas de anestesia de diámetro 19G, agujas de infiltración de anestesia, fármacos y grasa de 50 cm de longitud y diámetro de 19G, 23G y 25G, bisturí, palpadores y microcauterizadores monopolares (figura 3).

4 Método

La cirugía endolaríngea fibroscópica está protocolizada en varias fases:

- *Fase de sedación:* de la sedación y el control del paciente se hace cargo el anestesiólogo. A modo de esquema, los fármacos utilizados por nuestro equipo pueden agruparse en cinco clases:

    1) Premedicación:

        - Ansiolíticos: midazolam (20-30 mg/kg de peso).
        - Anticolinérgicos: atropina.
        - Antieméticos: metoclopramida.

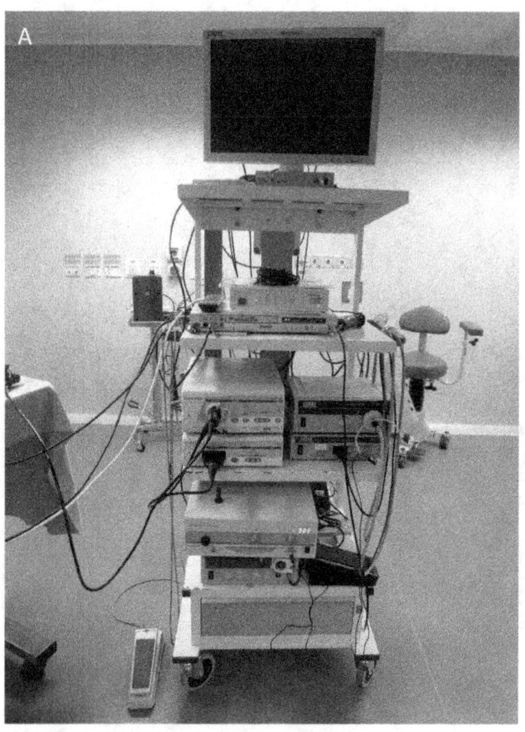
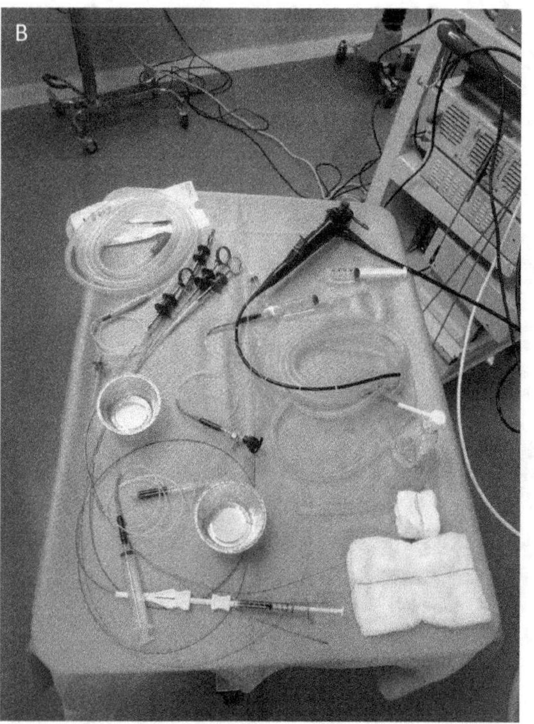

Figura 3. A) Equipo. B) Material.

2) Fármacos para la depresión de los reflejos faríngeos: lidocaína (1-2 mg/kg i.v.).

3) Medicación antiedematosa: metilprednisolona (1-2 mg/kg, 40-80 mg).

4) Medicación hipnótica: propofol a dosis subanestésicas (2,5-5 mg/kg).

5) Opiáceos: renifentanilo (puede causar depresión respiratoria y rigidez muscular).

- *Fase anestésica de la faringe y la laringe:* el paciente debe estar sentado en un sillón que permita inclinarse hasta el decúbito, y con la espalda y el cuello lo más rectos y verticales posible (puede hacerse semisentado si fuera necesario) se pulverizan ambas fosas y la faringe con lidocaína al 10 %. Anestesiado este territorio procedemos a visualizar en el monitor la laringe introduciendo el fibroscopio por la fosa nasal más amplia. A través del canal de trabajo, con la ayuda de la sonda de anestesia instilamos de manera lenta y controlada 2 a 3 ml de clorhidrato de tetracaína al 1 % en la epiglotis y las cuerdas vocales. Al tiempo que instilamos el anestésico, el paciente debe emitir una vocal /i/ prolongada con el fin de hacer difundir la anestesia por toda la región. Cuando vayamos a utilizar el láser de diodos, infiltraremos mepivacaína al 2 %.

- *Fase estroboscópica:* el movimiento ilusorio y lento de las cuerdas vocales nos proporciona una información previa y valiosa que condicionará las actuaciones posteriores.

- *Fase exploratoria:* visualizamos toda la laringe y sus puntos oscuros (ventrículos, subglotis, valléculas y parte proximal del esófago); en ocasiones manipulamos, tocando y palpando con suavidad las zonas a explorar.

- *Fase quirúrgica:* dependerá de la lesión que estemos tratando. Es útil infiltrar, previamente a la actuación quirúrgica, 1 cm^3 de epinefrina al 1 ‰ diluida en azul de metileno para evitar el sangrado de la zona y realizar una primera hidrodisección. En la cirugía glótica fibroendoscópica utilizamos preferentemente tijeras, pinzas y láser de diodos. El final de esta fase lo marca el control estroboscópico.

- *Fase posquirúrgica:* finalizada la intervención, el paciente será trasladado a la sala de reanimación hasta su alta ambulatoria.

5 Indicaciones

- *Diagnóstico o palpación laríngea:* al igual que de la microcirugía laríngea convencional, podemos beneficiarnos de la fibroscopia para verificar diagnósticos poco claros. La ventaja de esta técnica es su simplicidad, pues en ocasiones en la propia consulta y con anestesia tópica es posible estudiar los puntos oscuros faringolaríngeos y palpar las cuerdas para valorar quistes intracordales no visibles, durezas poco claras, *sulcus,* estrías o puentes mucosos.

- *Biopsia:* el acceso a las lesiones del territorio otorrinolaringológico es muy factible con el fibroendoscopio de canal, así como la extracción de material para estudio anatomopatológico con unas pinzas adecuadas, lo cual resulta práctico, eficaz y rápido. Puede hacerse un cepillado de la zona para estudio anatomopatológico cuantas veces sea necesario.

- *Infiltración:* en la mayoría de las afecciones que requieren una inyección se necesita precisión, funcionalidad (en un punto diferente dependiendo del trastorno y de su grado de afección) y posibilidad de repetición si hace falta. Podemos infiltrar diferentes sustancias según la afección de que se trate:

  - En la disfonía espasmódica, toxina botulínica.
  - En la parálisis recurrente unilateral, grasa autóloga.

— En la papilomatosis faringolaríngea, cidofovir complementado con láser de diodos.

— Tras cirugía de exéresis de pólipos, edemas o nódulos, si fuera necesario, antibióticos y corticosteroides.

— En lesiones específicas, como estrías, ácido hialurónico o aminoácidos.

— En un futuro cercano, material biológico como células madre, fibroblastos, o factores de crecimiento para el desarrollo de la lámina propia.

6 Infiltración de toxina botulínica

En la disfonía espasmódica se utiliza la infiltración con toxina botulínica por su simplicidad y eficacia; se han abandonado otros métodos por ineficaces o agresivos. El efecto que produce la toxina botulínica es transitorio: de 2 a 24 meses según los casos y la técnica. La dosis a utilizar es progresiva, desde 2,5 U. La inyección puede repetirse en caso de nula o escasa eficacia alrededor de unos 20 días después (tiempo de precaución por efectos adversos). El tratamiento se reanudará a partir de tres meses cuando reaparezcan los síntomas.

- *Material y método:* todos los pacientes deben ser estudiados neurológicamente. La técnica se realiza en quirófano con sedación y control por el anestesista, según nuestro protocolo. Concluida esta fase, se inyectan mediante una aguja diseñada para este fin (50 cm, 23-25G) las unidades escogidas, en cada punto que luego indicaremos. Debemos prestar especial atención al inyectar la toxina y hacerlo muy lentamente, evitando el reflujo al exterior que supondría un fracaso terapéutico.

- *Preparación de la toxina:* se siguen las instrucciones del fabricante en cuanto a la dilución, y si se añaden 4 ml de solución salina fisiológica se obtienen 100 U de toxina. Se trasvasa a una jeringa de insulina de 1 ml, con lo que cargaremos 25 U; es decir, 0,1 ml de líquido de la jeringa corresponde a 2,5 U. Es importante purgar bien la jeringa con la aguja montada porque se pierde líquido en el recorrido de la aguja.

- *Puntos de infiltración:* entendemos que el problema distónico no se debe sólo a la disfunción del músculo tiroaritenoideo, sino a un desequilibrio laríngeo de varios músculos. Contemplamos dos grandes arcos musculares (figura 4): *1)* una tríada muscular para el control del movimiento de los aritenoides, por el cricoaritenoideo lateral, el cricoaritenoideo posterior y el interaritenoideo, que es fundamental para la voz hablada, y *2)* una díada reguladora de la longitud de la cuerda vocal por parte del tiroaritenoideo y el cricotiroideo, esencial en la voz cantada. Al entender la enfermedad como un conflicto de varios músculos, con sus sinergias y antagonismos, buscamos bloquear este complejo de fuerzas, en especial en la voz hablada, actuando sobre los músculos y las dos hemilaringes, entendiendo que únicamente una actuación global puede romper esta disfunción de manera eficaz y duradera. Actuamos sobre los músculos tiroaritenoideos, cricoaritenoideos laterales e interaritenoideo. Todas las acciones las hacemos en ambos lados, aunque no siempre con la misma dosis en cada punto, pues ésta depende de la zona más afectada y del bloqueo muscular pretendido. Al cricoaritenoideo lateral accedemos desde la cara superior de la cuerda vocal, próximo a la banda y un poco por delante de la apófisis vocal (figura 5).

- *Resultados:* en el año 1996 iniciamos esta vía de infiltración exclusivamente en los tiroaritenoideos. Concebir la tesis del arco distónico con sus antagonismos y sinergias nos facilitó encontrar estos nuevos puntos de infiltración y mejorar los resultados en el tiempo. En muy raras ocasiones reinfiltramos antes de 12 meses. Siempre asociamos

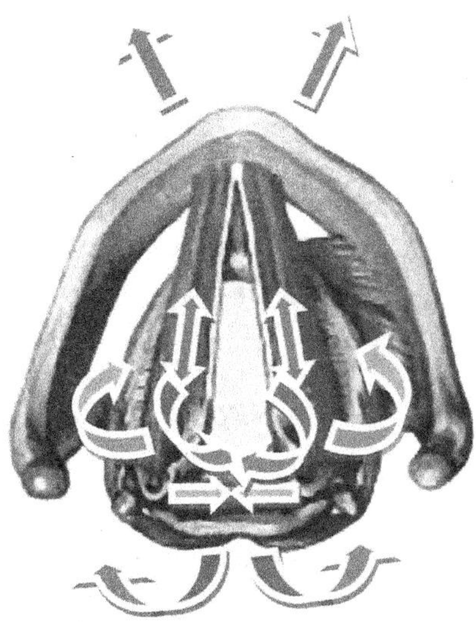

Figura 4. Arco muscular de la voz.

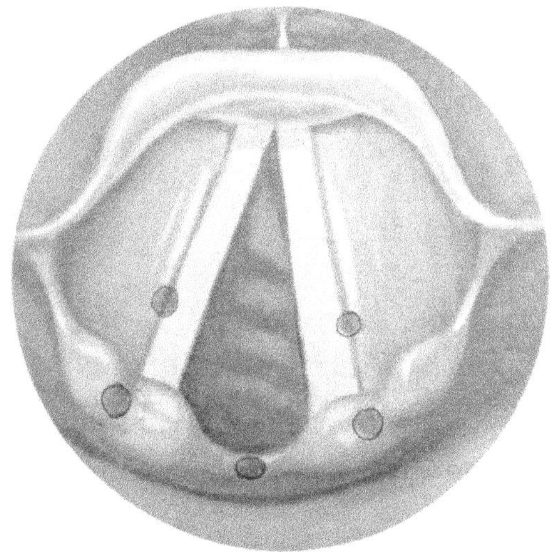

Figura 5. Puntos de infiltración de la toxina botulínica.

una terapia vocal breve (8-12 sesiones) encaminada a enseñar al paciente la emisión vocal en los momentos en que no se produce espasmo. La rehabilitación es similar a la que se hace en los pacientes disfémicos.

7 Infiltración de grasa autóloga

Se usa para corregir la parálisis laríngea unilateral y en otras incompetencias glóticas o defectos de cierre debidos a presbifonía, atrofias cordales, etc. Desde 1911, cuando Brunnings inició la medialización con parafina, se han utilizado dos tipos de materiales:

- Aloplásticos: parafina (Brunnings, 1911), *Teflon®* (Arnold, 1962), esponja de gelatina *(Gelfoam®*, Schraamm 1978), silicona (Hirano, 1970), glicerina y *Dermalive®*.

- Biológicos: colágeno bovino (Ford y Bless, 1986), colágeno autólogo (Remacle, 1999), grasa autóloga (Mikaelian y Brandemburg, 1991), aponeurosis y ácido hialurónico *(Restylane®)*.

Todos ellos tuvieron su eficacia y también sus efectos adversos: reacciones a cuerpo extraño, parafinomas, embolizaciones, granulomas o teflonomas, migraciones exteriores, permanencia o reabsorción excesiva del material, y riesgo de enfermedades tipo Creutzfeld-Jacob con el colágeno bovino.

En 1991 Mikaelian y Brandemburg iniciaron la medializacion de la cuerda vocal con grasa autóloga, material carente de inconvenientes y con muchas ventajas, que en la actualidad nosotros consideramos el ideal por su gran disponibilidad, excelente biodegradación, mínima reacción inmunitaria, excelente compatibilidad y posibilidad de reinfiltración. En general, en un mes se produce una reabsorción del 30 % al 50 %, pero con la técnica de liposucción sin oxidación mejoran la duración y los resultados. En el año 1996 iniciamos la infiltración de grasa mediante técnica con fibroscopia, diferente a la utilizada por Mikaelian y Brandemburg:

- *Infiltración anestésica de la zona donante (zona infraumbilical):* previa sedación del paciente, se infiltra con una aguja de raquianestesia de 22G, subcutáneamente, una solución vasoconstrictora y anestésica (en 90 ml de solución salina fisiológica, 10 ml de lidocaína al 4 %, media ampolla de epinefrina al 1 ‰ y 2 ml de bicarbonato 1 M) desde la

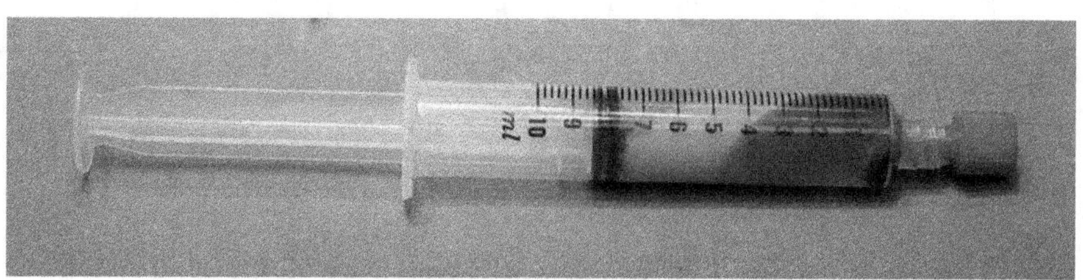

Figura 6
Grasa con sangre y suero posdecantación.

zona umbilical hacia los cuadrantes inferiores del abdomen, formando un triángulo (no lateralizar demasiado para salvar las venas costales, epigástricas y toracoepigástricas).

- *Liposucción:* con una aguja de 14G y una jeringa convencional de 10 ml a presión negativa se realiza la extracción de grasa líquida según la técnica de Sydney Coleman, evitando el traumatismo y la oxidación de las células grasas. Debemos obtener alrededor de 20 cm³ de grasa, que tendrá un remanente de suero y sangre. La zona donante se comprime con una banda adherente durante unos días.

- *Centrifugación:* trasvasado todo el material mediante llaves de tres vías a una jeringa de 10 ml de cono americano y bien cerrada con su tapón (figura 6), se procede a centrifugar el tejido graso a 3.500 r.p.m. durante cinco minutos.

- *Obtención de grasa pura:* el centrifugado se separa en tres estratos, consistentes en ácidos grasos, grasa pura y fluidos de la anestesia con sangre. Tras eliminarlos, obtendremos entre 3 ml y 7 ml de grasa pura por cada 10 ml de material sin centrifugar. La grasa pura siempre contiene al menos un 2 % de células madre, y posiblemente sea ésta la razón por la que se forman tractos fibrosos en la zona de depósito del implante y, aunque la grasa se reabsorba, la estructura trabecular tiende a permanecer. Estos adipocitos se trasvasan a jeringas de 3 cm³ de cono americano, que se ensamblan a la pistola de presión de cirugía endolaríngea fibroscópica a la que se conecta una aguja de 19G, evitando purgarla hasta el momento de la infiltración para salvar obstrucciones.

- *Infiltración de la grasa:* sedado y anestesiado el paciente según el protocolo, se infiltra la grasa con una aguja intracanal de 19G en el espesor del músculo tiroaritenoideo de la cuerda lesionada, en su zona posterior, para poder rotar el aritenoides y obtener un mayor efecto (figura 7). El aumento del volumen cordal se controla visualmente y con estroboscopia. Conviene sobredosificar, pues habrá una reabsorción inicial. Se esperará unos segundos antes de extraer la aguja para que la grasa no refluya. Realizamos siempre un implante bilateral, porque así la corrección es más «equilibrada».

- *Comprobación:* se hace hablar al paciente desde el mismo momento en que abandona el quirófano y en la sala de reanimación con ejercicios de colocación de la voz, para movilizar la grasa. Es aconsejable la profilaxis antibiótica y eliminar la sensación de presión glótica con analgesia. El primer control postoperatorio lo realizamos a las 24-72 horas y la terapia vocal se inicia a los tres o cuatro días.

En otras incompetencias, como atrofias cordales, presbifonías, adherencias, *sulcus*, etc., puede utilizarse el mismo procedimiento cambiando el punto de infiltración, ya que el objetivo será rellenar el tejido atrofiado. Cada paciente es un caso diferente y hay que tratarlo con esa exclusividad, valorando el grado de disfonía y de incompetencia. La variable que condiciona de forma importante la voz de un paciente con parálisis cordal es el grado de desnivel entre los planos de las cuerdas vocales, inconveniente en la terapia vocal y causa de pobres resultados. La infiltración bilateral ayuda a nivelar planos y a que el paciente tenga un buen contacto de ambos bordes libres. Es eficaz en las parálisis en posición paramediana, intermedia e incluso en las laterales.

En cuanto al tiempo de espera para la infiltración, nuestro grupo tiene pocas dudas respecto a la premura y se considera de primera intención si el paciente, además de la disfonía, presenta aspiraciones, disnea e ineficacia tusígena. Esta función recobrada no alterará una recuperación espontánea. Los resultados son espectaculares, y a medida que hemos ganado experiencia han ido mejorando. Alrededor de un centenar de pacientes se han beneficiado de esta técnica, el primero de ellos hace más de una década, y sólo el 3 % ha necesitado una nueva infiltración.

8 Infiltración de cidofovir

Se realiza para tratar la papilomatosis laríngea según un protocolo en el cual se combinan el láser y las inyecciones intralesionales con cidofivir. Mediante el fibroscopio de canal y con el protocolo de cirugía endolaríngea fibroscópica de anestesia y exploración, vaporizamos las lesiones con el láser de diodos de contacto y al finalizar se infiltran las lesiones con cidofovir, un inhibidor del crecimiento viral. Se pautan inicialmente tres sesiones, una al mes.

La ampolla de cidofovir contiene 375 mg en 5 ml. Se cargan 7 ml de solución salina fisiológica al 0,9 % en una jeringa de 10 ml y se añaden 0,5 ml (37,5 mg) de cidofovir. Se traspasan 0,5 ml de esta solución a una jeringa de insulina de 1 ml, que contendrán 2,7 mg de cidofovir (dosis intralesional y perilesional). Realizamos tres sesiones con una frecuencia de una al mes y observamos la evolución. Hasta el momento hemos tratado pocos pacientes, con resultados diversos: en algunos las lesiones desaparecen y en otros, tras múltiples sesiones y aparente buen resultado, recidivan.

Se han señalado algunos efectos adversos con este fármaco, incluso de malignizacion. La poca frecuencia de esta enfermedad nos ha impedido extraer conclusiones. Siempre asociamos un tratamiento antirreflujo que disminuye los efectos inflamatorios, fitoterapia con indol-3-carbinol con una dosis de un comprimido cada ocho horas durante los tres meses de tratamiento por su gran efecto antioxidante, y la vacunación frente al virus del papiloma humano *(Gardasyl®)* con una pauta de tres dosis (la segunda a los dos meses y la tercera a los seis meses).

9 Extirpación

En manos expertas, la fonocirugía con fibroscopio es muy útil en lesiones de masa de la mucosa laríngea, tipo pólipos pediculados. Es imprescindible el uso de las tijeras o del láser de contacto (figura 8). Puede ser el único procedimiento en pacientes con dificultades anatómicas o con riesgo por enfermedades sistémicas clasificados como ASA III o IV.

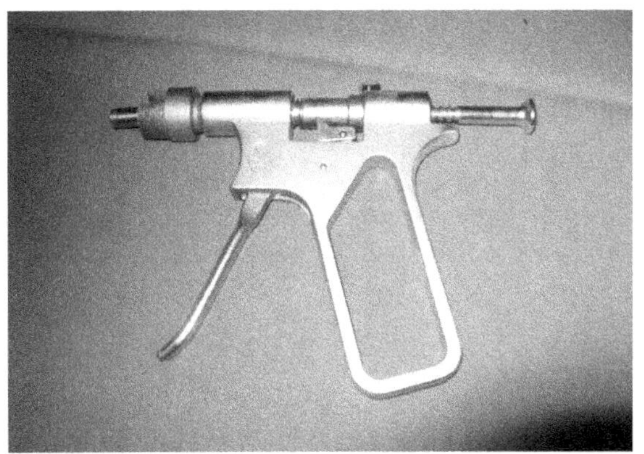

Figura 7. Pistola de infiltración.

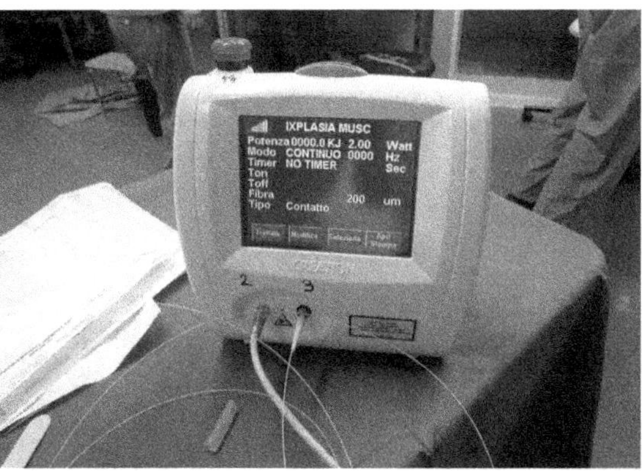

Figura 8. Láser con diodos.

10 Acceso a la nariz y la faringe

La utilización del láser de diodos a través del fibroscopio nos permite realizar actuaciones en las fosas nasales para reducción de cornetes mediante tunelizaciones, o actuaciones sobre la superficie. En el *cavum* pueden intervenirse adenoides focales y no demasiado hipertróficas, y rodetes hipertróficos o con restos adenoideos. También pueden realizarse insuflaciones tubáricas en las otitis serosas del adulto. Los quistes de Thorwald pueden tratarse mediante marsupializacion. En la faringe pueden extirparse quistes preepiglóticos, y en la laringe son posibles la exéresis de granulomas por reflujo faringolaríngeo y la extracción de cuerpos extraños.

11 Conclusión

A medida que vayan incorporándose nuevos grupos con sus experiencias, y con el apoyo de la industria, que irá desarrollando tecnología apropiada, esta vía endoscópica se convertirá en una técnica convencional, unas veces como alternativa y otras como refuerzo a la práctica fonoquirúrgica.

Consulte la bibliografía de este capítulo en la página 595.

Capítulo 24

Tratamiento farmacológico de las disfonías

J.C. Casado, A. Pérez-Izquierdo

Máximas y consejos

- Una de las posibles opciones terapéuticas de los trastornos de la voz incluye el tratamiento farmacológico.
- El clínico debe conocer los fármacos que se usan en estas afecciones: su mecanismo de acción, su dosis, sus efectos secundarios y sus interacciones medicamentosas.
- Los principales fármacos utilizados en el tratamiento de los trastornos de la voz son los corticosteroides, los mucolíticos, los antitusígenos, los antihistamínicos y los antiinflamatorios no esteroideos.

Introducción

Para el correcto funcionamiento del ciclo vocal es necesaria una perfecta hidratación de la mucosa laríngea, y en especial del epitelio glótico. La hidratación laríngea y la viscosidad adecuada del moco hacen que las fuerzas de contacto glótico disminuyan para que el traumatismo sea el mínimo posible en cada forma determinada de emisión. La anamnesis debe incluir la medicación que está tomando el paciente y la posible especial sensibilidad que tenga a algunos fármacos (alergias), así como si padece alguna enfermedad que pueda empeorar o ponerle en peligro al tomar algún medicamento que le prescribiéramos. En cualquier caso, hay que informar al paciente de los posibles riesgos y efectos secundarios o adversos de la medicación que le prescribamos.

1 Medicación respiratoria

1.1 Mucolíticos

Si en la tráquea y los bronquios el objetivo de emplear los fármacos que modifican la secreción es facilitar su expulsión, en la laringe es disminuir la adherencia epitelial del moco, la adherencia del epitelio de ambas cuerdas y el traumatismo vocal. De las propiedades que tienen los medicamentos que modifican las secreciones respiratorias (mucolítica, demulcente y expectorante), las que nos interesan son la mucolítica (capacidad de variar la calidad físico-química de las secreciones para que su expulsión sea más eficaz y cómoda) y la demulcente (capacidad de conseguir que la mucosa esté poco irritada en caso de tos o aclaramiento persistente). El exceso de secreción o una fluidez anómala de la mucosidad también pueden constituir un problema, pero atañe más a los cantantes por el paso de mucosidad a través de la glotis con el probable bloqueo de las notas más agudas. La forma más eficaz y sencilla de obtener una adecuada fluidez del moco es mediante una adecuada hidratación, que se consigue bebiendo algo más de dos litros diarios de agua. Si la sudoración no es excesiva, una forma fácil de saber si la hidratación es adecuada es conseguir que la orina sea muy clara. En condiciones normales del entorno no es necesario forzar la ingesta de agua, pero cuando el ambiente es muy seco (por debajo del 50 % de humedad relativa), o cuando hay polución o polvo en suspensión, debe forzarse.

Dentro de los grupos farmacológicos que cubren los mucolíticos tenemos:

- *Tripsina:* deshace las uniones de las mucoproteínas y por sus propiedades fibrinolíticas sirve para fluidificar secreciones fibrinosas o hemorrágicas. Puede utilizarse en aerosol o por vía oral; por esta última tiene una eficacia moderada para las hemorragias intra-cordales y el edema de Reinke.

- *Productos azufrados:* derivados de la cisteína, según su estructura química se dividen en acetilcisteína y carbocisteína. Ambos son mucolíticos de acción controvertida, y aunque in vitro son bastante eficaces, in vivo lo son casi exclusivamente cuando la viscosidad del moco es muy alta. La acetilcisteína tiene actividad mucolítica y reduce la viscosidad del moco al romper puentes disulfuro de proteínas. La dosis utilizada en adultos y niños mayores de 7 años es de 200 mg cada 8 horas o 600 mg cada 24 horas. En los niños de 2 a 7 años de edad la dosis es la mitad que la del adulto, y en los menores de 2 años es de 200 mg cada 24 horas o 100 mg cada 12 horas. En la fibrosis quística puede doblarse la dosis. La acetilcisteína también puede adminis-trarse en nebulización o por instilación intratraqueal en solución al 10 % o al 20 %. Suele tener buena tolerancia, pero como efectos secundarios en ocasiones se han descrito alteraciones gastrointestinales, como náuseas, vómitos (más frecuentes en los niños) y pirosis, además de cefaleas y acúfenos. Está contraindicada en caso de úlcera gastrointestinal. La carbocisteína (S-carboximetil-L-cisteína) es un mucolítico con aplicaciones clínicas similares a la acetilcisteína. Se diferencia de ésta principalmente en que no posee un grupo sulfhidrilo libre. Aunque suele ser bien tolerada, es posible que ocasione molestias gastrointestinales, erupciones cutáneas y cefalea.

- *Ambroxol:* metabolito activo de la bromhexina, por lo general disminuye la viscosidad del moco y aumenta el aclaramiento mucociliar, con lo que resulta bastante útil en caso de laringitis seca o atrófica. Se absorbe bien por vía oral y difunde aceptablemente por el aparato respiratorio. Entre sus reacciones adversas se encuentran los trastornos digestivos: diarrea, náuseas, vómitos y pirosis. Puede administrarse en aerosol, y su principal indicación es la laringitis crónica seca. Tiene acción sinérgica con algunos antibióticos, lo que favorece un aumento de la concentración antibiótica en el exudado laríngeo y traqueobronquial.

- *Guaifenesina:* es el éter glicerilo de guayacol (guayacolato de glicerilo) y sus efectos son dudosos en la patología bronquial, por ser inconstante su acción sobre la mucosidad en la bronquitis crónica, pero tiene ciertos efectos demulcentes sobre la mucosa faringolaríngea. Es útil, por tanto, en casos de secreciones adheridas a la mucosa faringolaríngea con aclaramiento laríngeo y con sensación de caída de moco retronasal. El yoduro potásico aumenta la secreción acuosa de las glándulas submucosas y de las glándulas salivares. La dosis es de 1 a 1,5 gramos cada 8 horas mezclado con zumo. Una limitación de su uso es que tarda alrededor de una semana en hacer todo su efecto.

1.2 *Antitusígenos*

La tos es uno de los síntomas más frecuentes asociados a la disfonía, no sólo porque la inflamación de cuerdas vocales desencadene dicho reflejo, sino porque la misma tos en sí aumenta la disfonía, cerrando un círculo. La tos es un mecanismo reflejo defensivo que mediante contracciones espasmódicas de los músculos espiradores, precedidas del cierre forzado de la laringe, consigue flujos de hasta 12 litros por segundo, lo que ayuda a expulsar mucosidad o cuerpos extraños. La tos de origen otorrinolaringológico puede estar provocada por irritantes de las vías respiratorias (como el humo y el polvo), por secreciones de origen rinosinusal, por reflujo gastroesofágico y por procesos infecciosos o inflamatorios de la faringe, la laringe o la tráquea. Debe estudiarse si la tos es irritativa o productiva, y en este último caso valorar las características del esputo.

Los antitusígenos tienen dos mecanismos de acción: deprimen el centro bulbar de la tos (central) o tienen una acción anestésica local (periférica). La mayoría de los centrales deprimen el centro de la tos y a su vez se dividen en los que tienen actividad opioide (codeína, dihidrocodeína) o no (dextrometorfano y folcodina). Entre los periféricos se encuentran los anestésicos locales administrados tópicamente o de forma intravenosa (lidocaína) y las sustancias demulcentes. También tienen acción antitusígena los primeros antihistamínicos (difenihidramina y bromofeniramina) por su actividad sedante y anticolinérgica al atravesar la barrera hematoencefálica, acción que no poseen los modernos antihistamínicos.

La codeína actúa sobre los centros bulbares, y además de la acción antitusígena también tiene acción analgésica. Puede producir depresión respiratoria, pero no dependencia como la morfina. Entre los efectos secundarios se encuentran las náuseas, la sedación y el estreñimiento. A la dosis antitusígena que se emplea por vía oral (15-30 mg/6 h) no suele producir depresión del centro respiratorio; no obstante, debe utilizarse con mucha precaución y a dosis muy pequeñas en los niños.

El dextrometorfano tiene una acción antitusígena semejante a la codeína, pero no deprime la respiración y no tiene acción analgésica, por lo que es muy útil en los niños y cuando se necesite evitar los efectos sedantes. Sólo a dosis muy altas, muy por encima de la indicación antitusígena, puede provocar depresión del sistema nervioso central.

Los anestésicos locales tópicos benzocaína y lidocaína pueden utilizarse esporádicamente para eliminar el reflejo irritativo desencadenante de la tos. No deben utilizarse de manera continuada porque producen un alto grado de sensibilización.

Localmente también pueden emplearse sustancias demulcentes como los sustitutos de la saliva o de las lágrimas, porque crean una capa hidrófila de baja densidad. El principal representante de estos productos es la carboximetilcelulosa.

2 Medicación digestiva

La importancia de la medicación digestiva radica actualmente en el papel etiopatogénico que el reflujo gastroesofágico puede tener en diversas afecciones de la laringe que cursan con disfonía, entre ellas la laringitis crónica, los granulomas de contacto, la paquidermia de comisura posterior e incluso lesiones tan dispares como los nódulos laríngeos y la laringitis hiperplásica.

El reflujo tiene dos tipos de tratamiento: higiénico y farmacológico. El tratamiento farmacológico de la secreción gástrica incluye antiácidos, antihistamínicos bloqueantes de los receptores H2 (cimetidina, ranitidina, famotidina) e inhibidores de la bomba de protones (omeprazol). En el tratamiento del reflujo, los antiácidos tienen un papel limitado. Los antagonistas H2 consiguen un porcentaje de curaciones del 60 % al 70 % en el mejor de los casos para situaciones leves o moderadas; en casos graves el porcentaje es menor. Los inhibidores de la bomba de protones constituyen el tratamiento de elección, pues con dosis de 40 mg al día durante ocho semanas consiguen casi el 100 % de curaciones. La dosis de mantenimiento del omeprazol es de 20 mg al día; no obstante, hay datos que indican que tras dejar el tratamiento no recidivan los síntomas laríngeos del reflujo gastroesofágico. El omeprazol es el fármaco más experimentado del grupo. El lansoprazol, el pantoprazol y el rabeprazol no aportan ventajas relevantes.

También pueden utilizarse los procinéticos, que además de facilitar el vaciado gástrico consiguen aumentar el tono del esfínter esofágico inferior. Pueden utilizarse como único fármaco en los casos leves.

3 Corticosteroides

Los glucocorticoides son los antiinflamatorios más potentes. Inhiben el acceso de los leucocitos al foco inflamatorio, interfieren con los fibroblastos y suprimen o disminuyen la acción de numerosos mediadores químicos. Según su vida media, los corticosteroides orales pueden clasificarse en: *1)* de acción corta o media (hidrocortisona, cortisona, prednisona, prednisolona, metilprednisolona, meprednisona); *2)* de acción intermedia (triamcinolona, deflazacor, parametasona, fluprednisolona), y *3)* de acción larga (betametasona y dexametasona).

La dosis utilizada difiere según la afección a tratar y la edad del paciente. En general se utilizan dosis de 1 mg de prednisona por kilo de peso y día, y se reducen progresivamente durante unos días. Suelen administrarse por la mañana para emular el ritmo circadiano endógeno del cortisol. Es habitual asociarlos a un protector gástrico para evitar la gastritis por corticosteroides. La absorción se realiza en los primeros 30 minutos tras su ingestión. El intervalo de administración es cada 24 horas, pero en caso de tratamientos prolongados con altas dosis puede emplearse una pauta de días alternos.

En la laringe tienen notables efectos antiinflamatorios, en especial en caso de edema unido a proteínas. Los corticosteroides más usados son la prednisona y la metilprednisolona; ésta última es de elección en dosis única intramuscular (40-80 mg) para eliminar el pequeño edema que acompaña a las lesiones traumáticas por abuso, que impiden tener una voz clara y sin notas agudas en los cantantes. Esta dosis puede administrarse entre dos y seis horas antes de la actuación, pero siempre que no haya hiperemia de la cuerda, hemorragia ni lesiones con discontinuidad del epitelio. En los pacientes asmáticos que utilizan corticosteroides inhalados puede producirse una atrofia muscular laríngea, junto con sequedad y una mayor tendencia a sufrir infecciones secundarias por *Candida*. Un uso emergente de los corticosteroides consiste en su inyección intralesional mediante fibroscopio de canal para el tratamiento de afecciones benignas de la laringe, en especial nódulos y pólipos vocales.

Los principales riesgos y efectos secundarios de la corticoterapia son:

- Supresión del eje hipotálamo-hipofisario-suprarrenal: dosis inferiores a 5 mg de prednisona (o sus equivalentes de otros corticosteroides) no lo suprimen. Dosis mayores administradas durante más de cinco días obligan a la supresión progresiva del fármaco.

- Se produce hiperglucemia en pacientes diabéticos o con intolerancia a la glucosa. Es posible una hiperglucemia de nueva aparición.
- Los efectos gastrointestinales son relativamente frecuentes y existe el riesgo de gastritis. La posibilidad de aparición de una úlcera péptica es de 1,1 a 1,5 veces superior al estado basal. Este riesgo aumenta hasta 15 veces si los corticosteroides se utilizan simultáneamente con antiinflamatorios no esteroideos.
- Hasta un 6 % de los pacientes pueden presentar efectos psiquiátricos, pero en el 90 % de los casos son reversibles al finalizar el tratamiento. Estas manifestaciones pueden ir desde pequeñas alteraciones del estado de ánimo hasta brotes psicóticos.
- Otras complicaciones, como la necrosis avascular de la cabeza del fémur, la osteoporosis, el incremento de la aterosclerosis, las cataratas, la atrofia cutánea, le elevación de la presión intraocular, etc., se producen con tratamientos prolongados que rara vez se utilizan en otorrinolaringología.

4 Antiinflamatorios no esteroideos

Los antiinflamatorios no esteroideos son otra interesante opción antiinflamatoria, aunque este grupo terapéutico podría estar entre los analgésicos, junto con el ácido acetilsalicílico, el cual es su representante más conocido. Tienen una triple acción: analgésica, antiinflamatoria y antitérmica. También, especialmente el ácido acetilsalicílico, tienen un efecto antiagregante. Impiden la transformación del ácido araquidónico en prostaglandinas, las cuales desempeñan un papel en los procesos de la inflamación, el dolor y la fiebre. Son antiinflamatorios que actúan tanto en las fases agudas como en las tardías (inflamación crónica). Su poder analgésico es bastante menor que el de los opioides, pero presentan la ventaja de que no alteran la percepción; son eficaces en el dolor postoperatorio y postraumático.

Su principal efecto adverso es un elevado número de alteraciones gastrointestinales (15-25 %), porque inhiben la formación de prostaglandinas en la mucosa gastrointestinal y disminuyen el pH gástrico (sobre todo el ácido acetilsalicílico), aunque por suerte la inmensa mayoría de los síntomas son menores. Los antiácidos y los inhibidores H2 los contrarrestan bien, pero no disminuyen el número de complicaciones graves. Deben utilizarse limitadamente en los pacientes con antecedentes de patología gastroduodenal. En laringología se utilizan como tratamiento posquirúrgico de las microcirugías y para combatir inflamaciones leves cuando se disponga de suficiente tiempo para el tratamiento. El catálogo de fármacos disponibles es muy extenso, pero entre los genéricos más extendidos se encuentran el ácido acetilsalicílico, el paracetamol (éste con poco efecto gástrico), la fenilbutazona, el ibuprofeno, el naproxeno, el ketoprofeno, la indometazina, el ketorolaco, el diclofenaco y el piroxicam.

5 Antihistamínicos

Los antihistamínicos de primera generación presentaban una relación riesgo-beneficio desfavorable debido a sus efectos secundarios sedantes y anticolinérgicos. Por el contrario, los de segunda generación presentan un perfil farmacológico favorable, con un margen de seguridad alto. Son muy selectivos sobre los receptores H1 y disminuyen el picor, los estornudos y la rinorrea. Son menos efectivos para la obstrucción nasal, aunque la mayoría han demostrado propiedades antiinflamatorias y antialérgicas. El término «tercera generación» debería reservarse para aquellos antihistamínicos con nuevas propiedades, y en la actualidad el documento ARIA *(Allergic Rhinitis and its Impacts on Asthma)* no considera a ningún antihistamínico dentro de este nuevo grupo.

Tratamiento de la
patología de la voz

Los efectos de los antihistamínicos sobre el sistema nervioso central (SNC) vienen dados por la capacidad para atravesar la barrera hematoencefálica y unirse a los receptores H1 centrales. Los antihistamínicos de primera generación son lipófilos, tienen bajo peso molecular y no son reconocidos por la glucoproteína P, por lo que atraviesan la barrera hematoencefálica y pueden provocar una acción depresora sobre el SNC. Los antihistamínicos de segunda generación son lipófobos y penetran poco en el SNC.

6 Hormonoterapia

La voz, dependiente de varios órganos y sistemas, también se ve afectada por el proceso del envejecimiento. La pérdida de «lozanía» de la voz no ocurre en un momento dado, como sucede con la mutación vocal en la adolescencia, sino que se produce durante bastantes años. Las pequeñas variaciones de la voz se inscriben, en las mujeres, en un contexto de cambio corporal más amplio. En ellas, lo primero que ocurre con la menopausia es la pérdida del rango vocal, en especial para las notas agudas. Esta variación puede ser importante para una cantante, especialmente lírica, ya que es posible perder hasta media octava. En años recientes se ha generalizado el tratamiento de remplazo hormonal en las cantantes posmenopáusicas, pero deben saber que aumenta el riesgo oncológico.

Las hormonas sexuales pueden modificar el tono de la voz. Los transexuales las emplean para modificar sus caracteres secundarios. En los cambios de hombre a mujer los estrógenos no modifican las características del timbre masculino, por lo que la voz debe tratarse quirúrgicamente (acortamiento de la porción vibrante [glotoplastia] o estiramiento de las cuerdas vocales [tiroplastia de tipo IV]) con o sin rehabilitación vocal. Los andrógenos, por el contrario, sí modifican el timbre de la voz, haciéndolo más grave y oscuro; por lo tanto, en los cambios de mujer a hombre se consigue una voz más acorde con el nuevo sexo, y el cambio es irreversible aunque se dejen los andrógenos. En algunas mujeres en tratamiento con el andrógeno danazol (derivado de la etisterona e inhibidor de la síntesis de estrógenos en el ovario) por endometriosis o por enfermedad mamaria fibroquística, la voz puede volverse más grave. Se recomienda a las cantantes líricas que utilicen anticonceptivos hormonales sólo si durante un periodo de prueba de tres meses no se han producido cambios en la voz.

En el hipotiroidismo hay una acumulación de mucopolisacáridos en el organismo, de la cual participan también las cuerdas vocales; recordemos que el hipotiroidismo es un factor causal de algunos casos de edema de Reinke. Cuando ésta es la causa del edema, la administración de hormonoterapia tiroidea mejora el engrosamiento de las cuerdas y, por tanto, la voz.

7 Otros medicamentos

Existen formas empíricas de tratamiento de las pequeñas alteraciones de la producción vocal que están muy extendidas en la medicina popular y entre los profesionales de la voz, en especial los cantantes; unas tienen evidencia científica de su valor terapéutico y a otras se les otorga simplemente un efecto placebo. La mayoría de las fórmulas y preparados pretenden alcanzar la superficie del epitelio de las cuerdas vocales, bien para descongestionarlas o bien para fluidificar el moco que está sobre ellas. El modo en que estas sustancias alcanzan la superficie de las cuerdas es mediante inhalaciones de vahos, aerosoles o por depósito directo con irrigación (jeringa con cánula o fibroscopio de canal). El mecanismo de acción local tiene el inconveniente de que el tiempo en que la sustancia está en contacto con el epitelio es muy corto, porque enseguida se produce un aclaramiento. Otro problema es que tanto con los vahos como con los aerosoles, al inspirar, se produce una separación de las cuerdas y los productos activos pasan a la tráquea apenas tocándolas. El principal efecto terapéutico de estas inhalaciones y depósitos es la humidificación del epitelio.

Para las inhalaciones de vahos se emplean sobre todo la esencia de eucalipto y las hojas secas de eucalipto en agua hirviendo. La esencia de mentol produce un efecto de sequedad. Los vahos no deben hacerse demasiado cerca del recipiente en ebullición porque el vapor muy caliente puede ser irritativo. Según las diferentes experiencias personales, hay cantantes y profesionales de la voz que hacen vahos con tomillo, orégano, canela, limón... Los aerosoles permiten un manejo más amplio y versátil de fármacos y otras sustancias. La base de los aerosoles es la solución salina fisiológica, a la cual se le añade un mucolítico (ambroxol) y un corticosteroide en presentación especial para aerosoles (tixocortol). En ocasiones es necesario administrar un vasoconstrictor para disminuir la congestión de las cuerdas; durante un tiempo ha estado muy extendido, por su efecto vasoconstrictor, el uso del antihistamínico difenilhidramina, pero se ha comprobado que tiene un efecto añadido anestésico, por lo que se prefiere un vasoconstrictor estricto sin efecto anestésico, como la oximetazolina. En las irrigaciones de las cuerdas (jeringa o fibroscopio) se utilizan las mismas sustancias, en especial mucolíticos, pero también han sido muy populares los «lubricantes laríngeos» como el glicerol y el aceite de oliva.

Dentro de la medicina natural, los productos más utilizados para la disfonía son el acónito y *Erysimum officinale* (erísimo o hierba de los cantantes). Las fórmulas son:

- Tintura de acónito, 50 gotas; tintura de cólquico, 50 gotas; agua de laurel, 5 ml; jarabe de corteza de naranjo, 30 g; agua hasta 100 ml. Dosis: 20 ml cada 8 horas.
- Erísimo, eufrasia, plántago mayor. Dosis: 2 ml cada 8 horas, durante 4 días.

Los cantantes en ocasiones recurren a los medicamentos homeopáticos y las hierbas medicinales como un recurso «natural» para tratar sus problemas, pero es importante conocer los efectos secundarios que algunas hierbas medicinales pueden causar (tabla 1).

Hierba medicinal	Efecto secundario
Equinácea	Respuesta alérgica, inmunosupresión
Efedra	Deshidratación, ataques cardiacos
Hinojo	Anticoagulación
Ajo, jengibre, gingko	Anticoagulación
Ginseng	Agitación, insomnio, sangrado vaginal
Raíz de regaliz	Actividad hormonal, hipertensión
Cardo mariano	Laxante
Ortigas	Diurético
Aceite de onagra	Anticoagulante
Hierba de San Juan	Insomnio, gastrointestinal, fatiga

Tabla 1
Posibles efectos secundarios de algunos remedios «naturales» utilizados para la voz.

8   Efectos secundarios de algunos fármacos sobre la voz

8.1   Fármacos psicoactivos

Los fármacos psicoactivos en general pueden producir sequedad vocal.

- *Ansiolíticos:* las benzodiacepinas pueden ser de vida media larga o corta; las primeras se emplean sobre todo como ansiolíticos, y las segundas más como inductores del sueño. Entre las de acción larga se encuentra el diazepam, que es del que se dispone de mayor experiencia y se utiliza a dosis de 5-10 mg cada 8-12 horas; como efecto secundario más importante produce somnolencia, por lo que debe evitarse la ingesta de alcohol y el manejo de máquinas de precisión, incluyendo la conducción de vehículos, pero aquí nos interesa destacar la sequedad de boca y de laringe. Entre las benzodiacepinas de acción corta están el midazolam y triazolam, que se emplean sobre todo como inductores del sueño. Muchos cantantes profesionales, tanto líricos como de música moderna (rock, ligera...), en épocas de gran actividad suelen emplearlos, pero nuestra recomendación es evitar cantar bajo los efectos de cualquier medicación, en especial si ésta puede disipar la valoración del esfuerzo vocal que se está realizando. Un profesional de la voz cualificado debe poder enfrentarse a su actividad habitual; en cualquier caso, la ansiedad de la actuación no debe ir más allá de los primeros momentos.

- *Antidepresivos tricíclicos:* se relacionan con la emisión de la voz porque por bloqueo de los receptores colinérgicos muscarínicos pueden producir una marcada sequedad de boca y de la mucosa respiratoria, con dificultad para la emisión de la voz que puede ser mayor en aquellos pacientes en quienes se produce además temblor, fundamentalmente personas mayores que además pueden presentar confusión y desorientación. Estos fármacos no tienen acción en las personas no deprimidas; es decir, no son euforizantes. Dentro de este grupo se encuentran la amitriptilina y la clomipramina. En la actualidad, los antidepresivos más utilizados son los inhibidores selectivos de la recaptación de serotonina, entre los que destaca la fluoxetina, con menor incidencia de sequedad de boca que los anteriores y prácticamente ningún efecto sobre la voz.

8.2   Corticosteroides inhalados

El tratamiento con corticosteroides inhalados se ha convertido en un estándar para el asma bronquial. Un efecto adverso frecuente es la disfonía, que puede observarse en un 5 % a un 58 % de los pacientes. Aunque las causas de la disfonía relacionada con los corticosteroides inhalados aún no son bien conocidas, se cree que pueden estar en relación con el depósito del fármaco activo en las vías respiratorias y digestivas superiores, donde causan una miopatía o un trastorno mucoso en la faringe y la laringe. En la anamnesis debe preguntarse siempre por el uso de corticosteroides inhalados. Para prevenir el efecto indeseable sobre la voz se recomienda emplear la mínima dosis eficaz y luego limpiar la boca y la faringe mediante gargarismos, con el fin de eliminar los restos del medicamento. Si a pesar de estas precauciones se produce una disfonía hay que suspender su uso hasta que desaparezcan los síntomas, siempre que no se vea afectado el tratamiento del asma.

Consulte la bibliografía de este capítulo en la página 596.

25.1 Indicaciones y límites de la terapia vocal

P. Carro

Máximas y consejos

- Cada vez son más los pacientes que solicitan asistencia especializada: diagnóstico oto-rrinolaringológico, foniátrico y tratamiento logopédico. Por ello, es necesario considerar la importancia de la terapia vocal y de los resultados que se alcanzan.
- El tratamiento de las alteraciones de la voz es múltiple, pero el de la disfonía se basa esencialmente en tres pilares fundamentales: fármacos, cirugía y rehabilitación.
- Trabajar en equipo (fonocirujano, foniatra y logopeda) permite ofrecer una respuesta personalizada y variada, que contemple numerosos factores y no sólo la lesión.
- En general, el objetivo de la terapia vocal es restaurar la voz de la mejor manera posible, una voz que sea funcional para sus fines de comunicación social y laboral.
- La terapia vocal es el tratamiento de elección en la disfonía por tensión muscular.
- La terapia vocal resulta eficaz en una gran variedad de lesiones benignas de las cuerdas vocales.
- El tratamiento reeducacional sólo es eficaz en la medida en que el paciente esté convencido de su necesidad, y por ello el primer precepto es crear o estimular la motivación para el aprendizaje.

Introducción

Los trastornos de la voz se han convertido en un problema de creciente magnitud. La toma de conciencia por parte de la población de la importancia que tiene la voz, y del impacto individual y social que lleva asociado, ha hecho que crezca la demanda en las consultas. Cada vez son más los pacientes que solicitan asistencia especializada para el diagnóstico otorri-nolaringológico/foniátrico y el tratamiento logopédico. Por ello, es necesario considerar la importancia de la terapia vocal y de los resultados que se logran.[1]

Los avances en el conocimiento anatómico, fisiológico e histológico de los órganos que intervienen en la fonación, junto con la mejora en el diagnóstico con el desarrollo de la videolaringoestroboscopia y la posibilidad de efectuar análisis acústicos, perceptuales y aerodinámicos, nos han permitido profundizar en la patología vocal y adecuar mejor el tratamiento.

1 Principios básicos de la terapia vocal

El tratamiento de las alteraciones de la voz es múltiple, pero el de la disfonía se basa esencialmente en tres pilares fundamentales: fármacos, cirugía y rehabilitación. No hay un método mejor que otro y no son opciones excluyentes, sino que los factores implicados en la génesis del problema determinarán la organización del proceso terapéutico. Tampoco es correcta la actitud de quienes crean una rivalidad entre la cirugía y la terapia vocal como si fueran tratamientos equivalentes en su finalidad, dando a entender, por ejemplo, que se recurrirá a la cirugía en caso de que la reeducación fracase. Estos tratamientos deben asociarse cada uno con su objetivo y ser considerados en su complementariedad, con un enfoque positivo de cooperación. La terapia vocal se abordará desde una perspectiva integradora y global,[2] enmarcada en una actuación multiprofesional.

Tradicionalmente sólo se derivaban a terapia vocal los pacientes con disfonías consideradas funcionales según criterios de clasificación de síntomas vocales, pero sin una lesión detectada en la exploración. Hoy esta idea se considera simplista y obsoleta, y foniatras y logopedas forman parte de equipos clínicos y de investigación. Ya hace muchos años Bouchayer y Cornut[3] entendieron la necesidad del abordaje multidisciplinario de la disfonía. Trabajar en equipo (fonocirujano, foniatra y logopeda) permite ofrecer un tratamiento personalizado y variado que contemple diversos factores, no sólo la lesión. Es importante entender la reeducación de la voz dentro de una perspectiva holística, en la cual la laringe únicamente es una parte del proceso de la emisión de la voz. En este sentido, los equipos multidisciplinarios son el espacio idóneo para el tratamiento de los trastornos de voz.

La terapia vocal no debe considerarse como un mero complemento al cual recurrir en ocasiones, sino como un elemento integrante de una metodología terapéutica coherente. Según Casanova,[4] la reeducación vocal es una «dinámica de intercambio y aprendizaje vocal y corporal que permite encontrar nuevas referencias y experiencias vocales», que llevan a unos mayores bienestar y eficacia vocales.

Abordar el tratamiento de una disfonía exige previamente saber cuáles son los diferentes componentes que han producido el trastorno de la voz. Hay que valorar todos los factores que entran en juego y en qué proporción participan:

- Factores orgánicos: enfermedades asociadas, lesiones laríngeas…
- Factores emocionales: las tensiones, la ansiedad y el estrés pueden conducir a un uso inadecuado de los músculos de la fonación.
- Factores de esfuerzo o hábito fonatorio con una técnica vocal inapropiada.
- Factores ligados al entorno personal, familiar, social o profesional.

El análisis exhaustivo de estos factores nos permitirá averiguar cuáles predominan en la disfonía, y sobre ellos se incidirá particularmente. La estrategia terapéutica debe diseñarse de manera individualizada y el tratamiento ha de ser lo más eficaz y confortable para cada paciente.

Todo aquel que prescribe un tratamiento vocal con un objetivo claro debe tener una idea realista de lo que es la función fonatoria, saber detectar cuándo hay una conducta de forzamiento y ser consciente de lo que puede esperarse de una terapia de voz. Colton *et al.*[5] señalan que «en general, el objetivo de la terapia vocal es restaurar la voz de la mejor forma posible, una voz que sea funcional a los fines de empleo y comunicación que genera». La reeducación vocal alivia o elimina la vocalización incorrecta y abusiva, identificando y utilizando el nivel tonal y la entonación correctos; desarrolla un apoyo respiratorio adecuado; promociona un volumen óptimo, usando una voz de timbre y una velocidad adecuados; descubre los factores que causan y perpetúan el trastorno vocal; insiste en una buena higiene vocal y controla la producción adecuada en toda situación.

Los principios generales que rigen la reeducación se basan en tres componentes que tienen una importancia variable según los casos:

- Exploración y experimentación por parte del sujeto de sus posibilidades vocales: el paciente descubre sus propias dificultades a través de la información que le ofrece el rehabilitador.
- Tratamiento reeducativo del círculo vicioso del esfuerzo vocal si está presente: consiste en la reeducación vocal desarrollada en las sesiones logopédicas y que luego exigen un entrenamiento personal.
- Aplicación de técnicas destinadas a compensar los posibles déficits orgánicos que afectan a los órganos vocales.

La técnicas rehabilitadoras están concebidas para eliminar la vocalización incorrecta o abusiva y restablecer una voz eficiente. Estas técnicas se clasifican en dos categorías principales: de terapia directa o indirecta, que no son excluyentes. Las técnicas de terapia directa se centran en aspectos mecánicos o físicos, y se basan en la presunción de que en la disfonía el paciente ha adoptado una forma incorrecta y potencialmente perjudicial para producir la voz. En cambio, las técnicas de terapia indirecta se centran en aspectos psicosociales, como la educación del paciente, el entrenamiento auditivo y los programas de higiene vocal. El punto de partida es un comportamiento fonatorio inapropiado y la carencia por parte del paciente de un conocimiento sobre el proceso saludable de la fonación. La combinación de las terapias directas e indirectas contribuye a aumentar la eficacia del tratamiento y mejorar la funcionalidad vocal.

2 Resultados de la terapia vocal

Distintos ensayos clínicos han demostrado la eficacia de la terapia vocal en una amplia variedad de patologías de voz, tanto en adultos como en niños, así como en lesiones agudas y crónicas.[6,7] MacKenzie *et al.*[7] realizaron un ensayo clínico aleatorizado y doble ciego con 204 pacientes disfónicos que presentaban diversas afecciones vocales, y concluyeron que la terapia vocal es eficaz para mejorar la calidad de la voz. La mayoría de los autores coinciden en afirmar que la terapia vocal mejora la calidad de la voz en los pacientes disfónicos, y que se obtienen ventajas tanto clínicas como económicas.[8,9]

3 Indicaciones de la terapia vocal

Ramig y Verdolini[9] proponen cuatro indicaciones para el tratamiento vocal:

1) Indicación absoluta con el objetivo de resolver el trastorno vocal cuando los tratamientos quirúrgicos o farmacológicos no están indicados.
2) Como tratamiento inicial en aquellos casos en que puede evitarse el tratamiento médico o quirúrgico incluso aunque estuviera indicado.
3) Antes o después del tratamiento quirúrgico para maximizar la voz a largo plazo.
4) Como tratamiento preventivo para preservar la salud vocal.

En la mayoría de los casos, el tratamiento quirúrgico será más beneficioso si va precedido de un número de sesiones de reeducación del comportamiento fonatorio.[5] En esta situación no es correcto hablar de reeducación vocal como tal, ya que los ejercicios vocales no serán los que más se practiquen. La reeducación preoperatoria se basa más en un entrenamiento para la relajación y para la técnica de soplo, y el propio entrenamiento vocal estará relativamente limitado. En estas sesiones previas a la cirugía se trabaja la información acerca de la laringe y de la naturaleza del problema vocal. Así, el paciente se prepara para el silencio vocal postoperatorio. Toda esta información permitirá ajustar las expectativas del paciente.

3.1 Disfonía por tensión muscular

La terapia vocal es de elección en la disfonía por tensión muscular. Combatir la hiperfunción vocal es el objetivo terapéutico que tal vez ha recibido mayor atención en la reeducación vocal, por ser la causa de la mayor parte de las alteraciones funcionales de la voz. La reeducación vocal en estos casos enseña a evitar esfuerzos musculares inapropiados, que impiden un buen rendimiento vocal, y a lograr una mejor emisión de la voz.

3.2 Puberfonía

La reeducación de la voz también está indicada en los trastornos de la muda de voz en el varón (puberfonía o disfonía funcional del adolescente). En esta afección se encuentran dos variantes en la emisión: bitonalidad (uso alternado de tonos graves y agudos sin estabilizarse en ninguno de los dos) o bien voz sobreaguda permanente. En ambos casos la terapia vocal busca la estabilidad en la emisión en un registro monofásico, y para ello emplea técnicas respiratorias y de impostación. En algunos casos el paciente necesitará asistencia psicológica.

3.3 Lesiones benignas

La terapia vocal resulta eficaz en una gran variedad de lesiones benignas en las cuerdas vocales. Se trata de un tratamiento efectivo y no traumático, sirve para eliminar de manera permanente los patrones nocivos causantes de la lesión y puede resultar menos costoso que la cirugía.

3.3.1 Nódulos vocales

La intervención reeducativa se indicará siempre en los nódulos vocales, porque prácticamente en todos los casos, además de otras posibles causas, se observa una falta de técnica de emisión que si no se corrige volverá a actuar negativamente y reaparecerán los nódulos. El objetivo fundamental de la terapia vocal es erradicar el comportamiento de sobresfuerzo. De hecho, sólo con la reeducación, sobre todo si el nódulo es reciente, puede desaparecer por completo. Ya en 1963, Brodnitz[10] presentó un estudio con una alta incidencia de recuperación en un grupo de pacientes con nódulos vocales tras haber recibido tratamiento rehabilitador. Nagata *et al.*[11] estudiaron la eficacia del tratamiento rehabilitador en comparación con la cirugía mediante el análisis de los resultados a largo plazo en pacientes con nódulos vocales tratados sólo con cirugía, frente a otro grupo tratado con rehabilitación y un grupo control sin tratamiento, y concluyen que el tratamiento rehabilitador y el quirúrgico obtienen los mismos beneficios. Para Holmberg *et al.*[12] la reeducación vocal tiene un efecto positivo en los pacientes con nódulos, ya que gracias a ella logran mejorar su calidad de voz y consiguen un mayor rendimiento vocal. Lancer *et al.*[13] estudiaron retrospectivamente una serie de pacientes diagnosticados de nódulos vocales, y hallaron que la terapia vocal sola o con cirugía resulta siempre eficaz porque consigue reducir las recidivas de la lesión. McCrory[14] asegura que la terapia vocal es efectiva en la reducción de los nódulos e incluso en su eliminación en un 70 % de los pacientes, y que todos logran una restauración total de la voz.

3.3.2 Edema

El tratamiento del edema fusiforme y del edema de Reinke se basa fundamentalmente en cirugía y reeducación vocal. La terapia vocal será tanto preoperatoria como postoperatoria.

3.3.3 Pólipos laríngeos

Los pólipos laríngeos, una vez formados, no regresan espontáneamente y su tratamiento consiste en extirpación quirúrgica y reeducación vocal. Aquí la terapia vocal es tan necesaria como la cirugía, ya que en el origen del pólipo suele encontrarse muy a menudo un comportamiento de sobresfuerzo vocal desde mucho tiempo atrás. Si no se rectifica antes de la intervención, este hábito puede persistir a pesar de que se haya extirpado el pólipo. La reeducación será tanto preoperatoria como postoperatoria.

3.3.4 Quistes

El tratamiento de los pseudoquistes serosos es quirúrgico y reeducativo. Igual que en los pólipos, la reeducación preoperatoria está indicada para evitar la recidiva.

En los quistes mucosos de retención, el tratamiento es fundamentalmente quirúrgico y la reeducación sólo está indicada si hay un comportamiento de sobresfuerzo vocal asociado.

3.4 Parálisis recurrencial unilateral

Ante una parálisis recurrencial unilateral cuyo síntoma predominante es la disfonía se recomienda comenzar con tratamiento rehabilitador para favorecer la compensación. La fonopedagogía de la parálisis recurrencial es importante para optimizar la dinámica respiratoria y evitar la generación de mecanismos de compensación hiperfuncionantes. En algunos casos de lesión o compresión del nervio recurrente se logra una compensación orgánica espontánea y el paciente mejora, los síntomas disfónicos se atenúan y se recupera la voz normal; sin embargo, la terapia vocal permite lograr unos resultados más rápidos y un mayor rendimiento vocal. Este tratamiento, pautado de forma preoperatoria, no sólo mejora la voz sino que en algunas ocasiones incluso hace innecesaria la cirugía. Si transcurridos más de seis meses no se observan signos de compensación debe indicarse tratamiento fonoquirúrgico.

4 Limitaciones de la terapia vocal

La terapia vocal es un reto importante. El tratamiento reeducativo sólo es eficaz en la medida en que el paciente esté convencido de su necesidad; por ello, el primer precepto es crear o estimular la motivación. La mejor manera de motivar al paciente es asegurándose de que comprende por qué una determinada tarea es útil dentro del programa de tratamiento vocal. Se le debe proporcionar información veraz y realista que le permita hacerse una idea correcta del mecanismo que origina su trastorno en la voz.

Según la patología podemos señalar las siguientes limitaciones de la terapia vocal:

* Las disfonías psicógenas o de conversión se desarrollan en pacientes con una base neurótica o una personalidad que somatiza en la laringe sus conflictos psicológicos. Este tipo de pacientes hacen uso de una voz prácticamente cuchicheada y a veces sufren episodios de afonía total. La técnica de recuperación consiste en no ridiculizar la afección ni negarla, sino más bien en demostrarles que no están imposibilitados para hablar y atacar el problema directamente por su causa. La reeducación logopédica puede ser un apoyo, pero no resolverá el problema de modo definitivo, por lo que es imprescindible una terapia de los conflictos psíquicos.

* En la disfonía espasmódica la reeducación vocal es relativamente ineficaz. Cuando se combina con terapia farmacológica puede mejorar la calidad de la voz y prolongar los efectos.

* La rehabilitación se ha mostrado ineficaz para corregir las diferencias de altura, longitud y posición anómala del aritenoides.

Consulte la bibliografía de este capítulo en la página 596.

25.2   Perfeccionamiento vocal

R. COLL

Máximas y consejos

- El perfeccionamiento vocal deberá identificar y corregir los vicios fonatorios y enseñar una técnica vocal correcta, para lograr una voz sana y que se adapte a las demandas vocales de cada sujeto. Para conseguirlo se trabajarán de manera simultánea y progresiva las siguientes características de la emisión vocal:

  - La relajación, para mantener y lograr un adecuado tono muscular y la disociación muscular.
  - La respiración, para corregir el tipo y el modo respiratorio y dosificar adecuadamente el aire en función de la voz.
  - La resonancia, para enriquecer la voz con armónicos y poder proyectarla sin esfuerzo.
  - La impostación, para colocar la voz adecuadamente, ampliar la extensión vocal y manejar la frecuencia fundamental adecuada.
  - La articulación, para lograr un espacio de resonancia correcto y mejorar la inteligibilidad de la palabra.
  - La modulación vocal, para lograr matices e inflexiones en la voz que harán nuestra comunicación más atrayente y rica.

Introducción

La voz, como proceso fisiológico, es parte de todo el organismo que la proyecta en el espacio. La voz es una prolongación de nuestro cuerpo. Para que la voz sea sana y se adapte a las demandas vocales de cada sujeto, todo el organismo debe trabajar sinérgicamente, y esto se logra con el aprendizaje de una técnica vocal correcta que prevendrá la aparición de patologías. La educación vocal debe conseguir que el sujeto llegue a conocer su voz y logre interiorizar y automatizar los procesos normales de fonación, para mejorar la eficacia comunicativa y evitar la aparición de afecciones laríngeas. Ésta es la mejor forma de prevención y la pauta más importante de higiene vocal.

El entrenamiento vocal debe buscar el mínimo esfuerzo y el máximo rendimiento de la voz, lo cual se consigue mediante una función respiratoria y vocal correcta, una gama tonal óptima, el enriquecimiento de la voz con armónicos y la mejora de la articulación.

Este entrenamiento consta de diversos pasos, que son los pilares de la rehabilitación tradicional: relajación, respiración, resonancia, articulación y modulación. Se trabajan de manera simultánea y progresiva, de acuerdo con las necesidades y dificultades de cada paciente. Con el trabajo correcto y armónico de estos aspectos se obtendrán la impostación vocal, la adecuada articulación y el uso correcto de la voz.

1 Relajación

La voz se produce de manera más saludable cuanto menos esfuerzo realizamos para emitirla. Esto significa que la voz se produce con un control del tono, no con una relajación total. Los objetivos del trabajo de relajación en el entrenamiento vocal son:

- Eliminar el trabajo muscular excesivo.
- Disociación muscular.
- Lograr el tono muscular adecuado para cada actividad.

Para hablar correctamente es imprescindible disociar que hay zonas del cuerpo que trabajan con tensión simultáneamente con otras que tienen que estar relajadas. Hay que aprender a distinguir entre tensión útil y contractura excesiva. La fonación implica un gran trabajo muscular; hablar y relajar son incompatibles. Ello no significa que todas las estructuras deban trabajar con su máxima tonicidad, sino que los ajustes musculares deben controlarse según la situación de comunicación. Cuando un grupo muscular disminuye su función, otro realiza su trabajo sobrecargándose, y si este exceso de trabajo es constante, el grupo auxiliar llegará a la fatiga, aumentará su tensión y se volverá hipertónico.

Cualquiera que sea el método de relajación que se utilice, el objetivo es suprimir los factores negativos de la tensión muscular. Para el aprendizaje de la relajación son necesarios la conciencia y el control del propio cuerpo.

Consideramos el cuerpo como un todo. La relación entre la cabeza, el cuello y la columna es fundamental para una emisión adecuada de la voz, ya que determina la posición de la laringe. Los malos usos posturales que afectan a la voz son:

- Inclinar el cuello hacia delante y la cabeza hacia atrás (extender la cabeza con el cuello flexionado).
- Arquear la espalda hacia delante.
- Bloquear las rodillas.

El adecuado uso postural consiste en que el cuello debe ser suficientemente flexible y libre en su articulación. Si el cuello está contraído, rígido, se pierde flexibilidad y se desequilibra el eje entre la cabeza y el resto del cuerpo. Si el cuello se libera, lo hace también la cabeza, con lo cual la espalda se alarga y los hombros y la cavidad torácica adoptan su posición adecuada.

Debemos considerar los trastornos de la región estomatognática (la mandíbula y la articulación temporomandibular, los músculos faciales y masticadores, y la lengua). Las alteraciones en ella empeorarán la resonancia de la voz y la articulación. Los principales problemas son:

- Elevar la base de la lengua durante la vocalización.
- Dificultad para mantener la lengua en posición de reposo.
- Retracción general de la lengua.
- Disfunción temporomandibular.

La relajación puede ser total (natural o adquirida) o diferencial. La total natural es la que cada individuo provoca por sí mismo, la total adquirida es la que necesita un aprendizaje (mediante las técnicas de Schultz, Jacobson, Yoga, etc.), y la diferencial es la relajación dinámica que se produce en un determinado grupo muscular mientras otro grupo trabaja. Se trata de relajar mediante el funcionamiento muscular normal en una acción determinada.

Desde el punto de vista foniátrico y vocal se utiliza más la relajación dinámica, que permite la tarea motriz con un tono muscular correcto, pero sin contractura. Lo importante es que el terapeuta logre que el paciente sea consciente de que realiza tensiones innecesarias y perjudiciales que repercuten en su voz, y que están presentes aun cuando no esté hablando.

1.1 *Ejercicios de relajación diferencial*

La postura debe ser correcta, con la espalda recta, los hombros relajados, los brazos flojos y los pies algo separados.

- Ejercicios de cabeza y cuello:

  1) Cabeza adelante y atrás.
  2) Cabeza a un lado y al otro.
  3) Oreja al hombro.
  4) Diagonal: hacia atrás elongando y hacia delante relajando.
  5) Semirrotación.
  6) Rotación completa.
  7) Rotación anteroposterior y posteroanterior.

- Ejercicios de hombros (primero se trabaja un hombro, luego el otro y por último los dos juntos):

  1) Hombros arriba y abajo.
  2) Hombros rotados hacia delante.
  3) Hombros rotados hacia atrás.
  4) Rotación completa hacia delante.
  5) Rotación completa hacia atrás.

- Ejercicios de mandíbula:

  1) Mandíbula a un lado y al otro con la boca abierta y con la boca cerrada.
  2) Mandíbula adelante y atrás con la boca abierta y con la boca cerrada.
  3) Abrir la boca lentamente y cerrarla rápido.
  4) Abrir la boca rápido y cerrarla lento.
  5) Abrir y cerrar la boca lentamente.
  6) Abrir y cerrar la boca rápido.

- Ejercicios de labios:

  1) Labios juntos adelante y atrás.

   2) Labios separados adelante y atrás.
   3) Labios juntos adelante, abrir y cerrar.
   4) Chupar el labio superior y el labio inferior.
   5) Morder el labio superior y el labio inferior.
   6) Vibratorio de labios.

- Ejercicios de lengua:

   1) Lengua arriba y abajo dentro de la boca.
   2) Lengua arriba y bajo fuera de la boca.
   3) Lengua a un lado y al otro dentro de la boca.
   4) Lengua a un lado y al otro fuera de la boca.
   5) Rodear los labios con la punta de la lengua.
   6) Tocar todas las piezas dentales con la punta de la lengua.
   7) Vibratorio de labios y lengua.
   8) Recorrer el paladar con la lengua.
   9) Lengua fina y gruesa fuera de la boca.

- Ejercicios de bostezo: sacar la lengua relajada e introducirla dentro de la boca a medida que se coge aire hasta que la lengua quede detrás de los dientes inferiores relajada y el velo del paladar suba bien alto, como en un bostezo. La laringe baja y se amplía al máximo el tracto vocal.

- Sonreír por dentro: la sensación de reírse sin exteriorizarlo, con la boca cerrada, abre todas las estructuras, genera un hueco óptimo dentro de la cavidad oral, aleja las bandas y quita tensión.

Nota: no deben realizarse todos los ejercicios con todos los pacientes; se seleccionarán aquellos que les beneficien según sus necesidades.

2 Respiración

Los ejercicios respiratorios son uno de los pilares sobre los cuales debe basarse toda rehabilitación de la voz hablada o cantada. El aire es la materia prima de la voz; sin aire, no hay sonido. En la medida en que se domine ese aire, se dominará la voz. Esto es especialmente importante en el profesional de la voz. La ejercitación respiratoria debe ir encaminada a mejorar la utilización del aire en función de la voz, no a aumentar la capacidad respiratoria, ya que rara vez es ésta la que limita la fonación.

Desde el punto de vista vocal, la inspiración normal es la que introduce aire suficiente para el adecuado funcionamiento de la fonación. La inspiración para el habla es mucho más rápida que para la respiración tranquila. Durante la respiración vegetativa, los tiempos de inspiración y espiración son iguales (aproximadamente dos segundos), mientras que en la fonación la inspiración es rápida y la espiración puede prolongarse unos 12 a 15 segundos. La espiración en condiciones normales es pasiva, no hay trabajo muscular. Se prolonga tanto más cuanto más larga sea la frase a emitir. Durante la fonación la inspiración es mixta, nasal y bucal, de acuerdo con las pausas.

La inspiración está determinada por dos tipos de acciones:

1) La acción de los intercostales externos, que elevando las costillas alargan el diámetro transversal y oblicuo de la cavidad torácica.

2) La acción del diafragma, que al contraerse (bajar) aumenta la longitud vertical de la cavidad torácica, empujando las vísceras hacia abajo y adelante, y con ellas la pared abdominal, haciendo sitio para que el pulmón se expanda.

La espiración es el elemento indispensable para la fonación, pues sin ella no hay sonido laríngeo. La espiración tranquila se debe a la sola retracción elástica de las paredes torácicas y de los pulmones (elasticidad toracopulmonar); en cambio, en la fonación se agrega la contracción de los músculos intercostales internos, y la relajación del diafragma es más lenta y progresiva. El sistema respiratorio posee también músculos voluntarios para potenciar las actividades de inspiración y espiración. Tanto las fuerzas de retracción elástica pasiva como las fuerzas musculares activas intervienen en el mantenimiento del flujo aéreo de espiración adecuado y en las presiones aéreas subglóticas que son necesarias para la fonación. Las presiones subglóticas están determinadas por la rapidez del flujo aéreo y por la resistencia glótica. Las funciones del habla-respiración mantienen un flujo de aire relativamente constante para vencer la resistencia que les ofrece la glotis cerrada y proporcionar la fuerza aerodinámica para la fonación.

El trabajo respiratorio en el entrenamiento vocal tiene como objetivo:

- Lograr una inspiración silenciosa y rápida.
- Modificar el tipo respiratorio, buscando el costodiafragmático.
- Controlar el volumen y el flujo espiratorio para lograr una emisión menos forzada.
- Controlar la espiración en relación con la resistencia glótica.
- Evitar la acción de los músculos accesorios de la respiración.
- Lograr una correcta dosificación del aire espirado.

El apoyo diafragmático se atribuye a los cantantes del siglo XIX, y consiste en una inspiración de tipo costodiafragmática (desplazamiento costal y descenso del diafragma). La espiración se realiza manteniendo la posición inspiratoria, con la presión ejercida desde la musculatura abdominal. El mantenimiento del diafragma descendido produce una fuerte presión en el aire subglótico, que es la que va a dar firmeza al sonido emitido. Este tipo respiratorio es indispensable para el profesional de la voz hablada o cantada; es lo que le va a permitir que todo el esfuerzo recaiga sobre la musculatura abdominal y no sobre la laringe.

2.1 *Ejercicios respiratorios*

Se enseña el tipo de respiración costodiafragmática en todas las posiciones. Comenzamos tumbados porque es más fácil percibir el movimiento abdominal. Otra postura que favorece la percepción de la respiración baja es colocarse sentado sobre las piernas bajando los brazos estirados hacia delante en posición de rezo musulmán, o con los brazos a los lados del cuerpo con la frente apoyada en el suelo sobre un libro.

Debemos comenzar por hacer trabajar correctamente al diafragma, de manera que en vez de elevarlo introduciendo el abdomen, oprimiendo la base de los pulmones y elevando el pecho (que es lo que hacen la mayoría de los pacientes), debemos intentar que el diafragma baje abombando el abdomen hacia adelante, obligándole a cumplir su específica función de émbolo, y abriendo las costillas hacia los lados. Se pide al paciente que realice inspiraciones nasales normales, no profundas, y que saque el aire con una /s/ sostenida sin gastarlo todo (siempre debe quedar un poco de aire que no ha de utilizarse para hablar). Se intenta despertar sensaciones propioceptivas que irán conformando el esquema corporal respiratorio. Debemos lograr un soplo espiratorio uniforme y continuo, con una presión adecuada para sostener la frase. Comenzamos con la /s/ porque así el paciente puede oír la salida del aire y controlarla, tanto en continuidad como en fuerza.

Algunos ejemplos de ejercicios son:

- Inspirar y espirar en distintos tiempos.
- Espirar con /f/ sostenida o entrecortada, para sensibilizar la zona abdominal y favorecer el empuje abdominal.
- Espirar con vocales sin voz, para preparar la articulación.
- Espirar con soplo cerrado o abierto.
- Espirar con paso de áfono a sonoro: s-zumbido-s-zumbido…
- Espirar con /ch/ entrecortadas, para fortalecer el diafragma.
- Imitar el gimoteo o lloriqueo de un niño pequeño para estimular el diafragma.
- Burbujas de agua para el control del soplo. Se trata de hacer burbujas de agua intentando que sean todas iguales, con el mismo ruido y tamaño. Se explica al paciente que todo lo que haga con las burbujas se reflejará sobre la voz, y que debe tener control sobre la primera burbuja porque ello equivale al ataque vocal. Las burbujas de tamaño mediano equivalen a una presión media, que corresponde a una intensidad media de voz; las burbujas grandes equivalen a una mayor velocidad de salida del aire y a una intensidad mayor; las burbujas pequeñas equivalen a un soplo lento con poco volumen, el cual exige una gran tensión en los músculos intercostales que impiden el ascenso veloz del diafragma. Practicamos las burbujas en posición sentado, de pie y por último caminando, para disociar zonas musculares, tensión intercostal, cuello flojo, presión abdominal y libertad de movimiento.
- Ejercicios de coordinación fonorrespiratoria: inspiración rápida y bucal (para el habla), y espirar enumerando o diciendo poesías de diferentes métricas, series automáticas, etc.
- Sostener un pequeño papel en la pared soplando suavemente.

En los ejercicios respiratorios hay que ayudar al paciente a ser consciente de la respiración para poder modificar hábitos incorrectos, que luego automatizará con la práctica. Para esto se le dan apoyos propioceptivos, como colocar una mano en el abdomen y en el pecho para sentir qué zonas se desplazan, o colocar un elástico en las costillas para notar el movimiento intercostal. También puede utilizarse el apoyo visual de un espejo.

3 Resonancia

La caja de resonancia de nuestra voz es el tracto vocal, el «tubo» que va desde las cuerdas vocales hasta los labios. La boca, que está constituida por una bóveda inmóvil y por partes móviles que son los órganos activos de la articulación (labios, lengua y paladar blando), desempeña un importante papel en la resonancia. De cómo coloquemos estos órganos y del espacio que creemos en dicha cavidad dependerán la calidad y la cantidad de los armónicos que se generen y, por ende, la calidad vocal que se produzca.

La impostación de la voz depende de la adecuada relación entre las partes óseas fijas y las partes blandas móviles durante el paso de la onda sonora glótica con una presión aérea correcta. En el entrenamiento de la resonancia intentaremos obtener el máximo aprovechamiento de los resonadores naturales. La ejercitación sonora debe realizarse partiendo del tono habitual del paciente. Comenzamos con consonantes nasales o laterales que ayuden a despertar sensaciones en la cavidad de resonancia. Obviamente, para controlar de manera correcta la voz hablada y cantada deben utilizarse con habilidad las cavidades de resonancia. Para la formación de las vocales hay que mantener el velo del paladar alto. Con el fin de evitar la tensión del tracto vocal, los elevadores de la mandíbula deben estar relajados y la punta de la lengua ha de apoyarse sobre los incisivos inferiores, porque una retracción posterior indica excesiva tensión lingual. El dorso de la lengua cambia de posición y forma según la vocal. La laringe debe mantenerse relativamente baja para ampliar la longitud del tracto vocal.

Un ejemplo para crear conciencia palatal es emitir una /n/, pero con la lengua baja, luego cambiar a la /a/ y sentir el movimiento del velo del paladar. Debe estimularse también la zona palatal anterior, que se percibe muy bien emitiendo una vocal /i/ en un tono medio (punto de Mauran). El paciente tiene que percibir poco a poco que la posición que adopten los órganos articulatorios (las partes móviles de la caja de resonancia) facilita o no la creación de armónicos, e irá adaptando la cavidad orofaríngea según las alturas tonales emitidas. Si la boca está tensa, el sonido será tenso. Si la lengua está adelantada, afecta la libertad de movimientos de la laringe y cambia el sonido de la voz. Si la lengua está demasiado retraída, cierra el espacio orofaríngeo. La lengua debe estar relajada en el suelo de la boca, con la punta descansando detrás de los incisivos inferiores.

3.1 Ejercicios de resonancia

Se trabaja con un teclado partiendo del tono habitual del paciente. Se realizan escalas ascendentes y descendentes, ampliando la extensión vocal poco a poco de acuerdo con las posibilidades de cada paciente y con la patología que presente.

- Consonantes nasales o laterales sostenidas aisladas o combinadas con vocales: /m/, /n/, /l/, ng.
- Paso de /n/ a /a/ con lengua baja.
- /i/ en un tono medio.
- Consonantes posteriores, como /k/ y /g/, para sensibilizar la zona orofaríngea.
- Bostezos: el velo sube y la laringe baja, con lo cual se amplía al máximo la cavidad de resonancia. Es indispensable regular el velo del paladar y la abertura mandibular para mejorar la voz.
- Inspirar por la boca con los labios en posición de /u/, abriendo la orofaringe, y espirar manteniendo la posición baja de la laringe.
- Ejercicios que favorezcan la abertura oral y el descenso de la mandíbula:

  - Decir «bababa», «baebaebae», «daedaedae», «blablablá», etc.
  - Leer cambiando todas las vocales por /a/. «Vendré a buscarte esta tarde» se lee «vandrá a bascarta asta tarda».
  - *Glissando* descendente con /m/ y /a/.

4 Impostación

En esta etapa enseñaremos al paciente una técnica vocal correcta que le permita emitir una voz sin esfuerzo, con un adecuado rendimiento, y restablecer los parámetros acústicos de frecuencia, timbre e intensidad perdidos por la disfonía.

La técnica vocal debe enseñarle a:

- Cerrar las cuerdas vocales con una tensión justa.
- Dosificar el aire de manera adecuada, controlando la fuerza y la continuidad de la presión espiratoria que determinarán la intensidad del sonido y el tipo de ataque vocal.
- Enriquecer su voz con armónicos.

En todos los ejercicios de vocalización es necesario controlar:

- La continuidad del aire y la coordinación fonorrespiratoria.
- El correcto tipo respiratorio y, si se trata de un profesional de la voz, el apoyo diafragmático.
- La relajación de la musculatura del cuello, de los hombros y de los órganos fonoarticulatorios.
- Las partes constitutivas de la nota: ataque, cuerpo y filatura.

Se trabajarán las vocales, que son las que dan el color a la voz, el timbre. En la producción de estos fonemas tienen una participación muy importante los labios, que cambian de posición según la vocal, y la lengua, cuya punta siempre debe tocar los incisivos inferiores para no crear tensión en el tracto vocal y ampliar la cavidad de resonancia en sentido anteroposterior, separando la base de la lengua de la pared posterior de la faringe, mientras que el dorso de la lengua cambia de posición según la vocal emitida. Los molares siempre han de estar separados para ampliar al máximo el diámetro vertical de la cavidad de resonancia.

La impostación cantada o entonada nos sirve para tomar mayor conciencia de los armónicos, conseguir una mejor adaptación de los resonadores, colocar mejor la voz, dominar la salida del aire y favorecer la proyección vocal. En las vocalizaciones sonoras se trabaja con vocales aisladas y sostenidas en el tono fundamental y en los tonos vecinos, tanto hacia el grave como hacia el agudo.

4.1 Ejercicios de impostación

Durante el proceso de entrenamiento vocal podemos utilizar una serie de ejercicios que incluyen:

- Escalas en *legatos* con distintos intervalos (de terceras, quintas, semitonos, tonos) hasta llegar a la octava cómoda.
- *Stacatos* con diferentes intervalos para trabajar el control abdominal y el ataque vocal.
- Trabajar con diferentes sonidos facilitadores, como vibrantes para lograr una mayor vibración mucosa, /b/ para bajar la mandíbula, etc.
- Agilizaciones en diferentes tonos. Trabajar con frases y palabras combinando los ejercicios creativamente en función de las necesidades del sujeto.
- Se puede trabajar sentado en una pelota de Pilates, botando al tiempo que se canta para lograr una postura más adecuada y relajada.

El trabajo de voz comienza con la voz cantada y buscando el sonido facilitador más apropiado para el paciente. Luego se trabajarán progresivamente todos los grupos fonéticos según las posibilidades de cada sujeto y de acuerdo con la patología que presente.

En el entrenamiento vocal, en especial para profesionales de la voz que están sometidos a muchas horas de uso vocal diario y que necesitan una voz de intensidad normal, pero con menos impacto mecánico, son muy útiles los ejercicios con tracto vocal semiocluido, ya que minimizan el esfuerzo en las cuerdas vocales y logran una emisión económica y eficiente. Dentro de este grupo de ejercicios están los vibratorios de labios y de lengua, *humming*, zumbido labial y lingual, y fonación con pajitas o tubos.

Partimos de la voz cantada para realizar de manera progresiva y paulatina el paso a la voz hablada, con ejercicios puente entre ellas:

- Escalas descendentes comenzando con una vocal y terminando con una palabra en el tono fundamental.

- Cantar la primera sílaba de una frase en el tono óptimo y el resto de la frase hablada manteniendo el tono dado.
- Salmodia en el tono óptimo y en los tonos vecinos. Primero con palabras y luego con frases. El canto monotonal afianza la coordinación fonorrespiratoria y la frecuencia fundamental.
- Ejercicios de palabras cantadas en terceras mayores ascendentes y descendentes para mejorar la coordinación fonorrespiratoria, elevar la frecuencia fundamental y favorecer la musicalidad de la palabra y la modulación.
- Secuencias diatónicas ascendentes y descendentes terminando en el tono óptimo, en voz hablada y cantada.
- Palabras con intervalos de quintas para lograr más variaciones en la voz y mayor modulación.
- Lectura sólo de vocales de una frase para mejorar la resonancia y la proyección, y controlar el ataque vocal. También puede hacerse en salmodia.

5   Articulación

La articulación son los movimientos de los órganos fonoarticulatorios para transformar el sonido glótico en palabras. De una buena dicción dependerán la calidad del sonido y el logro de un correcto espacio de resonancia. El entrenamiento de la voz hablada debe lograr que el oyente comprenda y oiga correctamente el mensaje oral. Articular bien es, por definición, pronunciar distintivamente las consonantes, ya que las vocales son los sonidos producidos por las cuerdas vocales y amplificados por los resonadores, pero que no son modificados de manera sustancial por los órganos articulatorios. Por otro lado, una articulación clara mantiene y desarrolla el interés del oyente.

Los objetivos del trabajo de articulación son:

- Lograr una articulación clara.
- Lograr un correcto espacio de resonancia.
- Corregir las dislalias, si las hubiera.
- Mantener y desarrollar el interés del interlocutor.

5.1   *Ejercicios de articulación*

- Praxias orofaciales.
- Trabalenguas.
- Agilizaciones de los grupos fonemáticos.
- Práctica áfona y sonora de vocales aisladas y combinadas.
- Lectura a diferentes velocidades.

6   Modulación

La modulación es la manifestación expresiva del mensaje, y la última adquisición del proceso vocal. Para que nuestro discurso sea rico debemos jugar con variaciones de intensidad, tono, ritmo y pausas, y esto sólo se logra con un correcto entrenamiento de la voz. Aunque es posible enseñar a manejar y dominar todos estos ingredientes, el modo en que cada sujeto los mezcla y combina es personal, no puede enseñarse, y es el arte de hablar de cada persona. La expresión es creativa, depende de quién transmite el discurso. No pueden darse reglas fijas.

Tratamiento de la
patología de la voz

6.1   *Ejercicios de modulación*

- Lectura de textos en monodia.
- Variación exagerada de frases y textos.
- Narración teatralizada.
- Contar cuentos infantiles.
- Decir frases variando la puntuación, los acentos, las pausas, etc., con el fin de lograr diversos matices e intenciones comunicativas.
- Decir frases o leer textos con diferentes emociones: tristeza, alegría, dolor, enfado, etc.
- Decir frases pensando en algo positivo y otras en cosas negativas, alternando lo más rápido posible.
- Transmitir un mensaje sin contenido comunicativo, sólo con la modulación de la voz, por ejemplo con los números o con el abecedario.
- Lectura expresiva.
- Conversación.

Consulte la bibliografía de este capítulo en la página 597.

25.3   Tratamiento logopédico

R. Coll

Máximas y consejos

- La rehabilitación vocal consiste en una serie de técnicas que intentan restablecer la voz del paciente disfónico, y mejorar o eliminar los síntomas y la situación laríngea existente.
- Es eficaz en el tratamiento de las disfonías funcionales y orgánico-funcionales.
- Debe basarse en el diagnóstico otorrinolaringológico, la evaluación funcional vocal y respiratoria, y la valoración acústica de la voz.
- Se han descrito cinco formas de terapia vocal: sintomática, fisiológica, etiológica, psicológica y ecléctica.
- En este capítulo se explican estas aproximaciones, se detallan los recursos terapéuticos más importantes y se describen las tendencias generales de la rehabilitación en las diferentes afecciones.

---

1   Generalidades

Aronson definió la terapia vocal como «el proceso para llevar la voz a un nivel de adecuación que el paciente alcance para suplir sus necesidades laborales, sociales y emocionales, sabiendo que no todos lograrán una voz normal». Se trata de conseguir la mejor voz posible que permita al paciente comunicarse adecuadamente, y que logre generalizar los mecanismos aprendidos para hacer frente a sus demandas vocales. La terapia vocal es un conjunto de técnicas no quirúrgicas utilizadas para mejorar la calidad vocal, modificar comportamientos y reducir el traumatismo laríngeo.

La terapia vocal deberá tener en cuenta:

- El diagnóstico otorrinolaringológico, ya que el rehabilitador vocal debe trabajar en función de lo que ve el médico, de modo que cuanta más información aporte el otorrinolaringólogo, mejor podrá realizar su trabajo.

- La personalidad y la motivación del paciente: si el sujeto está motivado colaborará más en la terapia y seguirá las pautas que se le indiquen. Sin embargo, nosotros como terapeutas tenemos un papel primordial en esa motivación, ya que si explicamos con claridad en qué consiste el problema y cuál es el objetivo de cada uno de los ejercicios que realizamos, el paciente comprenderá y colaborará más, y obtendrá mejores resultados. Por otro lado, es muy importante explicar al paciente desde la primera entrevista el alcance de nuestra tarea, qué podemos conseguir y con qué pronóstico, porque si se crean falsas expectativas y no se obtienen los resultados que espera el paciente, éste se desmotiva y deja de colaborar.
- La evaluación funcional vocal y respiratoria, y la valoración acústica de la voz: los datos obtenidos nos aportarán las bases de nuestro trabajo y nos darán información acerca de los síntomas, los elementos de la técnica vocal y los vicios fonatorios que debemos rehabilitar.

La terapia vocal puede utilizarse como:

- Tratamiento único en el caso de las disfonías funcionales.
- Tratamiento inicial en disfonías orgánico-funcionales.
- Tratamiento conjunto con otras medidas médicas o psicológicas.
- Tratamiento previo a una cirugía (p. ej., para reducir el edema asociado a los quistes).
- Tratamiento posquirúrgico.

Los objetivos de la rehabilitación vocal son eliminar el trastorno vocal, prevenir la recidiva, mejorar la función vocal eliminando los síntomas, lograr una comunicación efectiva que se adapte a las necesidades vocales de cada paciente y conseguir la mejor voz posible en función de la situación laríngea existente.

El éxito depende de numerosos factores, entre los que destacan el correcto diagnóstico otorrinolaringológico, los conocimientos del terapeuta para buscar los recursos idóneos para cada persona, la motivación y la colaboración del paciente, y su capacidad para generalizar los procesos aprendidos. Personalmente creo que es muy importante el trabajo en equipo entre el otorrinolaringólogo y el terapeuta vocal para conseguir resultados óptimos. Debe buscarse el mínimo esfuerzo y el máximo rendimiento de la voz, y esto se consigue mediante:

- Una función respiratoria y vocal correcta con adecuada coordinación fonorrespiratoria.
- La ubicación de la gama tonal óptima.
- El enriquecimiento de la voz con armónicos.
- La mejora de la articulación.

La frecuencia de la rehabilitación dependerá de las necesidades del paciente, del tipo y la gravedad de la afección, y de la disponibilidad de tiempo por parte del paciente. En general, nosotros aconsejamos dos veces por semana en sesiones individuales de media hora. No somos partidarios del trabajo en grupo para las disfonías, ya que cada paciente tiene un problema diferente y una zona tonal distinta, aunque somos conscientes de que a veces, por motivos estrictamente económicos, hay que trabajar en grupos, y en tal caso creemos que deben ser grupos pequeños (no más de tres personas) y homogéneos, no sólo en cuanto a edad y sexo sino sobre todo respecto a la patología, pues no pueden mezclarse hipotonías con hipertonías que tienen unas necesidades terapéuticas opuestas.

La duración del tratamiento dependerá de la frecuencia de las sesiones, la gravedad del caso, la colaboración y la motivación del paciente, y la capacidad del terapeuta. No se pueden determinar tiempos exactos porque depende de muchos factores, pero en líneas generales, en una disfonía funcional, se trabaja aproximadamente tres meses con una frecuencia de dos veces por semana. En los nódulos, al mes o mes y medio debe haber algún cambio en la laringe (deben ser más pequeños o haber desaparecido); de no ser así, habrá que pensar que esos nódulos son muy fibrosos y no desaparecerán, o que el tratamiento efectuado no es el indicado, o que el diagnóstico no ha sido correcto. El tratamiento de los nódulos no termina cuando éstos desaparecen, pues hay que enseñar una técnica correcta para evitar recidivas; en total serán unos tres a cuatro meses. En los postoperatorios puede trabajarse aproximadamente dos meses. En los casos más graves, o en algunas disfonías orgánicas, pueden ser necesarios hasta seis meses. Los tratamientos no deben terminarse de manera abrupta: tras empezar dos veces por semana, y cuando se alcanzan los objetivos, se pasa a una vez por semana durante un mes y luego una vez cada dos semanas durante otro mes. Con ello se logra un mejor seguimiento, proporcionando pautas al paciente para trabajar personalmente y controlando si las cumple o no.

Con la rehabilitación vocal se obtienen muy buenos resultados en los postoperatorios, en los profesionales de la voz y en las disfonías funcionales, ya que se actúa directamente sobre la causa del problema. Halawa *et al.* estudiaron la eficacia del tratamiento vocal rehabilitador en 65 pacientes con disfonías funcionales hipercinéticas (disfonía por tensión muscular) y encontraron que el 87 % lograron una mejoría clínica. Asimismo se obtienen muy buenos resultados en el tratamiento de los nódulos. También Halawa *et al.* estudiaron la eficacia de la terapia vocal de rehabilitación en 97 pacientes con nódulos vocales a quienes se les aplicó la escala GRABS *(grade, rough, astenic, breathy, strain)* antes y después del tratamiento, y observaron que el 77 % presentaron mejoría clínica (en 90 casos disminuyó el tamaño de los nódulos y en 48 desaparecieron). Concluyeron que la terapia vocal es muy efectiva en la reducción y la eliminación de los nódulos vocales, y para mejorar la calidad de la voz, en la mayoría de los pacientes.

Se consiguen buenos resultados en las disfonías congénitas cuando se desarrollan compensaciones inadecuadas y esfuerzos musculares que impiden el buen rendimiento vocal y empeoran la situación, y en algunas afecciones orgánicas como las parálisis recurrentes unilaterales en posición intermedia, el edema de Reinke leve y la presbifonía. Los resultados son malos en los pólipos, los quistes, las parálisis en posición muy abierta, las hemilaringectomías y las disfonías espasmódicas.

2   Abordajes terapéuticos

Hay diferentes tipos de abordaje para la rehabilitación de la voz. Stemple, en 1984, los clasificó en cinco tipos:

1) Terapia vocal sintomática: desarrollada por Boone en 1971, se basa en que corrigiendo los síntomas vocales, respiratorios y de resonancia se mejora la patología vocal. Se busca la modificación directa de los síntomas, lo cual proporciona resultados inmediatos que motivan al paciente, pero si no se corrige la causa que ha originado la disfonía puede recidivar. Boone estableció una lista para la intervención:

   - Modificación de la posición lingual.
   - Cambios de la intensidad sonora.
   - Método de masticación (Froeschels).
   - Voz salmodiada.
   - Manipulación digital.
   - Entrenamiento auditivo.

- Eliminación del abuso vocal.
- Eliminación del golpe de glotis.
- Establecimiento del tono óptimo.
- Relajación.
- Retroalimentación.
- Entrenamiento respiratorio.
- Explicación del problema.
- Práctica negativa.
- Acercamiento de cuerdas vocales con técnicas de esfuerzo (Froeschels).
- Bostezo o suspiro.
- Reposo vocal.
- Técnica de enmascaramiento.
- Susurro.
- Fonación aspirada.
- Sobrearticulación.

2) Terapia vocal psicológica: iniciada por Aronson, es la que identifica y modifica los trastornos emocionales asociados al problema de la voz. Parte de la base de que siempre hay causas emocionales subyacentes. Se utiliza en las disfonías psicógenas. Hay que tener en cuenta que en la voz hay aspectos psicológicos y emocionales, tanto en las voces normales como en las patológicas, aunque hay sujetos con disfonía que no tienen problemas psicológicos y otros que sí los tienen no padecen problemas vocales. En el ser humano, el aspecto psicológico es indisociable del físico, y es algo que no debe olvidarse.

3) Terapia vocal etiológica: intenta eliminar las causas que han originado la lesión. Si se logra eliminar la causa, la posibilidad de recidiva es inexistente; sin embargo, no siempre es posible identificar la causa y eliminarla. Se utiliza en los casos en que puede controlarse el origen del problema, por ejemplo en las disfonías por reflujo, en casos de abuso vocal, etc. Muchas disfonías funcionales se producen por comportamientos erróneos, que deben eliminarse y lograr los adecuados. El programa de higiene vocal puede utilizarse como único tratamiento o formando parte de una serie más amplia de medidas. El protocolo de higiene incluye educación de higiene vocal, eliminación de abusos vocales, reducción del volumen, reducción del tiempo de habla e hidratación. Nosotros somos partidarios de que la higiene vocal forme parte de cualquier terapia de la voz.

4) Terapia vocal fisiológica: enunciada por Colton y Casper, es la más reciente y trata de modificar la actividad fisiológica inadecuada. Intenta lograr el equilibrio de los sistemas respiratorio, de resonancia y vocal, mejorando el tono, la elasticidad y el balance de los músculos laríngeos, y desarrollando una mucosa de las cuerdas vocales sana. Se basa en el conocimiento de la fisiología vocal. Propone que al equilibrar los sistemas los síntomas desaparecen, pero no por actuar directamente sobre ellos. Da buenos resultados en pacientes con alteraciones estructurales mínimas y en las disfonías neurológicas. Dentro de ella pueden seguirse varios métodos:

- Voz confidencial (Colton y Casper): consiste en solicitar al paciente que las dos o tres primeras semanas de tratamiento hable con volumen bajo. Se trata de producir una voz débil, con cierre incompleto, aérea, pero no susurrada. El objetivo es lograr que el paciente pueda hablar mientras mejora su salud laríngea. Se utiliza en disfonías de hiperfunción.

- Ejercicios de función vocal (Stemple): buscan el reequilibrio de la respiración, la resonancia y la fonación. Tienden a mejorar el control laríngeo. Pueden utilizarse para cualquier patología. Se trata de una manipulación sistemática de la voz para fortalecer y coordinar la musculatura laríngea. Se mejora la flexibilidad de las cuerdas vocales, se equilibran la corriente de aire y la actividad muscular, y se mejora la eficiencia. Es como una fisioterapia de la voz. Stemple establece un protocolo de cuatro ejercicios vocales que deben realizarse dos veces cada uno y dos veces al día:

  - /i/ sostenida en un tono, generalmente FA4 para mujeres y FA3 para hombres (el autor dice que este ejercicio es para el calentamiento vocal).
  - *Glissando* hacia arriba con zumbido labial para estirar las cuerdas vocales.
  - *Glissando* hacia abajo con zumbido labial para la contracción del sistema.
  - Cinco notas secuenciales con zumbido labial para el fortalecimiento del sistema.

  El programa dura de seis a ocho semanas, y se va disminuyendo progresivamente.

- Método del acento (Smith): se realiza una terapia musical para integrar las sinergias de la pronunciación, intentar controlar el aire espirado e indirectamente el cierre glótico. Utiliza la respiración diafragmática, la dilatación faríngea, el equilibrio postural, el trabajo de los articuladores y la relajación de la mandíbula. Se basa en aspectos musicales y trata la intensidad y el ritmo de una manera paulatina. Utiliza secuencias rítmicas de fricativa-vocal y no repite ningún patrón rítmico para que no haya acostumbramiento. El paciente debe cantar sílabas al ritmo del tambor que toca el terapeuta.

- Voz resonante (Verdolini): se basa en que la voz resonante es la forma de producción vocal más eficaz. Intenta eliminar patrones musculares inadecuados y establecer una «fonación fácil» buscando sensaciones vibratorias del arco alveolar. Ayuda al paciente a sentir la vibración de su voz en la máscara facial y en la boca, logrando así una mayor proyección y un volumen más alto. Trabaja la voz resonante con frases, conversación, canto y *humming*.

- Ejercicios con tracto vocal semiocluido: explica Guzmán que «se trata de una serie de posturas que buscan alargar u ocluir el tracto vocal, generando de esta forma un cambio en el patrón vibratorio de los pliegues vocales». Se basan en que modificando el timbre se modifican indirectamente la intensidad y la frecuencia. Se genera un aumento de la presión intraoral que a su vez disminuye la fuerza de contacto de las cuerdas vocales, aumenta la economía vocal y favorece una producción de voz que no sea de tipo hiperfonación ni hipofonación. Disminuye el riesgo de daño sobre las cuerdas vocales. Estos ejercicios se realizan con constricciones estrechas en la parte anterior de la boca o los labios. Son ejercicios de fuerte impedancia sobre la laringe:

  - Laringe baja en toda la extensión.
  - Abertura oral vertical interna.
  - Orificio bucolabial pequeño, comisuras proyectadas hacia delante.
  - Faringe dilatada.
  - Sensibilidades palatales anteriores.
  - Gran actividad respiratoria baja.
  - Timbre más oscuro.

  Ejemplos de estos ejercicios son el *humming,* el vibratorio de labios, la fonación sostenida de fricativas, los ejercicios con pajitas y tubos que actúan como

Tratamiento de la
patología de la voz

una prolongación del tracto vocal (pueden hacerse dejando el extremo distal del tubo libre o sumergido en agua), los sonidos nasales, etc. Guzmán sostiene que «los ejercicios con tracto vocal semiocluido, particularmente el uso de tubos de resonancia como parte del plan de tratamiento, pueden ser efectivos en sujetos que presentan fatiga vocal. Estos ejercicios minimizan el esfuerzo muscular laríngeo, promoviendo una economía vocal». El mismo Guzmán y su equipo realizaron un estudio para ver los efectos acústicos inmediatos de una secuencia de ejercicios vocales con tubos de resonancia en 25 profesores con voces disfónicas, evaluados con la escala GRABS y análisis acústico, a quienes hicieron realizar una secuencia de cuatro ejercicios con tubos durante diez minutos. Observaron cambios significativos en los parámetros acústicos evaluados y en la autoevaluación de los sujetos, y concluyeron que los ejercicios fonatorios con tubos de resonancia pueden tener un efecto fisiológico terapéutico inmediato en sujetos con voces disfónicas, así como una percepción subjetiva de mejoría tras la terapia. Los autores explican los resultados por el cambio de patrón vibratorio de las cuerdas vocales causado por la mayor interacción fuente-filtro al hacer uso de tubos de resonancia.

- Técnica de reducción manual musculoesquelética (Aronson): se trata de realizar un masaje y una manipulación de la laringe para reducir la tensión y eliminar modelos musculares incorrectos. Reduce la rigidez, baja la laringe y la frecuencia fundamental, y aumenta la movilidad. Permite aumentar el espacio tiroiodeo. Aronson realiza un masaje sistemático desde el hueso hioides hasta el cartílago tiroides, con movimientos circulares y de lateralización de la laringe. Propone realizar el *humming* mientras se masajea. La calidad de la voz mejora tras el masaje por la reducción de la tensión y el descenso laríngeo.

- Maniobra de lateralización y emisión (Farías): mediante ella se determina si hay hiperfunción. Se basa en que al mover la laringe a uno y otro lado mientras se emite una vocal sostenida en tono habitual, si la laringe está sana se oye un crac, el tono emitido no es estable y se escuchan como dos tonos alternados, mientras que en una laringe hipertónica, debido a su fijación y tensión, se oirá un tono disfónico pero sostenido. Se realiza un masaje en los músculos de la nuca, el cuello y los trapecios, alternando entre la laringe, la zona posterior y la maniobra de lateralización.

- Método de Silverman: se utiliza en trastornos neurológicos como la enfermedad de Parkinson. Se trata de aumentar la intensidad y el esfuerzo fonatorio. Se entrena al paciente para hablar fuerte. Se realizan ejercicios de complejidad creciente durante un mes, cuatro veces a la semana. El terapeuta necesita un entrenamiento y una certificación especial.

5) Terapia vocal ecléctica: busca la producción de una voz mejor y una comunicación más efectiva. Es muy buena en las disfonías orgánico-funcionales, como las producidas por nódulos y granulomas.

Stemple dijo que «un terapeuta de la voz tiene éxito cuando es un artista científico con un punto de vista ecléctico». No debemos adherirnos a un solo tipo de terapia, sino tener la mente abierta y los conocimientos necesarios para buscar los recursos terapéuticos idóneos para cada paciente. No hay que buscar recetas de cocina, pues muchas veces encontraremos pacientes con afecciones idénticas que no responden igual a un mismo recurso; cada sujeto es un ser único, con una situación personal y necesidades particulares.

Behlau propone para la rehabilitación de la voz una perspectiva global que entiende la disfonía como una lesión de la comunicación, y no como un mero problema de las cuerdas vocales. De esta forma se mezclarían todas las intervenciones mencionadas, intentando analizar las causas que han originado el problema, identificando los vicios fonatorios y los parámetros vocales alterados, observando los aspectos psicológicos y aplicando los recursos terapéuticos más adecuados para mejorar la voz. Esta perspectiva global propuesta por Behlau y Pontes implica tres actividades: orientación vocal, psicodinámica vocal y adiestramiento vocal. Con la orientación y la psicodinámica vocal se estudia de qué modo el paciente utiliza su voz, lo cual es esencial para todos los pacientes con independencia de la afección que presenten. La orientación vocal consiste en toda la información y las explicaciones sobre la fonación, la salud laríngea y la higiene vocal que damos al paciente. Es primordial para que el sujeto tenga conciencia de la importancia del uso correcto de la voz y de los comportamientos erróneos que utiliza y que dañan a su laringe. La psicodinámica vocal intenta que el sujeto reconozca los elementos de su voz que forman parte de su identidad. El adiestramiento vocal actúa directamente sobre el aspecto mecánico de la voz, utilizando diferentes recursos terapéuticos para cada problema. Consta de una serie de ejercicios que intentan reequilibrar el mecanismo fonatorio alterado, con muchos enfoques o técnicas. Algunas de sus técnicas son universales porque actúan sobre la calidad vocal en conjunto, pueden utilizarse en casi todos los pacientes y mejoran la producción vocal general; otras, las específicas, buscan cambios laríngeos particulares y dependen del diagnóstico otorrinolaringológico. En todas las disfonías trabajaremos la respiración y la impostación, pero dependiendo de la patología lo haremos de una forma o de otra, y realizaremos diferentes ejercicios.

Se ha descrito una gran variedad de técnicas rehabilitadoras. Guzmán explica que las habilidades terapéuticas son uno de los aspectos más importantes en la formación de un terapeuta vocal. Una vez realizadas la anamnesis y la evaluación del paciente, debemos tener claro qué ocurre en la voz de ese sujeto y qué cambios queremos fomentar para poder seleccionar con destreza el ejercicio adecuado.

Así, en el tratamiento de la voz, el rehabilitador debe conocer muy bien todas las tendencias, todos los recursos existentes, la normalidad y la patología vocal, para poder seleccionar el tratamiento indicado en cada momento para cada paciente. A veces utilizaremos el enfoque sintomático, otras el etiológico, otras el funcional, y esto puede cambiar de sesión en sesión. Cada paciente es único y tiene un problema personal, y debemos buscar los recursos específicos para ayudarle.

En todos los casos es importante proporcionar al paciente información sobre el problema que presenta, los vicios y los comportamientos abusivos que impiden el trabajo correcto de su laringe. Hay que darle consejos de higiene vocal, indispensables para el buen funcionamiento de la voz, y explicarle siempre para qué sirven los ejercicios que realizamos. De este modo, si el paciente está bien informado y comprende su problema y el porqué de cada ejercicio, colaborará más y los resultados serán más satisfactorios.

Es necesario que el terapeuta vocal tenga un buen manejo de su propia voz, conocimiento de su cuerpo, dominio de una técnica respiratoria y vocal adecuada, entrenamiento musical y oído perceptivo, creatividad e imaginación. Todo esto le permitirá localizar e identificar defectos técnicos, imitar errores vocales para dar ejemplo de ello al paciente, percibir perturbaciones acústicas y desplazamientos de la frecuencia fundamental, determinar vicios vocales, etc. El terapeuta debe servir de modelo al paciente en todo momento.

3   Otros recursos terapéuticos

Existen muchas técnicas para tratar los trastornos de la voz. Las bases tradicionales de la rehabilitación, que seguimos utilizando muchos rehabilitadores en todo el mundo, son los aspectos más destacados de la técnica del canto que hacen hincapié en la respiración costo-diafragmática, la búsqueda de una correcta resonancia, la coordinación fonorrespiratoria, la impostación vocal y la ubicación del tono óptimo. Detallamos a continuación algunos de los recursos más utilizados. La mayoría de las veces no se utiliza un solo ejercicio, sino que se combinan para lograr el efecto buscado en la voz y en la laringe.

3.1   *Técnica de sonidos facilitadores*

Son los recursos que utilizamos para facilitar la emisión y para lograr la mejor voz posible, y esto será individual y diferente para cada paciente. Behlau llama a los sonidos facilitadores «sonidos de apoyo»: nasales, explosivos, vibrantes, hiperagudos, fricativos y basales.

- Sonidos nasales: los sonidos nasales /m/ y /n/ se usan en todas las patologías porque sirven para suavizar la emisión, aumentar el tiempo máximo fonatorio y reducir la resonancia laringofaríngea, favoreciendo las sensaciones en la máscara. Se utilizan para trabajar especialmente la resonancia y permiten al paciente tener una sensación propio-ceptiva de vibración oral. Es importante hacer hincapié en que la /m/ debe pronunciarse separando las arcadas dentales dentro de la boca, buscando crear mayor espacio para generar más armónicos. Pueden trabajarse en escalas solas o combinadas con vocales.

- Sonidos fricativos: /s/ o /f/ y sus correspondientes sonoras (zumbido y /v/). Los fonemas sordos ayudan a controlar la salida del aire durante el entrenamiento de la respiración y la coordinación fonorrespiratoria. Por ejemplo, se pide al sujeto que al espirar lo haga con /sssss/ que debe ser continua, con la misma fuerza desde el principio hasta el final; al no ser sonora no forzará la voz, pero como es audible tendrá un apoyo auditivo de la salida del aire. En las sonoras, como el zumbido o la /v/, aumenta la presión intraoral y diafragmática, y sirven para el manejo de las intensidades y la preparación de *stacattos*. En general, las fricativas se utilizan para suavizar el ataque vocal, aumentar el tiempo máximo fonatorio y dirigir el flujo aéreo. Se usan en todas las patologías. Pueden inter-calarse (sorda-fricativa-sorda-fricativa). Las sonoras también pueden hacerse en escalas y terminando en vocal.

- Sonidos vibrantes: emisión de /rr/ o «vibratorio de labios» para logar una mayor vibra-ción de la mucosa y una mejor coordinación fonorrespiratoria. Reducen el esfuerzo fonatorio. Se usan en todas las patologías, sobre todo para el calentamiento vocal en los profesionales de la voz y para evitar el carraspeo, ya que ayudan a movilizar el moco que genera sensación de cuerpo extraño. Luego puede añadirse una vocal /a/ al final de la emisión, relajando la mandíbula. Es posible hacerlo *glissando* o en escalas. Nosotros decimos a nuestros pacientes que realicen estos sonidos *glissando* en la ducha para aprovechar la humedad del baño al calentar la voz.

- Sonidos basales: representan el rango más bajo de frecuencias de una voz (hasta 70-80 Hz). Se realiza una emisión de /a/ sostenida *en frito* con el fin de acortar al máxi-mo el músculo vocal. Se producen así una mayor contracción del tiroaritenoideo y una relajación del cricotiroideo. Se usan para mejorar el cierre glótico. Hay autores que creen que puede realizarse un *frito* relajado con la laringe baja y a expensas sólo del músculo tiroaritenoideo, y otro tenso con un componente supraglótico y la laringe más alta. El *frito* tenso se utiliza en las hipotonías y los grandes hiatos, y está contraindicado en las hipertonías. El *frito* relajado puede utilizarse en hiperfunciones (siempre que se esté seguro de que no hay componente supraglótico) para acortar la cuerda y luego volver al registro modal con una voz más relajada. Algunos autores opinan que es tan bueno como el falsete en la rehabilitación del nódulo; nosotros no lo utilizamos en hiperfunciones porque, en nuestra experiencia, casi todos los pacientes con hipertonías realizan *frito* tenso. El *frito* también se produce espontáneamente en los pacientes que utilizan aire residual en los finales de frase, y como comportamiento cuando hay abuso vocal.

- Sonidos hiperagudos: emisión en falsete para relajar el tiroaritenoideo y tensar el cricotiroideo en las disfonías hipertónicas. Este recurso es útil cuando el paciente es capaz de emitirlos de manera espontánea sin esfuerzo, porque si en vez de falsete realiza una voz modal aguda hará el efecto contrario al esperado. Se utilizará con el fonema que resulte más fácil para cada sujeto; suele ser más fácil con /u/ o vibratorios. Es muy bueno en casos de nódulos, edema y también en *sulcus* y rigidez de las cuerdas vocales (la propia rigidez lo facilita). Farías dice que «cuando el registro de falsete no aparece de ninguna manera, con ningún recurso, esto nos orienta de la gravedad de la disfonía», y opina que si el paciente es capaz de producir los tres registros indica una cuerda vocal indemne. Así pues, si cualquiera de los registros desaparece, la disfonía será más grave.

- Sonidos explosivos: emisión de consonantes explosivas (/p/, /t/, /k/) para mejorar el cierre vocal en las disfonías hipotónicas, las parálisis, el Parkinson y las laringectomías. Se realizan combinados con vocales, en general agudas (/e/, /i/) y habitualmente con las técnicas de esfuerzo descritas más adelante.

Los sonidos facilitadores pueden utilizarse en *glissandos* o en escalas musicales con diferentes intervalos. Para comenzar el trabajo vocal debemos seleccionar el sonido que más facilite su emisión al paciente. Muchas veces combinamos los sonidos facilitadores con otras técnicas para lograr un determinado efecto en la voz, por ejemplo el sonido nasal /m/ delante de una frase emitiendo en salmodia para lograr un mejor espacio de resonancia, sentir la voz en la máscara y suavizar el ataque vocal.

3.2 *Técnica de movimientos corporales con sonidos facilitadores*

Se trata de realizar los sonidos facilitadores, pero con movimientos corporales para lograr una relajación dinámica. Puede utilizarse en todas las patologías y es especialmente útil en los profesionales de la voz. Algunos ejemplos de esta técnica son:

- Cambio de posición de cabeza con sonorización:

  - Movimiento horizontal: girar la cabeza en sentido horizontal a derecha e izquierda con una emisión controlada. Se utiliza para mejorar la aproximación de las cuerdas vocales, para reducir la bitonalidad y la voz aérea, para estabilizar la calidad de la voz y para independizar movimientos musculares. Se utiliza en cualquier patología. También puede inclinarse la cabeza sobre los hombros cuando hay bitonalidad o desnivel vertical entre las cuerdas.
  - Movimiento vertical para atrás: llevar la cabeza hacia atrás, mirando al techo, emitiendo sonidos posteriores como /g/ o /k/ con vocales. Sirve para la aproximación mediana de las cuerdas vocales y las bandas, y favorece la constricción anteropos-

terior. Se usa en casos de cuerdas vocales irregulares por retracción cicatricial, en laringectomías parciales y en hiatos orgánicos, en parálisis y en las hipotonías.

– Movimiento vertical hacia delante: emisión con la cabeza inclinada hacia el pecho con sonidos facilitadores, en general sonidos nasales o falsete. Se usa para suavizar la emisión y para relajar la cabeza y el cuello en las disfonías hipertónicas, aprovechando la fuerza de la gravedad.

• Cabeza y tronco hacia abajo: consiste en dejar caer el tronco y la cabeza relajada hacia delante y abajo, y emitir sonidos facilitadores como el falsete o vibratorios. Se utiliza para lograr una mejor vibración mucosa y alejar las bandas. Se usa en la disfonía de bandas, el edema de Reinke, los postoperatorios, la voz profesional y la resonancia laringofaríngea. También es un buen recurso para conseguir el falsete cuando no sale de manera espontánea, gracias al efecto gravitatorio y de relajación de esta postura.

• Emisión con movimientos de balanceo de brazos, caminando, bailando o botando en una pelota de Bobath. Permite independizar los movimientos musculares y centrar la tensión en la actividad corporal, no en la voz. Es un buen trabajo para los cantantes y los profesionales de la voz.

3.3   Técnica de manipulación digital de la laringe

Se realiza un masaje de la musculatura perilaríngea, con vocalizaciones durante o después de la manipulación. Se usa para reducir la hipertonicidad, bajar la frecuencia fundamental y eliminar la sensación de bolo en la garganta. La utilizamos en disfonías por tensión muscular, en muda vocal y en *sulcus*.

Emisión de sonidos facilitadores en escalas con movimientos corporales activos como el caminar o el balanceo de brazos, o botar sentado en una pelota de Pilates, etc. Esto centra la tensión muscular en el cuerpo y no en la voz y ayuda a la disociación muscular. Es muy bueno en hipertensiones y en profesionales de la voz.

3.4   Técnica de masaje en la cintura escapular

Se realiza para reducir el exceso de tensión en las disfonías de esfuerzo. Se trata de masajear los trapecios y la musculatura del cuello, con movimientos de presión, rotación, estiramiento y pellizcamiento. Debemos recordar que no somos fisioterapeutas, así que si el paciente presenta una tensión o contractura importante debemos derivarlo al especialista correspondiente. El masaje que realiza el fonoaudiólogo sólo es para aliviar la tensión y mejorar la fonación.

3.5   Técnica de desbloqueo lingual

La lengua cumple un papel fundamental en la articulación y en la resonancia, por su relación con el hueso hioides y la laringe. Si la lengua está muy adelantada, tira de la epiglotis y de la laringe hacia arriba y la cierra; si la lengua está retrasada, cierra el espacio de resonancia posterior en la parte anteroposterior de la boca. Conviene trabajar con el apoyo visual de un espejo y pueden ejercitarse tres posturas: exteriorización, interiorización o posteriorización lingual para desactivar ajustes motores incorrectos.

• La exteriorización de la lengua consiste en sacarla fuera de la boca relajada, como poniendo «cara de sorpresa», y emitir el sonido /haaaaa/. Ayuda a abrir el vestíbulo laríngeo porque separa la epiglotis del aritenoides, y se utiliza en disfonías hipertónicas cuando hay contracción anteroposterior y en fonación de bandas. Se realizan emisiones con la lengua relajada fuera de la boca en un tono o en escalas sencillas.

- La anteriorización lingual libera y agranda la orofaringe, y se utiliza cuando hay una resonancia muy posterior. La punta de la lengua debe descansar detrás de los incisivos inferiores, y al abrir la boca, el paciente debe poder ver el fondo de su garganta y que la parte posterior de la lengua no se eleva. Puede hacerse una emisión repetida de sílabas con consonantes anteriores, como /d/ y /s/ (dasadasadasa…).

- La posteriorización de la lengua permite aprovechar el espacio de la cavidad bucal y se usa en la voz infantilizada.

3.6   *Técnica de rotación de la lengua en el vestíbulo*

Sirve para reducir constricciones en el tracto vocal, para ampliar el espacio orofaríngeo y reposicionar la lengua. Se trata de emitir sonidos nasales rotando la lengua dentro de la boca. Libera tensiones en la parte posterior de la lengua. Es muy bueno para calentar la voz en los profesionales. También puede hacerse sin voz, sólo para relajar la lengua. Mejora la resonancia y la articulación.

3.7   *Técnica de bostezo-suspiro*

Al bostezar, la laringe baja y el velo del paladar se eleva, aumentando así el tracto vocal sensiblemente; por eso se utiliza mucho esta técnica en el canto. Sirve para reducir ataques bruscos y compresión mediana glótica, y para proyectar la voz, porque se amplía al máximo el tracto vocal y se relaja. Puede utilizarse en cualquier disfonía (en especial las producidas por tensión), nódulos, profesionales de la voz, hipernasalidad y fisura palatina, tensión articulatoria y descalentamiento vocal profesional. Se pide al sujeto que bostece intentando mantener la punta de la lengua detrás de los incisivos inferiores, y que al espirar emita voz, que sonará como una especie de a-o. Luego pueden agregarse palabras o frases. Otra variante propuesta por Boone es hacerlo con la boca cerrada, como si fuera un bostezo reprimido. Nosotros lo realizamos de la siguiente manera: se pide al sujeto que saque la lengua y luego la introduzca lentamente y relajada dentro de la cavidad bucal a medida que inspira hasta terminar en el bostezo; si se mira en un espejo, verá cómo sube el velo del paladar y se amplía la orofaringe.

En el suspiro se pide al paciente que suspire relajado emitiendo un sonido vocálico, con una /h/ aspirada al inicio. Una variante es hacerlo con la lengua exteriorizada y muy relajada. Al hablar, los pacientes, sobre todo los profesionales de la voz, deben notar la sensación de bostezo reprimido o de risa interior, para abrir así la cavidad bucal y ampliar el tracto vocal.

3.8   *Técnica de /b/ prolongada*

Es una maniobra para lograr una posición más baja de la laringe y propiciar un mejor cierre glótico, con menos impacto entre las cuerdas vocales y mayor onda mucosa, y con una fonación menos apretada. Las hiperfunciones se asocian a una laringe alta. Se usa en disfonías por tensión muscular, falsete mutacional y uso excesivo de la voz. Se pide al sujeto que emita una /b/ prolongada con las mejillas infladas (como el sonido de un barco); así baja la mandíbula, se separan los dientes, baja la laringe y aumenta el tracto vocal. Debe mantener la misma presión oral durante todo el ejercicio. Puede hacerse en escalas. Otra variante es realizar una prolongación de la oclusión de la /b/ y terminar con una /a/. Para trabajar la movilidad vertical de la laringe es útil solicitar al paciente que realice alternadamente bostezos y degluciones.

3.9 *Técnica masticatoria*

Permite mejorar la voz en las disfonías hipertónicas; reduce la hiperfunción generalizada. Utiliza una actividad reflejo-vegetativa como es la masticación para lograr un equilibrio muscular fonatorio y una emisión más relajada. Consiste en hablar mientras se realizan movimientos masticatorios amplios con la boca abierta y moviendo bien la lengua, los labios y la mandíbula. Sirve para equilibrar el timbre vocal y favorecer la resonancia. Proporciona un patrón articulatorio más adecuado, y se usa para el calentamiento de la voz. Se utiliza en todas las patologías. Se comienza con la emisión de «mmmmm» masticada y poco a poco se intercalan vocales. Debe llevarse el sonido a la máscara. Puede hacerse en escalas, hablando o cantando una canción. Una variante es alternar /m/ y /n/ desplazando el foco de resonancia de los labios al paladar, y otra variante es la técnica del *humming* (decir «mmmmhhhh» masticando o sin masticar con las arcadas dentales bien separadas y terminando con inflexión ascendente). Luego pueden agregarse palabras o frases. Esto ayuda a elevar la frecuencia fundamental, no bajar los finales de frase y suavizar el ataque vocal.

3.10 *Técnica de apertura de la boca*

Se trata de aumentar la apertura vertical de la boca bajando la mandíbula. Sirve para reducir constricciones en el tracto vocal y aumentar la resonancia. Puede hacerse diciendo palabras que sólo tengan la vocal /a/ («Ana va a la cama») o frases en las que el paciente debe pronunciar todas las vocales como aes («vendré a buscarte» se dice «vandrá a bascarta»), lo cual obliga a un movimiento de descenso de la mandíbula permanente para ampliar el tracto vocal. Se utiliza en disfonías por tensión, profesionales de la voz y personas que tengan tendencia a apretar los maxilares. En nuestra experiencia, casi todos los pacientes se benefician de esta técnica.

3.11 *Técnica de salmodia*

Consiste en la lectura o repetición de frases en un tono monocorde. Se utiliza para reducir el esfuerzo global, aumentar la resistencia vocal, ayudar a controlar el ataque vocal y mejorar la coordinación fonorrespiratoria. Puede trabajarse en un solo tono o en varios dentro de la zona óptima del paciente; esto le ayudará en la memoria auditiva de la frecuencia fundamental. Se utiliza en todas las patologías. Hay que realizar emisiones con una intensidad y un tono repetidos como en un salmo, logrando un ajuste del tracto vocal menos tenso que facilita la resonancia y la proyección. Nosotros la utilizamos con todos los pacientes y es muy útil como ejercicio puente entre voz cantada y hablada, pues permite controlar mejor todos los elementos que ya se han trabajado. Jackson sugiere alternar la lectura en voz alta, en voz regular y en salmodia durante 20 segundos cada una.

3.12 *Técnica de enmascaramiento auditivo*

Se usa para suprimir el control de la voz en las disfonías psicógenas por el efecto Lombard. Consiste en leer o decir series con ruido blanco a 100 dB en ambos oídos: el paciente deja de oír su propia voz, pierde el control y la voz mejora. Sirve como diagnóstico diferencial en las disfonías psicógenas.

3.13 Técnica de control auditivo retardado

Consiste en la emisión con control auditivo retardado en unas fracciones de segundos, como si fuera un eco. Se necesita un programa de ordenador especial. Se utiliza para lentificar la velocidad del habla y mejorar el control propioceptivo en disfluencias, disfonías psicógenas y voces profesionales.

3.14 Técnica de control por múltiples vías

Se trata de un control visual, auditivo y propioceptivo para mejorar el esquema corporal vocal y la resistencia vocal. Es un buen recurso en el entrenamiento de voces profesionales, en hipoacúsicos o sujetos con una técnica vocal deficiente. Se logra una mayor conciencia de las actitudes correctas o incorrectas de la fonación. Ejemplos de este tipo de control son mirarse en un espejo, colocar un elástico en las costillas para controlar la respiración, las grabaciones, el control visual de la onda sonora a través de un programa informático, la oclusión de los oídos para el aumento del retorno auditivo por vía ósea, la emisión con las manos en la cara para observar la resonancia en la máscara, la emisión en un tubo de cartulina, etc.

3.15 Técnica de cambios de frecuencia e intensidad y escalas musicales

Se trata de todas las vocalizaciones y emisiones que realizamos en escalas con diferentes intervalos. Para nosotros es el principal recurso terapéutico, en combinación con otras técnicas. Con este recurso se trabaja la elongación y el acortamiento de la cuerda vocal; es como una gimnasia para la laringe. Nos permite ir aumentando progresivamente la extensión vocal, incrementar la resistencia vocal y la modulación, y suavizar la emisión. Se utiliza en todas las patologías. Se realizan escalas ascendentes y descendentes con distintos sonidos facilitadores, ejercicios de disociación de frecuencia e intensidad variando uno solo de estos elementos, etc. Se trabajan los cambios de frecuencia, el manejo de la intensidad de la voz (baja, coloquial, proyectada y de llamada) y la relación adecuada entre ambos aspectos. Por ejemplo, cuanto más bajo o fuerte sea el volumen respecto de la intensidad conversacional, más aguda debe ser la voz.

3.16 Técnica de lectura de vocales

Sirve para el control de la fuente glótica, ya que las vocales son los sonidos que se producen en las cuerdas vocales y son amplificados en la cavidad de resonancia. Se eliminan constricciones producidas por las consonantes y se estabiliza la calidad vocal en las voces profesionales y en los pacientes con hipernasalidad. Aumenta el volumen y la proyección vocal al mejorar la amplificación del sonido en el resonador. Consiste en leer salmodiando o hablando sólo las vocales de frases o textos, teniendo muy en cuenta el molde vocálico de cada fonema. Debe realizarse ligado para evitar ataques bruscos, por ejemplo «mañana vendré a buscarte» se dice «aaaeeauae». Podemos realizar el ejercicio contrario, o sea, la lectura sólo de las consonantes, para mejorar la articulación en los profesionales de la voz.

3.17 Técnica de sobrearticulación

Se trata de exagerar los movimientos articulatorios ampliando la cavidad de resonancia para aumentar la proyección y la resistencia vocal, y reducir la nasalidad. Es adecuada para reducir la velocidad del habla. Se utiliza también en enfermos de Parkinson.

3.18   *Técnica de fonación inspiratoria*

Separa las bandas y sólo vibran las cuerdas vocales. Se realiza siempre que necesitemos anular cualquier trabajo compensatorio supraglótico. Estimula la mucosa. Se usa en hiatos medioposteriores, en parálisis o paresias, y en la fonación supraglótica. Se trata de inspirar emitiendo una vocal «aaaa» y luego emitir espirando. A veces sirve para conseguir el falsete cuando el paciente no logra hacerlo de manera espontánea. Se le pide que haga el gesto de asustarse o sorprenderse. Vasconcellos realizó una revisión bibliográfica sobre la voz inspiratoria como recurso terapéutico y concluyó que facilita la relajación y la apertura de la laringe, mostrando la vibración de las cuerdas vocales; se relajan los ventrículos y se visualizan mejor los senos piriformes; el aire inspirado pasa a ser parcialmente bloqueado y provoca una caída de la presión subglótica y la distensión de los ventrículos. La frecuencia fundamental aumenta y se ve una simetría de cierre, lo que explica que mejore la voz en los casos de diplofonía. La laringe baja y las cuerdas se elongan, agudizando la voz. Se produce un aumento de la distancia del hioides a la laringe, que hace que las cuerdas se nivelen. La banda ventricular se retrae. Por tanto, este método probablemente sea eficaz como recurso terapéutico gracias a todos estos cambios en el mecanismo de la fonación.

3.19   *Técnica de susurro*

En el cuchicheo, las cuerdas quedan separadas pero hay contracción laríngea. Se utiliza para lograr un mejor cierre de la región anterior, un refuerzo del tiroaritenoideo y un aumento de la resistencia vocal, en casos de hiatos anteriores y arqueamiento de cuerdas.

3.20   *Técnica de ataques vocales*

Se utiliza el ataque brusco para favorecer una mayor coaptación en las disfonías hipotónicas y las parálisis, y el soplado para suavizar la emisión en las disfonías hipertónicas y en el uso continuo de ataques bruscos. Enseñamos al paciente a diferenciar los ataques auditivamente y le explicamos que para suavizar el ataque duro debe realizar una /h/ aspirada delante de la vocal, para así disminuir la presión aérea sobre las cuerdas y evitar el impacto fuerte. Puede realizarse también la práctica negativa, o sea, que lo haga mal y bien y note la diferencia. Es muy importante que el rehabilitador proporcione el modelo tanto de un ataque correcto como de uno incorrecto, ya que así el paciente lo identificará mejor.

3.21   *Técnica de emisión en tiempo máximo fonatorio*

Consiste en la emisión de vocales sostenidas en el tiempo máximo fonatorio para resistencia vocal y coordinación fonorrespiratoria en hipotonías, Parkinson, entrenamiento vocal y voz profesional.

3.22   *Técnica de* **messa di voce** *o de colocar la voz*

Sirve para controlar la aproximación de las cuerdas y la compresión mediana en casos de fatiga vocal y voces profesionales. Consiste en emitir un sonido en efecto Kaisser, es decir, mantener un mismo tono variando la intensidad, con un ataque suave, cuerpo sostenido y aumentando el volumen progresivamente, y la filatura normal.

3.23 Técnicas de esfuerzo

El método de empuje se usa para reducir la incompetencia glótica. Consiste en la realización de movimientos de esfuerzo simultáneamente con la fonación. Sirve para aproximar las estructuras laríngeas y mejorar el esfínter. Utiliza la función esfinteriana de la laringe para lograr un mayor cierre. Se trata de emitir sílabas con consonantes explosivas (/p/, /t/, /k/) y vocales agudas (/e/ o /i/) mientras se realiza un movimiento de levantar peso, empujar, tener las manos entrelazadas, empujar contra la pared, apretar una mano contra la otra, levantar su propio peso de la silla, etc. Se utiliza en parálisis, grandes hipotonías, muda vocal, laringectomías parciales y arqueamiento de las cuerdas vocales. Está totalmente contraindicado en las disfonías hipertónicas. Debe tenerse mucho cuidado y realizar controles periódicos estroboscópicos para evitar una lesión iatrogénica por exceso de fuerza.

3.24 Técnica de deglución incompleta

Se trata de lograr una mayor sonorización con un mejor cierre laríngeo utilizando la primera fase de la deglución. Se usa en la reducción de grandes hiatos, en parálisis, muda vocal y laringectomías parciales. Se realiza emitiendo sílabas «bambem» o una vocal al inicio de una deglución, y se pide al paciente que trague y que apenas despegue la lengua del paladar realice la emisión. De este modo se asocia el inicio de la deglución con la laringe cerrada y alta, y la emisión de un sonido con el cierre forzado de las cuerdas vocales.

3.25 Técnica de firmeza glótica

Sirve para mejorar el cierre glótico, estimular la resonancia y suavizar la emisión. Se usa en comportamientos incorrectos de supraglotis, en postoperatorios y en el entrenamiento vocal. Se realiza la emisión de un sonido fricativo sonoro /v/ cerrando la boca con la palma de la mano, y con la lengua relajada. Es un ejercicio de tracto vocal semiocluido.

3.26 Técnica de constricción labial

Sirve para reducir la constricción supraglótica y glótica, y expandir el tracto vocal, en disfonías por tensión y en fonación de bandas. Se realiza entrenando el flujo aéreo con los labios protruidos y luego emitiendo sonido, mezclando el flujo de aire con un sonido fricativo, como un zumbido labial o vocal. Es un ejercicio de tracto vocal semiocluido.

3.27 Técnica de soplo y sonido agudo

Se trata de realizar un soplo continuo y luego una emisión hiperaguda sobre ese soplo, manteniendo el flujo de aire en los labios en tiempo máximo fonatorio. Es un ejercicio de tracto vocal semiocluido. Favorece el cierre glótico sin trabajo supraglótico, y se utiliza para alejar las bandas y promover un ajuste muscular adecuado. Oliveira *et al.* realizaron un estudio sobre los efectos inmediatos del ejercicio de soplo y sonido agudo en 46 mujeres, la mitad con problemas de voz y la otra mitad sin problemas, y concluyeron que en la evaluación perceptiva auditiva mejoró la cualidad vocal en los dos grupos, en el análisis acústico hubo mejora de *shimmer* en ambos grupos y de *jitter* en el grupo sin patología, aumentó la frecuencia fundamental en el grupo con patología, la videoestroboscopia mostró un mejor cierre glótico y menos afectación vestibular en ambos grupos tras el ejercicio, y la autoevaluación indicó una mejora en las mujeres con problemas vocales. Por tanto, concluyeron que el ejercicio de soplo y sonido agudo tiene efectos inmediatos positivos en la evaluación perceptiva auditiva, acústica y laríngea, y en la autoevaluación vocal.

3.28 *Técnica de sonidos disparadores*

Consiste en utilizar un sonido reflejo, como la tos, el carraspeo, el bostezo o la risa, para prolongarlo y emitir voz. Es una activación de la vibración de las cuerdas para producir sonido o activar la participación de estructuras supraglóticas. Se usa tras laringectomías parciales y en las disfonías psicógenas. En este último caso se explica al paciente que si puede sacar voz en la tos o el carraspeo, puede hablar. Se le pide que realice algunos de estos sonidos y produzca una /a/ detrás.

3.29 *Técnica de voz esofágica*

Permite la erigmofonación, o sea, la producción de una voz esofágica. Se realiza introduciendo aire en el esófago que luego es expulsado como un eructo y articulado en la boca para producir voz. Se usa en laringectomías totales.

3.30 *Técnica de maniobras musculares*

Consiste en realizar una manipulación laríngea para activar la producción vocal o cambiar la calidad de emisión. Hay tres maniobras distintas:

- Aproximación mediana de las alas tiroideas emitiendo el sonido «mmmm»: activa la vibración de las cuerdas vocales o de las estructuras supraglóticas. Se utiliza en parálisis, laringectomías parciales y *sulcus.*
- Presión anterior de la laringe hacia atrás emitiendo una vocal cerrada, como la /o/: sirve para descender la frecuencia fundamental porque reduce el espacio anteroposterior de la laringe. Se utiliza en la muda vocal y en las disfonías por tensión.
- Presión vertical de la laringe hacia abajo emitiendo la vocal /u/ – /o/: se agrava la voz descendiendo la laringe. Se usa en la muda vocal. Nosotros utilizamos este recurso en las mudas vocales sólo para conseguir que el paciente oiga su verdadera voz de pecho y entienda lo que debemos lograr.

Farías divide las técnicas en ejercicios de acción directa y de acción indirecta sobre el sistema fonatorio. Los primeros tienen un objetivo deliberado sobre la laringe, por ejemplo realizar un *glissando* ascendente para elongar la cuerda vocal, la /b/ prolongada para descender la laringe, etc. Los de acción indirecta no tienen un objetivo deliberado inmediato, por ejemplo la emisión de un falsete durante un rato logrará un tono más agudo en la voz de pecho tras el ejercicio, etc.

4 Fases de la rehabilitación

Durante la rehabilitación iremos seleccionando los recursos más idóneos, de todos los que hemos detallado, para lograr los objetivos planeados. El proceso de entrenamiento vocal consta de diversos pasos que se trabajan de manera simultánea y progresiva, de acuerdo con las necesidades y las dificultades de cada paciente. Su separación es estrictamente didáctica, ya que la fonación involucra a todo el organismo y estos puntos que se han mencionado están íntimamente vinculados; la voz adecuada depende del trabajo correcto y sinérgico de todos ellos. Los pasos son:

- Relajación: condicionamiento muscular del paciente.
- Rehabilitación de la función respiratoria.
- Resonancia: correcto uso de los resonadores naturales.
- Emisión vocal.
- Articulación.
- Modulación.

Trabajando estos elementos enseñaremos una técnica vocal correcta y rehabilitaremos la voz, y lograremos un uso adecuado de los órganos fonatorios, del mecanismo respiratorio y de la resonancia, evitando el esfuerzo vocal. El paciente debe lograr la generalización, ya que no sirve de nada que realice los ejercicios muy bien en la consulta si no es capaz de automatizar y generalizar los procesos aprendidos a su vida diaria. Scivetti dice que «en el trabajo de entrenamiento vocal se harán ejercicios seleccionados para los fines de fijar ajustes motores necesarios y, de este modo, reestructurar los patrones de la fonación alterados o mejorar los ya existentes».

Con la rehabilitación vocal intentaremos:

- Mejorar la imagen laríngea: por ejemplo, en caso de contracción supraglótica primero habrá que alejar las bandas y abrir el vestíbulo laríngeo, y para ello seleccionaremos recursos como la técnica de voz inspiratoria o de lengua exteriorizada, bostezos, /b/ prolongada, etc.; si hay nódulos, deberemos eliminarlos, por ejemplo con la técnica de falsete.
- Dar pautas de higiene vocal, e identificar y corregir vicios fonatorios.
- Enseñar una técnica correcta.

Casanova indica que «la reeducación vocal es una dinámica de intercambio y aprendizaje vocal y corporal que permite encontrar nuevas referencias y experiencias vocales que van a redundar en un mayor bienestar y eficacia vocal».

4.1 Relajación

Hace años se trabajaban la relajación y la respiración automáticamente en la rehabilitación de las disfonías, y se tardaba varios meses en lograr que estos aspectos mejoraran, sin ninguna mejora en la voz. En la actualidad esto ya no es así. Debe trabajarse la relajación en los casos que así lo requieran, pero no como norma. La voz se produce de manera más saludable cuanto menos esfuerzo se realiza, pero esto no significa relajar totalmente al paciente porque la voz requiere un trabajo muscular determinado y cierta energía y tensión muscular. Lo que debemos buscar es el esfuerzo muscular justo para cada tarea, o sea, la eutonía. Así pues, el objetivo del trabajo de relajación en la rehabilitación de las disfonías debe ser lograr el conocimiento del propio cuerpo, la eliminación del trabajo muscular innecesario y la disociación muscular. Es común observar zonas de tensión muscular o dolor asociadas a situaciones tales como laringe en posición alta, elevación de los hombros, tensión mandibular, ataque brusco, etc.

La relajación permite aflojar la musculatura para eliminar el exceso de tensión y lograr el tono adecuado. Las técnicas de relajación que se realizan son la relajación general, la relajación diferencial y la masoterapia. Esta última se utiliza en patología de la voz para relajar la zona cervical, la cintura escapular, la mandíbula y las zonas suprahioidea e infrahioidea principalmente.

En cuanto a la relajación general, nosotros no la utilizamos porque para obtener resultados positivos debería dedicarse toda la sesión a ello y no arreglaría la voz del paciente. Si consideramos que el paciente se beneficiaría de un método de relajación general, le sugerimos seguirlo fuera de la consulta (yoga, método de Shultz, eutonía de Gerda Alexander, etc.).

Desde el punto de vista foniátrico, la relajación dinámica, diferencial por zonas, es la más idónea. Consiste en relajar un determinado grupo muscular mientras otro trabaja, es decir, relajar mediante un trabajo muscular adecuado. Realizamos la relajación diferencial de los órganos fonoarticulatorios, del cuello y de los hombros. No debe hacerse todo en todos los pacientes, sino sólo lo que cada uno necesite. Guzmán afirma que «en muchos pacientes se hace necesario utilizar técnicas de relajación que tienen como objeto la disminución de las tensiones musculares asociadas a la patología vocal, y de esta forma salir del círculo vicioso gracias al control muscular para lograr un comportamiento vocal adecuado».

En el capítulo dedicado al perfeccionamiento vocal se comentan los ejercicios de relajación diferencial, los malos usos posturales que afectan a la voz y los vicios fonatorios accesorios que implican a la lengua y la mandíbula y que alteran la resonancia.

Los ejercicios de estiramiento de cuello pueden ser asistidos, para lo cual el terapeuta mueve la cabeza del paciente y dirige los movimientos mientras éste abandona su cabeza dejándola floja y relajada en la mano del rehabilitador, o no asistidos y entonces es el paciente quien realiza los movimientos.

Aparte de los ejercicios ya mencionados en otro capítulo, pueden hacerse los siguientes:

- En posición sentada, inspirar mientras se mueve la cabeza de delante atrás y espirar al volver a la posición inicial.
- En posición sentada, inspirar llevando la cabeza de un hombro hacia el otro por abajo y espirar al volver.
- De pie, con las piernas separadas la anchura de los hombros, realizar rotaciones de hombros hacia atrás y luego cogerse las manos en la espalda, estirar los brazos y soltar.
- Balanceo de brazos y caderas.
- De pie, con los ojos cerrados y las manos entrelazadas a la altura del pecho, batir las manos rápidamente con la boca entreabierta y dejar que salga un sonido parecido a una «aaa»; la mandíbula y el cuello se aflojarán.
- Una variante del ejercicio anterior es en posición sentada, con los brazos relajados y la boca entreabierta, tratar de mover la mandíbula de un lado a otro como en el relinchar de un caballo, acompañado de la emisión de «aaaaa» en un tono o *glissando.*
- En decúbito dorsal, el paciente inspira, y al espirar mientras el terapeuta le mueve la cabeza a un lado y otro, debe sentir sensación de abandono de su cabeza, dejarla caer en las manos del rehabilitador.
- De pie, con las piernas separadas la anchura de los hombros y las rodillas semiflexionadas, cogerse los hombros por detrás con los brazos cruzados (mano derecha a hombro izquierdo, mano izquierda a hombro derecho), bajar el tronco, subir un poco la pelvis e inspirar, y luego espirar al bajar la pelvis a la posición anterior.

Es fundamental trabajar la verticalidad corporal y la postura para lograr unos mejores patrones posturales y musculares. Si la parte alta del tronco se desploma será mucho más difícil respirar correctamente; si el cuello se estira hacia delante y se pierde la verticalidad de cabeza y cuello, la laringe no tendrá libertad para moverse verticalmente sin esfuerzo, etc. El eje vertical de la columna, el cuello y la cabeza regirá todos nuestros movimientos. Una correcta postura corporal favorece la relajación consciente y la eficacia respiratoria.

4.2 Respiración

Al igual que la relajación, el trabajo de la respiración en las disfonías se ha ido realizando a lo largo de los años casi sin discusión y forma parte de toda terapia vocal. Ahora bien, hace años nos pasábamos tres meses trabajando la respiración sin conseguir modificaciones en la voz del paciente en la mayoría de los casos. En los últimos tiempos, muchos autores han debatido sobre la importancia del trabajo respiratorio en la rehabilitación de las disfonías, y se observa que rara vez la limitación respiratoria es la causa del problema de voz. Esto no quiere decir que no debamos entrenar la respiración, sino que no debemos buscar atletas respiratorios. Lo importante es el uso que el sujeto haga del aire en función de la voz, la coordinación fonorrespiratoria y que no realice tensiones innecesarias. Por ejemplo, la mayoría de los pacientes disfónicos tienen en fonación un tipo respiratorio alto, y esto genera tensión en los músculos auxiliares de la respiración y en el esternocleidomastoideo, lo cual no es adecuado para la voz. Así, debemos enseñar la respiración costodiafragmática y trabajar la coordinación del aire en función de la palabra. Para que el habla tenga duración, volumen y continuidad, debe controlarse la presión del aire. En la fonación, la inspiración debe ser corta y rápida para ajustarse a las pausas del discurso, y la espiración debe ser larga y controlada, con un soplo espiratorio sin interrupción y mantenido. El control correcto de la musculatura del cuello y de la cintura escapular, junto con la respiración sin tensión ni rigidez, ayudarán al trabajo adecuado de la laringe.

Para esta tarea realizamos ejercicios (descritos en el capítulo de perfeccionamiento vocal) pasivos y activos, o sea, primero sólo respiraciones en silencio y luego añadimos la voz. Se realizan en decúbito dorsal, sentado y de pie. Debemos trabajar la sensación propioceptiva de las zonas corporales que se mueven durante la respiración (el abdomen y las costillas, gracias a los movimientos del diafragma y de los intercostales externos). Para ello es útil utilizar un elástico en la zona intercostal; la posición de brazos en jarras no es conveniente porque tensiona la cintura escapular. Las inspiraciones deben ser normales, no profundas; para hablar, lo que importa no es la cantidad de aire sino cómo se dosifica la poca cantidad inspirada.

En cuanto al modo respiratorio (por dónde entra el aire), debe ser nasal en reposo y mixto en fonación. Los sujetos que respiran por la nariz durante el habla generalmente lo hacen porque en anteriores rehabilitaciones se lo han enseñado así, y esto es incorrecto; la respiración nasal es más lenta y ruidosa, y todos espontáneamente respiramos por la boca al hablar de manera continuada.

Nosotros siempre empezamos a trabajar la respiración espirando con /s/ sostenida, ya que permite un mejor control auditivo de la salida del aire, y explicamos al paciente que no ha de coger aire profundo ni gastarlo todo, que siempre debe quedarse con un poco de aire que no se usará al hablar, y que no debe sentir la sensación de necesitar coger aire con apremio.

En cuanto a la coordinación fonorrespiratoria, empezaremos poco a poco, primero con emisiones áfonas de vocales aisladas y combinadas, luego con sonidos aislados como la emisión de «mmm» o una vocal sostenida, y finalmente con series automáticas y con vocalizaciones. Puede practicarse la realización de inspiraciones rápidas en series automáticas, por ejemplo coger aire al contar cada tres números, luego cada cinco y luego cada diez.

4.3 Resonancia

Este es un aspecto primordial para el uso adecuado de la voz. Según cómo configuremos el tracto vocal, tanto desde el punto de vista de tensiones como de su forma, el resultado en resonancia de la voz será diferente. Ello dependerá de cómo coloquemos los órganos fonoarticulatorios (lengua, labios, mandíbula y velo del paladar), y la tensión dependerá de la fuerza muscular que utilicen estos órganos.

Cuanto más espacio se cree dentro de la boca, más armónicos se generarán y la voz resultante será de mayor calidad y volumen. El resonador es nuestro amplificador natural, y el paciente debe entender que si utiliza correctamente este resonador logrará una mayor potencia en la voz con menos esfuerzo.

Puesto que en esta etapa es fundamental el trabajo que realicen los órganos fonoarticulatorios, tendremos que trabajarlos tanto en tonicidad como en movilidad. Deben tener un tono muscular justo, no han de estar rígidos, pues la flexibilidad les permitirá moverse adecuadamente y lograr el espacio de resonancia deseado. Es muy importante trabajar la lengua, el maxilar inferior y el velo del paladar. Dice Ramos que «lengua y velo interactúan en una importante asociación funcional. La lengua es el organizador de los movimientos mandibulares y equilibrador y distribuidor de la resonancia».

Algunos ejercicios que pueden realizarse son:

- Sacar la lengua y ponerla gruesa (relajada, como muerta) y fina (contraída) alternadamente, sin que toque los labios; luego dejarla fina y tocar los labios superior e inferior, y luego las comisuras a ambos lados.
- Pegar la lengua al paladar como una ventosa y, sin que se caiga, abrir la boca y estirar, mantener unos segundos y dejarla caer, sin tensionar la mandíbula.
- Relajación de lengua: pegar la lengua al paladar como una ventosa presionando unos segundos fuertemente y aflojar. Emitir sílabas como bla/la/pla/fla/, etc.
- Tomar aire en la boca inflando bien las mejillas, aguantar unos segundos y desinflar de golpe dejando caer la mandíbula relajada, con la punta de la lengua detrás los incisivos inferiores.
- Bostezos para elevar el velo del paladar.
- Emitir un sonido nasal «ng», luego una vocal nasalizada y por último una vocal oral, para trabajar tres posiciones del velo del paladar, que es el que al elevarse o descender deja que el aire pase por la boca o por la nariz.
- Rotaciones de la lengua en el vestíbulo para liberar la parte posterior de la lengua.

Tras estos ejercicios preparatorios pueden realizarse emisiones vocales con consonantes nasales /m/ para notar las sensaciones propioceptivas en la máscara, o con /n/ para notar las sensaciones en el paladar. Se hacen escalas con estos sonidos facilitadores solos y con vocales. Para trabajar la zona posterior se realizan bostezos sonorizados, suspiros y escalas con la sensación de bostezo reprimido con la boca cerrada.

La técnica de lectura sólo de vocales en voz cantada es muy útil para trabajar la resonancia.

4.4 Emisión vocal

Para que una voz esté impostada es necesaria una corriente aérea suficiente, un adecuado tono muscular de las cuerdas vocales y el aprovechamiento del resonador natural. Esta etapa consiste en un trabajo de vocalizaciones y diferentes ejercicios vocales con sonidos facilitadores, en distintos tonos e intensidades, que buscan la optimización de la voz del paciente.

Enseñamos una técnica vocal correcta que logre un timbre rico en armónicos, un adecuado ataque vocal, un cuerpo sostenido, una correcta coordinación fonorrespiratoria, el uso del tono óptimo y un aumento de la extensión vocal.

La impostación se realiza en forma entonada mediante la voz cantada y desde el primer día de trabajo con el paciente. La voz entonada permite tomar mayor conciencia de los armónicos y adaptar mejor la cavidad de resonancia para colocar la voz adecuadamente. En todo momento hay que controlar la continuidad del aire, el tipo respiratorio, la coordinación fonorrespiratoria y la relajación de los órganos fonoarticulatorios y de los músculos del cuello, ya que una contracción de esta musculatura llevará a compensaciones musculares no deseables.

El trabajo de impostación comienza con las vocalizaciones, que son la manifestación elemental para lograr la colocación del sonido y el establecimiento del esquema corporal vocal permanente y definitivo. Se trabajan ejercicios con sonidos facilitadores, en escalas con diferentes intervalos, ascendentes y descendentes, en *legatos* y *sttacatos*, en registro de pecho y de falsete, etc.

Dependiendo del efecto que busquemos en la voz y en la laringe, seleccionaremos un sonido u otro y una escala u otra. Por ejemplo, en el postoperatorio de lesiones de masa nos interesa trabajar intervalos amplios (terceras o quintas) para lograr que las cuerdas vocales se elonguen y acorten de manera rápida, y estimular la musculatura para que vuelva a trabajar adecuadamente. Pero si lo que queremos es bajar la laringe trabajaremos con la /b/ prolongada o con bostezos; para alejar bandas seleccionaremos escalas con la lengua exteriorizada, *glissandos* para homogeneizar los registros y favorecer el pasaje, etc.

Es muy bueno el trabajo de impostación sentado en un balón, botando para lograr más relajación. La eficacia de esta técnica radica en el soporte y el contacto que brinda la pelota, y en la fuerza de gravedad que actúa cuando se entrega el peso al balón y el peso cede sin esfuerzo, permitiendo que se relaje todo el cuerpo.

En esta etapa también trabajamos ejercicios puente entre la voz cantada y hablada, para llevar todo lo aprendido del canto al habla:

- Realizamos ejercicios monocordes, o sea, voz salmodiada que afianza la frecuencia fundamental y su memoria auditiva (condición que permitirá que se repita la conducta fonatoria adecuada y se generalice), y que favorece la coordinación fonorrespiratoria.
- Ejercicios con palabras en terceras ascendentes o descendentes que ayudan a lograr el desplazamiento de la F0 hacia el agudo, y que favorecen la musicalidad, la memoria auditiva y la dosificación aérea.
- Secuencia diatónica descendente y terminando con palabras o frases en la F0.
- Ejercicios hablados y cantados con palabras en quintas ascendentes y descendentes para transferir la melodía de la voz cantada a la hablada.
- Cantar la primera sílaba de una frase en el tono óptimo y luego mantenerlo en la voz hablada.
- Alternar voz salmodiada y voz hablada en el tono óptimo.
- Palabras cantadas en dos tonos y frases en dos o tres tonos.
- Gerundios en el tono óptimo: corriendo, viniendo, saltando…

4.5 Articulación

Articulación y resonancia están íntimamente vinculadas, ya que los órganos que intervienen en la pronunciación de los fonemas son los que modifican el tracto vocal. La articulación consiste en los movimientos de los elementos móviles de la cavidad bucal para convertir el sonido glótico en palabras.

Se realizan ejercicios para mejorar la movilidad y el tono de los órganos fonoarticulatorios, se corrigen las dislalias si las hay, y se trabaja el espacio de resonancia. En este momento son de gran utilidad los ejercicios realizados en la etapa de resonancia con los órganos fonoarticulatorios.

Pueden realizarse diversos ejercicios:

- Praxias orofaciales.
- Trabalenguas.
- Técnica de lectura sólo de las consonantes.
- Lectura de textos a diferentes velocidades.
- Emisión rápida de palabras encadenadas («mononenemira…»).
- Emisión de palabras largas («otorrinolaringólogo, constitucionalmente, esternocleido-mastoideo…»).

4.6 Modulación

Es la parte expresiva del discurso y depende de cómo se manejen y combinen todos los elementos de la voz: frecuencia, intensidad, timbre, velocidad, ritmo y pausas. Combinando todos estos elementos conseguiremos dar riqueza expresiva a la palabra y lograr una emisión más sana, ya que la voz monótona y sin variaciones crea tensiones y rigidez en la laringe.

Podemos enseñar a hablar fuerte o bajo, a variar la frecuencia, a hablar más rápido o más lento, pero el modo en que cada persona mezcle todos esos elementos no puede enseñarse, pues es el arte de hablar propio.

Aquí se realizarán ejercicios como:

- Emisión de palabras y frases en terceras y quintas.
- Salmodia en diferentes tonos.
- Técnica de modulación de frecuencia e intensidad.
- Variaciones exageradas de frecuencia en una misma frase.
- Cantar o hablar variando la emoción que quiere transmitirse.
- Contar cuentos infantiles con varios personajes.
- Emisión sólo de vocales en frases con diferentes expresiones (sorpresa, saludo, enfado, cansancio, etc.)
- Leer diálogos modificando la intención, sin variar el texto.

5 Trabajo en las disfonías funcionales

Basándonos en lo hasta ahora explicado, no pueden establecerse pautas definidas y determinadas porque no hay patologías sino pacientes, por lo que sólo daremos orientaciones generales en cada caso.

Las disfonías funcionales se producen por un mal uso o abuso vocal que llevan al sujeto a realizar esfuerzos inadecuados que producirán fatiga vocal y alterarán el timbre de la voz, rompiendo el equilibrio fonatorio y desarrollando compensaciones musculares incorrectas. Por tanto, el primer objetivo será determinar los comportamientos de mal uso y abuso. La gran mayoría de los casos son disfonías hiperfuncionales. Farías señala que «la disfonía hiperfuncional se caracteriza por la exacerbación de la acción muscular en cualquiera de los movimientos que desencadenan la producción vocal». Así, deberemos identificar y modificar los trabajos musculares hiperfuncionales, ya sean respiratorios, de resonancia, laríngeos o articulatorios.

Estos trastornos son el objetivo por excelencia de la rehabilitación vocal, ya que actuamos directamente sobre la causa que ha originado la disfonía (el mal uso vocal). Se trata de reordenar la fisiología alterada, mejorar la situación laríngea, dar pautas de higiene vocal y enseñar una técnica adecuada.

En caso de una isometría laríngea o un hiato medioposterior, debemos relajar toda la musculatura porque se trata de un estado hiperfuncional global. Hay que tener en cuenta que este hiato es una hipotonía secundaria a una hipertonía, por lo que nunca deben realizarse ejercicios de fuerza para intentar cerrarlo, sino todo lo contrario. En estas situaciones serán útiles las técnicas de relajación como el masaje y la técnica musculoesquelética de Aronson, de movimientos corporales con sonidos facilitadores, la /b/ prolongada, los bostezos y suspiros, los sonidos facilitadores que suavicen la emisión (como nasales o fricativos), la técnica masticatoria, el falsete, etc.

Las constricciones del vestíbulo, mediana o anteroposterior, implican un estado hiperfuncional. La supraglotis se abre y las bandas se alejan cuando baja la laringe, por lo que en estos casos nos ayudarán la técnica de la /b/ prolongada y los bostezos; la fonación inspiratoria, ya que siempre es con cuerdas vocales y nunca con bandas; la lengua exteriorizada para alejar la epiglotis del aritenoides, y la emisión en falsete para relajar el tiroaritenoideo.

En el falsete mutacional, otro tipo de disfonía funcional que consiste en que el paciente mantiene una voz infantil de falsete a una edad en que ya debería haber realizado la muda vocal, el objetivo principal será lograr que el paciente utilice una voz de pecho estable que se adapte a su edad y sexo, y desactivar el ajuste muscular infantil. Se realizan ejercicios para bajar el esqueleto tiroideo presionando las alas tiroideas hacia abajo con la emisión de vocales graves como /o/ y /u/, emisiones con la cabeza inclinada hacia delante, y ejercicios de fuerza o empuje en grado leve con movimientos de brazos o peso en las manos con consonantes oclusivas para lograr un mejor cierre glótico por compensación extrafonatoria. Primero se trabaja en una zona basal de la voz para lograr modificar el esquema corporal vocal, con mayor contraste auditivo y muscular entre su voz de falsete y la nueva voz; luego, con el trabajo vocal en escalas, se irán obteniendo el tono óptimo y el manejo de la voz de pecho.

En estos pacientes hay que tener muy en cuenta el aspecto psicológico. En general son niños que no aceptan todos los cambios que su cuerpo sufre tan rápido por el crecimiento y el desarrollo hormonal, y se encuentran con un cuerpo y una voz que no les pertenece, no se identifican con estos cambios y necesitan trabajo y tiempo para ello. Como consecuencia, estos niños logran pronto la voz de pecho, pero sólo la utilizan con el terapeuta y en algunas situaciones que pueden controlar. Hay que ir poco a poco para que vayan modificando su esquema corporal vocal, logren identificarse con la nueva voz y la utilicen siempre.

Las disfonías psicógenas son problemas vocales originados por trastornos psicológicos. La imagen laríngea es normal, pero el timbre de la voz está alterado. Normalmente la aducción de las cuerdas vocales en funciones reflejas vegetativas es normal y, sin embargo, en la fonación no cierran. En general va muy bien la terapia sintomática y la psicológica. Se utiliza el enmascaramiento auditivo como método de diagnóstico diferencial con una disfonía neurológica. Pueden usarse los sonidos disparadores, la relajación, la masoterapia, la técnica manual musculoesquelética de Aronson, los bostezos y suspiros, etc. Es conveniente derivar a estos pacientes al psicólogo.

6 Trabajo en las disfonías orgánico-funcionales

Normalmente una disfonía orgánico-funcional es una disfonía funcional diagnosticada tarde. Si no se ha tenido en cuenta el trastorno funcional de la voz y el esfuerzo se hace crónico, se producen cambios en los tejidos que dan origen a diferentes afecciones, como los nódulos, los pólipos, los pseudoquistes, el edema de Reinke, etc. Casanova dice que «todas estas lesiones, desde el punto de vista de su estructura celular, son muy diferentes entre sí, pero son el resultado de un esfuerzo vocal mal aplicado, en menor o mayor grado, y durante un lapso de tiempo más o menos largo».

El objetivo principal de nuestra intervención será que la lesión remita, pero en algunos casos se podrá (nódulos) y en otros no (pólipos). Sin embargo, siempre deben identificarse los comportamientos erróneos y de esfuerzo, y eliminar los ajustes laríngeos incorrectos, mejorar el esfuerzo vocal y la calidad de la voz.

En los nódulos vocales siempre se intenta en primera instancia la rehabilitación vocal, porque suelen desaparecer. Si no ocurre así, pero la voz mejora sensiblemente, será decisión del paciente si se somete a una intervención quirúrgica o no, ya que si aprende a manejar su voz de una manera correcta y los nódulos no aumentan de tamaño con una actividad vocal normal, puede vivir con ellos sin dificultades. En tal caso, es muy importante que el paciente adquiera una buena técnica que se adapte a sus necesidades vocales. Debe suavizarse el ataque vocal, reeducar el soplo fonatorio, reducir la intensidad de la voz, buscar el tono óptimo y seguir pautas de higiene vocal. En la rehabilitación de los nódulos están indicados los sonidos facilitadores, especialmente el falsete, las técnicas para relajar la laringe y el cuello, los bostezos y los suspiros, la salmodia y la técnica masticatoria.

En los pólipos y los quistes la elección será la cirugía y realizaremos rehabilitación postoperatoria, aunque a veces es conveniente realizar algunas sesiones previas a la operación para mejorar el edema asociado que pueda haber, o en caso de lesión de contacto contralateral para intentar que desaparezca. En este sentido se trabajará suavizando la emisión y con falsete, igual que en los nódulos. Habrá que eliminar las compensaciones negativas y el ataque brusco, y se realizarán técnicas facilitadoras. Los pólipos muy pequeños pueden remitir con una buena reeducación.

En el postoperatorio de pólipos y quistes deberán darse pautas de higiene vocal y favorecer nuevos ajustes musculares para la producción vocal, así como eliminar los factores de abuso vocal. Hay que lograr una mejor onda mucosa, para lo cual es muy bueno trabajar con sonidos vibrantes en escalas o *glissandos,* y también con técnicas corporales como la de cabeza y tronco hacia abajo.

En el edema de Reinke el primer paso es la eliminación de los factores causales, como el tabaco y el abuso vocal. Sin ello, la terapia de voz no dará resultados positivos. Debe explicarse muy bien al paciente la importancia del abandono del tabaco. En los edemas leves se trabaja con el falsete y el registro de pecho para lograr la elongación y la descontracción de las cuerdas vocales. Según Farías, se buscarán «variaciones tonales pequeñas que permitan cambios de presión subglótica y de longitud cordal (por mínimas que sean) que evitarán la fatiga típica del habla monotonal y con descenso al final de frase». Hay que intentar favorecer el movimiento de onda mucosa con sonidos vibrantes.

En el granuloma de contacto son indispensables la higiene vocal y los consejos para controlar el reflujo gastroesofágico. También deberá suavizarse el ataque vocal brusco para impedir el choque permanente entre los aritenoides, disminuyendo el impacto posterior. Se trabajará sobre la intensidad de la voz y la relajación. Se utilizan sonidos facilitadores que suavicen la emisión (como nasales o vibrantes), ataques soplados y reducción de la intensidad de la voz.

7   Trabajo en las disfonías orgánicas

En las disfonías orgánicas la causa primaria es un trastorno orgánico. Los objetivos serán lograr la mejor voz posible con la situación laríngea existente, desarrollar compensaciones fonatorias con las estructuras que haya, y enseñar al paciente a aceptar la nueva voz, que en la mayoría de los casos no será una voz normal.

En el *sulcus* vocal que produce una rigidez submucosa importante, la cuerda vocal queda arqueada y no cierra bien. Deben minimizarse las compensaciones negativas espontáneas que haya desarrollado el paciente y prevenir la producción de lesiones secundarias, como nódulos. En estos casos deberemos buscar tonos más agudos que generen un mejor cierre cordal. Se trabaja con el falsete, que generalmente los pacientes realizan sin dificultades, porque produce una elongación de la cuerda vocal y una mayor presión subglótica; en este sentido, también debemos reforzar el apoyo diafragmático. Trabajamos escalas descendentes desde el falsete a la voz de pecho, con sonidos facilitadores como los vibrantes. Debe insistirse mucho en los aspectos respiratorio, de resonancia y articulatorio, para compensar el problema en la fuente glótica.

En las parálisis recurrentes unilaterales se buscará lograr una sonorización adecuada, consiguiendo un mejor cierre glótico y minimizando el esfuerzo compensatorio. Se trata de conseguir un desplazamiento de la cuerda sana mas allá de la línea media para que pueda contactar con la cuerda paralizada; esto es posible cuando la parálisis se produce en una posición paramedia, pero no en posición intermedia o lateral. Se realizarán técnicas de competencia glótica, de fuerza y empuje con consonantes explosivas y vocales agudas para trabajar la función esfinteriana de la laringe. Puede usarse el falsete como punto de partida, ya que el músculo cricotiroideo está indemne. Farías dice que «estimular la producción de falsete y tonos altos conlleva un comportamiento de aducción con gran aproximación de cuerdas y mayor tensión de la cuerda vocal paralizada. Desde allí intentaremos escalas descendentes buscando que logre tonos de su registro modal perdido». También podemos utilizar técnicas de cambio de postura de la cabeza. Hay que tener cuidado con los ejercicios de fuerza para no excederse y producir una lesión iatrogénica. Los controles con el otorrinolaringólogo deben ser más frecuentes.

En las disfonías espasmódicas, Behlau y Pontes señalan que la rehabilitación ofrece buenos resultados en los casos leves o tras la aplicación de toxina botulínica, para lograr una estabilidad vocal más rápida y eficaz. Como prueba diagnóstica se toma una vocal aislada y prolongada, y se observan la dificultad en el inicio de la sonorización, las interrupciones en el mantenimiento de la vocal y el retorno mediante ataques bruscos. Con las vocales encadenadas se ve si hay dificultad en el paso de una vocal a otra. En las frases con fonemas sonoros se determina si hay problemas en la fluencia del habla. En un *glissando* ascendente es mejor la zona aguda que la grave. La mejor terapia es la inyección de toxina botulínica, y con la rehabilitación se intentará reducir el esfuerzo y disminuir el temblor.

Deben trabajarse la respiración, la coordinación fonorrespiratoria y la relajación. Las técnicas indicadas son la de firmeza glótica, los sonidos nasales sostenidos, los sonidos fricativos, el falsete y la sobrearticulación.

Las disfonías infantiles en general son hiperfuncionantes, y su causa más frecuente es el abuso vocal; suelen ser niños que chillan o hablan fuerte, que realizan actividades deportivas o son líderes. Se observan disfonías funcionales, nódulos o quistes. En los niños es muy importante trabajar en colaboración con los padres, explicar las pautas de cuidado de la voz y darles información sobre qué pueden hacer para preservar la voz de sus hijos. La rehabilitación se realiza como en el adulto, pero todo a través del juego. Lo primero que debemos hacer es enseñarles la voz de llamada, o sea, el grito con menos esfuerzo, ya que aunque les expliquemos que no deben chillar, la realidad será que cuando estén en el colegio, en el recreo, en una actividad deportiva, en una fiesta de cumpleaños, etc., chillarán, y es mejor que lo haga bien y con menor tensión muscular. Sin embargo, esto no quita que haya que concienciar al niño y a su familia de la importancia de reducir este comportamiento vocal de abuso. Se trabajará con falsete, vibratorio de labios en *glissando* y en escalas, respiración abdominal con movimientos corporales y relajación dinámica.

En las hemilaringectomías y las cordectomías, el objetivo es lograr la función del esfínter. El tratamiento es igual que en las parálisis, con ejercicios de empuje y fuerza. También sirven la técnica de deglución incompleta sonorizada, los ataques bruscos, los sonidos disparadores, etc.

Las laringectomías totales implican una profunda modificación anatómica, funcional, psicológica y social para el enfermo. El objetivo de la rehabilitación será restaurar la comunicación oral para que el sujeto pueda reintegrarse a sus funciones sociales, y si es posible laborales, lo antes posible. Debe realizarse una orientación preoperatoria y postoperatoria, y luego la rehabilitación propiamente dicha. En la sesión preoperatoria informaremos sobre sobre cómo quedará su anatomía vocal y respiratoria tras la cirugía, y de qué modo lograremos que vuelva a hablar; esto reduce la ansiedad del paciente y de la familia. En el postoperatorio realizaremos una anamnesis detallada que incluya aspectos psicológicos, sociales y ocupacionales; se evaluarán la movilidad y el tono de los órganos fonoarticulatorios, el cuello y la cintura escapular, si faltan piezas dentarias o hay hipoacusia que perjudicarían la rehabilitación, así como si ha sido irradiado, ya que se reseca la mucosa y se producen una mayor rigidez y fibrosis. La rehabilitación debe comenzar lo antes posible, y al principio se recomiendan sesiones cortas tres veces por semana.

La voz esofágica, o erigmofonación, consiste en la utilización del esófago como reservorio de aire, que será expulsado y trabajado en las cavidades orales de resonancia, y articulado en palabras. Hay tres métodos para introducir el aire en el esófago: deglutorio, de inyección y de aspiración. El deglutorio consiste en tragar el aire y expulsarlo diciendo una vocal; es de fácil comprensión, pero la deglución debe ser incompleta para que sólo llegue al esófago y no al estómago. Es como un eructo esofágico (el eructo estomacal es involuntario, no sirve), pero el principal inconveniente es la lentitud del habla, que produce un discurso muy entrecortado. El método de aspiración introduce el aire por medio de un movimiento de succión forzado que facilita su entrada; es más difícil y necesita un mayor control muscular. El método más recomendado es el de inyección, que consiste en inyectar aire en el esófago: se pide al paciente que se llene la boca de aire y selle fuertemente los labios, como si quisiera decir una /p/, y así el aire contenido en la boca no puede salir y por presión se comprime e inyecta hacia atrás. Es más difícil de comprender, pero logra un habla menos entrecortada porque la inyección se produce mientras habla y no es necesario interrumpir el flujo fonatorio. Es muy importante trabajar primero la independencia de los soplos, respiratorio y fonatorio; el paciente debe comprender que ahora respira y habla con aire proveniente de diferentes vías, lo cual es importante para lograr que no se escape aire por la traqueostomía, que producirá ruido e interferirá en la voz.

Un alto porcentaje de pacientes (hasta el 40 %) no logran aprender la erigmofonación. En estos casos hay otra opción, que son las prótesis traqueoesofágicas. Se trata de una válvula unidireccional que permite el paso del aire del estoma al esófago, pero no de los alimentos en sentido contrario. Para ello, el otorrinolaringólogo realiza una fístula dentro del traqueostoma hacia el esófago.

Consulte la bibliografía de este capítulo en la página 597.

Capítulo 26

Higiene vocal

R. COLL

> **Máximas y consejos**
>
> - Las pautas de higiene vocal están dirigidas a la prevención adoptando medidas específicas sobre la propia persona, el ambiente y la voz.
> - Para evitar el abuso vocal debemos descansar la voz, haciendo periodos de 15-20 minutos de silencio dos o tres veces al día, y limitar el uso del teléfono.
> - No se debe hablar más de cuatro horas, ni cantar más de dos horas, al día. Por cada hora de habla debe descansarse al menos un par de minutos.
> - Los profesionales de la voz hablada y cantada son más vulnerables a los trastornos de la voz, por el uso intensivo y muchas veces indiscriminado que realizan del aparato fonador.
> - Uno de los comportamientos de abuso vocal y fonotraumatismo más importantes en el niño es el grito; debe evitarse hablar chillando para ofrecer modelos correctos.

1   Pautas generales de cuidado de la voz

Las pautas de higiene vocal están dirigidas a la prevención e incluyen medidas sobre la propia persona, el ambiente y la voz. Para que la higiene vocal sea efectiva hay que enseñar adecuadamente al paciente para que comprenda su importancia y la lleve a cabo de manera satisfactoria, ya que el propio sujeto es el único que puede cuidar de su voz. La situación más importante que necesita pautas de cuidado de la voz es la hiperfunción vocal, que unida al mal uso y al abuso vocales pueden provocar patologías. El primer objetivo del programa de higiene vocal debe ser identificar y eliminar los factores que causan abuso o mal uso de la voz, y luego promover conductas adecuadas y sanas.

El mal uso vocal es la utilización inadecuada de la voz. Algunas conductas que implican mal uso vocal son hablar con un tono incorrecto (más grave o más agudo), aumento de tensión, ataques vocales bruscos, esfuerzo, etc. El abuso vocal es una conducta más violenta y dañina que el mal uso. Se trata de comportamientos con efecto traumático sobre las cuerdas vocales. Algunas conductas abusivas son hablar en ambientes ruidosos, hablar mucho, hablar a un volumen muy alto, hablar con esfuerzo durante un periodo inflamatorio, chillar, carraspear o toser, y realizar ruidos con la voz.

1.1   Recomendaciones sobre el ambiente

- Evitar hablar en ambientes muy secos: utilizar un humidificador; al viajar en avión hay que hidratarse mejor y hablar poco, pues el ambiente es muy seco y hay más ruido.
- Evitar los cambios bruscos de temperatura: todo lo que afecte al sistema respiratorio afectará a la laringe. Debe evitarse utilizar la voz (especialmente la profesional) durante procesos catarrales o infecciosos.
- No inhalar productos químicos u olores fuertes, que irritan y secan la mucosa.

1.2   Recomendaciones sobre la voz

- No hablar en ambientes ruidosos: ante un ruido ambiental intenso, la voz siempre sufrirá. El ruido hace que se pierda el control auditivo de nuestra voz, obligándonos a realizar esfuerzos para oírnos. Debe controlarse el sonido de la voz en todo momento.
- No chillar ni hablar gritando: es el comportamiento de esfuerzo más dañino para la salud vocal.
- No carraspear ni toser fuerte: son comportamientos traumáticos para las cuerdas vocales. Se carraspea porque se tiene sensación de cuerpo extraño, de mucosidad adherida en las cuerdas que incomoda. Para evitarlo puede tragarse saliva, beber pequeños sorbos de agua, realizar una tos sorda o vahos.
- No hablar en exceso: es un comportamiento de abuso vocal. Hay que hablar teniendo en cuenta las posibilidades de cada sujeto. Debemos descansar la voz haciendo periodos de 15-20 minutos de silencio dos o tres veces al día, y limitar el uso del teléfono. No se debe hablar más de cuatro horas, ni cantar más de dos horas, al día. Por cada hora de habla hay que descansar al menos un par de minutos.
- Evitar los ataques vocales bruscos: el comienzo de la fonación con excesiva presión y tensión muscular es un comportamiento de esfuerzo muy importante que debe eliminarse. Para evitar los ataques bruscos se controlará el inicio de frases con vocales, intentando realizar una /h/ aspirada que no se oiga antes de la vocal.
- No utilizar aire residual: nunca debe hablarse con el resto final de aire y sentir sensación de ahogo. Siempre ha de sobrar algo de aire.
- Hablar en el tono óptimo, ni más agudo ni más grave. El tono adecuado es aquel con que se obtiene el máximo rendimiento con el mínimo esfuerzo.
- Hidratarse correctamente: para vibrar con eficiencia, la mucosa laríngea debe estar lubricada con una capa de moco. Para una adecuada hidratación deben ingerirse dos litros de agua diarios. Algunas sugerencias son beber agua cada vez que se coma, tener siempre a mano una botella de agua, y evitar los caramelos de menta o mentol, porque resecan. Se utilizarán humidificadores si el ambiente es seco o con mucha calefacción.
- Evitar tensiones en la musculatura de la cara, el cuello y los hombros. Debe evitarse tensar la lengua o la mandíbula y apretar los dientes durante el habla.

1.3   Recomendaciones sobre la persona

- No fumar: el tabaco es un importante factor irritante para la laringe. Es una de las principales causas de cáncer de laringe y de otras afecciones, como el edema de Reinke.

- Evitar el consumo de cafeína, teína y alcohol: el exceso de estas bebidas tiene una acción diurética sobre el organismo que reduce la hidratación de las cuerdas vocales. Son buenas medidas tomar bebidas sin cafeína, beber agua, beber bebidas isotónicas y beber un vaso de agua por cada taza de café que se tome. El alcohol es irritante, produce reflujo, congestiona la mucosa laríngea y hace que la nicotina y los hidrocarburos del tabaco penetren hasta la capa basal del epitelio.
- Descansar correctamente: la fatiga general del cuerpo se refleja en la voz. Cuando no se descansa bien y se duerme poco, se produce una hipotonía por cansancio y la voz es más grave y aérea. Hay que dormir y descansar antes de utilizar mucho la voz, sobre todo los profesionales, y ser especialmente cuidadoso al viajar.
- Evitar las bebidas muy frías o muy calientes: irritan la faringe, que forma parte del sistema de resonancia de la voz.
- Mantener una alimentación sana: la dieta es importante para evitar digestiones pesadas y favorecer el movimiento diafragmático. Deben ingerirse alimentos que se digieran fácilmente (en especial cuando se va a utilizar la voz de manera profesional), y es conveniente comer hora y media o dos horas antes del uso de la voz. Deben evitarse el alcohol en exceso y las comidas muy picantes o condimentadas que producen reflujo faringolaríngeo.
- Realizar controles periódicos con el otorrinolaringólogo: si se padece una disfonía de más de 15 días de evolución, debe consultarse con el especialista.
- Mantener una postura correcta: la postura inadecuada produce compensaciones musculares que pueden afectar a la laringe y al cuello.
- Atender a los síntomas de alarma que nos da el cuerpo: aumento de las disfonías, mayor tiempo de recuperación, incremento de la fatiga vocal y cambios acústicos en la voz.
- No ingerir medicamentos sin prescripción médica: algunos fármacos producen efectos negativos sobre la laringe, como sequedad de la mucosa.

2 Cuidados específicos para profesionales de la voz

Los profesionales de la voz hablada y cantada son más vulnerables a los trastornos de la voz por el uso intensivo, y muchas veces indiscriminado, que realizan del aparato fonador. Aparte de las pautas generales ya comentadas, estos profesionales deben seguir otras específicas para sus demandas vocales:

- Recibir clases de técnica vocal y respiratoria: el uso de una técnica vocal adecuada es garantía para preservar la salud laríngea y evitar el sobresfuerzo vocal.
- Calentar la voz antes de utilizarla profesionalmente: es una de las principales pautas de higiene vocal en los profesionales de la voz. El calentamiento vocal les permitirá:
    - Dar a las cuerdas vocales mayor flexibilidad.
    - Producir una mejor onda mucosa.
    - Dar mejor proyección e intensidad a la voz.
    - Mejorar la articulación.
    - Mejorar el timbre y el control de la voz.

    El calentamiento vocal consiste en una secuencia de ejercicios estructurados durante 10-15 minutos para preparar la voz. Al menos deben realizarse los siguientes:

    - Ejercicios respiratorios asociados a la relajación corporal.
    - Movimientos de cabeza, cuello, hombros y lengua.

- Sonidos nasales asociados a movimientos linguales para trabajar la máscara.
- Sonidos vibrantes para mejorar la onda mucosa.
- Sirenas ascendentes y descendentes con diferentes sonidos facilitadores.
- Vocalizaciones en escalas.
- Ejercicios de agilidad articulatoria.

- No dirigirse a audiencias grandes sin la amplificación adecuada, y si no se tiene micrófono hay que aprender a proyectar la voz.
- Modular la voz, para dar mayor expresividad a la comunicación.
- Evitar abusos extralaborales: si se está obligado a hablar muchas horas diarias en la actividad profesional o laboral, el resto del día debe limitarse el uso de la voz.
- Evitar las salidas nocturnas antes de la utilización profesional de la voz, y descansar correctamente.
- Conocer sus límites y capacidades vocales, y respetarlos.
- Articular bien y no omitir los finales de frase ni usar aire residual. Todo el mensaje debe oírse y entenderse.

En el caso específico de los docentes, que son el colectivo de profesionales con mayores problemas vocales:

- Utilizar tiza que desprenda menos polvo, o mejor aún pizarras de rotuladores.
- No utilizar borradores que levanten mucho polvo, mejor un trapo húmedo.
- No hablar mientras se escribe o se borra en la pizarra, ya que se traga el polvo de la tiza, se habla de espaldas y se realiza un mayor esfuerzo.
- Encontrar formas de mantener la disciplina en el aula que no sean con la voz.
- Usar sistemas de enseñanza alternativos para lograr periodos de reposo vocal.
- No hablar a distancia ni en lugares con ruido (patio, comedor, etc.).
- Utilizar los momentos de descanso para descansar la voz.

Para los cantantes, los consejos específicos son:

- Calentar la voz 20 minutos antes de un concierto.
- No cantar en estudio más de 45 minutos seguidos. Si se nota fatiga hay que parar.
- Antes de empezar los estudios de canto, consultar con un otorrinolaringólogo.
- No llegar nunca a la fatiga vocal.
- Evitar vocalizar al aire libre y durante viajes en coche, avión o tren, por el ruido ambiental.
- No hablar ni cantar intensamente 24 horas antes de una actuación.
- No cantar después de comidas muy abundantes ni estando cansado.
- Una buena voz necesita un cuerpo sano.
- Los cantantes populares deben utilizar sistemas de amplificación adecuados, ya que si no tienen un retorno correcto de su propia voz realizarán esfuerzos vocales.

3   Cuidados de higiene vocal para los niños y sus familias

Los niños aprenden imitando a los adultos, y por ello es imprescindible que los modelos vocales sean adecuados y sanos.

- Uno de los comportamientos de abuso vocal y comportamiento fonotraumático más importantes en el niño es el grito. En general, si un niño chilla es porque los adultos de su entorno lo hacen o porque necesita llamar la atención. Para evitar que el niño chille:

- Dar modelos correctos, ejemplos positivos de fonación.
- No hablar cuando el interlocutor esté lejos (recreo, patio, deporte, etc.).
- No hablar con ruido de fondo.
- Evitar hablar al aire libre y en espacios grandes durante un tiempo prolongado.
- No interrumpir a los demás cuando hablan y respetar los turnos.
- Prestar la atención debida al niño para evitar que grite como medio de conseguir que le escuchen.

- Los padres y los profesores deben actuar de manera coordinada.
- Ante un niño disfónico que habla fuerte debe descartarse una patología auditiva.
- Evitar los ambientes ruidosos, la televisión y la música muy alta mientras se habla.
- No imitar ruidos ni onomatopeyas, pues es un comportamiento de esfuerzo vocal.
- Enseñarles a coordinar el aire sin usar aire residual, y sin hablar en inspiración.
- Controlar la postura corporal, ya que una buena verticalidad favorece una respiración y una fonación adecuadas.
- Hacer deporte regularmente y evitar el sedentarismo.

4 Conclusión

Todos los cuidados de la voz deben explicarse y comentarse al paciente para que comprenda perfectamente su importancia y necesidad, y colabore al máximo. Cada persona es responsable de su salud general, y también de su voz; es un trabajo indelegable y debemos concienciar al paciente de la necesidad del autocuidado de su voz, elemento primordial de la comunicación humana.

Consulte la bibliografía de este capítulo en la página 598.

Tratamiento de la patología de la voz

Abuso y mal uso vocal. Valoración de la incapacidad vocal

F. Núñez, A. Moreno

Máximas y consejos

- El abuso vocal se relaciona con una higiene vocal pobre e incluye cualquier hábito traumatizante en las cuerdas vocales, como puede observarse en actividades o conductas definidas.
- El mal uso vocal se define como un uso incorrecto del tono y de la intensidad en la producción de la voz.
- Desde el punto de vista del rendimiento físico de una persona, la fatiga vocal se manifiesta tanto por la percepción del esfuerzo asociado a la fonación como por la pérdida de fuerza de la contracción muscular.
- Los maestros y profesores, comparados con el resto de la población, refieren sentir más los síntomas fonatorios, pero no los faringolaríngeos, lo que refleja que las demandas ocupacionales se concentran preferentemente en la laringe.
- El método para la asignación del grado de minusvalía vigente en España está regulado por lo dispuesto en el Boletín Oficial del Estado número 22 del 26 de enero de 2000 que publicó el Real Decreto 1971/1999, de 23 de diciembre, de procedimiento para el reconocimiento, la declaración y la calificación del grado de minusvalía.
- La disfonía como enfermedad profesional está incluida, con el código 2L0101, dentro del grupo «Enfermedades producidas por agentes físicos», donde textualmente se reconoce a los «Nódulos de las cuerdas vocales a causa de los esfuerzos sostenidos de la voz por motivos profesionales».

---

1   Abuso y mal uso vocal

Por «abuso vocal» se entiende que los mecanismos vocales se usan excesivamente en conductas no fonatorias, tales como el aclarado de la voz (carraspeo), la tos continua, la risa y el llanto; también se considera abuso vocal el fumar tabaco. Por «mal uso vocal» se entiende la fonación excesiva o inadecuada, como cuando se utiliza exageradamente un ataque vocal duro, se habla con un tono vocal inapropiado, se habla muy alto o demasiado tiempo.[1] Los efectos de estas conductas sobre las cuerdas vocales consisten en la aparición de un edema que aumenta su masa, y como consecuencia se altera la calidad vocal. El paciente, en respuesta a esta alteración de la voz, reacciona empleando otros comportamientos vocales para compensar el mecanismo vocal alterado, que van a empeorar la disfonía.

El término «hiperfunción vocal» fue usado por primera vez por Froeschels[2] en 1943 para describir una sobreaducción de las cuerdas vocales, la causa más común de las alteraciones vocales. Debido a la inadecuada y excesiva aproximación de las cuerdas, la voz resulta áspera y estridente, y se convertirá en un trastorno vocal dependiendo de la vulnerabilidad individual y del grado de hiperfunción. La vulnerabilidad física de la laringe varía de una persona a otra, pero todas las laringes tienen su límite, que una vez sobrepasado originará una lesión vocal y una voz disfónica. La mucosa laríngea puede resistir durante años a un patrón habitual de sobreaducción, pero si aparece una laringitis aguda puede determinar una mayor vulnerabilidad al uso inapropiado de la voz y producir una lesión laríngea.

El término «abuso y mal uso» de la voz se atribuye a Van Thal,[3] quien lo describió en 1961 para distinguir entre el patrón habitual de uso hiperfuncional de la voz (mal uso) y aquellas situaciones en que la hiperfunción aparece como consecuencia del uso de la voz (abuso) en determinadas situaciones. El abuso vocal se relaciona con una higiene vocal pobre e incluye cualquier hábito traumatizante en las cuerdas vocales, por ejemplo en actividades o conductas como:[4]

- Chillar, gritar o aclamar: vocalizaciones producidas con una hiperaducción y una violenta vibración del borde libre de las cuerdas que causan diferentes grados de irritación laríngea, que van desde la ingurgitación vascular hasta el hematoma submucoso. Los cambios patológicos en las cuerdas son consecuencia, generalmente, de un uso continuado de estas conductas abusivas, que se observan con más frecuencia en los animadores y los niños al hacer deporte.

- Las vocalizaciones forzadas son producidas típicamente por los niños al imitar los sonidos emitidos por máquinas, como coches, camiones, cohetes y ametralladoras. Estas vocalizaciones se producen con gran intensidad y en tono agudo, y con la laringe en un estado de hiperaducción. Cuando una persona acarrea un objeto pesado, las cuerdas vocales se aproximan mucho para ayudar a almacenar aire en la cavidad torácica y aumentar así la eficacia muscular al elevar o empujar. Cualquier intento de fonación mientras se está llevando o empujando objetos pesados producirá una lesión de las cuerdas.

- Hablar excesivamente: la cantidad de producción vocal que puede obtenerse sin forzar la laringe varía según los sujetos. Las personas que deben usar su voz de modo profesional o que hablan de manera incesante son las que posiblemente desarrollan patologías laríngeas debido a un uso excesivo de la fonación.

- Uso frecuente del ataque glótico duro: un ataque glótico duro se produce al aproximar las cuerdas vocales antes del inicio de la espiración, lo que determina que aumente la presión subglótica hasta que se termina en una explosión abrupta que inicia la producción vocal.

- Excesivo aclaramiento de la voz (carraspeo) y tos crónica: son dos actividades no locutivas que dañan la laringe si se producen en exceso. Algunos pacientes necesitan toser con frecuencia y aclarar su garganta debido a alergias o a reflujo faringolaríngeo. Una lubricación pobre de la laringe también puede inducir estos hábitos a consecuencia del uso de medicación como los antihistamínicos y los antidepresivos.

- Otras actividades no locutivas que pueden dañar el mecanismo vocal son la inhalación de polvo, de humo de tabaco y de gases nocivos.

- Cantar con una técnica inapropiada o en condiciones abusivas del ambiente: uno de los usos más exigentes para la voz es el canto, y cantar con un volumen excesivamente intenso o en un tono inapropiado, usando un ataque glótico duro y mientras las cuerdas vocales se encuentran inflamadas por alergia o infección, son abusos que realizan con más frecuencia los cantantes *pop* mal entrenados que los cantantes profesionales bien educados.

- Hablar de manera abusiva, cuando las cuerdas vocales se encuentran alteradas:

  - Cuando están inflamadas en el curso de una alergia o de una infección respiratoria de vías altas.
  - Las cuerdas también pueden verse afectadas durante el ciclo menstrual.
  - Las cuerdas vocales también pueden dañarse a causa de un abuso vocal durante periodos en que la capa mucosa de la laringe es excesivamente seca.

El mal uso vocal se define como un uso incorrecto del tono y de la intensidad en la producción de la voz.[4] Las causas son complejas y a menudo representan una interacción de factores endógenos y exógenos, junto con una personalidad agresiva y competitiva del sujeto que interacciona con ambientes de alta responsabilidad, con cargas laborales excesivas y dinámicas interpersonales demandantes y complicadas:

- La fonación en lugares con niveles altos de ruido ambiental se asocia con una intensidad vocal alta. Las situaciones más frecuentes son hablar mientras se viaja en coche, mientras se trabaja con maquinaria o mientras se escucha música con el volumen alto.

- El tono elevado tiende a aparecer como consecuencia de niveles altos de intensidad; cuando un hombre adulto habla en presencia de ruido ambiental con una voz alta (80 dB), su tono vocal se eleva a 13-17 Hz, cuando habla con una voz muy fuerte (90 dB) su tono se eleva a 14-38 Hz, y si usa una voz a gritos se eleva a 21-74 Hz.

- La elevación de intensidad y de tono vocal puede ocurrir por otras razones. A menudo aumentan de forma simultánea como consecuencia de una tensión emocional, en general acompañada de una excesiva tensión muscular que afecta directamente a la laringe y a la vibración de las cuerdas.

2 Fatiga vocal

Los estudios epidemiológicos y clínicos sobre los trastornos de la voz indican que la fatiga vocal es uno de los síntomas más frecuentes e incapacitantes.[5,6] Hasta un 80 % de los docentes pueden manifestar fatiga vocal, que combinada con otros síntomas puede provocar una pérdida de la capacidad laboral con unos costes económicos, personales y sociales asociados que, si bien no han sido ponderados, se les supone de gran importancia.[7]

El abuso o la mala técnica vocal (mal uso), especialmente entre los profesionales de la voz, es el principal factor que determina la aparición de lesiones en las cuerdas vocales. La vibración durante la fonación produce un estrés de impacto y un traumatismo en la lámina propia de la cuerda vocal, que dan lugar a una lesión seguida de un proceso de reparación, remodelado, cicatrización o desarrollo de lesiones, en especial en la capa superficial de la lámina propia.[8-10]

Los mecanismos biomecánicos de la fatiga vocal no son bien conocidos. Se cree que un aumento de la viscosidad de los tejidos puede ser un factor, pero no hay pruebas empíricas que lo sustenten.[11,12] Se observa una mayor susceptibilidad del sexo femenino, que puede deberse a la frecuencia fundamental más alta de su voz, lo que provoca una mayor fricción tisular. Es un hecho que, entre el personal docente, las mujeres doblan la incidencia de problemas vocales referidos por los hombres y muestran una mayor tendencia a desarrollar cambios patológicos en la superficie de las cuerdas.[13,14]

Desde el punto de vista del rendimiento físico de una persona, la fatiga se manifiesta tanto por la percepción del esfuerzo asociado a la fonación como por la pérdida de fuerza de la contracción muscular.[13,15]

Las investigaciones sobre la fatiga vocal también han estudiado el tiempo de recuperación tras un sobresfuerzo. Se ha comprobado que la presión umbral de fonación se recupera por término medio en una hora, y el esfuerzo fonatorio percibido en un día, aunque existe una considerable variabilidad individual.[13,16]

Las causas de la fatiga vocal suelen ser el uso prolongado de la voz, la tonalidad aguda y la producción de una alta intensidad vocal, conductas que fisiológicamente se relacionan con una mayor pérdida de energía.[17] Estudios realizados en perros por Gray y Titze[18] demostraron que el ladrido excesivo (fonación) provoca un daño en la superficie vocal en forma de descamación prematura del epitelio escamoso. Se han diseñado modelos experimentales para estudiar la biomecánica de la laringe y la relación entre el traumatismo y el desarrollo de una lesión en las cuerdas vocales.[19-23]

3   Uso profesional de la voz

A pesar de que los estudios epidemiológicos no pueden establecer relaciones de causalidad, las numerosas investigaciones llevadas a cabo en grupos de trabajadores que usan la voz en su profesión sugieren que muchos problemas vocales están fuertemente relacionados con la ocupación.[24-27]

Aunque no de forma exclusiva,[28] un grupo de la población especialmente vulnerable son los maestros y profesores, quienes tienen un mayor riesgo de experimentar trastornos vocales que la población general, expresados en múltiples síntomas y signos tales como ronquera, incomodidad, mayor esfuerzo para emitir la voz, fatiga o cambios en la calidad vocal tras un breve discurso, dificultad para proyectar la voz, problemas para hablar o cantar a baja intensidad, y una pérdida del rango tonal para el canto. Los maestros, comparados con la población general, son más propensos a reducir sus actividades e interacciones, y a tener un mayor absentismo laboral, debido a problemas relacionados con la voz. Puesto que los maestros utilizan la voz como un modo primario para la enseñanza, los signos y síntomas vocales y la necesidad resultante de restringir o ajustar las actividades docentes presumiblemente tienen implicaciones tanto en la calidad de la enseñanza como en el aprendizaje de los alumnos.[29]

Los signos y síntomas que relata la población general pueden clasificarse en dos grupos: un conjunto de síntomas fonatorios y otro de sensaciones y síntomas faringolaríngeos. El primero incluye síntomas como la sensación de tener que realizar un mayor esfuerzo para hablar, fatiga vocal o cambio en la calidad de la voz tras su uso, dificultades para la proyección de la voz y pérdida del rango tonal para el canto; el segundo, sensación de sequedad y dolor de garganta crónico, gusto ácido o amargo, y frecuente necesidad de aclarar la voz (carraspeo). Los maestros y profesores, comparados con el resto de la población, refieren sentir preferentemente síntomas fonatorios, pero no faringolaríngeos, lo que refleja que las demandas ocupacionales se concentran sobre todo en la laringe. Estas observaciones permiten hacer recomendaciones dirigidas a prevenir o tratar los trastornos vocales ocupacionales. Por ejemplo, el uso de aparatos de amplificación de la voz en clase podría reducir la necesidad de proyectar la voz, con la consiguiente reducción de la carga vocal global y del esfuerzo fonatorio y respiratorio.[30] De hecho, una vez empleada la amplificación durante una semana por un grupo de maestros no afectados por trastornos vocales, el 90 % refirieron haber notado una más fácil producción vocal y el 82 % una mejor resistencia vocal, y además un 84 % de los estudiantes notaron una escucha más cómoda y un 63 % una mayor concentración en clase.[31]

También es importante reconocer que, para muchos profesionales de la voz, los efectos adversos de los trastornos vocales interfieren con la efectividad en su trabajo y con el rendimiento laboral. Un tercio de los docentes refiere tener la voz alterada durante al menos cinco días del curso académico, y aunque reconocen que los problemas vocales les impiden llevar a cabo ciertas tareas, la mayoría no busca ayuda ni tampoco se toma tiempo para que la voz se recupere.[32] Puesto que los maestros admiten que los trastornos vocales les llevan a limitar las actividades en la clase, cabe preguntarse por las posibles consecuencias en la calidad de la enseñanza que los estudiantes reciben.[33]

Los problemas vocales de las personas que trabajan con su voz, y en especial del personal docente, suponen una importante carga económica para la sociedad, y aunque está demostrada la efectividad de alternativas terapéuticas como el uso de amplificación y la mejora de las condiciones acústicas en el aula, junto con ejercicios de entrenamiento vocal, las evidencias demuestran que es preciso desarrollar programas de educación, prevención y tratamiento dirigidos a paliar los efectos que sobre la voz tienen las profesiones de alto riesgo vocal.[25]

Dentro de las voces profesionales de más alto riesgo también se encuentran las de los locutores, actores, cantantes, conferenciantes y predicadores. Esto es así porque en ellos deben fusionarse variables como la personalidad, el carácter, las emociones, los estados de conflicto, el tiempo y la intención comunicativa.[34] Para los actores, los problemas vocales radican en la carencia de la técnica adecuada para representar los personajes de acuerdo a su tipo de voz, esto es, lograr la acomodación del mecanismo fonatorio para lograr los efectos vocales deseados con una buena calidad vocal, una correcta articulación y una adecuada proyección, máxime si se trata de teatro en directo.[35]

Los problemas vocales de los cantantes derivados del mal uso y del abuso se relacionan, por un lado, con una técnica vocal incorrecta, y por otro con sobrepasar el límite vocal, que depende de condiciones anatómicas y fisiológicas individuales. Muchos de estos trastornos se derivan de problemas técnicos y de vicios de fonación tales como desarrollar una especie de impronta sobre la voz del cantante original de una canción que se esté interpretando. Esto genera una sobrecarga y un desajuste de la propia resonancia para acomodar el tracto en función de cambiar el color y la altura original, aun a pesar de las condiciones anatomo-fisiológicas propias.

Dentro de la técnica vocal incorrecta se encuentran:

- Alteraciones de la coordinación neumofónica: comienzan desde los problemas con la inspiración, bien sea por exceso o por defecto, pues en ambos casos supone una alteración fisiológica del mecanismo respiratorio. Cuando se inspira un volumen excesivo se desequilibra la fonación, se aumenta la rigidez, se genera sofoco y, por lo tanto, hay

Voz profesional

fatiga. Si por el contrario se inspira un volumen inferior al requerido para la fonación correcta, habrá una sensación de jadeo, voz débil, falta de apoyo para emitir y sostener las notas largas, y la consecuente incoordinación en el fraseo.[36]

- Ejecuciones erróneas de elementos de adorno, como el vibrato: un vibrato alterado es un indicador de problemas técnicos de la voz que suponen un mal uso de ésta. El aumento de la frecuencia del vibrato da una percepción de voz caprina, que se produce por hiperfunción, presión subglótica excesiva, laringe elevada y temblor de epiglotis por un temblor rápido de la mandíbula y la lengua. Por otro lado, un vibrato enlentecido, carente de técnica, indica unas cuerdas vocales fatigadas, insuficiente resistencia glótica al paso del aire y problemas de apoyo.

- Mala clasificación vocal: perturba la fisiología normal del cantante, implicando un reajuste de las cualidades vocales y, por ende, de la dinámica vocal. Lo que se logra en última instancia es reajustar los registros mediante la hiperfunción o la hipofunción.[36]

- Alteraciones en los segmentos de apertura y cierre glóticos: las alteraciones en el inicio vocal conllevan una anormal tensión de las cuerdas vocales, que pueden dar al principio de la frase un cambio tonal, con un inicio vocal duro, o bien un inicio vocal aéreo debido a la combinación de una falta del cierre glótico con un predominio de la fase abierta, con lo cual, cuanto mayor sea el hiato glótico, mayor será la turbulencia de la corriente aérea y menor la calidad de la voz.[37]

- Fonación de bandas: compensación de un cierre glótico insuficiente, en forma de hipertonía laríngea. Este trastorno vocal no es exclusivo de los cantantes (en especial los de rock); cabe señalar que se presenta en personas que hablan con tensión muscular y nerviosa, o que requieren de su voz como herramienta de mando (militares, maestros, entrenadores…).[38]

- Método de aprendizaje defectuoso: la aplicación de un mismo método de canto a todos los alumnos, sin tener en cuenta las implicaciones y las condiciones específicas de cada uno, desconociendo la individualidad y el requerimiento de un método adecuado, puede generar problemas laríngeos. Lo que resulta exitoso para algunos, no necesariamente es aplicable a todos.

- Alteraciones en el timbre: el intento de modificar el «color» de la voz para la interpretación, bien sea hablada o cantada, supone una acomodación del tracto vocal, en especial de los labios y la lengua. Estas acomodaciones redundan en cambios de la resonancia.[36]

Los predicadores, locutores y conferenciantes, en su gran mayoría, desconocen el uso de una técnica que logre optimizar los recursos vocales. En ellos, las necesidades vocales se dirigen a lograr un efecto o influencia sobre su audiencia. Elementos técnicos como el cambio tonal, el cambio de velocidad y el cambio de intensidad, sumados a una buena dicción, permiten mantener el interés de quien escucha; sin embargo, la utilización de estos elementos requiere una preparación técnica muy concienzuda con el fin de evitar alteraciones laríngeas. El aumento de la velocidad al hablar obliga a un mayor golpe glótico, que si se suma a la búsqueda de una mayor presión para aumentar la intensidad y al aumento de trabajo de la musculatura laríngea para efectuar una dinámica tonal mayor, lo que se consigue es una conducta abusiva en la fonación.

Indudablemente, los problemas de la voz derivados de una conducta abusiva o de un mal uso merecen una consideración especial por revestir trascendencia funcional en la comunicación oral. La revisión de la multicausalidad (factores orgánicos, fisiológicos, psicológicos y ambientales) de los trastornos de la voz, precisando aquellos factores desencadenantes y favorecedores del círculo de sobresfuezo, ha permitido desarrollar elementos técnicos, prácticos y tecnológicos desde una visión multidisciplinaria para disminuir su impacto.

4   Valoración de la incapacidad vocal

El interés que la voz ha despertado en la otorrinolaringología está evolucionando desde la estética y el conocimiento científico hacia cuestiones más prácticas y cotidianas. Es evidente que los trastornos de la voz no sólo pueden ser un grave problema para un cantante profesional, sino que afectan a la vida diaria de otras personas que también son considerados como profesionales de la voz: docentes, abogados, comerciantes, políticos, secretarias, y cualquiera cuya vida se vea alterada por una disfonía.

Al reconocer la importancia de la voz humana, van emergiendo cuestiones legales alrededor de su disfunción: ciertos trastornos aparecen como consecuencia de su empleo y pueden ser objeto de compensaciones en algunos sistemas jurídicos; otros aparecen como efecto colateral de intervenciones médicas o accidentes, y son motivo de reclamaciones por el impacto que tienen en la vida de la persona.

La Clasificación Internacional de Deficiencias, Discapacidades y Minusvalías (CIDDM) fue publicada en 1980 para clasificar las consecuencias de las enfermedades y sus repercusiones en la vida del individuo. Se basa en tres conceptos distintos y complementarios, vinculados con diferentes planos o perspectivas de la enfermedad: la deficiencia, la discapacidad y la minusvalía.[39]

La deficiencia se refiere a las anormalidades de un órgano o de la función de un órgano o sistema, y puede definirse como toda pérdida o anormalidad de una estructura o función psicológica, fisiológica o anatómica.

La discapacidad hace referencia a la repercusión de la deficiencia sobre el rendimiento y la actividad del individuo; es toda restricción o ausencia (debida a una deficiencia) de la capacidad de realizar una actividad en la forma, o dentro del margen, que se considera normal para un ser humano. La discapacidad se refiere a la limitación en actividades complejas o integradas que se esperan de la persona; no a la limitación funcional de un órgano (incluida en la deficiencia), sino a la actuación del individuo. Las actividades y los comportamientos afectados por la discapacidad son aceptados como elementos esenciales de la vida cotidiana.

La minusvalía viene definida por las desventajas que experimenta el individuo a consecuencia de deficiencias y discapacidades. Por tanto, la deficiencia se refiere a un órgano, la discapacidad a la persona y la minusvalía a la interacción y la adaptación del individuo con su entorno. La minusvalía es una situación desventajosa para un individuo determinado, consecuencia de una deficiencia o de una discapacidad, que limita o impide el desempeño de un rol que para él es normal (en función de su edad, sexo y factores sociales y culturales).

Así, la deficiencia y la discapacidad se estudian desde la perspectiva del sujeto que sufre limitaciones por una enfermedad, y la minusvalía desde la perspectiva de las circunstancias del entorno social y de sus normas. La CIDDM propone una visión amplia de las consecuencias de la enfermedad, superando el modelo médico tradicional (etiología-patología-manifestación), con una visión que intenta categorizar la influencia de la enfermedad sobre el curso habitual de la vida del individuo (enfermedad-deficiencia-discapacidad-minusvalía).[40]

4.1   Método para la asignación del grado de minusvalía vigente en España

El Boletín Oficial del Estado, número 22, de 26 de enero de 2000, publicó el Real Decreto 1971/1999, de 23 de diciembre, de procedimiento para el reconocimiento, declaración y calificación del grado de minusvalía. A los efectos de este real decreto, las situaciones de minusvalía se califican en grados, según su alcance. El grado de minusvalía se expresa en porcentaje.

Para proceder a la determinación de la discapacidad originada por deficiencias permanentes hay que tener en cuenta las siguientes normas generales:

- El proceso patológico que ha dado origen a la deficiencia, bien sea congénito o adquirido, ha de haber sido previamente diagnosticado por los organismos competentes, han de haberse aplicado las medidas terapéuticas indicadas y debe estar documentado.

- El diagnóstico de la enfermedad no es un criterio de valoración en sí mismo. Las pautas de valoración de la discapacidad están basadas en la gravedad de las consecuencias de la enfermedad, cualquiera que ésta sea.

- Deben entenderse como deficiencias permanentes aquellas alteraciones orgánicas o funcionales no recuperables, es decir, sin posibilidad razonable de restitución o mejoría de la estructura o de la función del órgano afectado.

- Las deficiencias permanentes de los distintos órganos, aparatos o sistemas se evalúan, siempre que es posible, mediante parámetros objetivos. Sin embargo, las pautas de valoración no se fundamentan en el alcance de la deficiencia sino en su efecto sobre la capacidad para llevar a cabo las actividades de la vida diaria.

Las actividades de la vida diaria se definen como aquellas que son comunes a todas las personas: unas son de autocuidado (vestirse, comer, evitar riesgos, aseo e higiene personal...) y otras específicas; en lo que respecta a la función vocal, son las de comunicación que se ven afectadas por su trastorno.

Para asignar el porcentaje de discapacidad, ésta se clasifica en grados:

- Grado 1: discapacidad nula. Los síntomas, signos o secuelas, de existir, son mínimos y no justifican una disminución de la capacidad de la persona para realizar las actividades de la vida diaria. Por tanto, se le asigna un cero de porcentaje de discapacidad.

- Grado 2: discapacidad leve. Los síntomas, signos o secuelas existen y justifican alguna dificultad para llevar a cabo las actividades de la vida diaria, pero son compatibles con la práctica totalidad de ellas. A esta clase corresponde un porcentaje comprendido entre el 1 % y el 24 %.

- Grado 3: discapacidad moderada. Los síntomas, signos o secuelas causan una disminución importante o imposibilidad de la capacidad de la persona para realizar algunas de las actividades de la vida diaria, siendo independiente en las de autocuidado. A esta clase corresponde un porcentaje comprendido entre el 25 % y el 49 %.

- Grado 4: discapacidad grave. Los síntomas, signos o secuelas causan una disminución importante o imposibilidad de la capacidad de la persona para realizar la mayoría de las actividades de la vida diaria, pudiendo estar afectada alguna de las actividades de autocuidado. El porcentaje que corresponde a esta clase está comprendido entre el 50 % y el 70 %.

- Grado 5: discapacidad muy grave. Los síntomas, signos o secuelas imposibilitan la realización de las actividades de la vida diaria. A esta categoría se le asigna un porcentaje del 75 % al 100 %.

La gravedad de las limitaciones determina la definición de las categorías o grados de discapacidad. Las escalas de gravedad se apoyan en consideraciones cualitativas porque no existe ninguna batería de exploración de la voz que permita aplicar criterios cuantitativos generalizables. Por ello, se han perfilado algunas consideraciones que pueden normalizar la asignación de una clase o grado de discapacidad. Los grados de discapacidad se corresponden con diferentes porcentajes de discapacidad o limitación que han de usarse al valorarla.

La escala de gravedad consta de cinco grados:

- Grado I: mínima limitación para la comunicación verbal; mínima limitación para la emisión vocal.

- Grado IIa y IIb: moderada limitación para la comunicación verbal; moderada (IIa) y grave (IIb) limitación para la emisión vocal.

- Grado IIIa y IIIb: grave limitación para la comunicación verbal; grave (IIIa) y muy grave (IIIb) limitación para la emisión vocal.

- Grados IV y V: en las deficiencias del habla y de la voz, y en las deficiencias auditivas poslocutivas, no se consideran los grados IV y V de limitación en la comunicación.

Con el fin de asignar correctamente la deficiencia de la voz al grado correspondiente se ha definido cada uno de ellos:

- Grado I: mínima limitación para la emisión vocal. Puede emitirse voz con una intensidad y un tiempo de fonación suficientes para solucionar la mayoría de las necesidades comunicativas de cada día, aunque esto pueda exigir cierto esfuerzo u ocasionalmente pueda superar la capacidad del paciente. Casi siempre hay ronquera marcada, monotonía por falta de eficacia del control tonal o tono inadecuado para la edad y el sexo, pero ninguna de estas alteraciones llega a limitar de forma relevante la eficacia en la comunicación. Discapacidad para la comunicación verbal: 0 % a 11 %.

- Grado IIa: moderada limitación para la emisión vocal. Puede emitirse voz con una intensidad y un tiempo de fonación suficientes para solucionar muchas de las necesidades comunicativas de cada día, pero hay especial dificultad para hacerse oír en ambientes ruidosos comunes (estaciones, restaurantes, trenes, vehículos, etc.), se cansa con facilidad o la voz se altera rápidamente ante pequeños esfuerzos. Puede seguir una conversación en ambientes normales (conversaciones en grupos no numerosos, conversaciones reposadas y en entornos sin ruido excesivo). La voz está casi continuamente alterada en su intensidad, tono o timbre, y el tiempo de fonación no sobrepasa los cinco segundos. Discapacidad para la comunicación verbal: 12 % a 23 %.

- Grado IIb: importante limitación para la emisión vocal. Puede emitirse voz con una intensidad y un tiempo de fonación suficientes para solucionar algunas de las necesidades comunicativas diarias. Se puede, con dificultad, mantener una conversación en un ambiente normal durante cortos periodos de tiempo, pero no hacerse oír en ambientes ruidosos. Si se trata de un paciente laringectomizado, es capaz de adquirir la voz erigmofónica o de utilizar otros métodos técnicos alternativos a la fonación fisiológica. Discapacidad para la comunicación verbal: 24 % a 35 %.

- Grado IIIa: grave limitación para la emisión vocal. Puede emitirse voz con una intensidad y un tiempo de fonación suficientes para solucionar pocas de las necesidades comunicativas diarias. La voz es siempre áfona, con emisiones de voz susurrada, apenas audible, que se emiten entrecortadas y con esfuerzo. El tiempo de fonación, que está limitado a uno o dos segundos, apenas permite la emisión incluso áfona de palabras aisladas. El paciente laringectomizado, utilizando la erigmofonía u otros medios técnicos alternativos a la fonación fisiológica, apenas compensa la situación descrita. Discapacidad para la comunicación verbal: 36 % a 47 %.

- Grado IIIb: total limitación para la emisión vocal. No puede emitirse voz con una intensidad y un tiempo de fonación suficientes para solucionar ninguna de las necesidades comunicativas de cada día. En el caso del laringectomizado, no es capaz de adquirir la erigmofonía ni de utilizar otros métodos técnicos alternativos a la fonación fisiológica. Discapacidad para la comunicación verbal: 48 % a 59 %.

En el real decreto se define el término «disfonía» y se hacen las siguientes precisiones: «Se habla de disfonía cuando únicamente se encuentran alteradas las características acústicas de la voz: intensidad, tono o timbre. La falta total de emisión vocal sonora se denomina afonía. Pueden ser orgánicas, funcionales o psicógenas. No serán valorables aquellas disfonías hiperfuncionales aisladas de carácter mecánico, por mala técnica vocal. Dentro de las disfonías orgánicas, las limitaciones más graves son las derivadas de laringectomías totales o parciales. La discapacidad no sólo depende de la lesión, sino de los tratamientos paliativos: erigmofonía, fístulas fonatorias, utilización de medios técnicos paliativos (electrolaringe), que deberán haber sido empleados antes de realizar la valoración de discapacidad permanente. Entre las disfonías psicógenas, merece especial mención la "disfonía espástica", especialmente resistente al tratamiento. En casos avanzados de la enfermedad, el paciente emite las palabras con gran esfuerzo y dificultad, y la voz llega a ser muy débil o áfona. Una vez considerados estos trastornos como permanentes, habiéndose aplicado las medidas terapéuticas y rehabilitadoras, la discapacidad que derive se valorará según los criterios especificados…» (…anteriormente).

Una vez determinado el grado de discapacidad específico para la comunicación, se recurre a una tabla para conocer el grado de discapacidad global de esa persona (tabla 1).

4.2 *La voz como enfermedad profesional*

El concepto de enfermedad profesional se refiere a «toda aquella enfermedad contraída a consecuencia del trabajo ejecutado por cuenta ajena, en las actividades especificadas en el cuadro aprobado en las disposiciones de desarrollo de la Ley General de la Seguridad Social (RD 1995/78, de 12 de mayo)[41] y que esté provocada por la acción de los elementos o sustancias que en dicho cuadro se indiquen para cada enfermedad profesional».

Las enfermedades no incluidas en el cuadro mencionado no se consideran legalmente como enfermedades profesionales, sino como enfermedad común o, en su caso, como accidentes de trabajo, siempre que se determine que dicha enfermedad ha sido contraída como consecuencia del trabajo. Hasta el año 2006, las enfermedades de la voz no estaban incluidas en el cuadro, por lo que no tenían consideración como tales hasta que se publicó su modificación en dicho año.[41] Esta modificación se llevó a efecto por el acuerdo que incluía la aprobación de una nueva lista de enfermedades profesionales siguiendo la Recomendación 2003/670/CE de la Comisión, relativa a la lista europea de enfermedades profesionales.

La disfonía como enfermedad profesional está incluida, con el código 2L0101, dentro del grupo «Enfermedades producidas por agentes físicos», donde textualmente se reconoce a

Discapacidad para la comunicación	Discapacidad global para la persona
0-11 %	0-6 %
12-23 %	7-14 %
24-35 %	15-20 %
36-47 %	21-27 %
48-59 %	28-35 %
60-84 %	36-50 %
85-100 %	60-65 %

Tabla 1
Discapacidad global para la persona según su discapacidad para la comunicación.

los «nódulos de las cuerdas vocales a causa de los esfuerzos sostenidos de la voz por motivos profesionales», que son las «actividades en las que se precise un uso mantenido y continuo de la voz, como son profesores, cantantes, actores, teleoperadores, locutores». Esto implica que aunque exista una enfermedad, y sea consecuencia del trabajo, sólo tendrá consideración de enfermedad profesional cuando se haya contraído en el trabajo realizado en las actividades listadas y para las enfermedades recogidas expresamente en el cuadro.

La enfermedad profesional es un deterioro lento y paulatino de la salud del trabajador causado por una exposición crónica a situaciones adversas, sean producidas por el ambiente en que se desarrolla el trabajo o por la forma en que éste se encuentra organizado. En muchas ocasiones es complicado probar que ciertas enfermedades tienen su origen en el trabajo. Los efectos pueden acumularse y aparecer años después de haber cesado la exposición a la condición peligrosa. Los síntomas suelen ser parecidos a los de las enfermedades comunes. Hay que intentar adelantarse a que aparezcan los síntomas, y evitar la situación de riesgo antes de que se produzca.

Consulte la bibliografía de este capítulo en la página 598.

Voz profesional

Capítulo 28

Voz hablada

P. Farías

Máximas y consejos

- Las personas que requieren el uso de la voz por periodos prolongados de tiempo están más expuestas a padecer trastornos vocales que el resto de la población. La alteración vocal tendrá diversas implicaciones: sociales (por el déficit de relación con el mundo circundante), laborales (por el impedimento parcial o total de efectuar una determinada actividad o profesión), económicas (por la pérdida laboral, parcial o total) y emocionales (por el impacto psicológico).
- El logopeda debe ejercer acciones preventivas que permitan neutralizar los factores de riesgo a que están expuestos aquellos que hacen un uso intensivo de la voz. Las medidas preventivas (prevención primaria) se aplicarán al ambiente, la persona y la voz.
- Las principales profesiones de «voz hablada» que pueden desarrollar síntomas y patologías vocales por la mayor demanda del uso vocal son las de actor, maestro, locutor, político, traductor, teleoperador, etc.
- El abordaje logopédico de estos grupos debe perseguir la prevención primaria, efectuando programas grupales de educación vocal y concienciando a la sociedad a través de campañas sobre la importancia de los cuidados de la voz, aumentando así las consultas individuales de todos los profesionales de la voz hablada en forma temprana.

---

1 Importancia de la voz hablada profesional

Desde el punto de vista fisiológico, podemos considerar la voz como la producción sonora resultado de la interacción de los sistemas respiratorio, emisor y de resonancia, pero si además la vemos como un instrumento transmisor de información, cobra mayor importancia por su función comunicativa. A partir del contenido simbólico y emocional que porta nuestra voz, lograremos modificar el medio que nos rodea, y a su vez éste, con sus continuas exigencias, modificará nuestro uso vocal. En la actualidad, los avances tecnológicos, la globalización y el cambio del perfil sociocultural han generado una mayor demanda del «uso de sí mismo», incluyendo el uso de la voz. Las personas que requieren su uso por periodos prolongados de tiempo están más expuestas a padecer alteraciones vocales que el resto de la población. La alteración vocal tendrá diversas implicaciones: sociales (por el déficit de relación con el mundo circundante), laborales (por el impedimento parcial o total de efectuar una determinada actividad o profesión), económicas (por la pérdida laboral, parcial o total) y emocionales (por el impacto psicológico). Para evitarlo, el logopeda debe ejercer acciones preventivas que permitan neutralizar los factores de riesgo a que están expuestos quienes hacen un uso intensivo de la voz. Las medidas preventivas (prevención primaria) se aplicarán al ambiente, la persona y la voz.

2   Características de las principales voces profesionales

Determinadas profesiones pueden desarrollar síntomas y patologías vocales en función de la mayor demanda de uso vocal en comparación con otras ocupaciones: actores, cantantes, maestros, locutores, políticos, traductores, teleoperadores, etc. Hay dos grandes grupos que considerar: los que usan la voz profesional hablada y los que usan la voz profesional cantada. Analizaremos a continuación las características de los profesionales de la voz hablada. Los factores de riesgo para ellos son básicamente dos: el uso de la voz prolongado en el tiempo y el conjunto de determinados factores del ambiente de trabajo que pueden afectar a la producción vocal.

2.1   *Voz profesoral*

La voz es el instrumento por excelencia del profesor: muchas de las inasistencias de los docentes son producto de problemas con la voz. La Organización Internacional del Trabajo considera al profesorado como la primera categoría profesional en riesgo de contraer alteraciones de voz por el uso de «voz proyectada». Asimismo, considera como tendencia general en países desarrollados la diversificación en actividades educativas, y la variedad creciente de instalaciones donde se imparte clases, como factores causales de riesgo para la seguridad y la salud en el sector educativo que antes no se planteaban. Pese a que desde 1966 la Organización Internacional del Trabajo y la Organización Mundial de la Salud vienen recomendando la vigilancia de la salud de los docentes, sigue habiendo dificultades para el reconocimiento de enfermedades profesionales. A finales del siglo xx, las alteraciones de voz en los docentes pasaron a considerarse dentro de los trastornos ocupacionales al vincularse el grado de disfonía con el tipo de trabajo realizado. El número de pacientes, considerando a los docentes, es potencialmente alto, y la patología recidivante en este grupo de población puede tener efectos laborales devastadores.

Los estudios realizados en todo el mundo coinciden en que los maestros refieren con gran frecuencia síntomas vocales. En líneas generales, se observan grandes demandas vocales en los maestros de educación primaria, parvularios y educación física. Tienen en común el intento de llamar la atención de los niños con el uso de una alta intensidad vocal y abruptos cambios tonales (canto, narración, imitación, etc.), a expensas de un esfuerzo por no tener entrenamiento vocal. Los síntomas son mayores en los docentes que llevan años de actividad y en aquellos con una gran carga horaria (más de seis horas diarias de clase).

La disfonía es más prevalente en las mujeres, pero también debemos considerar que hay mayor cantidad de mujeres maestras que hombres. Esto también puede relacionarse con la estructura laríngea femenina: cuerdas vocales más pequeñas y menor cantidad de ácido hialurónico (que tiene un papel primordial en la resistencia a la compresión en la lámina propia y en la reparación tisular).

2.1.1 Factores de riesgo

- Factores físicos: temperatura, iluminación, ruido, ventilación, posturas de trabajo inadecuadas o forzadas, etc. La temperatura en condiciones extremas (mucha calefacción o mucho aire acondicionado) afecta a todo el aparato respiratorio, generando sequedad de mucosas y falta de lubricación de las cuerdas vocales. Las condiciones de iluminación pueden determinar alteraciones posturales y esfuerzos visuales. La ventilación escasa es caldo de cultivo de todo tipo de patógenos por el aire viciado. Con respecto al ruido, en un aula docente silenciosa el nivel de ruido está alrededor de 20-30 dB, por lo que la intensidad de la voz a una distancia de un metro suele ser de unos 50 dB. El promedio de ruido en un aula con chicos sentados en sus bancos es de 50-65 dB. Si habitualmente el ruido llega alrededor de 55 dBA (incluso más), y el docente eleva la intensidad de la voz 15 dBA por encima del ruido ambiental (efecto Lombard), llega a utilizar una intensidad de 70 dBA, mientras que la voz conversacional no debe superar los 65 dB. A partir de que el ruido suba por encima de 40 dB, la intensidad vocal aumentará 3 dB por cada incremento de 10 dB de ruido. Por otro lado, la acústica de las aulas no suele ser apropiada, ya que se utilizan materiales baratos y más resistentes que generan reverberación, dificultando el entendimiento. Se agregan los ruidos procedentes de salas contiguas y de la calle. Otro aspecto importante es el tiempo de reverberación del aula, que es el tiempo que tarda un sonido en dejar de ser perceptible para el oyente. Es decir, si un aula tiene un tiempo de reverberación alto, cuando se esté produciendo un sonido y la fuente que lo genera cese, nosotros lo oiremos atenuarse durante un tiempo largo. Si por el contrario el aula tiene un tiempo de reverberación bajo, el sonido se atenuará rápidamente una vez finalice la fuente. El tiempo de reverberación depende fundamentalmente de dos parámetros: el volumen de la sala y la absorción acústica de los materiales que la forman. El tiempo de reverberación recomendado para las aulas escolares es de 0,4-0,6 segundos (no superior a 1,2 s), cuando se está a media ocupación del local.* En la medida en que aumenta el tiempo de reverberación en el aula se interfiere con la inteligibilidad del mensaje oral emitido por el docente.

- Factores químicos: tiza, materiales de laboratorio, polvo, ácaros, tierra, polución de gases industriales, etc. Estos agentes producen reacciones alérgicas (sensación de picazón, cuerpo extraño, voz débil, etc.).

- Factores tóxicos: consumo de tabaco, alcohol, alimentos que influyen en la calidad vocal y medicamentos que tienen efectos secundarios sobre la laringe (antihipertensivos, antihistamínicos, broncodilatadores, diuréticos, corticosteroides, tranquilizantes, anticolinérgicos y ácido acetilsalicílico).

- Factores biológicos: sexo (predomino en las mujeres) y edad (docentes mayores padecen más disfonías), estado de salud general (alergias, infecciones de vías respiratorias altas, influencias hormonales), contaminación con agentes infecciosos (bacterias, virus, parásitos), etc.

- Factores psicosociales: estrés por el proceso de enseñanza-aprendizaje, en sí mismo o por factores externos, como grupos de alumnos con familias desestructuradas o ausen-

---

* Estudio para mejorar la insonorización de las aulas, febrero 2004. Disponible en: www.prevencio.cat/download.php?file=estudi-insonoritzacio_es.pdf.

tes, bajo apoyo social de los compañeros y de los superiores, escasez de recompensas o compensaciones, etc.

- Factores organizativos: tiempo de trabajo en años, horario de trabajo (carga horaria semanal), turnos, descansos y pausas, tamaño de la sala en relación al número de alumnos, libertad de tareas o autonomía, y factores inherentes a la tarea en sí misma (educación infantil, primaria o secundaria, enseñanza de idiomas, etc.).

- Desconocimiento de las mínimas pautas necesarias para la preservación de la voz: inexistencia de materias de educación y cuidados de la voz (o escasa) en la carrera que los forma, factor común a la mayoría de las instituciones que imparten la formación docente en numerosos países.

2.2 *Voz actoral*

Los actores son personas que interpretan personajes en cine, televisión o teatro. Para la interpretación necesitan controlar la voz, que imprimirá el sello vocal del personaje en cuestión. En el caso del actor de teatro, se agrega otra exigencia: la proyección de la voz para ser escuchado y entendido hasta la última fila de la sala. Es imperioso el dominio de la articulación, de la dicción y del interjuego tono-intensidad, manteniendo la riqueza tímbrica que otorga calidad a la voz. La efectividad en el logro de cada parámetro mencionado estará sostenida en la efectividad del logro de los otros parámetros, mientras que el soporte respiratorio es el gran contenedor de todos ellos. Dicho en otros términos, la articulación, la dicción, el tono, la intensidad y el timbre interactúan permanentemente a expensas del soporte aéreo. Finalmente, los parámetros vocales y la respiración se adaptarán al trabajo actoral mayor: el cuerpo del sujeto en movimiento en pos del personaje.

La técnica vocal que utilicen debe permitirles ser escuchados si ríen, si lloran, si hay humo en el escenario, si se mueven, etc. El actor desarrollará todo su potencial vocal en la medida en que ejercite su voz. La ejercitación permanente le permitirá tal grado de automatización que impedirá que el uso vocal sea un obstáculo para la interpretación del texto y para el uso vocal en variadas circunstancias.

Si bien la formación del actor se verá enriquecida en el trabajo grupal, el entrenamiento de la voz deberá abordarse desde la individualidad. En ocasiones el actor se ve urgido a optimizar su voz frente a la posibilidad de un personaje, y aunque pueden proporcionarse herramientas de apoyo no hay que olvidar que el entrenamiento vocal es paulatino. El camino del entrenamiento llevará al abordaje de dos voces: la propia del actor y la del personaje.

2.2.1 *Factores de riesgo*

Además de los factores comunes (biológicos, físico-químicos, psicológicos, etc.) se añade el factor alérgico por el uso de vestimentas o la presencia de cortinajes, alfombras, etc. en los espacios teatrales, y la competencia con el ruido ambiental en lugares pobres acústicamente o en el caso de actores callejeros.

2.3 *Voz locutiva*

El locutor es aquel profesional especializado que se dedica a presentar programas o noticias en radio o televisión. Es el profesional de la voz hablada por excelencia, debido a la optimización de recursos vocales que maneja. Si bien el término se utiliza como sinónimo de conductor,

Voz profesional

animador o presentador, éstos no siempre son locutores. La «cara visible» del programa puede ser un actor o presentador, mientras que el locutor trabaja a veces como «voz en *off*».

Las funciones del locutor son:

- Presentar o conducir programas informativos de radio y de televisión.
- Difundir avisos comerciales, mensajes publicitarios o de propaganda, de cualquier naturaleza, promocionales, institucionales y comunicados.
- Difundir boletines informativos, noticieros, noticias aisladas o agrupadas.
- Realizar la locución o el doblaje publicitario de películas.
- Difundir relatos y misceláneas artísticas (prosa o verso).
- Realizar entrevistas y reportajes.
- Difundir las noticias aisladas emitidas desde el lugar de los hechos, así como las que contengan análisis o editoriales.

Los locutores tradicionales, que conocemos e identificamos por su voz, siempre mantienen la voz en foco y no desarrollan alteraciones vocales (voz eufónica), porque realmente hacen un uso óptimo sumado al valor añadido que tiene todo profesional de elite: la resistencia vocal. Como óptimo uso vocal entendemos la suma de una adecuada manipulación de parámetros, una correcta dicción y precisión articulatoria. También hay locutores con años de experiencia y consagrados, con voces más aéreas, o más ásperas, agravadas en ambos casos, en quienes la voz «pseudolocutiva» es la suma del uso vocal habitual y de la resistencia vocal. Hablamos de voz «pseudolocutiva» porque es percibida como locutiva por el oyente no entrenado; esta percepción está condicionada por la correcta dicción, la precisión articulatoria y un timbre «similar» al de la voz locutiva profesional, pero con una inadecuada manipulación de los parámetros, que lo lleva a distintos grados de aspereza o soplo en la voz que percibe el oyente entrenado (logopeda). Estos locutores no suelen recurrir a terapia vocal correctiva, ya que su voz es el «sello» que los identifica, y la resistencia vocal (característica común a los profesionales de elite como son los locutores) les permite que la ronquera no les impida el uso y la sobrecarga característica de esta profesión. Pero es una ronquera particular, pues aunque pueden percibirse soplos o asperezas, jamás se perciben cortes en la voz. La resistencia vocal también se observa en muchos actores y cantantes populares, y en algunos docentes.

Los que pueden manifestar alteraciones vocales son los estudiantes de la carrera de locución. Poseen una cierta estética vocal o cierta «voz cultivada», ya que es una condición vocal esperada en el examen previo realizado para el ingreso en la carrera; es decir, presentan una estética vocal compatible con la voz locutiva, pero frente a las exigencias vocales que se plantean en los institutos de formación, algunos estudiantes comienzan a «acelerar» procesos de desarrollo vocal, por lo que los supuestos logros locutivos se apoyan en patrones musculares erróneos. Así planteada la cuestión, los parámetros vocales aún no consolidados en su uso comienzan a desviarse de su eje.

2.4 *Teleoperadores*

El teleoperador es el sujeto que usa sistemáticamente el teléfono para comunicarse con posibles clientes. El siglo XX marca la aparición del *telemarketing* con la primera campaña llevada a cabo por Ford Motor Company en los años 1970, con un total de siete millones de llamadas que abarcaron a tres millones de consumidores. En realidad estamos refiriéndonos al antiguo «telefonista» que en la actualidad aplica técnicas de *marketing* directo.

Los «posibles» negocios incluyen televentas (venta telefónica activa [efectúa la llamada] o receptiva [atiende al que llama]), promociones (lanzamiento de productos o servicios), servicio de atención al consumidor (atención de reclamaciones, orientación al cliente), apoyo de ventas externas (control de ventas anteriores), cobros y encuestas (políticas, sociales, de productos, etc.). El término *callcenter* designa grandes centrales de teleservicios (activos o receptivos) integradas por el factor humano (operadores) y toda la tecnología a disposición de los operadores (informática y telecomunicaciones).

Una de las características comunes en todas las empresas que trabajan con operadores telefónicos es la debilidad del sistema de capacitación para el trabajo, por lo que los telefonistas pasan a formar parte del grupo de ocupaciones más expuestas a desarrollar patología vocal. En su discurso, el teleoperador maneja *scripts,* que son textos que funcionan como guía, con informaciones que lo orientan acerca de cómo y qué decir al cliente: frases de saludo, formas de tratamiento, actitudes de educación... Los *scripts* minimizan los riesgos de orientaciones erradas, y posibles discusiones por malentendidos.

El teleoperador hace un uso intenso de su voz. Hablamos de «uso intenso» cuando es de mayor cantidad y durante más tiempo que lo normal, siendo el periodo de uso de seis horas al día.

2.4.1   *Factores de riesgo*

- Físico-ambientales: cambios bruscos de temperatura, ruido ambiental, pobre calidad del aire (sequedad, polvo), etc.
- Factores psicosociales: altas tensiones emocionales (contención a la persona que reclama, insultos del interlocutor, etc.).
- Organizativos: estrés relacionado con el trabajo, necesidad de mayor número de intervalos, espacio físico reducido, mobiliario, distancia entre operadores y forma de comunicación entre ellos, postura inapropiada, falta de reposo, etc.
- Propio uso vocal: la cantidad de uso vocal en sí mismo y el causado por horas extra de trabajo (intento de atender a un alto número de clientes para conseguir incentivos económicos).
- Como en las demás profesiones u ocupaciones vinculadas a la voz, también hay factores de riesgo individuales, como voz débil, mala técnica vocal, hábitos vocales inadecuados, aficiones u otras ocupaciones con carga vocal, condición de salud general del individuo (afecciones alérgicas, faríngeas, otológicas, pulmonares, digestivas, hormonales, etc.), hábito de fumar, medicamentos usados, poca hidratación y excesos en alimentación, cafeína o alcohol.

El ruido al que suelen estar expuestos proviene de diferentes fuentes sonoras: compañeros, equipamientos (impresoras, teclados, etc.), el propio *headset,* etc., lo que indirectamente lleva a un aumento de intensidad de la voz, o sobrecarga vocal. El *headset* es un teléfono de diadema con auriculares externos que se ajusta a la cabeza, combinado con un micrófono que sale de la diadema hacia la boca. Son preferibles a los teléfonos convencionales porque dejan las manos libres, pero los telefonistas refieren la incomodidad de la diadema por su forma de sujeción. Pueden ser monoauriculares o biauriculares. Los monoauriculares son una mejor opción, ya que un oído queda libre para estar atento al ambiente de trabajo, y permite la alternancia de oído frente a la fatiga. Además, el aumento de volumen del *headset* por pobre retorno potencia el riesgo de alteraciones auditivas.

La postura en el trabajo es un factor ergonómico esencial, sobre todo en el telefonista, que debe hablar estando sentado. Por un lado, la postura afecta al patrón respiratorio por la dificultad para mantener la columna de aire. Por otro lado, dicha postura conlleva un

Voz profesional

mayor esfuerzo vocal que la producción sonora estando de pie, con un posible incremento de la tensión cervical. A diferencia del orador o del maestro, el telefonista sólo cuenta con su voz; no tiene la ventaja, para ser comprendido, del lenguaje corporal ni del lenguaje escrito.

Con respecto a las quejas auditivas, manifiestan intolerancia a ruidos altos y sensación de fatiga auditiva en el oído predominante. Las quejas vocales incluyen cansancio para hablar al final del día, dolor, carraspera y pérdida de voz. También refieren ardor de garganta, sensación de sequedad, sensación de cuerpo extraño, necesidad de carraspear y molestias al tragar.

2.5 Otros profesionales de la voz hablada

Otras ocupaciones y profesiones de exigencia vocal hablada son las de orador, narrador, periodista, actor titiritero, guía de turismo, vendedor, etc. Los oradores aprenderán el uso del micrófono, es decir, poca intensidad, articulación y dicción precisas, y cambios tonales, evitando el manejo del énfasis discursivo con cambios de intensidad; adecuaran al mensaje cambios de velocidad y pausas intercaladas. Los narradores suelen tener entrenamiento actoral, por lo que poseen un buen manejo corpóreo y vocal. El énfasis se pondrá en la coordinación fonorrespiratoria, las variaciones melódicas, el ritmo y la riqueza tímbrica. Los periodistas deberán entrenar la voz de manera similar al locutor, pero con la adaptación al ramo al que se dediquen; por ejemplo, el periodista deportivo requiere dominar la velocidad del habla. Los titiriteros son actores con exigencias de un amplio rango vocal para realizar voces de distintos personajes, a lo que se suma la incomodidad generada por la postura (escondidos bajo el escenario) y el sostener el títere o marioneta, por lo que necesitan alta resistencia y entrenamiento vocal en diferentes posturas. Los guías de turismo suelen tener excelente formación con respecto a lo histórico-geográfico y a los idiomas, pero escaso entrenamiento de la voz. El mayor factor de riesgo a que están expuestos es el ruido de fondo. Dentro de lo preventivo, debemos indicar el uso de amplificador. Los vendedores comercializan productos mediante su voz, por lo que deben entrenarla en todos los parámetros mencionados y considerar los posibles factores de riesgo, como el ruido externo (en vendedores ambulantes que debieran usar amplificación, y en vendedores de comercios con música de fondo o ruido ambiental propio de la actividad de los compañeros) y la cantidad de horas continuas de uso.

3 Entrenamiento logopédico de los profesionales de la voz hablada

El abordaje logopédico de estos profesionales exige la adopción de medidas preventivas precisas y concretas, tanto con respecto al lugar de trabajo como al propio trabajador. Analizaremos la implementación de recursos específicos en cada uno de los tipos profesionales mencionados. Previamente revisaremos los recursos y las técnicas comunes de entrenamiento vocal: el entrenamiento postural, tónico y respiratorio básico, aplicable a todos los profesionales de la voz hablada.

3.1 La relajación

Evaluaremos posibles patrones de tensión, tales como dientes apretados, adelantamiento cervical, hombros contraídos, ceño fruncido, etc. Se adaptarán las conocidas técnicas de relajación en función de las alteraciones observadas, con hincapié en la adopción de posturas adecuadas para la función. También se sugiere, como en todo trabajo vocal, la relajación y la movilización de todos los órganos articulatorios mediante praxias linguales, labiales, velares y faciales en general. Asimismo se realizarán estiramientos del cuerpo, y sacudidas parciales y generales en distintas velocidades. Se trabajará una relajación activa, es decir, un abordaje muscular con la búsqueda del tono óptimo para la producción vocal, no una relajación pasiva. Todos los movimientos se coordinarán con el acto respiratorio: postura-relajación (activa)-respiración es una tríada fundamental del entrenamiento logopédico.

3.2   *La respiración*

Se educará la respiración costodiafragmática, con apoyo diafragmático sostenido para toda la emisión, con los conocidos ejercicios de dosificación de soplo. También se entrenará la respiración para tareas vocales exigentes según los requisitos profesionales. Entrenaremos la toma de aire rápida, bucal y silenciosa, esencial para la velocidad del discurso de muchos de estos profesionales.

3.3   *La resonancia*

La tarea de los resonadores es ampliar la voz en el espacio. Los resonadores son cavidades o áreas del cuerpo hacia donde puede dirigirse la voz y ser dotada de una sonoridad diferente. Desde el punto de vista anatomofisiológico se distinguen tres resonadores: bucal, nasal y faríngeo. Se estimulará su sensopercepción para la correcta ubicación de la resonancia, mediante todos aquellos recursos que lleven la voz hacia la facies *(humming,* nasales, vibratorios, *y-buzz,* etc.).

3.4   *La dicción, la articulación y la expresión*

Los modos articulatorios se enseñarán frente al espejo, con el reconocimiento de sonidos en contraposición: bilabiales, labiodentales, interdentales, palatales, etc. También trabajaremos la distinción entre nasal y oral, con concienciación de cierre y apertura velofaríngea. Se perseguirá una articulación clara y precisa sin tensión muscular, respetando la cadencia del habla.

4   Docentes

Con respecto al lugar de trabajo, se tendrá en cuenta la modificación (posible) de factores como el nivel de ruido, la iluminación, el calor, la exposición a polvo, la acústica de las aulas, la ergonomía del lugar (posturas laborales, diseño del aula y mobiliario) y el número de alumnos por aula. Es necesario identificar los factores de riesgo para prevenir las patologías de voz. Desde nuestra tarea clínica podemos advertir al docente acerca de estos riesgos, y en ocasiones pequeños cambios transitorios resultan beneficiosos, tales como un cambio de aula o el cierre de alguna abertura por donde entra ruido, la redisposición de los asientos dentro del aula para favorecer la comunicación, etc.

Un factor de riesgo es elevar la voz. ¿Qué lleva al docente a elevar la voz? Por un lado el ruido de fondo, y por otro los espacios grandes y la posible distancia entre él y los alumnos.

El ruido y la dispersión del sonido son inevitables en los espacios abiertos: allí se recomienda altavoz. Los docentes hablan en espacios abiertos durante los recreos, momento en el cual están a cargo del orden (y también los profesores de educación física). Se les darán las siguientes indicaciones:

- Si se trata del recreo, no mantener conversaciones con otros docentes y aprovechar para reposar la voz.

- Si deben dirigirse a los alumnos en un espacio abierto, recurrir a un altavoz o a sustitutos vocales como palmas o silbatos.
- Evitar hablar de manera prolongada a larga distancia, acercar al grupo.
- Mandar a llamar a los alumnos por otros alumnos.

En aulas cerradas se evaluará a qué obedece el ruido de fondo y se procederá en consecuencia. Sería conveniente educar a los alumnos en el uso de una comunicación efectiva sin «ruidos». Una buena medida es explicarles el proceso vocal para que se vean comprometidos en la prevención. Es una gran herramienta convertir a los alumnos en agentes multiplicadores; entendiendo los malos usos, podrán llevar estos aprendizajes a su vida cotidiana. El docente debe pedir la colaboración a sus alumnos. Cuando el docente irremediablemente deba gritar, es recomendable que acompañe la voz con una contracción de otras partes del cuerpo (brazos, piernas, hombros, pared abdominal); así las cuerdas vocales no cargarán con toda la tensión. El grito puede ser remplazado por palmas, silbido, timbre, silbato...

En clase se recomendará:

- Al reanudar una exposición, si se escucha murmullo de fondo, utilizar técnicas distractivas para llamar la atención sin recurrir a elevar la voz: golpes rítmicos sobre la mesa o en la pata de la mesa, habla sin que salga la voz (mímica), campanilla para llamar al orden...
- Sistemas alternativos que enriquezcan la clase: vídeos, proyecciones, etc. Por un lado centran la atención y por otro permiten reposos de la voz.
- Hacer las clases participativas, que los alumnos intervengan.
- Uso de amplificador.

Asimismo, el docente debe ubicar a sus alumnos de modo que se acorten las distancias para una adecuada llegada del sonido (p. ej., en semicírculo). Esto proporciona mayor contacto visual y una comunicación más efectiva. Debe evitar hablar de espaldas, como cuando escribe en la pizarra. Para ser oído hay que acercarse.

Los programas de educación vocal son imprescindibles en la prevención de las disfonías en los docentes, y evitan que el problema de voz se vuelva crónico. Si bien lo ideal sería la prevención primaria, en general se aplica la terciaria, es decir, se hace hincapié en la remisión de la disfonía y no en la educación de la voz normal. La falta de concienciación y conocimiento del maestro sobre su instrumento vocal y cómo preservarlo puede llevarle a realizar compensaciones vocales inadecuadas para superar las dificultades. Si se decide realizar un curso sobre la voz para docentes como forma de prevención primaria, los principios básicos que se tendrán en cuenta son:

- La transmisión de conceptos claros sobre anatomía, fisiología e higiene vocal.
- La puesta en práctica de todo lo que se enseñe al docente (entrenamiento práctico de lo que se enseña en teoría).
- La generación de modelos pertinentes (se dicta una clase tal como deberían hacerlo ellos, el logopeda se transforma en «docente modelo»).
- La realización por parte del docente de autoobservación y observación de otros docentes.
- La corrección previa de todos los problemas otorrinolaringológicos y foniátricos que presenten los docentes.
- La evaluación de lo aprendido mediante algún cuestionario final.

4.1 Requerimientos vocales del docente

El uso de la voz frente a alumnos requiere:

- Apoyo respiratorio y no apoyo laríngeo: respiración costodiafragmática.
- Adecuación de la frecuencia fundamental: la F0 de la voz proyectada debe ser más aguda que la F0 conversacional.
- Adecuación de la intensidad: para proyectar la voz, la intensidad debe elevarse muy poco (una tercera o una quinta por encima de la F0), pero la articulación se tornará mucho más abierta y la voz será proyectada hacia el paladar, de manera que la modificación tímbrica generará una voz «más voluminosa» y no de alta intensidad.
- Consideración de interjuego tono-intensidad: debemos trabajar los cambios tonales en las frases con descenso de intensidad al agravar y ligero ascenso de intensidad al agudizar. Esto no sólo contribuye a la salud vocal del maestro (elongación cordal), sino que además influye sobre la atención del otro, ya que una voz con cambios es más atrayente que una voz monótona y arrítmica.
- Manejo corporal: postura adecuada que acompañe con movimientos a la proyección vocal.
- Manejo de silencios intercalados. Se sugerirá un uso más económico de la voz, mediante reposos parciales con los siguientes recursos:

  - Apoyo de clases con material audiovisual, utilizar grabaciones (realizadas en su casa con antelación, por ejemplo los docentes de música) y láminas que pueden aportar los alumnos o hacer el mismo docente.
  - Llevar material de lectura para trabajar en clase que sea leído por los alumnos. En caso de explicarlo el docente, la explicación puede ir seguida de un trabajo práctico escrito, lo que permitirá unos minutos de recuperación vocal.

- Hidratación: es fundamental tomar sorbos de agua durante las clases, para contrarrestar la sequedad que va en aumento con el tiempo de uso.

Es evidente que este tipo de abordaje requiere un alto compromiso por parte del docente desde el punto de vista pedagógico, ya que deberá desplegar todas las estrategias posibles en pos de que su reposo vocal no interrumpa el proceso de aprendizaje del alumnado. El reposo vocal parcial también deberá hacerse fuera del trabajo en caso de que se comience a sentir fatiga. Reduciendo la cantidad de horas de habla, estableceremos un programa de uso vocal que contemple:

- Para el docente de jornada simple o turno simple (cuatro horas de clase), dentro de las ocho horas fuera del trabajo (sin contar las horas de sueño), al menos dos bloques de 20 minutos de silencio por hora (en total 20 minutos de habla y 40 minutos sin habla).
- Para el docente de jornada doble (ocho horas de clase), dentro de las cuatro horas fuera del trabajo (sin contar las horas de sueño) al menos dos horas de silencio intercaladas con dos horas de uso vocal reducido como se ha mencionado en el otro caso: 20 minutos de habla y 40 minutos sin habla.

Este protocolo viene sugerido por nuestra experiencia clínica, y deberá adaptarse a cada caso en particular, ya que algunos docentes tienen necesidades imperiosas de hablar fuera de su trabajo que no le permiten respetar el protocolo. Como terapeutas debemos evaluar de manera minuciosa las actividades diarias de cada paciente para considerar el protocolo a implementar. El docente debe describir con mucha precisión sus actividades y habla implicada, porque en ocasiones no tienen registro de usos vocales que no son necesarios. Si el docente experimenta leves molestias, pero aún no está francamente disfónico, el protocolo es bastante flexible, pero en caso de disfonías moderadas y graves el plan a seguir será mucho más estructurado, ampliando la cantidad de tiempo de reposo hasta llegar, en casos extremos, a reposo absoluto de la voz profesional (baja laboral). Es fundamental que el reposo vocal parcial vaya acompañado de momentos de uso de la voz con una intensidad normal a baja (voz confidencial: poca intensidad, sobrearticulación, tono algo más agudo que el habitual). La intensidad vocal debe ser remplazada por cambios de tono y sobrearticulación.

4.2   Uso de amplificador o micrófono

El uso de amplificadores pretende disminuir la sobrecarga vocal a expensas de disminuir la intensidad de la voz. Los maestros refieren que tienen menos necesidad de repetir al usar amplificación. Particularmente consideramos que el uso de micrófono es muy efectivo en las siguientes circunstancias:

- Cuando el docente inicia su terapia vocal por presentar síntomas vocales, sigue trabajando y no son suficientes las medidas naturales para disminuir el ruido de fondo.
- Cuando el docente tiene un exceso de horas de clase (40 horas o más semanales).
- Cuando el docente tiene poca resistencia vocal frente al uso.
- Cuando la disfonía es permanente.

Si de prevenir se trata, sería importante que si la evaluación efectuada al docente revela una estructura y una función fonatoria dentro de la normalidad fuera derivado al logopeda para recibir educación vocal. Al término del entrenamiento se le citaría anualmente para control otorrinolaringológico.

5   Actores

En los estudios realizados por grandes directores de teatro, como Jerzy Grotowski, Eugenio Barba y Wlodzimierz Staniewski, encontramos elementos convergentes en el entrenamiento del actor: la conexión entre el cuerpo expresivo, la conciencia y la producción sonora de la voz humana. Se llegará al buen uso de la voz desde el trabajo corporal. La vocalización se apoyará en determinadas acciones físicas, a lo que se agregará un elemento esencial que maneja el actor: la evocación de imágenes facilitadoras de la acción. Cada parte del «sí mismo» se ve comprometida en el acto sonoro, ya sea desde la contracción realizada por algunos músculos o desde la «no acción» por parte de otros. Aunque el trabajo iniciado parezca circunscribirse a un solo sector (p. ej., los labios en el ejercicio vibratorio), todas las cadenas musculares se ponen en marcha para la ejecución: algunos músculos servirán de soporte y cumplirán su función como músculos posturales, mientras que otros formarán parte de la cadena de acción con más o menos relevancia. Esto debe ser manejado por el logopeda que guiará al paciente para el logro del sonido con imágenes apropiadas. En general el paciente pone en marcha todo el «andamiaje muscular» necesario para la acción a través de las imágenes sugeridas por su entrenador, sin necesariamente conocer el detalle fino del trabajo muscular. Cuando tratamos con actores, su alto compromiso con su propio cuerpo nos facilita el camino, por lo que el movimiento es el gran aliado de estas terapias.

Si bien la producción sonora se abordará como en cualquier otro entrenamiento vocal, la sensopercepción sutil del actor nos facilitará el proceso de aprendizaje. Grotowski hace referencia a los resonadores pectoral, nasal, laríngeo, occipital, maxilar, abdominal, de cabeza y de columna vertebral. Explica que el cuerpo entero puede servir como un resonador por medio de la combinación de los resonadores pectoral y craneal. Incluso a posteriori prefirió la palabra «vibrador» por entender que «resonador» hace referencia a una cavidad ósea, mientras que hay otras zonas vibrantes no óseas, como por ejemplo el vientre. La sensación subjetiva es la de hablar con esa parte del cuerpo.

La parte superior de la cabeza se utiliza mucho en el teatro occidental. Se experimentan sensaciones vibratorias en la frente colocando la mano, sosteniendo la /m/, apoyando la frente sobre las manos en el suelo o en una mesa. Lo pectoral se nota con sonidos graves, colocando las manos en el pecho para percibir la sonoridad. En la clínica diaria trabajamos el paso de sensaciones vibratorias desde la cabeza, en los sonidos agudos, hasta el pecho, en los sonidos graves. Lo nasal se experimenta con los sonidos nasales /m/, /n/ y /ñ/, pero también es importante trabajar la sensación de lo nasal pasando de una /m/ con los labios juntos a separar progresivamente los labios hasta abrirlos como en una /a/ manteniendo el foco nasal. El resonador laríngeo es propio del teatro africano y oriental. En el abordaje de la disfonía no se entrena, pero sí se toma conciencia de él. Es utilizado por algunos cantantes, por ejemplo en el jazz (como hacía Armstrong). El resonador occipital se trabaja con facilidad con tonos agudos, dirigiendo la emisión hacia ese «hueco» donde podemos apoyar la punta del índice para ayudarnos a dirigir el aire sonorizado; al vocalizar en escalas ascendentes con una /u/ con buen descenso de mandíbula sentiremos la voz en ese lugar en la emisión más aguda de la escala. También una imitación del maullido de un gato puede llevar a sensaciones en el occipital que se combinarán con sensaciones en la parte superior de la cabeza y nasales.

El abdomen y la columna vertebral se experimentan a medida que se van expandiendo las sensaciones de los demás resonadores comentados, y pueden percibirse con las manos apoyadas y con posturas favorecedoras, como de espaldas contra la pared, a cuatro patas, etc. El resonador maxilar se trabaja con graves medios, poca intensidad y apertura mandibular alternante dentro del mismo sonido, por ejemplo a lo largo de la emisión de una /a/ con distintos grados de descenso mandibular. Se usa en la voz íntima.

Asimismo, cada unidad de expresión que se trabaje se asociará y disociará de los movimientos corporales: movimientos rápidos y cadencia de habla lenta, y viceversa, articulación exagerada y movimientos corporales suaves, etc. Stanislavski distinguía un tiempo-ritmo externo, el que se ve, del tiempo-ritmo interno, que se corresponde con la vivencia interna. El entrenamiento será básico, intermedio o avanzado, pero esta división sólo se establece con el fin de organizar el proceso de entrenamiento; hay que tener presente que en toda educación y reeducación las etapas se superponen.

5.1 Entrenamiento vocal básico

- Toma de conciencia de medidas higiénicas: revisaremos la cotidianeidad del sujeto y analizaremos los posibles factores que pueden incidir de manera positiva o negativa en el uso del «sí mismo corpóreo-vocal». Esto incluye los hábitos dietéticos, el consumo de sustancias tóxicas, los usos y abusos vocales, etc.
- Enseñanza de nociones anatomofisiológicas del sistema vocal: se darán al sujeto conocimientos sobre estructuras y funciones que intervienen en la producción de la voz. El actor es muy receptivo a todas las imágenes que podemos darle, por lo que vivenciar y corporeizar la voz les permite un mayor dominio de ella. Mostraremos vídeos animados o gráficos de los subsistemas intervinientes (respiratorio, fonatorio y de resonancia) llevándolo en forma permanente al propio cuerpo, y valiéndonos de todos los canales posibles: visual, táctil, cinestésico, auditivo y propioceptivo.

- Elongación del cuerpo y combinación de los movimientos con el entrenamiento respiratorio y postural. Haremos movimientos de brazos, piernas, balanceos, desplazamientos, etc., combinándolos con ritmos respiratorios y posturas. La espiración será áfona con la boca entreabierta y distintos moldes vocálicos, o con consonantes sordas como /s/ y /f/.
- Entrenamiento de las cualidades vocales propiamente dichas: tono, intensidad, timbre y duración. Sonorizaremos las espiraciones siempre con la tonicidad corporal activada y dejaremos fluir diferentes tonos, intensidades y calidades vocales.
- Regulación del soplo espiratorio en función de los requerimientos vocales.
- Adquisición de patrones adecuados de articulación, dicción y entonación.

5.2 Entrenamiento vocal intermedio

Con la base anterior, el actor comenzará a dinamizar el uso de su voz experimentando variaciones vocales: suspiros, habla susurrada, suave, soplada, cambios de timbre, alternancia de registros, etc. Deberá lograr simultáneamente mantener la colocación y la resonancia con el apoyo respiratorio adecuado. El descubrimiento de la voz melódica es esencial para el desarrollo vocal, y por ello se sugiere entrenar la voz cantada. La colocación del sonido que se logra desde la voz cantada se manifiesta a posteriori en la voz hablada; por tanto, el trabajo con el actor eufónico o disfónico será también desde las vocalizaciones con el paso progresivo al habla y a la interpretación, con el cuerpo siempre en movimiento.

5.3 Entrenamiento vocal avanzado

En este periodo se espera la versatilidad vocal: el actor trasladará los diversos usos vocales aprendidos a distintos personajes, posturas, velocidades, ritmos, espacios físicos, cambios tímbricos, diferentes acentos e idiomas, manejo de textos en relación a distintas emociones, etc. Los actores también pueden experimentar cambios súbitos en el timbre de la voz al trabajar en la construcción del personaje dentro de zonas amplias de variaciones de tonos. Debemos tener siempre en cuenta que el trabajo se dirige desde lo particular hacia lo general, y así entrenaremos lo trabajado en vocalizaciones desplazado a la voz hablada:

- Inflexiones vocales hacia el agudo y hacia los graves.
- Inflexiones hacia el agudo en interrogaciones.
- Inflexiones hacia graves en frases afirmativas y autoritarias.
- Cambios tonales permanentes dentro de la misma frase, alternancia entre agudos y graves.
- Énfasis en distintas palabras: agudizándolas, agravándolas, lentificando su pronunciación, dándoles más intensidad, cambiando el timbre, colocando pausas, etc.
- El trabajo entonativo necesario es muy similar al que realizamos con el locutor, pero este último imprime un timbre característico de su profesión, mientras que el actor deberá optimizar todos los parámetros vocales manteniendo al mismo tiempo la naturalidad expresiva.
- Se trabajarán pausas lógicas y psicológicas: las pausas lógicas forman mecánicamente los compases y permiten comprender el texto; se transforman en psicológicas cuando se da vida a un texto (en el caso de narradores, actores, etc.). Se prestará atención a puntos, comas, puntos suspensivos, etc. Cada signo de puntuación se corresponderá con una determinada entonación, que dará sentido y lógica al texto.

6 Locutores

Cuando hablamos solemos movilizar todos los parámetros vocales: tono, intensidad, duración y timbre. En el caso del locutor, el timbre es uno de los parámetros que deberá mantener especialmente homogéneo a lo largo de una misma locución (voz en foco resonancial o «voz colocada»), con la modificación permanente de los otros tres parámetros. En una persona no entrenada puede darse una modificación tímbrica permanente, lo cual es un defecto (tal como la aparición de nasalidad hacia los finales de frase, o de *vocal fry)* que podrá llevarle a mayor fatiga vocal en la medida en que estos cambios vayan generando la instalación crónica de patrones musculares de esfuerzo. Evidentemente esto también puede ocurrir en el locutor, aunque es menos probable por el entrenamiento vocal que realiza. En el estudiante de locución es fundamental el entrenamiento de lo tímbrico.

El locutor generará con su voz un «encantamiento» o sensación de placer en el oyente, que se basa en dos aspectos básicos: el timbre agradable de su voz y el énfasis puesto en el discurso. El timbre es lo que caracteriza por excelencia al locutor, ya que logra, a partir de su habilidad técnica y expresiva, realzar la mayoría de los armónicos que componen su sonido. El énfasis puesto en el discurso es lo que suele presentarse como dificultad, ya que no siempre el estudiante de locución comprende desde el «uso del sí mismo» lo que implica «destacar o poner énfasis en diferentes segmentos del discurso». La consigna dada al sujeto siempre será lo más desglosada y sencilla posible, pero el logopeda no perderá de vista cómo van moviéndose todos los parámetros a partir de cada consigna orientada verbalmente hacia un solo parámetro.

Cuando hablamos agrupamos los sonidos en sílabas, que a su vez forman palabras, que en cantidad forman frases. Las preguntas que se hace el estudiante de locución y que debemos clarificar son: ¿dónde pongo el énfasis?, ¿en una palabra?, ¿en una sílaba?, ¿en un sonido? y ¿cómo o de qué manera lo hago? Esto, que puede parecer una obviedad para el logopeda, no lo es para el locutor, que a menudo se maneja desde lo intuitivo. Muchos de ellos realzan el texto de manera adecuada sin comprender desde lo técnico cuáles fueron los ajustes necesarios para ello; otros no logran realizar estos ajustes, por dos motivos: la ausencia del manejo intuitivo o la alteración de la voz (disfonía) que no permite llevar a cabo los ajustes motores. Para ello es necesario aprender buenos usos vocales, lo que incluye la «manipulación de los parámetros vocales». Con los pacientes disfónicos no profesionales abordamos esta manipulación con el objetivo de «sanar la voz» a partir de la modificación de patrones musculares intralaríngeos y extralaríngeos; así se establece un proceso circular en el cual los patrones musculares entrenados modifican los parámetros, y viceversa. Por ejemplo, si trabajamos falsete haciendo un *glissando* ascendente, esto modificará el uso cordal y los apoyos extralaríngeos, mientras que si desde el entrenamiento respiratorio y corporal logramos la elongación muscular irán apareciendo intensidades suaves y tonos más agudos.

No descartemos en el entrenamiento vocal la actividad gestual; si estamos trabajando el estirar un sonido hacia los agudos, por ejemplo en la /u/ de «mucho», podemos acompañarnos de un gesto de desplazamiento del brazo y la mano hacia un lateral y hacia arriba; si decimos «¡no!» con una curva descendente en la /o/ podemos acompañarnos de un gesto preciso con la mano de arriba abajo. El cuerpo siempre acompaña a la entonación, y a veces la facilita. En ocasiones, corrigiendo lo gestual espontáneo podremos corregir lo entonativo: algunos locutores hacen un descenso apenas perceptible de cabeza en el final de las frases (esto se percibe como final caído). Trabajaremos entonces el mantener en línea recta la curva entonativa final (ni ascendente ni descendente), pero acompañaremos la última palabra con un leve movimiento de cabeza hacia arriba.

En ocasiones el locutor cree que nasaliza, pero lo que tiene es una posición de la lengua tan adelantada (con la laringe también alta) que no permite un trabajo velar adecuado; al normalizar el complejo lengua-hioides-laringe se modifica el timbre por la correcta apertura orofaríngea. Otros tienen una emisión de tipo *twang:* se percibe una especie de voz nasalizada, pero el puerto velar está cerrado, por lo que la voz no es nasal, sino que la resultante sonora es producto de la constricción del esfínter ariepiglótico. Dicho estrechamiento facilita la oscilación cordal con un aumento de la fase de cierre. Este tipo vocal es efectivo para el locutor, pero hay que tener cuidado por el riesgo de una constricción faríngea que lleve a una emisión de tipo metálico.

Uno de los defectos típicos del locutor es «cantar», repetir siempre el mismo contorno entonativo; la práctica del manejo de contornos entonativos y su reconocimiento inmediato evitará este defecto. Se sugiere entrenar con la misma frase distintos contornos entonativos. Las curvas entonativas se adaptarán a los textos a enunciar: relatos, informativos, publicidad, conducción, etc.

6.1 Algunas quejas del estudiante de locución

- «Tengo la voz muy aguda» en el caso de un estudiante de sexo femenino, con voz sana adecuada a su edad (cuerda soprano). Le piden que use una voz más grave e intenta agravarla, pero su voz en realidad está en la tonalidad adecuada, por lo que al intentarlo no lo logra o pierde la voz. La modificación a la que se apuntará será del timbre, un timbre con más color, más oscuro, sin perder el tono propio, lo que impactará como una voz más grave en el oyente. Por otro lado, consideremos que la modificación tímbrica siempre logrará, de manera indirecta, a lo largo del proceso de entrenamiento, la emisión de tonos más graves.
- «No se me escucha», porque la voz no se proyecta, pero no suele relacionarse con la intensidad sino con un tono muy descendido fuera del tono propio, o con una articulación cerrada, por lo que el trabajo no será sobre la intensidad sino sobre la ubicación del tono y el timbre adecuados. Esto se aplica a todo tipo de voz que necesite proyección (docentes, oradores, discursistas, etc.).

7 Teleoperadores

El abordaje logopédico del teleoperador consiste en la prevención (incluyendo la reeducación como prevención terciaria), la orientación y, en algunas ocasiones, la capacitación.

7.1 Orientación y capacitación

Para plantearnos la capacitación del telefonista, debemos pensar qué cualidades debe tener este trabajador. Tiene que ser un buen oyente, con capacidad auditiva para comprender al interlocutor, y ha de tener fluencia verbal, vocabulario amplio, buena entonación y modulación de la voz, que se traduce en una adecuada inteligibilidad del habla. Suelen utilizar recursos lingüísticos discursivos (formas de tratamiento, referencias de estar escuchando, referencias de respeto, etc.) que acompañarán a su voz en todo momento. Para eso se apoyan en los *scripts* o textos-guía. Si no los tuvieran (p. ej., telefonistas receptivos como los que atienden las llamados en los hospitales y los servicios de urgencia) se les entrenará en el manejo de frases habituales de cortesía, para saludar, para interrogar y para contestar. Al ser frases automáticas y repetitivas, en algún momento comienzan a pronunciarse de una manera desdibujada y sin apoyo respiratorio, por lo deben entrenarse para mantener ese apoyo y una buena articulación, y para tomar conciencia de que la producción «desenergizada» conduce a mayor fatiga vocal, debido a los apoyos musculares deficientes.

En algunas empresas la capacitación está a cargo de supervisores que no son logopedas y sólo dan alguna información preventiva de dolencias, como sobre la postura correcta durante la atención, el cambio constante entre oídos del *headset* y algunos ejercicios de manos y puños. Respecto a la salud vocal se les sugiere tomar agua para hidratarse y consultar con el médico ante cualquier problema con la garganta. Evidentemente estas sugerencias son insuficientes para prevenir futuras dolencias. El entrenamiento a cargo del logopeda incluirá:

- Auxiliar a las empresas en la selección de teleoperadores.
- Hacer un seguimiento auditivo y vocal en evaluaciones periódicas.
- Proporcionar herramientas para un mejor desempeño vocal y el aprovechamiento de las habilidades de comunicación, como dicción precisa, adecuada articulación, cambios tonales (entonación melódica) e intensidad media a baja.

La inteligibilidad del habla será el resultado del manejo de dichos parámetros. Es importante mantener siempre la intensidad baja, porque preserva la voz de posibles lesiones. Recordemos que la cantidad de uso con una intensidad alta es determinante de disfonía, por lo que entrenaremos sistemáticamente el mantener la intensidad a un nivel bajo, con buen manejo tonal, y para ello es ideal la terapia de voz confidencial.

La selección de telefonistas debería incluir una exploración audiométrica y vocal para descartar posibles hipoacusias y disfonías previas. Esta exploración se realiza en algunas empresas, pero lamentablemente no en todas. El seguimiento mediante evaluaciones periódicas debería hacerse al menos una vez al año, con exploración auditiva y vocal. Las empresas comprenden que una voz entrenada da imagen de empresa sólida y fiable. Además, una voz cautivadora podrá «seducir» al cliente y generar más ventas; esta seducción no sólo está relacionada con el perfecto conocimiento del servicio que se ofrece y su buena explicación, sino también con la forma de expresar los conceptos. Y a esto se añade la ventaja de evitar alteraciones futuras relacionadas con el mal uso vocal.

En los encuentros de capacitación grupal se trabajan:

- Ejercicios de relajación: movimientos de cabeza, cuello y miembros combinados con respiración (los movimientos de balanceo de brazos, giros de cabeza, etc., se realizan durante la fase espiratoria), y estiramientos de todo el cuerpo, sobre todo de columna. Todos los ejercicios se adaptan al espacio físico donde trabaja el teleoperador; se promueve la realización de este tipo de entrenamiento durante las horas de trabajo porque la postura estática lleva a todo tipo de alteraciones.
- Orientaciones en cuanto a postura.
- Precalentamiento vocal (resonanciales con /m/, vibratorios, *glissandos).*
- Simulación de casos y entrenamiento de las distintas respuestas posibles.
- Si la empresa posee grabaciones de los diálogos telefónicos, el entrenador vocal las analizará para comprobar el uso vocal en situaciones adversas.
- Intensidad vocal suave y natural, modulación de voz natural de tal manera que si se lee no lo parezca.
- Velocidad de habla regular, sin lentitud ni rapidez exageradas.
- Aspectos lingüísticos, patrones melódicos, patrones de tono y pausas.

Consulte la bibliografía de este capítulo en la página 600.

29.1   Fisiología de la voz cantada

I. Cobeta, E. Mora

Máximas y consejos

- El otorrinolaringólogo debe hacer una exploración laríngea estroboscópica del estudiante de canto que va a iniciar unos estudios reglados, y puede aconsejar sobre la clasificación vocal, que finalmente hará el profesor de canto.
- Para que una persona pueda dedicarse profesionalmente al canto requiere afinación, musicalidad, capacidad artística, expresividad y normalidad anatómica y funcional.
- En el canto existen tres tipos de respiración: clavicular (alta), costal (de pecho baja) y diafragmática (abdominal). La clavicular tiene poca importancia; debe emplearse una combinación de las otras dos.
- El *appoggio* es un método especializado de respiración en el canto que se basa en la prolongación de las posturas inherentes al gesto inspiratorio y a retardar el gesto espiratorio.
- El formante del cantante consiste en la aparición, sobre todo en las tres tesituras del varón y en las contraltos, de una alta energía espectral entre las frecuencias de 2.500 y 3.500 Hz.
- La fuerza de resonancia cantante *(singing power ratio)* se ha descrito como una medida cuantitativa de la resonancia del timbre en la voz cantada, y se define como el cociente entre el pico de la máxima intensidad entre 2 y 4 kHz y el pico de la máxima intensidad entre 0 y 2 kHz.
- El vibrato es un ornamento del canto que consiste en ondulaciones de la frecuencia fundamental (nota cantada o tono). La frecuencia del vibrato varía entre cinco y siete ciclos por segundo, y la extensión entre medio y dos semitonos o entre el 5 % y el 7 % de la frecuencia fundamental.
- Recibe el nombre de «registro» la disposición global de todos los elementos que producen el sonido para un conjunto de notas que tienen un timbre semejante y que son consecutivas en la escala musical. También podemos definirlo como la sucesión homogénea de sonidos que van del más grave al más agudo en la extensión de una voz, y que se producen por un mismo proceso mecánico.

Introducción

Los cantantes cantan con lo que viven: su propio cuerpo. Las estructuras con que se canta no están aisladas y participan de un todo común en lo físico y en lo emocional. El don de una voz o el talento de una persona para cantar no radican en la laringe, sino en algún otro lugar, probablemente el cerebro. Para que una persona pueda dedicarse al canto necesita fundamentalmente sentido de la afinación, musicalidad, capacidad artística, expresividad y normalidad anatómica y funcional.

1 Laringe

Las laringes de los cantantes, también las de los grandes cantantes, no se diferencian morfológicamente de las de las demás personas. De la exploración de las laringes de los cantantes no puede deducirse la capacidad artística, sino el grado de normalidad. No obstante, es necesario explorar la laringe de una persona que desea empezar a cantar para excluir cualquier pequeña lesión que pueda limitar su carrera o producirle daño. Algo sobre lo que el otorrinolaringólogo puede orientar es sobre el tamaño de las cuerdas vocales, su morfología y la forma del vestíbulo laríngeo, que pueden ayudar en la clasificación de las voces; no obstante, es sabido que las voces se clasifican por el timbre, y eso lo hace el profesor de canto.

La longitud media de las cuerdas vocales de los tenores determinada mediante ultraecografía es de 17 mm en reposo, y llegan a 20 mm en las notas agudas y a 15 mm en las graves. En las sopranos la longitud es de 14 mm en reposo, 16,5 mm en los tonos agudos y 11,5 mm en los tonos graves.[1] No hay una correspondencia lineal entre las notas más agudas y la longitud de las cuerdas vocales; el aumento de tensión del músculo vocal (tiroaritenoideo) facilita las notas más agudas ante la imposibilidad de alcanzar una necesaria mayor longitud de las cuerdas vocales. La anchura de las cuerdas también es diferente: en promedio, 4,7 mm en los hombres y 3,2 mm en las mujeres. A la anchura de las cuerdas no se le ha dado tanta importancia como a la longitud, aunque parece haber una mayor correspondencia entre anchura y tesitura de la voz cantada. Para conseguir notas agudas, los cantantes pueden usar dos estrategias: elongar al máximo las cuerdas vocales o tratar de aumentar su rigidez; es decir, existe un mecanismo de contracción isotónica del músculo tiroaritenoideo con el cual lo que varía es sobre todo la longitud, y otro mecanismo isométrico en que lo que varía fundamentalmente es la tensión del músculo (en el momento actual no puede decirse cuál es más eficiente).[2] También es necesario considerar otros factores, como el tamaño del vestíbulo laríngeo. Tanto para sopranos como para tenores, la combinación de unas cuerdas vocales relativamente pequeñas con un vestíbulo laríngeo grande da a la voz sonoridad y extensión.

2 Respiración

El tiempo máximo de fonación promedio para la voz cantada es de 18 segundos y para la voz hablada de 21 segundos; siempre es mayor para la voz hablada que para la cantada, y siempre es mayor en los hombres que en las mujeres. El flujo medio glótico para la voz cantada es de 253 ml/s y para la voz hablada es de 173 ml/s; siempre es mayor para la voz cantada que para la voz hablada. El cociente de fonación media (volumen pulmonar/tiempo de fonación) es de 233 ml/s para la voz cantada y de 198 ml/s para la voz hablada; siempre es mayor para la voz cantada que para la voz hablada, aunque en este caso no hay diferencias significativas entre hombres y mujeres.[3] La presión subglótica para la voz hablada normal es de 7 a 10 cmH$_2$O, para la voz hablada a volumen alto es de 10 a 12 cmH$_2$O, para el grito es de

40 cmH$_2$O y para el canto es de 40 a 70 cmH$_2$O (aunque es raro que se cante por encima de 60 cmH$_2$O).[4]

La respiración es esencial para la voz cantada. Una respiración correcta va a permitir una mayor estabilidad y eficiencia en el canto, así como una mejor flexibilidad y ductilidad en la emisión, ya que estas cualidades están directamente relacionadas con la capacidad para captar el aire y para exhalarlo de manera adecuada. Existen tres tipos de respiración: clavicular, costal y diafragmática. También han recibido otros nombres: a la clavicular se la ha llamado alta, costal superior o de pecho alta; a la costal, de pecho baja, y a la diafragmática también se la conoce como abdominal. La clavicular tiene poca importancia en el canto, para el cual debe emplearse una combinación de las otras dos.

Aunque no vamos a hacer una descripción de la musculatura respiratoria, sí conviene decir que los principales músculos inspiratorios son el diafragma y los intercostales externos. El más importante a efectos del canto es el diafragma, que separa el tórax del abdomen y tiene forma de cúpula, con una parte central tendinosa y otra periférica muscular; actúa aplanándose en la inspiración (contracción) y abombándose en la espiración (relajación). Los músculos intercostales externos actúan en la inspiración agrandando la caja torácica, porque ensanchan y elevan la parte inferior. La espiración activa, que es la que se produce en el canto, está favorecida por los músculos intercostales internos y los músculos abdominales, principalmente el abdominal transverso y los abdominales oblicuos; el recto abdominal tiene una menor función en la generación de la presión subglótica.

La respiración en el canto debe ser costodiafragmática (abdominal): se contraen los músculos intercostales externos y el diafragma, a la vez que se relaja el abdomen, el cual protruye ligeramente. La espiración en las frases cantadas a poco volumen puede ser pasiva debido a la elasticidad pulmonar y torácica; cuando se demande un volumen mayor actuarán los intercostales internos y los abdominales. Se ha comprobado que al ejercer una alta presión abdominal se produce una contracción compensadora de los músculos respiratorios cervicales (esternocleidomastoideo y escalenos) para facilitar la compresión del tórax.

Debe aprenderse la respiración en el canto para realizarla de una manera natural. Aunque la respiración es un proceso involuntario, instintivo y que irá mejorando conforme progrese la capacidad del alumno para cantar, hay que saber que gran parte del éxito en el canto consiste en regular la salida del aire, mediante presión controlada, para dar volumen a la voz sin malgastar el aire. La cabeza, el tórax y la pelvis deben estar alineados, mantenidos por la columna vertebral, con los hombros ligeramente hacia atrás, pero no tensos; el pecho debe estar ligeramente elevado y manteniendo bien la lordosis lumbar. La mandíbula debe estar relajada, «suelta». La lengua ha de ocupar la parte inferior de la cavidad oral. Esta postura debe automatizarse durante los años de aprendizaje, porque cuando el cantante adquiera soltura tiene que poder cantar en las posiciones que le exija su director de escena.

Hay una forma pedagógica histórica de hacer correctamente la respiración, que recibe el nombre de *appoggio* y fue bien definida por Francesco Lamperti hace más de cien años: los músculos inspiratorios no deben cambiar su acción por la de los espiratorios demasiado pronto. Los requerimientos y ajustes vocales de la respiración en el canto no son los mismos que los usados en la voz hablada; la posición de la pared abdominal permanece en el gesto inspiratorio durante más tiempo. El *appoggio* es un método especializado de respiración que se basa en prolongar las posturas inherentes al gesto inspiratorio y retardar el gesto espiratorio. La técnica del *appoggio* puede aprenderse mediante ejercicios de ataque: tras una inspiración profunda y tranquila se comienza la fonación con un rápido y vibrante ataque, terminando la fonación en el final del sonido con un inmediato silencio que renueva la respiración. El final de la fonación coincide con la nueva inhalación. Estos ejercicios, al principio cortos, se van haciendo sucesivamente más largos.[5]

3 Fuente vocal

Tanto en la voz hablada como en el canto, el ataque corresponde al inicio de la emisión vocal. Antes de emitir una frase cantada las cuerdas vocales están separadas porque ha tenido lugar una inspiración; al empezar a cantar las cuerdas se unen en la línea media por la acción de los músculos laríngeos y comienza la presión subglótica por acción de los músculos respiratorios. En el canto esto se conoce como «ataque vocal» o «ataque del sonido». El ataque vocal debe ser suave y armónico para evitar molestias y lesiones de la zona posterior de las cuerdas vocales, pero sobre todo para emitir un sonido bello en el comienzo de las frases musicales, que no sea ni aéreo ni presionado. Al final de la frase se produce una nueva inspiración. Esta repetición de inspiración, ataque, frase cantada y nueva inspiración requiere una perfecta coordinación fonorrespiratoria.

En el canto, la glotis adquiere una disposición muy precisa para emitir la nota musical necesaria. En el ataque de la voz cantada tiene que haber una perfecta coordinación entre la contracción de los músculos respiratorios y la contracción de los músculos laríngeos, con el fin de evitar las correcciones de la nota emitida que producen un efecto antiestético muy marcado. El cantante ha de conseguir, en el momento de empezar una frase, un equilibrio entre el aire que emite y la fuerza laríngea que se opone al aire productivo (presión subglótica). El inicio o ataque vocal debe sonar limpio, seguro y brillante. Tiene que ser suave, pero no blando, que el aire no se escape de forma audible antes de empezar a vibrar las cuerdas; nunca duro o explosivo, comprimiendo la laringe a modo de «válvula» que se abra por la presión pulmonar.

4 Resonadores

Fant[6] enunció en 1960 la teoría de que el tracto vocal actuaba como un filtro. Según esta teoría, la energía sonora de la frecuencia fundamental (nota emitida por el cantante) adquiere una complejidad de armónicos y sobretonos en función de la forma y la consistencia del tracto vocal y de la vocal emitida. Ambas funciones están en correspondencia, porque para pronunciar una misma vocal las distintas personas ponen el tracto de la misma forma, aunque para obtener una mejor proyección del sonido los cantantes de determinadas escuelas «redondean» algunas vocales porque mantienen el tracto bucofaríngeo con la menor variación. Mediante esta técnica se consigue un sonido más uniforme, pero se pierde en comprensión textual.

Si el tracto vocal actuase como una zona neutra de paso del sonido, los armónicos que tendría la frecuencia fundamental (nota emitida) serían matemáticamente el doble, el triple, el cuádruple... de dicha frecuencia, pero el espectro originado en la glotis es filtrado por el tracto vocal, que para cada vocal posee unos picos en frecuencias determinadas. Al atravesar el tracto vocal, el sonido originado en la glotis sufre modificaciones mediante la resonancia, aumentando su energía en la zona de los picos. El resultado de los picos de energía logrados por resonancia recibe el nombre de «formantes»; así, cada uno de los sonidos de las vocales tiene una concentración de energía en unas frecuencias determinadas, que son los formantes. También podemos decir que los formantes son las resonancias del tracto vocal cambiante para cada una de las vocales. Cada sonido vocal tiene tres formantes fácilmente identificables, aunque pueden llegar a descubrirse hasta cinco (tabla 1).

4.1 *Formante del cantante*

Los profesores de canto se dirigen a sus alumnos con expresiones metafóricas y con imágenes que expresan bien lo que quieren enseñar, y la mayoría de las veces responden a hechos

Tabla 1
Formantes de las vocales
en hombres con una F0
de 130 Hz.

	/a/	/e/	/i/	/o/	/u/
Ier formante	730	530	270	410	300
2º formante	1.090	1.840	2.290	780	870
3er formante	2.440	2.480	3.010	2.120	2.240

vocales que pueden constatarse y medirse. Es el caso del formante del cantante cuando le dicen que va a tratar de conseguir que la voz «corra» bien y pueda atravesar el sonido de la orquesta. El formante del cantante consiste en la aparición, sobre todo en las tres tesituras del varón y en las contraltos, de una alta energía espectral entre las frecuencias de 2.500 y 3.500 Hz. El formante del cantante es la suma de los formantes tercero a quinto. Aunque cada vocal tiene su propia energía espectral, las voces de determinados cantantes muestran un área continua de energía independiente más allá de la vocal cantada, y que se manifiesta aunque cambie de registro. La adquisición del formante del cantante es cuestión de aprendizaje y se logra con más facilidad cuando la laringe desciende algo su posición en el cuello y el tracto vocal se ensancha ligeramente. El formante del cantante muestra una gran eficiencia vocal, ya que 10 dB de incremento del volumen de emisión pueden aumentar unos 15 dB el formante del cantante, dependiendo del modo de fonación y de la vocal emitida.

El formante del cantante explica el hecho de que a los cantantes que lo tienen se les oiga bien desde el fondo de la sala, proyectando la voz por encima de la orquesta. No es sólo un problema de volumen vocal. Si hiciéramos un análisis espectral de la orquesta veríamos que hay un pico de energía sobre los 500 Hz; como el formante del cantante da a la voz una concentración de energía de entre 2.500 y 3.500 Hz, a la que el oído del espectador es tan sensible, es fácil entender que ese sonido vocal atraviese con facilidad el de la orquesta (figura 1). Los cantantes que no tienen un buen formante no pueden proyectar la voz por encima de la orquesta a pesar de que canten a mucho volumen. En el estudio del formante del cantante existen hechos todavía poco aclarados, como son que las sopranos puedan proyectar la voz aunque no tengan formante del cantante, y que éste aparezca más

Figura 1
Perfil de la energía
de los armónicos
de la orquesta sola
y de la orquesta con tenor
con formante cantante.

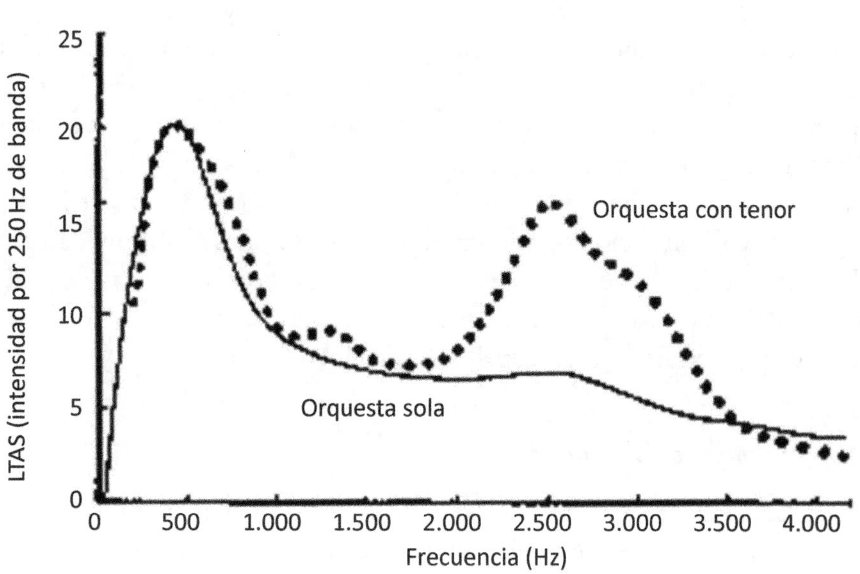

claramente en los demás registros cuando se desciende algo la laringe. Lo primero puede explicarse por la mayor frecuencia fundamental de las sopranos, y lo segundo porque el formante puede estar más en relación con los fenómenos acústicos que ocurren en la glotis y en el vestíbulo laríngeo.

La fuerza de resonancia cantante *(singing power ratio)* se ha descrito como una medida cuantitativa de la resonancia del timbre en la voz cantada, y se define como el cociente entre el pico de la máxima intensidad entre 2 y 4 kHz y el pico de la máxima intensidad entre 0 y 2 kHz. Claramente es más alto en los cantantes que en los no cantantes.[7]

4.2 *Vibrato*

El vibrato es un ornamento del canto que consiste en ondulaciones de la frecuencia fundamental (nota cantada o tono). La frecuencia del vibrato varía entre cinco y seis ciclos por segundo, y su extensión entre medio y dos semitonos o entre el 5 % y el 7 % de la frecuencia fundamental. Por lo general, el vibrato tiene más extensión en el canto operístico, sobre todo en los momentos más dramáticos. La voz sin vibrato en el canto lírico suena plana, menos atractiva. El vibrato confiere a la voz riqueza y vitalidad, alejándola del canto salmódico. Cuando la frecuencia del vibrato es menor de 4 Hz se percibe la ondulación de la nota como si la voz fuese inestable; si la frecuencia es mayor de 7 Hz, la voz cantada suena temblorosa (voz con trémolo, voz caprina). El vibrato es un fenómeno acústico y vocal sumamente complejo y mal entendido en sus mecanismos centrales. Se produce por contracciones de los músculos intrínsecos y extrínsecos de la laringe, pero no de los respiratorios, a diferencia del vibrato del flautista. Una voz con vibrato es una voz sana y bien coordinada. Los estudiantes de canto lo desarrollan según van madurando sus voces, a la vez que logran aumentar su extensión y disminuir su frecuencia, todo dentro de los límites fisiológicos.

5 Articulación

La articulación consiste en el cambio coordinado de la forma y la longitud del tracto vocal durante la fonación; de esta forma aparecen las resonancias que dan lugar a los formantes. Con una adecuada articulación, los formantes aparecen claros y precisos. Mediante la articulación los formantes pueden variar mucho, de modo que en un hombre adulto la frecuencia puede variar en el primer formante entre 150 y 900 Hz, en el segundo entre 500 y 3.000 Hz, y en el tercero entre 1.500 y 4.500 Hz. En el canto, los sonidos más importantes son las vocales, mucho más que en la voz hablada, porque al cantar duran mucho más tiempo; el canto se apoya en las vocales.

Podemos decir que, en el canto, la correcta articulación y la buena dicción conducen a la inteligibilidad y a la belleza. El equilibrio perfecto entre la presión del aire y una buena articulación podría ser el resumen para una correcta técnica de canto. Los elementos principales de la articulación son los labios, la lengua, la mandíbula y el paladar blando. Con menor importancia tenemos la sección de la faringe y la longitud del tracto vocal; esta última varía en función de la posición de los labios y del descenso o ascenso de la laringe en el cuello, aunque este elemento debe desecharse en el canto. La mandíbula tiene relación especialmente con el primer formante, elevando su frecuencia. La forma de la lengua tiene mucha relación con el segundo formante. El tercer formante es bastante sensible a la posición de la punta de la lengua.

Respecto a la clasificación de las voces remitimos al capítulo 29.2. Nosotros resumimos aquí las características de las diferentes voces en la tabla 2.

Tabla 2
Límites de las tesituras
de voz cantada
(tipos de voz).

Tipo de voz	Nota baja	Frecuencia	Nota alta	Frecuencia
Soprano	Sol 3	196 Hz	Re 6	1.175 Hz
Mezzosoprano	Mi 3	165 Hz	La 5	880 Hz
Contralto	Re 3	147 Hz	Mi 5	659 Hz
Tenor	Do 3	131 Hz	Do 5	523 Hz
Barítono	Sol 2	98 Hz	Sol 4	392 Hz
Bajo	Mi 2	82 Hz	Mi 4	330 Hz

6 Registro vocal

Recibe el nombre de «registro» la disposición global de todos los elementos que producen el sonido para un conjunto de notas que tienen un timbre semejante y que son consecutivas en la escala musical. También podemos definirlo como la sucesión homogénea de sonidos que van del más grave al más agudo en la extensión de una voz, y que se producen por un mismo proceso mecánico.

Si dividimos el rango vocal de un cantante en tres partes (baja, media y alta), podemos pensar que las notas más bajas de su rango se emiten con una contracción determinada de los músculos intrínsecos y extrínsecos de la laringe, y con una contracción tal de los músculos faríngeos que hace que la faringe esté en resonancia con dicha nota. Lo mismo sucede para el conjunto de las notas medias y para las notas altas (agudas). Es evidente que para emitir cada nota habrá una pequeña contracción muscular sucesiva, pero la disposición del conjunto en cada grupo de notas será semejante; esa disposición global es lo que se conoce como registro. Clásicamente se habla de tres registros: el de pecho para las notas graves, el medio para las notas medias y el de cabeza para las notas agudas (esto en cada tipo de voz). La disposición para las notas graves se conoce como registro de pecho porque el cantante tiene la sensación de que al descender la laringe para emitir esas notas el aire vibra en el pecho. El registro medio se conoce también como registro natural. El registro de cabeza agrupa las notas más agudas, en las que el cantante tiene la sensación de empujar las notas hacia arriba, hacia la cabeza. A pesar de sus nombres, con lo que los registros tienen más relación es con la contracción de los músculos intrínsecos de la laringe, y en menor grado con la presión subglótica y con la contracción y la disposición de los resonadores.

El paso de un registro a otro (punto de cambio del registro) debe ser imperceptible para que los resultados artísticos sean óptimos. Existen dos cambios de registro: de pecho a medio y de medio a cabeza. El paso se hace en un punto que corresponde a una nota y que es distinta para cada tesitura. En el mundo del canto, al cambio de registro se le conoce como «pasaje». El paso más difícil de lograr es entre el registro medio y el de cabeza, denominado en el mundo del canto «segundo pasaje» o simplemente «pasaje», en el cual se produce una gran contracción de los músculos tiroaritenoideo (vocal) y cricotiroideo.

En la última revisión de los registros realizada por Roubeau *et al.*,[8] estos autores los clasifican en cuatro categorías que van de M0 a M3. Las características de cada uno son:

- M0: las cuerdas vocales están acortadas y engrosadas, y todas las capas están laxas y se pliegan con gran facilidad. La actividad de los músculos tiroaritenoideo, cricotiroideo e interaritenoideo es mínima. Las frecuencias más bajas se emiten mediante este mecanismo. Se usa más para la voz hablada que para la cantada.
- M1: las cuerdas vocales están menos engrosadas que en el mecanismo anterior y vibran en toda su longitud con una diferencia de fase vertical. La masa vibratoria y la amplitud son notables. El cuerpo de la cuerda está más rígido que la cubierta y que la zona de transición. La actividad del músculo tiroaritenoideo es mayor que la del cricotiroideo, aunque ambas actividades aumentan al subir el tono. Generalmente, la fase cerrada del ciclo es mayor que la fase abierta. Este mecanismo laríngeo los usan hombres y mujeres en la parte baja y media de sus registros.
- M2: la masa vibratoria y la amplitud de las cuerdas disminuye en comparación con M1. No hay diferencia de fase vertical en el movimiento vibratorio. Todas las capas de la cuerda están estiradas y las fibras colágenas del ligamento vocal son las más rígidas de todas las capas. La actividad del cricotiroideo domina sobre la del tiroaritenoideo. La fase abierta siempre dura más que la cerrada, siendo al menos el 50 % de la frecuencia fundamental. Este mecanismo se usa en el rango de frecuencias medias y altas.
- M3: este mecanismo no se comprende bien. Las cuerdas están muy adelgazadas y muy tensadas. La amplitud vibratoria es menor en comparación con M2, e incluso en algunos casos puede no establecerse contacto entre las cuerdas. Se ha sugerido que la vibración de la cuerda vocal puede estar inducida por la difusión del vórtice (remolinos periódicos) del flujo glótico interactuando con el resonador.

La nota del pasaje para las diferentes voces está aproximadamente en: bajo, re bemol 3; barítono, mi bemol 3; tenor, fa 3; contralto, do sostenido 4; mezzosoprano: re 4; soprano, fa 4. Estas zonas, cuanto mejor es el cantante menor importancia tienen; los profesionales hablan de que debe haber un continuo vocal en el cual las notas precedentes preparen a las siguientes para que el paso sea imperceptible.

7 Timbre vocal

La voz cantada lírica puede definirse por cuatro características psicoacústicas principales: tamaño, densidad, mordiente y color.[9]

- El tamaño es el potencial sonoro actual o intuido en un cantante, y se relaciona directamente con el volumen o la intensidad sonora. Según este atributo, las voces pueden ser pequeñas o grandes.
- La densidad es el concepto psicoacústico de envergadura o «cuerpo» de una voz. Podemos escuchar voces compactas, densas, sonoras, y voces débiles, sin consistencia o quebradizas. Según la densidad, las voces son débiles o consistentes.
- El mordiente es la cualidad tímbrica que otorga al cantante la capacidad de llenar el espacio y de hacer emerger su voz sobre el sonido orquestal, incluso emitiendo a baja intensidad; es la capacidad de proyectar la voz cantada. Según el mordiente, las voces pueden ser mates o brillantes. Las voces brillantes son las que tienen formante del cantante.
- El color de una voz viene dado por la técnica de emisión de las vocales. Éstas pueden estar emitidas más abiertas o claras, o más cubiertas o redondeadas. De esta emisión se consigue un color de la voz más claro o más oscuro.

Las buenas voces profesionales tienen una densidad consistente y un mordiente brillante. La densidad y el mordiente son dos cualidades tímbricas que pueden cambiarse o evolucionar mediante el estudio vocal. El tamaño y el color son más inherentes a la persona. El tamaño de la voz no es un atributo de perfección, pues voces que no son grandes pueden ser muy artísticas; el carácter pequeño de una voz no es una propiedad peyorativa. Sin embargo, el carácter mate o débil de una voz sí lo es. Respecto al color, hay una mayor tendencia a preferir las que tienen una emisión más abierta, más clara.

Agradecimientos

A Carmen Rodríguez Aragón, Elisa Belmonte y Sara Matarranz, profesoras de la Escuela Superior de Canto de Madrid, por ayudarnos a comprender el arte del canto.

Consulte la bibliografía de este capítulo en la página 600.

29.2　Características de la voz cantada y estilos vocales

C. CASANOVA

Máximas y consejos

- Cada estilo de voz cantada supone un mecanismo fisiológico diferente.
- Una misma lesión puede ser invalidante para un estilo y una característica apreciada en otro.
- Es necesario prestar atención a las condiciones de producción vocal (amplificación, retorno, espacios abiertos, música de cámara, grandes teatros).
- Una buena voz hablada no significa ausencia de problemas en la voz cantada.
- La técnica vocal no debe darse por supuesta en un cantante. Ante la duda, mejor evaluar los aspectos funcionales con un experto en voz cantada.

Introducción

Desde el punto de vista de la física acústica, llamamos «voz cantada» a variaciones de frecuencia, intensidad y riqueza armónica que se alternan en el tiempo (ritmo musical). Estos cambios son, en general, mayores que los que se producen en la voz hablada. Los cambios en la riqueza armónica (timbre/color vocal) marcarán también una de las principales características de la voz cantada, y es el timbre vocal lo que nos permite reconocer los diferentes estilos de voz cantada. Sin embargo, si en la historia de la humanidad la voz cantada ha sido vehículo de expresión de la vida colectiva ligada a los cambios de la naturaleza, de la expresión artística, de la vida religiosa, y de tantas otras vivencias del ser humano, es porque, por encima de todo, es expresión del misterio del ser humano.

El cantante desarrolla, dependiendo de sus años de experiencia y de la calidad de su formación, la propiocepción de los órganos de la fonación de una manera superior a la de cualquier otro paciente afectado por un trastorno vocal. Las informaciones periféricas que su sistema nervioso recibe del conjunto de músculos, mucosas y estructuras implicadas en la voz cantada son analizadas y reconocidas de una manera extraordinariamente fina. Su lenguaje, su forma de expresión, abarca tanto el ámbito musical como el de las imágenes mentales, las sensaciones físicas y la psicoacústica. Además, generalmente esto está mediado por la emotividad del artista, que transmite con su voz su propio sentir para generar a su vez en el oyente emociones y sentimientos.

Si en la historia de la ciencia médica aplicada a la voz la multifactorialidad del trastorno vocal ha ido adquiriendo cada vez mayor relevancia, en la voz cantada esta multifactorialidad, sobre todo cuando presenta una cierta cronicidad, es un reto para el clínico. Éste se ve abocado a analizar y comprender los diferentes factores implicados, a actuar sobre ellos, siempre de acuerdo con el paciente. Aparte de los aspectos básicos de fisiología de la voz cantada, el conocimiento de las características propias de cada estilo vocal es una necesidad para el clínico que pretende abordar los trastornos de la voz cantada. En efecto, una lesión que para un cantante de rock puede no tener consecuencias graves e incluso ser un valor añadido desde el punto de vista tímbrico, para un cantante lírico puede ser absolutamente invalidante.

1   Diferencias entre voz hablada y cantada

- Necesidad de un mayor equilibrio entre cuerpo, mente y emociones: el adecuado balance entre la actividad muscular necesaria para una emisión sana y la expresión artística, vehiculada por emociones, es fruto tanto de la capacidad artística como de la habilidad para gestionar las tensiones emocionales vitales con las propias de cualquier presentación ante el público.
- Mayor extensión vocal: la voz cantada necesita un mayor rango de frecuencias que la voz hablada. Mientras que la voz hablada no excede de cinco notas en sus variaciones melódicas (aproximadamente 110-115 Hz entre el sonido más grave y el más agudo), la voz cantada puede llegar a necesitar hasta dos octavas. Es el compositor quien decide los cambios frecuenciales.
- Mayores cambios rítmicos: la variación de frecuencia puede ocurrir a gran velocidad (agilidades, coloraturas, melismas, adornos), incluso con saltos de frecuencia importantes.
- Vocales y consonantes a menudo se mantienen por más tiempo que en el habla.
- Mayor riqueza armónica en los fonemas cantados.

Todo ello indica que un trastorno leve, que en la voz hablada puede no tener consecuencias y pasar inadvertido, puede suponer un hándicap importante para un cantante. Es el caso de lesiones mínimas, edematosas, vasculares o pequeñas alteraciones de la vibración y del cierre glótico, por ejemplo *sulcus,* o pequeños quistes intracordales.

2   La voz lírica

Conocemos como «voz lírica» aquel timbre vocal y aquella forma de emisión que incluye determinadas características:

- Posibilidad de emisión de un rango de aproximadamente dos octavas, unos 600 Hz, incluyendo cambio de mecanismo laríngeo en las mujeres, en la zona aproximada Re3-Fa3 dependiendo de la tesitura, y sin cambio de mecanismo en el hombre, manteniendo el mecanismo 1 en dicha extensión (a excepción de los contratenores).
- Posibilidad de reproducir una dinámica de intensidad que puede llegar incluso a los 120 dB.

- Timbre homogéneo con riqueza en armónicos agudos y graves, y refuerzo en la zona de 2.000-3.000 Hz (formante del cantante). En general se produce con la laringe más baja respecto a la ubicación para la voz hablada, con inclinación del tiroides por acción del cricotiroideo y actividad del velo del paladar para reforzar los armónicos agudos.
- Vibrato, u oscilación periódica de intensidad y frecuencia no superior a seis ciclos por segundo. Se trata de un criterio estético que se ha ido modificando a lo largo del tiempo.
- Implicación corporal importante, desde el punto de vista postural, tensional y respiratorio. En definitiva, una dinámica corporal ergonómica que permita el máximo rendimiento de la biomecánica laríngea y de los armónicos (resonancia).

Sin embargo, un mismo sistema de emisión, en lo que se refiere a las características básicas acústicas, puede aplicarse a diferentes repertorios y épocas de la historia de la música. Así pues, un cantante formado en el ámbito lírico puede enfocar su carrera hacia el mundo de la ópera, con unas necesidades vocales, físicas y psíquicas determinadas, o hacia el mundo del oratorio o del *lied* y el recital, o de la música antigua. El clínico que quiere abordar los trastornos de la voz en los cantantes necesita conocer las características básicas de cada estilo, para poder orientar y acompañar al cantante en el cuidado de su instrumento más preciado: la voz.

3   La voz en la ópera

Es la voz más exigente desde el punto de vista técnico y la que requiere un aparato vocal más equilibrado y en mejores condiciones. La voz operística exige del cantante la posibilidad de variaciones de intensidad importantes, llegando a 110-120 dB en los momentos álgidos. La orquesta sinfónica implica un volumen sonoro alto, sobre el cual el cantante debe destacar y ser audible. No obstante, Sundberg ya puso de manifiesto que es la capacidad para producir el formante del cantante, que es el refuerzo armónico de 2.000-3.000 Hz, lo que permite que el oyente reconozca la voz humana entre los diferentes instrumentos de la orquesta, pues este formante no es reproducido por ningún instrumento.

3.1   *Clasificación de las voces en la ópera*

La clasificación de las voces es un tema controvertido y motivo de conversaciones encendidas. Ni siquiera hay acuerdo sobre la extensión de cada una de ellas. Por tanto, cualquier opinión al respecto por parte del clínico debe ser emitida con la mayor prudencia y a la vez basándose en el mayor número posible de datos objetivables. Al clínico se le puede requerir para valorar, desde el punto de vista funcional y orgánico, la voz de un joven cantante en proceso de formación, o incluso puede encontrarse ante la necesidad de verificar si un cantante está correctamente clasificado, para evitar o solventar dificultades vocales por hiperfunción. En el ámbito de la música llamada «clásica», una correcta clasificación vocal permite la elección de un repertorio adecuado y una correcta planificación de la carrera profesional. Sin embargo, hay que recordar que la clasificación vocal puede variar con los aprendizajes vocales y con la edad, y que depende de diversos factores:

- Tamaño de la laringe y de las cuerdas vocales: laringes menores reproducen frecuencias más agudas, y a la inversa.
- Ubicación de la laringe en el cuello: laringes en posición más caudal (inferior) en situación de reposo permiten una mayor amplificación de armónicos graves, por el aumento de tamaño del tracto vocal y de la distancia entre la fuente glótica y los labios.

- Tamaño del tracto vocal y de las cavidades de resonancia: las voces más graves se corresponden con cavidades de resonancia mayores. En general, el tamaño del tracto está en relación con la talla corporal.

Todo esto determinará una riqueza armónica y una extensión vocal que permitirán, probablemente con la ayuda de la práctica del fonetograma (perfil del rango vocal) y un buen estudio acústico de la voz, determinar la tesitura o zona de la extensión vocal con mayor rendimiento en intensidad y riqueza tímbrica. Sin embargo, hay que señalar que nos hallamos en un territorio de cierta subjetividad estética, sobre todo en la frontera entre subdivisiones de una misma categoría vocal (p. ej., soprano dramática-mezzosoprano verdiana).

3.1.1 Soprano

Es la voz femenina más aguda, con varias categorías entre las que destacamos:

- Soprano ligera o coloratura: voz con capacidad y facilidad para el sobreagudo, superior al Do5 (1.015 Hz), cambios frecuenciales a gran velocidad. Cualquier mínima lesión del borde libre, pequeños edemas o rigidez pueden suponer un hándicap importante.
- Soprano lírica: de menor extensión vocal, con un color más rico en armónicos graves. Tiene subdivisiones: lírico-ligera, lírico-*spinta,* etc.
- Soprano dramática: voz de timbre más lleno, mayor extensión hacia el grave.

3.1.2 Mezzosoprano

Voz femenina central, con una extensión vocal de Sol2 a Si4, y timbre rico. No siempre es clara la frontera con las sopranos dramáticas.

Habitualmente se distinguen dos subcategorías:

- Mezzosoprano coloratura, con voz flexible y facilidad para agilidades
- Mezzosoprano dramática, con voz más llena y apta para roles más «pesados».

3.1.3 Contralto

Es la voz más grave. Muy poco frecuente entre las mujeres mediterráneas. Más habitual en los países nórdicos.

3.1.4 Tenor

Es la voz masculina más aguda y la más delicada. La técnica desarrollada en el siglo XIX a partir del *Bel Canto* permite superar el límite del mecanismo laríngeo 1 para continuar en la extensión vocal más allá de Mi3-Fa3, donde se produciría el paso al mecanismo laríngeo 2 o *falsetto,* manteniendo el mecanismo 1, con riqueza armónica rica en graves y a la vez con extensión que, en caso del tenor ligero, puede llegar a Do4 y Re4. La masa muscular masculina, más rica en fibras T contráctiles, permite una mayor fuerza de cierre y una mayor riqueza armónica. Una modificación de la impedancia sobre la laringe, aumentando la presión supraglótica, permite mantener el mecanismo 1. Entre los tenores destacan las subdivisiones:

- Tenor ligero: el más agudo, con agilidades y posibilidad de alcanzar Do4 o Do de pecho, e incluso Re4.
- Tenor lírico: característico del *Bel Canto* del siglo XIX, con menos agudos en la extensión.
- Tenor dramático: con timbre «robusto» en la frontera con los barítonos.
- Helden tenor: característico de los roles wagnerianos, robusto y a la vez ágil.

3.1.5   Barítono

Es la voz central masculina. Algunas clasificaciones aceptan el término barítono-bajo para voces con timbre más rico y posibilidad de graves.

3.1.6   Bajo

Es la voz más grave entre los hombres. Hay algunas subclasificaciones dependiendo de los países y del repertorio propio de cada uno de ellos. En la tradición italiana se habla de *basso profondo, basso cantante* y *basso buffo*.

4   La voz en la música antigua

Desde el punto de vista histórico hay relativamente poca información sobre los tipos vocales en la música medieval y del Renacimiento. Algunos tratados de la época, pero sobre todo las interpretaciones que diferentes estudiosos han hecho de ellos, nos permiten entrever las características de voces con menor riqueza armónica, algo más blancas, quizá con menor vibrato y una fonación más cercana a la voz hablada. En todo caso, hay algunas diferencias respecto a la voz operística que el clínico debe tener presente para valorar un trastorno vocal en un cantante de música antigua:

- En general las necesidades de intensidad son menores, pues el acompañamiento instrumental es también menor que en la ópera; tanto si son instrumentos antiguos como actuales, el grupo instrumental es mucho más reducido.
- Las necesidades de extensión vocal también son menores. En la ópera la extensión aumentó en relación con los avances de la técnica, que a su vez se vio forzada a desarrollarse para poder emitir voz en teatros grandes y populares.
- No es necesaria una clasificación vocal tan rígida como en la ópera.

4.1   Contratenor

Ubicamos entre los intérpretes de música antigua la voz del contratenor, heredero de los *castrati* y que en general, aunque algunos de ellos aborden también repertorio de mezzosoprano (*lieder* y ópera), se especializan en cantar repertorio antiguo que, en su época, abordaron los *castrati*. Por otra parte, cabe señalar que la música contemporánea también ha compuesto obras para contratenor. Es una voz delicada que se sirve de ambos mecanismos laríngeos: el mecanismo 1, o registro de pecho, para notas inferiores a Mi3, y el mecanismo 2, o registro de cabeza, para la franja superior de la extensión. Es decir, el contratenor aborda la voz cantada en una tesitura actualmente femenina, utilizando tanto el *falsetto* como el mecanismo 1. Sin embargo, desde el punto de vista de la fisiología, el contratenor utiliza lo que se llama un *falsetto* reforzado, o sea, con más riqueza tímbrica. Esto se produce gracias al efecto *damping,* que hace posible una mayor fuerza de cierre con una menor proporción vibrante de las cuerdas vocales, lo que permite, en una laringe de tamaño normal, reproducir frecuencias propias de una laringe más pequeña. Desde el punto de vista clínico, el *falsetto* es una voz delicada, que puede afectarse por pequeños edemas del borde libre que a menudo sólo son detectables por laringoestroboscopia. Asimismo, no es extraño encontrar en algunos contratenores mínimas malformaciones tipo estrías, con frecuencia sólo detectadas por estroboscopia laríngea, que por la tendencia a la rigidez del borde libre favorecen el *falsetto*.

5 La voz en el coro

El uso de la voz cantada en el interior de un grupo coral supone diferencias importantes respecto al cantante solista. Estas particularidades pueden ser tanto más generadoras de problemas vocales cuanto menor sea la formación vocal del cantante:

- Cambios en el control audiovocal: la intensidad vocal de los cantantes del entorno coral lleva a menudo a un control audiovocal equívoco, en el cual el bucle interno adquiere mayor preponderancia. Al no tener un buen retorno de la propia voz, el cantante puede tender a aumentar la intensidad y a una hiperfunción vocal.
- Inadecuada clasificación vocal: el coro, habitualmente, se divide en cuatro ámbitos vocales (sopranos, contraltos, tenores y bajos). La falta de formación vocal o la falta de cantantes de determinadas tesituras puede llevar a que un cantante esté cantando un repertorio inadecuado a sus posibilidades vocales, generando mecanismos de esfuerzo.
- Inadecuado repertorio: la falta de formación técnica puede llevar a que grandes obras del repertorio coral comporten para los cantantes dificultades vocales en extensión o intensidad que no pueden asumir, y por ello a sufrir trastornos vocales.

6 La voz moderna

Cuando hablamos de tipos vocales hemos de hacer referencia a las características vocales propias de la voz moderna. La estética de la música moderna supone una gran variabilidad de timbres según el género (rock, pop, musical…) y en una misma obra. Por otra parte, el hecho de utilizar casi siempre sistemas de amplificación vocal permite un mayor juego tímbrico y de intensidades, y a la vez minimiza pequeños trastornos o incluso lesiones que en el mundo de la lírica serían muy invalidantes.

Hay algunas consideraciones a tener en cuenta ante un paciente que sea cantante moderno:

- Una voz de calidad no presupone una buena técnica.
- Los cantantes no consagrados y los de orquesta de baile se ven abocados a aceptar condiciones de trabajo que por frecuencia (varios conciertos en un mismo día) y calidad acústica de los locales (amplificación de mala calidad, aire libre, etc.) pueden suponer una hiperfunción vocal importante.
- Los hábitos de higiene vocal no siempre se mantienen (tabaco, hidratación, dieta, consumo de alcohol…).

La existencia de uno o más factores puede conllevar una hiperfunción vocal que lleve a sufrir lesiones adquiridas o a evidenciar lesiones congénitas que habían pasado desapercibidas. El clínico necesita una historia del trastorno vocal, que será imprescindible para un buen diagnóstico etiológico que permita abordar la multifactorialidad del hecho vocal.

Hablar de voz moderna es una simplificación que iremos matizando. En Europa han ido cuajando en los últimos años términos que en Norteamérica ya eran conocidos, y que recoge la técnica EVTS *(Estill Voice Training System),* también llamada *Voice Craft.* Esta técnica desarrolla diferentes calidades de color/timbre vocal adaptables a diferentes géneros, incluida la ópera. Algunos términos, como *Belt* y *Twang,* o *Cry,* hacen referencia no sólo a calidades tímbricas, verificables por espectrografía, sino también a la actividad de determinadas partes del tracto vocal, incluyendo la musculatura intrínseca de la laringe. Sin entrar en el detalle de todo el método didáctico EVTS, queremos definir las principales características de estos tipos de voz, «timbres vocales» en la terminología EVTS, así como los mecanismos fisiológicos que las hacen posible.

6.1 Speech quality

Timbre de voz hablada, la más utilizada en el mundo del pop.

- Fisiología: sin inclinación del tiroides (no actividad del cricotiroideo), cierre del velo del paladar, sin nasalidad. Laringe en posición neutra, sin elevación ni descenso excesivo, como después de la deglución. Cuerdas vocales sin tensión por la inclinación, con superficie de contacto amplia.
- Límites: para ir más allá de Sol3 es necesario cambiar el mecanismo. Supone una intensidad limitada; si se quiere una intensidad alta hay que utilizar otras combinaciones del tracto vocal.

6.2 Falsetto quality

Mientras que en la fisiología clásica llamamos *falsetto* al mecanismo 2 de las cuerdas vocales, que presupone la inclinación del cartílago tiroides, el EVTS no asocia al *falsetto* la inclinación del tiroides, es decir, la actividad del músculo cricotiroideo.

- Fisiología: posición neutra de la laringe, sin inclinación del cartílago tiroides. Mecanismo 2 de cuerdas vocales, sin inclinación, lo que comporta un déficit de cierre de las cuerdas vocales, generando una voz soplada, con pocos armónicos.
- Límites: intensidad débil.

6.3 Cry/sob

Timbre del llanto o del gemido. Rico en armónicos, a menudo con vibrato. Color más cercano al canto lírico.

- Fisiología: el timbre llanto se produce con la laringe baja, con espacio glótico (retracción), sin aproximación de las bandas ventriculares al espacio glótico. El timbre gemido es similar, pero con la laringe elevada. Ambos necesitan una correcta ubicación del tracto vocal respecto a la laringe gracias a la verticalidad de la columna cervical y la actividad de la musculatura paracervical y de los esternocleidomastoideos (anclaje). Superficie de contacto de las cuerdas vocales menor debido al estiramiento por inclinación.
- Límites: es un timbre que cuando se utiliza de forma prioritaria, como en el caso del canto lírico, puede limitar el uso de otras calidades.

6.4 Twang

Timbre vocal con riqueza de armónicos agudos, que permite una proyección vocal fácil. Sonido metálico que puede ser más o menos nasal. La canción *country* muestra claramente este color.

- Fisiología: laringe alta, inclinación del cartílago tiroides. Lengua elevada. Contracción del repliegue ariepiglótico. Activación del velo del paladar para el *twang* oral y sin activación, o menor, para el *twang* nasal.
- Límites: la inclinación del tiroides permite el uso del *twang* en toda la extensión vocal. Se corre el riesgo, como hemos visto en algún paciente, de confundir la activación del repliegue ariepiglótico con el cierre faríngeo, por actividad excesiva de los constrictores de la faringe, que puede producir un timbre muy similar. Sin embargo, las disestesias faríngeas ponen de manifiesto el error técnico.

6.5 *Opera quality*

La técnica EVTS sostiene que el timbre vocal propio de la ópera, su capacidad de proyección gracias al formante del cantante, el *squillo,* es el resultado de la combinación de tres timbres vocales: hablada, *sob* y *twang*.

- Límites: los propios de los timbres vocales, añadiendo que la ópera necesita intensidad vocal elevada y una extensión vocal superior a la de la música moderna, y sin amplificación acústica. Esto a menudo supone diversos riesgos:

  - Empuje excesivo de flujo espiratorio.
  - Cierre laríngeo, exceso de fuerza de aducción con implicación de bandas ventriculares, e incluso faringe y retracción lingual.
  - Pérdida o exceso del anclaje cervical.

6.6 *Belt quality*

Timbre vocal que se asocia al teatro musical americano, con buena capacidad de proyección. Hay que diferenciar el *belting* del mantenimiento del mecanismo 1 de la laringe por encima de la zona de paso Mi3-Sol3. Mantener este mecanismo, erróneamente llamado voz de pecho, puede ser altamente peligroso para la salud vocal. El *belting* permite un timbre potente, rico en armónicos agudos y graves, algo metalizado.

- Fisiología: se produce con la laringe baja y contracción del esfínter ariepiglótico. Una de las características más polémicas de la fisiología del *belting* es la afirmación de que se produce con el tiroides sin inclinación, y de que es el cartílago cricoides el que se inclina o retrotrae. La lengua se halla en una posición elevada. Necesita una actividad importante de la musculatura paracervical y de los esternocleidomastoideos (anclaje).
- Límites: siempre se produce a intensidad elevada. Hay un riesgo de traumatismo vocal si no se realiza correctamente.

7 La voz cantada infantil

En los últimos años ha crecido el interés por la formación musical de los niños, que comporta en la mayoría de los casos la participación en aulas de canto coral. Además, el número de coros infantiles de alta calidad ha crecido de manera importante. Esto supone que, a menudo, tanto el otorrinolaringólogo como el médico foniatra son requeridos para la valoración y la orientación en trastornos vocales de niños con una gran exigencia vocal, para quienes la voz cantada es una experiencia de placer y felicidad que hay que tener muy en consideración.

Por el hecho de tratarse de un aparato vocal en desarrollo, tanto el pedagogo-músico como el clínico deben conocer los límites y las posibilidades vocales en cada etapa. Hay algunas especificidades de la voz cantada infantil:

- Cuando se solicita del niño una intensidad elevada hay que tener presente que, antes de los siete u ocho años de edad, la ausencia de un primer esbozo de ligamento vocal supone una dificultad para aumentar la fuerza de cierre glótico necesaria para generar una mayor presión subglótica. Esto supone que, si se exige una elevada intensidad a un niño, fácilmente aumentará la frecuencia para dar más tensión a las cuerdas vocales, desafinando y aumentando el tono.
- En determinadas estéticas, la voz aérea forma parte de la voz cantada infantil, especialmente en los coros de niños en Gran Bretaña que cantan un repertorio religioso. Otros grupos prefieren voces más timbradas, con utilización de estructuras supraglóticas más tónicas. Se trata de una elección estética en la cual el clínico tiene poco que aportar, más allá de verificar el buen uso del aparato fonador y su buen estado.
- La voz infantil evoluciona rápidamente, tanto en posibilidades de extensión como de intensidad. Sobre los ocho o nueve años de edad, tanto los niños como las niñas deberían tener dos octavas de extensión explorada sobre un *glissando*.
- Los niños se clasifican habitualmente en tres tipos vocales: soprano 1, soprano 2 y contralto. A lo largo de su vida como cantantes pueden evolucionar de uno a otro con la edad.
- El periodo de muda vocal, especialmente en los varones, durante el cual la voz es inestable, es un momento complejo para la voz infantil. La aparición progresiva del mecanismo 1 de la laringe, el aumento de tamaño de las cavidades de resonancia y la pérdida transitoria del falseto pueden solicitar del clínico una evaluación funcional y orgánica para evitar trastornos por abuso o mal uso. La estroboscopia laríngea, el análisis acústico y el fonetograma pueden ser de gran utilidad.
- La muda vocal también se produce en las niñas, y a menudo son las niñas que cantan en coros las que solicitan una valoración de su voz. El timbre ligeramente más soplado, en ausencia de lesiones, es una de las características de la muda vocal en la mujer.

Consulte la bibliografía de este capítulo en la página 601.

29.3   El aprendizaje en el canto lírico

S. Matarranz

Máximas y consejos

- El canto es la palabra transformada en música a partir de la exageración de las diferentes inflexiones de la voz.
- Una respiración correcta es básica para conseguir una emisión óptima de la voz, ya que de ésta depende en gran parte su belleza y su salud.
- La respiración costo-abdominal es siempre la más adecuada para el canto. Se produce en la parte más baja del tórax y en la más alta del abdomen, donde hay un mayor control voluntario de la respiración.
- Los métodos de iniciación al canto son diversos, y no puede juzgarse, salvo en algunas excepciones, la primacía de uno de ellos sobre los demás.
- Entre los profesionales del canto está bien aceptado que la elección de un repertorio adecuado es el factor determinante, junto con la técnica, tanto de la calidad de un cantante como de su longevidad artística.

Introducción

La voz es el instrumento vivo por excelencia, un instrumento connatural al ser humano y que en cierto modo debe tratarse como un instrumento de viento, pues del correcto uso del aire dependerá el dominio que se pueda llegar a ejercer sobre la propia voz. Galeno comparaba el órgano vocal con una flauta. El canto es la palabra transformada en música a partir de la exageración de las diferentes inflexiones de la voz. Mediante la unión de la palabra y la música expresamos artísticamente nuestros sentimientos. Hay que tener en cuenta cualidades tales como la afinación, la musicalidad, la facilidad de comprensión, la constancia y, por supuesto, la educación musical. Las condiciones básicas, una buena técnica y el tiempo necesario pueden hacer que un alumno desarrolle un buen instrumento para cantar. Los tres elementos que el alumno de canto debe reconocer en su aparato vocal son el productor de aire, el vibrador y el resonador; es decir, los pulmones junto con el diafragma y los músculos de la respiración, las cuerdas vocales y finalmente la faringe, la nariz y la boca.

1 Estudio de la técnica

La mayoría de los ejercicios de técnica vocal hacen de las vocales su forma de articulación básica. Ejercitamos la voz con las vocalizaciones utilizando todas las vocales posibles a partir de las neutras, para ir luego hacia aquellas en las cuales la lengua se abomba hacia la zona posterior de la cavidad bucal, como sucede con la /a/, la /o/ y la /u/, o hacia elevaciones anteriores, como en la /e/ y la /i/, por lo que en función de si la voz del alumno está atrasada de posición (opaca) o adelantada (metálica) usaremos unas u otras en los ejercicios. Los labios nos ayudarán, mediante la sonrisa (acorta el tracto vocal y la resonancia), a aumentar la intensidad de los armónicos agudos; y al contrario, si redondeamos los labios, la voz se aterciopela. Este recurso se utiliza de forma diferente según la necesidad de cada tipo vocal o la zona de tesitura a trabajar. La tesitura de los ejercicios se ampliará con la constancia y el avance del alumno, pasando de menor a mayor tesitura, y también se aumentarán la amplitud y la velocidad.

El primer recurso que se utiliza en la pedagogía del canto, junto con la impostación de las vocales puras, son las resonancias de consonantes sonoras como /m/, /n/ y /ng/, que aumentan la energía de la intensidad. La vibración labial, lingual o palatal con los ejercicios de estas consonantes sonoras, así como con /r/, /br/ y su combinación con vocales, nos dan una infinidad de variantes en las vocalizaciones que aumentan las destrezas y habilidades del alumno para mover el velo del paladar, la mandíbula, la lengua y los labios. De esta manera se consigue una mayor ductilidad para disponer las estructuras fonatorias en posiciones muy variadas, adquirir paulatinamente una mayor flexibilidad y adaptarse a las articulaciones y resonancias necesarias.

Una respiración correcta es básica para conseguir una emisión óptima de la voz, ya que de ésta dependen en gran parte su belleza y su salud. No es mejor el cantante que mayor capacidad pulmonar tiene sino el que obtiene un mayor rendimiento del aire durante la espiración. Hay tres tipos de respiración que podemos utilizar en el canto: la clavicular o torácica superior (no recomendada), la intercostal o torácica intermedia (se queda un poco corta) y la costodiafragmática, que es la más apropiada. La respiración costo-abdominal es siempre la más adecuada para el canto y se produce en la parte más baja del tórax y en la más alta del abdomen, donde hay un mayor control voluntario de la respiración. El alumno de canto debe conocer a la perfección el funcionamiento de los músculos del abdomen y el diafragma; éste es el primer paso hacia la educación de la voz. Se realizarán ejercicios para practicar la dilatación del abdomen y evitar el levantamiento de la espalda y la clavícula. Al principio estos ejercicios se harán tumbado en el suelo o frente a un espejo, al igual que las vocalizaciones, para controlar los movimientos. Las tablas de ejercicios respiratorios y abdominales serán una fuente de salud vocal en la vida profesional del cantante, y esto se forja en el inicio de los estudios de técnica vocal. También es necesario recalcar la importancia de la postura; desde el principio deben evitarse las posturas forzadas que pueden alterar la emisión de la voz. Son prácticas que deben corregirse en el primer momento. Siempre hay que evitar las tensiones musculares y las posturas forzadas.

2 Métodos de educación de la voz cantada

Los métodos de iniciación al canto son diversos, y no puede juzgarse, salvo en algunas excepciones lamentablemente antipedagógicas y antimusicales, la primacía de uno de ellos sobre los demás. El maestro debería conocerlos todos para poder servirse de ellos según las necesidades de cada alumno, y además debería ser capaz de integrar unos con otros para ampliarlos y complementarlos entre sí.

A grandes rasgos, podemos decir que hay cinco métodos principales de educación de la voz cantada: *1)* método de actividades musculares, *2)* método de modificación del timbre, *3)* método de las sensibilidades internas, *4)* método de las vocalizaciones expresivas, y *5)* método auditivo reflejo.

2.1 Método de actividades musculares

Ejerce su acción pedagógica actuando directamente sobre la actividad muscular del alumno, sobre todo en la colocación del tracto faringobucal, en la posición de la laringe, en el modo respiratorio y en la articulación. Esto implica la realización de posturas bien determinadas que condicionan la emisión vocal.

En 1909, el maestro de canto Georges Armín presentó su método, llamado *Stauprincip* (literalmente «principio de inmovilización»).[1] El método de Armín, basado en la búsqueda del apoyo, consiste en que el sujeto debe hacer una inspiración profunda abdominal mientras deja en reposo la pared torácica. Durante toda la emisión hay que mantener la misma posición torácica, y la espiración fónica se realizará mediante la elevación regular del diafragma (que no tiene capacidad de contracción en la espiración) bajo la acción de la musculatura abdominal. En la práctica de esta técnica se desaconseja cantar con el aire terminal, ya que cuando el tórax comienza a hundirse la emisión no se mantiene uniforme. Este tipo de respiración exige una exacta regulación de los músculos agonistas y antagonistas, y debido a la sensibilidad interna torácica proporciona un control bastante preciso de la espiración. Todo lo anterior, favoreciendo unas presiones subglóticas elevadas, conduce a cantar con la laringe en una posición algo descendida, lo cual mejora la impedancia de los repliegues vocales. Armín propone, asimismo, trabajar las voces desde el principio de la escala ascendente con una sonoridad cerrada, parecida a la *eu* francesa, que produce un mejor contacto entre las cuerdas vocales.

Basándose en la misma premisa de la laringe descendida para la emisión, una de las más importantes especialistas en reeducación vocal de Alemania, Fernau Horn, expuso en una serie de trabajos aparecidos en 1954 los fundamentos y las modalidades prácticas de su método para la voz cantada, que se fundamenta en dos principios: el del *Wentung* o de elasticidad, que persigue el aumento del volumen de la faringe mediante el empleo prudente del semibostezo, y el del *Federung* o de suspensión, que busca el desplazamiento cómodo de los músculos elevadores (suprahioideos) y descendentes (infrahioideos) de la laringe para permitirle elevarse con el hueso hioides, encarar las necesidades de la articulación y volver a descender inmediatamente, asegurando una emisión sostenida.[2] Para muchos expertos, los métodos anteriores se complementan de tal manera que juntos forman uno solo. Así, el *Stauprincip* de Armín[3] tendería a inmovilizar la laringe en una posición descendida, y el *Federung Principien* de Horn aseguraría los desplazamientos verticales o sagitales necesarios para las diversas exigencias fonológicas. Desde este punto de vista, los procedimientos de esta última vendrían a suavizar lo que de muy rígido tendrían los de Armín.

Un cantante que emita según la metodología antes citada puede abrir la boca tanto en anchura como en altura. La apertura en anchura o «en sonrisa» fue preconizada, entre otros, por Manuel García en su método de canto (1884), mientras que la apertura en altura fue defendida por cantantes como el barítono León Melchissédec.[4] La apertura en sonrisa es de una impedancia débil, y la apertura en altura es de una impedancia fuerte sobre la laringe.

2.2 Método de modificación por el timbre

Se busca actuar sobre el timbre de los sonidos emitidos para provocar el ajuste laríngeo y del tracto faringobucal. O dicho de otro modo, con este método se evita el ascenso de la laringe modificando el timbre de las vocales. Su creador fue Albert Labriet, quien en 1925 publicó un estudio detallado del procedimiento que él denominó «compensación de vocales»[5] y que, en su vertiente puramente práctica, explica de la siguiente manera: cuando al emitir una gama ascendente la laringe se eleva muy rápido, se hace emitir al cantante el sonido de una vocal vecina pero con formantes más graves, y si al realizar la ascensión en la escala la laringe queda baja, se hace emitir una vocal vecina con formantes más agudos.

Completando este método, Hellwag Razabet diseñó en 1933 su «triángulo vocálico» (figura 1), que sistematizaba lo antes expuesto por Labriet. Aconsejaba al alumno que necesitase frenar el ascenso de su laringe aproximar el timbre de la vocal que estuviese emitiendo hacia aquella que en su esquema estuviese situada más a la izquierda en la misma línea horizontal; si la vocal ya estaba situada a la izquierda, la haría aproximar tímbricamente a la más cercana de la línea inferior. Por el contrario, podría activar la sonoridad de una vocal modificando su timbre hacia la más cercana de la derecha en la misma línea horizontal; si ésta ya se encontraba a este lado, se pasaría a la más cercana de la línea superior.

Las compensaciones vocálicas realizadas de la primera manera producen: *1)* un freno en el ascenso de la laringe, *2)* un agrandamiento de la cavidad faríngea, *3)* un aumento de la impedancia sobre las cuerdas vocales, *4)* un espesamiento de los repliegues vocales durante la fonación (aumento del área de contacto), *5)* un aumento del volumen y del espesor del sonido, y *6)* un timbre más oscuro. Las compensaciones vocálicas del segundo tipo tienen la acción exactamente inversa.

2.3 Método de las sensibilidades internas

Durante la práctica del canto se perciben sensaciones internas en las fosas nasales, el paladar, la faringe, la laringe, la tráquea, la pared anterior del tórax, el abdomen y la pelvis. Pues bien, las técnicas que a continuación vamos a analizar se basan en la búsqueda sistemática de estas sensibilidades.

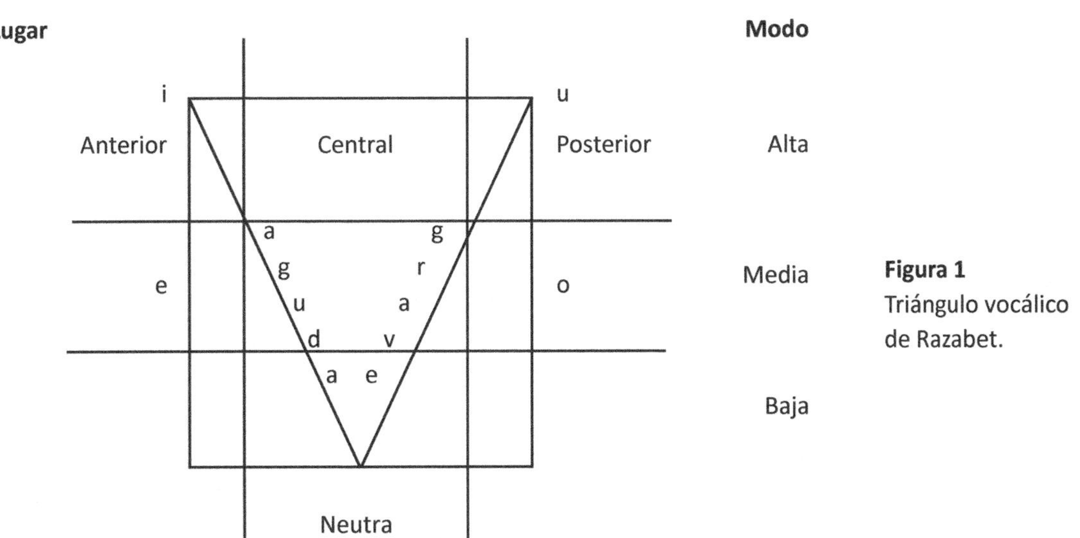

Figura 1
Triángulo vocálico
de Razabet.

El primer método basado en las sensibilidades internas data de 1928, cuando Jean Mauran, cantante de la Ópera de París, observó en sí mismo y en sus colegas que cuando se canta correctamente se nota, independientemente de la vocal o de la frecuencia emitida, un máximo de percepción en la parte anterior del paladar óseo detrás de los incisivos superiores (el llamado «punto de Mauran»).[2] Por tanto, la base de su enseñanza será buscar y fijar este punto. Para conseguirlo aconsejaba vocalizar con /è/ o /é/ ligeramente nasal, en una intensidad media y en un tono cómodo, hasta notar la resonancia; seguidamente se amplía el registro manteniendo el mismo punto de sensación. Cuando esto se logra, se pasa a fundir la vocal adquirida con las demás emitiendo notas fáciles, para realizar luego las gamas ascendentes y descendentes con todas las vocales. Por último se trabajarán las consonantes, las dinámicas, la duración y la velocidad.

En 1929, Eduard Ronard, colega de Mauran, publicó un folleto con observaciones sobre la emisión vocal en el mismo sentido que el anterior, pero con la peculiaridad de englobar las sensaciones interoceptivas anteropalatales con las palatales nasofaciales. Con todo, lo más interesante de sus escritos es la descripción de sus propias sensibilidades internas bucolabiales.

La cantante alemana Lilly Lehmann es otra defensora de este método de aprendizaje, pero ella utilizaba las directivas subjetivas de proyección de los sonidos. En 1909, en su libro *El arte del canto,*[6] explica así el procedimiento: los sonidos en el canto tienen una dirección dada hacia el frente o hacia arriba, mientras que la directiva subjetiva de proyección es casi horizontal para casi todas las vocales y no está ligada a la palatalización de las sensaciones bucales. En el registro agudo y si la laringe se eleva, aparecen componentes subjetivos dirigidos hacia la vertical craneana. Si por el contrario la laringe no sube después de realizada la cobertura de los sonidos abiertos, la directiva de proyección subjetiva permanece horizontal. El hecho de que las directivas de proyección subjetiva en la zona aguda dependan de los movimientos laríngeos es consecuencia de la evolución de estas directivas del grave al agudo. Así, la búsqueda de tal evolución delimitará el tipo de técnica vocal que cada alumno debe emplear. En el agudo, el enderezamiento hacia la vertical craneana produce una técnica de impedancia débil, mientras que en el caso contrario la impedancia será fuerte.

2.4 *Método de las vocalizaciones expresivas*

Este método se basa en la premisa de que la voz es una manifestación emotiva del individuo que posee una vertiente puramente vocal y otra mímica, y tiene su principal teórico en Raoul Duhamel,[7] quien afirma que si una persona desea transmitir una intención psicológica, desencadena automáticamente los ajustes laríngeos y bucofaríngeos necesarios para producir dicha intención. Estas modificaciones vocálicas expresivas van acompañadas de movimientos mínimos faciales en los ojos y sobre todo en la boca (que confiere el colorido vocal y cuya abertura clasifica en tres tipos de sentimientos: alegría, dolor y sorpresa). En este sistema pedagógico la expresión no es sólo una obligación, sino que debe condicionar todo el trabajo vocal.

Dentro de este tipo de enfoque aparece la teoría de George Vaillant en 1955: la voz es la repercusión de la expresión sobre un individuo plenamente educado.[8] El problema está en los estados depresivos y estimulantes, que modifican los aspectos físicos de la emisión. Pierre Bonnier ya utilizaba en 1906 las intenciones no expresivas, pero motrices, como la intención de cantar a una distancia determinada, para obtener una buena proyección vocal.

El inconveniente principal que presentan estos métodos es que es difícil que un alumno posea desde el primer momento aptitudes expresivas voluntarias.

2.5 *Método auditivo reflejo*

Se trata de un procedimiento reflejo y por tanto involuntario, para el cual se precisa la ayuda de un aparato llamado «oído electrónico». Su creador es el otorrinolaringólogo y especialista de la voz Alfred Tomatis,[9] quien a partir de su trabajo con cantantes y después de observar la estrecha relación entre las deficiencias vocales y el nivel de audición, entre 1954 y 1957 desarrolló su sistema pedagógico basado en tres leyes: *1)* la voz contiene sólo lo que oye, *2)* si la audición se modifica, la voz también, y *3)* es posible mejorar la fonación por un estímulo auditivo sostenido durante un determinado tiempo.

El instrumento principal de este método auditivo reflejo es el ya mencionado oído electrónico: el sujeto canta delante de un micrófono unido a un filtro que puede suprimir a voluntad los armónicos inferiores a 2.000 ciclos, intensificando el resto del espectro. Al emitir el cantante escuchando al mismo tiempo su voz modificada adquiere mordiente, se refuerzan los armónicos agudos, se facilita la impostación y se amplía el *fiato*.

Las aplicaciones de este procedimiento van encaminadas a desarrollar las tres funciones del oído, que son, según Tomatis, la de oír, la del equilibrio y la postura corporal, y la de realimentación cortical. Además, apunta que su utilización permite mejorar en el alumno aspectos como el ritmo, la entonación, el timbre, la memorización de obras, la percepción corporal, el ritmo respiratorio, la articulación, el volumen, etc.

La valoración que los profesionales de la voz realizan del método de Tomatis es en general positiva, coincidiendo casi todos ellos en destacar su utilidad y eficacia.

3   Criterios didácticos para la selección del repertorio inicial

Entre los profesionales del canto está bien aceptado que la elección de un repertorio adecuado es el factor determinante, junto con el nivel técnico, tanto para la calidad de un cantante como para su longevidad artística, teniendo en cuenta que se parte de una inmadurez fisiológica debido a la juventud del principiante.

Los criterios que se utilizan para escoger las obras son básicamente tres:

- La clasificación vocal *grosso modo* que el maestro realiza de manera inicial en agudas, medias o graves, para poder trabajar de manera provisional. Por supuesto que esta clasificación va variando a medida que la voz se desarrolla, por lo que las obras se cambian a menudo según cada cantante lo requiera, pero al menos permite que el alumno pueda trabajar sin riesgo para su laringe en esta delicada etapa.

- La individualidad de cada discípulo a la hora de asignarle un repertorio adecuado, ya que hay que tener en cuenta sus defectos de emisión y las capacidades que ya posea, bien por naturaleza o por asimilación de las primeras lecciones, para que pueda crecer en el aspecto que necesite. Siguiendo esta pauta pueden corregirse algunos problemas técnicos mediante el trabajo de determinadas obras. A continuación se exponen, a modo de ejemplo, algunos de los defectos de emisión que suelen presentar las voces noveles, junto con las características que deben poseer sus partituras de estudio:

    - Voz con aire: consonantes como /f/, /r/ y /s/ para que las cuerdas se tensen.
    - Voz estridente: empleo de /u/ o /ü/ para conseguir un apoyo flexible y la relajación de la mandíbula.
    - Voz blanca: vocales como /o/ y /u/, y consonantes que produzcan un buen apoyo.
    - Voz calante: obras con frases cortas y consonantes como la /k/ que activen el paladar.

- Voz engolada: si la voz es estridente se usarán vocales como la /a/, y si no tiene alcance la /e/ o la /i/, y consonantes como /p/, /b/, /l/ y /v/ para crear así un mayor espacio en la boca.
- Voz entubada: /e/ o /i/, que sacan la voz de los espacios faríngeos posteriores.
- Voz fija: consonantes y vocales que provoquen un apoyo flexible y una movilidad labiodental muy precisa para provocar el vibrato natural de la voz.
- Voz gutural: cambios rápidos de vocales y consonantes para que la lengua no se retraiga.
- Voz nasal: /t/, /s/, /p/ y /l/ pueden ayudar a elevar el velo del paladar y evitar así que el sonido vaya hacia la nariz.
- Voz sofocada: vocal /i/ y consonantes /s/, /r/ y /f/ que ayudan al aprendizaje de la dosificación del aire.
- Voz trémola: las frases ágiles ayudan a eliminar tensión muscular y a vigorizar la musculatura laríngea y bucofaríngea.
- Voz velada: *staccatos* para activar el velo del paladar y frases largas para buscar la resonancia facial.

Para poder realizar este trabajo es necesaria una sistematización de las obras, además de por su dificultad, por sus características desde el punto de vista didáctico.

• El nivel de formación musical y cultural, y la sensibilidad artística del sujeto.

La principales características que debe poseer el repertorio de los primeros cursos de canto son: *1)* comodidad en la tesitura, que no debe incidir en el extremo grave ni el agudo del alumno, *2)* línea melódica *cantabile* sin intervalos excesivamente difíciles, *3)* fraseo cómodo desde el punto de vista del *fiato, 4)* dinámicas no extremas, y *5)* acompañamiento que no sofoque al estudiante ni le obligue a forzar un instrumento que aún no está formado. Sin embargo, como los autores componen sus obras sin atender a criterios pedagógicos, encontrar partituras de las características antes señaladas es prácticamente imposible, por lo que el profesor deberá buscar aquellas que, aun no reuniendo todos los requisitos, se acerquen lo más posible a ese ideal, y con los demás aspectos deberá valerse de «trucos» (p. ej., suprimir los fortísimos y pianísimos, dividir una frase muy larga en dos, o hacer que el pianista suprima del acompañamiento aquellas notas que, siendo prescindibles, sofocan el canto) para minimizar los problemas que los alumnos aún no estén preparados para solventar.

La tradición ha impuesto con su uso la norma de que el cantante novel debe dar sus primeros pasos en el canto articulado estudiando las llamadas «arias italianas antiguas» de los siglos XVI, XVII y XVIII. Hacerlo así tiene mucho sentido porque son composiciones de estilo camerístico que no fuerzan la tesitura ni el volumen del alumno, educan su fraseo y estilo, le ayudan a desarrollar su *fiato* y le introducen en la fonética de la lengua italiana. A continuación debe seguirse con el estudio de la ópera y el oratorio más fácil del barroco y el clasicismo, que permite desarrollar todos los aspectos del canto a la vez que otorga progresivamente al alumno el control sobre su instrumento. Con la misma importancia y en paralelo a lo anterior se trabajará la música española renacentista y barroca, así como las primeras canciones de concierto, todo ello ajustado al nivel que nos ocupe.

Ésta es básicamente, en cuanto a repertorio se refiere, la primera etapa formativa del canto. A medida que el instrumento se vaya desarrollando podrá ampliarse la dificultad de las partituras y empezar a incluir otras épocas y géneros, como por ejemplo el *lied* o las canciones de concierto de las distintas lenguas, que requieren un mayor dominio técnico y madurez interpretativa, o la música escénica del siglo XIX y principios del XX, que requieren una óptima proyección del volumen vocal, una amplia tesitura y recursos virtuosísticos.

4   La voz en el canto lírico

Desde hace siglos, las conductas fonatorias para la voz cantada se conocen con el nombre de «técnicas vocales». Husson[10] las definió fisiológicamente como un modo de emplear nuestros órganos fonatorios para el canto, basado en un automatismo sensitivomotor estabilizado por el aprendizaje, que permite un cierto rendimiento en frecuencia, intensidad, timbre y ausencia de fatiga. Por consiguiente, lo que tipifica el concepto de técnica vocal es la satisfacción de ciertos rendimientos fonatorios, promovidos por la evolución de los estilos musicales y en especial del operístico.

La idea de la voz como instrumento musical de amplia proyección sonora comenzó al intuirse las necesidades armónicas del contrapunto y la polifonía. Pero el concepto definitivo del canto como privilegio técnico de la voz humana proviene del melodrama o de la *opera in musica* del siglo XVIII, que desarrolló el culto por la voz bella o *Bel canto,* al cual se sometieron no sólo los libretistas de los dramas musicales sino los propios compositores del barroco. Fue en especial la ópera cómica napolitana, y en parte la veneciana (posterior a Monteverdi), la que introdujo el canto exhibicionista de los *castrati* y el gusto del público por las acrobacias angelicales. Sin embargo, la coyuntura para el nacimiento de la pedagogía vocal, y con ella el advenimiento de la técnica que durante siglos ha caracterizado al *Bel canto,* se produjo con la desaparición de la escena de los *i musici (castratis)* y su remplazo primero por voces femeninas graves (mujeres travesti) y más tarde por el sopranista y el contratenor. Como técnica vocal, las *voces bianche* de los prodigiosos *falsetistas* de los siglos XVIII y XIX representaron la primera gran experiencia de las *scholae cantorum,* por conseguir traspasar la barrera natural de una octava y media reconocida desde siglos a la extensión en altura de las voces sin cambiar de registro. Su rendimiento alcanzó proporciones notables en frecuencia y agilidad de emisión, pero en cuanto a intensidad y timbre expresivo de la voz, las obras del siguiente periodo romántico se encargarían de mostrar su clara insuficiencia.

Al periodo de la escuela romántica, y también al drama musical wagneriano, debe reconocérsele el mérito de haber instaurado un método que permitió a la voz humana explorar su tesitura completa sin recurrir al falsete, suprimiendo las acrobacias que habían caracterizado al periodo anterior. Se abandona el recurso del cambio de registro para la emisión de los agudos y, gracias al timbre sombrío que cobra la voz dramática o voz negra, los tenores *di sforza* lograron apabullar a los sopranistas con sus «contra-do de pecho» (del tenor francés Duprez). La potencia vocal aumentó de los 80 dB en que podría calcularse la intensidad de la voz blanca a cerca de 130 dB. Esta nueva técnica vocal, conocida como escuela del *aperto ma coperto,* predomina durante el resto del siglo XIX sin que ello signifique un abandono total de la técnica belcantista. Las obras de Mozart, Rossini y Donizzeti, y los grandes oratorios clásicos, mantuvieron en el público un gusto respetable por las voces blancas. Desde un punto de vista didáctico, la exageración verbal y la agresividad vocal de que hicieron gala muchos intérpretes románticos, cuya interpretación de la declamación dramática a veces sería transformada en un gritando, llevaron a que muchos pedagogos achacaran a la voz negra la ruina del canto fisiológico del siglo XVIII.

5   Las exigencias del canto operístico

Como las técnicas vocales han sido estructuradas para resolver problemas relacionados con la potencia, la altura, el timbre y la duración de las obras teatrales, resulta evidente que las del periodo romántico y posromántico son el prototipo de la exigencia operística. Analizaremos las condiciones fisiológicas indispensables para su realización, y así apreciaremos las técnicas vocales que permiten abordarlas.

5.1   Exigencia de altura en la emisión

La Gran Ópera, o el Gran Repertorio, como se acostumbra a llamar, requiere el dominio de las tesituras convencionales en todo momento. Es absolutamente indispensable una emisión fácil de su quinta aguda, en registro de pecho para el hombre y de cabeza para la mujer, con un correcto uso de la tesitura:

- El primer mecanismo será la ejecución correcta de la cobertura de los sonidos abiertos a la frecuencia óptima en el pasaje.
- El segundo mecanismo será la exclusión rigurosa de toda nasalización por encima de la frecuencia de cobertura o pasaje.

Como mecanismo facilitador se empleará una eufonía o equilibrio del sonido vocal, que permita realizar una impedancia suficiente sobre la laringe. El trabajo neuromuscular de la glotis se hace particularmente difícil en tres ocasiones: un poco antes de las notas de pasaje, en el límite agudo de cada registro y en la zona grave de la voz. Sobre estas regiones tonales, el funcionamiento de los pliegues vocales se beneficia con el aumento de la tasa de impedancia reflejada por las vocales; es decir, cuando se las sombrea o redondea.

5.2   Exigencias de intensidad en la emisión

Poseer una voz potente es mucho más difícil que poseer una voz extensa, pues la primera depende de una serie de factores que rara vez coinciden en un mismo individuo. La intensidad física de la voz depende de la presión subglótica, y ésta no sólo de la capacidad y la buena técnica respiratoria, sino también de un esfínter glótico anatómicamente bien constituido, capaz de desarrollar una alta tonicidad, preferentemente en sentido vertical. El rendimiento de la laringe depende del timbre o la eufonía que le confieran las técnicas vocales, de acuerdo con el mecanismo excitador o de carga que debe reconocérsele a la impedancia reflejada, y ésta depende del volumen adquirido durante la emisión en las cavidades supraglóticas.

Sobre algunos de los factores mencionados la pedagogía vocal puede influir de manera favorable: en el condicionamiento de una buena técnica respiratoria y en la eufonía o timbre vocal más conveniente que propende a la realización de grandes intensidades teniendo en cuenta las ventajas de un timbre redondeado, como se dice clásicamente, y que ha caracterizado a las grandes voces. El factor fisiológico del cual depende todo «redondeo» o «sombreado» de las vocales del canto radica en la postura lo bastante baja de la laringe, que facilita el reflejo de la «cobertura del sonido» y alarga considerablemente el resonador faríngeo. De forma complementaria, el timbre cubierto obliga a no retraer las comisuras de los labios y a semibostezar el sonido; es decir, tener la sensación de cantar sobre resonadores notablemente aumentados.

5.3   Exigencias del timbre operístico

La diferencia principal entre el repertorio romántico y el belcantista es el timbre oscuro (dramático) espeso y brillante con que es necesario abordar la emisión en el primero. Mientras la oscuridad o la claridad de la eufonía de los cantantes provienen de circunstancias fonéticas propias de la enseñanza vocal o técnica adquirida, el espesor y la brillantez son características que dependen de circunstancias congénitas, de las cuales la principal es la tonicidad, tanto vertical como horizontal, que una persona puede acordar a sus acoplamientos glóticos. Sobre este factor va a incidir la cantidad y la calidad de la espiración fónica.

La misión especial de la pedagogía es obtener una homogeneidad de los timbres vocálicos, destinada a contemplar más el instrumento musical que la fidelidad a la fonética convencional del habla. No puede confundirse el sentido informativo exclusivo de la palabra hablada con los problemas de intensidad y extensión que la ópera romántica ha impuesto a los cantantes, por lo que necesitan emplear una eufonía facilitadora y musical, que transforme las vocales abiertas en cubiertas y las estrechas (/i/ y /e/) en «semibostezadas». El arte de un cantante es aprender a fundir las vocales que facilitan la emisión con aquellas que la desfavorecen (acuerdo vocálico), de modo que se obtenga una «eufonía» que presente desde una homogeneidad tímbrica hasta similares procesos de emisión. Un alumno no debe pasar de una vocal a otra modificando su postura faringobucal como en el habla, ni abandonando la presión de su aliento, la firmeza muscular ni el lugar de resonancia. De otra forma nunca llegará a mantener un esquema corporal vocal habitual para la fonación, y sus timbres seguirían el capricho de la fonética del lenguaje.

5.4 *Exigencias de resistencia a la fatiga vocal*

La carrera profesional de un artista le obliga a asumir diariamente el compromiso de afrontar prolongados ensayos, que se intercalan con funciones durante largas temporadas. Por ello, un factor esencial de la docencia es conferir al alumno una suficiente resistencia a la fatiga laríngea de origen fonatorio. Los factores que producen un aumento de la fatiga vocal son:

- Los desplazamientos de tesituras tanto hacia el grave como hacia el agudo: mala clasificación vocal.
- El canto sobre vocales que provocan un exceso de tonicidad horizontal en las notas de paso y en el extremo agudo de toda tesitura, por ejemplo la /i/ y la /e/ del habla (vocales estrechas).
- La emisión de sonidos abiertos (/a/, /o/, /e/ y eu) en o sobre las notas llamadas de paso. Es la causa más frecuente del trémolo o voz caprina, y de los nódulos de los cantantes de voz clara.
- El exceso de utilización de la voz de pecho en el registro de mujer, conocido como *potrinage*. Es bastante habitual en las mezzos y contraltos con el fin de reforzar sus bajos. Se aconseja cubrir mucho este registro en la mujer para proteger, con el aumento de la impedancia reflejada, los delicados mecanismos laríngeos.
- La ausencia del mecanismo de apoyo de la voz sobre el aliento, que lleva generalmente a los inexpertos a empujar *(spingere)* los sonidos y perder el control de la espiración. Este tipo de fatiga laríngea se manifiesta con dos síntomas evidentes: la opacidad en el timbre, que tiende a velarse, y la fatiga de la musculatura intrínseca laríngea, que provoca un inmediato acortamiento de la tesitura (el cantante queda sin agudos).

6 Didáctica

Respecto al papel de la técnica en el rendimiento operístico hay que considerar que la pedagogía no puede crear por sí sola las condiciones necesarias para obtener una voz extensa y potente. Serán necesarias, además, ciertas aptitudes mentales, anatómicas y fisiológicas sobre las cuales se estructura y desarrolla la técnica, y que la experiencia docente indica que no son muy frecuentes. Este reconocimiento a las aptitudes constitucionales del individuo, nacer con un don o instinto vocal, será sólo una base de partida, y el profesor tiene que hacer comprender fisiológicamente lo que representa ese instinto, al cual es necesario disciplinar, perfeccionar y encauzar para la organización correcta y para que se condicione a la inteligencia, poniéndolo al servicio de la expresividad y no al simple azar de las circunstancias. Hay una parte de dote anatómica, otra de ciencia y otra de pedagogía.

Con respecto a la potencia vocal, la fatiga vocal, etc., un factor a tener en cuenta en el canto operístico es la evolución orquestal que se ha experimentado con el verismo y con las corrientes alemanas. La escritura musical se enriquece, se hace más compleja, el número de instrumentistas aumenta y la voz, aunque siempre por caminos melódicos, tiene que brillar en medio de sea marea ascendente que sin duda le lleva a expresarse en formas de gran dramatismo (entendiendo la cantidad vocal más que el color en sí mismo) y extroversión exaltada. En los grandes teatros es inevitable que las voces, según sus condiciones, vayan creando tipos dentro de su misma cuerda. Las grandes salas, la densificación de la orquesta y la escritura vocal obligan a ello. La densidad vocal y la potencia se van haciendo indispensables para coexistir con el masivo desarrollo orquestal, con el cual la voz humana ha perdido toda proporción. Todo esto en cuanto a la proporción de la voz con respecto a la orquesta lírica o la sinfónica, pero hay otro factor que afecta al cantante: el tono y las variaciones que han ido incrementando las vibraciones del diapasón desde 422 que tenía en Mozart hasta los 440 ciclos (vibraciones por segundo) que ha alcanzado el la. Esta cifra la han superado numerosas orquestas europeas al adoptar desde los 442 hasta los 445 ciclos. La consecuencia de todos estos aspectos en relación con la voz es que se ve impulsada a buscar un desarrollo capaz de competir en estas circunstancias. Es cierto que uno de los objetivos al trabajar la voz es conseguir su máxima potencia dentro de los límites propios de cada individuo, pero no para usarla constantemente. Este camino no sólo se aparta del buen gusto, sino que conduce al cantante hacia un temblor vocal producido por el exceso. La voz no tiene por destino competir ni esforzarse para evidenciar su presencia, sino convertir el instrumento en algo dúctil, sensible, enérgico, resistente, consciente y capaz de conquistar su libertad para crear. Por ello se ha hecho imprescindible el acierto en la clasificación de las voces, cuya salud depende de la solidez de su formación y también de que se produzcan y especialicen profesionalmente en un repertorio adecuado.

6.1   *Recomendaciones básicas del maestro de canto al estudiante*

- Seguir las pautas de higiene y salud vocal.
- Constancia en los ejercicios técnicos de respiración, resonancia y articulación.
- Cuidar la elección del repertorio.
- Perseverancia en el estudio vocal y musical.
- Confianza en el maestro de técnica y paciencia para asentarla.

Consulte la bibliografía de este capítulo en la página 601.

29.4 Patología de la voz cantada

I. Cobeta, E. Mora

Máximas y consejos

- Los problemas vocales de los cantantes deben contemplarse de una forma global, incluyendo en la anamnesis circunstancias personales que vayan más allá del puro motivo de consulta.
- Para diagnosticar correctamente la patología de la voz cantada son necesarios una cierta experiencia y disponer de estroboscopio.
- El lugar donde asientan la mayoría de las lesiones de los cantantes es en el borde libre de las cuerdas vocales.
- Hay que ser muy cautos a la hora de comunicar el diagnóstico de nódulos vocales a un cantante.
- El defecto de cierre posterior puede ser patológico si afecta a la cuarta parte posterior de la porción membranosa.
- Es necesario que toda persona que inicia unos estudios de canto se haga una exploración otorrinolaringológica específica para descartar cualquier patología laríngea, sea congénita o adquirida.
- Normalmente, cuando un profesor de canto remite a un alumno por creer que tiene una patología vocal, la suele tener.

Introducción

Los problemas vocales de los cantantes deben contemplarse de una forma global porque en estos pacientes las pequeñas variaciones en los estados de salud vocal y de ánimo pueden influir de manera muy importante en su actividad profesional. En ocasiones se juzga superficialmente a voz cantantes como personas inestables desde el punto de vista emocional, sin tener en cuenta la tensión que representa depender de un perfecto estado de salud vocal y tener que «demostrar» todas las veces que se es un buen o un gran can-

Voz profesional

tante, sabiendo que el público recuerda más una mala actuación que una buena, porque siempre espera la mejor. En ocasiones se encuentran «desvalidos» ante situaciones que no controlan: lejanía de sus seres queridos, viajes continuados, dependencia de otras personas... Los cantantes tienen sensaciones corporales que les permiten saber que su voz puede no estar perfecta antes de que los demás lo perciban. La suma de su dependencia vocal y del conocimiento de la propia voz hace que a menudo consulten deseando saber que su aparato fonador está perfecto, en especial ante actuaciones importantes. El otorrinolaringólogo debe estar familiarizado tanto con el reconocimiento de la normalidad vocal como con el de pequeñas lesiones, y para ello ha de contar con cierta experiencia y con un equipamiento adecuado.

Los cantantes están expuestos a dos tipos de afecciones. Por un lado, sufren las enfermedades laríngeas comunes al resto de las personas, y por otro las propias de una actividad vocal profesional. Son mucho más preocupantes las segundas que las primeras, porque un cantante con buena técnica, no sobrecargándose y sobre todo cantando el repertorio adecuado, no debe lesionarse la voz. Los cantantes líricos son los profesionales de la voz mejor formados y los que están más atentos y preocupados por cualquier problema vocal que puedan tener. En este sentido es conveniente no pasar por alto las quejas de quien lleva algunos años en la actividad lírica vocal, sobre todo si el motivo de consulta ha sido percibido también por otras personas con conocimientos musicales y unidas al cantante, por lo común su profesor de canto.

Hay dos circunstancias que son fuente de problemas: el medio ambiente y los cambios de técnica. En el medio ambiente los cantantes tienen como enemigos la sequedad, el polvo en suspensión, el humo del tabaco, la falta de ventilación y el aire acondicionado; en un ambiente seco y polvoriento las cuerdas vocales pierden elasticidad, por lo que la actividad vocal puede inflamarlas. El cambio de técnica en los cantantes ya formados, y la mala técnica en los más jóvenes, puede ser otra fuente de problemas vocales; cuando se canta con esfuerzo se contraen excesivamente los músculos del cuello y la laringe, con lo cual las cuerdas vocales sufren un estrés que puede lesionarlas.

Cuando las cuerdas vocales se inflaman por los mecanismos que hemos mencionado o por otra causa, los bordes libres no están rectos y lisos, sino con una pequeña prominencia central (desde inflamación leve hasta nódulo) que hace que al contactar las dos cuerdas quede un espacio abierto, una falta de cierre por donde el aire fluye. Esto provoca que se pierda potencia, que haya «rozamiento» de la voz y que no puedan alcanzarse las notas agudas si no es aumentando la presión del aire y la contracción de la laringe, lo cual se traduce en que la voz «suena» aceptable a volúmenes altos, pero con mucho esfuerzo.

La prueba para saber si las cuerdas vocales se encuentran «limpias» consiste en intentar dar una nota aguda a poco volumen. Esta prueba, que muchos cantantes y profesores realizan de forma intuitiva, delata, cuando no puede hacerse porque la voz se quiebra, pequeñas irregularidades en el borde libre. Si se realiza un *glissando* a poco volumen con la boca cerrada desde una nota grave hasta la más aguda que se pueda, las cuerdas estarán tanto más limpias cuanto más se acerque el cantante a la nota más aguda que haya sido capaz de alcanzar cantando a volumen normal en su mejor momento. Poco después de una dura función puede suceder lo que hemos dicho, pero tras unas horas de descanso la voz se normaliza. Cuando la voz no alcanza su estado normal con el descanso, es necesario explorarla. Es muy importante ser precavidos la primera vez que vemos a un cantante, pues en ocasiones encontramos algún cambio morfológico que no sabremos si achacar a una variante de la normalidad o a una patología real; la clínica y la prudencia nos ayudarán en esas circunstancias.

1 Patología como cantantes

La patología más frecuente que encontramos en los cantantes está en relación con el borde libre de la cuerda vocal. Suele consistir en pequeñas irregularidades que limitan la emisión habitual de la voz profesional y que apenas se perciben si no es mediante el estroboscopio.

1.1 Sobrecarga vocal

También se ha descrito como estado prenodular o edema transitorio localizado. Es relativamente frecuente en los cantantes y se manifiesta durante periodos de trabajo intenso (clases o ensayos prolongados, poner en voz una obra nueva, acumulación de actuaciones, etc.). Por lo general, es la manifestación de una actividad excesiva. Puede aparecer sobrecarga en cantantes que, teniendo una buena técnica, cantan por encima de su capacidad física actual. La sobrecarga ocurre especialmente en cantantes que no limitan su actividad vocal a dos horas diarias activas de estudio o a dos horas de actuación en días alternos. La sobrecarga vocal tiene tres grados:

- Grado I: aparece un exceso de secreciones en las cuerdas vocales, lo que obliga al cantante a aclarar la voz o carraspear; la voz puede oscurecerse y hay molestias localizadas para la voz hablada.

- Grado II: es la forma más habitual de sobrecarga. Aparece una irregularidad poco perceptible a lo largo del tercio medio del borde libre de una o ambas cuerdas vocales (figura 1); también hay un aumento de las secreciones. Clínicamente se traduce en que el cantante es incapaz de alcanzar las notas más agudas de su rango vocal, o si las alcanza es realizando una mayor presión subglótica, con lo cual el problema puede desaparecer a volúmenes altos. Hay fatiga para la voz cantada. Es frecuente tras periodos de duros ensayos y por lo general se manifiesta pocos días antes de la actuación.

- Grado III: inflamación leve, pero concentrada, en el tercio medio de ambas cuerdas vocales, como pequeñas espículas. La diferencia con los nódulos es muy sutil, pero en la sobrecarga de grado III la lesión es menor, picuda, desaparece tras poco tiempo de reposo vocal (realmente disminuyendo la actividad vocal) y es imperceptible a volúmenes altos (figura 2).

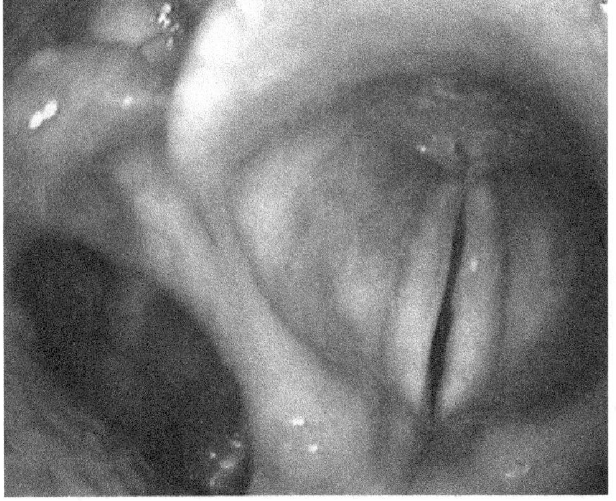

Figura 1. Sobrecarga vocal con una ligera irregularidad de la cuerda vocal derecha.

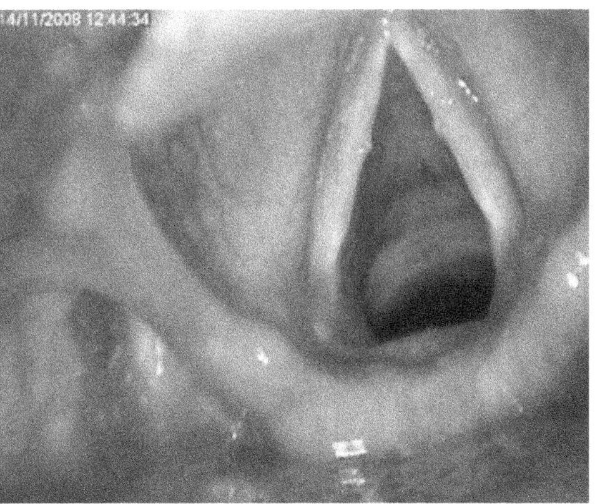

Figura 2. Sobrecarga vocal en la cual se observa una pequeña inflamación bilateral en forma espicular.

La aparición de la sobrecarga sería el límite máximo para la actividad vocal del cantante con una técnica determinada. Aunque la sobrecarga puede aparecer en cualquier cantante, es mucho más frecuente en los jóvenes que empiezan a tener éxito en sus carreras y no suelen rechazar ninguna oferta por seguidas que sean las actuaciones. También aparece en cantantes con más experiencia, pero momentáneamente muy presionados. El tratamiento es el reposo vocal para la voz cantada y la limitación para la voz hablada (no hablar en ambientes ruidosos ni mantener conversaciones largas). Como por lo general esta situación se presenta en momentos delicados previos al estreno, hay que instaurar tratamiento con corticosteroides y mucolíticos.

1.2 Nódulos vocales

Los nódulos vocales son la patología más temida por los cantantes debido a las limitaciones vocales y a las consecuencias emocionales. No suelen juzgarlos de un modo racional porque creen que van a perder la voz para siempre o que ya no les contratarán. Hay que ser muy prudentes al decir a un cantante que tiene un nódulo, porque puede tener consecuencias devastadoras en su ánimo e incluso influir en su desarrollo profesional. La existencia de nódulos es muy rara en los cantantes que ya han iniciado una carrera profesional, y excepcional en los de primera línea. Son más frecuentes en cantantes jóvenes y en estudiantes de canto. Las mujeres los padecen más que los hombres, y entre ellas son las sopranos quienes más los sufren. Los antecedentes de los nódulos son cantar mucho (abuso vocal), hacerlo con una técnica defectuosa (mal uso vocal) e interpretar papeles que están fuera de las posibilidades del cantante. Los nódulos no aparecen en poco tiempo; los antecedentes deben actuar durante meses. Otro factor importante que puede pasar desapercibido es la compaginación del canto con otra actividad que implique mucho uso de la voz hablada. Los nódulos son una patología de importancia, pero no significa que con ellos acabe la carrera profesional de un cantante, aunque puede que sea un buen momento para analizar lo que ha influido en su aparición y tratar de corregirlo.

Se dice que los nódulos aparecen en la unión entre los tercios anterior y medio de la cuerda vocal, pero es más exacto decir que aparecen en el punto medio de la porción membranosa, que es el lugar de mayor desplazamiento y de más estrés mecánico (fonotraumatismo). Son lesiones bilaterales y simétricas, aunque pueden tener un tamaño diferente en cada lado, al menos al principio (figura 3). Tradicionalmente se habla de nódulos gelatinosos y fibrosos (o blandos y duros); los primeros se curarían con tratamiento médico y rehabilitador, y los segundos precisarían cirugía. Se requiere experiencia para distinguir su consistencia o naturaleza en la exploración con el estroboscopio, pero en general, si a volúmenes altos la voz «pasa» y con estroboscopia se percibe un cierre glótico, se trataría de nódulos iniciales con buena respuesta al tratamiento rehabilitador; por el contrario, si vemos la imagen en «reloj de arena» y la voz se bloquea a partir de la segunda nota de paso, lo más probable es que se trate de nódulos densos que responderán mal al tratamiento conservador.

Clínicamente los nódulos se manifiestan por pérdida de brillo o mordiente en el registro medio, disfonía en el registro alto por bloqueo de la vibración, y pérdida de resistencia vocal. Cuanto mayor es el nódulo, antes aparece la disfonía por bloqueo en la escala vocal. Quien primero suele darse cuenta de su existencia es el profesor de canto, que reconoce «algo de aire» en el registro medio; esto corresponde a la presencia de aire no productivo (turbulento) que se escapa por el espacio anterior y posterior que dejan los nódulos en contacto. Este hallazgo se documenta mediante el índice armónico/ruido y el espectrograma, donde se evidencia que las líneas de las frecuencias (concentración de energía) no están nítidas sino borrosas, y tampoco aparecen armónicos a frecuencias altas.

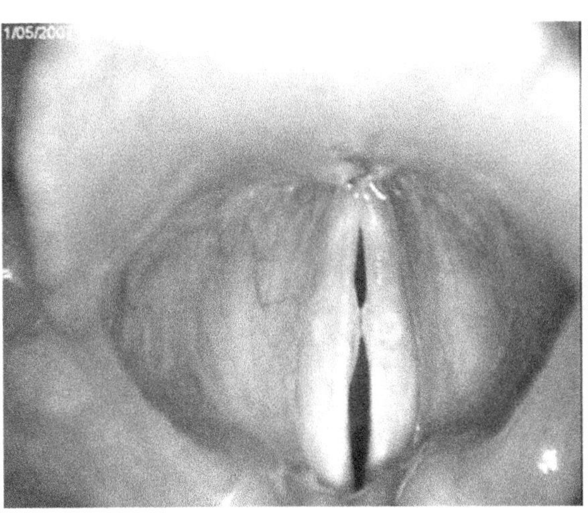
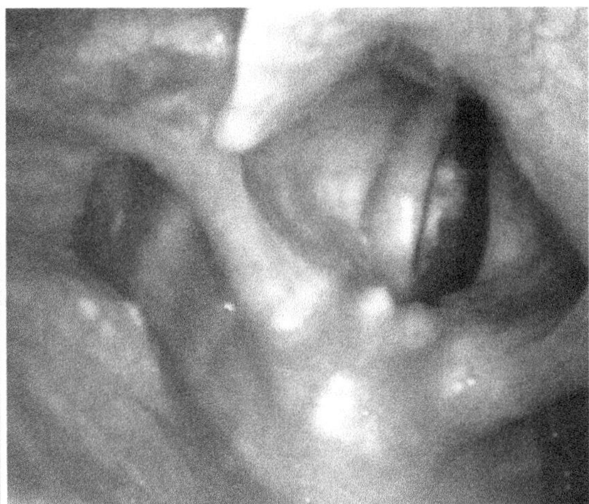

Figura 3. Nódulos vocales con diferente tamaño en ambas cuerdas. En esta imagen es difícil diferenciar entre nódulos y pseudoquiste con reacción en la otra cuerda.

Figura 4. Hemorragia reciente de una cuerda vocal derecha.

Para tratar los nódulos es necesario un compromiso por parte del cantante de asumir una manera diferente de hacer las cosas en relación con su voz. Debe darse cuenta de que si no cambia su comportamiento vocal lo más probable es que no se cure, o que los nódulos vuelvan a aparecer si opta por la cirugía. También debe haber una buena comunicación entre las personas que van a tratar al paciente: el profesor de canto (si se trata de un alumno), el otorrinolaringólogo y el logopeda (en caso de problemas añadidos con la voz hablada).

Si los nódulos son fibrosos o el paciente requiere una solución rápida, se intervendrá quirúrgicamente y se continuará con tratamiento rehabilitador. Si los nódulos son recientes y el paciente prefiere no comenzar con cirugía, el tratamiento se inicia con tres semanas de reposo vocal relativo: hablar lo menos posible y hacerlo en un ambiente con poco ruido, no hablar más de cinco minutos a la hora, hablar por teléfono lo imprescindible, procurar no carraspear y no cantar. También debe iniciarse un programa de rehabilitación vocal con la ayuda de un logopeda con experiencia en cantantes. Si al cabo de tres semanas de tratamiento rehabilitador no hay apenas mejoría, se reevaluará la situación haciendo una nueva exploración estroboscópica. Éste sería el momento de tomar una decisión y, dependiendo también de las necesidades del paciente, proponer o no tratamiento quirúrgico; si los nódulos han disminuido de tamaño y hay mejoría clínica puede continuarse con el tratamiento rehabilitador.

1.3 *Hemorragia de la cuerda vocal*

La hemorragia vocal entre los cantantes líricos es más frecuente de lo que en un principio puede parecer (figura 4). Suele darse en personas con capilares llamativos (ectasias vasculares o microvaricosidades) en la cara superior de las cuerdas, sobre todo cerca del borde libre, que es donde más vibran. La causa de las ectasias parece ser los microtraumatismos del canto. Curiosamente, cuando hay ectasias marcadas en la cara superior también las hay en la inferior; para verlas hay que hacer una estroboscopia pidiendo al paciente que emita una /i/ en un tono muy grave para que haya una gran onda mucosa que muestre la cara inferior. Los cantantes que tienen estas microvaricosidades vocales (figura 5) tienen una mayor propensión a las hemorragias. También las hemorragias pueden tener otros antecedentes: la toma de antiagregantes plaquetarios (ácido acetilsalicílico *[Aspirina]*), la

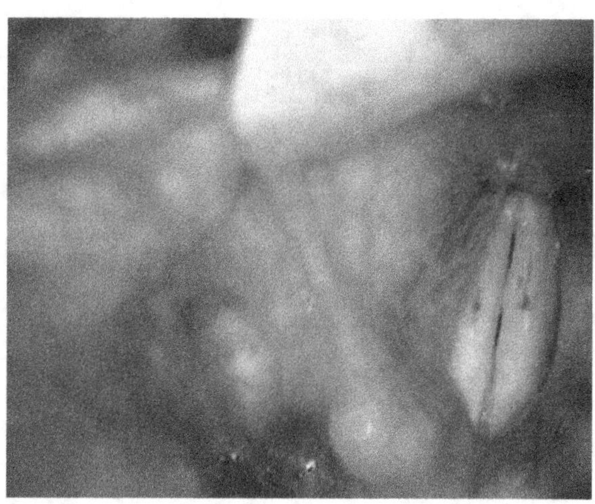

Figura 5
Varicosidades en la cara superior
de ambas cuerdas vocales.

actuación a plena voz sin suficiente calentamiento (o gritar), haber tenido hemorragias previas y cantar con una inflamación leve de las cuerdas; en las mujeres suelen ocurrir en los días premenstruales.

La clínica se manifiesta de forma aguda, con disfonía importante o al menos con imposibilidad para el registro alto. Hay dolor laríngeo de instauración rápida. La hemorragia imposibilita para cantar durante al menos dos semanas. Si es recidivante puede plantearse la coagulación del vaso mediante fonomicrocirugía (láser o diatermia controlada). Mientras se reabsorbe la hemorragia es necesario hacer reposo vocal relativo y no ejercer la voz profesional; la reabsorción suele durar entre 10 y 14 días. Si se canta durante esos días pueden aparecer un pólipo o una cicatriz anómala.

1.4 *Defecto de cierre posterior*

Al analizar esta afección debemos ser cautos, porque puede ser un hallazgo especialmente en los cantantes de registro más agudo (sopranos y tenores). No es un hallazgo cuando el cantante consulta por falta de brillo o mordiente en la voz y lo ha notado también el profesor de canto, y cuando además no hay ningún otro hallazgo que lo justifique, como un leve edema en la porción membranosa. El defecto posterior puede considerarse una variante normal cuando sólo afecta a la porción cartilaginosa de las cuerdas, mientras que es patológico si afecta a la cuarta parte posterior de la porción membranosa. El defecto de cierre posterior puro (sin lesión del borde libre) se produce por falta de contracción del músculo interaritenoideo, con una aproximación correcta de las apófisis vocales por contracción del cricoaritenoideo lateral.

El defecto de cierre posterior es difícil de corregir. Puede deberse a una actividad laríngea excesiva, pues hay que tener en cuenta que el músculo interaritenoideo es el menor de los músculos intrínsecos. Cuando se trate de un hallazgo no hay que darle demasiada importancia ni crear preocupaciones innecesarias. Es importante que el cantante conozca bien la imagen de su laringe cuando se encuentre en un excelente momento vocal, para que no haya confusiones y pueda colaborar con el otorrinolaringólogo.

1.5 *Fonoastenia*

La fonoastenia es un diagnóstico por exclusión. Se dice que hay fonoastenia cuando, no hallando nada que lo justifique tras una exploración estroboscópica, el paciente se queja de cansancio al cantar y la voz suena diferente que otras veces, sin riqueza. Se dice que en la fonoastenia la voz suena peor que lo que la laringe muestra. Es necesario analizar la salud general y disminuir la actividad vocal.

1.6 Sulcus adquirido

Además de ser una lesión congénita, hay una forma de *sulcus* adquirido consistente en la atrofia del borde libre de la cuerda vocal, no necesariamente en la zona media. En los casos observados hay un defecto de afinación, con calados importantes. Suele constituir un problema que obliga a descansos vocales durante largos periodos de tiempo (6 a 12 meses).

2 Patología como pacientes generales

2.1 Malformaciones

Toda persona que inicie estudios de canto debería hacerse una exploración laríngea para comprobar el estado de normalidad. Puede llegar a ser muy frustrante para el alumno o el joven cantante que el desarrollo profesional se vea entorpecido por una lesión que no se detectó en su momento. Las lesiones que deben excluirse son las pequeñas malformaciones congénitas, que para una actividad vocal habitual no tienen mayor importancia, pero que pueden llegar a limitar el progreso artístico. Dentro de estas malformaciones las más frecuentes que pueden pasar desapercibidas son la microsinequia anterior y el *sulcus vocalis*. La microsinequia (figura 6) no produce por sí misma ninguna patología, pero puede contribuir a que parezcan nódulos vocales en mayor proporción debido a que alteran la biomecánica de la vibración de las cuerdas. Si esto ocurriera, tendría un sencillo tratamiento quirúrgico. La otra lesión, en este caso más limitante, es el *sulcus* vocal en estría, que consiste en una atrofia variable de la lámina propia superficial de la cuerda vocal (figura 7). Dependiendo del grado de la lesión (profundidad y extensión), así serán las limitaciones. Por lo general los cantantes tienen una mayor tendencia a sufrir lesiones asociadas y llega un momento en que tienen limitado su progreso; hay una disminución de resistencia al esfuerzo vocal. Si la lesión es pequeña pueden desarrollar una aceptable carrera profesional. El tratamiento quirúrgico es de ayuda, pero siempre con un cierto factor de incertidumbre respecto a los resultados.

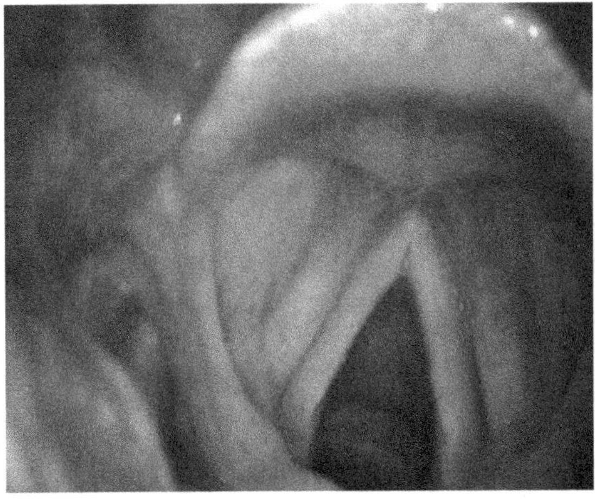

Figura 6. Microsinequia de comisura anterior.

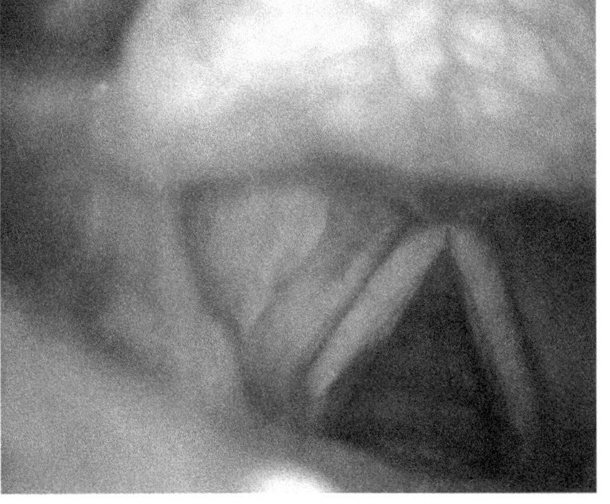

Figura 7. *Sulcus* vocal en estría, bilateral.

2.2 Laringitis

La laringitis puede ser traumática o infecciosa. La laringitis traumática vocal ya la hemos comentado con el nombre de «sobrecarga vocal». La laringitis infecciosa también se conoce como «laringitis catarral aguda» y fundamentalmente es un proceso viral que afecta a las vías respiratorias altas en mayor o menor grado; suele comenzar por rinitis y desciende hasta afectar a la voz, aunque no necesariamente. El mayor problema suele ser la inoportunidad de su aparición. En la exploración estroboscópica las cuerdas vocales están enrojecidas y edematizadas, e incluso pueden estar tan inflamadas que no tengan vibración y haya desaparecido la onda mucosa. Si la infección no radica en las propias cuerdas puede forzarse moderadamente la curación o permitir un esfuerzo leve, como cantar sin volumen o sólo marcar hasta el día de la función. Cuando la inflamación afecta a las cuerdas es obligado incluir en el tratamiento el reposo vocal, pues cantar en tales condiciones puede lesionarlas o hacer que se pierda la voz durante la actuación. A la hora de tomar la decisión de cantar o no en tales circunstancias, hay que contar con la opinión del cantante. En caso de querer hacer una actuación debe comprender las naturales limitaciones; el tratamiento será con un antibiótico de amplio espectro (aun siendo una lesión viral, para evitar una sobreinfección), corticosteroides y mucolíticos.

2.3 Reflujo faringolaríngeo

Es un tema controvertido, porque por un lado podemos encontrar signos de reflujo faringolaríngeo hasta en un 40 % de las laringes de los cantantes que no manifiestan síntomas, y por otro puede que achaquemos a un supuesto reflujo faringolaríngeo lesiones que en realidad tienen otro origen. En general, los síntomas vocales pueden consistir en pérdida del rango (extensión) vocal, cambio del timbre y sensación de la existencia de la laringe (necesidad de carraspeo o aclaramiento para expulsar mucosidad, dolor). El reflujo faringolaríngeo puede actuar facilitando que se produzcan lesiones por abuso o mal uso vocal (nódulos, pólipos o edemas localizados).

En la exploración laríngea hallaremos hipertrofia de la comisura posterior, enrojecimiento aritenoideo o generalizado, doble contorno vocal (figura 8), aumento de la mucosidad y más raramente hipertrofia de ventrículo o edema subglótico. El diagnóstico puede ser empírico por la respuesta al tratamiento con un inhibidor de la bomba de protones; en ocasiones será necesario consultar con un gastroenterólogo para que monitorice el pH.

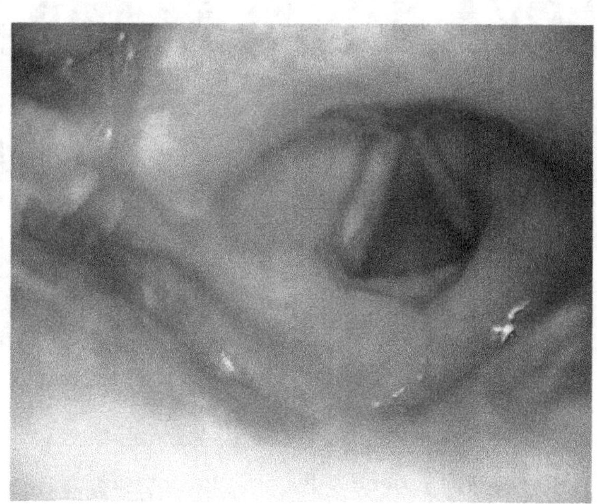

Figura 8
Reflujo faringolaríngeo. Se aprecia un enrojecimiento generalizado, hipertrofia moderada de la comisura posterior y doble contorno vocal.

El tratamiento tiene tres aspectos:

- Higiénico: no acostarse si no han pasado más de dos horas desde la última ingestión de alimentos, no tomar alcohol por las noches, no cenar alimentos que produzcan acidez o sean de difícil digestión, elevar la cabecera de la cama 20 cm, etc.
- Farmacológico: 40 mg al día de omeprazol al menos durante tres meses y continuar con 20 mg diarios otros tres meses.
- Quirúrgico: funduplicatura de Nissen, aunque no tiene tan buenos resultados como en el reflujo gastroesofágico.

3   Medicación en la voz cantada

No deben utilizarse nuevos medicamentos antes de funciones importantes, pues pueden tener efectos que modifiquen la buena emisión vocal. Es necesario que haya una perfecta hidratación de la mucosa (mucosidad fluida y abundante) y una adecuada coordinación muscular. Lo primero que debe hacer un cantante es beber abundante agua, aunque no más de dos litros al día, sabiendo que cualquier sustituto del agua es peor.

Los fármacos que producen sequedad de las mucosas son los antihistamínicos (que se emplean en casos de alergia), los simpaticomiméticos y los vasoconstrictores (que se emplean como descongestionantes por vía oral o localmente en la nariz en los catarros y la gripe), los anticolinérgicos (utilizados sobre todo para la diarrea y en medicamentos contra el mareo), los antidepresivos tricíclicos, los hipotensores y la codeína (que suelen contener los antitusígenos potentes). Conviene recordar que los fármacos estimulantes que contienen epinefrina también producen gran sequedad y descoordinación psicomotora; deben evitarse por completo, pues además ocultan la dimensión del esfuerzo laríngeo y casi inevitablemente se producirá una lesión vocal.

Es un hecho bien conocido por todos los cantantes profesionales que el ácido acetilsalicílico *(Aspirina)* puede producir, en determinadas circunstancias, un sangrado de la cuerda vocal. La alternativa más segura es el paracetamol. Los analgésicos utilizados por los cantantes para aliviar un dolor laríngeo pueden tener un efecto pernicioso en el momento de afrontar una actuación, pues podrían estar cantando con una laringitis que les produciría complicaciones locales. Los cantantes pueden emplear analgésicos suaves en el momento de las funciones para afecciones generales, no laríngeas. Tampoco hay que cantar bajo el efecto de ninguna sustancia euforizante (entre ellas el alcohol) que pueda modificar el estado de ánimo y que varíe la dimensión del esfuerzo vocal, pues ello puede lesionar en buena medida las cuerdas vocales.

La ansiedad es una emoción en ocasiones necesaria, de manera transitoria, para enfrentarnos a situaciones nuevas, pero se convierte en patológica cuando empieza a prevalecer en todas las situaciones del individuo y en cada acto se ve una amenaza sin que exista un peligro real; se trata de un punto de vista vital erróneo que produce irritabilidad y síntomas somáticos. En los cantantes es necesario un cierto grado de ansiedad («nervios del estreno»). No resulta profesional que un cantante deba tomar medicación para salir al escenario, incluso los betabloqueantes (propranolol) que reducen marcadamente los efectos secundarios de la ansiedad. Estos fármacos pueden producir un grave efecto adverso en las personas asmáticas. Los antidepresivos tricíclicos producen sequedad, pero en la actualidad los más utilizados son los del grupo de la fluoxetina, con menor incidencia de sequedad de boca que los tricíclicos y prácticamente ningún efecto sobre la voz.

La utilización de corticosteroides, que tienen un notable efecto antiinflamatorio, es muy controvertida en relación con la laringe y el canto. Los más utilizados son la prednisona y la metilprednisolona; ésta última es de elección en dosis única intramuscular (40-80 mg) para eliminar el pequeño edema que acompaña a las lesiones, fundamentalmente traumáticas por abuso vocal, que impiden tener una voz clara con los mismos agudos que habitualmente tiene el cantante. Esta dosis se administrará entre dos y seis horas antes de la actuación, pero siempre que no haya hiperemia de la cuerda, hemorragia ni lesiones con discontinuidad del epitelio. No debe utilizarse por vez primera antes de una función importante que se quiera salvar, pues puede tener un efecto no buscado de voz inestable, con inseguridad en las notas más graves. Cuando se disponga de más tiempo para tratar una lesión inflamatoria vocal de tipo medio se utilizará deflazacort en dosis de 30-60 mg/día en pauta descendente durante una semana.

Cuando un cantante deba ser intervenido quirúrgicamente con anestesia general tiene que avisar de su profesión al anestesista para que éste realice la intubación con un tubo pequeño, procurando no traumatizar las cuerdas y evitando la tos al despertar. En caso de tener una lesión vocal que requiera cirugía, el cantante no ha de pensar que sea el fin de su carrera profesional, ni mucho menos. Si una lesión requiere cirugía, se encontrará mucho mejor después de la operación. Lo que tiene que saber es que existe un riesgo del 1 % de que queden lesiones permanentes. El riesgo es tanto mayor cuanta más mucosa deba extirparse, y si hay que actuar en el interior de una cuerda (cordotomía por *sulcus*, quiste o edema). El tiempo que tarda el cantante en recuperar completamente la voz tras una cirugía de cuerdas vocales (fonocirugía) varía entre cuatro y seis semanas.

4 Consejos a los cantantes

La voz no debe derrocharse inútilmente. Al principio, cuando el cantante es joven y la laringe es normal, suelen hacerse muchos esfuerzos que pueden dañar la voz, aunque no de una manera inmediata, por lo que el cantante no los relaciona con dicha actividad. Hay que evitar hablar mucho en ambientes ruidosos (incluyendo el interior de los coches), permanecer en atmósferas con humo o muy secas, cantar cuando no se está bien de voz, cantar mucho tiempo seguido (más de dos horas) y hacerlo con tensión profesional sin descansos (dos funciones o dos audiciones en menos de dos días). Esto es lo más frecuente, pero como consejo general a los jóvenes cantantes hay que decirles que cualquier actividad vocal cantada que no sirva para aprender, encontrar trabajo o ganar dinero, debería suprimirse.

Hablar excesivamente puede lesionar las cuerdas vocales. En ocasiones, el joven cantante no se explica cómo puede ser que le digan que sus cuerdas muestran una sobrecarga si apenas ha cantado, pero suele llevar una actividad profesional paralela como actor de doblaje, acompañante vocal de un cantante de música ligera, presentador de programas musicales, profesor musical infantil, etc. De forma más sutil, pero igualmente dañinos, también pueden afectar los desequilibrios afectivos, las pérdidas de confianza en sí mismo y la falta de descanso o de tranquilidad.

La elección del repertorio es de gran importancia. No es recomendable elegir papeles vocales que estén fuera de las posibilidades actuales de un cantante, porque pueden provocar efectos tan devastadores en la voz como una mala clasificación; la prudencia impone ir despacio para llegar lejos *(chi va piano, va lontano)*. Esto tiene todo su sentido cuando hablamos de jóvenes y buenos cantantes que aceptan papeles para los que necesitarían mayor experiencia o envergadura vocal. Los pasos en falso, aunque no definitivamente, retrasan la madurez y crean frustración, que en ocasiones se manifiesta como alteraciones en la voz.

Se tiende a considerar a los cantantes como personas que deben estar en excelentes condiciones físicas, pues en muchas ocasiones su actividad es agotadora. En este sentido, los cantantes deben tener un buen estado físico, con un peso en consonancia con su estatura (es falso que para cantar bien haya que estar obeso; otra cosa es que la obesidad no impida en casos concretos cantar bien), deberían hacer gimnasia respiratoria y corporal, practicar algún deporte y tener una alimentación regular y sana. Éstos son algunos de los esfuerzos que la profesión pide a los cantantes, además de otros, como viajar constantemente, estar sometido a cambios de clima, no tener a las mismas personas en su entorno, vivir entre hoteles y teatros, estar sometidos a muchas presiones, depender en exceso de la voluntad de los demás, vivir alejados de los suyos, etc. Todo ello hace que la parte más frágil, la laringe, pueda enfermar de manera casi imperceptible, pero con desastrosas consecuencias para el cantante. En algunas ocasiones se necesita estar muy seguro para afirmar que la laringe es normal y que los problemas radican en el ánimo del paciente.

5 El profesor de canto

La persona más importante en el mundo del joven cantante es su profesor de canto. Éste tiene una gran responsabilidad, pues es quien dirá si una voz (una persona) tiene posibilidades artísticas profesionales, quien clasifique la voz y quien saque el mejor rendimiento sin dañar la laringe. La clasificación correcta de la voz es trascendental en la vida académica del joven cantante; en una mala clasificación está el origen de muchas lesiones vocales.

Para el otorrinolaringólogo la opinión del profesor de canto es de mucho valor, porque conoce al cantante, sabe cuándo la voz empieza a ser patológica y, por su relación con el alumno, suele dar siempre opiniones mesuradas. Cuando un profesor recomienda al alumno que visite al otorrinolaringólogo, la inmensa mayoría de las veces se encuentra alguna patología.

Consulte la bibliografía de este capítulo en la página 601.

Voz profesional

Capítulo 30

Medicina basada en la evidencia y voz

A. Martín, E. Martínez, M. de Mier

> **Máximas y consejos**
>
> - La medicina basada en la evidencia consiste en la integración de los mejores resultados de la investigación, la pericia clínica del cirujano (capacidades y experiencias adaptadas a un paciente particular) y los valores del paciente.
> - Los estudios de medicina basada en la evidencia se estratifican según su calidad. Para las intervenciones terapéuticas, los de mayor nivel son la revisión sistemática y el ensayo clínico aleatorizado, mientras que la opinión de expertos se considera con la menor calidad.
> - El diseño más habitual en medicina basada en la evidencia para cirugía es el de estudios quirúrgicos prospectivos antes-después con un solo grupo. Cada sujeto actúa como su propio control, con determinaciones antes y después de la intervención.
> - Las bases de datos más utilizadas son MEDLINE, EMBASE, The Cochrane Library, NHS Evidence, The National Guideline Clearinghouse, CRD Database, Evidencias en ORL y Otorrinolaringología basada en la evidencia.
> - No existe evidencia de alta calidad para comparar las técnicas quirúrgicas con las no quirúrgicas en la eliminación de los nódulos de las cuerdas vocales. No hay evidencias claras en cuanto a qué pacientes se beneficiarían de la cirugía y cuáles de las técnicas de foniatría.
> - No hay suficiente evidencia de alta calidad a favor ni en contra de determinados materiales inyectables para los pacientes con parálisis unilateral de cuerda vocal.
> - En los pacientes con parálisis unilateral de cuerda vocal, los casos con peor función preoperatoria se benefician más con la medialización externa (tiroplastia de tipo I) y sumada a aducción aritenoidea.

Introducción

Una discusión completa con respecto a los niveles de evidencia en toda la patología de la voz está más allá del alcance de este capítulo, por lo que nos limitaremos a la cirugía habitual en dicha patología e iniciaremos el tema con el desarrollo de la cirugía basada en la evidencia. Ésta podría definirse como la integración de los mejores resultados de la investigación, la pericia clínica del cirujano (capacidades y experiencias adaptadas a un paciente particular) y los valores del paciente. La mayor dificultad puede radicar en establecer las mejores pruebas de investigación. Aunque el valor de ciertos procedimientos quirúrgicos puede estar muy claro, hay desacuerdos importantes sobre el carácter apropiado de ciertas intervenciones quirúrgicas o de las técnicas empleadas para realizarlas. Esto se hace patente en la considerable variabilidad de la práctica clínica en cuanto a las indicaciones y el uso de las técnicas o procedimientos quirúrgicos para algunos procesos. La demanda y la utilización de pruebas científicas en la toma de decisiones quirúrgicas nos llevan a plantearnos qué puede considerarse una prueba fiable y suficiente para un procedimiento quirúrgico particular, lo cual implica cuestiones éticas para el cirujano, favorecer la innovación al mismo tiempo que proteger a los pacientes frente al daño, y entre el beneficio de los pacientes individuales y el de las poblaciones.[1]

Otro debate se refiere a en qué momento de su evolución debe ser evaluado un procedimiento quirúrgico. Es necesario distinguir entre las actividades que forman parte de la práctica clínica establecida y las que son suficientemente innovadoras para requerir una investigación formal. Esas distinciones tienen implicaciones éticas importantes, y hay que informar a los pacientes, durante el proceso de obtención del consentimiento, sobre si el procedimiento es considerado una práctica estándar, innovación o experimentación. Reitsma y Moreno[2] sugieren que las innovaciones quirúrgicas que requieren una evaluación formal incluyen los procedimientos nuevos, la modificación significativa de una técnica estándar, una aplicación nueva o una nueva indicación de una técnica establecida, y la combinación alternativa de una técnica establecida con otra modalidad terapéutica desarrollada y probada por primera vez. La evaluación temprana también plantea retos relacionados con la curva de aprendizaje de los cirujanos y de sus equipos, puesto que los resultados pueden diferir entre cirujanos con distintos grados de entrenamiento, y entre el comienzo y el final del periodo de ensayo.

1 Diseños de estudios de investigación en cirugía

Aunque en general en cirugía nos interesamos por el tratamiento y sus efectos, la jerarquía de la evidencia varía según el pronóstico, el diagnóstico y el análisis económico. Los estudios se estratifican según su calidad. Para las intervenciones terapéuticas los de mayor nivel son la revisión sistemática y el ensayo clínico aleatorizado, mientras que la opinión de expertos se considera con la menor calidad. Entre ambos extremos se encuentran los estudios de cohortes, los estudios de casos y controles, las series de casos con controles históricos, las series de casos sin controles y la comunicación de casos clínicos. El nivel identifica la calidad de la evidencia y se corresponde con una recomendación alta, moderada o baja. Los ensayos clínicos aleatorizados presentan para los cirujanos una larga lista de objeciones, entre ellas la imposibilidad de estandarizar las intervenciones y los cirujanos individuales, la dificultad para limitarse a protocolos rígidos, los problemas para evaluar la curva de aprendizaje, la rápida evolución de la tecnología y los métodos, la imposibilidad de aplicar los resultados del ensayo al paciente quirúrgico individual, la dificultad de la aleatorización por las fuertes preferencias del paciente o del médico, y los problemas éticos para controlar el efecto placebo.[1]

La investigación en cirugía es muy criticada por la ausencia de ensayos clínicos aleatorizados y de estudios prospectivos bien estructurados, ya que la mayor parte de la investigación consiste en series de casos sin grupo control. La cirugía tiene aspectos adecuados para un

Voz profesional

ensayo clínico aleatorizado, pero otros son mucho menos adaptables. Los estudios observacionales con grupo control, es decir, los de casos y controles o los de cohortes, pueden controlar variables relevantes, reducen mucho los sesgos y proporcionan conocimientos fiables. Meakins[3] defiende los estudios observacionales prospectivos desde el primer paciente, y afirma que el ensayo no aleatorizado será el eje del desarrollo del conocimiento sobre las soluciones innovadoras para la enfermedad quirúrgica. Los estudios observacionales evitan muchas dificultades metodológicas y éticas intrínsecas de los ensayos clínicos aleatorizados.

El diseño más habitual es el de estudios prospectivos antes-después con un solo grupo. Se basan en la medición y la comparación de la variable respuesta antes y después de la exposición del sujeto a la intervención experimental. Cada sujeto actúa como su propio control, con determinaciones antes y después de la intervención. La ausencia de grupo control no permite asegurar que los cambios aparecidos se deban exclusivamente a la propia intervención, o a otras intervenciones o factores no controlados. Existe la posibilidad de que se produzcan el efecto Hawthorne, el efecto placebo, la regresión a la media y el no control de la evolución de la enfermedad, además de incurrir en un posible sesgo de selección. Los estudios retrospectivos añaden los sesgos inherentes a ellos. En líneas generales, las series de casos no pueden probar que un tratamiento sea superior a otro, pero sí pueden proporcionar pruebas convincentes de que un tratamiento con frecuencia tiene resultados satisfactorios. Para ello es necesario disponer de buenos datos sobre la evolución natural de la enfermedad no tratada, que pueden constituir una prueba convincente de que la intervención en estudio tiene valor, aunque es necesario considerar con cuidado factores como el equilibrio entre beneficio y daño, y los efectos del sesgo de selección.[4]

2   Evidencias en la voz

Realizamos una búsqueda en MEDLINE, EMBASE, The Cochrane Library, NHS Evidence, The National Guideline Clearinghouse, CRD Database, Evidencias en ORL y Otorrinolaringología basada en la evidencia, hasta diciembre de 2012. En MEDLINE lo hicimos con los términos Granuloma, laryngeal [Mesh] OR Laryngeal edema [Mesh] OR Vocal cord paralysis [Mesh] OR Voice disorders [Mesh] OR Vocal cords [Mesh] con filtro metodológico de Clinical Queries con categoría para terapia y amplitud *broad*. Seleccionamos los estudios con mayor nivel de evidencia. No incluimos la cirugía para tratamiento oncológico, laringopatía crónica y estenosis laríngeas. Las técnicas de tiroplastia de tipo I y de reinervación las analizaremos en comparación con otras técnicas, ya que son más agresivas que las infiltraciones.

2.1   Exéresis de lesiones benignas

Muchas lesiones benignas son autolimitadas o reversibles. El tratamiento conservador se basa en la causa, pero puede incluir terapia de voz, cese de fumar y medicación antirreflujo.[5]

- No existe evidencia de alta calidad para comparar las técnicas quirúrgicas con las no quirúrgicas en la eliminación de los nódulos de las cuerdas vocales. Una revisión Cochrane[6] no encuentra estudios con criterios de inclusión (ensayos clínicos con asignación al azar) que comparen cirugía frente a no cirugía. Todos los estudios carecían de grupo control. No hay evidencias claras en cuanto a qué pacientes se beneficiarían de la cirugía y cuáles de las técnicas de foniatría. Hay evidencias de que las técnicas foniátricas más conservadoras son eficaces, por lo que no se justifica un ensayo clínico aleatorizado de técnicas no quirúrgicas frente a quirúrgicas como tratamiento de primera línea.

- La cirugía puede mejorar los parámetros vocales subjetivos y objetivos en los pacientes con disfonía secundaria a lesiones benignas de cuerda vocal. Un estudio prospectivo con diseño antes-después en 42 pacientes con lesiones benignas de la cuerda vocal, quistes, pólipos y cicatrices, evaluó los cambios en la calidad de vida y en el análisis acústico, aerodinámico y perceptual de la voz antes y después de la microcirugía.[7] Se halló significación estadística en la mejora de la calidad de vida relacionada con la voz y en parámetros objetivos para los pacientes con pólipos y quistes. Los resultados fueron menos favorable para las cicatrices.

- La microsutura después de la exéresis puede acelerar la recuperación de la función vocal en las lesiones benignas de cuerda vocal. En un ensayo clínico se aleatorizó a 40 pacientes con pólipos, quiste o edema de Reinke para microsutura despúes de la exéresis o exéresis sola.[8] Hubo mejores resultados, con significación estadística en el *Voice Handicap Index* (VHI) 30 y en el análisis acústico, en el grupo de microsutura en la primera semana, pero no en la segunda ni en la cuarta. La normalización de la videoestroboscopia era significativamente más rápida en el grupo con microsutura. La aleatorización realizada no es ciega sino por orden de entrada a quirófano, por lo que sus resultados deben tomarse con cautela.

- La inyección intralesional de esteroides puede ser efectiva en las lesiones benignas de las cuerdas vocales. Una revisión sistemática identifica seis artículos, todos con triamcinolona excepto uno con metilprednisolona.[9] Se aprecian mejoras significativas en parámetros objetivos y subjetivos, pero con recidiva en un 4 % a un 31 % de los casos. El nivel de calidad de los estudios incluidos es bajo, pues se trata de series retrospectivas de casos, no consecutivos, y además es conocida la reversibilidad de algunas lesiones benignas con la terapia de la voz.

- El tipo de instrumentación (técnicas quirúrgicas frías o mediante láser) no parece afectar a los resultados en la exéresis de lesiones benignas. Dos ensayos clínicos aleatorizados comparan el láser de CO_2 y la microdisección,[10,11] y obtienen resultados semejantes de efectividad en parámetros objetivos y subjetivos, así como en el tiempo de recuperación. El método quirúrgico utilizado es menos importante que la experiencia y la habilidad del cirujano para obtener resultados más satisfactorios.[5]

- La radiofonocirugía podría ser tan efectiva como la disección fría en las lesiones benignas. En un ensayo clínico aleatorizado, 50 pacientes con nódulos y pólipos fueron aleatorizados en dos grupos de tratamiento (fonocirugía y disección fría) y no se observaron diferencias en los resultados.[12]

2.2 *Efectividad de las sustancias para infiltrar la cuerda vocal*

El tratamiento quirúrgico habitual de la insuficiencia glótica es la medialización del pliegue vocal. Puede realizarse con infiltración de un agente en la cuerda vocal (laringoplastia de inyección), con medialización externa por cirugía abierta (tiroplastia de tipo I) o bien con una combinación de las dos. Si la causa es una parálisis unilateral de cuerda vocal se añaden los procedimientos de aducción aritenoidea y reinervación. Las sustancias inyectables pueden ser transitorias (colágeno, acido hialurónico, carboximetilcelulosa) o de larga duración e incluso permanentes *(Teflon®*, silicona, hidroxiapatita cálcica, grasa). El colágeno para infiltraciones puede ser de origen bovino o humano, y dentro de este último, autólogo, homólogo o micronizado *(Alloderm®)*.

- La infiltración con colágeno bovino puede ser efectiva para mejorar la voz en pacientes con parálisis unilateral de cuerda vocal o cicatrices unilaterales. Un estudio retrospectivo de 54 pacientes con parálisis unilateral de cuerda vocal y cicatrices unilaterales o bilaterales, con seguimiento de hasta dos años, mostró que la infiltración con colágeno bovino era efectiva si al menos una cuerda vocal estaba sana.[13] Los mejores resultados se obtienen en la parálisis unilateral de cuerda vocal. En los pacientes con cicatrices bilaterales no es efectiva. El estudio no consideró si la significación era estadística. Debido a que la infiltración con colágeno bovino comporta un riesgo de enfermedad autoinmunitaria, como dermatomiositis o polimiositis, se requiere una prueba previa de tolerancia.

- La infiltración con *Alloderm*® puede ser efectiva para mejorar la calidad de la voz en pacientes con parálisis unilateral de cuerda vocal. Un estudio prospectivo de 14 pacientes con parálisis unilateral de cuerda vocal evaluó parámetros de la voz subjetivos y objetivos, antes y después de la infiltración, y con un seguimiento de hasta tres meses apreció una mejora estadísticamente significativa en todos ellos.[14]

- La infiltración con colágeno humano homólogo puede ser efectiva en los pacientes con parálisis unilateral de cuerda vocal. En un estudio prospectivo de 23 pacientes con parálisis unilateral de cuerda vocal y una media de seguimiento de ocho meses se apreció una mejora, con significación estadística, en los parámetros objetivos y subjetivos, sin ninguna morbilidad.[15]

- La infiltración de grasa puede ser efectiva para mejorar la calidad de la voz en la insuficiencia glótica. En un estudio prospectivo de 66 pacientes consecutivos, 44 con parálisis unilateral de cuerda vocal y 22 con cicatrices o *sulcus vocalis*, con un seguimiento de seis meses, se aprecia una mejora estadísticamente significativa de los parámetros objetivos y subjetivos, superior en los pacientes con parálisis unilateral.[16] Otro estudio prospectivo con 33 pacientes consecutivos con parálisis unilateral de cuerda vocal, con seguimiento de hasta doce meses, también muestra una mejora con diferencias significativas en los parámetros subjetivos y objetivos.[17]

- La infiltración con hidroxiapatita cálcica *(Radiesse*®) puede ser efectiva para mejorar la voz en pacientes con insuficiencia glótica. Un estudio multicéntrico prospectivo con 63 pacientes con insuficiencia glótica (el 57 % con parálisis unilateral de cuerda vocal y el 43 % con cuerdas vocales móviles) evaluó la efectividad a largo plazo de la hidroxiapatita cálcica.[18] Los pacientes fueron controlados antes, al mes y a los tres, seis y doce meses, y se observó una mejora estadísticamente significativa en los parámetros objetivos y subjetivos.

- La infiltración con fosfato cálcico puede ser efectiva para mejorar la calidad de la voz. Se realizó un estudio prospectivo (cuatro años) de 56 pacientes con parálisis unilateral de cuerda vocal infiltrados con fostato cálcico con un seguimiento mínimo de seis meses.[19] Los controles eran por imagen y con determinación de parámetros objetivos y subjetivos. No se observó una absorción importante: en la tomografía computarizada se apreció que dos años después de la inyección permanecía un 87,8 % ± 5,3 % del material infiltrado. Se encontraron mejoras con significación estadística en los parámetros objetivos y subjetivos, sin efectos adversos.

- La infiltración con ácido hialurónico puede ser efectiva para mejorar la voz en los pacientes con insuficiencia glótica. Se realizó un estudio prospectivo multicéntrico en 40 pacientes con insuficiencia glótica debida a fonocirugía previa, cicatrices, cuerda vocal atrófica o *sulcus vocalis,* que recibieron una inyección de ácido hialurónico en el músculo tiroaritenoideo en caso de insuficiencia glótica con propósitos de aumento o en la lámina propia para las cicatrices y el *sulcus vocalis.*[20] Los pacientes fueron evaluados con parámetros objetivos y subjetivos antes de la cirugía y a los tres y doce meses después. En la última evaluación, todos los pacientes presentaban diferencias estadísticamente significativas con respecto a los resultados previos a la cirugía en todos los parámetros.

- La infiltración con carboximetilcelulosa puede ser efectiva para mejorar la calidad de la voz en los pacientes con parálisis o paresia de cuerda vocal. Un estudio retrospectivo evaluó con el VHI 10 a 78 pacientes antes y entre una y ocho semanas después de una infiltración con carboximetilcelulosa.[21] Treinta y ocho pacientes tenían parálisis unilateral de cuerda vocal, 15 paresia, 15 cuerda vocal atrófica, siete cicatrices o *sulcus,* y tres otras afecciones. Se observaron diferencias estadísticamente significativas en las parálisis y las paresias de cuerdas vocales. No se comunicaron efectos adversos.

- La infiltración de *Teflon*® no está recomendada para las cuerdas vocales. Varios estudios retrospectivos han puesto de manifiesto la presencia de granulomas por reacción a cuerpo extraño o por sobreinyección. Debido a la existencia de alternativas, no se recomienda su uso.[5]

- La infiltración con gel de poliacrilamida puede ser efectiva para mejorar la calidad de la voz en los pacientes con parálisis unilateral de la cuerda vocal. Se realizó un estudio prospectivo de 34 casos clínicos consecutivos de parálisis unilateral de cuerda vocal, aunque sólo lo completaron 16 pacientes.[22] Antes y después de la inyección se evaluaron los parámetros vocales objetivos y subjetivos, y se apreció una mejora significativa que se mantenía a los 12 meses, sin reacciones a cuerpo extraño.

- La infiltración con polidimetilsiloxano (silicona) puede ser efectiva para mejorar la calidad de la voz en los pacientes con parálisis unilateral de cuerda vocal. Un estudio prospectivo de 15 pacientes con parálisis unilateral de cuerda vocal evaluó los parámetros objetivos y subjetivos, antes y después de la intervención, así como su compatibilidad, con un seguimiento medio de 27,7 meses.[23] Se hallaron diferencias significativas en los parámetros y no se apreciaron complicaciones. En otros dos estudios prospectivos, con 14 pacientes con parálisis unilateral de cuerda vocal y seguimiento medio de 4,1 meses,[24] y con 15 pacientes y un seguimiento medio de 21,7 meses,[25] los resultados fueron semejantes. En un estudio de casos,[26] dos pacientes presentaron complicaciones, uno un granuloma por cuerpo extraño y otro rigidez de la cuerda vocal por fibrosis.

2.3 *Comparaciones entre las sustancias para infiltrar la cuerda vocal*

- No hay suficiente evidencia de alta calidad a favor ni en contra de determinados materiales inyectables para los pacientes con parálisis unilateral de cuerda vocal. Una revisión Cochrane[27] sólo encuentra dos ensayos clínicos aleatorizados, pero que no reúnen requisitos suficientes de calidad, uno debido a una inadecuada aleatorización y la inclusión de pacientes sin parálisis unilateral de cuerda vocal, y otro que compara partículas de diferentes tamaños del mismo material inyectable. Deberían realizarse ensayos clínicos aleatorizados que hicieran una comparación directa de los materiales alternativos actualmente disponibles para inyección de medialización.

- El acido hialurónico puede ser más efectivo que el colágeno en casos de parálisis unilateral de cuerda vocal y atrofia. Encontramos dos ensayos clínicos aleatorizados,[28,29] del mismo autor y con los mismos pacientes, pero aumentando el tiempo de seguimiento. Se aleatorizaron 35 pacientes con parálisis unilateral de cuerda vocal y 53 con atrofia de cuerda vocal para recibir ácido hialurónico o colágeno. Trece pacientes con cicatrices o paresias como secuelas de un tratamiento oncológico fueron tratados con ácido hialurónico. El grupo que recibió ácido hialurónico presentó una mejor función vibratoria y menos reabsorción con el tiempo. La aleatorización es inadecuada por ser consecutiva, no ciega.

- Las partículas de mayor tamaño de ácido hialurónico son más efectivas que las pequeñas. Los resultados de un ensayo clínico aleatorizado con 41 pacientes distribuidos al azar para recibir dos tamaños diferentes de partículas de ácido hialurónico, con determinación de parámetros objetivos y subjetivos hasta seis meses después, apoyan la hipótesis de que el mayor tamaño de las partículas hace que este material sea más duradero.[30]

2.4 Infiltración frente a tiroplastia de tipo I

Se dispone de una gran variedad de implantes, aunque en la actualidad predominan los de *Silastic*. Hay estudios prospectivos sin grupo control sobre *Silastic*, silicona, *GORE-TEX*, titanio e hidroxiapatita. Hemos revisado los estudios principales que los comparan con otras técnicas.

- La infiltración con dermis acelular micronizada puede ser igual de efectiva que la tiroplastia externa en pacientes con parálisis unilateral de cuerda vocal. Un estudio comparativo, con seguimiento prospectivo del grupo de infiltración y retrospectivo del grupo de tiroplastia, incluyó 16 pacientes reclutados de una base de datos, ocho de ellos infiltrados con dermis acelular micronizada y ocho a quienes se realizó una tiroplastia de tipo I.[31] Evaluaron parámetros subjetivos y objetivos antes y al mes de la intervención, y no hallaron diferencias estadísticamente significativas entre ambos grupos, pero sí entre la evaluación previa y posterior de cada grupo.

- La infiltración con hidroxiapatita cálcica o dermis acelular micronizada puede ser igual de efectiva que la tiroplastia externa, con o sin aducción aritenoidea, en pacientes con parálisis unilateral de cuerda vocal. Un estudio retrospectivo de 19 pacientes con parálisis unilateral de cuerda vocal intervenidos con infiltración (hidroxiapatita cálcica o dermis acelular micronizada) o tiroplastia externa (con o sin aducción aritenoidea) analizó los parámetros vocales objetivos y subjetivos, y la videoestroboscopia, antes y después de una media de tres meses desde la intervención (intervalo de uno a nueve meses), y no se observaron diferencias entre ambos grupos.[32] Otro estudio retrospectivo con 34 pacientes obtuvo similares resultados a los seis meses.[33]

- La infiltración con grasa puede ser igual de efectiva que la tiroplastia externa en pacientes con parálisis unilateral de cuerda vocal. Un estudio comparativo entre dos grupos consecutivos de pacientes con parálisis unilateral de cuerda vocal, 48 con inyección de grasa autóloga y 46 con tiroplastia de medialización, valora la evolución de los parámetros acústicos antes, al mes y a los 3, 12 y 24 meses de la intervención, sin hallar diferencias entre ambos grupos, aunque aprecia una frecuencia más alta.[34] En otro estudio retrospectivo comparativo que incluyó 41 pacientes con tiroplastia externa y 73 con infiltración con grasa, todos los parámetros de la voz mejoraron significativamente en ambos grupos, muy especialmente el análisis acústico.[35] El análisis aerodinámico en los pacientes infiltrados mejoraba más significativamente, pero en este grupo había un mayor número de pacientes con cáncer de pulmón e insuficiencia respiratoria.

2.5 *Tiroplastia aislada frente a tiroplastia más aducción aritenoidea*

- Encontramos estudios retrospectivos de series de casos que comparan la tiroplastia aislada de tipo I frente a ésta más aducción aritenoidea en la parálisis unilateral de cuerda vocal. Los grupos son heterogéneos, por las diferencias pretratamiento. Todos los estudios demuestran la efectividad de las dos técnicas. Los estudios con mayor número de casos tienen 194 pacientes[36] y 62 pacientes.[37] Sugieren una tendencia a una mayor efectividad con la aducción aritenoidea, pero ninguno encuentra diferencias significativas entre los grupos.

- Se realizó un estudio retrospectivo, con análisis multivariado, de 85 pacientes con parálisis unilateral de cuerda vocal, 45 con infiltración, 14 con tiroplastia externa y 26 con tiroplastia externa más aducción aritenoidea, en el cual se eligió la intervención por criterios clínicos.[38] En todos los grupos se halló una mejoría significativa en los parámetros evaluados, en el análisis acústico y en los parámetros aerodinámicos, sin diferencias significativas entre ellos, excepto en los casos con peor función preoperatoria a favor de la medialización con aducción aritenoidea.

2.6 *Efectividad de las diferentes técnicas de reinervación laríngea en la parálisis unilateral de cuerda vocal*

Una revisión sistemática encuentra 14 estudios, todos con diseño de series de casos, en los cuales la técnica más utilizada es el asa cervical.[39] Sólo en tres de ellos los enfermos son consecutivos, y únicamente cuatro indican la significación estadística de sus resultados. Debido a la heterogeneidad de los estudios, las técnicas y los resultados medidos, no es posible combinar los datos. Todas las técnicas mejoran los síntomas en varios grados en el análisis acústico, perceptual, visual y electromiográfico. En el análisis visual, el cierre glótico era mayor con asa cervical al nervio laríngeo recurrente. El análisis acústico obtiene sus mejores resultados con implantación neural. Los demás parámetros y la electromiografía eran semejantes.

2.7 *Reinervación frente a otras cirugías*

- La tiroplastia de tipo I puede ser igual de efectiva que la reinervación en los pacientes con parálisis unilateral de cuerda vocal. Un ensayo clínico aleatorizado fue suspendido con 60 pacientes de los 298 previstos, por irregularidades en el consentimiento informado, pero se observó que ambas opciones quirúrgicas eran efectivas, con semejantes resultados a los 12 meses.[40] La reinervación en los pacientes menores de 52 años obtiene mejores resultados que en los mayores de esa edad. No hubo diferencias en la medialización con respecto a la edad. En el subgrupo de edad más joven parece ser mejor la reinervación. Los resultados deben tomarse con cautela, pues aparte de la suspensión, el análisis por subgrupos de edad es a posteriori de la obtención de los resultados sin hipótesis previa y con escaso número de casos.

- Un estudio retrospectivo en pacientes con parálisis unilateral de cuerda vocal, nueve sometidos a aducción aritenoidea aislada y en diez asociada a reinervación con asa cervical, con evaluación antes y después de la intervención (sin informar del tiempo transcurrido), encuentra mejoras importantes en los parámetros subjetivos estudiados, sin diferencias significativas entre los dos grupos excepto en el flujo aéreo a favor de la aducción aritenoidea aislada.[41]

- En cuanto a la tiroplastia aislada frente a la tiroplastia combinada con reinervación en pacientes con parálisis unilateral de cuerda vocal, en un estudio retrospectivo de 60 pacientes consecutivos intervenidos, 27 con medialización aislada con implante de *Silastic®* y 33 combinada con reinervación con pedículo neuromuscular, y evaluación postoperatoria a los 3, 6 y 24 meses, los resultados se clasificaron por «escucha» de las voces, de voz normal a pobre, y se observaron diferencias a los dos años a favor del grupo con reinervación.[42]

Consulte la bibliografía de este capítulo en la página 602.

Bibliografía

Antecedentes históricos

1. Fernández González S, Vázquez de la I. F, Marqués Girbau M, *et al*. La historia de la voz. Rev Med Univ Navarra. 2006; 50: 9-13.
2. García-Tapia R. Antecedentes históricos. En: García-Tapia R, Cobeta I, editores. Diagnóstico y tratamiento de los trastornos de la voz. Ponencia de la SEORL. Madrid: Garsi; 1996.
3. Dandrey P. La phoniscopie, c'est-à-dire la science de la voix. En: Littératures classiques «La voix au XVIIe siècle». 1990; (12).
4. Mersenne M. Harmonie universelle. 1636.
5. Perelló J. La théorie muco-ondulatoire de la phonation. Ann Otolárynx. 1962; 79: 722-5.
6. Cordemoy G. Discours physique de la parole (1668). Œuvres philosophiques. Paris: PUF; 1972.
7. Lamy B. La rhetorique ou l'art de parler. Troisième édition, revue et augmentée. 1688.
8. Mackenzie M. Du laryngoscope et son emploi dans les maladies de la gorge. 2.fl ed. Paris: B. Bailliere et Fila; 1867.
9. Von Leden H. Voice surgery. En: Gould WJ, Sataloff RT, Spiegel JR, editores. 1993.
10. Luschinger R, Arnold GE. Voice speech and language. Belmont: Wadswarth Publishing Co.; 1967.
11. Ferrein A. Mémoire de l'Académie Royale des Sciences, séance du 15 novembre 1741. Paris; 1754.
12. Fournie E. Physiologie de la voix et la parole. Paris: Adrien Delahaye; 1866.
13. Gerhardt C. Posticus lahmung order adductoren contractur. Sitzungsbericte der Wurzburger Physicalisch Medicinischen Gesellschaft; 1885.
14. Grossman M. Uber den Cricothyredeous. Mschr Ohreuneik. 1900; 34: 117.
15. Guillemin A. Generation de la voix et du timbre. Paris: F. Alcon; 1901.
16. Husso R. Physiologie de la phonation. Paris: Marsan; 1962.
17. Gould WJ, Sataloff RT, Sifiegel JR. Voice surgery. St. Louis, MO: Mosby Year Book Inc.; 1993.
18. Onodi A. Die anatomie and physiologic der kehlkopfnerven. Berlin: Oscar Coblentz; 1902.
19. Beclard J. Tratado de fisiología humana. Madrid: Ed. Española, Bailly-Bailiere; 1860.
20. García Tapia A. Manuel García. Su influencia en la laringología y el arte del canto. Madrid: Imprenta Nicolás Moya; 1905.
21. Türck L. Zeitschrift der KK. Ges. Der Aerzte. 1858; 17.
22. Türck L. Klinik der Krankheten des Kehlkopfes. Wien; 1866.
23. Del Cañizo Fernández-Roldán A. Historia de la otorrinolaingología española (1850-1950). Madrid: IM&C; 1997.
24. Fernández González S. Manuel P. García y la historia del laringoscopio. Ann. RANM. 2006; tomo CXXIII, c. 4.
25. Fernández González S, Vázquez de la I. F, Marqués Girbau M, *et al*. Manuel P. García. Rev Med Univ Navarra. 2006; 50: 14-8.
26. García MP. Traité complet de l'art du chant en deux parties. Paris; 1847.
27. García MP. Hints on singing. New York: E. Ascherberg & Co. London; 1894.
28. Louis Héritte de la Tour. Une famille de grands musiciens. 1923.
29. Sterling Mackinlay M. Garcia, the centenarian and his times. Edimburgh and London: William Blackwood and Sons.; 1908.

CIENCIAS BÁSICAS Y VOZ

Capítulo 1   Anatomía del sistema fonatorio

1. Eckel HE, Koebke J, Sittel C, *et al*. Morphology of the human larynx during the first five years of life studied on whole organ serial sections. Ann Otol Rhinol Laryngol. 1999; 108: 232-8.
2. Harrison DFN. The anatomy and physiology of the mammalian larynx. London: Cambridge University Press; 1995.
3. Fink BR, Demarest RJ. Laryngeal biomechanics. Cambridge: Massachusetts Harvard University Press; 1978.
4. Eckel HE, Sittel C, Zorowka P, *et al*. Dimensions of the laryngeal framework in adults. Surg Radiol Anat. 1994; 16: 31-6.
5. León X, Maranillo E, Mirapeix RM, *et al*. Foramen thyroideum: a comparative study in embryos, fetuses and adults. Laryngoscope. 1997; 107: 1146-50.
6. Paulsen FP, Kimpel M, Lockermann U, *et al*. Effects of ageing on the insertion zones of the human vocal fold. J Anat. 2000; 196: 41-5.
7. Roncallo P. Researches about ossification and conformation of the thyroid cartilage in men. Acta Otolaryngol. 1948; 36: 110-34.
8. Paulsen FP, Jungmann K, Tillmann BN. The cricoarytenoid joint capsule and its relevance to endotracheal intubation. Anesth Analg. 2000; 90: 180-5.
9. Goerttler K. Die anordnung, Histologie und Histogenese des quergestreiften Muskulatur im menschlichen Stimmband. Zeitschrift Anat und Entw. 1950; 115: 353-401.
10. Husson R. Physiologie de la phonation. Paris: Masson; 1962.
11. Le Double AF. Traité des variations du systëme musculaire de l'homme et de leur signification au point de vue de l'anthropologie zoologique. Paris: Schleicher Frëres; 1897. Vol. I. p. 179-80.
12. Maranillo E, Vázquez T, Mirapeix R, *et al*. Ceratocricoid muscle: an embryological and anatomical study. Clin Anat. 2009; 22: 463-70.
13. Maranillo E, Rodríguez-Niedenführ M, Hernández-Morato I, *et al*. The clinical interest of the ary-thyro-cricoid fascicle. Clin Anat. 2011; 24: 706-10.
14. Dilworth TMF. The nerves of the human larynx. J Anat. 1921; 56: 48-52.
15. Maranillo E, Vázquez T, Quer M, *et al*. Potential structures that could be confused with a nonrecurrent inferior laryngeal nerve: an anatomic study. Laryngoscope. 2008; 118: 56-60.
16. Sañudo JR, Maranillo E, León X, *et al*. An anatomical study of anastomoses between the laryngeal nerves. Laryngoscope. 1999; 109: 983-7.
17. Maranillo E, León X, Quer M, *et al*. Is the external laryngeal nerve an exclusively motor nerve? The cricothyroid connection branch. Laryngoscope. 2003; 113: 525-9.
18. Martín-Oviedo C, Maranillo E, Lowy-Benoliel A, *et al*. Functional role of human laryngeal nerve connections. Laryngoscope. 2011; 121: 2338-43.
19. Maranillo E, León X, Ibáñez M, *et al*. Variability of the nerve supply patterns of the human posterior cricarytenoid muscle. Laryngoscope. 2003; 113: 602-6.
20. Maranillo E, León X, Orús C, *et al*. Variability in nerve patterns of the adductor muscle group supplied by the recurrent laryngeal nerve. Laryngoscope. 2005; 115: 358-62.
21. Hauser-Kronberger C, Albergger K, Saria A, *et al*. Regulatory peptides in the human larynx and recurrent nerves. Acta Otolaryngol (Stockh). 1993; 113: 409-13.
22. Ibáñez M, Valderrama-Canales FJ, Maranillo E, *et al*. Human laryngeal ganglia contain both sympathetic and parasympathetic cell types. Clin Anat. 2010; 23: 673-82.
23. Trotoux J, Germain MA, Bruneau X. La vascularisation du larynx. Ann Oto-laryng (Paris). 1986; 103: 389-97.
24. Souvirón R, Maranillo E, Vázquez T, *et al*. Proposal of landmarks for clamping neurovascular elements during endoscopic surgery of the supraglottic region. Head Neck. 2013; 35: 57-60.
25. Welsh LW, Welsh JJ, Rizzo TA. Laryngeal spaces and lymphatics: current anatomic concepts. Ann Otol Rhinol Laryngol. 1983; 105 (Suppl): 19-31.
26. Pressman J, Dowdy A, Libby R, *et al*. Futher studies upon the submucosal compartments and lymphatics of the larynx by injection of dyes and radioisotopes. Ann Otol Rhinol Laryngol. 1956; 65: 936-80.

Capítulo 2 Estructura histológica de la cuerda vocal

1. Gray SD. Cellular physiology of the vocal folds. Otolaryngol Clin North Am. 2000; 33: 679-97.
2. Hirano M, Kakita Y, Ohmaru K, *et al.* Structure and mechanical properties of the vocal fold. En: Lass NJ, editor. Speech and language. Orlando: Academic Press Inc.; 1982. p. 271-97.
3. Basterra J, Dilly PN, Chumbey CC, *et al.* Glands in the human vocal cord. Rev Laryngol. 1988; 109: 477-80.
4. Thompson AC, Griffin NR. Langerhans cells in normal and pathological vocal cord mucosa. Acta Oto-laryngol (Stockh). 1995; 115: 830-2.
5. Kobayashi K, Wanner A. Mucociliary clearance and ciliary activity. En: Chung KF, Barnes PJ, editores. Pharmacology of the respiratory tract. New York: Marcel Dekker; 1993. p. 621-54.
6. Martínez-Hernández A, Amenta PS. The basement membrane in pathology. Lab Invest. 1983; 48: 656-77.
7. Bernfield M, Banerjee SD, Koda JE. Remodelling of the basement membrane: morphogenesis and maduration. En: Basement membranes and cell movement. Ciba Found Symp 108. Londres: Pitman Publishing, Ltd.; 1984. p. 179-96.
8. Sanderson RD, Fitch JM., Linsenmayer TF. Fibroblasts promote the formation of a continuous basal lamina during myogenesis in vitro. J Cell Biol. 1986; 102: 740-7.
9. Pawlak AS, Hammond T. Immunocytochemical study of proteoglycans in vocal folds. Ann Otol Laryngol. 1996; 105: 6-11.
10. Katz SL. The epidermal basement membrane zone: structure, ontogeny and role in disease. J Am Acad Dermat. 1984; 11: 1025-37.
11. Sakai LY, Keene DR, Morris NP, *et al.* Type VII collagen is a major structural component of anchoring fibrils. J Cell Biol. 1986; 103: 1577-86.
12. Gray SD, Pignatari SN, Harding P. Morphologic ultrastructure of anchoring fibers in normal vocal fold basement membranes. J Voice. 1994; 8: 48-52.
13. Briggaman RA, Wheeler CE. Epidermolysis bullosa dystrophica recessive: a posible role of anchoring fibrils in the pathogenesis. J Invest Dermatol. 1975; 65: 203-11.
14. Hirano M. Phonosurgical anatomy of the larynx. En: Ford CH, Bless D, editores. Phonosurgery: assessment and surgical management of voice disorders. New York: Raven Press, Ltd.; 1991. p. 25-41.
15. Gray SD, Hirano M, Sato K. Mollecular and cellular structure of vocal fold tissue. En: Titze L, editor. Vocal fold physiology: frontiers in basic science. San Diego: Singular Publishing Group, Inc.; 1993. p. 1-36.
16. Sato K, Hirano M. Histologic investigation of the macula flava of the human vocal fold. Ann Otol Rhinol Laryngol. 1995; 104: 138-43.
17. Labat-Robert J, Bihari-Varga M, Robert L. Extracellular matrix. FEBS Lett. 1990; 268: 386-93.
18. Gray SD, Titze IR, Chan R. Vocal fold proteoglycans and their influence on biomechanics. Laryngoscope. 1999; 109: 845-54.
19. Laurent TC, Laurent UBG, Fraser JR. Functions of hyaluronan. Ann Rheum Dis. 1995; 54: 429-32.
20. Del Cañizo A. Las redes linfáticas de la cuerda vocal. En: Álvarez Vicent JJ, Sacristán Alonso J, editores. Cáncer de cuerda vocal. SEORL. Barberà del Vallès (Barcelona): Gráficas Barberà; 1995. p. 80-7.
21. Campos-Bañales ME, Pérez-Piñero B, Rivero J, et al. Histological structure of the vocal fold in the human larynx. Acta Oto-laryngol (Stockh). 1995; 115: 701-4.
22. Sato K, Hirano M. Age-related changes of the macula flava of the human vocal fold. Ann Otol Rhinol Laryngol. 1995; 104: 839-44.

Capítulo 3 Fisiología de la fonación

1. Ferrein A. Memoires de mathematique et de physique, de L'Academie Royale des Sciences de l'année MDCCXLI, A Amsterdam, Chez Pierri Mortier, M. DCCXLVI.
2. Hirano M, Bless DM. Videostroboscopic examination of the larynx. San Diego: Singular Publishing Group, Inc; 1993.
3. Gray SD. Cellular physiology of the vocal folds. Otolaryngol Clin North Am. 2000; 33: 679-98.
4. Aaronson AE. Clinical voice disorders. An interdisciplinary approach. New York: Thieme Inc; 1990.
5. Cooper DS. Voice: a historical perspective. J Voice. 1989; 3: 187-203.
6. Van den Berg J. Myoelastic-aerodynamic theory of voice production. J Speech Hear Res. 1958; 1: 227-44.
7. Perelló J. La théorie muco-ondulatoire de la phonation. Ann Oto-Larynx. 1962; 79: 722-5.

8. Titze IR. Regulation of vocal power and efficiency by subglottal pressure and glottal width. En: Fujimura O, editor. Vocal physiology: voice production, mechanisms and functions. New York: Raven Press; 1988. p. 227-37.

9. Jiang J, Lin E, Hanson DG. Vocal fold physiology. Otolaryngol Clin North Am. 2000; 33: 699-718.

10. Hirano M. Morfological structure of the vocal fold as a vibrator and its variations. Folia Phoniatr (Basel). 1974; 26: 89-4.

11. Lieberman P. Vocal cord motion in man. Ann NY Acad Sci. 1968; 155: 28-38.

12. Timcke R, von Leden H, Moore P. Laryngeal vibrations: measurements of the glottic wave. Part 1. The normal vibratory cicle. AMA Arch Otolaryngol. 1958; 68: 1-19.

13. Plant RL. Aerodynamics of the human larynx during vocal fold vibration. Laryngoscope. 2005; 115: 2087-100.

14. Titze IR. Schimdt SS, Titze MR. Phonation threshold in a physical model of vocal fold mucosa. J Acoust Soc Am. 1995; 97: 3084-90.

15. Fant G. Acoustic theory of speech production. The Hague: Mouton; 1960.

16. Kent RD, Read C. The acoustic analysis of speech. San Diego: Singular Publishing Group Inc.; 1996.

17. Titze IR. Regulation of vocal power and efficiency by subglottal pressure and glottal width. En: Fujimura O, editor. Vocal physiology: voice production, mechanisms and functions. New York: Raven Press; 1988. p. 227-37.

18. Shipp T, Doherty ET, Morrissey P. Predicting vocal frequency from selected physiologic measures. J Acoust Soc Am. 1979; 66: 678-84.

19. Titze IR, Luschei ES, Hirano M. Role of the thyroarytenoid muscle in regulation of fundamental frequency. J Voice. 1989; 3: 213-24.

20. Hollien H. On vocal register. J Phon. 1974; 2: 125-43.

21. Titze IR. National Center for Voice and Speech. (Consultado el 28 de junio de 2006.) Disponible en: http://www.ncvs.org

Capítulo 4   Notas sobre acústica vocal

1. Oppenheim AV, Willsky AS, Nawab SH. Señales y sistemas. México: Prentice-Hall; 1998.

2. Roberts MJ. Señales y sistemas. México: McGraw Hill; 2004.

3. Švec JG, Granqvist S. Guidelines for selecting microphones for human voice production research. Am J Speech Lang Pathol. 2010; 19: 356-68.

4. Deliyski DD, Evans MK, Shaw HS. Influence of data acquisition environment on accuracy of acoustic voice quality measurements. J Voice. 2005; 19: 176-86.

5. Parsa V, Jamieson DG, Pretty BR. Effects of microphone type on acoustic measures of voice. J Voice. 2001; 15: 331-43.

6. Proakis JG, Manolakis DG. Tratamiento digital de señales. Principios, algoritmos y aplicaciones. España: Pearson Education; 2007.

7. Lyons R. Understanding digital signal processing. New Jersey: Prentice Hall; 2004.

8. Carson CP, Ingrisano DRS, Eggleston KD. The effect of noise on computer-aided measures of voice: a comparison of CSpeechSP and the Multi-Dimensional Voice Program software using the CSL 4300B module and Multi-Speech for Windows. J Voice. 2003; 17: 12-20.

9. Deliyski DD, Heather S, Evans MK. Adverse effects of environmental noise on acoustic voice quality measurements. J Voice. 2005; 19: 15-28.

10. Cooley JW, Tukey JW. An algorithm for the machine calculation of complex Fourier series. Math Comput. 1965; 19: 297-301.

11. Oppenheim AV, Schafer RW, Buck JR. Discrete-time signal processing. Englewood Cliffs, NJ: Prentice Hall; 1999.

12. Rabiner LR, Schafer RW. Digital processing of speech signals. Englewood Cliffs, NJ: Prentice Hall; 1978.

13. Rabiner LR, Juang BH. Fundamentals of speech recognition. Englewood Cliffs, NJ: Prentice Hall; 1993.

14. Cohen L. Time frequency analysis. Theory and applications. Englewood Cliffs, NJ: Prentice Hall; 1995.

15. Deller JR, Proakis JG, Hansen JHL. Discrete-time processing of speech signals. New York: Macmillan Series for Prentice Hall; 1993.

16. Baken RJ, Orlikoff R. Clinical measurement of speech and voice. San Diego: Singular Publishing Group; 2000.

17. Quilis A. Tratado de fonología y fonética españolas. Madrid: Gredos; 1993.

18. Rufiner HL. Análisis y representación de la voz mediante técnicas no convencionales. 2005.

19. Shannon CE. Communication in the presence of noise. Proceedings of the Institute of Radio Engineers. 1949; 37: 10-21.

20. Letho L, Airas M, Björkner E, *et al.* Comparison of two inverse filtering methods in parameterization of the glottal closing phase characteristics in different phonation types. J Voice. 2007; 21: 138-50.
21. Childers DG. Speech processing and synthesis toolboxes. New York: John Wiley & Sons; 2000.
22. Gómez-Vilda P, Fernández-Baillo R, Nieto A, *et al.* Evaluation of voice pathology based on the estimation of vocal fold biomechanical parameters. J Voice. 2007; 21: 450-76.
23. Gómez-Vilda P, Fernández-Baillo R, Rodellar V, *et al.* Glottal source biometrical signature for voice pathology detection. Speech Commun. 2009; 51: 759-81.

Exploración de la voz

Capítulo 5 Historia clínica y valoración subjetiva de la voz (calidad de vida en relación con la voz)

1. Stewart CM, Masood H, Pandian V, *et al.* Development and pilot testing of an objective structured clinical examination (OSCE) on hoarseness. Laryngoscope. 2010; 120: 2177-82.
2. Dikkers FG. Hoarse voice in adults: an evidence-based approach to the 12 min consultation. Clin Otolaryngol. 2009; 34: 392-3.
3. Cohen J. Listening to patients. Aust Fam Physician. 1977; 6: 1421-34.
4. Cobeta I, Rivera T, Ortiz B. Valoración subjetiva de la voz e historia clínica. En: García-Tapia R, Cobeta I, editores. Diagnóstico y tratamiento de los trastornos de la voz. Madrid: Garsi; 1996. p. 89-97.
5. Simpson CB, Fleming DJ. Medical and vocal history in the evaluation of dysphonia. Otolaryngol Clin North Am. 2000; 33: 719-29.
6. Rosen CA, Simpson CB. Principles of clinical evaluation for voice disorders. Operative Techniques in Laryngology. USA: Springer; 2008. p. 9-15.
7. Sataloff RT, Divi V, Heman-Ackah YD, *et al.* Medical history in voice professionals. Otolaryngol Clin North Am. 2007; 40: 931-51.
8. Ward PH, Zwitman D, Hanson D, *et al.* Contact ulcers and granulomas of the larynx: new insights into their etiology as a basis for more rational treatment. Otolaryngol Head Neck Surg. 1980; 88: 262-9.
9. Keiser GJ, Bozentka NE, Gold BD. Laryngeal granuloma: a complication of prolonged endotracheal intubation. Anesth Prog. 1991; 38: 232-4.
10. Sataloff RT, Spiegel JR, Emerich K. Recurrent vocal fold hemorrhage. Ear Nose Throat J. 1995; 74: 802.
11. Williams AJ, Baghat MS, Stableforth DE, *et al.* Dysphonia caused by inhaled steroids: recognition of a characteristic laryngeal abnormality. Thorax. 1983; 38: 813-21.
12. Koufman JA. The otolaryngologic manifestations of gastroesophageal reflux disease (GERD): a clinical investigation of 225 patients using ambulatory 24-hour pH monitoring and an experimental investigation of the role of acid and pepsin in the development of laryngeal injury. Laryngoscope. 1991; 101 (Suppl 53): 1-78.
13. Mate MA, Cobeta I, Jiménez-Jiménez FJ, *et al.* Digital voice analysis in patients with advanced Parkinson's disease undergoing deep brain stimulation therapy. J Voice. 2012; 26: 496-501.
14. Núñez-Batalla F, Díaz-Molina JP, Costales-Marcos M, *et al.* Neurolaringología. Acta Otorrinolaringol Esp. 2012; 63: 132-40.
15. Woo P, Mendelsohn J, Humphrey D. Rheumatoid nodules of the larynx. Otolaryngol Head Neck Surg. 1995; 113: 147-50.
16. Teitel AD, MacKenzie CR, Stern R, *et al.* Laryngeal involvement in systemic lupus erythematosus. Semin Arthritis Rheum. 1992; 22: 203-14.
17. Tsunoda K, Soda Y. Hoarseness as the initial manifestation of systemic lupus erythematosus. J Laryngol Otol. 1996; 110: 478-9.
18. Schwartz IS, Grishman E. Rheumatoid nodules of the vocal cords as the initial manifestation of systemic lupus erythematosus. JAMA. 1980; 244: 2751-2.
19. Ritter FN. Endocrinology. En: Paparella M, Schumrick D, editores. Otolaryngology. Philadelphia: WB Saunders; 1973. p. 727-34.
20. Sataloff RT, Emerich KA, Hoover CA. Endocrine dysfunction. En: Sataloff RT, editor. Professional voice. San Diego: Singular Publishing Group; 1997. p. 291-9.
21. Silverman EM, Zimmer CH. Effect of the menstrual cycle on voice quality. Arch Otolaryngol. 1978; 104: 7-10.
22. Koufman JA, Isaacson G. The spectrum of vocal dysfunction. Otolaryngol Clin North Am. 1991; 24: 985-8.

23. Sataloff RT, Hawkshaw MJ, Rosen DC. Medications: effects and side effects in professional voice users. En: Sataloff RT, editor. Professional voice. San Diego: Singular Publishing Group; 1997. p. 457-71.

24. Thompson AR. Pharmacological agents with effects on voice. Am J Otolaryngol. 1995; 16: 12-8.

25. Hirano M. Clinical examination of the voice. New York: Springer Verlag; 1981. p. 81-4.

26. Dejonckere PH, Lebacq J. Acoustic, perceptual, aerodynamic and anatomical correlations in voice pathology. ORL J Otorhinolaryngol Relat Spec. 1996; 58: 326-32.

27. Nawka T, Anders LC, Wendler J. Die auditive Beurteilung heiserer Stimmen nach dem RBH-System. Sprache, Stimmes Gehör. 1994; 18: 130-3.

28. Kempster GB, Gerratt BR, Verdolini Abbott K, *et al*. Consensus Auditory-Perceptual Evaluation of Voice: development of a standardized clinical protocol. Am J Speech Lang Pathol. 2009; 18: 124-32.

29. Zraick RI, Kempster GB, Connor NP, *et al*. Establishing validity of the Consensus Auditory-Perceptual Evaluation of Voice (CAPE-V). Am J Speech Lang Pathol. 2011; 20: 14-22.

30. World Health Organization. The economics of health and disease. World Health Organization Chronicles. 1970; 25: 20-4.

31. Harries ML, Morrison M. Short-term results of laryngeal framework surgery-thyroplasty type I: a pilot study. J Otolaryngol. 1996; 105: 280-5.

32. Hsuing MW, Pai L, Kang BH, *et al*. Measurement and validation of the voice handicap index in voice-disordered patients in Taiwan. J Laryngol Otol. 2003; 117: 478-81.

33. Zraick RI, Risner BY. Assessment of quality of life in persons with voice disorders. Curr Opin Otolaryngol Head Neck Surg. 2008; 16: 188-93.

34. Ware JE, Sherbourne CD. The MOS 36-Item Short-Form Health survey (SF-36). Med Care. 1992; 30: 473-81.

35. Cohen SM, Dupont WD, Courey MS. Quality of life impact of nonneoplastic voice disorders: a meta-analysis. Ann Otol Rhinol Laryngol. 2006; 115: 128-34.

36. Jonhs MM, Garreth CG, Hwang J, *et al*. Quality-of-life outcomes following laryngeal endoscopic surgery for non-neoplastic vocal fold lesions. Ann Otol Rhinol Laryngol. 2004; 113: 597-601.

37. Zraick RI, Risner BY. Assessment of quality of life in persons with voice disorders. Curr Opin Otolaryngol Head Neck Surg. 2008; 16: 188-93.

38. Jacobson BH, Johnson A, Grywalski C, *et al*. The Voice Handicap Index (VHI): development and validation. Am J Speech Lang Pathol. 1997; 6: 66-70.

39. Rosen C, Lee AS, Osborne J, *et al*. Development and validation of the Voice Handicap Index-10. Laryngoscope. 2004; 114: 1549-56.

40. Zraick RI, Risner BY, Smith-Olinde L, *et al*. Patient versus partner perception of voice handicap. J Voice. 2007; 21: 485-94.

41. Zur KB, Cotton S, Kelchner L, *et al*. Pediatric Voice Handicap Index (pVHI): a new tool for evaluating pediatric dysphonia. Int J Pediatr Otorhinolaryngol. 2007; 71: 77-82.

42. Cohen SM, Jacobson BH, Garrett CG, *et al*. Creation and validation of the Singing Voice Handicap Index. Ann Otol Rhinol Laryngol. 2007; 116: 402-6.

43. Carding PN, Horsley IA, Docherty GJ. A study of the effectiveness of voice therapy in the treatment of 45 patients with nonorganic dysphonia. J Voice. 1999; 13: 72-104.

44. Deary IJ, Wilson JA, Carding PN, *et al*. VoiSS: a patient-derived voice symptom scale. J Psychosom Res. 2003; 54: 483-9.

45. Ma E, Yiu E. Voice activity and participation profile: assessing the impact of voice disorders on daily activities. J Speech Lang Hear Res. 2001; 44: 511-24.

46. Hogikyan ND, Sethuraman G. Validation of an instrument to measure voice-related quality of life (V-RQOL). J Voice. 1999; 13: 557-69.

47. Boseley ME, Cunningham MJ, Volk MS, *et al*. Validation of the Pediatric Voice-Related Quality-of-Life Survey. Arch Otolaryngol Head Neck Surg. 2006; 132: 717-20.

48. Glicklich RE, Glovsky RM, Montgomery WW. Validation of a voice outcome survey for unilateral vocal cord paralysis. Otolaryngol Head Neck Surg. 1999; 120: 153-8.

49. Hartnick CJ. Validation of a pediatric voice quality-of-life instrument: the Pediatric Voice Outcome Survey. Arch Otolaryngol Head Neck Surg. 2002; 128: 919-22.

50. Núñez-Batalla F, Corte-Santos P, Señaris-González B, *et al*. Adaptación y validación del Índice de Incapacidad Vocal (VHI-30) y su versión abreviada (VHI-10) al español. Acta Otorrinolaringol Esp. 2007; 58: 386-92.

51. García I, Núñez-Batalla F, Gavilán-Bouzas J, *et al*. Validación de la versión en español del Índice de Incapacidad Vocal (S-VHI) para el canto. Acta Otorrinolaringol Esp. 2010; 61: 247-54.

52. Deary I, Webb A, MacKenzie K, *et al*. Short, self-report voice symptom scales: psychometric

characteristics of the Voice Handicap Index-10 and the Vocal Performance Questionnaire. Otolaryngol Head Neck Surg. 2004; 131: 232-5.

53. Wilson JA, Webb AL, Carding PN, *et al*. The Voice Symptom Scale (VoiSS) and the Voice Handicap Index-10 (VHI-10): a comparison of structure and content. Clin Otolaryngol. 2004; 29: 169-74.

54. World Health Organization. International classification of impairment, disability and handicap. Geneva: World Health Organization; 1980.

55. Portone CR, Hapner ER, McGregor L, *et al*. Correlation of the Voice Handicap Index (VHI) and the Voice-Related Quality of Life Measure (V-RQOL). J Voice. 2007; 21: 723-7.

Capítulo 6 Valoración de la eficiencia vocal (tiempo de fonación, índice s/e, volúmenes, escalas, fonetograma)

1. Jackson-Menaldi, MC. La voz normal. Buenos Aires: Editorial Médica Panamericana; 1992.

2. Petty TL, Enright PL. Simple office spirometry for primary care practitioners National Lung Health Education Program Web site. 2005. (Consultado el 28/02/2006.) Disponible en: http://www.nlhep.org/resources-medical.html#review

3. Global Initiative for Chronic Obstructive Lung Disease. Pocket guide to COPD diagnosis, management, and prevention: a guide for health care professionals. Updated July, 2005.

4. Chest Medicine On-Line. Diagnosis of COPD. Chest Medicine On-Line Web site. 1994-2005. (Consultado el 31/01/2006.) Disponible en: www.priory.com/cmol/diagnosi.htm

5. Guzmán M, Rubin AD, Jackson-Menaldi MC. Movimiento paradójico de las cuerdas vocales. Un estudio de caso. Revista Chilena de Fonoaudiología. 2009; 9: 64-78.

6. Jackson-Menaldi MC, Rubin AD. Paradoxical vocal fold motion. En: Book Laringologia. Amolca. Venezuela. 2012. 2013.

7. Mathers-Schmidt B. Paradoxical vocal fold motion: a tutorial on a complex disorder and the speech-language pathologist's role. Am J Speech Lang Pathol. 2001; 10: 111-25.

8. Gregory J, Gallivan G, Hoffman L, *et al*. Episodic paroxysmal laryngospasm voice and pulmonary function assessment and management. J Voice. 1996; 10: 93-105.

9. Jackson-Menaldi MC. La voz patológica. Buenos Aires: Editorial Médica Panamericana; 2002.

10. García Tapia R, Cobeta Marco I. Diagnóstico y tratamiento de los trastornos de la voz. Madrid: Garsi; 1996.

11. Von Leden H. Objective measures of laryngeal function and phonation. Ann N Y Acad Sci. 1968; 155: 55-67.

12. Yanagihara N, Koike Y, von Leden H. Phonation and respiration. Function study in normal subjects. Folia Phoniat. 1966; 18: 323-40.

13. Wilson F. Voice problems. 2nd ed. Baltimore: Williams and Wilkins; 1979: 151-3.

14. Núñez F, Suárez C. Manual de evaluación y diagnóstico de la voz. Oviedo: Servicio de Publicaciones de la Universidad de Oviedo; 1998.

15. Kent R.D. The speech sciences. San Diego: Singular Publishing Group, Inc.; 1997.

16. Eckel F, Boone D. The s/z ratio as an indicator of laryngeal pathology. J Speech Hear Res. 1981; 46: 147-9.

17. Gamboa FJ, Nieto A, Del Palacio AJ, *et al*. S/z ratio in glottic closure defects. Acta Otorrinolaringol Esp. 1995; 46: 45-8.

18. Tisi MG. Pulmonary physiology in clinical medicine. Baltimore/London: Williams and Wilkins; 1980.

19. Proctor DF. Breath, speech and song. New York: Springer Verlag; 1980.

20. Baken RJ, Orlikoff RF. Perturbation of vocal fundamental frequency during voiced fricatives. International Conference on Voice, Kurume, Japon, 1986.

21. Baken RJ. Clinical measurement of speech and voice. San Diego: Singular Publishing Group; 2000.

22. Isshiki N. Regulatory mechanism of vocal intensity variation. J Speech Lang Hear Res. 1964; 7: 17-29.

23. Hirano M. Clinical examination of voice. Wien-New York: Springer-Verlag; 1981.

24. Damsté H. The phonetogram. Pract ORL. 1970; 32: 185-7.

25. Stone RE, Krause P. Intra subject variability in minimum SPL of voice at selected fundamental frequencies. 1980 Convention of the ASHA, 1980.

26. Dejonckere PH. Perceptual and laboratory assessment of dysphonia. Am J Otolaryngol Clin. 2000; 4: 731-50.

27. Sataloff RT. Clinical assessment of voice. San Diego: Plural Publishing; 2005.

28. Jackson-Menaldi MC. Aspectos generales de la voz. En: García Tapia Urrutia R, Cobeta Marco I, editores. Diagnóstico y tratamiento de los trastornos de la voz. Madrid: Garsi; 1996.

29. Rothenberg M. A new inverse-filtering technique for deriving the glottal air flow waveform during voicing. J Acoust Soc Am. 1973; 53: 1632-45.

Capítulo 7   Valoración logopédica del paciente disfónico

- Behlau M. Voz. O libro do especialista. Sao Paulo: Revinter; 2004.
- Carrero J. Análisis de la voz. Disponible en: www.clinicajuancarrero.net
- García Ruiz J. Exploración de la voz: examen foniátrico. Disponible en: www.otorrinoweb.com
- Guzmán M. Evaluación funcional de la voz. Disponible en: www.vozprofesional.cl
- Parucci M. Estudio exploratorio sobre la evaluación subjetiva y objetiva del ataque vocal, antes y después de la práctica de ensayo docente, en los alumnos de segundo año de los profesorados oficiales de enseñanza primaria de la ciudad de Rosario, durante el periodo de 1998-1999. Disponible en: www.asalfa.org.ar
- Quiroga M. Estudio descriptivo sobre la prueba de eficiencia glótica realizada a los ingresantes a la escuela provincial nº 5029 de teatro y títeres de la ciudad de Rosario durante 1999. Disponible en: www.asalfa.org.ar
- Rubin JS, Sataloff RT, Korovin GS. Diagnosis and treatment of voice disorders. San Diego: Plural Publishing; 2006.
- Schneider S, Sataloff RT. Voice therapy for the professional voice. Disponible en: www.oto.thecliniers.com

Capítulo 8   Exploración funcional por la imagen

8.1   Estroboscopia

1. Hirano M, Yoshida Y, Yoshida T, *et al.* Strobofiberscopic video recording of vocal fold vibration. Ann Otol Rhinol Laryngol. 1987; 91: 354-8.
2. Husson R. Principal facts of vocal physiology and pathology gained by laryngostroboscopy. Rev Laryngol Otol Rhinol (Bord). 1980; 57: 1132-45.
3. Heman-AckahYD. Diagnostic tools in laryngology. Curr Opin Otolaryngol Head Neck Surg. 2004; 12: 549-52.
4. Hirano M. Clinical examination of voice. New York: Springer-Verlag; 1981.
5. Kitzing P. Stroboscopy – a pertinent laryngological examination. J Otolaryngol. 1985; 14: 151-7.
6. Koike Y. Quantitative measures of stroboscopic images of the larynx. Paper presented at the Fifth Vocal Fold Physiology Conference, Tokyo; 1987.
7. Hirano M, Bless DM. Videostroboscopic examination of the larynx. San Diego: Singular Publishing Group Inc.; 1993.
8. Schonharl E. New stroboscope with automatic regulation of frequency and recent results of its application to study of vocal cord vibrations in dysphonias of various origins. Rev Laryngol. 1956; 77: 476-81.
9. Sercarz JA, Berke JS, Gerratt BR, *et al.* Synchronizing videostroboscopic images of human laryngeal vibration with physiological signals. Am J Otolaryngol. 1992; 13: 40-4.
10. Moore P. Voice: a historical perspective. A short history of laryngeal investigation. J Voice. 1991; 5: 266-81.
11. Woo P. Stroboscopy. San Diego: Plural Publishing Inc.; 2010.
12. Prytz S. Laryngeal videostroboscopy. Ear Nose Throat J. 1987; (Suppl): 34-41.
13. Woo P, Colton R, Casper J, *et al.* Diagnostic value of stroboscopic examination in hoarse patients. J Voice. 1991; 5: 231-8.
14. Rodríguez-Parra MJ, Casado JC, Adrián JA, *et al.* Estado actual de los servicios ORL españoles. Heterogeneidad en el manejo de los problemas de voz. Acta Otorrinolaringol Esp. 2006; 57: 109-14.
15. Morrison MD. A clinical voice laboratory, videotape and stroboscopic instrumentation. Otolaryngol Head Neck Surg. 1984; 92: 487-8.
16. Postma GN, Courey MS, Ossoff RH. The professional voice. En: Cummings CV, *et al.,* editores. Cummings otolaryngology, head and neck surgery. 4th ed. Philadelphia: Elsevier-Mosby; 2005.
17. Elias ME, Sataloff RT, Rosen DC, *et al.* Normal strobovideolaryngoscopy: variability in healthy singers. J Voice. 1995; 11: 104-7.
18. Sataloff RT, Spiegel JR, Hawkshaw MJ. Strobovideolaryngoscopy: results and clinical value. Ann Otol Rhinol Laryngol. 1991; 100: 725-7.
19. Sataloff RT, Spiegel JR, Carroll LM, *et al.* Strobovideolaryngoscopy in professional voice users: results and clinical value. J Voice. 1987; 1: 359-64.

20. Wendler J. Stroboscopy. J Voice. 1992; 6: 149-54.

21. Peppard RC, Bless DM. A method for improving measurement reliability in laryngeal videostroboscopy. J Voice. 1990; 4: 280-5.

22. Sulter AM, Schutte HK, Miller DG. Standardized laryngeal videostroboscopic rating: differences between untrained and trained male and female subjects, and effects of varying sound intensity, fundamental frequency, and age. J Voice. 1996; 10: 175-89.

23. García-Tapia R, Cobeta I. Diagnóstico y tratamiento de los trastornos de la voz. Madrid: Garsi; 1996.

24. Omori K, Kacker A, Slavit DH, *et al.* Quantitative videostroboscopic measurement of glottal gap and vocal function: an analysis of thyroplasty type I. Ann Otol Rhinol Laryngol. 1996; 105: 280-5.

25. Shohet JA, Courey MS, Scott MA, *et al.* Value of videostroboscopic parameters in differentiating true vocal fold cysts from polyps. Laryngoscope. 1996; 106: 19-26.

26. Woo P. Clinical applications of videostroboscopy in voice disorders. Curr Opin Otolaryngol Head Neck Surg. 1997; 5: 133-9.

27. Núñez-Batalla F, Señaris-González B, Corte-Santos P, *et al.* El papel diagnóstico de la microlaringoscopia directa. Acta Otorrinolaringol Esp. 2007; 58: 362-6.

28. Rosen CA, Lombard LE, Murry T. Acoustic, aerodynamic, and videostroboscopic features of bilateral vocal fold lesions. Ann Otol Rhinol Laryngol. 2000; 109: 823-8.

8.2 *Imagen digital laríngea de alta velocidad*

1. Oertel MJ. Das Laryngo-Stroboskop und seine Verwendung in der Physic, Physiologie und Medicin. Berlín: August Hirschwald; 1895.

2. Von Leden H. The electric synchron-stroboscope: its value for the practicing laryngologist. Ann Otol Rhinol Laryngol. 1961; 70: 881-93.

3. Gould WJ, Kojima H. A technique for stroboscopic examination of the vocal folds using fiberoptics. Arch Otolaryngol. 1979; 105: 285.

4. Kitzing P. Stroboscopy – a pertinent laryngological examination. J Otolaryngol. 1985; 14: 151-7.

5. Bless DM, Hirano M, Feder RJ. Videostroboscopic evaluation of the larynx. Ear Nose Throat J. 1987; 66: 1-6.

6. Sataloff RT, Spiegel JR, Hawshaw MJ. Strobovideolaryngology: results and clinical value. Ann Otol Rhinol Laryngol. 1991; 100: 725-7.

7. Colton RH, Woo P, Brewer DW, *et al.* Stroboscopic signs associated with benign lesions of the vocal folds. J Voice. 1995; 9: 312-25.

8. Sulter AM, Schutte HK, Miller DG. Standardized laryngeal videostroboscopic rating: differences between untrained and trained male and female subjects, and effects of varying sound intensity, fundamental frequency, and age. J Voice. 1996; 10: 175-89.

9. Elias EM, Heuer JR, Rosen DC, *et al.* Normal strobovideolaryngoscopy: variability in healthy singers. J Voice. 1997; 11: 104-7.

10. Talbot HF. Experiments on light. Phil Mag. 1834; 5: 321.

11. Hirano M, Bless D. Videostroboscopic examination of the larynx. San Diego: Singular Publishing Group; 1993.

12. Hayashi S, Hirose H, Tayama N, *et al.* High-speed digital imaging laryngoscopy of the neoglottis following supracricoid laryngectomy with cricohyoidoepiglottopexy. J Laryngol Otol. 2010: 124: 1234-8.

13. Moisik SR, Esling JH, Crevier-Buchman L. A high-speed laryngoscopic investigation of aryepiglottic trilling. J Acoust Soc Am. 2010; 127: 1548-58.

14. Kendall KA. High-speed laryngeal imaging compared with videostroboscopy in healthy subjects. Arch Otolaryngol Head Neck Surg. 2009; 135: 274-81.

15. Olhoff A, Woywod C, Kruse E. Stroboscopy versus high-speed glottography: a comparative study. Laryngoscope. 2007; 117: 1123-6.

16. Yiu EM, Kong J, Fong R, *et al.* A preliminary study of a quantitative analysis method for high speed laryngoscopic images. Int J Speech Lang Pathol. 2010; 12: 520-8.

17. Gall V, Hanson J. Bestimmung physikalisher Parameter der Stimmlippenschwingungen mit Hilfe der Larynxphotokymographie. Folia Phoniatrica.1973; 25: 450-9.

18. Svec JG, Schutte HK. Videokymography: high-speed line scanning of vocal fold vibration. J Voice. 1996; 10: 201-5.

19. Schutte HK, Svec JG, Sram F. Videokymography: research and clinical issues. Logopedics Phoniatrics Vocology. 1997; 22: 152-6.

20. Jiang JJ, Zhang Y, Kelly MP, *et al.* An automatic method to quantify mucosal waves via videokymography. Laryngoscope. 2008; 118: 1504-10.

21. Krauser CR, Olszewski AE, Taylor LN, *et al.* Mucosal wave measurement and visualization techniques. J Voice. 2011; 25: 395-405.

22. Gull J, Divi V, Ghaderi M, *et al.* Bilateral occult mucosal bridges of the true vocal folds. J Voice. 2009; 23: 733-4.

23. Ford CN, Inagi K, Khidr A, *et al.* Sulcus vocalis: a rational analytical approach to diagnosis and management. Ann Otol Rhinol Laryngol. 1996; 105: 189-200.

24. Giovanni A, Chanteret C, Lagier A. Sulcus vocalis: a review. Eur Arch Otorhinolaryngol. 2007; 264: 337-44.

8.3   Imagen radiológica en la patología de la voz

1. Huang BY, Solle M, Weissler MC. Larynx. Anatomic imaging for diagnosis and management. Otolaryngol Clin N Am. 2012; 45: 1325-61.

2. Chin SC, Edelstein S, Chen CY, *et al.* Using CT to localize side and level of vocal cord paralysis. Am J Roentgenol. 2003; 180: 1165-70.

3. Aquino SL, Duncan GR, Hayman LA. Nerves of the thorax: atlas of normal and pathologic findings. Radiographics. 2001; 21: 1275-81.

4. Glastonbury CM. Non-oncologic imaging of the larynx. Otolaryngol Clin N Am. 2008; 41: 139-56.

5. Blitz AM, Aygun N. Radiologic evaluation of larynx cancer. Otolaryngol Clin N Am. 2008; 41: 697-713.

6. Glazer HS, Aronberg DJ, Lee JKT, *et al.* Extralaryngeal causes of vocal cord paralysis: CT evaluation. Am J Roentgenol. 1983; 141: 527-31.

7. Henrot P, Blum A, Toussaint B, *et al.* Dynamic maneuvers in local staging of head and neck malignancies with current imaging techniques: principles and clinical applications. Radiographics. 2003; 23: 1201-13.

8. Paquette CM, Manos DC, Psooy BJ. Unilateral vocal cord paralysis: a review of CT findings. Mediastinal causes, and the course of the recurrent laryngeal nerves. Radiographics. 2012; 32: 721-40.

9. Curtin HD. The larynx. En: Som PM, Curtin HD, editores. Head and neck imaging. Vol. 2. 4th ed. St. Louis: Mosby; 2003. p. 1595-699.

Capítulo 9   Laboratorio de voz

9.1   Estudio aerodinámico de la función vocal

1. Jiang J, Lin E, Hanson DG. Vocal fold physiology. Otolaryngol Clin North Am. 2000; 33: 699-718.

2. Baken RJ, Orlikoff RJ. Clinical measurement of speech and voice. 2nd ed. San Diego: Singular Publishing Group; 2000.

3. Titze IR. The physics of small amplitude oscillation of the vocal folds. J Acoust Soc Am. 1988; 83: 1536-52.

4. Titze IR. Phonation threshold pressure: a missing link in glottal aerodynamics. J Acoust Soc Am. 1992; 91: 2926-35.

5. Titze IR. Phonation threshold pressure measurement with a semi-occluded vocal tract. J Speech Lang Hear Res. 2009; 52: 1062-72.

6. Verdolini K, Titze LR, Fennell A. Dependence of phonatory effort on hydration level. J Speech Hear Res. 1994; 37: 1001-7.

7. Warren DW. The determination of velopharyngeal incompetence by aerodynamic and acoustical techniques. Clin Plast Surg. 1975; 2: 299-304.

8. Beckett RL. The respirometer as a diagnostic and clinical tool in the speech clinic. J Speech Hear Dis. 1971; 4: 235-41.

9. Cobeta Marco I, Núñez Batalla F. Exploración de la voz y evaluación de los trastornos del habla y el lenguaje. En: Exploración general en ORL. Barcelona: Masson; 2000.

10. Finnegan DE. Maximum phonation time for children with normal voices. Fol Phoniatr. 1985; 37: 209-15.

11. Himno M, Koike Y, von Leden H. Maximum phonation time and air usage during phonation: clinical study. Fol Phoniatr. 1968; 20: 185-201.

12. Rothenberg M. The breath-stream dynamics of simple-released plosive production. Bibliotheca Phonetica. 1968; (6). New York, NY: S. Karger; 1968.

13. Rothenberg M. The glottal volume velocity waveform during loose and tight voiced glottal adjustments. Proceedings of the Seventh International Congress of Phonetic Sciences. Paris, France: Mouton; 1972. p. 380-8.

14. Rothenberg M. A new inverse-filtering technique for deriving the glottal air flow waveform during voicing. J Acoust Soc Am. 1973; 53: 1632-45.

15. Sivasankar M, Fisher KV. Oral breathing increases Pth and vocal effort by superficial drying of vocal fold mucosa. J Voice. 2002; 16: 172-81.

16. Smitheran JR, Hixon TJ. A clinical method for estimating laryngeal airway resistance during vowel production. J Speech Hear Dis. 1981; 46: 138-46.

17. Stathopoulos ET, Holt JD, Hixon TJ, *et al*. Respiratory and laryngeal function during whispering. J Speech Hear Res. 1991; 34: 761-7.

18. Chang A, Karnell ME. Perceived phonatory effort and phonation threshold pressure across a prolonged voice loading task: a study of vocal fatigue. J Voice. 2004; 18: 454-66.

19. Colton RH, Casper KJ, Leonard R. Understanding voice problems: a physiological for diagnosis and treatment. 3rd ed. Philadelphia: Lippincott Williams & Wilkins; 2006.

20. Dickson S, Barron S, McGlone RE. Aerodynamic studies of cleft-palate speech. J Speech Hear Dis. 1978; 43: 160-7.

21. Fisher KV, Ligon J, Sobecks JL, *et al*. Phonatory effects of body fluid removal. J Speech Lang Hear Res. 2001; 44: 354-67.

22. Hardy JC. Intraoral breath pressure in cerebral palsy. J Speech Hear Dis. 1961; 26: 309-19.

23. Hardy JC. Suggestions for physiological research in dysarthria. Cortex. 1967; 3: 128-56.

24. Holt JD, Hixon TJ. Age and laryngeal airway resistance during vowel production in women. J Speech Hear Res. 1992; 35: 309-13.

25. Honjow I, Isshiki N, Morimoto M. Aerodynamic pattern of cleft palate speech. Plastic and Reconstructive Surgery. 1968; 42: 465-71.

26. Huber JE, Stathopoulos ET, Bormann LA, *et al*. Effects of a circumferentially vented mask on breathing patterns of women as measured by respiratory kinematic techniques. J Speech Lang Hear Res. 1998; 41: 472-8.

27. Jiang J, O'Mara T, Chen HJ, *et al*. Aerodynamic measurements of patients with Parkinson's disease. J Voice. 1999; 13: 583-91.

28. Jiang J, O'Mara T, Conley D, *et al*. Phonation threshold pressure measurements during phonation by airflow interruption. Laryngoscope. 1999; 109: 425-32.

29. Koike Y, Himno M, von Leden H. Vocal initiation: acoustic and aerodynamic investigations of normal subjects. Folia Phoniatrica (Basel). 1967; 19: 173-82.

30. Large J, Iwata S. Aerodynamic study of vibrato and voluntary Straight tone' pairs in singing. J Acoust Soc Am. 1971; 49(1A): 137.

31. Larson GW, Mueller PB, Summers PA. The effect of procedural variations on the s/z ratio of adults. J Commun Dis. 1991; 24: 135-40.

32. Lee L, Stemple JC, Kizer M. Consistency of acoustic and aerodynamic measures of voice production over 28 days under various testing conditions. J Voice. 1999; 13: 477-83.

33. Lucero JC. Optimal glottal configuration for ease of phonation. J Voice. 1998; 12: 151-8.

34. Milbrath RL, Solomon NE. Do vocal warm-up exercises alleviate vocal fatigue? J Speech Lang Hear Res. 2003; 46: 422-36.

35. Treole K, Trudeau MD. Changes in sustained production tasks among women with bilateral vocal nodules before and after voice therapy. J Voice. 1997; 11: 462-9.

36. Warren DW, Dubois AB. A pressure-flow technique for measuring velopharyngeal orifice area during continuous speech. Cleft Palate Journal. 1964; 16: 52-71.

37. Yu P, Ouaknine M, Revis J, *et al*. Objective voice analysis for dysphonic patients: a multiparametric protocol including acoustic and aerodynamic measurements. J Voice. 2001; 15: 529-42.

38. McHenry MA, Kuna ST, Minton JT, *et al*. Comparison of direct and indirect calculations of laryngeal airway resistance in connected speech. J Voice. 1996; 10: 236-44.

39. Melcon MC, Hoit JD, Hixon TJ. Age and laryngeal airway resistance during vowel production. J Speech Hear Dis. 1989; 54: 282-6.

40. Milenkovic E, Mo E. Effect of the vocal tract yielding sidewall on inverse filter analysis of the glottal waveform. J Voice. 1988; 2: 271-8.

41. Reich AR, Mason JA, Polen SB. Task administration variables affecting phonation-time measures in third-grade girls with normal voice quality. Language, Speech, and Hearing Services in Schools. 1986; 17: 262-9.

42. Stone RE. Issues in clinical assessment of laryngeal function: contraindications for subscribing to maximum phonation time and optimum fundamental frequency. En: Bless DM, Abbs JH, editores. Vocal fold physiology: contemporary research and clinical issues. San Diego: College-Hill; 1983. p. 410-24.

43. Xu W, Han D, Hou L, *et al*. Clinical and electrophysiological characteristics of larynx in myasthenia gravis. Ann Otol Rhinol Laryngol. 2009; H8: 656-61.

9.2 Análisis de la señal acústica

1. Baken RJ, Orlikoff RF. Clinical measurements of speech and voice. 2nd ed. San Diego: Thomson Learning; 2000.
2. Dejonckere PH, Lebacq J. Acoustic, perceptual, aerodynamic and anatomical correlations in voice pathology. ORL J Otorhinolaryngol Relat Spec. 1996; 58: 326-32.
3. Nawka T, Anders LC, Wendler J. Die auditive Beurteilung heiserer Stimmen nach dem RBH-System. Sprache, Stimmes Gehör. 1994; 18: 130-3.
4. Kempster GB, Gerratt BR, Verdolini Abbott K, *et al.* Consensus auditory-perceptual evaluation of voice: development of a standardized clinical protocol. Am J Speech Lang Pathol. 2009; 18: 124-32.
5. Zraick RI, Kempster GB, Connor NP, *et al.* Establishing validity of the Consensus Auditory-Perceptual Evaluation of Voice (CAPE-V). Am J Speech Lang Pathol. 2011; 20: 14-22.
6. Núñez Batalla F, Suárez Nieto C. Manual de evaluación y diagnóstico de la voz. Oviedo: Servicio de Publicaciones de la Universidad de Oviedo; 1998.
7. Kent RD. The speech sciences. San Diego: Singular Publishing Group, Inc.; 1997.
8. García-Tapia Urrutia R, Cobeta Marco I. Diagnóstico y tratamiento de los trastornos de la voz. Ponencia Oficial del XVI Congreso Nacional de la Sociedad Española de Otorrinolaringología y Patología Cérvico-Facial. Madrid: Garsi; 1996.
9. Kent RD, Read C. The acoustic analysis of speech. San Diego: Singular Publishing Group; 1992.
10. Anderson SW, Cooper WE. Fundamental frequency patterns during spontaneous picture description. J Acoust Soc Am. 1986; 79: 1172-4.
11. Murry T. Speaking fundamental frequency characteristics associated with voice pathologies. J Speech Hear Dis. 1978; 43: 374-9.
12. Horii Y. Fundamental frequency perturbation observed in sustained phonation. J Speech Hear Res. 1979; 22: 5-19.
13. Koike Y, Takahashi H, Calcaterra TC. Acoustic measures for detecting laryngeal pathology. Acta Otolaryngol. 1977; 84: 105-17.
14. Koike Y. Application of some acoustic measures for the evaluation of laryngeal dysfunction. Studia Phonologica. 1973; 7: 17-23.
15. Glaze LE, Bless DM, Milenkovic P, *et al.* Acoustic analysis of vowel and loudness differences in children's voice. J Voice. 1990; 4: 37-44.
16. Horii Y. Vocal shimmer in sustained phonation. J Speech Hear Res. 1980; 23: 202-9.
17. Yumoto E. The quantitative evaluation of hoarseness. Arch Otolaryngol. 1983; 109: 48-52.
18. Yanagihara N. Significance of harmonic changes and noise components in hoarseness. J Speech Hear Res. 1967; 10: 531-41.
19. Read C, Buder EH, Kent RD. Speech analysis systems: a survey. J Speech Hear Res. 1990; 33: 363-74.
20. Rothenberg M. Measurement of airflow in speech. J Speech Hear Res. 1977; 20: 155-76.

9.3 Espectrografía: técnica y aplicaciones

1. Acoustic theory of speech production. Fant, 1960.
2. Kent RD. The speech sciences. San Diego: Singular Publishing Group, Inc.; 1997.
3. Núñez Batalla F, Suárez Nieto C. Manual de evaluación y diagnóstico de la voz. Oviedo: Servicio de Publicaciones de la Universidad de Oviedo; 1998.
4. García-Tapia Urrutia R, Cobeta Marco I. Diagnóstico y tratamiento de los trastornos de la voz. Ponencia oficial del XVI Congreso Nacional de la Sociedad Española de Otorrinolaringología y Patología Cérvico-Facial. Madrid: Garsi; 1996.
5. Núñez Batalla F, Suárez Nieto C. Espectrografía clínica de la voz. Oviedo: Servicio de Publicaciones de la Universidad de Oviedo; 1999.
6. Koenig W, Dunn HK, Lacy LY. The sound spectrograph. J Acoust Soc Am. 1946; 18: 19-49.
7. Yanagihara N. Significance of harmonic changes and noise components in hoarseness. J Speech Lang Hear Res. 1967; 10: 531-41.
8. Rontal E, Rontal M, Rolnick MI. Objective evaluation of vocal pathology using voice spectrography. Ann Otol Rhinol Laryngol. 1975; 84: 662-71.
9. Omori K, Kojima H, Kakani R, *et al.* Acoustic characteristics of rough voice: subharmonics. J Voice. 1997; 11: 40-7.
10. Velasco-García MJ, Cobeta I, Martín G, *et al.* Acoustic analysis of voice in Huntington's disease patients. J Voice. 2011; 25: 208-17.

9.4 Electroglotografía

1. Electroglottography. En: Baken RJ, editor. Clinical measurements of speech and voice. Boston: Little Brown Co.; 1987. p. 216-27.
2. Nieto Altuzarra A, Echarri San Martín R. Electroglotografía. En: García-Tapia R, Cobeta I. Ponencia oficial de la Sociedad Española de Otorrinolaringología y Patología Cervico-Facial 1996. p. 163-9.
3. Hertegård S, Gauffin J. Glottal area and vibratory patterns studied with simultaneous stroboscopy, flow glottography, and electroglottography. J Speech Hear Res. 1995; 38: 85-100.
4. Kania RE, Hartl DM, Hans S, *et al*. Fundamental frequency histograms measured by electroglottography during speech: a pilot study for standardization. J Voice. 2006; 20: 18-24.
5. Krausert CR, Olszewski AE, Taylor LN, *et al*. Mucosal wave measurement and visualization techniques. J Voice. 2011; 25: 395-405.
6. Orlikoff RF, Golla ME, Deliyski DD. Analysis of longitudinal phase differences in vocal-fold vibration using synchronous high-speed videoendoscopy and electroglottography. J Voice. 2012; 26: 816.
7. Motta G, Cesari U, Iengo M, *et al*. Clinical application of electroglottography. Folia Phoniatr (Basel). 1990; 42: 111-7.
8. Ma EP, Love AL. Electroglottographic evaluation of age and gender effects during sustained phonation and connected speech. J Voice. 2010; 24: 146-52.
9. Zagólski O. Electroglottography in elderly patients with vocal-fold palsy. J Voice. 2009; 23: 567-71.
10. Mayes RW, Jackson-Menaldi C, Dejonckere PH, *et al*. Laryngeal electroglottography as a predictor of laryngeal electromyography. J Voice. 2008; 22: 756-9.
11. Kazi R, Kanagalingam J, Venkitaraman R, *et al*. Electroglottographic and perceptual evaluation of tracheoesophageal speech. J Voice. 2009; 23: 247-54.

9.5 Exploración neurofisiológica laríngea

1. Weddell G, Feinstein B, Pattle RE. The electrical activity of voluntary muscle in man under normal and pathological conditions. London, UK: MacMillan and Co.; 1944.
2. Faaborg-Andersen K, Buchthal F. Action potentials from internal laryngeal muscles during phonation. Nature. 1956; 177: 340-1.
3. Woo P. Laryngeal electromyography is a cost-effective clinically useful tool in the evaluation of vocal fold function. Arch Otolaryngol Head Neck Surg. 1998; 124: 472-5.
4. Blitzer A, Crumley RL, Dailey SH, *et al*. Recommendations of the Neurolaryngology Study Group on laryngeal electromyography. Otolaryngol Head Neck Surg. 2009; 140: 782-93.
5. Volk GF, Hagen R, Pototschnig C, *et al*. Laryngeal electromyography: a proposal for guidelines of the European Laryngological Society. Eur Arch Otorhinolaryngol. 2012; 269: 2227-45.
6. Simonyan K, Horwitz B. Laryngeal motor cortex and control of speech in humans. Neuroscientist. 2011; 17: 197-208.
7. Núñez-Batalla F, Díaz-Molina JP, Costales-Marcos M, *et al*. Neurolaringología. Acta Otorrinolaringol Esp. 2012; 63: 132-40.
8. Preston DC, Shapiro BE. Electromyography and neuromuscular disorders: clinical-electrophysiologic correlations. 2nd ed. Boston: Butterworth-Heinemann; 2005.
9. Kimura, J. Electrodiagnosis in diseases of nerve and muscle: principles and practice. 3rd ed. Oxford: Oxford University Press; 2001.
10. Dumitru D, Amato AA, Zwarts M. Electrodiagnostic medicine. 2nd ed. Philadelphia: Hanley & Belfus; 2001.
11. Sataloff RT, Mandel S, Mann EA, *et al*. Practice parameter: laryngeal electromyography (an evidence-based review). Otolaryngol Head Neck Surg. 2004; 130: 770-9.
12. Maturo SC, Hartnick CJ. Pediatric laryngeal electromyography. Adv Otorhinolaryngol. 2012; 73: 86-9.
13. Canals P, López F, Villoslada C, *et al*. Electromiografía laríngea: aplicaciones y técnica. ORL-DIPS. 2001; 28: 132-7.
14. Statham MM, Rosen CA, Nandedkar SD, *et al*. Quantitative laryngeal electromyography: turns and amplitude analysis. Laryngoscope. 2010; 120: 2036-41.
15. Sataloff RT, Mandel S, Mañon-Espaillat R, *et al*. Laryngeal electromyography. 2nd ed. San Diego: Plural Publishing; 2005.
16. Xu W, Han D, Hou L, *et al*. Clinical and electrophysiological characteristics of larynx in

myasthenia gravis. Ann Otol Rhinol Laryngol. 2009; 118: 656-61.

17. AAEM Quality Assurance Committee, American Association of Electrodiagnostic Medicine. Literature review of the usefulness of repetitive nerve stimulation and single fiber EMG in the electrodiagnostic evaluation of patients with suspected myasthenia gravis or Lambert-Eaton myasthenic syndrome. Muscle Nerve. 2001; 24: 1239-47.

18. Khedr EM, Aref EE. Electrophysiological study of vocal-fold mobility disorders using a magnetic stimulator. Eur J Neurol. 2002; 9: 259-67.

19. Heman-Ackah YD, Mandel S, Manon-Espaillat R, *et al.* Laryngeal electromyography. Otolaryngol Clin North Am. 2007; 40: 1003-23.

20. Rubin AD, Praneetvatakul V, Heman-Ackah Y, *et al.* Repetitive phonatory tasks for identifying vocal fold paresis. J Voice. 2005; 19: 679-86.

21. Statham MM, Rosen CA, Nandedkar SD, *et al.* Quantitative laryngeal electromyography: turns and amplitude analysis. Laryngoscope. 2010; 120: 2036-41.

22. Rickert SM, Childs LF, Carey BT, *et al.* Laryngeal electromyography for prognosis of vocal fold palsy: a meta-analysis. Laryngoscope. 2012; 122: 158-61.

23. Wang CC, Chang MH, Wang CP, *et al.* Laryngeal electromyography-guided hyaluronic acid vocal fold injection for unilateral vocal fold paralysis-preliminary results. J Voice. 2012; 26: 506-14.

24. Julien N, Mosnier I, Bozorg Grayeli A, *et al.* Intraoperative laryngeal nerve monitoring during thyroidectomy and parathyroidectomy: a prospective study. Eur Ann Otorhinolaryngol Head Neck Dis. 2012; 129: 69-76.

9.6 Recursos para la exploración vocal en Internet

– Boersma P, Weenink D. Praat: doing phonetics by computer. [Software ordenador]. 2012. Disponible en: http://www.praat.org

– Grupo Isla de Mouro. Aula de Oratoria. Fundación UC Torres Quevedo [Software online]. 2012. Disponible en: http://auladeoratoria.unican.es/grabadora

– Imesart S.a.r.l. Audio Memos Free – El grabador de voz [Software app]. 2012. Disponible en: https://itunes.apple.com/es/app/audio-memos-free-grabador/id3040750 33?mt=8

– Needom studio. Grabadora de sonidos [Software app]. 2012. Disponible en: https://play.google.com/store/apps/details?id=com.needom.recorder&feature

– Roe Mobile Development. Smart Recorder [Software app]. 2012. Disponible en: https:// itunes.apple.com/us/app/smart-recorder/id312941044?mt=8

– TMH, Speech, Music and Hearing. Wavesurfer. [Software ordenador]. Disponible en: http://www.speech.kth.se/wavesurfer/

– UCL Division of Psychology and Language Sciences. Speech Filing System. [Software ordenador]. 2012. Disponible en: http://www.phon.ucl.ac.uk/resource/sfs/

– Vocaroo. [Software online]. 2012. Disponible en: http://vocaroo.com/

– Worcester LLC. Record MP3. [Software online]. 2012. Disponible en: http://www.recordmp3.org/

– Yuku. Hi-Q MP3 Recorder. [Software app]. 2012. Disponible en: https://play.google.com/store/apps/details?id=yuku.mp3recorder.lite&feature

Patología de la voz

Capítulo 10   Voz normal y clasificación de las disfonías

1. Moore JP. Organic voice disorders. Englewood Cliffs: Prentice-Hall; 1971.

2. Johnson W, Brown SF, Curtis JF, *et al.* Speech handicapped school children. New York: Harper & Brothers; 1965.

3. Aronson AE. Clinical voice disorders. An interdisciplinary approach. New York: Thieme Inc.; 1990.

4. Rosen CA, Murry T. Nomenclature of voice disorders and vocal pathology. Otolaryngol Clin N Am. 2000; 33: 1035-45.

5. García-Tapia Urrutia R, Cobeta Marco I. Clasificación de las disfonías. En: Diagnóstico y tratamiento de los trastonos de la voz. Madrid: Garsi; 1996.

6. Le Huche F, Allali A. La voix. Tome 2. Pathologie vocale. Fascicule 1. Paris: Masson; 1990.

Capítulo 11 Afecciones benignas de las cuerdas vocales: lesiones exudativas del espacio de Reinke y otras lesiones

1. Cohen SM, Kim J, Roy N, *et al.* Prevalence and causes of dysphonia in a large treatment-seeking population. Laryngoscope. 2012; 122: 343-8.
2. Reinke F. Untersuchungenüber das Menschlichestimmband. Fortschr Med. 1895; 13: 469.
3. Hirano M. Structure of the vocal fold in normal and disease states. Anatomical and physical study. ASHA Rep. 1981; 11: 11-30.
4. Hirano M. Morphological structure of the vocal cord as a vibrator and its variations. Folia Phoniatr. 1974; 26: 89.
5. Gray SD, Titze IR, Alipour F. Biomechanical and histologic observations of vocal fold fibrous proteins. Ann Otol Rhinol Laryngol. 2000; 109: 77-85.
6. Hammond TH, Gray SD, Butler JE. Age- and gender-related collagen distribution in human vocal folds. Ann Otol Rhinol Laryngol. 2000; 109: 913-20.
7. Dikkers FG, Nikkels P. Benign lesions of the vocal folds: histopathology and phonotrauma. Ann Otol Rhinol Laryngol. 1995; 104: 698-703.
8. Giovanni A, Henin N, Triglia JM, *et al.* Formations nodulaires et paranodulaires. Rev Laryngol. 1987; 108: 393-8.
9. Marcotullio D, Magliulo G, Pezone T. Reinke's edema and risk factors: clinical and histopathologic aspects. Am J Otolaryngol. 2002; 23: 81-4.
10. Dikkers FG, Nikkels P. Lamina propria of the mucosa of benign lesions of the vocal folds. Laryngoscope. 1999; 109: 1684-9.
11. Kleinsasser O. Microlaryngoscopic and histologic appearances of polyps, nodules, cysts, Reinke's edema, and granulomas of the vocal cords. En: Kirchner J, editor. Vocal fold histopathology, a symposium. San Diego: College Hill Press; 1985. p. 51-66.
12. Koufman JA, Belafsky PC. Unilateral or localized Reinke's edema (pseudocyst) as a manifestation of vocal fold paresis: the paresis podule. Laryngoscope. 2001; 111: 576-80.
13. Michaels L, Hellquist H. Ear, nose and throat histopathology. London: Springer; 2001.
14. Hantzakos A, Remacle M, Dikkers FG, *et al.* Exudative lesions of Reinke's space: a terminological approach. Eur Arch Otorhinolaryngol. 2009; 266: 869-78.
15. Le Huche F, Allali A. La voix. Tome 2. Pathologie vocale. Fascicule 1. Paris: Masson; 1990.
16. Karkos PD, McCormick M. The etiology of vocal fold nodules in adults. Curr Opin Otolaryngol Head Neck Surg. 2009; 17: 420-3.
17. Czerwonka L, Jiang JJ, Tao C. Vocal nodules and edema may be due to vibration-induced rises in capillary presure. Laryngoscope. 2008; 118: 748-52.
18. Roch JB, Cornut G, Bouchayer M. Mode d'apparition des polypes des cordes vocales. Rev Laryngol Otol Rhinol (Bord). 1989; 110: 389-90.
19. Zeitels S, Bunting G, Hillman R, *et al.* Reinke's edema: phonatory mechanisms and management strategies. Ann Otol Rhinol Laryngol. 1997; 106: 533-43.
20. Kleinsasser O. Pathogenesis of vocal cord polyps. Ann Otol Rhinol Laryngol. 1982; 91: 378-81.
21. Bercovici B, Davis E. The effect of smoking and menopause on the small blood vessels. Microcirc Endothelium Lymphatics. 1991; 7: 51-6.
22. Kuebler W, Huppe H. Capillary pressure-induced lung injury: fact or fiction. Curr Opin Anaesthesiol. 2002; 15: 57-64.
23. Dikkers FG, Nikkels P. Benign lesions of the vocal folds: histopathology and phonotrauma. Ann Otol Rhinol Laryngol. 1995; 104: 698-703.
24. Remacle M, Degols JC, Delos M. Exudative lesions of Reinke's space: an anatomopathological correlation. Acta Otorhinolaryngol Belg. 1996; 50: 253-64.
25. Kambic V, Radsel Z, Zargi M, *et al.* Vocal cord polyps: incidence, histology and pathogenesis. J Laryngol Otol. 1981; 95: 609-18.
26. Arnold G. Vocal nodules and polyps: laryngeal reaction to habitual hyperkinetic dysphonia. J Speech Hear Disord. 1962; 27: 205-17.
27. Yonekawa H. A clinical study of Reinke's edema. Auris Nasus Larynx. 1988; 15: 57-78.
28. Gökcan KM, Dursun G. Vascular lesions of the vocal fold. Eur Arch Otorhinolaryngol. 2009; 266: 527-33.
29. Jiang JJ, Diaz CE, Hanson DG. Finite element modeling of vocal fold vibration in normal phonation and hyperfunctional dysphonia: implications for the pathogenesis of vocal nodules. Ann Otol Rhinol Laryngol. 1998; 107: 603-10.
30. Hochman I, Sataloff RT, Hillman RE, *et al.* Ectasias and varices of the vocal fold: clearing

the striking zone. Ann Otol Rhinol Laryngol. 1999; 108: 10-6.

31. Spiegel JR, Sataloff TR, Hawkshaw M, *et al.* Vocal fold hemorrhage. Ear Nose Throat J. 1996; 75: 784-9.

32. Monday LA, Bouchayer M, Cornut G, *et al.* Epidermoid cysts of vocal cords. Ann Otol Rhinol Laryngol. 1983; 92: 124-7.

33. Johns MM. Update on the etiology, diagnosis, and treatment of vocal fold nodules, polyps and cysts. Curr Opin Otolaryngol Head Neck Surg. 2003;11: 456-61.

34. Martins RH, Santana MF, Tavares EL. Vocal cysts: clinical, endoscopic and surgical aspects. J Voice. 2011; 25: 107-10.

35. Bouchayer M, Cornut G. Microsurgery for benign lesions of the vocal folds. Ear Nose Throat J. 1988; 67: 446-66.

36. Melo ECM, Brito LL, Brasil OCO, *et al.* Incidencia das lesoes laringeas nao neoplasicas em pacientes com queixas vocais. Rev Bras Otorrinolaringol. 2001; 67: 788-94.

37. Rosen CA, Lombard LE, Murry T. Acoustic, aerodynamic, and videostroboscopic features of bilateral vocal fold lesions. Ann Otol Rhinol Laryngol. 2000; 109: 823-8.

38. Milutinovic Z, Vasiljevic J. Contribution to the understanding of the etiology of vocal fold cysts: a functional and histologic study. Laryngoscope. 1992; 102: 568-71.

39. Hernando M, Cobeta I, Lara A, *et al.* Vocal pathologies of difficult diagnosis. J Voice. 2008; 22: 607-10.

40. Núñez-Batalla F, Señaris-González B, Corte-Santos P, *et al.* El papel diagnóstico de la microlaringoscopia directa. Acta Otorrinolaringol Esp. 2007; 58: 362-6.

41. Benninger MS, Alessi D, Archer S, *et al.* Vocal fold scarring: current concepts and management. Otolaryngol Head Neck Surg. 1996; 115: 474-82.

42. Branski RC, Verdolini K, Sandulache V, *et al.* Vocal fold wound healing: a review for clinicians. J Voice. 2006; 20: 432-41.

43. Krausert CR, Olszewski AE, Taylor LN, *et al.* Mucosal wave measurement and visualization techniques. J Voice. 2011; 25: 395-405.

44. Ford CN. Advances and refinements in phonosurgery. Laryngoscope. 1999; 109: 1891-900.

45. Ford CN, Inagi K, Bless DM, *et al.* Sulcus vocalis: a rational analytical approach to diagnosis and management. Ann Otol Rhinol Laryngol. 1996; 105: 189-200.

46. Woo P. Granulation and contact granuloma. En: Stroboscopy. San Diego: Plural Publishing, Inc.; 2010.

Capítulo 12   Reflujo faringolaríngeo

1. Ford CN. Evaluation and management of laryngopharyngeal reflux. JAMA. 2005; 294: 1534-40.

2. Koufman JA. The otolaryngologic manifestations of gastroesophageal reflux disease (GERD): a clinical investigation of 225 patients using ambulatory 24-hour pH monitoring and an experimental investigation of the role of acid and pepsin in the development of laryngeal injury. Laryngoscope. 1991; 101 (Suppl 53): 1-78.

3. Hopkins C, Yousaf U, Pedersen M. Acid reflux treatment for hoarseness [protocol]. Cochrane Database Syst Rev. 2005 (3).

4. Ali Mel-S. Laryngopharyngeal reflux: diagnosis and treatment of a controversial disease. Curr Opin Allergy Clin Immunol. 2008; 8: 28-33.

5. Koufman JA, Aviv JE, Casiano RR, *et al.* Laryngopharyngeal reflux: position statement of the committee on speech, voice, and swallowing disorders of the American Academy of Otolaryngology-Head and Neck Surgery. Otolaryngol Head Neck Surg. 2002; 127: 32-5.

6. Adhami T, Goldblum JR, Richter JE, *et al.* The role of gastric and duodenal agents in laryngeal injury: an experimental canine model. Am J Gastroenterol. 2004; 99: 2098-106.

7. Knight RE, Wells JR, Parrish RS. Esophageal dysmotility as an important co-factor in extraesophageal manifestations of gastroesophageal reflux. Laryngoscope. 2000; 110: 1462-6.

8. Axford SE, Sharp N, Ross PE. Cell biology of laryngeal epithelial defenses in health and disease. Ann Otol Rhinol Laryngol. 2001; 110: 1099-108.

9. Lai YC, Wang PC, Lin JC. Laryngopharyngeal reflux in patients with reflux esophagitis. World J Gastroenterol. 2008; 14: 4523-8.

10. Book DT, Rhee JS, Toohill RJ, *et al.* Perspectives in laryngopharyngeal reflux: an international survey. Laryngoscope. 2002; 112: 1399-406.

11. Ylitalo R, Lindestad PA, Ramel S. Symptoms, laryngeal findings, and 24-hour pH monitoring in patients with suspected gastroesophagopharyngeal reflux. Laryngoscope. 2001; 111: 1735-41.

12. Hickson C, Simpson CB, Falcon R. Laryngeal pseudosulcus as a predictor of laryngopharyngeal reflux. Laryngoscope. 2001; 111: 1742-5.

13. Gupta R, Sataloff RT. Laryngopharyngeal reflux: current concepts and questions. Curr Opin Otolaryngol Head Neck Surg. 2009; 17: 143-8.

14. Ulualp SO, Rodríguez S, Holmes-Wright CN. Flexible laryngoscopy-guided pharyngeal pH monitoring in infants. Laryngoscope. 2007; 117: 577-80.

15. Wiener GJ, Koufman JA, Wu WC, *et al.* Chronic hoarseness secondary to gastroesophageal reflux disease: documentation with 24-h ambulatory pH monitoring. Am J Gastroenterol. 1989; 84: 1503-8.

16. Friedman M, Schalch P, Vidyasagar R, *et al.* Wireless upper esophageal monitoring for laryngopharyngeal reflux (LPR). Otolaryngol Head Neck Surg. 2007; 137: 471-6.

17. Belafsky PC, Postma GN, Koufman JA. The validity and reliability of the reflux finding score (RFS). Laryngoscope. 2001; 111: 1313-7.

18. Kelchner LN, Horne J, Lee L, *et al.* Reliability of speech-language pathologist and otolaryngologist ratings of laryngeal signs of reflux in an asymptomatic population using the reflux finding score. J Voice. 2007; 21: 92-100.

19. Kaltenbach T, Crockett S, Gerson LB. Are lifestyle measures effective in patients with gastroesophageal reflux disease? An evidence-based approach. Arch Intern Med. 2006; 166: 965-71.

20. Manejo del paciente con enfermedad por reflujo gastroesofágico (ERGE). Guía de práctica clínica. Asociación Española de Gastroenterología, Sociedad Española de Medicina de Familia y Comunitaria, y Centro Cochrane Iberoamericano.

21. DeVault KR, Castell DO. American College of Gastroenterology updated guidelines for the diagnosis and treatment of gastroesophageal reflux disease. Am J Gastroenterol. 2005; 100: 190-200.

22. Chiverton SG, Howden CW, Burget DW, *et al.* Omeprazole (20 mg) daily given in the morning or evening: a comparison of effects on gastric acidity, and plasma gastrin and omeprazole concentration. Aliment Pharmacol Ther. 1992; 6: 103-11.

23. Yang, YX, Lewis J, Epstein S, *et al.* Long-term proton pump inhibitor therapy and risk of hip fracture. JAMA. 2006; 296: 2947-53.

24. de Caestecker J. Prokinetics and reflux: a promise unfulfilled. Eur J Gastroenterol Hepatol. 2002; 14: 5-7.

25. Hunchaisri N. Treatment of laryngopharyngeal reflux: a comparison between domperidone plus omeprazole and omeprazole alone. J Med Assoc Thai. 2012; 95: 73-9.

Capítulo 13   Laringitis crónicas. Neoplasias intraepiteliales y carcinoma glótico inicial

1. Álvarez Marcos C, Domínguez Iglesias F, Sampedro Nuño A. Neoplasias intraepiteliales potencialmente invasivas de cabeza y cuello. Clínica, diagnóstico y tratamiento. En: Suárez Nieto C, *et al.*, editores. Tratado de otorrinolaringología y cirugía de cabeza y cuello. Madrid: Editorial Médica Panamericana; 2009. p. 3489-514.

2. Charlone Granucci R, Penagos Vélez A, Álvarez Marcos C. Neoplasias intraepiteliales laríngeas. Libro virtual de formación en ORL. 2009. Cap. 111. Disponible en: http://www.seorl.net/

3. Lentsch E, Myers J. New trends in the etiology, diagnosis, and management of laryngeal dysplasia. Curr Opin Otolaryngol Head Neck Surg. 2001; 9: 74-8.

4. Almandori G, Bussu F, Cadoni G, *et al.* Multistep laryngeal carcinogenesis helps our understanding of the field cancerization phenomenon. Eur J Cancer. 2004; 40: 2383-8.

5. Álvarez Marcos C, Alonso-Guervós M, Llorente Pendás JL, *et al.* Estudio genético del modelo de progresión en el cáncer escamoso de cabeza y cuello. Acta Otorrinolaringol Esp., Suplementos de Actualización en ORL. 2006; 2: 29-38.

6. Álvarez Marcos C, Alonso Guervós M, Rodríguez Prado N, *et al.* Genetic model of transformation and neoplastic progression in laryngeal ephitelium. Head Neck. 2010; 33: 216-24.

7. Braakhuis BJ, Leemans CR, Brakenhoff RH. Expanding fields of genetically altered cells in head and neck squamous carcinogenesis. Semin Cancer Biol. 2005; 15: 113-20.

8. Leemans CR, Braakhuis BJM, Brakenhoff RH. The molecular biology of head and neck cancer. Nat Rev Cancer. 2011; 11: 9-22.

9. Cabanillas R, Llorente JL. The stem cell network model: clinical implications in cancer. Eur Arch Otorhinolaryngol. 2009; 266: 161-70.

10. Álvarez Marcos C. Laringitis crónicas inespecíficas. Neoplasias intraepiteliales. En: Llorente Pendás JL, *et al.*, editores. Otorrinolarin-

gología. Manual clínico. Madrid: Editorial Médica Panamericana; 2011. p. 403-10.

11. Mithani SK, Mydlarz WK, Grumbine FL, *et al*. Molecular genetics of premalignant oral lesions. Oral Diseases. 2007; 13: 126-33.

12. Nankivell P, Weller M, McConkey C, *et al*. Biomarkers in laryngeal dysplasia: a systematic review. Head Neck. 2011; 33: 1170-6.

13. Rodrigo JP, Álvarez Alija G, Tirados Menéndez S, *et al*. Cortactin and focal adhesion kinase as predictors of cancer risk in patients with laryngeal premalignancy. Cancer Prev Res. 2011; 4: 1-9.

14. Sandalon Z, Fusening NE, McCutcheon J, *et al*. Suicide gene therapy for premalignant disease: a new strategy for the treatment of intraepithelial neoplasia. Gene Therapy. 2001; 8: 232-8.

Capítulo 14   Parálisis laríngeas periféricas

1. Ada M, Isildak H, Saritzali G. Congenital vocal cord paralysis. J Craniofac Surg. 2010; 21: 273-4.

2. Meyer TK. The larynx for neurologists. Neurologist. 2009; 15: 313-8.

3. Schwartz SR. Clinical practice guideline: hoarseness (dysphonia). Otolaryngology–Head and Neck Surgery. 2009; 141: S1-31.

4. Ptok M, Strack D. Electrical stimulation-supported voice exercises are superior to voice exercise therapy alone in patients with unilateral recurrent laryngeal nerve paresis: results from a prospective randomized clinical trial. Muscle Nerve. 2008; 38: 1005-11.

5. Benjamin B. Vocal cord paralysis. En: Endolaryngeal surgery. 1st ed. Londres: Martin Dunitz; 1998. p. 143-68.

6. Ada M, Isildak H, Saritzali G. Congenital vocal cord paralysis. J Craniofac Surg. 2010; 21: 273-4.

7. Lewis AF, Carron JD, Vedanarayanan V. Congenital bilateral vocal fold paralysis and Charcot-Marie-Tooth disease. Ann Otol Rhinol Laryngol. 2010; 119: 47-9.

8. Lidia ZG, Magdalena F, Mieczyslaw C. Endoscopic laterofixation in bilateral vocal cords paralysis in children. Int J Pediatr Otorhinolaryngol. 2010; 74: 601-3.

9. Latiff ZA, Kamal NA, Jahendran J, *et al*. Vincristine-induced vocal cord palsy: case report and review of the literature. J Pediatr Hematol Oncol. 2010; 32: 407-10.

10. Cavicchi O, Caliceti U, Fernández IJ, *et al*. Laryngeal neuromonitoring and neurostimulation versus neurostimulation alone in thyroid surgery: a randomized clinical trial. Head Neck. 2012; 34: 141-5.

11. Lamadé W, Ulmer C, Friedrich C, *et al*. Signal stability as key requierement for continuos intraoperative neuromonitoring. Chirurg. 2011; 82: 913-20.

12. Chu KS, Tsai CJ, Lu IC, *et al*. Influence of nondepolarizing muscle relaxants on intraoperative neuromonitoring during thyroid surgery. J Otolaryngol Head Neck Surg. 2010; 39: 397-402.

13. Sartori PV, De Fina S, Clombo G, *et al*. Ligasure versus Ultracision in thyroid surgery: a prospective randomized study. Langenbecks Arch Surg. 2008; 393: 655-8.

14. Smith LJ, Rosen CA, Niyonkuru C, *et al*. Quantitative electromyography improves prediction in vocal fold paralysis. Laryngoscope. 2012; 122: 854-9.

15. Cantillo-Baños E, Jurado-Ramos A, Gutiérrez-Jódas J, *et al*. Vocal fold insufficiency: medialization laryngoplasty vs calcium hydroxylapatite microspheres (Radiesse Voice). Acta Oto-Laryngologica. 2013; 133: 270-5.

16. Lau DP, Zhang EZ, Wong SM, *et al*. Correlating voice handicap index and quantitative videostroboscopy following injection laryngoplasty for unilateral vocal paralysis. Otolaryngol Head Neck Surg. 2010; 143: 190-7.

17. Rosow DE, Sulica L. Laryngoscopy of vocal fold paralysis: evaluation of consistency of clinical findings. Laryngoscope. 2010; 120: 1376-82.

18. Kimura M, Nito T, Imagawa H, *et al*. Collagen injection for correcting vocal fold asymmetry: high-speed imaging. Ann Otol Rhinol Laryngol. 2010; 119: 359-68.

19. Umeno H, Chitose S, Sato K, *et al*. Comparative study of framework surgery and fat injection laryngoplasty. J Laryngol Otol Suppl. 2009; 31: 35-41.

20. Li AJ, Johns MM, Jackson-Menaldi C, *et al*. Glottic closure patterns: type I thyroplasty versus type I thyroplasty with arytenoid adduction. J Voice. 2011; 25: 259-64.

21. Damrose EJ. Percutaneous injection laryngoplasty in the management of acute vocal fold paralysis. Laryngoscope. 2010; 120: 1582-90.

22. Rosen CA, Gartner-Schmidt J, Casiano R, *et al*. Vocal fold augmentation with calcium hydroxyapatite: twelve-month report. Laryngoscope. 2009; 119: 1033-41.

23. Friedman AD, Burns JA, Heaton JT, *et al*. Early versus late injection medialization for

unilateral vocal cord paralysis. Laryngoscope. 2010; 120: 2042-6.

24. Paniello RC, Edgar JD, Kallogjeri D, *et al.* Medialization versus reinervation for unilateral vocal fold paralysis: a multicenter randomized clinical trial. Laryngoscope. 2011; 121: 2172-9.

25. Young VN, Zullo TG, Rosen CA. Analysis of laryngeal framework surgery: 10-year follow-up to a national survey. Laryngoscope. 2010; 120: 1602-8.

26. Mortensen M, Carroll L, Woo P. Arytenoid adduction with medialization laryngoplasty versus injection or medialization laryngoplasty: the role of the arytenoidopexy. Laryngoscope. 2009; 119: 827-31.

27. Suehiro A, Hirano S, Kishimoto Y, *et al.* Comparative study of vocal outcomes with silicone versus Gore-Tex thyroplasty. Ann Otol Rhinol Laryngol. 2009; 118: 405-8.

28. Su CY, Lai CC, Wu PY, *et al.* Transoral laser ventricular fold resection and thyroarytenoid myoneurectomy for adductor spasmodic dysphonia: long-term outcome. Laryngoscope. 2010; 120: 313-8.

29. Damrose EJ. Percutaneous injection laryngoplasty in the management of acute vocal fold paralysis. Laryngoscope. 2010; 120: 1582-90.

30. Kimura M, Nito T, Imagawa H, *et al.* Collagen injection for correcting vocal fold asymmetry: high-speed imaging. Ann Otol Rhinol Laryngol. 2010; 119: 359-68.

31. Chhetri DK, Jahan-Parwar B, Hart SD, *et al.* Injection laryngoplasty with calcium hydroxyapatite gel implant in an in vivo canine model. Ann Otol Rhinol Laryngol. 2004; 113: 259-64.

32. Rosen CA, Gartner-Schmidt J, Casiano R, *et al.* Vocal fold augmentation with calcium hydroxyapatite: twelve-month report. Laryngoscope. 2009; 119: 1033-41.

33. Chirilă M, Mureşan R, Cosgarea M, *et al.* Surgical management of Gerhardt syndrome. Chirurgia (Bucur). 2010; 105: 327-30.

34. Hyodo M, Nishikubo K, Motoyoshi K. Laterofixation of the vocal fold using an endo-extralaryngeal needle carrier for bilateral vocal fold paralysis. Auris Nasus Larynx. 2009; 36: 181-6.

35. Aubry K, Leboulanger N, Harris R, *et al.* Laser arytenoidectomy in the management of bilateral vocal cord paralysis in children. Int J Pediatr Otorhinolaryngol. 2010; 74: 451-5.

Capítulo 15   Disfonías de origen neurológico

1. Segovia de Arana JM. Enfermedades neurodegenerativas. Madrid: Farmaindustria Serie Científica; 2002. p. 9-20.

2. Hailstone JC, Ridgway GR, Bartlett JW, *et al.* Voice processing in dementia: a neuropsychological and neuroanatomical analysis. Brain. 2011; 134: 2535-47.

3. Midi I, Doğan M, Pata YS, *et al.* The effects of verbal reaction time in Alzheimer's disease. Laryngoscope. 2011; 121: 1495-503.

4. Urban PP, Wicht S, Vukurevic G, *et al.* Dysarthria in acute ischemic stroke: lesion topography, clinicoradiologic correlation, and etiology. Neurology. 2001; 56: 1021-7.

5. Venketasubramanian N, Seshadri R, Chee N. Vocal cord paresis in acute ischemic stroke. Cerebrovascular diseases (Basel, Switzerland). 1999; 9: 157-62.

6. Logemann JA, Fisher HB, Boshes B, *et al.* Frecuency and coocurrence of vocal tract dysfunctions in the speech of a large sample of Parkinson's patients. J Speech Hear Dis. 1978; 43: 47-57.

7. Gamboa Mutuberria FJ. Análisis digital de la voz en pacientes con enfermedad de Parkinson o temblor esencial. Tesis doctoral. Facultad de Medicina, Universidad de Alcalá de Henares; 1995. p. 58.

8. Sanabria J, Cenjor C, García Ruiz P. The effect of levodopa on vocal function in Parkinson's disease. Clin Neuropharmacol 2001; 24: 99-102.

9. Dias AE, Barbosa ER, Coracini K, *et al.* Effects of repetitive transcranial magnetic stimulation on voice and speech in Parkinson's disease. Acta Neurol Scand. 2006; 113: 92-9.

10. Finnegan E, Hoffman H, Hemmerich A, *et al.* Clinical practice: spasmodic dysphonia and vocal tremor – perspectives on voice and voice disorders. ASH. 2009; 66-73.

11. Sulica L, Louis E. Clinical characteristics of essential voice tremor: a study of 34 cases. Laryngoscope. 2010; 120: 516-28.

12. Barkmeier-Kraemer J, Story B. Conceptual and clinical updates on vocal tremor. ASHA Leader. 2010; 15: 16-9.

13. Pahwa R, Lyons K, Koller WC. Surgical treatment of essential tremor. Neurology. 2000; 54(Suppl 4): S39-44.

14. Velasco García MJ, Cobeta I, Martín G, *et al.* Acoustic analysis of voice in Huntington's disease patients. J Voice. 2011; 25: 208-17.

15. Dogan M, Midi I, Yazici MA, *et al.* Objective and subjective evaluation of voice quality in multiple sclerosis. J Voice. 2007; 21: 735-40.

16. Hamdan AL, Farhat S, Saadeh R, *et al.* Voice-related quality of life in patients with multiple sclerosis. Autoimmune Dis. 2012; 2012: 143813.

17. Woodson G. Management of neurologic disorders of the larynx. Ann Otol Rhinol Laryngol. 2008; 117: 317-26.

18. Schalling E, Hammarberg B, Hartelius L. Perceptual and acoustic analysis of speech in individuals with spinocerebellar ataxia (SCA). Logoped Phoniatr Vocol. 2007; 32: 31-46.

19. Taroni F, DiDonato S. Pathways to motor incoordination: the inherited ataxias. Nat Rev Neurosci. 2004; 5: 641-55.

20. Koeppen AH. Friedreich's ataxia: pathology, pathogenesis, and molecular genetics. J Neurol Sci. 2011; 303: 1-12.

21. American Psychiatric Association. Diagnostic and statistical manual of mental disorders, 4th ed., text revision (DSM-IV-TR). Washington, DC: American Psychiatric Association Press; 2000.

22. Deng H, Gao K, Jankovic J. The genetics of Tourette syndrome. Nat Rev Neurol. 2012; 8: 203-13.

23. García Ruiz PJ, Sanabria J. Botulinum toxin treatment for spasmodic dysphonia: percutaneous versus transoral approach. Clin Neuropharmacol. 1998; 21: 196-8.

24. Hussain A, Shakeel M. Selective lateral laser thyroarytenoid myotomy for adductor spasmodic dysphonia. J Laryngol Otol. 2010; 124: 886-91.

25. Sanuki T, Isshiki N. Outcomes of type II thyroplasty for adductor spasmodic dysphonia; analysis of revision and unsatisfactory cases. Acta Otolaryngol. 2009; 129: 1287-93.

26. Sanuki T, Yumoto E, Minoda R, *et al.* Effects of type II thyroplasty on adductor spasmodic dysphonia. Otolaryngol Head Neck Surg. 2010; 142: 540-6.

27. Mendelsohn AH , Berke GS. Surgery or botulinum toxin for adductor spasmodic dysphonia: a comparative study. Ann Otol Rhinol Laryngol. 2012; 121: 231-8.

28. Remacle M. Bipolar radiofrequency-induced thermotherapy (R.F.I.T.T.) for the treatment of spasmodic dysphonia. A report of three cases. Eur Arch Otorhinolaryngol. 2005; 262: 871-4.

29. Núñez-Batalla F, Díaz-Molina JP, Costales-Marcos M, *et al.* Neurolaringología. Acta Otorrinolaringol Esp. 2012; 63: 132-40.

30. Salazar Cabrera C, de Saa Álvarez MR, Aparicio Pérez MS, *et al.* Myasthenia gravis: the otolaryngologist's perspective. Am J Otolaryngol. 2002; 23: 169-72.

Capítulo 16   Disfonía infantil

1. Hersan R, Behlau M. Behavioral management of pediatric dysphonia. Otolaryngol Clin North Am. 2000; 33: 1097-109.

2. Titze IR. Principles of voice production. Englewood Cliffs, NJ: Prentice-Hall; 1994.

3. Senturia B, Wilson F. Otorhinolaryngic findings in children with voice deviations. Ann Otol Rhinol Laryngol. 1968; 77: 1027-41.

4. Núñez Batalla F, Suárez Nieto C, Moro Melón M, *et al.* Evaluación objetiva de la patología vocal en la infancia. Acta Otorrinolaringol Esp. 1999; 50: 525-9.

5. Angelillo N, Di Constanzo B, Angelillo M, *et al.* Epidemiological study on vocal disorders in paediatric age. J Prev Med Hyg. 2008; 49: 1-5.

6. Nilson H, Scneiderman CR. Classroom programme for the prevention of vocal abuse and hoarseness in elementary school children. Lang Speech Hear Sci Schools. 1983; 14: 121-7.

7. Carding PN, Roulstone S, Northstone K, ALSPAC Study Team. The prevalence of childwood dysphonia: a cross-sectional study. J Voice. 2006; 20: 623-30.

8. De Bodt MS, Ketelslagers K, Peeters T, *et al.* Evolution of vocal nodules from childhood to adolescence. J Voice. 2007; 21: 151-6.

9. Sander EK. Arguments against the agressive pursuit of voice therapy for children. Lang Speech Hear Serv Schools. 1989; 20: 94-101.

10. Hocevar-Boltezar I, Radsel Z, Zargi M. The role of allergy in the etiopathogenesis of laryngeal mucosal lesions. Acta Otolaryngol (Stockh). 1997; 527 (Suppl): 134-7.

11. Smith ME, Gray SD. Voice. En: Bluestone CD, Stool SE, Kenna MA, editores. Pediatric Otolaryngology. Philadelphia: WB Saunders Company; 1996.

12. Le Huche F, Allali A. La voz. Barcelona: Masson; 1994.

13. Aaronson AE. Clinical voice disorders. New York: Thieme Inc; 1990.

14. Nuss RC, Ward J, Huang L, *et al*. Correlation of vocal fold nodule size in children and perceptual assessment of voice quality. Ann Otol Rhinol Laryngol. 2010; 119: 651-5.

15. Lee EK, Son YI. Muscle tension dysphonia in children: voice characteristics and outcome of voice therapy. Int J Pediatr Otorhinolaryngol. 2005; 69: 911-7.

16. Block BB, Brodsky L. Hoarseness in children: the role of laryngopharyngeal reflux. Int J Otorhinolaryngol. 2007; 71: 1361-9.

17. Roy N, Holt KI, Redmond S, *et al*. Behavioral characteristics of children with vocal nodules. J Voice. 2007; 21: 157-68.

18. Connor NP, Cohen SB, Theis SM, *et al*. Attitudes of children with dysphonia. J Voice. 2008; 22: 197-209.

19. Reilly JS. The "singing-acting" child: the laryngologist's perspective - 1995. J Voice. 1997; 11: 126-9.

20. Schindler A, Capaccio P, Maruzzi P, *et al*. Preliminary considerations on the application of the Voice Handicap Index to paediatric dysphonia. Acta Otorhinolaryngol Ital. 2007; 27: 22-6.

21. Zur KB, Cotton S, Kelchner L, *et al*. Pediatric Voice Handicap Index (pVHI): a new tool for evaluating pediatric dysphonia. Int J Pediatr Otorhinolaryngol. 2007; 71: 77-82.

22. Yanagihara N. Significance of harmonic changes and noise components in hoarseness. J Speech Hearing Res. 1967; 10: 531-41.

23. Ford CN, Bless DM. Phonosurgery. Assessment and surgical management of voice disorders. New York: Raven Press; 1991.

Capítulo 17 Presbifonía

1. Barnett J, *et al*. Experiments in spoken queries for document retrieval. En: Proceedings of the 5th European Conference on Speech Communication and Technology. Rhodes, Greece, 1997. p. 1323.

2. Estellés Puchol MT. Prevención en el deterioro vocal de las personas mayores. Manifestaciones clínicas y programa de tratamiento. En: La voz en nuestros mayores. 6º Simposium Nacional de Logopedas de España A.L.E. Valencia, 2005. p. 42-51.

3. Gregg JW. The three ages of voice. The singing/acting mature adult – singing instruction perspective. J Voice. 1997; 11: 165-70.

4. Hartman D. The perceptual identity and characteristics of aging in normal male adult speakers. J Commun Disord. 1979; 12: 53-61.

5. Harvey PL. The three ages of voice. The young adult patient. J Voice. 1997; 11: 144-52.

6. Higgens M, Saxman J. A comparison of selected phonatory behaviors of healthy aged and young adults. J Speech Hear Res. 1991; 34: 1000-10.

7. Hoit J, Hixon K, Altman M, Morgan W. Speech breathing in women. J Speech Hear Res. 1989; 32: 353-65.

8. Hollien H, Tolhurst G. The aging voice. En: Weinberg B, editor. Transcripts of the seventh symposium on care of the professional voice, part II: life span changes in the human voice. New York: The Voice Foundation; 1987. p. 67-73.

9. Hollien H. Old voices: what do we really know about them? J Voice. 1987; 1: 2-17.

10. Huntley R, Hollien H, Shipp T. Influences of listener characteristics on perceived age estimations. J Voice. 1980; 1: 49-52.

11. Kukol R, Hutchinson D, Duane M. Listener group comparisons of perceived speaker age. En: ASHA convention. Detroit; 1985.

12. Linville SE. Vocal aging. San Diego: Singular Thomson Learning; 2001.

13. Linville SE. Acoustic – perceptual studies of aging voice in women. J Voice. 1987; 1: 44-8.

14. Oyer E, Deal L. Temporal aspects of speech and the aging process. Folia Phoniatr. 1985; 37: 109-12.

15. Ptacek P, Sander E. Age recognition from voice. J Speech Hear Res. 1966; 9: 273-7.

16. Ramig L, Ringel R. Effects of physiological aging on selected acoustic characteristics of voice. J Speech Hear Res. 1983; 26: 22-30.

17. Ramig L. Effects of physiological aging on vowel spectral noise. J Gerontol. 1983; 38: 223-5.

18. Sapienza CM, Dutka J. Glottal airflow characterisrics of women's voice production along an aging continuum. J Speech Hear Res. 1996; 39: 322-8.

19. Sataloff RT, Rosen DC, Hawkshaw M, *et al*. The three ages of voice. The aging adult voice. J Voice. 1997; 11: 156-60.

20. Shipp T, Hollien H. Perception of the aging male voice. J Speech Hear Res. 1969; 12: 703-71.

21. Spiegel JR, Sataloff RT, Emerich KA. The three ages of voice. The young adult voice. J Voice. 1997; 11: 138-43.

22. Wilpon JG, Jacobsen CN. A study of speech recognition for children and the elderly. En: IEEE International Conference on Acoustics, Speech, and Signal Processing. Atlanta, 1996. p. 349.

23. Xue SA, Deliyski D. Effects of aging on selected acoustic voice parameters: preliminary normative data and educational implications. Educational Gerontology. 2001; 21: 159-68.

Capítulo 18   Voz en el cambio de género

1. Swaab DF, Chun WC, Kruijver FP, *et al.* Sexual differentiation of the human hypothalamus. Adv Exp Med Biol. 2002; 511: 75-105.

2. McNeill EJM, Wilson JA, Clark S, *et al.* Perception of voice in the transgender client. J Voice. 2008; 22: 727-33.

3. Standards of care for the health of transsexual, transgender, and gender nonconforming people. The World Professional Association for Transgender Health. 7th version. 2012. (Consultado el 14 de noviembre de 2012.) Disponible en: http://www.wpath.org/publi cations_standards.cfm

4. Van Borsel J, de Pot K, De Cuypere G. Voice and physical appearance in female-to-male transsexuals. J Voice. 2009; 23: 494-7.

5. Damrose EJ. Quantifying the impact of androgen therapy on the female larynx. Auris Nasus Larynx. 2009; 36: 110-2.

6. Holmberg EB, Oates J, Dacakis G, *et al.* Phonetograms, aerodynamic measurements, self-evaluations, and auditory perceptual ratings of male-to-female transsexual voice. J Voice. 2010; 24: 511-22.

7. Palmer D, Dietsch A, Searl J. Endoscopic and stroboscopic presentation of the larynx in male-to-female transsexual persons. J Voice. 2012; 26: 117-26.

8. Van Borsel J, Van Eynde E, De Cuypere G, *et al.* Feminine after cricothryoid approximation? J Voice. 2008; 22: 379-84.

9. Hancock AB, Krissinger J, Owen K. Voice perceptions and quality of life of transgender people. J Voice. 2011; 25: 553-8.

10. De Bruin MJ, Greven CAJ. Speech therapy in the management of male-to-female transsexuals. Folia Phoniatr Logop. 2000; 52: 220-7.

11. Isshiki N, Taira T, Tanabe M. Surgical alteration of the vocal pitch. J Otolaryngol. 1983; 12: 335-40.

12. Gross M. Pitch-raising surgery in male-to-female transsexuals. J Voice. 1999; 13: 246-50.

13. Yang CY, Palmer AD, Murray KD, *et al.* Cricothyroid approximation to elevate vocal pitch in male-to-female transsexuals: results of surgery. Ann Otol Rhinol Laryngol. 2002; 116: 477-85.

14. Neumann K, Welzel C, Berghaus A. Operative voice pitch raising in male-to-female transsexuals. A survey of our technique and results. HNO. 2003; 51: 30-7.

15. Kanagalingam J, Georgalas C, Wood GR, *et al.* Cricothyroid approximation and subluxation in 21 male-to-female transsexuals. Laryngoscope. 2005; 115: 611-8.

16. Pickuth D, Brandt S, Neumann K, *et al.* Value of spiral CT in patients with cricothyroid approximation. Br J Radiol. 2000; 73: 840-2.

17. Dacakis G. The role of voice therapy in male-to-female transsexuals. Curr Opin Otolaryngol Head Neck. 2002; 10: 173-7.

18. Storck C, Gehrer R, Fischer C, *et al.* The role of the cricothyroid joint anatomy in cricothyroid approximation surgery. J Voice. 2011; 25: 632-7.

19. Maue WM, Dickson DR. Cartilages and ligaments of the adult human larynx. Arch Otolaryngol. 1971; 94: 432-9.

20. Chung D, Tsuji DH, Sennes LU, *et al.* Upper displacement of the anterior commissure: experimental study of a new phonosurgical approach to raising vocal pitch. Ann Otol Rhinol Laryngol. 2007; 116: 462-70.

21. LeJeune FE, Guide CE, Samuels PM. Early experiencies with vocal ligament tightening. Ann Otol Rhinol Laryngol. 1983; 92: 475-7.

22. Tucker HM. Anterior commissure laryngoplasty for adjustment of vocal fold tension. Ann Otol Rhinol Laryngol. 1988; 97: 547-9.

23. Wendler J. Glottoplasty for raisning pitch. Abstracts 3rd International Symposium on Phonosurgery; Kyoto, 1994. p. 63.

24. Remacle M, Matar N, Morsomme D, *et al.* Glottoplasty for male-to-female transsexualism: voice results. J Voice. 2011; 25: 120-3.

25. Orloff LA, Mann AP, Damrose JF, *et al.* Laser-assisted voice adjustment (LAVA) in transsexuals. Laryngoscope. 2006; 116: 655-60.

26. Koçak I, Akpinar ME, Alkan Z, *et al.* Laser reduction glottoplasty for managing androphonia after failed cricothyroid approximation surgery. J Voice. 2010; 24: 758-64.

Capítulo 19 Disfonía funcional

1. Koufman JA, Blalock PD. Functional voice disorders. Otolaryngol Clin North Am. 1991; 24: 1059-73.
2. Roy N. Functional dysphonia. Curr Opin Otolaryngol Head Neck Surg. 2003; 11: 144-8.
3. Belafsky PC, Postma G, Reulbach TR, *et al.* Muscle tension dysphonia as a sign of underlying glottal insufficiency. Otolaryngol Head Neck Surg. 2002; 127: 448-51.
4. Koufman JA, Blalock PD. Vocal fatigue and dysphonia in the professional voice user: Bogart-Bacall syndrome. Laryngoscope. 1988; 98: 493-8.
5. Van Houtte E, Van Lierde K, Claeys S. Pathophysiology and treatment of muscle tension dysphonia: a review of the current knowledge. J Voice. 2009; 25: 202-7.
6. Morrison MD, Rammage LA, Belisle GM, *et al.* Muscular tension dysphonia. J Otolaryngol. 1983; 12: 302-6.
7. Bridger MW, Epstein R. Functional voice disorders: a review of 109 patients. J Laryngol Otol. 1983; 97: 1145-8.
8. Sama A, Carding PN, Price S, *et al.* The clinical features of functional dysphonia. Laryngoscope. 2001; 111: 458-63.
9. Rubin JS, Lieberman J, Harris TM. Laryngeal manipulation. Otolaryngol Clin North Am. 2000; 33: 1017-34.
10. Ansuwarangsee T, Morrison M. Extrinsic laryngeal muscular tension in patients with voice disorders. J Voice. 2002; 16: 333-43.
11. Roy N, Bless DM. Personality traits and psychological factors in voice pathology: a foundation for future research. J Speech Lang Hear Res. 2000; 43: 737-48.
12. Roy N, Bless DM, Heisey D. Personality and voice disorder: a multitrait multidisorder analysis. J Voice. 2000; 14: 521-48.
13. Belafsky PC, Postma G, Reulbach TR, *et al.* Muscle tension dysphonia as a sign of underlying glottal insufficiency. Otolaryngol Head Neck Surg. 2002; 127: 448-51.
14. Ruotsalainen JH, Sellman J, Letho L, *et al.* Interventions for treating functional dysphonia in adults. Cochrane Database Syst Rev. 2007;(3): 10.1002/14651858.CD006373.pub2. CD006373.
15. Ruotsalainen JH, Sellman J, Lehto L, *et al.* Systematic review of the treatment of functional dysphonia and prevention of voice disorders. Otolaryngol Head Neck Surg. 2008; 138: 557-65.
16. Greene M, Mathieson L. The voice and its disorders. London, UK: Whurr Publishers; 1991.
17. Lieberman J. Principles and techniques of manual therapy: application in the management of dysphonia. En: Harris T, Harris S, Rubin J, *et al.,* editores. Voice clinic hand book. London, UK: Whurr Publishers; 1998. pp. 91-138.
18. Aronson A. Clinical voice disorders: an interdisciplinary approach. 3rd ed. New York, NY: Thieme Stratton; 1990.
19. Roy N, Bless DM, Heisey D, *et al.* Manual circumlaryngeal therapy for functional dysphonia: an evaluation of short- and long-term treatment outcomes. J Voice. 1997; 11: 321-31.
20. Montojo J, Garmendia G, Cobeta I. Comparison of the results obtained through manual and automatic phonetogram. Acta Otorrinolaringol Esp. 2006; 57: 313-8.
21. Andrews ML, Schmidt CP. Reliability of students evaluations of voice therapy implications for theory and training. J Voice. 1999; 13: 227-33.
22. Campainha S, Ribeiro C, Guimarães M, *et al.* Vocal fold dysfunction: a frequently forgotten entity. Case Rep Pulmonol. 2012;2012:525493.
23. Koufman JA, Block C. Differential diagnosis of paradoxical vocal fold movement. Am J Speech Lang Pathol. 2008; 17: 327-34.

Tratamiento de la patología de la voz

Capítulo 20 Fonomicrocirugía

20.1 Instrumental y preparación quirúrgica en fonomicrocirugía

1. Zeitels SM. Phonomicrosurgery I: principles and equipment. Otolaryngol Clin North Am. 2000; 33: 1047-62.
2. Rosen CA, Ossoff RH. Principles of phonomicrosurgery. En: Operative techniques in laryngology. Berlin-Heildelberg: Springer-Verlag; 2008.
3. Zeitels SM, Vaughan CW. "External contrapressure" and "internal distension" for optimal laryngoscopic exposure of the anterior glottal commisure. An Otol Rhinol Laryngol. 1994; 103: 669-75.
4. Olson GT, Moreano EH, Arcuri MR, *et al.* Dental protection during rigid endoscopy. Laryngoscope. 1995; 105: 662-3.

5. Jackson C, Jackson CL. Cancer of the larynx. Philadelphia, Pa: WB Saunders; 1939. p. 17-8.
6. Pinar E, Calli C, Oncel S, *et al*. Preoperative clinical prediction of difficult laryngeal exposure in suspension laryngoscopy. Eur Arch Otorhinolaryngol. 2009; 266: 699-703.
7. Roh JL, Lee YW. Prediction of difficult laryngeal exposure in patients undergoing microlaryngosurgery. Ann Otol Rhinol Laryngol. 2005; 114: 614-20.
8. Cheng J, Woo P. Rescue microlaryngoscopy: a protocol for utilization of four techniques in overcoming challenging exposures in microlaryngeal surgery. J Voice. 2012; 26: 590-5.
9. Behrman A, Sulica L. Voice rest and microlaryngoscopy: current opinion and practice. Laryngoscope. 2003; 113: 2182-6.
10. Klussmann JP, Knoedgen R, Wittekindt C, *et al*. Complications of suspension laryngoscopy. Ann Otol Rhinol Laryngol. 2002; 111: 972-6.
11. Woo P, Casper J, Colton R, *et al*. Diagnosis and treatment of persistent dysphonia after laryngeal surgery: a retrospective analysis of 62 patients. Laryngoscope. 1994; 104: 1084-91.

20.2 *Fonocirugía realizada en la consulta*

- Friedrich G, Remacle M, Birchall M, *et al*. Defining phonosurgery: a proposal for classification and nomenclature by the Phonosurgery Committee of the European Laryngological Society (ELS). Eur Arch Otorhinolaryngol. 2007; 264: 1191-200.
- Remacle M, Ricci-Maccarini A, Matar N, *et al*. Reliability and efficacy of a new CO2 laser hollow fiber: a prospective study of 39 patients. Eur Arch Otorhinolaryngol. 2012; 269: 917-21.
- Rosen CA, Amin MR, Sulica L, *et al*. Advances in office-based diagnosis and treatment in laryngology. Laryngoscope. 2009; 119 (Suppl 2): S185-212.
- Volk GF, Hagen R, Pototschnig C, *et al*. Laryngeal electromyography: a proposal for guidelines of the European Laryngological Society. Eur Arch Otorhinolaryngol. 2012; 269: 2227-45.

20.3 *Técnicas quirúrgicas sobre el epitelio vocal. Sección a ras*

- Bouchayer M, Cornut G. Microsurgical treatment of benign vocal fold. Lesions: indications, technique, results. Folia Phoniatrica. 1992; 44: 155-84.
- Broekema FI, Dikkers FG. Effects of cidofovir in the treatment of recurrent respiratory papillomatosis. Eur Arch Otorhinolaryngol. 2008; 265: 871.
- Chalabreysse L, Pérouse R, Cornut G, *et al*. Anatomie et anatomopathologie des lésions bénignes des cordes vocales. Rev Laryngol Otol Rhinol. 1999; 4: 275-80.
- Cobeta I, Mico A, Vegas A. Fonomicrocirugía. Diagóstico y tratamiento de los trastornos de la voz. Ponencia oficial del XVI Congreso de la SEORL; 1996.
- Dailey S. Diagnostic and therapeutic pitfalls in phonosurgery. Otolaryngol Clin North Am. 2006; 39: 11-22.
- Ford CN. Advances and refinements in phonosurgery. Laryngoscope. 1999; 109: 1891-900.
- Friedrich G, Remacle M, Birchall M, *et al*. Defining phonosurgery: a proposal for classification and nomenclature by the Phonosurgery Committee of the European Laryngological Society (ELS). Eur Arch Otorhinolaryngol. 2007; 264: 1191-200.
- Giovanni A. Fonomicrocirugía de los tumores benignos de las cuerdas vocales. Encyclopédie Médico-Chirurgicale. Tratado de cirugía otorrinlaringológica y cérvico-facial. 2012. Elsevier Masson SAS. Disponible en: http://www.em-consulte.com/es/traite/ORE/presentation/otorrinolaringologia
- Hantzakos A, Remacle M, Dikkers FG, *et al*. Exudative lesions of Reinke's space: a terminology proposal. Eur Arch Otorhinolaryngol. 2009; 266: 869-78.
- Hirano M. Morphological structure of the vocal cord as a vibrator and its variations. Folia Phoniatr. 1974; 26: 89-94.
- Klein AM, Lehman M, Hapner ER, *et al*. Spontaneous resolution of hemorragic polyps of the true vocal fold. J Voice. 2008; 23: 132-5.
- Oswal W, Remacle M, Jovanovic S, *et al*. Laser surgery for benign laryngeal pathology. En: Principles and practice of lasers in otorhinolaryngology and head and neck surgery. La Haya: Kugler publications; 2002
- Remacle M, Friedrich G, Dikkers FG, *et al*. Phonosurgery of the vocal folds: a classification proposal. Eur Arch Otorhinolaryngol. 2003; 260: 1-6.
- Rosen CA, Gartner-Schmidt J, Hathaway B, *et al*. A nomenclature paradigm for benign mid-

membranous vocal fold lesions. Laryngoscope. 2012; 122: 1335-41.
- Tjon Pian Gi RE, Ilmarinen T, van den Heuvel ER, *et al.* Safety of intralesional cidofovir in patients with recurrent respiratory papillomatosis: an international retrospective study on 635 RRP patients. Eur Arch Otorhinolaryngol. 2013; 270: 1679-87.

20.4 *Técnicas quirúrgicas sobre la lámina propia (cordotomías)*

- Bouchayer M, Cornut G. Microsurgical treatment of benign vocal fold. Lesions: indications, technique, results. Folia Phoniatrica. 1992; 44: 155-84.
- Chalabreysse L, Pérouse R, Cornut G, *et al.* Anatomie et anatomopathologie des lésions bénignes des cordes vocales. Rev Laryngol Otol Rhinol. 1999; 4: 275-80.
- Cobeta I, Mico A, Vegas A. Fonomicrocirugía. Diagnóstico y tratamiento de los trastornos de la voz. Ponencia oficial del XVI Congreso de la SEORL; 1996.
- Dailey S. Diagnostic and therapeutic pitfalls in phonosurgery. Otolaryngol Clin North Am. 2006; 39: 11-22.
- Finck CL, Harmegnies B, Remacle A, *et al.* Implantation of esterified hyaluronic acid in microdissected Reinke's space after vocal fold microsurgery: short and long-term results. J Voice. 2010; 24: 626-35.
- Ford CN. Advances and refinements in phonosurgery. Laryngoscope. 1999; 109: 1891-900.
- Friedrich G, Remacle M, Birchall M, *et al.* Defining phonosurgery: a proposal for classification and nomenclature by the Phonosurgery Committee of the European Laryngological Society (ELS). Eur Arch Otorhinolaryngol. 2007; 264: 1191-200.
- Giovanni A, Lagier A, Remacle M. Techniques chirurgicales, tete et cou. En: Phonocirurgie des tumeurs benignes des cordes vocales. Encycl Méd Chir. Paris: Elsevier Masson; 2009. p. 46-350.
- Hirano M. Morphological structure of the vocal fold as a vibrator and its variations. Folia Phoniatr (Basel). 1972; 26: 89-94.
- Ishii K, Zhai WG, Akita M, *et al.* Ultraestructure of the lamina propia of the human vocal fold. Acta Otolaryngol. 1996; 116: 778-82.
- Nita LM, Battlehner CN, Ferreira MA, *et al.* The presence of a vocal ligament in fetuses: a histochemical and ultrastructural study. J Anat. 2009; 215: 692-7.
- Oswal W, Remacle M, Jovanovic S, *et al.* Laser surgery for benign laryngeal pathology. En: Principles and practice of lasers in otorhinolaryngology and head and neck surgery. La Haya: Kugler publications; 2002.
- Pérouse R, Coulombeau B. Ces lesions des cordes vocales baptisés vergetures: considerations anatomo-cliniques. Rev Laryngol Otol Rhinol. 2005; 126: 301-4.
- Remacle M, Friedrich G, Dikkers FG, *et al.* Phonosurgery of the vocal folds: a classification proposal. Eur Arch Otorhinolaryngol. 2003; 260: 1-6.
- Sato K, Hirano M. Electron microscopic investigation of sulcus vocalis. Ann Otol Rhinol Laryngol. 1998; 107: 56-60.

20.5 *Técnicas de inyección vocal*

1. Mallur PS, Rosen CA. Vocal fold injection: review of indications, techniques, and materials for augmentation. Clin Exp Otorhinolaryngol. 2010; 3: 177-82.
2. O'Leary MA, Grillone GA. Injection laryngoplasty. Otolaryngol Clin N Am. 2006; 39: 43-54.
3. Bruening W. Uber eine neue behandlungsmethode der rekurrenslahmung. Verh Dtsch Laryng. 1911; 18: 23.
4. Rosen CA, Statham MM. Vocal fold injection as a treatment for glottic insufficiency: pro. Arch Otolaryngol Head Neck Surg. 2010; 136: 825-7.
5. Courey MS. Injection laryngoplasty. Otolaryngol Clin N Am. 2004; 37: 121-38.
6. Ford CN, Bless DM, Loftus JM. Role of injectable collagen in the treatment of glottic insufficiency: a study of 119 patients. Ann Otol Rhinol Laryngol. 1992; 101: 237-47.
7. Remacle M, Lawson G. Results with collagen injection into the vocal folds for medialization. Curr Opin Otolaryngol Head Neck Surg. 2007; 15: 148-52.
8. Tan M, Bassiri-Tehrani M, Woo P. Allograft (alloderm) and autograft (temporalis fascia) implantation for glottic insufficiency: a novel approach. J Voice. 2011; 25: 619-25.
9. Molteni G, Bergamini G, Ricci-Maccarini A, *et al.* Auto-crosslinked hyaluronan gel injec-

tions in phonosurgery. Otolaryngol Head Neck Surg. 2010; 142: 547-53.

10. Owens JM. Soft tissue implants and fillers. Otolaryngol Clin N Am. 2005; 38: 361-9.

11. Kwon TK, Rosen CA, Gartner-Schmidt J. Preliminary results of a new temporary vocal fold injection material. J Voice. 2005; 19: 668-73.

12. Laccourreye O, Papon JF, Kania R, *et al.* Intracordal injection of autologous fat in patients with unilateral laryngeal nerve paralysis: long-term results from the patient's perspective. Laryngoscope. 2003; 113: 541-5.

13. Hsiung MW, Woo P, Minasian A, *et al.* Fat augmentation for glottic insufficiency. Laryngoscope. 2000; 110: 1026-33.

14. Umeno H, Shirouzu H, Chitose S, *et al.* Analysis of voice function following autologous fat injection for vocal fold paralysis. Otolaryngol Head Neck Surg. 2005; 132: 103-7.

15. Pinto JA, Augustus da Silva Freitas ML, Carpes AF, *et al.* Autologous grafts for treatment of vocal sulcus and atrophy. Otolaryngol Head Neck Surg. 2007; 137: 785-91.

16. Mikaelian DO, Lowry LD, Sataloff RT. Lipoinjection for unilateral vocal cord paralysis. Laryngoscope. 1991; 101: 465-8.

17. Tamura E, Okada S, Shibuya M, *et al.* Comparison of fat tissues used in intracordal autologous fat injection. Acta Oto-Laryngologica. 2010; 130: 405-9.

18. Sasai H, Watanabe Y, Muta H, *et al.* Long-term histological outcomes of injected autologous fat into human vocal folds after secondary laryngectomy. Otolaryngol Head Neck Surg. 2005; 132: 685-8.

19. Tsunoda K, Baer T, Niimi S. Autologous transplantation of fascia into the vocal fold: long-term results of a new phonosurgical technique for glottal incompetence. Laryngoscope. 2001; 111: 453-7.

20. Reijonen P, Tervonen H, Harinen K, *et al.* Long-term results of autologous fascia in unilateral vocal fold paralysis. Eur Arch Otorhinolaryngol. 2009; 266: 1273-8.

21. Tamura E, Fukuda H, Tabata Y. Intracordal injection technique: materials and injection site. Tokai J Exp Clin Med. 2008; 33: 119-23.

22. Rosen CA, Gartner-Schmidt J, Casiano R, *et al.* Vocal fold augmentation with calcium hydroxylapatite: twelve-month report. Laryngoscope. 2009; 119: 1033-41.

23. Chhetri DK, Jahan-Parwar B, Hart SD, *et al.* Injection laryngoplasty with calcium hydroxylapatite gel implant in an in vivo canine model. Ann Otol Rhinol Laryngol. 2004; 113: 259-64.

24. DeFatta RA, Chowdhury FR, Sataloff RT. Complications of injection laryngoplasty using calcium hydroxylapatite. J Voice. 2012; 26: 614-8.

25. Sittel C, Echternach M, Federspil PA, *et al.* Polydimethylsiloxane particles for permanent injection laryngoplasty. Ann Otol Rhinol Laryngol. 2006; 115: 103-9.

26. Chang HP, Chang SY. Morphology and vibration pattern of the vocal cord after intracordal Teflon injection: long-term results. Zhonghua Yi Xue Za Zhi (Taipei). 1997; 60: 6-12.

27. Hirano S, Nagai H, Tateya I, *et al.* Regeneration of aged vocal folds with basic fibroblast growth factor in a rat model: a preliminary report. Ann Otol Rhinol Laryngol. 2005; 114: 304-8.

28. Gray SD, Bielamowicz SA, Titze IR, Dove H, Ludlow C. Experimental approaches to the vocal fold alteration: introduction to the ninithyrotomy. Ann Otol Rhinol Laryngol. 1999 Jan; 108(1): 1-9.

29. Sulica L, Rosen CA, Postma GN, *et al.* Current practice in injection augmentation of the vocal folds: indications, treatment principles, techniques, and complications. Laryngoscope. 2010; 120: 319-25.

30. Mathison CC, Villari CR, Klein AM, *et al.* Comparison of outcomes and complications between awake and asleep injection laryngoplasty: a case-control study. Laryngoscope. 2009; 119: 1417-23.

31. Zeitler DM, Amin MR. The thyrohyoid approach to in-office injection augmentation of the vocal fold. Curr Opin Otolaryngol Head Neck Surg. 2007; 15: 412-6.

20.6 Cuerdas vocales cicatriciales

1. Allen J. Cause of vocal fold scar. Curr Opin Otolaryngol Head Neck Surg. 2010; 18: 475-80.

2. Hirano S, Minamiguchi S, Yamashita M, *et al.* Histologic characterization of human scarred vocal folds. J Voice. 2009; 23: 399-407.

3. Hirano M. Phonosurgery. Basic and clinical investigations. Otologia. 1975(21).

4. Gray SD, Pignatari SS, Harding P. Morphologic ultrastructure of anchoring fibers in normal vocal fold basement membrane zone. J Voice. 1994; 8: 48-52.

5. Friedrich G, Kainz J, Freidl W. Functional structure of the human vocal cord. Laryngorhinootologie. 1993; 72: 215-24.

6. Sato K, Hirano M, Nakashima T. Stellate cells in the human vocal fold. Ann Otol Rhinol Laryngol. 2001; 110: 319-25.

7. Gugatschka M, Kojima T, Ohno S, *et al.* Recruitment patterns of side population cells during wound healing in rat vocal folds. Laryngoscope. 2011; 121: 1662-7.

8. Thibeault SL, Gray SD, Bless DM, *et al.* Histologic and rheologic characterization of vocal fold scarring. J Voice. 2002; 16: 96-104.

9. Gray SD, Titze IR, Chan R, *et al.* Vocal fold proteoglycans and their influence on biomechanics. Laryngoscope. 1999; 109: 845-54.

10. Hansen JK, Thibeault SL. Current understanding and review of the literature: vocal fold scarring. J Voice. 2006; 20: 110-20.

11. Thibeault SL, Rousseau B, Welham NV, *et al.* Hyaluronan levels in acute vocal fold scar. Laryngoscope. 2004; 114: 760-4.

12. Hirano S, Bless DM, Rousseau B, *et al.* Fibronectin and adhesion molecules on canine scarred vocal folds. Laryngoscope. 2003; 113: 966-72.

13. Ferdous Z, Peterson SB, Tseng H, *et al.* A role for decorin in controlling proliferation, adhesion, and migration of murine embryonic fibroblasts. J Biomed Mater Res A. 2010; 93: 419-28.

14. Dejonckere PH, Bradley P, Clemente P, *et al.* A basic protocol for functional assessment of voice pathology, especially for investigating the efficacy of (phonosurgical) treatments and evaluating new assessment techniques. Guideline elaborated by the Committee on Phoniatrics of the European Laryngological Society (ELS). Eur Arch Otorhinolaryngol. 2001; 258: 77-82.

15. Friedrich G, Remacle M, Birchall M, *et al.* Defining phonosurgery: a proposal for classification and nomenclature by the Phonosurgery Committee of the European Laryngological Society (ELS). Eur Arch Otorhinolaryngol. 2007; 264: 1191-200.

16. Martínez Arias A, Remacle M, Lawson G. Treatment of vocal fold scar by carbon dioxide laser and collagen injection: retrospective study on 12 patients. Eur Arch Otorhinolaryngol. 2010; 267: 1409-14.

17. Isshiki N, Shoji K, Kojima H, *et al.* Vocal fold atrophy and its surgical treatment. Ann Otol Rhinol Laryngol. 1996; 105: 182-8.

18. Friedrich G. External vocal fold medialization: surgical experiences and modifications. Laryngorhinootologie. 1998; 77: 7-17.

19. Friedrich G. External vocal cord medialization: functional outcome. Laryngorhinootologie. 1998; 77: 18-26.

20. Sulica L, Rosen CA, Postma GN, *et al.* Current practice in injection augmentation of the vocal folds: indications, treatment principles, techniques, and complications. Laryngoscope. 2010; 120: 319-25.

21. Carroll TL, Rosen CA. Long-term results of calcium hydroxylapatite for vocal fold augmentation. Laryngoscope. 2011; 121: 313-9.

22. Sittel C, Echternach M, Federspil PA, *et al.* Polydimethylsiloxane particles for permanent injection laryngoplasty. Ann Otol Rhinol Laryngol. 2006; 115: 103-9.

23. Sanderson JD, Simpson CB. Laryngeal complications after lipoinjection for vocal fold augmentation. Laryngoscope. 2009; 119: 1652-7.

24. Rihkanen H. Vocal fold augmentation by injection of autologous fascia. Laryngoscope. 1998; 108: 51-4.

25. Reijonen P, Lehikoinen-Soderlund S, Rihkanen H. Results of fascial augmentation in unilateral vocal fold paralysis. Ann Otol Rhinol Laryngol. 2002; 111: 523-9.

26. Molteni G, Bergamini G, Ricci-Maccarini A, *et al.* Auto-crosslinked hyaluronan gel injections in phonosurgery. Otolaryngol Head Neck Surg. 2010; 142: 547-53.

27. Bouchayer M, Cornut G. Microsurgery for benign lesions of the vocal folds. Ear Nose Throat J. 1988; 67: 446-9, 452-4, 456-64 passim.

28. Duflo S, Thibeault SL, Li W, *et al.* Effect of a synthetic extracellular matrix on vocal fold lamina propria gene expression in early wound healing. Tissue Eng. 2006; 12: 3201-7.

29. Zhang F, Sprecher AJ, Wei C, *et al.* Implantation of gelatin sponge combined with injection of autologous fat for sulcus vocalis. Otolaryngol Head Neck Surg. 2010; 143: 198-203.

30. Tsunoda K, Kondou K, Kaga K, *et al.* Autologous transplantation of fascia into the vocal fold: long-term result of type-1 transplantation and the future. Laryngoscope. 2005; 115 (Suppl 108): 1-10.

31. Sataloff RT, Spiegel JR, Hawkshaw M, *et al.* Autologous fat implantation for vocal fold scar: a preliminary report. J Voice. 1997; 11: 238-46.

32. Friedrich G. Surgical treatment of glottic stenosis. Otorhinolaryngol Nova. 1996; 6: 218-20.

33. Prufer N, Woo P, Altman KW. Pulse dye and other laser treatments for vocal scar. Curr Opin Otolaryngol Head Neck Surg. 2010; 18: 492-7.

34. Zeitels SM, Burns JA. Office-based laryngeal laser surgery with the 532-nm pulsed-

potassium-titanyl-phosphate laser. Curr Opin Otolaryngol Head Neck Surg. 2007; 15: 394-400.

35. Mortensen MM, Woo P, Ivey C, *et al.* The use of the pulse dye laser in the treatment of vocal fold scar: a preliminary study. Laryngoscope. 2008; 118: 1884-8.

36. Kishimoto Y, Hirano S, Kitani Y, *et al.* Chronic vocal fold scar restoration with hepatocyte growth factor hydrogel. Laryngoscope. 2010; 120: 108-13.

37. Hirano S, Bless DM, Heisey D, *et al.* Effect of growth factors on hyaluronan production by canine vocal fold fibroblasts. Ann Otol Rhinol Laryngol. 2003; 112: 617-24.

38. Hirano S, Bless DM, Nagai H, *et al.* Growth factor therapy for vocal fold scarring in a canine model. Ann Otol Rhinol Laryngol. 2004; 113: 777-85.

39. Hirano S, Thibeault S, Bless DM, *et al.* Hepatocyte growth factor and its receptor c-met in rat and rabbit vocal folds. Ann Otol Rhinol Laryngol. 2002; 111: 661-6.

40. Hirano S, Kishimoto Y, Suehiro A, *et al.* Regeneration of aged vocal fold: first human case treated with fibroblast growth factor. Laryngoscope. 2008; 118: 2254-9.

41. Derynck R, Feng XH. TGF-beta receptor signaling. Biochim Biophys Acta. 1997; 1333: F105-50.

42. Svensson B, Nagubothu RS, Cedervall J, *et al.* Injection of human mesenchymal stem cells improves healing of scarred vocal folds: analysis using a xenograft model. Laryngoscope. 2010; 120: 1370-5.

43. Kanemaru S, Nakamura T, Omori K, *et al.* Regeneration of the vocal fold using autologous mesenchymal stem cells. Ann Otol Rhinol Laryngol. 2003; 112: 915-20.

44. Welham NV, Choi SH, Dailey SH, *et al.* Prospective multi-arm evaluation of surgical treatments for vocal fold scar and pathologic sulcus vocalis. Laryngoscope. 2011; 121: 1252-60.

Capítulo 21   Cirugía del esqueleto laríngeo

21.1   Tiroplastias

1. Isshiki N, Morita H, Okamura H, *et al.* Thyroplasty as a new phonosurgical technique. Acta Otolaryngol. 1974; 78: 451-7.

2. Payr A. Plastik am schildknorpel zur Behebung der Folger einseitiger Stimmbandláhmung. Dtsch Med Wochenschr (Stuttgart). 1915; 43: 1265-70.

3. Seiffert A. Operative Wiederherstellung des Glottisssch-lusses bei Reinseitiger Recurrenslähmung und stimmmband-defekten. Arch Ohr Nos Kehlk-Heilk. 1942; 152: 366-8.

4. Meurman Y. Operative mediofixation of the vocal cord in complete unilateral paralysis. Arch Otolaryngol. 1952; 55: 544-53.

5. Taira T, Isshiki N, Kawano M. Laryngeal manual compression test as a therapeutic measure for funtional voice disorders. Pract Otol Kyoto. 1986; 79: 1283-9.

6. Zeitels SM, Mauri M, Dailey SH. Medialization laryngoplasty with goretex for voice restoration secondary to glottal incompetence: indications and observations. Ann Otol Rhinol Laryngol. 2003; 112: 180-4.

7. Montgomery WW, Blaugrund SM, Varvares MA. Thyroplasty: a new approach. Ann Otol Rhinol Laryngol. 1993; 102: 571-9.

8. Cummings CW, Purcell LL, Flint PW. Hydroxylapatite laryngeal implants for medialization. Preliminary report. Ann Otol Rhinol Laryngol. 1993; 102: 843-51.

9. Friedrich G. Titanium vocal fold medializing implant: introducing a novel implant system for external vocal fold medialization. Ann Otol Rhinol Laryngol. 1999; 108: 79-86.

10. Schneider B, Gaechter J, Bigenzahn W. Long-term results after external vocal fold medialization thyroplasty with titanium vocal fold medialization implant (TVFMI). Eur Arch Otorhinolaryngol. 2013; 270: 1689-94.

11. Guay ME, Miller FR, Bauer TW, *et al.* Vocal fold medialization using autologous cartilage in a canine model: a preliminary study. Laryngoscope. 1995; 105: 1049-52.

12. Ryu IS, Nam SY, Han MW, *et al.* Long-term voice outcomes after thyroplasty for unilateral vocal fold paralysis. Arch Otolaryngol Head Neck Surg. 2012; 138: 347-51.

13. Young VN, Zullo TG, Rosen CA. Analysis of laryngeal framework surgery: 10- year follow-up to a national survey. Laryngoscope. 2010; 120: 1602-8.

14. Isshiki N, Sanuki T. Surgical tips for type II thyroplasty for adductor spasmodic dysphonia: modified technique after reviewing unsatisfactory cases. Acta Oto-Laryngologica. 2010; 130: 275-80.

15. Isshiki N, Tsuji DH, Yamamoto Y, *et al.* Midline lateralization thyroplasty for adductor spasmodic dysphonia. Ann Otol Rhinol Laryngol. 2000; 109: 187-93.

16. Sanuki T, Isshiki N. Overall evaluation of effectiveness of type II thyroplasty for adductor spasmodic dysphonia. Laryngoscope. 2007; 117: 2255-9.

17. Remacle M, Matar N, Verduyckt I, *et al.* Relaxation thyroplasty for mutational falsetto treatment. Ann Otol Rhinol Laryngol. 2010; 119: 105-9.

18. Tucker HM. Anterior comissure laryngoplasty for adjustment of vocal fold tension. Ann Otol Rhinol Laryngol. 1985; 94: 547-9.

19. Kocak I, Dogan M, Tadihan E, *et al.* Window anterior commissure relaxation laryngoplasty in the management of high-pitched voice disorders. Arch Otolaryngol Head Neck Surg. 2008; 134: 1263-9.

20. Mahieu H, Norbert T. Voice improvement following thyroplasty type I as compared to a combination of thyroplasty type I and arytenoid adduction. IVth International Symposium on Phonosurgery. Philadelphia; 1996.

21. Isshiki N. Phonosurgery theory and practice. Tokyo: Springer-Verlag; 1989.

22. Hess M, Schroeder D, Püschel K. Sling arytenoid adduction. Eur Arch Otorhinolaryngol. 2011; 268: 1023-8.

23. Li AJ, Johns MM, Jackson-Menaldi C, *et al.* Glottic closure patterns: type I thyroplasty versus type I thyroplasty with arytenoid adduction. J Voice. 2011; 25: 259-64.

24. Tsuji DH, De Almeida ER, Sennes LU, *et al.* Comparison between thyroplasty type I and arytenoid rotation: a study of vocal fold vibration using excised human larynges. J Voice. 2003; 17: 596-604.

25. Woodson G. Arytenoid abduction for bilateral vocal fold immobility. Curr Opin Otolaryngol Head Neck Surg. 2011; 19: 428-33.

21.2 *Neurocirugía laríngea*

1. Woodson G. Neurolaryngology. Past, present and future. Otolaryngol Clin North Am. 2000; 33: 895-904.

2. Paniello RC. Laryngeal reinnervation. Otolaryngol Clin North Am. 2004; 3: 161-81.

3. Donghui C, Shicai C, Wei W, *et al.* Functional modulation of satellite cells in long-term denervated human laryngeal muscle. Laryngoscope. 2010; 120: 353-8.

4. Frazier CH, Mosser WB. Treatment of recurrent laryngeal nerve paralysis by nerve anastomosis. Surg Gynecol Obstet. 1926; 43: 134-9.

5. Aynehchi BB, McCoul ED, Sundaram K. Systematic review of laryngeal reinnervation techniques. Otolaryngol Head Neck Surg. 2010; 143: 749-59.

6. Tucker HM. Long-term preservation of voice improvement following surgical medialization and reinnervation for unilateral vocal fold paralysis. J Voice. 1999; 13: 251-6.

7. Chou FF, Su CY, Jeng SF, *et al.* Neurorrhaphy of the recurrent laryngeal nerve. J Am Coll Surg. 2003; 197: 52-7.

8. Tucker H. Long-term results of nerve-muscle pedicle reinnervation for laryngeal paralysis. Ann Otol Rhinol Laryngol. 1989; 98: 674-6.

9. Hogikyan N, Johns M, Kileny P, *et al.* Motion specific laryngeal reinnervation using muscle-nerve-muscle neurotization. Ann Otol Rhinol Laryngol. 2001; 110: 801-20.

10. Su WF, Hsu YD, Chen HC, *et al.* Laryngeal reinnervation by ansa cervicalis nerve implantation for unilateral vocal cord paralysis in humans. J Am Coll Surg. 2007; 204: 64-72.

11. Aviv JE, Mohr JP, Blitzer A, *et al.* Restoration of laryngopharyngeal sensation by neural anastomosis. Arch Otolaryngol Head Neck Surg. 1997; 123: 154-60.

12. Shaw GY, Sechtem PR, Rideout B. Posterior cricoarytenoid myoplasty with medialization thyroplasty in the management of refractory abductor spasmodic dysphonia. Ann Otol Rhinol Laryngol. 2003; 112: 303-6.

13. Dedo HH. Recurrent laryngeal nerve section for spastic dysphonia. Ann Otol Rhinol Laryngol. 1976; 85: 451-9.

14. Berke GS, Blackwell KE, Gerratt BR, *et al.* Selective laryngeal adductor denervation-reinnervation: a new surgical treatment for adductor spasmodic dysphonia. Ann Otol Rhinol Laryngol. 1999; 108: 227-31.

15. Chhetri DK, Berke GS. Treatment of adductor spasmodic dysphonia with selective adductor laryngeal dennervation and reinnervation surgery. Otolaryngol Clin North Am. 2006; 30: 101-9.

16. Mendelsohn AH, Berke GS. Surgery or botulinum toxin for adductor spasmodic dysphonia: a comparative study. Ann Otol Rhinol Laryngol. 2012; 121: 231-8.

17. Koufman J, Rees CJ, Halum SL, *et al.* Treatment of adductor-type spasmodic dysphonia by surgical myectomy: a preliminary report. Ann Otol Rhinol Laryngol. 2006; 115: 97-112.

18. Remacle M, Plouin-Gaudon I, Lawson G, *et al*. Bipolar radiofrequency-induced thermotherapy (RFITT) for the treatment of spasmodic dysphonia. A report of three cases. Eur Arch Otorhinolaryngol. 2005; 262: 871-4.

19. Su CY, Lai CC, Wu PY, *et al*. Transoral laser ventricular fold resection and thyroarytenoid myoneurectomy for adductor spasmodic dysphonia: long-term outcome. Laryngoscope. 2010; 120: 313-8.

20. Tsuji DH, Takahashi MT, Imamura R, *et al*. Endoscopic laser thyroarytenoid myoneurectomy in patients with adductor spasmodic dysphonia: a pilot study on long-term outcome on voice quality. J Voice. 2012; 26: 666.e7-12.

21. Knott PD, Hicks D, Braun W, *et al*. A 12-year perspective on the world's first total laryngeal transplant. Transplantation. 2011; 91: 804-5.

22. Farwell DG, Birchall MA, Macchiarini P, *et al*. Laryngotracheal transplantation: technical modifications and functional outcomes. Laryngoscope. 2013; doi: 10.1002/lary.24053. [Epub ahead of print]

23. Broniatowski M, Grundfest-Broniatowski S, Hadley AJ, *et al*. Improvement of respiratory compromise through abductor reinnervation and pacing in a patient with bilateral vocal fold impairment. Laryngoscope. 2010; 120: 76-83.

24. Mueller AH. Laryngeal pacing for bilateral vocal fold immobility. Curr Opin Otolaryngol Head Neck Surg. 2011; 19: 439-43.

25. Zealear DL, Dedo HH. Control of paralysed axial muscles by electrical stimulation. Acta Otolaryngol. 1977; 83: 514-27.

Capítulo 22   Fonocirugía con láser

1. Remacle M, Hassan F, Cohen D, *et al*. New computer-guided scanner for improving CO2 laser-assisted microincision. Eur Arch Otorhinolaryngol. 2005; 262: 113-9.

2. Remacle M, Ricci-Maccarini A, Matar N, *et al*. Reliability and efficacy of a new CO2 laser hollow fiber: a prospective study of 39 patients. Eur Arch Otorhinolaryngol. 2012; 269: 917-21.

3. Oswal V, Remacle M, editores. Principles and practice of lasers in otorhinolaryngology and head and neck surgery. Amsterdam: Kugler Publications; 2002.

4. Hantzakos A, Remacle M, Dikkers FG, *et al*. Exudative lesions of Reinke's space: a terminology proposal. Eur Arch Otorhinolaryngol. 2009; 266: 869-78.

5. Remacle M, Friedrich G, Dikkers FG, *et al*. Phonosurgery of the vocal folds: a classification proposal. Eur Arch Otorhinolaryngol. 2003; 260: 1-6.

6. Beaver ME, Stasney CR, Rodríguez M. Mucus retention cyst and reflux disease. Ear Nose Throat J. 2005; 84: 690.

7. Matar N, Amoussa K, Verduyckt I, *et al*. CO2 laser-assisted microsurgery for intracordal cysts: technique and results of 49 patients. Eur Arch Otorhinolaryngol. 2010; 267: 1905-9.

8. Hsu CM, Armas GL, Su CY. Marsupialization of vocal fold retention cysts: voice assessment and surgical outcomes. Ann Otol Rhinol Laryngol. 2009; 118: 270-5.

9. Ford CN, Inagi K, Khidr A, *et al*. Sulcus vocalis: a rational analytical approach to diagnosis and management. Ann Otol Rhinol Laryngol. 1996; 105: 189-200.

10. Remacle M, Lawson G, Degols JC, *et al*. Microsurgery of sulcus vergeture with carbon dioxide laser and injectable collagen. Ann Otol Rhinol Laryngol. 2000; 109: 141-8.

11. Martínez A, Remacle M, Lawson G. Treatment of vocal fold scar by carbon dioxide laser and collagen injection: retrospective study on 12 patients. Eur Arch Otorhinolaryngol. 2010; 267: 1409-14.

12. Hsiung MW, Wang HW. Endoscopic buccal mucosal grafting to the anterior glottic web: a case report. Eur Arch Otorhinolaryngol. 2002; 259: 287-9.

13. Nicollas R, Triglia JM. The anterior laryngeal webs. Otolaryngol Clin North Am. 2008; 41: 877-88.

14. Lichtenberger G, Toohill RJ. New keel fixing technique for endoscopic repair of anterior commissure webs. Laryngoscope. 1994; 104: 771-4.

15. Benmansour N, Remacle M, Matar N, *et al*. Endoscopic treatment of anterior glottic webs according to Lichtenberger: technique and results on 18 patients. Eur Arch Otorhinolaryngol. 2012; 269: 2075-80.

16. Rovo L, Jori J, Brzozka M, *et al*. Minimally invasive surgery for posterior glottic stenosis. Otolaryngol Head Neck Surg. 1999; 121: 153-6.

17. Zeitels SM, Akst LM, Bums JA, *et al*. Pulsed angiolytic laser treatment of ectasias and varices in singers. Ann Otol Rhinol Laryngol. 2006; 115: 571-80.

18. Remacle M, Lawson G, Nollevaux MC, *et al*. Current state of scanning micromanipulator applications with the carbon dioxide laser. Ann Otol Rhinol Laryngol. 2008; 117: 239-44.

19. Martínez DP, Ghufoor K, Lloyd S, *et al*. Endoscopic CO2 laser management of laryngocele. Laryngoscope. 2002; 112: 1426-30.

20. Su CY, Lai CC, Wu PY, *et al*. Transoral laser ventricular fold resection and thyroarytenoid myoneurectomy for adductor spasmodic dysphonia: long-term outcome. Laryngoscope. 2010; 120: 313-8.

21. Aubry K, Leboulanger N, Harris R, *et al*. Laser arytenoidectomy in the management of bilateral vocal cord paralysis in children. Int J Pediatr Otorhinolaryngol. 2010; 74: 451-5.

22. Plouin-Gaudon I, Lawson G, Jamart J, *et al*. Subtotal carbon dioxide laser arytenoidectomy for the treatment of bilateral vocal fold immobility: long-term results. Ann Otol Rhinol Laryngol. 2005; 114: 115-21.

23. Bizakis JG, Papadakis CE, Karatzanis AD, *et al*. The combined endoscopic CO2 laser posterior cordectomy and total arytenoidectomy for treatment of bilateral vocal cord paralysis. Clin Otolaryngol Allied Sci. 2004; 29: 51-4.

24. Fanjul M, García-Casillas MA, Parente A, *et al*. Diode laser application for the treatment of pediatric airway pathologies. Cir Pediatr. 2008; 21: 79-83.

25. Fajdiga I, Beden AB, Krivec U, *et al*. Epiglottic suture for treatment of laryngomalacia. Int J Pediatr Otorhinolaryngol. 2008; 72: 1345-51.

Capítulo 23   Cirugía endolaríngea fibroscópica

– Anand V, Reji R, Santosh S, *et al*. Laryngeal fiberscopic surgery – an alternate approach to microlaryngeal surgery. Indian J Otolaryngol Head Neck Surg. 2009; 61: 2-4.

– Borragán Torre A, González de Riancho A, Díaz Gómez M, *et al*. La palpación laríngea mediante CELF diagnóstica. IX Congreso de la Sociedad ORL de Castilla y León, Cantabria y La Rioja. Burgos; 2001.

– Casado Morente JC, Pérez Izquierdo A. Trastornos de la voz: del diagnóstico al tratamiento. Málaga: Aljibe; 2009.

– Casolino D, Ricci Maccarini A. Fonochirurgia endolaringea. Pisa: Pacini Editore; 1997.

– Castaño Zapatero I, Esteban Sánchez T, Díaz Caparrós F, *et al*. Laryngeal fibroendoscopic surgery. Our experience. Acta Otorrinolaringol Esp. 2000; 51: 46-51.

– Díaz Gómez M, González de Riancho A, Borragán Torre A. CELF Cirugía Endolaríngea Fibroscópica. Santander: Asociación CELF; 1999.

– Díaz Gómez M, González de Riancho A, Borragán Torre A, *et al*. Inyección de grasa autóloga mediante cirugía fibroendoscopia CELF en la insuficiencia glótica. Santander: Industrial Farmacéutica Cantabria; 1998.

– Fernández Liesa R, Rueda Gormedino P, Marín García J, *et al*. Examination of the patient with supraglottic carcinoma at the medical office. Contribution of the rigid optical devices and the fiberscope. Acta Otorrinolaringol Esp. 1995; 46: 198-202.

– García Tapia R, Cobeta I. Diagnóstico y tratamiento de los trastornos de la voz. Madrid: Garsi; 1996.

– González de Riancho A, Díaz Gómez M, Borragán Torre A, *et al*. CELF, cirugía endoscópica laríngea funcional. Madrid: Aventis; 1996.

– González de Riancho A, Díaz Gómez M, Borragán Torre A. CELF, cirugía endoscópica laríngea funcional. Barcelona: Bayer; 1995.

– González de Riancho A, Díaz Gómez M, Borragán Torre A. Cirugía endoscópica laríngea funcional. En: Álvarez Vicent J, Sacristán T, editores. Cáncer de cuerda vocal. Madrid: Garsi; 1996.

– Inouye T. Examination of child larynx by flexible fiberoptic laryngoscope. Int J Pediatr Otorhinolaryngol. 1983; 5: 317-23.

– Morales Angulo C, Bezos Capelastegui J, García-Mantilla J. Utilidad del fibroscopio flexible con canal de trabajo en el tratamiento de pólipos pediculados de cuerda vocal. An Otorrinolaringol Ibero Am. 2000; 27: 223-9.

– Nonomura M, Kojima H, Omori K, *et al*. Fiberoptic laryngomicrosurgery with stroboscope under local anaesthesia. Pract Otol (Kyoto). 1991; 84: 645-9.

– Tateya I, Omori K, Kojima H, *et al*. Steroid injection for Reinke's edema using fiberoptic laryngeal surgery. Acta Otolaryngol. 2003; 123: 417-20.

– Tateya I, Omori K, Kojima H, *et al*. Steroid injection to vocal nodules using fiberoptic laryngeal surgery under topical anesthesia. Eur Arch Otorhinolaryngol. 2004; 261: 489-92.

– Tsunoda K, Kikkawa YS, Yoshihashi R, *et al*. Detachable forceps for flexible fibre-optic surgery: a new technique for phonosurgery in cases where rigid laryngoscopy is contraindicated. J Laryngol Otol. 2002; 116: 559-61.

– Welch AR. The practical and economic value of flexible system laryngoscopy. J Laryngol Otol. 1982; 96: 1125-9.
– White JF, Knight RE. Office videofiberoptic laryngoscopy. Laryngoscope. 1984; 94: 1166-9.
– Williams GT, Farquharson IM, Anthony J. Fiberoptic laryngoscopy in the assessment of laryngeal disorders. J Laryngol Otol. 1975; 89: 299-316.
– Zeitels SM, Burns JA, Akst LM, *et al.* Office-based and microlaryngeal applications of a fiber-based thulium laser. Ann Otol Rhinol Laryngol. 2006; 115: 891-6.
– Zeitels SM, Burns JA. Office-based laryngeal laser surgery with local anesthesia. Curr Opin Otolaryngol Head Neck Surg. 2007; 15: 141-7.

Capítulo 24   Tratamiento farmacológico de las disfonías

– Andrews ML. Manual of voice treatment. 2nd ed. San Diego: Singular Publishing Group; 1999.
– Casado-Morente JC, Pérez-Izquierdo A. Tratamiento de la voz: del diagnóstico al tratamiento. Málaga: Aljibe; 2009. p. 133-42.
– Cobeta-Marco I. Medicación en la disfonía. En: Jackson-Menaldi MC, editor. La voz patológica. Madrid: Panamericana; 2002. p. 43-60.
– Cobeta I. Avances en fonocirugía. En: Suárez C, editor. Libro del año en otorrinolaringología. Madrid: Saned; 1998. p. 325-38.
– Flórez J. Farmacología humana. Barcelona: Masson; 1997.
– Galván CA, Guarderas C. Practical considerations for dysphonia caused by inhaled corticosteroids. Mayo Clin Proc. 2012; 87: 901-4.
– Gamboa J, Vegas A. Alteraciones de la voz causadas por enfermedades neurológicas. En: García-Tapia R, Cobeta I, editores. Diagnóstico y tratamiento de los trastornos de la voz. Madrid: Garsi; 1996. p. 262-73.
– Gilbert D, Moellering R, Eliopoulos G. The Sanford guide to antimicrobial therapy. Sperryville: Antimicrobial Therapy, Inc.; 2013.
– Harris TM. The pharmacological treatment of voice disorders. Folia Phoniatr. 1992; 44: 143-54.
– Le Huche F, Allali A. La voz. 3. Terapéutica de los trastornos vocales. Barcelona: Masson; 1994.
– Sataloff RT, Hawkshaw M, Rosen DC. Medications: effects and side effects in professional voice users. En: Sataloff RT, editor. Professional voice. The science and art of clinical care. San Diego: Singular Publishing Group; 1997. p. 905-25.
– Thompson AR. Pharmacological agents with effects on voice. Am J Otolaryngol. 1995; 16: 12-8.
– Villa LF, coordinador. Medimecum, guía de terapia farmacológica. Madrid: Adis; 2013.
– Wang CT, Lai MS, Liao LJ, *et al.* Transnasal endoscopic steroid injection: a practical and effective alternative treatment for benign vocal fold disorders. Laryngoscope. 2013; 123: 1464-8.

Capítulo 25   Rehabilitación vocal

25.1   *Indicaciones y límites de la terapia vocal*

1. Dinville C. Los trastornos de la voz y su reeducación. Barcelona: Masson; 1996.
2. Bustos I. Tratamiento de los problemas de la voz. Madrid: CEPE; 1995.
3. Bouchayer M, Cornut G. Microsurgical treatment of bening vocal fold lesions: indications, technique, results. Folia Phoniatr. 1992; 44: 155-84.
4. Casanova C. Elementos del tratamiento foniátrico de la voz. En: VV.AA. La voz. La técnica y la expresión. Barcelona: Paidoslibro; 2007. p. 65-8.
5. Colton R, Casper J, Leonard R. Understanding voice problems. A physiological perspective for diagnosis and treatment. 3rd ed. Baltimore-Philadelphia: Lippincott Williams & Wilkins; 2006.
6. Boone DR. Dismissal criteria in voice therapy. J Speech Hear Disord. 1974; 39: 133-9.
7. MacKenzie K, Millar A, Wilson JA, *et al.* Is voice therapy an effective treatment for dysphonia? A randomised controlled trial. BMJ. 2001; 323: 658-61.
8. Carding PN, Horsley IA, Docherty GJ. A study of the effectiveness of voice therapy in the treatment of 45 patiens with nonorganic dysphonia. J Voice. 1999; 13: 72-104.
9. Ramig L, Verdolini K. Treatment efficacy: voice disorders. J Speech Lang Hear Res. 1998; 41: S101-16.
10. Brodnitz FS. Goals, results and limitations of vocal rehabilitation. Arch Otolaryngol. 1963; 77: 148-56.
11. Nagata K, Kurita S, Yasumoto S, *et al.* Vocal fold polyps and nodules. A 10-year review of 1156 patients. Auris Nasus Larynx. 1983; 10 (Suppl): S27-35.

12. Holmberg EB, Hillman RE, Hammarberg B, *et al*. Efficacy of a behaviorally based voice therapy protocol for vocal nodules. J Voice. 2001; 15: 395-412.

13. Lancer JM, Syder D, Jones AS, *et al*. The outcome of different management patterns for vocal cord nodules. J Laryngol Otol. 1988; 102: 423-7.

14. McCrory E. Voice therapy outcomes in vocal fold nodules: a retrospective audit. Int J Lang Commun Disord. 2001; 36 (Suppl): 19-24.

25.2 Perfeccionamiento vocal

- Behlau M. Voz, o livro do especialista. Rio de Janeiro: Editorial Revinter; 2004.
- Cecconello L. Ejercicios de tracto vocal semiocluido. Disponible en: www.luiscecconello.org.
- Guzmán M. La colocación de la voz. Disponible en: www.vozprofesional.cl.
- Jackson Menaldi C. La voz patológica. Buenos Aires: Editorial Panamericana; 2002.
- Jatzkevich H. Tratamientos foniátricos. Disponible en: www.foniatriajatzkevich.com.ar.
- Kegreis C. Ejercicios para calentar y colocar la voz. Disponible en: http://armonizacionvocal.blogspot.com.
- Molner A. Taller de voz. Barcelona: Alba; 2005.
- Sataloff RT. Professional voice. San Diego: Plural Publishing; 2005.
- Schumacher W. Terapia y entrenamiento de la voz mediante una adecuada utilización de los músculos. Rev Log Foniatr Audiol. 1987; 7: 50-2.
- Segre R, Naidich S. Principios de foniatría para alumnos de canto y dicción. Buenos Aires: Editorial Panamericana; 1998.
- Yelen N. La voz, canto y foniatría. Disponible en: http://lavozcantoyfoniatria.blogspot.com.

25.3 Tratamiento logopédico

- Barmat de Mines A, Ramos L, Balderiote F, *et al*. El poder creativo de la voz en el uso profesional. Buenos Aires: Ed. Akadia; 2011.
- Behlau M. Voz, o livro do especialista. Rio de Janeiro: Ed. Revinter; 2001.
- Behlau M, Oliveira G. Vocal hygiene for the voice profesional. Otolaryngol Head Neck Surg. 2009; 17: 149-54.
- Bustos Sánchez I. La Voz. La técnica y la expresión. 2ª ed. Ed. Paidotribo; 2007.
- De las Casas Battifora R, Ramada Rodilla J. Disfonías funcionales y lesiones orgánicas benignas de cuerdas vocales en trabajadores usuarios profesionales de la voz. Arch Prev Riesgos Laborales. 2012; 15: 21-6.
- Elhendi Halawa W, Santos Pérez S, Vázquez Muñoz I, *et al*. Eficacia del tratamiento vocal rehabilitador en los pacientes con nódulos vocales. Acta ORL Cir Cabeza Cuello. 2011; 39: 175-80.
- Elhendi Halawa W, Santos Pérez S, Caravaca García A, *et al*. Eficacia del tratamiento vocal rehabilitador en los pacientes con disfonías funcionales hipercinéticas. Revista de Logopedia, Foniatría y Audiología. 2012. Disponible en: http://dx.doi.org/10.1016/j.rlfa.2012.05.003.
- Farías P. Ejercicios que restauran la función vocal. Observaciones clínicas. Buenos Aires: Ed. Akadia; 2010.
- Farías P. La disfonía ocupacional. Buenos Aires: Ed. Akadia; 2012.
- Guzmán M. Orientaciones o tendencias en la terapia vocal. Disponible en: www.vozprofesional.cl.
- Guzmán M. La relajación en la terapia vocal. Disponible en: www.riosarcas.com.
- Guzmán M, Higuera D, Fincheira C, *et al*. Efectos acústicos inmediatos de una secuencia de ejercicios vocales con tubos de resonancia. Revista CEFAC. 2012; 14: 471-80.
- Jackson Menaldi C. La voz normal. Buenos Aires: Ed. Panamericana; 1992.
- Jackson Menaldi C. La voz patológica. Buenos Aires: Ed. Panamericana; 2002.
- Mackenzie K, Millar A, Wilson JA, *et al*. Is voice therapy an effective treatment for dysphonia? A randomized controlled trial. BMJ. 2001; 323: 658-61.
- Mc Callion M. El libro de la voz. 3ª ed. Barcelona: Ed. Urano; 2011.
- Morsomme D, Faurichon de la Bardonie M, Verdychkt I, *et al*. Subjective evaluation of the long-term efficacy of speech therapy on dysfunctional disphonia. J Voice. 2010; 24: 178-82.
- Neira L. La voz hablada y cantada. Terapéutica vocal. Buenos Aires: Ed. Puma; 1998.
- Oliveira Maia M, Oliveira Maia M, Cortes Gama A, *et al*. Efeitos imediatos do ejercicio vocal sopro e som agudo. J Soc Bras Fonoaudiol. 2012; 24: 1-6.
- Pederson M, McGlashan J. Intervenciones quirúrgicas versus no quirúrgicas para los

– nódulos de las cuerdas vocales. La Biblioteca Cochrane Plus. 2011; (1).
– Portone C, Johns M, Hapner E. A review of patient adherence to the recommendation for voice therapy. J Voice. 2008; 22: 192-6.
– Roth Vasconcellos C. Fonación inspiratoria como recurso terapéutico nos disturbios da vo. Monografía presentada en el Congreso de la CEFAC. Curitiba; 2001.
– Sacheri S. La ciencia en el arte del canto. Buenos Aires: Ed. Akadia; 2012.
– Sapienza C, Casper J. Vocal rehabilitation for medical speech-language pathology. Ed. pro-ed an international publisher; 2005.
– Siemons-Lühring D, Moerman M, Martens J, *et al*. Spasmodic disphonia perceptual and acoustic analysis: presenting new diagnostic tools. Eur Arch Otrhinolaryngol. 2009; 266: 1915-22.
– Tulon Arfelis C. La voz. Ed. Paidotribo; 2000.
– Tulon Arfelis C. Cantar y hablar. Ed. Paidotribo; 2005.

Capítulo 26   Higiene vocal

– Ahumeda Gómez A. La higiene vocal. Una forma de control del fonotrauma. Disponible en: www.encolombia.com.
– Behrman A, Rutledge J, Hembree A. Vocal hygiene education, voice production, therapy and the role of patient adherence: a treatment effectiveness study in women whith phonotrauma. J Speech Lang Hear Res. 2008; 51: 350-66.
– Belhau M, Oliveira G. Vocal hygiene for the professional voice. Curr Opin Otolaryngol Head Neck Surg. 2009; 17: 149-54.
– Franco RA, Andrus JG. Common diagnoses and treatments in professional voice users. Otolaryngol Clin North Am. 2007; 40: 1025-61.
– González Rus C. Cuidados de la voz en el docente. 2008. Disponible en: www.espaciologopedico.com.
– Guzmán M. Cuidados de la voz e higiene vocal. Disponible en: www.vozprofesional.com.
– Murry T, Rosen CA. Vocal education for the professional voice user and singer. Otolaryngol Clin North Am. 2000; 33: 967-82.
– Peyrone MC. Programa de prevención vocal. Disponible en: www.asalfa.org.com.
– Ruotsalainen J, Sellman J, Lehto L, *et al*. Systematic review of the treatment of functional dysphonia and prevention of voice disorders. Otolaryngol Head Neck Surg. 2008; 138: 557-65.
– Sataloff RT, Divi V, Heman-Ackah YD, *et al*. Medical history in voice professionals. Otolaryngol Clin North Am. 2007; 40: 931-51.
– Texas Voice Center. Consejos para el cuidado de la voz profesional. 2002. Disponible en: www.texasvoicecenter.com.

Voz profesional

Capítulo 27   Abuso y mal uso vocal. Valoración de la incapacidad vocal

1. Boone DR, Mcfarlane SC. The voice and voice therapy. New Jersey: Prentice Hall; 1988. p. 6.
2. Froeschels E. Hyperfunction and hypofunction – hygiene of the voice. Arch Otolaryngol. 1943; 38: 122-30.
3. Van Thal JH. Dysphonia. Speech Pathology and Therapy. 1961; 4: 1.
4. Prater RJ, Swift RW. Manual of voice therapy. 2nd ed. Boston: Little, Brown and Company; 1999.
5. Koufman JA, Blalock PD. Vocal fatigue and dysphonia in the professional voice user: Bogart-Bacall syndrome. Laryngoscope. 1988; 98: 493-8.
6. Smith E, Gray S, Dove H, *et al*. Frequency and effects of teachers with voice problems. J Voice. 1997; 11: 81-7.
7. Gotaas C, Starr C. Vocal fatigue among teachers. Folia Phoniatr. 1993; 45: 120-9.
8. Karkos PD, McCormick M. The etiology of vocal fold nodules in adults. Curr Opin Otolaryngol Head Neck Surg. 2009; 17: 420-3.
9. Johns MM. Update on the ethiology, diagnosis and treatment of vocal fold nodules, polyps and cysts. Curr Opin Otolaryngol Head Neck Surg. 2003; 11: 456-61.
10. Courey MS, Shohet JA, Scott MA, *et al*. Immunohistochemical characterization of benign laryngeal lesions. Ann Otol Rhinol Laryngol. 1991; 105: 525-31.
11. Thibeault SL, Gray SD, Li W, *et al*. Genotypic and phenotypic expression of vocal fold polyps and Reinke's edema: a preliminary study. Ann Otol Rhinol Laryngol. 2002; 111: 302-9.
12. Ward PD, Thibeault SL, Gray SD. Hyaluronic acid: its role in voice. J Voice. 2002; 16: 303-9.

13. Chang A, Karnell MP. Perceived phonatory effort and phonation threshold pressure across a prolonged voice loading task: a study of vocal fatigue. J Voice. 2004; 18: 454-66.

14. Smith E, Kirchner HL, Taylor M, *et al*. Voice problems among teachers: differences by gender and teaching characteristics. J Voice. 1998; 12: 329-34.

15. Enoka R, Stuart D. Neurology of muscle fatigue. J Appl Physiol. 1992; 72: 1631-48.

16. Titze IR. Principles of voice production. Englewood Cliffs, NJ: Prentice Hall; 1994.

17. Titze IR. Heat generation in the vocal folds and its posible effect on vocal endurance. En: Lawrence VL, editor. Transcripts of the 10th Symposium: Care of professional voice. New York: The Voice Foundation; 1981.

18. Gray S, Titze IR. Histologic investigation of hyperphonated canine vocal cords. Ann Otol Rhinol Laryngol. 1988; 97: 381-8.

19. Jiang JJ, Titze IR. Measurement of vocal fold intraglottal pressure and impact stress. J Voice. 1994; 8: 132-44.

20. Jiang JJ, Díaz CE, Hanson DG. Finite element modeling of vocal fold vibration in normal phonation and hyperfunctional dysphonia: implications for the pathogenesis of vocal fold nodules. Ann Otol Rhinol Laryngol. 1998; 107: 603-10.

21. Tao C, Jiang JJ. Mechanical stress during phonation in a self-oscillating finite-element vocal fold model. J Biomech. 2007; 40: 2191-8.

22. Czerwonka L, Jiang JJ, Tao C. Vocal nodules and edema may be due to vibration-induced rises in capillary pressure. Laryngoscope. 2008; 118: 748-52.

23. Tao C, Jiang JJ, Zhang Y. A fluid-saturated poroelastic model of the vocal folds with hydrated tissue. J Biomech. 2009; 42: 774-80.

24. Jonsdottir VI, Boyle BE, Martin PJ, *et al*. A comparison of the occurrence and nature of vocal symptoms in groups of Icelandic teachers. Logoped Phoniatr Vocol. 2002; 27: 98-105.

25. Russell A, Oates J, Greenwood KM. Prevalence of voice problems in teachers. J Voice. 1998; 12: 467-79.

26. Yiu EM. Impact and prevention of voice problems in the teaching profession: embracing the consumer's view. J Voice. 2002; 16: 215-28.

27. Preciado-López J, Pérez-Fernández C, Calzada-Uriondo M, *et al*. Epidemiological study of voice disorders among teaching professionals of La Rioja, Spain. J Voice. 2008; 22: 489-508.

28. Hazlett DE, Duffy OM, Moorhead SA. Occupational voice demands and their impact on the call-centre industry. BMC Public Health. 2009; 9: 108.

29. Roy N, Merrill RM, Thibeault S, *et al*. Voice disorders in teachers and the general population: effects on work performance, attendance and future career choices. J Speech Lang Hear Res. 2004; 47: 542-51.

30. Jonsdottir V, Rantala L, Laukkanen AM, *et al*. Effects of sound amplification on teacher's speech while teaching. Logoped Phoniatr Vocol. 2001; 26: 118-23.

31. Jonsdottir VI. Cordless amplifying system in classrooms. A descriptive study of teachers' and students' opinions. Logoped Phoniatr Vocol. 2002; 27: 29-36.

32. Roy N, Merrill R, Thibeault S, *et al*. Prevalence of voice disorders in teachers and the general population. J Speech Lang Hear Res. 2004; 47: 281-93.

33. Morton V, Watson DR. The impact of impaired vocal quality on children's ability to process spoken language. Logoped Phoniatr Vocol. 2001; 26: 17-25.

34. Cruz L. La voz y el habla: principios de educación y reeducación. Costa Rica: EUNED; 2007.

35. Berry C. Revista máscara, ed. Escenología. 1991. México.

36. Perelló J, Caballé M, Guitart E. Canto-dicción (foniatría, estética). Barcelona: Ed. Científico-Médica; 1982.

37. Tulón C. La voz: técnica vocal para la rehabilitación de la voz en las disfonías. México DF: Ed. Paidotribo; 2000.

38. Egea C, Sarabia A. Experiencias de aplicación en España de la Clasificación Internacional de Deficiencias, Discapacidades y Minusvalías. Documentos 58/2001. Madrid: Ministerio de Trabajo y Asuntos Sociales; 2001.

39. Gorospe Arocena JM. Valoración de la deficiencia y discapacidad en los trastornos del lenguaje, el habla y la voz. Ministerio de Trabajo y Asuntos Sociales (IMSERSO). Madrid: Instituto de Migraciones y Servicios Sociales; 1997.

40. IMSERSO. Clasificación Internacional de las Deficiencias, Discapacidades y Minusvalías. Madrid: IMSERSO; 1983.

41. Real Decreto 1299/2006, de 10 de noviembre, por el que se aprueba el cuadro de enfermedades profesionales en el sistema de la Seguridad Social y se establecen criterios para su notificación y registro. BOE nº 302, 19 de diciembre de 2006.

Capítulo 28   Voz hablada

- Algodoal MJ. As práticas de linguagem em situação de trabalho de operadores de telemarketing ativo de uma editora. Tese apresentada à Banca Examinadora da Pontifícia Universidade Católica de São Paulo, como exigência parcial para obtenção do título de Doutor em Lingüística Aplicada e Estudos da Linguagem; 2002.
- Campbell P. A voz integrada: uma análise das proposições de Grotowski, Barba e sua aplicação na preparação do ator. Dissertação apresentada ao Programa de Pós-Graduação em Artes Cênicas, Escola de Teatro – Escola de Dança, Universidade Federal da Bahia, como requisito parcial para obtenção do grau de Mestre. Salvador; 2005.
- Cantor Cutiva L. Análisis fonoergonómico de la disfonía ocupacional en docentes. Trabajo final para optar al título de Magister en Salud y Seguridad en el Trabajo. Bogotá, Colombia; 2009.
- Consenso Nacional sobre Voz Profissional. Voz e trabalho: uma questão de saúde e directo do trabalhador. Río de Janeiro, Brasil; 2004.
- Escalona E. Programa para la preservación de la voz en docentes de educación básica. Revista Salud de los Trabajadores. 2006; 14: 31-49.
- Farías P. Ejercicios que restauran la función vocal. 2ª ed. Buenos Aires, Argentina: Ed. Akadia; 2012.
- Farías P. La disfonía ocupacional. Buenos Aires, Argentina: Ed. Akadia; 2012.
- Farías P, Jackson-Menaldi MC. Problemática vocal en docentes. Rev Fonoaud. 2009; 55 (1).
- Hazlett DE, Duffy OM, Moorhead SA. Occupational voice demands and their impact on the call-centre industry. BMC Public Health. 2009; 9: 108.
- Lehto L. Tesis doctoral. Occupational voice – studying voice production and preventing voice problems with special emphasis on call-centre employees. Helsinki University of Technology Laboratory of Acoustics and Audio Signal Processing Espoo; 2007.
- I Plan Andaluz de Salud Laboral y Prevención de Riesgos Laborales del Personal Docente de los Centros Públicos Dependientes de la Consejería de Educación (2006-2010). Acuerdo del 19 de septiembre de 2006. BOJA. 2006; 196: 11-7.
- Preciado J, Pérez C, Calzada M, *et al.* Examen de la función vocal y análisis acústico de 905 docentes de La Rioja. Acta Otorrinolaringol Esp. 2005; 56: 261-72.
- Ranchal Sánchez A, Vaquero Abellán M. Protocolo para la vigilancia de la salud del profesorado con atención a la enfermedad profesional. Med Segur Trab. 2008; 54: 47-60.
- Segre R, Naidich S, Jackson C. Principios de foniatría: para alumnos de canto y dicción. 7ª reimpr. Buenos Aires: Panamericana; 1997.
- Stanislavsky K. La construcción del personaje. Madrid: Ed. Alianza; 2002.
- Titze IR, Lemke JH, Montequin D. Populations in the U.S. workforce who rely on voice as a primary tool of trade: a preliminary report. J Voice. 1997; 11: 254-9.
- Verdolini K, Ramig L. Review: occupational risks for voice problems. Log Phon Vocol. 2001; 26: 37-46.
- Vilkman E. Occupational safety and health aspects of voice and speech professions. Folia Phoniatr Logop. 2004; 56: 220-53.

Capítulo 29   Voz cantada

29.1   *Fisiología de la voz cantada*

1. Cho W. Real-time ultrasonographic assessment of true vocal fold length in professional singers. J Voice. 2012; 26: 819-29.
2. Larsson H, Hertegard S. Vocal fold dimensions in professional opera singers as measured by means of laser triangulation. J Voice. 2008; 22: 734-9.
3. Lundy D, Roy S, Casiano R, *et al.* Relationship between aerodynamic measures of glottal efficiency and stroboscopic findings in asymptomatic singing students. J Voice. 2000; 14: 178-83.
4. Schutte H, Stark J, Miller D. Change in singing voice production, objectively measured. J Voice. 2003; 17: 495-501.
5. Miller R. The structure of singing. New York: Schirmer Books/Macmillan; 1986.
6. Fant G. Acoustic theory of speech production. The Hague: Mouton; 1960.
7. Lundy D, Roy S, Xue J, *et al.* Acoustic analysis of the singing and speaking voice in singing students. J Voice. 2000; 14: 490-3.
8. Roubeau B, Henrich N, Castellengo M. Laryngeal vibratory mechanisms: the notion of vocal register revisited. J Voice. 2009; 23: 425-38.
9. Garmendia Merino G. Análisis morfológico y digital de la laringe para la voz cantada. Tesis doctoral. Madrid: Universidad de Alcalá; 1999.

29.2 Características de la voz cantada y estilos vocales

- Benninger MS, Murry T. The performer's voice. San Diego: Plural Publishing; 2006.
- Bunch M. Dynamics of the singing voice. Wien: Springer Verlag; 2009.
- Casanova C. La mue de la voix chez les enfants chanteurs. Cornut G, editor. Moyens d'investigation et pédagogie de la voix chantée. Marseille: Solal; 2002. p.109-16.
- Cobeta I. Voz cantada. En: García-Tapia R, Cobeta I, editores. Diagnóstico y tratamiento de los trastornos de la voz. Madrid: Garsi; 1996. p. 357-66.
- Di Raco G. Canto e classificazione delle voci. En: Fussi F, editor. La voce del cantante. v.4. Ravenna: Omega edizioni; 2007. p. 133-49.
- Estill J. Belting and classic voice quality: some physiological differences. Medical problems of performing artists. Philadelphia: Hanley-Belfus, Inc.; 1988.
- Fuchs M, Fröehlich M, Hentschel B, *et al.* Predicting mutational changes in the speaking voice of boys. J Voice. 2007; 21: 169-78.
- Hacki T, Heitmüller S. Development of the childs voice: premutation, mutation. Int J Pediatr Otorhinolaryngol. 1999; 49 (Suppl 1): S141-4.
- Miller R. Countertenoring. J Singing. 2000; 57: 19-24.
- Nair G. The craft of singing. San Diego: Plural Publishing; 2007.
- Operapaedia. Saint Diego Opera. Disponible en: http://www.sdopera.com/Operapaedia/Glossary/voice.
- Roers F, Mürbe D, Sudberg J. Predicter singer's vocal fold lengths and voice classification – a study of X-ray morphological measures. J Voice. 2009; 23: 408-13.
- Roubeau B, Heinrich N, Castellengo M. Laryngeal vibratory mechanisms: the notion of vocal register revisited. J Voice. 2009; 23: 425-38.
- Sundberg J. Articulatory interpretation of the "singing formant". J Acous Soc Am. 1974; 55: 834-44.
- Yanagisawa E, Estill J, Kmucha S, *et al.* The contribution of aryepiglotic constriction to "ringing" voice quality. A videolaryngostroboscopic study with acoustic analysis. J Voice. 1988; 3: 342-50.

29.3 El aprendizaje en el canto lírico

1. Armín G. Von der Urkraft der Stimme. Leipzig: Siegel; 1905.
2. Técnicas vocales existentes en el mundo. En: Jackson-Menaldi C, editor. La voz normal. Buenos Aires: Ed. Panamericana; 1992.
3. Armín G. Das stauprinzip. Berlín: Verlag Bougaud; 1909.
4. Malchissedex J. Pour chanter, ce qu'il faut savoir. Paris: Ed. Nilsson; 1906.
5. Labriet A. Le chant scientifique. Contribution à l'etude de l'emission vocale normale. Nancy; 1926.
6. Lehmann L. Mon art du chant. Traduction de Chassang. París: Ed. Rouart-Lerolle et Cie; 1922.
7. Duhamel R. Introduction à la technique rationelle du chant. Paris: Librairie Frischbucher; 1929.
8. Vaillant G. Rev Laryngologie Portmann. 1955; 683-9.
9. Tomatis A. L'oreille et le langage. Paris: Ed. du Seuil; 1954.
10. Husson R. La voix chantée. Paris: Ed. Gauthier Villars; 1960.

29.4 Patología de la voz cantada

- Benninger MS. The performer's voice. San Diego: Plural Publishing; 2006.
- Bunch M. Dynamics of the singing voice. Viena: Springer-Verlag; 1993.
- Dejonckere PH. Vibrato. San Diego: Singular Publishing Group; 1995.
- Morrison M. Tratamiento de los trastornos de la voz. Barcelona: Masson; 1996.
- Perelló J. Canto-dicción. Foniatría estética. Barcelona: Editorial Científico Médica; 1975.
- Punt NA. The singer's and actor's throat. Londres: Heinemann; 1981.
- Regidor Arribas R. Temas de canto. La clasificación de la voz. Madrid: Real Musical; 1977.
- Rodríguez Pérez-Iñigo C. Técnica de canto. Madrid: Memoria Escuela Superior de Canto; 1988.
- Sataloff RT. Professional voice. The science and art of clinical care. San Diego: Plural Publishing; 2005.
- Sundberg J. The science of the singing voice. Dekalb: Northern Illinois University Press; 1987.
- Sundberg J. The science of musical sounds. San Diego: Academic Press; 1991.
- Vennard W. Singing, the mechanism and the technique. New York: Cari Fischer Inc.; 1967.

Capítulo 30   Medicina basada en la evidencia y voz

1. Burger I, Sugarman J, Goodman SN. Ethical issues in evidence-based surgery. Surg Clin North Am. 2006; 86:151-68.

2. Reitsma AM, Moreno JD. Ethical regulations for innovative surgery: the last frontier? J Am Coll Surg. 2002; 194: 792-801.

3. Meakins JL. Innovation in surgery: the rules of evidence. Am J Surg. 2002; 183: 399-405.

4. McCulloch P, Badenoch D. Finding and appraising evidence. Surg Clin North Am. 2006; 86: 41-57.

5. Schwartz SR, Cohen SM, Dailey SH, et al. Clinical practice guideline: hoarseness (dysphonia). Otolaryngol Head Neck Surg. 2009; 141 (3 Suppl 2): S1-31.

6. Pedersen M, McGlashan J. Surgical versus non-surgical interventions for vocal cord nodules. Cochrane Database Syst Rev. 2012; 6: CD001934.

7. Johns MM, Garrett CG, Hwang J, et al. Quality-of-life outcomes following laryngeal endoscopic surgery for non-neoplastic vocal fold lesions. Ann Otol Rhinol Laryngol. 2004; 113: 597-601.

8. Yilmaz T, Sozen T. Microsuture after benign vocal fold lesion removal: a randomized trial. Am J Otolaryngol. 2012; 33: 702-7.

9. Wang CT, Liao LJ, Cheng PW, et al. Intralesional steroid injection for benign vocal fold disorders: a systematic review and meta-analysis. Laryngoscope. 2013; 123: 197-203.

10. Benninger MS. Microdissection or microspot CO2 laser for limited vocal fold benign lesions: a prospective randomized trial. Laryngoscope. 2000; 110 (2 Pt 2 Suppl 92): 1-17.

11. Keilmann A, Biermann G, Hormann K. CO2 laser versus conventional microlaryngoscopy in benign changes of the vocal cords. Laryngorhinootologie. 1997; 76: 484-9.

12. Ragab SM, Elsheikh MN, Saafan ME, et al. Radiophonosurgery of benign superficial vocal fold lesions. J Laryngol Otol. 2005; 119: 961-6.

13. Ford CN, Bless DM. Clinical experience with injectable collagen for vocal fold augmentation. Laryngoscope. 1986; 96: 863-9.

14. Pearl AW, Woo P, Ostrowski R, et al. A preliminary report on micronized AlloDerm injection laryngoplasty. Laryngoscope. 2002; 112: 990-6.

15. Remacle M, Lawson G, Jamart J, et al. Treatment of vocal fold immobility by injectable homologous collagen: short-term results. Eur Arch Otorhinolaryngol. 2006; 263: 205-9.

16. Cantarella G, Baracca G, Forti S, et al. Outcomes of structural fat grafting for paralytic and non-paralytic dysphonia. Acta Otorhinolaryngol Ital. 2011; 31: 154-60.

17. Fang TJ, Li HY, Gliklich RE, et al. Outcomes of fat injection laryngoplasty in unilateral vocal cord paralysis. Arch Otolaryngol Head Neck Surg. 2010; 136: 457-62.

18. Rosen CA, Gartner-Schmidt J, Casiano R, et al. Vocal fold augmentation with calcium hydroxylapatite: twelve-month report. Laryngoscope. 2009; 119: 1033-41.

19. Shiotani A, Okubo K, Saito K, et al. Injection laryngoplasty with calcium phosphate cement. Otolaryngol Head Neck Surg. 2009; 140: 816-21.

20. Molteni G, Bergamini G, Ricci-Maccarini A, et al. Auto-crosslinked hyaluronan gel injections in phonosurgery. Otolaryngol Head Neck Surg. 2010; 142: 547-53.

21. Mallur PS, Morrison MP, Postma GN, et al. Safety and efficacy of carboxymethylcellulose in the treatment of glottic insufficiency. Laryngoscope. 2012; 122: 322-6.

22. Lee SW, Son YI, Kim CH, et al. Voice outcomes of polyacrylamide hydrogel injection laryngoplasty. Laryngoscope. 2007; 117: 1871-5.

23. Bergamini G, Alicandri-Ciufelli M, Molteni G, et al. Therapy of unilateral vocal fold paralysis with polydimethylsiloxane injection laryngoplasty: our experience. J Voice. 2010; 24: 119-25.

24. Sittel C, Echternach M, Federspil PA, et al. Polydimethylsiloxane particles for permanent injection laryngoplasty. Ann Otol Rhinol Laryngol. 2006; 115: 103-9.

25. Hagemann M, Seifert E. The use of polydimethylsiloxane for injection laryngoplasty. World J Surg. 2008; 32: 1940-7.

26. Leuchter I, Giovanni A. Description of complications after injection laryngoplasty with polydimethylsiloxane. Rev Laryngol Otol Rhinol (Bord). 2009; 130: 69-72.

27. Lakhani R, Fishman JM, Bleach N, et al. Alternative injectable materials for vocal fold medialisation in unilateral vocal fold paralysis. Cochrane Database Syst Rev. 2012; 10: CD009239.

28. Hertegard S, Hallen L, Laurent C, et al. Cross-linked hyaluronan used as augmentation substance for treatment of glottal insufficiency: safety aspects and vocal fold function. Laryngoscope. 2002; 112: 2211-9.

29. Hertegard S, Hallen L, Laurent C, et al. Cross-linked hyaluronan versus collagen for

injection treatment of glottal insufficiency: 2-year follow-up. Acta Otolaryngol. 2004; 124: 1208-14.

30. Lau DP, Lee GA, Wong SM, *et al.* Injection laryngoplasty with hyaluronic acid for unilateral vocal cord paralysis. Randomized controlled trial comparing two different particle sizes. J Voice. 2010; 24: 113-8.

31. Lundy DS, Casiano RR, McClinton ME, *et al.* Early results of transcutaneous injection laryngoplasty with micronized acellular dermis versus type-I thyroplasty for glottic incompetence dysphonia due to unilateral vocal fold paralysis. J Voice. 2003; 17: 589-95.

32. Morgan JE, Zraick RI, Griffin AW, *et al.* Injection versus medialization laryngoplasty for the treatment of unilateral vocal fold paralysis. Laryngoscope. 2007; 117: 2068-74.

33. Vinson KN, Zraick RI, Ragland FJ. Injection versus medialization laryngoplasty for the treatment of unilateral vocal fold paralysis: follow-up at six months. Laryngoscope. 2010; 120: 1802-7.

34. Hartl DM, Hans S, Crevier-Buchman L, *et al.* Long-term acoustic comparison of thyroplasty versus autologous fat injection. Ann Otol Rhinol Laryngol. 2009; 118: 827-32.

35. Umeno H, Chitose S, Sato K, *et al.* Long-term postoperative vocal function after thyroplasty type I and fat injection laryngoplasty. Ann Otol Rhinol Laryngol. 2012; 121: 185-91.

36. Abraham MT, Gonen M, Kraus DH. Complications of type I thyroplasty and arytenoid adduction. Laryngoscope. 2001; 111: 1322-9.

37. McCulloch TM, Hoffman HT, Andrews BT, *et al.* Arytenoid adduction combined with Gore-Tex medialization thyroplasty. Laryngoscope. 2000; 110: 1306-11.

38. Mortensen M, Carroll L, Woo P. Arytenoid adduction with medialization laryngoplasty versus injection or medialization laryngoplasty: the role of the arytenoidopexy. Laryngoscope. 2009; 119: 827-31.

39. Aynehchi BB, McCoul ED, Sundaram K. Systematic review of laryngeal reinnervation techniques. Otolaryngol Head Neck Surg. 2010; 143: 749-59.

40. Paniello RC, Edgar JD, Kallogjeri D, *et al.* Medialization versus reinnervation for unilateral vocal fold paralysis: a multicenter randomized clinical trial. Laryngoscope. 2011; 121: 2172-9.

41. Chhetri DK, Gerratt BR, Kreiman J, *et al.* Combined arytenoid adduction and laryngeal reinnervation in the treatment of vocal fold paralysis. Laryngoscope. 1999; 109: 1928-36.

42. Tucker HM. Long-term preservation of voice improvement following surgical medialization and reinnervation for unilateral vocal cord paralysis. J Voice. 1999; 13: 251-6.

Anexo

Resumen del protocolo básico
para la valoración funcional de la patología vocal
de la European Laryngological Society

Introducción

El propósito de este protocolo básico es alcanzar un acuerdo y lograr uniformidad en cuanto a la metodología para la valoración funcional de la patología vocal, adaptando el publicado por el comité de foniatría de la European Laryngological Society (ELS). El fin de la normalización de los procedimientos de estudio de la disfonía es permitir comparaciones relevantes con la literatura a la hora de presentar o publicar los resultados de un tratamiento vocal, o un nuevo procedimiento para el estudio de la patología vocal. Los metaanálisis de resultados de tratamientos vocales son en general limitados, cuando no imposibles de realizar, debido a la gran heterogeneidad en la valoración de los resultados funcionales. La ELS ha propuesto un conjunto mínimo multidimensional de parámetros a evaluar en el estudio de las disfonías que incluye cinco herramientas: percepción, videoestroboscopia, acústica, aerodinámica y autovaloración por parte del paciente. La instrumentación para llevar a cabo estos estudios se ha intentado limitar a la considerada esencial para el profesional de la fonocirugía.

Los principios básicos que han servido de guía para la elaboración de este protocolo son:

1) La función vocal es multidimensional.
2) Es necesario un conjunto mínimo de requerimientos básicos para la presentación de los resultados de los tratamientos vocales con el fin de permitir comparaciones y metaanálisis.
3) Se sigue animando a utilizar nuevas y más sofisticadas metodologías en la evaluación vocal, pero debe completarse el conjunto mínimo en todos los casos, para permitir comparaciones.
4) Las recomendaciones pueden aplicarse a casi todos los tipos de alteraciones vocales, pero un reducido grupo de trastornos específicos necesitarían un protocolo adaptado a ellos con el fin de aumentar su sensibilidad: las voces de sustitución (las no generadas por las cuerdas vocales) y la disfonía espasmódica.
5) En el conjunto básico de parámetros o *troncus communis* para la valoración de las disfonías deben considerarse los siguientes componentes que ofrecen resultados cuantitativos:

   - Percepción.
   - Videoestroboscopia.
   - Acústica.
   - Aerodinámica y eficiencia.
   - Autoevaluación por el paciente.

6) Cada uno de los anteriores componentes tiene su propia relevancia específica, y así se consigue una visión multidimensional de la voz estudiada.

1 Requisito: la grabación de la señal vocal

La grabación de audio es la herramienta básica más valiosa en la evaluación de la voz. Una vez obtenida una grabación de calidad puede ser almacenada, lo que permite posteriores investigaciones sobre ella, como puede ser una evaluación perceptual ciega o análisis acústicos sofisticados. Es esencial conservar las grabaciones como archivos, con el fin de poder recuperarlos con facilidad. Los sistemas comercializados de análisis acústico disponibles graban directamente la señal, la digitalizan y la guardan de manera apropiada en el ordenador donde estén instalados. Se recomienda configurarlos con el fin de que las grabaciones tengan una frecuencia de muestreo de 20.000 Hz.

De forma ideal, la grabación debe llevarse a cabo en una habitación sonoamortiguada o, en su defecto, conseguir un ruido ambiental menor de 50 dB. La distancia de la boca al micrófono ha de ser constante, a 10 cm, y con un ángulo de 45° a 90° para reducir el ruido aerodinámico de la boca durante el habla.

2 Muestra a grabar

Una grabación estándar puede consistir en:

- /a/ en un tono e intensidad cómodos, grabando en tres intentos con el fin de evaluar si hay variabilidad en la calidad vocal.
- /a/ ligeramente más intensa, para evaluar posibles cambios en su calidad.
- Una frase sencilla o un corto pasaje literario estándar.

Para la selección fonética de la frase o pasaje hay que tener en cuenta que debe contener una vocalización constante y estar libre de fricativas para no sesgar el cálculo de la relación armónico-ruido.

Un pasaje para su lectura y grabación podría ser el siguiente, extraído de la obra *Platero y yo* de Juan Ramón Jiménez: «Platero es pequeño, peludo, suave; tan blando por fuera, que se diría todo de algodón, que no lleva huesos. Sólo los espejos de azabache de sus ojos son duros cual dos escarabajos de cristal negro».

3 Percepción

Se propone usar el término «disfonía» para designar cualquier clase de patología vocal percibida: la alteración puede referirse al tono o a la intensidad, así como al timbre o a las características rítmicas o prosódicas. El término «ronquera» se recomienda limitarlo para designar las alteraciones de la calidad vocal o timbre, excluyendo el tono, la intensidad y el ritmo. La calificación de la ronquera se establece a partir del habla conversacional escuchada durante la anamnesis del paciente, y su gravedad se cuantifica con el parámetro G (grado) de la escala GRABS *(grade, rough, astenic, breathy, strain)*, propuesta por Hirano, que califica la calidad vocal global, integrando todos los componentes alterados.

Se han identificado dos componentes principales de la ronquera: la calidad aérea *(breathiness)*, que es la impresión audible de la pérdida de aire turbulento a través de una glotis insuficientemente cerrada, y la aspereza *(roughness)*, que es la impresión audible de pulsos glóticos irregulares, fluctuaciones anormales en la F0 o impulsos percibidos por separado (vocal *fry*); incluye la diplofonía y las roturas de voz. Cuando está presente la diplofonía, debe registrase como una «d».

Estos parámetros han mostrado la suficiente fiabilidad (reproducibilidad interobservador e intraobservador) en la clínica. Los parámetros que describen el comportamiento vocal de astenia *(asthenicity)* y tensión *(strain)* se consideran menos fiables y han sido omitidos del protocolo básico.

Para la calificación se recomienda emplear una escala de cuatro puntos (0: normal o ausencia de alteración; 1: ligeramente alterado; 2: moderadamente alterado; 3: gravemente alterado), pero es posible calificar con una escala visual analógica de 100 mm.

4 Videolaringoestroboscopia

La videolaringoestroboscopia es la principal herramienta clínica para el diagnóstico etiológico de los trastornos de la voz. Se utiliza para estudiar la calidad de la vibración vocal, por lo que también valora la efectividad de los tratamientos. La pertinencia de los parámetros estroboscópicos se basa en la combinación de su fiabilidad (reproducibilidad interobservador e intraobservador), no redundancia y sentido clínico (relación con los conceptos fisiológicos). Los parámetros básicos son:

- Cierre glótico: gradación cuantitativa usando una escala de cuatro puntos o una escala visual analógica de 100 mm. Se recomienda especificar el tipo de defecto de cierre glótico (longitudinal, dorsal, ventral, irregular, oval o en reloj de arena).
- Regularidad: gradación cuantitativa del grado de irregularidad presente en la onda mucosa percibido con el estroboscopio.
- Onda mucosa: gradación cuantitativa de la onda mucosa, representación de la fisiología de la estructura en capas de las cuerdas.
- Simetría: gradación cuantitativa del movimiento especular de ambas cuerdas. Generalmente la asimetría está causada por limitaciones en la actividad vibratoria de una lesión (cicatriz difusa, quiste, leucoplasia).

Cada parámetro estroboscópico debe puntuarse con la escala de cuatro puntos o la visual analógica. Esta exploración puede documentarse mediante su grabación en vídeo.

Se recomienda observar y grabar las imágenes estroboscópicas en diferentes modos de fonación (el grado del cierre glótico suele aumentar con el aumento de la intensidad). Sin embargo, esta gradación básica se refiere a la fonación en un tono y una intensidad cómodos. Para permitir comparaciones entre distintas exploraciones del mismo paciente se recomienda utilizar el mismo tipo de endoscopio (rígido o flexible, y si es rígido con el mismo ángulo).

5 Aerodinámica

El parámetro aerodinámico más simple de la fonación es el tiempo máximo de fonación (TMF) en segundos. Consiste en la prolongación de la /a/ lo más posible tras una inspiración máxima, en un tono y una intensidad cómodos. Es una de las medidas clínicas de la valoración de la voz más utilizadas. Requiere una demostración previa y se realizan tres intentos, para seleccionar el más prolongado y compararlo con la norma. Con el fin de eliminar posibles sesgos debidos a una capacidad respiratoria de soporte del paciente que compense un defecto de cierre glótico, puede calcularse la siguiente relación (flujo aéreo promediado o cociente de fonación = PQ):

$$PQ = \frac{\text{Capacidad vital (ml)}}{\text{TMF (s)}}.$$

La capacidad vital (CV) se define como el volumen de aire intercambiado en la boca entre la posición de inspiración máxima y la espiración completa. Puede cuantificarse de manera fiable usando un espirómetro de mano. Depende de factores antropométricos, especialmente del peso.

6   Acústica

Los parámetros acústicos son medidas objetivas y no invasivas de la función vocal. Están disponibles a precios accesibles y se han aplicado con éxito para la monitorización de los cambios en la calidad vocal a lo largo del tiempo. Las medidas de perturbación (en periodo y amplitud), así como los cálculos de la relación armónico-ruido, parecen ser las determinaciones más robustas y constituyen los elementos preceptuales básicos de la calidad vocal: grado, aspereza y calidad aérea. La limitación general de los sistemas empleados para el análisis acústico es que no pueden, al menos de un modo fiable, analizar señales fuertemente aperiódicas. Las medidas de la perturbación, siempre que sean menores del 5 %, se tienen por fiables. Sin embargo, en la actualidad no están bien estandarizados los algoritmos óptimos para el cálculo de la relación señal-ruido (NNE: energía de ruido normalizada; HNR: relación armónico-ruido). De esta manera, *jitter* % y *shimmer* % son los parámetros propuestos como medidas acústicas básicas para analizar señales vocales obtenidas de la /a/ sostenida en una intensidad y un tono cómodos. El *jitter* se calcula como la diferencia media entre periodos de ciclos vocales adyacentes dividida por el periodo medio. Es, por tanto, una medida derivada de la F0 (frecuencia fundamental de la voz). Para el *shimmer* se realiza un cálculo similar sobre las amplitudes pico a pico. Obviamente, para permitir comparaciones entre antes y después del tratamiento se requieren similares técnicas y materiales.

También incluido en este apartado de medidas acústicas está el fonetograma, concretamente tres puntos críticos de él: la frecuencia más alta y la intensidad mínima (dB A a 30 cm) son los dos parámetros más sensibles a los cambios en la calidad vocal, y la intensidad mínima está relacionada con la presión umbral mínima de fonación; si a estos dos puntos sumamos la frecuencia mínima, ya es posible calcular el rango de la frecuencia fundamental. Este fonetograma de tres puntos puede obtenerse sin completar todo el perfil vocal, que precisa mucho tiempo. Sin embargo, estos tres puntos representan producciones vocales extremas, y son, como el TMF y la CV, muy sensibles al aprendizaje y a los efectos del cansancio.

7   Autoevaluación por el paciente

Esta evaluación de la voz, aunque subjetiva por definición, es de mucha importancia en la práctica clínica diaria. Es el paciente quien vive con su voz y está influenciado por los aspectos culturales y sociales que son relevantes para la voz en su medio. La evaluación requiere una cuantificación cuidadosa, y debe compararse y correlacionarse con los datos de la valoración objetiva. El objetivo básico es diferenciar la calidad vocal alterada y la gravedad de la incapacidad o minusvalía en la vida diaria social y profesional del paciente. Puede calcularse un índice de incapacidad vocal basándose en las respuestas del paciente a una serie de preguntas cuidadosamente seleccionadas; además de los aspectos ya mencionados, también investiga la posible repercusión emocional de la disfonía. Sin embargo, para el protocolo básico se recurre a una evaluación subjetiva mínima por parte del paciente sobre una doble escala visual analógica de 100 mm: la impresión sobre la calidad vocal y la impresión sobre las repercusiones que la alteración vocal tiene en su vida diaria social y profesional. El extremo izquierdo de la escala, o cero, se relaciona con la voz normal, y el extremo derecho o 100 con la voz extremadamente alterada.

8   Ejemplo de una valoración con el protocolo básico propuesto

Mujer de 26 años de edad con nódulos vocales, antes del tratamiento:

- Percepción: G34 B52 R18d.
- Estroboscopia: Cierre 40 (reloj de arena), Reg 10, Onda 25, Sim 0.
- Aerodinámica: PQ 285 ml/s (TMF 13 s).
- Acústica: Ji 1,2 %, Shi 6,1 %, F0 rango: 131-392 Hz, intensidad min: 53 dB(A) 30 cm.
- Evaluación subjetiva: Voz 30, Dis 50.

Explicación:

- Percepción: se califica por medio de tres escalas visuales analógicas de 100 mm, donde 0 significa normal y 100 extremadamente alterado. Está presente diplofonía (d).
- Estroboscopia: se califican sobre cuatro escalas de 100 mm el cierre, la regularidad, la onda mucosa y la simetría. Para el cierre, si es patológico, se recomienda especificar su forma (en esta paciente es en reloj de arena). La simetría es normal en este caso.
- Aerodinámica: el cociente de fonación en ml/s y el TMF. La CV fue de 3.705 ml.
- Acústica: *jitter %* y *shimmer %,* con el rango de la F0.
- Evaluación subjetiva: la paciente calificó su calidad vocal como 30 sobre 100 (leve a moderada), mientras que la impresión acerca de las repercusiones es de 50 sobre 100 (moderada a grave).

9   Conclusión

La instrumentación precisa para completar el protocolo básico es la mínima, pero es la que se considera esencial para los profesionales que realizan fonocirugía.

En resumen, dos de las dimensiones son objetivas: la aerodinámica y la acústica; otras dos son objetivas, pero calificadas subjetivamente por el examinador: la percepción de la voz grabada y la estroboscopia; y una dimensión es totalmente subjetiva: la autoevaluación por el paciente.

Bibliografía

El documento original (Dejonckere PH. A basic protocol for functional assessment of voice pathology. Eur Arch Otolaryngol. 2000; 258: 77-82) se encuentra disponible en: http://www.md.ucl.ac.be/mont/chirurg/orl/larynx/els/texte/Elsprotocvoix.htm

Glosario

F. Núñez

A

Acústica: rama de la física que se encarga del estudio del sonido.

Aérea, voz o disfonía: es el resultado de una glotis patológicamente abierta con un flujo aéreo excesivo que produce turbulencias.

Algoritmo: procedimiento que especifica cada uno de los pasos que hay que cumplimentar para la resolución de un problema.

Aliasing: errores o artefactos que surgen durante la digitalización debido a la presencia de energía acústica en la señal analógica en frecuencias superiores a la mitad de la frecuencia de muestreo.

Amplificación: incremento de la amplitud de la señal o de la ganancia.

Amplitud: magnitud de desplazamiento de una onda sonora. La onda de un sonido se representa en un gráfico bidimensional en el cual la amplitud se traza como función del tiempo. La amplitud de un sonido determina la intensidad percibida de éste.

Análisis de banda ancha: análisis en el cual se utiliza una banda frecuencial relativamente amplia (300 Hz en análisis vocal). Se prefiere este análisis cuando interesa revelar el patrón de los formantes o para incrementar la resolución temporal.

Análisis de banda estrecha: análisis en el cual el ancho de banda es relativamente estrecho (45 Hz en análisis vocal). Se prefiere este análisis de banda estrecha cuando interesa aumentar la resolución frecuencial, como en el análisis de los armónicos de la voz humana.

Análisis de Fourier: procedimiento matemático que convierte una serie de valores en el domino temporal (onda) en un conjunto de valores en el dominio frecuencial (espectro). Se basa en la idea de que cualquier señal puede ser descompuesta en un conjunto de ondas sinusoidales.

Analógico: señal que tiene una continua variación en su amplitud. La onda de presión sonora radiada del habla es una señal analógica debido a la continua variación de su amplitud en el tiempo.

Ancho de banda: medida de la banda frecuencial de un sonido, en especial una resonancia. Convencionalmente, el ancho de banda se determina en el punto medio de energía (3 dB por debajo) de la curva de respuesta frecuencial. Esto es, tanto la frecuencia alta como la baja que definen el ancho de banda son 3 dB menos intensos que el pico de energía de la banda.

Armónico: componente acústico cuya frecuencia es múltiplo de la fundamental, por lo que se separa del anterior y del siguiente por la misma distancia en frecuencia. También se puede considerar como el entero múltiplo de la frecuencia fundamental en los sonidos vocales. Idealmente, la fuente vocal puede ser conceptualizada como un espectro lineal, cuya energía aparece como una serie de armónicos.

B

Bernouilli, principio de: si la energía del flujo de un fluido confinado permanece constante, un incremento en la velocidad de sus partículas resultará en una disminución de la presión que ejerce contra la pared.

Biomecánica: estudio de la mecánica del tejido biológico.

D

Digital: señal o mensaje que se encuentra representado por valores discretos (una secuencia de números).

Digitalización: proceso de convertir una señal analógica en una digital.

Diplofonía: producción simultánea de dos frecuencias, dando como resultado una voz con una calidad áspera.

Distonía: trastorno del movimiento de causa central.

Distonía focal: trastorno del movimiento que afecta a los músculos de una región concreta del cuerpo.

E

Electroglotograma: gráfico de la conductancia eléctrica laríngea de la región glótica en función del tiempo.

Energía acústica: es la medida de la cantidad de energía total producida (independientemente de cómo sea percibida por el oído humano) y radiada hacia el aire que nos rodea, por segundo, expresada en Watt.

Enventanado: gradual incremento o disminución de la amplitud de la señal, en lugar de presentarla o retirarla bruscamente.

Espectro: gráfico que muestra la distribución de la energía de la señal como función de la frecuencia, trazado de intensidad por frecuencia.

Espectrograma: patrón de análisis del sonido que contiene información de intensidad, frecuencia y tiempo. El espectrograma típico proporciona un diagrama tridimensional con el tiempo en el eje horizontal, la frecuencia en el vertical y la intensidad en escala de grises.

Estrés: fuerza por unidad de área, incluyendo la dirección en que esa fuerza es aplicada sobre el área.

Estrés en cizalla: estrés aplicado de forma tangencial a la superficie.

Extracción del tono (algoritmo de determinación del tono): procedimiento usado para extraer la frecuencia fundamental de una señal vocal. Aunque el término «tono» debería usarse estrictamente para referirse a un fenómeno perceptual, se emplea a menudo en análisis vocal para referirse a la frecuencia fundamental.

F

Fase: separación angular entre dos eventos en las ondas periódicas.

FFT (*fast fourier transform*): algoritmo comúnmente usado en los programas informáticos para calcular el espectro de Fourier.

Filtrado inverso: técnica que se emplea para el estudio de la fuente sonora a nivel de la glotis. Idealmente, esta técnica elimina el efecto del filtrado del tracto vocal sobre la fuente glótica. Su propósito es estudiar la fuente o el tracto vocal aislados, aunque existen limitaciones tanto prácticas como teóricas.

Filtro: dispositivo de *hardware* o programa informático que permite la transmisión, dependiente de la frecuencia, de la energía. Comúnmente se utiliza para excluir la energía en ciertas frecuencias, mientras que permite pasar la de otras. Un filtro «pasa-bajos» deja pasar las frecuencias por debajo de una frecuencia determinada, un filtro «pasa-altos» deja pasar las frecuencias por encima de una frecuencia determinada, y un filtro «pasa-banda» deja pasar la energía entre dos frecuencias determinadas, alta y baja.

Fluctuación: importante desviación de un patrón esperado o constante.

Flujo: volumen de fluido que pasa a través de una sección del sistema de transporte (p. ej., un tubo o conducto) por segundo; también se conoce como velocidad del volumen (medido en litros por segundo).

Flujo aéreo transglótico: aire que es forzado a pasar a través de la glotis por la presión transglótica.

Flujo laminar: tipo de flujo aéreo en el cual el aire se mueve en suaves capas. Contrasta con la turbulencia.

Formante: resonancia del tracto vocal. Un formante se especifica por su frecuencia central (llamada frecuencia formántica) y su ancho de banda. Los formantes se denominan por números enteros: F1 es el formante de frecuencia más baja, F2 es el siguiente con frecuencia mayor, y así sucesivamente.

Frecuencia: es la tasa de vibración de un evento periódico; por ejemplo, un sonido periódico tiene una frecuencia que se mide por el número de ciclos de vibración por segundo (expresados en Herz).

Frecuencia fundamental: es la frecuencia menor de una señal periódica que corresponde a su primer armónico. En el habla, la frecuencia fundamental se refiere al primer armónico de la voz. La frecuencia fundamental es la inversa del periodo fundamental. De forma ideal, la frecuencia fundamental se usa para referirse a la medida física del componente periódico más bajo de la vibración vocal.

Fricativo: sonido del habla que se produce por una turbulencia en una constricción del tracto vocal, como por ejemplo el de la /s/ producido por los dientes.

Frito vocal: en inglés *vocal fry,* consiste en la vibración extremadamente grave de las cuerdas vocales (unos 70 Hz), que están muy acortadas, con mucha masa relativa y gran amplitud de vibración. Corresponde al registro basal. En ocasiones, si se hace incorrectamente, vibran las bandas ventriculares.

G

Glissando: producción de series de notas que ascienden o descienden en la escala musical.

Glotis: espacio comprendido entre las cuerdas vocales.

J

Jitter: índice de inestabilidad de la onda sonora laríngea, generalmente medido como variación ciclo a ciclo del periodo fundamental. Variabilidad a corto plazo en la frecuencia fundamental.

L

Lombard, efecto: ajuste reflejo de la intensidad vocal según el nivel de estimulación auditiva, particularmente en ambientes ruidosos.

LPC *(linear predictive coding)*: método utilizado para obtener un espectro. El LPC emplea una suma lineal ponderada de muestras para predecir el valor siguiente.

M

Mecánica: estudio de los objetos en movimiento y de las fuerzas que producen el movimiento.

Modulación: cambio sistemático de un parámetro cíclico, como la amplitud o la frecuencia.

Movimiento armónico simple: movimiento sinusoidal; es el movimiento de ida y vuelta más regular posible.

Movimiento sinusoidal: es la proyección de un movimiento circular a una velocidad constante en un eje en el plano.

N

Nodos: son los «valles» de un patrón de onda estacionaria, donde la presión o el desplazamiento es mínimo.

Nyquist (teorema de muestreo): este teorema establece que la representación digital requiere al menos dos puntos de muestreo por cada ciclo periódico de la señal que nos ocupa. Así, la tasa de muestreo de la digitalización debería ser al menos el doble de la frecuencia de interés más alta de la señal que se analizará. Por desgracia, el término «frecuencia de Nyquist» no se emplea de una manera congruente. Unos lo usan para referirse a la frecuencia más alta de interés en el análisis, y otros para indicar el doble de la frecuencia más alta de interés, o lo que es lo mismo, la tasa de muestreo necesaria para prevenir el *aliasing*.

O

Onda estacionaria: onda que aparenta estar quieta. Ocurre cuando las ondas de la misma frecuencia (y longitud de onda) viajan en direcciones opuestas, interfiriendo una con otra.

Onda sonora: gráfico que muestra la función de la amplitud frente al tiempo de una señal continua, como es la señal acústica del habla.

Oscilación: movimiento repetido de atrás adelante.

Oscilación autosostenida: oscilación que continúa indefinidamente sin una fuerza que la impulse. Puesto que la pérdida de energía por ciclo debe ser cero, la autooscilación requiere una fuente de energía interna.

Oscilación natural: oscilación sin que intervengan fuerzas de impulso.

P

Parametrización acústica: acción de definir los parámetros acústicos de una señal.

Pascal: unidad estándar internacional de presión; equivale a un Newton por metro cuadrado.

Pascal, ley de: la presión ejercida por un fluido incompresible y en equilibrio dentro de un recipiente de paredes indeformables se transmite con igual intensidad en todas las direcciones y en todos los puntos del fluido.

Paso de banda: banda de frecuencias mínimamente afectada por un filtro; es la región alta y plana en el espectro de un filtro.

Periódico: evento que se repite una y otra vez, estableciendo un periodo.

Periodo: intervalo de tiempo entre eventos repetidos.

Perturbación: trastorno mínimo o pequeño cambio de un comportamiento esperado.

Perturbación, medidas de: índices de irregularidad o inestabilidad, especialmente en la onda sonora laríngea. Las medidas de perturbación más comunes son el *jitter,* el *shimmer* y la relación señal-ruido.

Plosivo: sonido transitorio del habla generado por el súbito ataque y cese de un movimiento aéreo en el tracto vocal.

Potencia: tasa de entrega de energía (medida en Watt).

Presión: fuerza por unidad de área, especialmente la magnitud del estrés de compresión (medido en kilopascales).

Presión intraoral: equivale a la presión subglótica y la presión alveolar en cualquier lugar de la vía aérea, desde los labios hasta los alvéolos, cuando ésta constituye un tubo cerrado, regular y sin estrechamientos importantes.

Presión transglótica: diferencia entre la presión subglótica o traqueal y la presión supraglótica o faríngea.

Presión umbral de fonación: presión subglótica mínima capaz de iniciar una vibración vocal.

Q

Quasiperiódico: término impreciso que en ocasiones se emplea para sugerir una desviación mínima de la periodicidad.

R

Radiación característica: término de la teoría fuente-filtro asociado a la radiación del sonido desde los labios a la atmósfera. Se expresa típicamente como un incremento en la energía acústica de 6 dB por octava, por lo que se considera como un filtro «pasa-altos».

Rango vocal: espectro de tono e intensidad vocal desde el tono grave hasta el agudo y desde la voz baja hasta la voz alta o intensa.

Rarefacción: disminución de la densidad.

Registro: región perceptualmente distinta de la calidad vocal en relación a cambios tanto del tono como del volumen.

Registro modal: tono vocal más frecuente.

Relación señal-ruido: medida de la relación entre la energía de la señal y la energía del ruido. En el análisis vocal, se refiere a la energía periódica relativa a la energía del ruido.

Resistencia glótica: la presión a través de la glotis dividida por el flujo que circula por ella. Cociente entre la presión transglótica y el flujo transglótico.

Resonancia: refuerzo de la oscilación natural; literalmente se refiere a los ecos que resuenan o a otros tipos de refuerzo.

Rigidez de la cuerda vocal: relación entre la fuerza de restauración efectiva (en dirección medial-lateral) y el desplazamiento (en la misma dirección).

S

Shimmer: índice de inestabilidad de la onda sonora laríngea, generalmente medido como la variación de la amplitud del sonido en sucesivos ciclos glóticos.

Simulador: persona que finge una enfermedad o discapacidad, especialmente para evitar trabajar o conseguir compensaciones o simpatía.

Sinusoide: gráfico que representa el seno y el coseno de un ángulo en incremento constante. Es el movimiento de ida y vuelta más regular, caracterizado por una única frecuencia, una amplitud y una fase.

Sonidos: cambios en la presión de un medio elástico (como la atmósfera) que pueden ser detectados por el oído. El oído humano es capaz de oír en un rango de frecuencias entre aproximadamente 20 y 20.000 Hz o ciclos por segundo.

Subarmónico: componente de la onda sonora cuya frecuencia es una fracción del entero de la fundamental (p. ej., ½, ⅓, ¼…).

Supresión de banda *(band stop):* banda de frecuencias que se rechaza por un filtro; es la región baja del espectro de un filtro.

T

Temblor: modulación en el rango de 4-6 Hz.

Teoría fuente-filtro: teoría de la producción acústica del habla que establece que la energía originada por una fuente sonora se modifica por un filtro o conjunto de filtros. Por ejemplo, para las vocales, las cuerdas vocales en vibración representan la fuente de energía, y las resonancias del tracto vocal (formantes) son los filtros.

Tesitura: textura, promedio del nivel del tono de una canción o parte de ella en relación al rango global del instrumento.

Tiempo máximo de fonación: tiempo que el sujeto es capaz de mantener la fonación de una vocal sostenida (por lo general /a/) con una inspiración forzada.

Timbre: cualidad del sonido que oímos determinada por los diversos sobretonos que están presentes en él y su energía relativa.

Tono: percepción de la diferencia de altura tonal (alta o baja) en un sonido.

Tracto vocal: porción de la vía aérea entre la glotis y la boca, también llamado «tracto respiratorio superior».

Turbulencia: estado de flujo aéreo en el cual se crean remolinos (elementos de volumen de aire que rotan). Esta condición se asocia con la energía del ruido (por lo que se habla de «ruido turbulento»). La turbulencia contrasta con el flujo laminar.

V

Ventana: función que se aplica a una onda sonora de modo que su amplitud aumenta o disminuye gradualmente. La ventana actúa como una «lente» acústica para centrar el análisis en una parte representativa de la señal.

Vibrato: ornamento del canto que tiene típicamente una ondulación del tono y una intensidad de 4 a 6 Hz.

Viscoelástico, material: el que tiene características tanto de sólido elástico como de líquido viscoso (p. ej., las cuerdas vocales).

Viscosidad: propiedad de un líquido que se refiere a su resistencia a la velocidad de deformación.

Volumen: cantidad de sonido percibida por el que escucha; cantidad perceptual que sólo puede ser valorada por un sistema auditivo.

Capítulo 8 Exploración funcional por la imagen

8.1 Estroboscopia

8.2 Imagen digital laríngea de alta velocidad

8.3 Imagen radiológica en la patología de la voz

Capítulo 9 Laboratorio de voz

9.1 Estudio aerodinámico de la función vocal

9.2 Análisis de la señal acústica

9.3 Espectrografía: técnica y aplicaciones

PATOLOGÍA DE LA VOZ

Capítulo 10   Voz normal y clasificación de las disfonías

Capítulo 11   Afecciones benignas de las cuerdas vocales: lesiones exudativas del espacio de Reinke y otras lesiones

Capítulo 12   Reflujo faringolaríngeo

Capítulo 13   Laringitis crónicas. Neoplasias intraepiteliales y carcinoma glótico inicial

Capítulo 14   Parálisis laríngeas periféricas

Capítulo 15   Disfonías de origen neurológico

Capítulo 16   Disfonía infantil

Capítulo 17   Presbifonía

Capítulo 18   Voz en el cambio de género

Capítulo 19   Disfonía funcional

TRATAMIENTO DE LA PATOLOGÍA DE LA VOZ

Capítulo 20   Fonomicrocirugía

20.1   Instrumental y preparación quirúrgica en fonomicrocirugía

20.2   Fonocirugía realizada en la consulta

20.3   Técnicas quirúrgicas sobre el epitelio vocal. Sección a ras

20.4   Técnicas quirúrgicas sobre la lámina propia (cordotomías)

20.5 Técnicas de inyección vocal

20.6 Cuerdas vocales cicatriciales

Capítulo 21 Cirugía del esqueleto laríngeo

21.1 Tiroplastias

21.2 Neurocirugía laríngea

Capítulo 22 Fonocirugía con láser

Capítulo 23 Cirugía endolaríngea fibroscópica

Capítulo 24   Tratamiento farmacológico de las disfonías

Capítulo 25   Rehabilitación vocal

25.1   Indicaciones y límites de la terapia vocal

25.2   Perfeccionamiento vocal

25.3   Tratamiento logopédico

Capítulo 26   Higiene vocal

VOZ PROFESIONAL

Capítulo 27   Abuso y mal uso vocal. Valoración de la incapacidad vocal

Capítulo 28   Voz hablada

Capítulo 29   Voz cantada

29.1   *Fisiología de la voz cantada*

29.2   *Características de la voz cantada y estilos vocales*

29.3   *El aprendizaje en el canto lírico*

29.4   *Patología de la voz cantada*

Capítulo 30   Medicina basada en la evidencia y voz